T0140980

ÖSTERREICHISCHE AKADEMIE DER WISSENSCHAFTEN
MATHEMATISCH-NATURWISSENSCHAFTLICHE KLASSE

GOTTFRIED BREM

# Brems *Nutz*tierleben

## An- und Einsichten eines Tierzüchters in der Tiermedizin

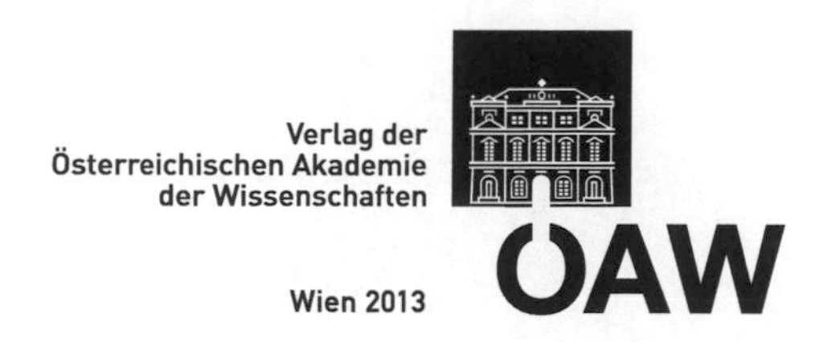

Umschlagbild:

Umschlagsbild Vorderseite: „Lara-Klon“, entstanden aus Nukleustransfer von fetalen Fibroblasten (geboren ab Frühjahr 2000 in Larezhausen)

Umschlagsbild Rückseite: „Lara-Klon“ aus der „Tierzüchterperspektive“

Die verwendete Papiersorte ist aus chlorfrei gebleichtem Zellstoff hergestellt, frei von säurebildenden Bestandteilen und alterungsbeständig.



ISBN 978-3-7001-7425-7



Druck und Bindung: Ferdinand Berger & Söhne Ges.m.b.H., A-3580 Horn

http://hw.oeaw.ac.at/7425-7
http://verlag.oeaw.ac.at

## Vorwort

Für die Zusammenstellung des vorliegenden Buches gab es zwei Auslöser. Der erste war die Rede anläßlich meines Halbjahrhundert-Geburtstages am 21.03.2003 im Saal des Klostergutes Scheyern und die Nachfragen nach dem Text (S. 347). Damals entstand die Idee, diesen und andere vorgetragene Texte (zum Teil auch schon publizierte) als „An- (und Ein)sichten" zusammenzustellen - aber aus Zeitmangel wurde eben nichts daraus. Der zweite Anlaß war dann, fünf Tage nach der Festrede bei der Promotionsveranstaltung an der Ludwig-Maximilians-Universität (S. 515 ff), ein am 26. Juli 2012 knapp überstandener Herzinfarkt. Nach einem zusätzlichen leichten Schlaganfall am 11. November haben mich die Ärzte für eine signifikante Zeit aus dem Verkehr gezogen, auf dass eine gewisse Geruhsamkeit, die ich mir von meinen Kaninchen abschauen sollte (Abb. 2), mein (Über)leben stabilisieren möge. Diese Zwangspause zu füllen, verbunden mit der nahe liegenden und einleuchtenden Erkenntnis, dass es das beinahe gewesen wäre, hat den zehn Jahre alten Plan Realität werden lassen. Gott hat mir noch mal Zeit gegeben, mein Leben aufzuräumen, und dieses Buch ist ein Teil dieser Aufräumungsarbeiten. Insofern ist das vorliegende Buch also auch eine Art Bilanz und Vermächtnis meiner tierzüchterisch tierärztlichen Tätigkeit, die nun bald zu Ende gehen wird.
Johann Wolfgang von Goethe schrieb in seinem Gedicht „Vermächtnis" u.a.:

„Genieße mäßig Füll und Segen;
Vernunft sei überall zugegen,
Wo Leben sich des Lebens freut.
Dann ist Vergangenheit beständig,
Das Künftige voraus lebendig,
Der Augenblick ist Ewigkeit."

So liegt die Sammlung von 50 Beiträgen, die bei Wissenschafts-, Fortbildungs- und Festveranstaltungen vorgetragen worden sind zusammen mit Beiträgen autobiographischer Natur der letzten 30 Jahren nun vor. Die Reihenfolge ist chronologisch. Wem die Aktualität wichtiger als die historische Entwicklung ist, sollte sich über Karl Valentins Spruch („Beginnen wir am Anfang") hinwegsetzen und von hinten anfangen.
Unvermeidlich waren einige Redundanzen, die sich - bei ähnlichen Themen - nicht vermeiden liessen oder auch gewollt waren. Diese bitte ich zu tolerieren. Genauso wie einzelne photographische Einschübe, die mehr biographischen als fachlichen Charakter haben.
Einige Bilder, auf die ich bei der Materialsammlung gestoßen bin, wollte ich nicht einfach so zur Seite legen. Da sie meist auf sonst leer bleibenden Links- und Schlussseiten oder mitten im Redetext zur Auflockerung platziert sind, ist der Schaden nicht groß. Ich bitte, mir diese bildlichen „Ausrutscher" nachzusehen.
Manche Bilder dokumentieren persönliche Meilensteine, andere sind Belege meiner „Viechereien", die man elegant fotographische Dokumente meines (Nutz)Tierlebens nennen könnte.

Noch eine paar Worte zur Wahl des Titels und Untertitels. Zumindest semantisch ist der Titel absichtlich nicht weit entfernt von Alfred Brehm und seinem vielbändigen Standardwerk „Brehms Thierleben". Zeit meines Lebens bin ich unzählige Male auf diesen berühmtesten Namensvetter angesprochen und - trotz unterschiedlicher Schreibweise - nach verwandtschaftlichen Beziehungen gefragt worden. Diese wurden, unter Bezug auf den Ursprung des eigenen Namens und die Familiengeschichte, die in den Bayerischen Wald und nicht nach Renthendorf in Thüringen führt, wahrheitsgemäß verneint. Die Frage nach dem Tierleben habe ich - ironisch verbrämt - mit dem Hinweis beantwortet, ich hätte zwar beruflich nichts mit „Brehms Tierleben" zu tun, nur mit „Brems Viechereien".

„An- und Einsichten eines Tierzüchters in der Tiermedizin" reflektieren meinen beruflichen Werdegang. Nach dem Studium der Tiermedizin an der LMU und parallel der Tierproduktion (Tierzucht) an der TU, das bischen Betriebswirtschaft an der LMU nicht eingerechnet, habe ich mein ganzes bisheriges beruflich-universitäres Leben als Tierzüchter an Tierärztlichen Bildungsstätten verbracht. Von 1979 bis 1993 war ich erst als Assistent und dann als Ordinarius an der tierärztlichen Fakultät der Ludwig-Maximilians-Universität München und seit 1993 (mit einer 10 jährigen familiären Karenzunterbrechung) bin ich an der Veterinärmedizinischen Universität in Wien tätig. Seit 1990 bin ich auch Gastprofessor an der Tiermedizinischen Universität Budapest und in den letzten drei Jahren war ich als berufener Stiftungsrat an der Tierärztlichen Hochschule Hannover eingebunden.

Tierzucht und Tiermedizin haben sich in über zehn Jahrtausenden parallel entwickelt. Ohne die eine gäbe es die andere nicht. Mit der Haustierwerdung entstand die Notwendigkeit der über die Fütterung und Haltung hinausgehenden Für- und Nachsorge. Diese wurde in erster Linie von den Hirten geleistet. Nach der Domestikation, die vor mehr als 10.000 Jahren anzusiedeln ist, gibt es seit 5000 Jahren dokumentiert tierärztlich ausgerichtete Ansätze und seit 3000 Jahren erste gesetzliche Regelungen. Tierzucht und Tiermedizin sind im 19. Jahrhundert viel wissenschaftlicher geworden, im 20. Jahrhundert haben beide Fächer angefangen, auseinanderzudriften. So ist die Tierzucht, einst zentrales Fach der Tiermedizin und gerade in der Entstehungszeit tierärztlicher Bildungsstätten eine noch zu den ersten und wichtigsten Fächern gehörende Disziplin, im Bewusstsein gerade von Studierenden zu einem am Rande des Interesses liegenden Fach geworden. Es ist in der Wahrnehmung der Studierenden zwar noch nicht zu einem „Orchideen"-fach degeneriert, aber viele glauben, nicht einsehen zu wollen, warum sie sich im Rahmen ihres Studiums mit Genetik und Zucht beschäftigen sollen. Dazu kommt, dass sich in den letzten Jahrzehnten die tierärztlichen Schwerpunkte von Nutztieren zu Haus- und Begleittieren verschieben. Während sich im Nutztierbereich tierärztliches Wirken immer mehr weg von der Einzeltiertherapie hin zur Bestandsbetreuung und Gesunderhaltung von Herden verlagert, entwickelt sich die Kleintiermedizin zu medizinischen Arbeiten auf immer höheren Niveau bis hin zu aufwändigen orthopädischen, kardiologischen und immunologischen Eingriffen, die auch die Anwendung alternativmedizinischer Ansätze inkludiert.

Nach dem Studium der Tiermedizin und Tierzucht hat mich die „Entfremdung" dieser beiden Fächer in den letzten 30 Jahren zunehmend beschäftigt und betrübt. Deshalb habe ich auch in Vorträgen und Festreden versucht, Gemeinsamkeiten in historischer Entwicklung und gegenwärtiger Problemlösungen zu thematisieren, getreu der Erkenntnis, dass es ohne die eine die andere nicht gäbe und dass die Tiermedizin ohne Tierzucht ärmer wäre. Das ist meine Ansicht, die hoffentlich auch eine andere Einsicht fördern kann.

Zurück zu den Beiträgen. Neben informationsgeprägten Vorträgen, die bei Fortbildungen, Festveranstaltungen, akademischen Feiern oder ähnlichen Gelegenheiten präsentiert worden sind, gibt es auch einige wenige Texte, die entweder gar nicht vorgetragen (z.B. „Ein dilettierender philosophischer Exkurs gegen die Klonierung" auf S. 215) oder schriftlich publiziert wurden oder solche, die nach dem Vortrag nicht mehr zur Publikation gelangten, weil sie zu „deutlich" in der Meinungsäußerung waren und den „Offiziellen" nicht geschmeckt haben. Dies gilt etwa für den Festvortrag anlässlich der 50 Jahrfeier der Arbeitsgemeinschaft Deutscher Rinderzüchter („Voraussetzungen und Perspektiven für die Molekularbiologie in der Rinderzucht" auf S. 277), dessen schriftliche Publikation von renommierten deutschen Tierzuchtzeitschriften wegen seiner „Polemik" verweigert worden ist. Ich fand und finde ihn aber gelungen genug, dass er hier wenigstens nachlesbar sein sollte.

Aus meiner Sicht zählen diese genannten Beiträge sogar zu den wichtigeren und sind auch mit Grund dafür, wie ich die vorliegende Sammlung zusammengestellt habe. Dies beileibe nicht deshalb, weil ich glaube, dass meine eigene Meinung so mitteilungswichtig wäre, sondern weil ich überzeugt bin, dass es essentiell ist, sich z.B. mit Fragen, das Klonen von Menschen oder den Umgang mit embryonalen Stammzellen des Menschen (S. 321) betreffend - ob nun reproduktiv oder therapeutisch - nachhaltig und wie ich meine auch unversöhnlich auseinanderzusetzen. Dieser Meinung bin ich, obwohl und nicht weil ich mich seit 30 Jahren mit der Generierung von genetisch identischen Tieren beschäftigt habe.

Wenn es um Bestrebungen geht, das Genom des Menschen zu manipulieren um monozygote Zwillinge oder Klonnachkommen künstlich zu erzeugen, muss man sich einmischen. Ich finde, wir müssen uns schon im Vorfeld vehement wehren und zwar nicht mit Argumenten, die die Gefährlichkeit und das Scheitern dieser Bestrebungen unterstreichen. Eine Argumentationsschiene, die ausschliesslich auf technischen Problemen und möglichen Fehlschlägen aufbaut, würde in dem Moment haltlos in sich zusammenfallen, wenn diese Probleme möglichweise eines Tages gelöst wären. Und dann müssten wir mangels Argumenten einer Technik zustimmen, nur weil sie zuverlässig funktioniert. Das kann und darf nicht sein.

Wir müssen uns wehren, weil es fundamentales Recht der Selbstbestimmung des Menschen ist, seine genetische Identität nicht von anderen zugewiesen zu bekommen. Die genetische Integrität ist so eng mit der Individualität des Menschen verbunden, dass ich keinen Zweifel habe, dass sie unter den Schutz der Menschenwürde fällt. In Deutschland haben wir eine nachhaltige historische Erfahrung der Missachtung aller moralischen Werte, wir wissen, wozu Menschen – nicht nur in unserem Land - fähig sind und gerade deshalb müssen wir uns wehren, immer und schon und auch dann, wenn die Würde in Gefahr ist.

Mein Credo ist: Das Klonen von Menschen wäre ein eklatanter Verstoß gegen die Menschenwürde und daher - ohne wenn und aber - absolut unannehmbar! Niemand, wirklich niemand, kann tatsächlich die Verantwortung dafür übernehmen, einen Menschen klonen zu wollen. Der einzige, der dies könnte, kann nicht gefragt werden, weil es der Mensch ist, der aus diesem Klonvorgang entstehen würde. Wohl gemerkt, derjenige, der entsteht und nicht derjenige, der sich in seinem „Egowahn“ klonieren lassen will. Auch wenn das Ziel des Klonvorganges sein sollte, wie kürzlich - natürlich in den USA - vorgeschlagen, einen Neandertaler durch einen komplizierten Klon-vorgang entstehen, um nicht zu sagen wiederauferstehen, zu lassen. Die Begründung, das sei nicht verboten, selbst wenn die Klonierung des Menschen verboten ist, weil der Neandertaler ja kein Mensch sei, ist perfid.
Andere Themen - nicht die Würde des Menschen betreffend - aber für die weltweite agrarwirtschaftliche Entwicklung in der Tierzucht der nächsten Jahre und Jahrzehnte enorm wichtig, wurden von Verantwortlichen in unserem Land zwar verbal gutiert, in Wirklichkeit aber ignoriert und unter bestimmten Umständen sogar boykotiert. Dadurch ging und geht unserem Land Fortschritt verloren. Das aber sollten wir nicht und dürfen wir nicht hinnehmen!
Das ist unsere Verantwortung, und diese Verantwortung zieht sich durch die ganze Textsammlung (u.a. auf S. 115ff, 149, 170ff, 236, 257, 274f, 344, 361, 447, 476, 536). Verantwortung ist nicht teilbar! Von den auf gentechnischem Gebiet arbeitenden Wissenschaftlern wurde zu Recht eingefordert und m.E. auch eingebracht, die Verantwortung für die Entwicklung und Anwendung dieser modernen Techniken zu übernehmen. In gleicher Weise müssen sich aber diejenigen, die durch die Ablehnung der Gentechnik die geschilderten Probleme verursacht haben, sich zu dieser Verantwortung bekennen und die negativen Konsequenzen auch in der Zukunft tragen. Dafür sehe ich aber in weiten Kreisen der Gentechnik-Gegner, der Politiker und einschlägig publizierenden Medien keine hinreichende Bereitschaft.
Ich wünsche allen, die es auf sich nehmen, dieses Buch - zumindest in Teilen zu lesen -, viel Vergnügen bei Vergnüglichem, eigenes Nach-Denken bei nachdenklich Machendem und erbitte gütige Nachsicht beim Lesen von Bekanntem oder Wiederholtem. Der relativ lange Zeitraum von fast 30 Jahren bedingt natürlich auch, dass bestimmte Methoden und Aussagen zwar noch historisch interessant, aber mittlerweile von aktuellen Entwicklungen längst überholt worden sind.
Nun aber das Wichtigste, der Dank. Mein Dank gilt an erster Stelle meinen Eltern, meiner Mutter die mich liebevoll erzogen und meinem leider 2008 verstorbenen Vater, der mich unter großen persönlichen Opfern aufs Gymnasium geschickt und das Studium ermöglicht hat, den Universitäten, die mich als akademische Bildungsstätten geprägt und meinen akademischen Lehrern Prof. Kräußlich und Prof. Winnacker, die mir den Weg bereitet und mich geleitet haben. Dank gebührt meinen über 60 Doktoranden und Doktorandinnen und meinen 9 Habilitierenden, die die Arbeit gemacht haben und den Organsiationen (LMU, TUM, VUW, DFG, FWF, FFG, EU, BFS, BMWF etc.), die sie finanziell gefördert haben.

Meine akademischen Schülerinnen und Schüler waren der Erfolg meiner akademischen Laufbahn. Es war wirklich grosses Glück, so wissbegierige, engagierte, kreative und fleissige Schüler und Schülerinen zu haben. Sie waren die Basis für über 400 wissenschaftliche Publikationen, 20 Bücher, 150 Buchbeiträge und 900 Vorträge. 60 durfte ich zur Promotion und 9 zur Habilitation begleiten. In meiner Zeit als Ordinarius und Universitätsprofessor habe ich redlich versucht, meinen Schülern das zu sein, was ich von meinem akademischen Lehrer Prof. Kräußlich erfahren habe. Das ist beruflich das Einzige, was ich mir wirklich zugute halte ja man kann sagen, auf das ich auch ein wenig stolz bin, obwohl ich dem Begriff des Stolzes sehr kritisch gegenüberstehe. Ich bin zufrieden, dass ich mir immer Mühe gegeben habe, den Weg meiner Schüler nicht zu hemmen oder gar zu hindern und sie nicht zu protegieren, aber soweit als möglich zu fordern und zu fördern.
Danken möchte ich an dieser Stelle meiner Frau Monika, die fast alle Texte nach ihrer Entstehung gelesen und kommentiert hat, meiner Schwester Sissi Attenberger, für das Korrekturlesen des zusammengestellten Manuskriptes und vor allem meiner Sekretärin Bettina Klimmer, die sich mit großem Einsatz der Bearbeitung der Abbildungen, der Formatierung und den Druckvorbereitung gewidmet hat. Ebenso gilt mein Dank dem Verlag der Österreichischen Akademie der Wissenschaften für die überaus zügige und flexible Unterstützung.

Larezhausen, März 2003 bis Wien, März 2013

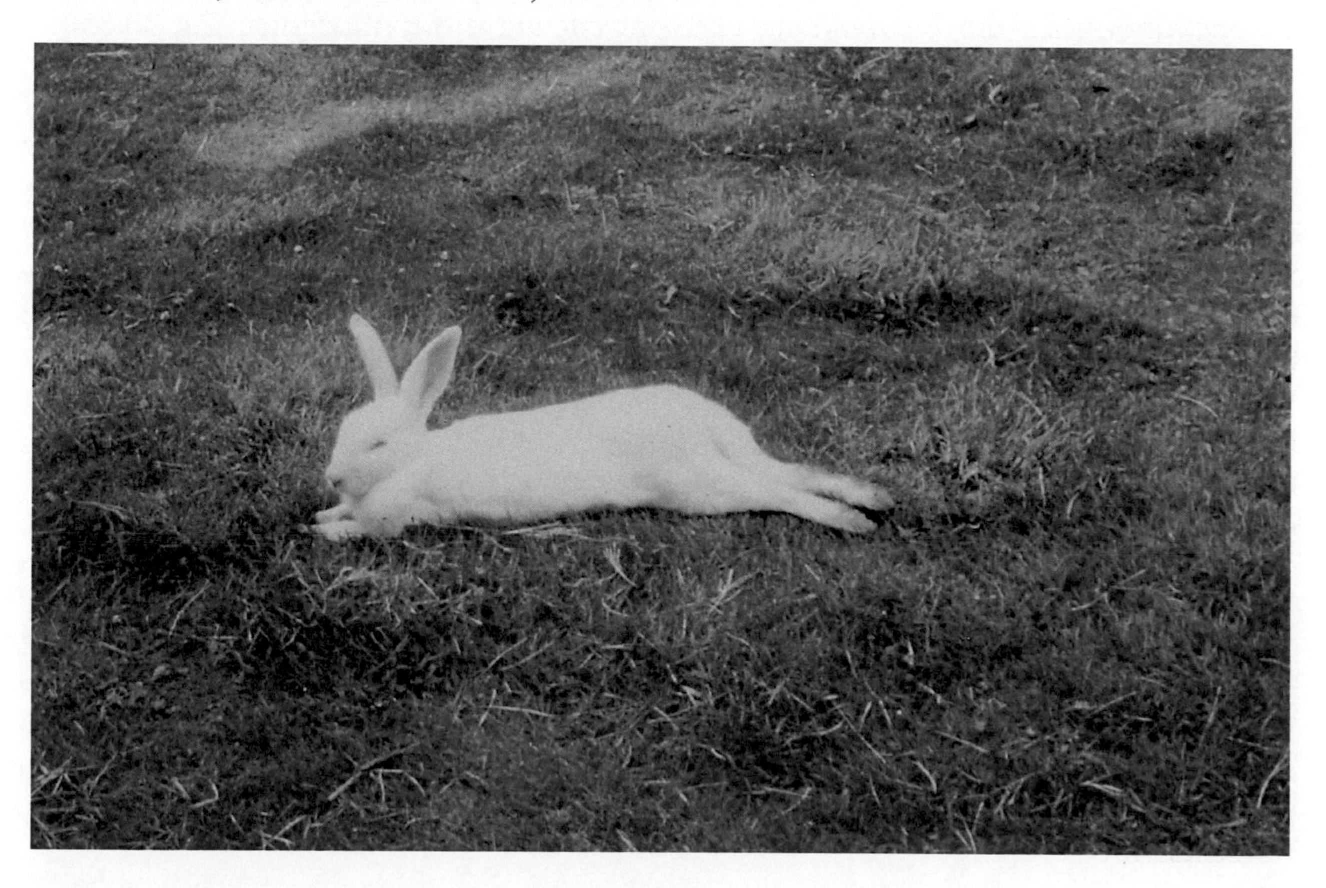

Abb. 2: Kaninchens entspannte Geruhsamkeit

DLG-Wintertagung, DLG-Ausschuß für Rinderzucht und -haltung
Wiesbaden, 18.1.1984

## Datenerfassung und Auswertung unter den Aspekten der Tiergesundheit und Fruchtbarkeit

Die Kontrolle der Gesundheitsmerkmale und ihre Berücksichtigung im züchterischen Geschehen scheitert in den meisten Ländern an der Merkmalserfassung (Kräußlich, 1980). Lediglich in Norwegen, Schweden, Großbritannien und Israel werden seit einigen Jahren gezielt und umfassend Gesundheitsdaten von Milchviehherden erfaßt. In der Bundesrepublik Deutschland gibt es keine kontinuierliche und zentralorganisierte Gesundheitsdatenerfassung. In den letzten Jahren wurden jedoch einige Pilotprojekte durchgeführt (Gravert und Schröder, 1972, Schubert, 1981, Brem et al. 1983), bei denen an einem Tiermaterial von jeweils einigen Tausend Kühen Krankheitsdaten registriert und ausgewertet wurden.
Die wirtschaftliche Bedeutung von Gesundheits- und Fruchtbarkeitsmerkmalen beeinflusst in zweifacher Hinsicht das wirtschaftliche Betriebsergebnis, durch:

1. Direkte Kosten
   Tierarztkosten, Medikamentkosten, Kosten durch Totalverlust und Merzung
2. Indirekte Kosten
   Leistungsabfall (Milchleistung, Lebensleistung, Fleischleistung), Senkung der Nutzungsdauer, erhöhter Arbeitsaufwand für Betreuung, Senkung der züchterisch relevanten Selektionsintensität

Bei Deckungsbeitragsrechnungen sind die direkten Kosten von Gesundheits- und Fruchtbarkeitsstörungen im allgerneinen in den "sonstigen variablen Kosten" enthalten. Konkrete Schätzungen der Aufwendungen pro Kuh und Jahr liegen unter anderem vor von Rutzmoser (1975), der 50,- DM pro Kuh und Jahr ermittelt hat und von Jungehülsing (1980) der Tierarztkosten zwischen 64,- und 69,- DM pro Kuh und Jahr angibt. Im Bereich der indirekten Kosten von Gesundheitsstörungen seien zwei volkswirtschaftliche relevante Zahlen zitiert: Pro Jahr entstehen in der Bundesrepublik ca. 360 Millionen Verluste durch zu lange Zwischenkalbezeiten (Zeddies, 1981) und etwa 500 Millionen durch subklinische Mastitiden (Heeschen, 1980). Für subklinisch an Mastitis erkrankte Tiere ergibt sich eine finanzielle Einbuße von ca. 250 bis 300,- DM/Jahr (Heeschen und Hamann, 1981). Blosser (1979) hatte die wirtschaftlichen Verluste durch Mastitis in den USA nach Ursachen aufgeteilt (Tab. 1).
Der Anteil an den tierärztlichen Behandlungskosten, die auf Fruchtbarkeitsprobleme zurückzuführen sind, wird von Zeddies (1982) mit 30,-DM pro Kuh und Jahr angegeben. In diesem Betrag ist der Aufwand für zusätzliche Mehrbesamungen noch nicht enthalten. Bei einer Erstlaktationsleistung von 4000 kg wird der Deckungsbeitrag im Durchschnitt pro ein Tag Verlängerung der Zwischenkalbezeit (im Bereich 365-395 Tage) unter bayerischen Verhältnissen um 1,- DM gesenkt (Brem, 1983).
Diese Zahlen belegen die hohen Verluste, die den Milchviehbetrieben aus Gesundheits- und Fruchtbarkeitsstörungen erwachsen.

Tab. 1: Wirtschaftliche Verluste durch Mastitis in den USA nach Blosser 1979 (zitiert nach Heeschen und Hamann, 1981)

| Ursachen | Verlust in $/Kuh | % Anteil an Ges.verlust |
|---|---|---|
| Verringerte Milchproduktion | 81,32 | 69,3 |
| Nicht verwertbare Much | 12,88 | 11,0 |
| Kosten tierärztlicher Behandlung | 1,97 | 1,7 |
| Kosten Arzneimittel | 3,86 | 3,2 |
| Vermehrter Arbeitsaufwand | 2,28 | 1,9 |
| Minderung Verkaufswert | 5,72 | 4,9 |
| Erhöhte Kosten Bestandserneuerung | 9,32 | 8,0 |
| Insgesamt | 117,35 | 100 |
| Volkswirtschaftlicher Schaden 1976: | 1,294 Mrd.$ | |

Methodik der Datenerfassung Fruchtbarkeitsdaten

Im Bereich der Fruchtbarkeit läuft die Datenerfassung über die Aufzeichnungen der Besamungstechniker und -tierärzte an die Besamungsstationen. Die Besamungsdaten werden heute überwiegend EDV gespeichert. Insoweit bereitet dieser Sektor lediglich dadurch Schwierigkeiten, dass die Daten häufig nicht vollständig zur Verfügung stehen und/oder Besamungsstationen und Landeskontrollverbände verschiedene Kennzeichnungssysteme verwenden. So wird beispielsweise in vielen Fällen der Vater der Kuh, der für tierzüchterische Auswertungen besonders wichtig ist, nicht mit erfaßt. Insgesamt werden von jeder Besamung folgende Daten benötigt:

1. Betriebsnummer
2. Kuhnummer
3. Vater der Kuh
4. Geburtsjahr der Kuh
5. Laktationsnummer
6. Letztes Abkalbedatum
7. Besamungsbulle
8. Besamungsdatum
9. Wievielte Besamung

Die KB-Daten-Erfassung, nach dem Modell "Greifenberg" läuft folgendermaßen:
Für jede Kuh wird eine Stallkarte angelegt. Auf dieser Stallkarte werden einmalig eingetragen Name, Geburtsdatum, Lebensohrmarke, LKV-Ordnungsbegriff, Rasse, Vatername, Vaternummer und Muttername. Laufende Eintragungen auf der Stallkarte sind das Ergebnis der TU, das Kalbedatum, der Geburtsverlauf, das Geschlecht sowie Verbleib und Nummer des Kalbes, der Besamungstag und Besamungsbulle, die Nummer des Bullen, die Besamungsscheinnummer und die Eijakulatnummer.

Für jede Besamung wird ein Besamungsschein (3-fach) ausgefüllt. Neben den Daten der durchgeführten Besamung werden die übrigen benötigten Daten von der Stallkarte auf den Besamungsschein übernommen. Das Original des Besamungsscheines geht zur Besamungsstation, jeweils eine Kopie erhalten der Landwirt und der Besamer. Die Besamungsstationen, die die Daten über EDV-Terminal eingeben, stellen diese Informationen einer zentralen Datenverarbeitung zur Verfügung. Mit Hilfe dieser KB-Daten können u.a. folgende Parameter ermittelt werden:

1. Zwischenkalbezeit
2. Rastzeit
3. Trächtigkeitsdauer
4. Verzögerungszeit
5. Non-Return-Rate
6. Besamungsindex

Mit vollständig vorliegenden Besamungsdaten können männliche und weibliche Fruchtbarkeitsparameter und Zuchtwerte geschätzt werden. Es muß dazu auf systematische Faktoren wie Besamungsjahr, Besamungsmonat, Besamungstechniker/Gebiet, Alter und Rastzeit korrigiert werden (Gasteiger, 1980).

Die Erhebung von Gesundheitsdaten kann grundsätzlich erfolgen über:

1. Tierärzte
2. Besamungetechniker
3. Milchleistungsprüfer

Für eine Datensammlung über Besamungstechniker oder Milchleistungsprüfer ist eine gute Zusammenarbeit mit dem Bestandstierarzt Voraussetzung. Die Gesundheitsdatenerfassung über die Besamungstechniker wird derzeit in der Schweiz erprobt. In den Skandinavischen Ländern werden die Daten aus den Tagebüchern der praktizierenden Tierärzte erfaßt und über EDV ausgewertet.

In einem Modellvorhaben von Prof. Ernst in Schleswig-Holstein wird die Krankheitsdatenerfassung über Rinderspezialberatungsringe organisiert. Der Ausgangspunkt ist die einzelbetriebliche Datenerfassung. Für die Datenerfassung am Einzeltier werden in den Betrieben Bögen verwendet, mit deren Hilfe Betriebsnummer, Name bzw. Nummer der Kuh, Geburtsdatum, Abstammung, Behandlungstag, Diagnose und Kosten der Behandlung registriert werden. Die betrieblichen Daten (Betriebsgröße, Grünlandanteil, Standort, Stalityp, Fütterung, Milchleistung etc.) liegen in den Spezialberatungsringen vor. Die Einzelleistungen der Kühe werden vom Landeskontrollverband zur Verfügung gestellt (Ernst 1983).

Bei der Konzeption unseres Modells zur Gesundheitsdatenerfassung in Bayern sind wir davon ausgegangen, dass es am günstigsten ist die Daten dort zu erfassen, wo sie entstehen, beim behandelnden Tierarzt. Zu diesem Zweck haben wir ein Pilotprojekt in einer Tierarztpraxis mit zwei Tierärzten durchgeführt. Aus Gründen der Praktikabilität haben wir unser Erfassungssystem analog zum KB-Daten-Erfassungssystem entwickelt.

Die Stallkarten der Kühe werden in einem stabilen Plastikordner aufbewahrt. Auf der Innenseite der vorderen Umschlagsdecke wird die Betriebsnummer eingetragen, damit sie beim Ausfüllen der Scheine abgelesen werden kann. Die Rückseite der KB-Stallkarte

dient für die Eintragung der Krankheitsdaten. Alle häufiger auftretenden Diagnosen wurden in einer Kodierungsliste mit dreistelligen Codeziffern versehen. In unserem Modellversuch kamen einige hundert Codeziffern zur Anwendung. Bei einer flächendeckenden Erfassung von Krankheitsdaten kann jedoch mit einem reduzierten Codierungskatalog gearbeitet werden. Da nur die produktionstechnisch und fortpflanzungsbiologisch wichtigsten und züchterisch interessantesten Erkrankungen erfaßt werden müßten, dürfte ein Umfang von ca. 40 Diagnosen (mit zweistelligen Codeziffern) voll ausreichen. Diese wenigen Ziffern könnten im täglichen Gebrauch auswendig beherrscht werden, so dass das (doch etwas zeitaufwendige) Nachschlagen in der Diagnose-Codierungsliste entfallen könnte.
In der Kopfzeile der Stallkarte (Abb. 3) werden einmalig eingetragen der Name der Kuh, das Geburtsdatum und die Lebensohrmarke. Weiterhin kann bei Bedarf auch die Rasse und Abstammung des Tieres angegeben werden. Die Zeilen der Stallkarte haben den gleichen Aufbau wie die erste Zeile auf dem Behandlungsschein: Behandlungstag, Vorbericht, Diagnose und drei 3-stellige Codenummernfelder für die Codifizierung der Diagnosen.
Der Behandlungsschein setzt sich, wie Abb. 4 zeigt, aus drei Bereichen zusammen:
- 1. Zeile mit den Informationen über die Diagnose
- die linke Seite mit der Identität des Patienten, des Betriebes und des behandelnden Tierarztes
- die rechte Seite mit den Informationen über die durchgeführten Behandlungen
Zum Ausfüllen wird der Behandlungsschein auf die erste freie Zeile der Stallkarte gelegt. Die Eintragungen in der ersten Zeile werden sowohl auf die Kopie als auch auf die Stallkarte durchgeschrieben. Die Identitätsdaten auf der linken Hälfte erscheinen nur auf der Kopie des Behandlungsscheines, nicht aber auf der Stallkarte der Kuh (sie werden von der Kopfzeile der Stallkarte auf den Behandlungsschein übernommen). Die Eintragungen auf der rechten Hälfte des Behandlungsscheines, die die durchgeführten Behandlungsmaßnahmen betreffen, erscheinen nur auf dem Originalbeleg des Behandlungsscheines. Diese Daten sind zwar für die Fakturierung des Tierarztes aber nicht unbedingt für die weitere Auswertung erforderlich. Deshalb sollte, um etwaigen Widerständen von Tierärzten gegen die Durchführung der Krankheitsdatenerfassung - wegen der Gefahr der Ausgabe von "Behandlungsrezepten" - auf die Weitergabe dieser Daten verzichtet werden.
Die Kopie des Behandlungsscheines wird an die zentrale Datenverarbeitungsstelle weitergeleitet. Dort erfolgt die Übernahme der Daten auf EDV. Im Rahmen einer integrierten Datenverarbeitung können Krankheitsdaten mit Besamungs- und Leistungsdaten zusammengeführt und gemeinsam ausgewertet werden. Für den Fall, dass es gelingt, den Datenpool dieser zentralen Datenverarbeitungsstelle - insbesondere was die Krankheitsdaten betrifft - umfassend aufzubauen, ergeben sich langfristig gute Perspektiven sowohl für die betriebsspezifische Erarbeitung von Managementhilfen und Wirtschaftlichkeitsparametern als auch für populationsgenetische Aussagen. Im Bereich der Krankheitsdaten ist dabei neben der Erstellung allgemeiner Krankheitsstatistiken und der Feststellung von Erkrankungsarten und -häufigkeiten in den einzelnen Betrieben vor

allem an eine verbesserte Zuchtwertschätzung der weiblichen Fruchtbarkeit und eine Zuchtwertschätzung auf Krankheitsanfälligkeit zu denken.

| Betriebs-Nr.-LkV | B.-Nr.-Besamung | Name der Kuh | geboren am | Name des Vaters | Nr. des Vaters | Seite |
| --- | --- | --- | --- | --- | --- | --- |
| | | Merle | 2.10.78 | Moritz | 3472 | |
| | | **Lebensohrmarke-Nr.** | **Rasse** | **Name der Mutter** | **Nr. der Mutter** | **Jahr** |
| | | 9311147 | FV | Maria | 8652319 | |

| Behandlungstag | Vorbericht | Diagnose | Kode-Nr. | Kode-Nr. | Kode-Nr. |
| --- | --- | --- | --- | --- | --- |
| 200782 | Unregelmäßige Brunst | Ovarcysten | 524 | | |

Abb. 3: Stallkarte

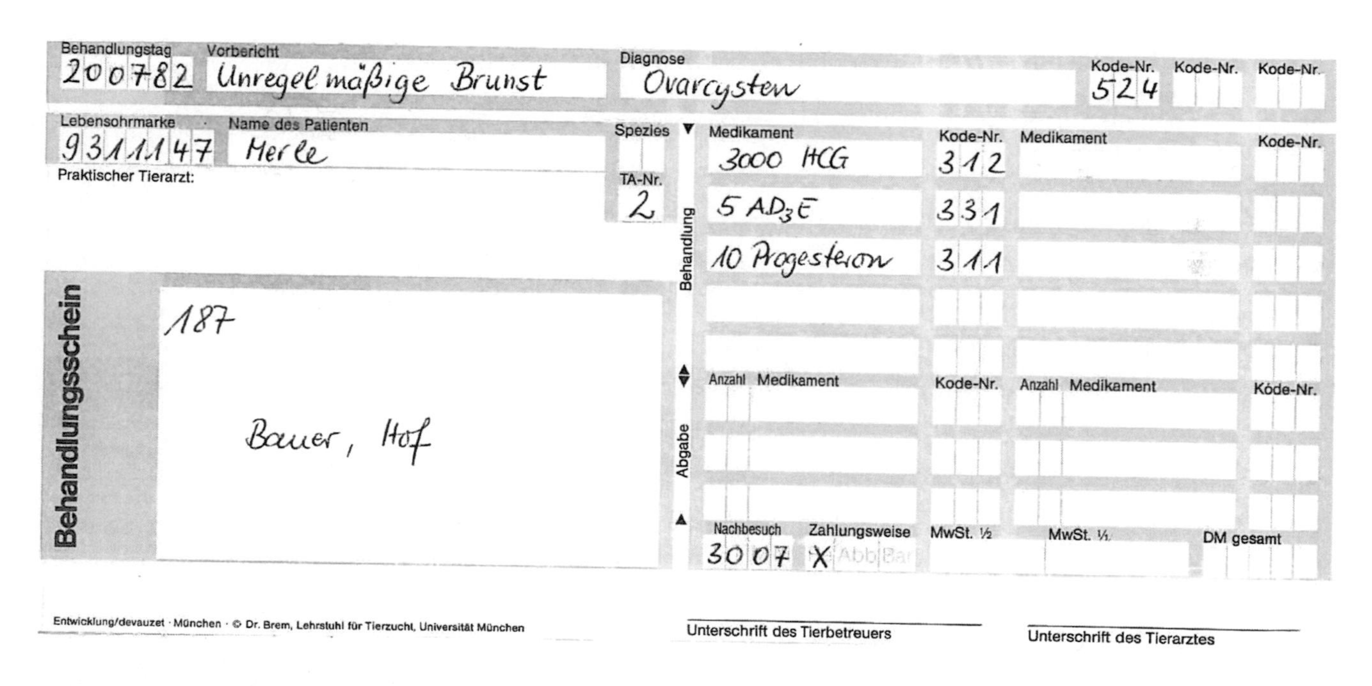

| Behandlungstag | Vorbericht | Diagnose | Kode-Nr. | Kode-Nr. | Kode-Nr. |
| --- | --- | --- | --- | --- | --- |
| 200782 | Unregelmäßige Brunst | Ovarcysten | 524 | | |

Lebensohrmarke: 9311147 Name des Patienten: Merle

Praktischer Tierarzt:

Spezies

TA-Nr.: 2

Behandlung

| Medikament | Kode-Nr. | Medikament | Kode-Nr. |
| --- | --- | --- | --- |
| 3000 HCG | 312 | | |
| 5 AD$_3$E | 331 | | |
| 10 Progesteron | 311 | | |

Behandlungsschein

187

Bauer, Hof

Abgabe

| Anzahl | Medikament | Kode-Nr. | Anzahl | Medikament | Kode-Nr. |
| --- | --- | --- | --- | --- | --- |

| Nachbesuch | Zahlungsweise | MwSt. ½ | MwSt. ½ | DM gesamt |
| --- | --- | --- | --- | --- |
| 3007 | X Abb Bar | | | |

Entwicklung/devauzet · München · © Dr. Brem, Lehrstuhl für Tierzucht, Universität München

Unterschrift des Tierbetreuers

Unterschrift des Tierarztes

Abb. 4: Behandlungsschein

Abschließend möchte ich noch kurz einige Ergebnisse, die aus den genannten Modellprojekten in Schleswig-Holstein und Bayern stammen, vorstellen, um zu zeigen, in welche Richtung die Auswertungen bisher gegangen sind. Das Vorhaben in Kiel war auf die Untersuchung von Einflüssen moderner Haltungssysteme auf die Konstitution, Fruchtbarkeit und Leistung von Milchkühen ausgerichtet. Das Material umfaßte 36

Rotbunt- und 40 Schwarzbuntherden, die in 46 Anbinde- und 30 Laufstallen gehalten werden. Folgende Ergebnisse konnten festgehalten werden (Schubert u.a. 1982):
1. Im Laufstall traten Gliedmaßenerkrankungen häufiger auf als im Anbindestall. Sterilitätsprobleme dagegen traten im Laufstall in geringem Maße auf.
2. Rassenunterschiede wurden hinsichtlich der Krankheitsfrequenzen nicht festgestellt. Die Schwarzbunten zeichneten sich jedoch durch eine bessere Fruchtbarkeit aus.
3. Zwischen den Stallsystemen bestanden keine Leistungsunterschiede.
4. Mit steigender Herdenleistung nahmen im Anbindestall die Gesundheitsprobleme zu. Für den Laufstall galt diese Aussage nur sehr bedingt.
5. In der Untersuchung wurde unterstellt, dass die Herdenleistung das Niveau des Managements widerspiegelte.
Bei Einteilung der Herdenleistung in drei Leistungsklassen ergab sich ein tendenzieller Anstieg der Krankheitsfrequenzen mit steigender Herdenleistung nur bei den Rotbunten.
6. Neben den untersuchten Faktoren wirkten weitere Einflußgrößen auf die Konstitution der Kühe ein. Besondere Aufmerksamkeit war den Betriebseffekten zu widmen.
Das Praxisgebiet in Bayern umfaßte 413 Betriebe. Von 3056 Kühen in 162 Betrieben standen Ergebnisse der Milchleistungsprüfung zur Verfügung. 1277 Kühe wurden im Laufe des Untersuchungsjahres vom Tierarzt untersucht (=35%).
Die im Gesamtmaterial am häufigsten gestellten Diagnosen sind in Tab. 2 zusammengefaßt (Brem u.a. 1983).

Tab. 2: Verteilung der am häufigsten gestellten Diagnosen

| Diagnose | Anzahl | in % aller Diagnosen |
|---|---|---|
| Ovarialzysten | 1235 | 15,7 |
| Mastitis | 1113 | 14,2 |
| Bronchopneumonie | 1103 | 14,1 |
| Diarrhoe Kalb | 446 | 5,7 |
| Retentio secundinarum | 393 | 5,0 |
| Gebärparese | 286 | 3,6 |
| Anöstrie | 285 | 3,6 |
| Endometritis | 241 | 3,1 |
| Panaritium | 228 | 2,9 |
| Acetonämie | 193 | 2,5 |

Die Zahl der Diagnosen umfaßte sowohl Mehrfachnennungen eines Tieres zu verschiedenen Zeitpunkten als auch die verschiedenen Diagnosen, die beim Besuch eines Tierarztes gestellt wurden. In Tab. 3 ist das Material reduziert auf Kühe in Betrieben mit Milchleistungsprüfung. Kühe, bei denen mehrfach die gleiche Diagnose gestellt wurde, erscheinen in dieser Tabelle nur einmal, werden aber bei anderen Diagnosen wieder mit aufgeführt.

In einer ersten Zuordnung wurden die häufigsten Diagnosen nach Rassen (Tab. 4) aufgeteilt. Rassenunterschiede zeigen sich bei der Erkrankungshäufigkeit an Gebärparese, Ovarialzysten und Acetonämie.

Tab. 3: Anzahl und prozentuale Verteilung erkrankter Tiere in Milchleistungsbetrieben

| Erkrankung | Anzahl Kühe | Behandlungen pro Kuh | % aller behandelten Kühe (n=1277) | % aller Kühe in MLP-Betrieben (n=3056) |
|---|---|---|---|---|
| Ovarialzysten | 250 | 2,2 | 19,6 | 6,8 |
| Mastitis | 227 | 1,9 | 17,8 | 6,2 |
| Retentio | 127 | 1,2 | 10,0 | 4,2 |
| Gebrparese | 91 | 1,6 | 7,1 | 2,5 |
| Anöstrie | 73 | 1,2 | 5,7 | 2,0 |
| Acetonmie | 71 | 1,2 | 5,6 | 1,9 |
| Endometritis | 71 | 1,5 | 5,6 | 1,9 |

Tab. 4: Diagnosehäufigkeit nach Rassen

| Diagnose | Fleckvieh | Braunvieh | andere Rassen und Kreuzungen | Summe |
|---|---|---|---|---|
| alle MLP-Kühe | 36 % | 47,8 % | 16,2 % | 100% |
| Retentio | 34,6 | 54,3 | 9,4 | 100 |
| Gebärparese | 53,8 | 36,8 | 9,9 | 100 |
| Ovarialzysten | 46,8 | 42,4 | 10,8 | 100 |
| Endometritis | 45,0 | 40,8 | 14,2 | 100 |
| Mastitis | 33,8 | 48,9 | 17,3 | 100 |
| Acetonmie | 14,6 | 73,2 | 12,2 | 100 |

Gebärparese wurde bei älteren und leistungsstärkeren Kühen häufiger diagnostiziert. Kühe mit einer Laktationsleistung von mehr als 5500 kg erkrankten etwa doppelt so oft an Acetonämie als Kühe in den niedrigeren Leistungsklassen.
Die Einflüsse der Fruchtbarkeitsprobleme auf die Non-Return-Raten sind in Tab. 5 zusammengestellt. Der stärkste Abfall der NR90 wurde bei Kühen mit Puerperalintoxikation nach der letzten Geburt gefunden. Kühe mit Follikelzysten oder wiederholtem Umrindern zeigten Non-Return-Raten, die etwa 10% unter denen von Kühen ohne Fruchtbarkeitsprobleme lagen. Die Einflüsse von Anöstrus, Endometritis und Retentio waren relativ gering (4,1-6,6%).
Kühe mit Anöstrus wurden 15 Tage später erstmals besamt als Kühe ohne Krankheitsdiagnosen. Die Verzögerungszeit war signifikant veringert bei umrindernden Kühen und Kühen die wegen Zysten behandelt wurden. Die Rastzeit war bei Endometritis-Kühen verlängert, aber die Verzögerungszeit war nur um 4 Tage länger als bei den Vergleichstieren.

Tab. 5: Non-Return-Raten von Kühen mit Fruchtbarkeitsproblemen

| Diagnose | n | NR6O | NR9O |
|---|---|---|---|
| Anöstrus | 154 | 73,4 | 64,9 |
| Umrindern | 65 | 69,2 | 58,5 |
| Cysten | 384 | 66,1 | 57,8 |
| Endometritis catarrhalis | 83 | 71,1 | 63,9 |
| Placentaverhaltung | 189 | 68,8 | 62,4 |
| Puerperalintoxikation | 30 | 63,3 | 45,5 |
| Kühe ohne Diagnosen | 5709 | 73,4 | 69,0 |

Eine rechtzeitige Behandlung von anöstrischen Kühen und Kühen mit Endometritis hat demnach einen stark positiven Effekt auf die Verkürzung der Zwischenkalbezeit.

## Schlussbemerkungen

Es ist höchste Zeit, größere Anstrengungen zu unternehmen, um die Erfassung von Krankheitsdaten in der Bundesrepublik in den Griff zu bekommen. Die wirtschaftlichen Verluste durch Gesundheits- und Fruchtbarkeitsstörungen übersteigen den für die Datenerfassung erforderlichen Aufwand um ein Vielfaches. Auch wenn die Registrierung von Krankheitsdaten an sich zu keiner Senkung dieser Verluste führt, so ist sie doch eine unbedingt notwendige Voraussetzung für die Durchführung effektiver Maßnahmen. Herdensanierungen und Prophylaxeprogramme benötigen umfassende und detailierte Informationen, wenn sie erfolgreich durchgeführt und der langfristige Erfolg kontrolliert werden soll.
Eine Einbeziehung von Fruchtbarkeits- und Gesundheitsmerkmalen ist nicht erst in der Diskussion, seit die Milchmarktpolitik die derzeitigen Zuchtziele in Frage stellt, aber jetzt beginnt dieses Thema sich zu einer zwingenden Notwendigkeit zu verschärfen.

## Literaturverzeichnis

Brem, G. (1982) XXXIII. Annual Meeting EAAP in Leningrad, Aug. 16-19
Brem, G., Glibotic, A., Wurm, A., Osterkorn, K. (1983) Analysis of Fertility Problems based on Records of Veterinary Treatments 34th. Annual Meeting of the Study Commissions EAAP, Madrid, 03.-06.10.1983
Brem, G. (1983) Modelluntersuchung zur Beziehung zwischen Deckungsbeitrag und Zwischenkalbezeit, Züchtungskunde, 55, 85-90, 1983
Brem, G., Glibotic, A., Wurm, A., Osterkorn, K. (1983) Zur Erfassung und Analyse tierrztlicher Diagnosen bei Milchkühen in einem Praxisgebiet Vortragstagung der Deutschen Geselischaft für Züchtungskunde e.V. und der Gesellschaft für Tierzuchtwissenschaften am 22.-23.9.1983 in Freising/Weihenstephan
Ernst, E. (1983) Persönliche Mitteilung

Gasteiger, F. (1980) Genetisch-statistische Auswertungen von Fruchtbarkeitsdaten einer Besamungpopulation, Diss., München
Gravert, H.O., Schröder, E. (1972) Erhebungen über tierrztliche Hilfe bei Mi lchkühen Züchtungskunde, 44, 75-80
Heeschen, W. (1980) Qualitätsmilch aus gesunden Eutern Vortrag auf der DLG-Herbsttagung am 27. September 1979 Archiv der DLG, Band 65, 43-60
Heeschen, W., Hamann, J. (1981) Die Ermittlung des Zellgehaltes der Milch bekommt große Bedeutung für den Milcherzeuger, DLG-Mitteilungen2, 1030-1031, 1981
Jungehülsing, H. (1980) Sind hohe Milchleistungen mit hohen Ausgaben für Tierarzt- und Arzneimittelkosten verknüpft, Der Tierzüchter, 32, 104, 109
Kräußlich, H. (1980) Züchterische Möglichkeiten zur Verbesserung von Konstitution und Gesundheit, Vortrag auf der DLG-Herbsttagung am 27. September 1979 in Oldenburg Archiv der DLG, 65, 61-69
Rutzmoser, K. (1975) Krankheitshäufigkeiten und Kosten der tierärztl ichen Betreuung der Milchviehherde des Lehr- und Versuchsgutes Wildschwaige, Berl. Münch. Tierärztl. Wschr. 88, 62-65
Schubert, U. (1981) Kostitution, Fruchtbarkeit und Leistung bei Milchkühen in modernen Haltungssystemen, Schriftenreihe des Instituts für Tierzucht und Tierhaltung der Christian-Albrechts-Universität zu Kiel, Heft 4, Kieler Wissenschaftsvenlag, Vauk
Schubert, U., Claus, J., Ernst, E. (1982) Konstitution, Fruchtbarkeit und Leistung bel Milchkühen in modernen Haltungssysternen
Züchtungskunde, 54,16-24
Solbu, H.: 1978 IXXX. Annual Meeting EAAP in Stockholm, Sept. 5-7
Zeddies, J. (1981) Die wirtschaftliche Bedeutung der Zwischenkalbezeit in der Milchviehhaltung, Deutsche Schwarzbunte, 3, 4-5
Zeddies, J. (1982) Special Economic Aspects of Fertility Related to Centra] European Farming Conditions, Factors Influencing Fertility in the Postpartum Cow, H. Karg u. E. Schallenberger, Martinus Nijhoff Publishers, 425-441

Internationales Symposium 1985, Mauterndorf, 16.-18.9.1985

## Tierische Produktion und Biotechnologie

Biotechnik, laut Definition der gezielte menschliche Eingriff in biologische Vorgänge und deren technische Nutzbarmachung, hat auch in der Tierproduktion bereits eine lange Tradition. Aus dem großen Spektrum der Anwendungsmöglichkeiten sollen im vorliegenden Beitrag nur Aspekte aus den Bereichen der Biotechnik im Bereich der Reproduktion landwirtschaftlicher Nutztiere und dem Einsatz der Gentechnik (ohne den Bereich Nahrungs- und Futtermittel) im Rahmen der Tierproduktion angesprochen werden.

### Reproduktion

1. Künstliche Besamung und Tiefgefrierkonservierung von Sperma

Die künstliche Besamung (KB) ist heutzutage eine so altbewährte und etablierte Biotechnik im Rahmen der Reproduktion unserer landwirtschaftlichen Nutztiere, dass sie nicht mehr aus der Praxis wegzudenken ist. Kaum mehr vorstellbar sind die Aversionen, die sich gegen die Einführung dieser Technik in den fünfziger Jahren stellten.
Ursprünglich zur Bekämpfung von Deckseuchen entwickelt und eingesetzt, hat sich bald gezeigt, dass mit der künstlichen Besamung und entsprechenden geeigneten Zuchtprogrammen sehr große züchterische Fortschritte und damit hohe Produktionssteigerungen zu erzielen sind. Allein in der Bundesrepublik Deutschland werden pro Jahr über fünf Millionen Erstbesamungen beim Rind durchgeführt. Das sind mehr als 90 Prozent des gesamten Bestandes. Weitweit dürfte die 100 Millionengrenze bald erreicht werden. Auch hei Schaf und Schwein nimmt die Bedeutung der KB laufend zu. Der jährliche Zuchtfortschritt in Rinderbesamungspopulationen liegt durch den Einsatz der künstlichen Besamung zwischen ein und zwei Prozent des Populationsdurchschnittes.
Die Tiefgefrierkonservierung des Spermas im flüssigen Stickstoff war von entscheidender Bedeutung für den interkontinentalen Transfer von Zuchtmaterial, der z. B. die in großem Umfang durchgeführte Einkreuzung amerikanischer Milchviehrassen in europäischen Zweinutzungsrassen ermöglichte. Die resultierenden Verbesserungen in der Laktationsleistung betragen in diesen Populationen über 1000 kg Milch.

2. Auslösung und Synchronisation von Brunst und Geburt

Die Zyklussynchronisation und Brunstauslösung bietet vor allem für das Reproduktions- und Haltungsmanagement wesentliche Erleichterungen. In gleicher Weise wird auch die Geburtssteuerung eingesetzt, wobei hier zudem eine Verringerung der Neugeborenensterblichkeit angestrebt wird. Die Steuerung der Reproduktionsvorgänge Zyklus und Geburt erfolgte durch Applikation von Hormonen oder deren chemischer Analoge. Dieser Bereich der Biotechnik hat jedoch aufgrund unserer Betriebsgrößenstruktur keine allzu große wirtschaftliche Bedeutung erlangt.

3. Superovulation, Embryotransfer und Tiefgefrierung von Embryonen

Der seit Mitte der siebziger Jahre in immer stärkerem Masse in der Praxis eingesetzte Embryotransfer erlaubt über die Superovulation hochwertiger Spenderkühe und den Transfer der gewonnenen Embryonen auf weniger interessante Empfängertiere eine deutlich bessere Nutzung des weiblichen Zuchtpotentials. Allein beim Rind werden derzeit pro Jahr weitweit wenigstens 150000 Kälber auf diesem Wege produziert.
Unter Superovulation versteht man die Auslösung multipler Ovulationen an den Ovarien mittels Applikation von exogenen Gonadotropinen (follikelstimulierendes Hormon, serumgondadotropin u. a.). Nach zwei- bis dreimaliger Besamung bzw. Belegung der Spendertiere erfolgt die Embryo-gewinnung durch Spülung von Uterus und/oder Eileiter.
Bei Schwein, Schaf, Ziege und Kaninchen erfordert die Gewinnung ebenso wie der Transfer chirurgische Methoden, d. h. nach Öffnung der Bauchhöhle der narkotisierten Tiere werden die Uteri oder Eileiter vorgelagert und *in vivo* durchgespült. Beim Rind erfolgt die Spülung des Uterus mit unblutigen Verfahren, während die Gewinnung von Embryonen aus den Eileitern von Rindern ebenfalls chirurgisch durchgeführt werden muss.
Die Embryonen werden in der Spülflüssigkeit aufgesucht und nach morphologischen Kriterien hinsichtlich ihrer Entwicklungsfähigkeit beurteilt. Die Überlebensrate qualitativ guter Embryonen nach Transfer auf Empfängertiere beträgt bei den Hauswiederkäuern ca. 60% und bei Schwein und Kaninchen zwischen 40 und 50%. Auch die Tiefgefrierkonservierung von Embryonen ist möglich. Die Überlebensraten nach Transfer aufgetauter Embryonen sind jedoch etwa ein Drittel geringer als bei Frischtransfer von Embryonen.
Die wichtigsten Aspekte der Nutzung von Embryotransfer in Produktion, Züchtung und Forschung sind:

- Verbesserung des Zuchtfortschrittes in Milch- und Mastleistung durch Erhöhung der Selektionsintensitt bei Bullenmüttern,
- Steigerung des Zuchtfortschritts in geschlossenen Milchviehherden durch Erhöhung der Effizienz von Nukleuszuchtprogrammen zur Produktion von Prüfbullen,
- schnellere Verbreitung und Vermehrung exotischer Rassen und seltener positiver Mutationen, Varianten oder Linien,
- Erhöhung der Zwillingsrate,
- schnellere und verbesserte Verwirklichung von Kreuzungszuchtprogrammen hei Milch- und Fleischrassen,
- Nachkommenprüfung bei Kühen und Vollgeschwisterprüfung in Kuhfamilien,
- Verkürzung des Generationsintervalls,
- Schätzung maternaler Effekte,

- Erleichterungen beim Im- und Export von Zuchtmaterial,
- schnellere und verbesserte Testung von weiblichen Tieren, ob sic heterozygot für bestimmte rezessive Gene sind,
- hygienisch einwandfreie Einschleusung von Zuchtmaterial in SPF-Bestände,
- Erhöhung der Zahl der Kälber pro gravider Kuh durch Transfer von mehreren Embryonen,
- Steigerung der Genauigkeit der Zuchtwertschätzung,
- Anlage von Genreserven in Form von Embryobanken ,-
- Langzeitlagerung von wertvollem genetischem Material und Überprüfung des Zuchtfortschrittes,
- Produktion von Nachkommen aus Spendern, die natürlicherweise keine Feten mehr austragen können,
- Bereitstellung von Embryonen für diverse Weiterbehandlung, z. B. Embryo-Mikrochirurgie, Geschlechtsbestimmung, Klonen etc.

Diese Liste ist keineswegs vollständig, mag aber ausreichen, die Bedeutung des Embryotransfers für die tierische Produktion aufzuzeigen. Der Erfolg des Einsatzes von Embryotransfer in den genannten Bereichen wird durch den zustzlichen Einsatz von Embryomanipulation noch deutlich gesteigert.

4. Embryo-Mikrochirurgie

Die mikrochirurgische Behandlung von Embryonen umfasst die künstliche Erzeugung eineiiger Zwillinge und Chimären. Um Säugerembryonen mikro-chirurgisch behandeln zu können, benötigt man neben der mikroskopischen Einrichtung sog. Mikromanipulatoren. Diese Mikromanipulatoren dienen der Führung der Mikroinstrumente und verlangsamen die Bewegungen der menschlichen Hand, so dass gezielte Manipulationen im ***μ-Bereich*** möglich werden.
Um Embryonen mikrochirurgisch behandeln zu können, müssen sie an einer Haltepipette fixiert werden. Bei der Teilung von Embryonen wird mit dem Mikromesser durch vertikale Schnittführung die Zona pellucida geöffnet, der so entstandene Spalt gespreizt und anschliessend der Embryo entweder innerhalb oder außerhalb der Zona pellucida mit dem Mikromesser oder mit der Glasspitze geteilt. Eine der beiden Häften verbleibt in der eigenen Zona pellucida bzw. wird in diese zurückgeschoben, die zweite Hälfte wird in eine Empfängerzona verpackt, die vorher bereitgestellt wurde. Schon nach relativ kurzer Zeit runden sich die halben Embryonen wieder ab und entwickeln sich weiter. Das so entstandene Embryopärchen kann nun entweder gemeinsam in einen synchronen Empfänger unblutig übertragen werden oder auf zwei Empfänger verteilt werden. Die Trächtigkeitsrate nach Teilung von morphologisch guten Embryonen liegt zwischen 50 und 60 Prozent.
Die Teilung von Embryonen führt einerseits zu einer Steigerung der Anzahl geborener Kälber pro gewonnenem Embryo, weil beispielsweise beim Rind statt 0,65 Kälber pro unblutig übertragenem Embryo 1,0 Kalb pro geteiltem Embryo erwartet werden kann und andererseits durch die Erzeugung monozygoter Zwillingspaare ***zu einem speziellen***

***Tiermaterial***, das umfangreiche Einsatzmöglichkeiten in den Bereichen Forschung, Zuchtpraxis und Tierproduktion findet. Beim Einsatz der Embryo-Mikrochirurgie in Besamungszuchtprogrammen ergeben sich Verbesserungen bei Heritabilitätsschätzungen und der Genauigkeit der Zuchtwertschätzung, der Selektionserfolg in Reinzuchtprogrammen kann gesteigert werden und in der Zucht von Prüfbullen tun sich neue Möglichkeiten auf. Als Beispiel sei eine mögliche Eigenleistungsprüfung auf Schlachtkörperwert und Fleischqualität genannt, da ein Zwillingspartner nach Stationsprüfung geschlachtet werden kann und der Zwillingspartner bei positiven Prüfergebnissen für die Besamung zur Verfügung steht. Auch eine Reduzierung der Wartebullenhaltung wäre denkbar, wenn die Embryo-Mikrochirurgie mit der Tiergefrierlagerung von halben Embryonen kombiniert wird, weil in diesem Fall der tiefgefroren/aufgetaute Zwillingsembryo zeitungleich übertragen werden kann und den bereits im Prüfeinsatz stehenden Zwillingsbruder ersetzt.
Der Einsatz der Embryo-Mikrochirurgie verbunden mit bilateralem Transfer der geteilten Embryonen erlaubt in Herden-ET-Programmen eine Steigerung der Anzahl produzierter Kälber um etwa ein Viertel. Diese zusätzlichen Kälber sind züchterisch und wirtschaftlich von Bedeutung. Allerdings muss gesagt werden, dass auch bei Einsatz der Embryo-Mikrochirurgie eine Routineanwendung dieser Techniken in Zuchtherden im Normalfall wegen der noch zu hohen Kosten nicht ökonomisch ist.
Diese Techniken könnten in Nukleuszuchtsysteme hervorragend integriert werden. Sie erleichtern die Erstellung der ersten Nukleusgeneration, die sich ja aus den besten Tieren der Population remontieren muss, und sie steigern die Selektionsintensität innerhalb des Nukleus. Außerdem bieten Nukleuszuchtsysteme aufgrund ihrer Organisationsstruktur beste Voraussetzungen für eine optimale Realisierung der in der Embryotransfer-Embryo-Mikrochirurgie eingesetzten Maßnahmen. Insgesamt gesehen verbessert die Embryo-Mikrochirurgie die Einsatzmöglichkeiten des Embryotransfers, nicht zuletzt auch dadurch, dass die Kosten, die pro produziertem Nachkommen entstehen, verringert werden.
Chimären kann man entweder durch Aggregation von Embryonen bzw. Embryoteilen oder durch Mikroinjektion von vereinzelten Zeilen in das Blastozoel erstellen. Bei der Aggregation werden die Embryonen mikrochirurgisch aus der Zona pellucida bewegt und - eventuell nach Teilung - zu einem Embryo zusammengefügt und nach Verpackung in einer Zona pellucida transferiert. Nehmen beide Zelllinien an der Entwicklung teil, so entstehen Chimären, d. h. Tiere, die nicht zwei, sondern vier Eltern haben.
Chimären haben vor allem als Forschungsmodelle eine Bedeutung. Ihre Besonderheit, nämlich das Vorhandensein von zwei genetisch unabängigen Zelllinien in einem Individuum, erlaubt neue Versuchsansatze, z. B. für die Untersuchung der Kontrolle des Körperwachstums oder eines interzellulär wirkenden Heterosiseffektes. Durch Erstellung von Chimären aus Embryonen von Nichtanlageträgern und Merkmalsträgern bzw. Anlageträgern lassen sich Aussagen über die genetischen Grundlagen von Mutationen und Erbfehlern und die Stoffwechselphysiologie und Pathogenese dieser Erbfehler gewinnen.

Es ist jedoch auch denkbar, den Chimärismus bei unseren landwirtschaftlichen Nutztieren zur Erstellung von transgenen Individuen zu verwenden. Derartige Versuche sind bei Mäusen bereits erfolgreich durchgeführt worden. Der erste Schritt in einem derartigen Programm wäre die Erstellung von ec-Zelllinien. Als Embryospender werden Bullenmütter, gepaart mit Bullenvätern, verwendet, um in Zelllinien Genotypen zu erhalten, die dem Niveau von Prüfbullen aus gezielter Paarung entsprechen. Nur männliche Zelllinien werden verwendet. In der *in-vitro*-Zellkultur werden die Zelllinien mit geklonter DNA behandelt, um das oder die gewünschten Gene zu integrieren. Integration und Expression der neuen Gene werden in den Zelllinien überprüft. Aus Kuhmüttern werden Embryonen, die einen Marker enthalten, im Morula- oder Blastozystenstadium gewonnen und durch Aggregation oder Injektion mit Zeilen aus der Zellinie chimäre Embryonen produziert. Diese Embryonen werden unblutig auf Empfänger übertragen und die geborenen Kälber auf Keimbahnchimärismus getestet. Chimären, die Sperma produzieren das von der transgenen Zelllinie stammt, werden in der KB eingesetzt. Die entstehenden Kälber sind, soweit sie von der Zelllinie abstammen, väterliche Halbgeschwister die die Hälfte ihrer Gene aus der gezielten Paarung haben und für die transferierten Gene heterozygot sind.

## 5. Geschlechtsbestimmung, IVF und in-vitro-Reifung tertiärer Oozyten

Geschlechtsbestimmung über die Trennung von X- und Y-Spermien ist noch nicht geglückt. Für die Geschlechtsdiagnose von präimplantiven Embryonen zeichnen sich jedoch bereits sehr Erfolg versprechende Methoden ab.
Eine mögliche Geschlechtsbestimmung hätte weit reichende Konsequenzen für die tierische Produktion, da in fast allen Bereichen jeweils nur ein Geschlecht gewünscht wird und anfallende Tiere des anderen Geschlechtes die Zucht- und Produktionsmöglichkeiten einschränken bzw. verteuern.
Möglicherweise wird mittelfristig eine *in-vitro*-Produktion von Embryonen möglich sein, d. h. nicht mehr Spendertiere müssen superovuliert und gespült werden, sondern aus Ovarien, die bei der Schlachtung anfallen, werden tertiäre Oozyten gewonnen. Diese tertiären Oozyten werden *in vitro* gereift, fertilisiert und kultiviert, bis sie die entsprechenden Stadien erreicht haben, die für eine Weiterbehandlung bzw. für den Transfer gewünscht werden.

## 6. Klonen

Das griechische Wort Klon bedeutet soviel wie Spross oder Zweig. Demzufolge versteht man unter Klonen die ungeschlechtliche Fortpflanzung oder vegetative Vermehrung; eine Methode, die in der Pflanzenzucht in großem Umfang eingesetzt wird. Auch im Tierbereich, genauer gesagt bei Amphibien, wurden erfolgreiche Klonierungsexperimente durchgeführt.
Entscheidend für den Erfolg des Genomtransfers ist offensichtlich die Herkunft des Spenderkerns. Der Transfer von Vorkernen in enukleierte Zygoten bringt sehr gute

Weiterentwicklungsraten für diese Embryonen. Verwendet man als Kernspender Zwei- bis Achtzell-Embryonen, so sterben die Embryonen während der Embryo- bzw. Fetogenese ab. Versuche, bei denen Kerne aus der inner cell mass von Embryonen erfolgreich, d. h. mit nachfolgender Geburt von jungen Mäusen, übertragen worden sein sollen, konnten nicht bestätigt werden. Die Chancen für das Klonen von adulten Tieren, also mit Kernen aus somatischen Zellen, dürften, wenn überhaupt, erst langfristig ansteigen.
Von der Nutzanwendung her wäre eben dieses Verfahren das weitaus interessanteste, weil hierbei die rekombinationsfreie Vervielfältigung des Genoms herausragender Phänotypen möglich wäre. Aber auch eine erfolgreiche Weiterentwicklung des Embryonalklonens würde z. B. die für die Zwillingserstellung genannten Vorteile in noch größerem Umfang zum Tragen bringen.

**Gentechnik**

Vorschläge über denkbare Anwendungsmöglichkeiten der Gentechnik in der Tierzucht und Tierproduktion liegen bereits viele vor. Bislang ist es jedoch noch nicht gelungen, die Ergebnisse gentechnologischer Forschung in der tierischen Produktion praktisch in größerem Umfang einzusetzen. Sicher ist aber auch, dass man schon kurz- bis mittelfristig mit einem solchen Einsatz rechnen kann.

1. Einsatz gentechnisch hergestellter Produkte

Bakterien, Hefezellen und auch Säugetierzellen können mit *in vitro* rekombinierter DNA, der Neukombination der Genfragmenten im Labor, transformiert werden, so dass sie bestimmte gewünschte Produkte, sprich Proteine, die von den eingeschleusten Genen codiert werden, herstellen. Auf diese Weise können Hormone (z. B. bovines Wachstumshormon), Impfstoffe (MKS-Vakzine) oder andere Substanzen (z. B. Interferone) mit relativ geringen Kosten und in hoher Reinheit hergestellt und in der tierischen Produktion eingesetzt werden.

2. Einsatz gentechnisch modifizierter Pansenmikroorganismen bei Wiederkäuern

Der Pansen der Wiederkäuer ist ein komplexes Ökosystem, das mit Hilfe seiner Bakterien sowie Protozoen (Amöben und Ciliaten) eine regelrechte Gärkammer darstellt, die für die Verdauung des Futters, speziell der zellulosereichen Rohfaser, von entscheidender Bedeutung ist. Auch im Caekum des Pferdes und im Colon des Schweines befindet sich eine reiche Bakterienflora.
Durch gentechnische Modifikation einiger Pansenmikroorganismen könnte man z.B. versuchen, das Niveau für die Harnstoffhydrolyse, Protolyse und Laktatproduktion zu reduzieren und das Verhältnis von Azetat, Propionat und Butyrat zu regulieren. Auch die Verfügbarkeit von Aminosäuren und Vitaminen könnte verbessert werden. Das

größte Problem ist nicht die Modifikation der Mikroorganismen, sondern die Sicherung ihres Überlebens im Pansen.

3. Analytische Methoden

Restriktionsendonukleasen schneiden den DNA-Strang nur an solchen Stellen, an denen sich eine für das jeweilige Enzym spezifische Basensequenz befindet. Wenn an einer solchen Schnittstelle auch nur eine einzige Base ausgetauscht ist, kann dieses Enzym dort nicht mehr schneiden. Andererseits können durch den Basenaustausch auch neue Schnittstellen für diverse Restriktionsenzyme entstehen. Dadurch ändert sich die Länge der entstehenden Fragmente. Diese unterschiedlichen Längen der Restriktionsfragmente kann man unter günstigen Umständen feststellen und damit Polymorphismen auf DNA-Ebene untersuchen, während sich klassischen Verfahren nur auf elektrophoretisçhe Protein-polymorphismen erstreckten. Die RFLP (Restriktions-Fragment-Längen-Polymorphismus)-Analyse wird bereits in der Tierzuchtforschung eingesetzt. Als Anwendungsbeispiele werden diskutiert:
- Verbesserungen bei bestehenden Kreuzungsprogramrnen zwischen Rassen oder Inzuchtlinien beim Geflügel
- Markerunterstützte Selektion zur Steigerung der Effektivitit in der Jungbullenselektion bei Milchrassen.
Sollte es gelingen, die RFLP-Analyse auch auf regulatorische Sequenzen auszudehnen, würde sich dadurch ein neuer Weg zur Aufklärung der individuellen Variation der Genregulation eröffnen Damit wäre man sozusagen endgültig auf die elementare Basis dessen gekommen, was wir in der praktischen Tierzucht durch Selektion der Besten erreichen wollen.

4. Diagnostische Methoden

Hierbei wird vor allem an die Diagnose von heterozygoten Erbfehler-Anlageträgern gedacht. Während man dabei bislang auf recht mühsame und zeitaufwendige Verfahren z. B. Heterozygotietests angewiesen ist, könnte für einzelne definierte und bedeutende Erbfehler, die auf einer Änderung der DNA-Sequenz beruhen, durch Erfassung dieser Sequenzänderung ein gentechnologischer Test etabliert werden. Die Gangbarkeit dieses Weges wurde im Humanbereich bereits bewiesen (Corea Huntington, Diabetes insipidus, Hämoglobinopathien).
Letalfaktoren können in unseren Zuchtpopulationen zu nicht unerheblichen Problemen führen, wie sich am aktuellen Beispiel der Arachnomelie beim europäischen Braunvieh zeigen lässt. Die Arachnomelie (Spinnengliedrigkeit) ist ein Letalfaktor, dem pro Jahr Hunderte von Kälbern zum Opfer fallen. Die Genfrequenz für dieses Letalgen erreicht in einzelnen Populationen bereits fünf Prozent, d. h. in einer solchen Population ist jedes zehnte Tier Anlageträger für diesen Erbfehler. Ätiologisch vermutet man einen Defekt in den Kollagengenen. Gelänge es, diesen Effekt auf DNA-Ebene zu identifizieren, so könnte ein relativ einfacher Test aufgebaut werden, der es ermöglicht,

jedes Besamungstier bereits vor der Körung zu testen und damit das Auftreten von Merkmalsträgern sehr schnell und zuverlässig zu verhindern.

5. Erstellung transgener Nutztiere

Als transgen werden Tiere bezeichnet, die im Genom Gene tragen, die auf künstlichem Weg eingeführt wurden. Da Strukturgene alleine unwirksam sind, handelt es sich bei diesen neu eingeführten Genen entweder um natürliche oder um *in vitro* erzeugte Kombinationen von regulatorischen und codierenden Sequenzen. Dabei können Strukturgen und Promotor von verschiedenen Tierarten stammen.
Um transgene Nutztiere zu erzeugen, gibt es drei aussichtsreiche Methoden:
- Mikroinjektion in Pronuclei von Zygoten,
- Verwendung von Carriern, wie z. B. Retroviren,
- Erzeugung von Chimären mit *in vitro* transformierten Zeilen.
Alle Methoden haben gemeinsam, dass sie die Gewinnung, Manipulation und den Transfer von Embryonen bzw. Zygoten voraussetzen. Während hei der Maus mit all diesen Verfahren bereits erfolgreich gearbeitet wurde, stehen wir beim Nutztier erst am Anfang.
Die Zeit reicht bei weitem nicht, um auf die verschiedenen Techniken und die Probleme bei der Erstellung transgener Nutztiere einzugehen, aber am Beispiel der Mikroinjektion in den Vorkern von Maus, Kaninchen und Schwein soll das Vorgehen anhand unserer eigenen Versuche kurz demonstriert werden. In einem Versuch am Institut haben wir ein Genkonstrukt verwendet, das aus dem Maus-Metallothionein-Promotor und dem Human-Growth-Hormon-Gen bestand. Dieses Konstrukt wurde hei 630facher Vergrößerung mit Hilfe einer Injektionspipette, die an der Spitze einen Durchmesser von 1 pm hat, in den Vorkern injiziert. Die injizierte Menge betrug ein bis zwei Pikoliter. In dieser Menge waren etwa 1000 Kopien dieses Gens enthalten. Die Überlebensraten nach der Injektion und nach dem Transfer betragen, je nach Tierart, betragen fünf bis zehn Prozent. Im Durchschnitt ist von den geborenen Tieren nur etwa jedes zehnte transgen, d. h. es enthält die neue DNA. Nur ein Teil der transgenen Tiere exprimiert diese neue DNA auch, weist also das durch das Gen codierte Produkt auf. Bei transgenen Mâusen konnte ein durch das Wachsturnshormon ausgelöstes besseres Wachstum beobachtet werden. Das Gen und das daraus resultierende verbesserte Wachstum wurden an einen Teil der Nachkommen vererbt.
Bei Milchkühen können tägliche Wachstumshormoninjektionen die Milchleistung bis zu 40 Prozent steigern. Sollte es also gelingen, transgene Rinder zu erzeugen, die einen höheren Wachstumshormonspiegel haben und die diese genetische Information auch an ihre Nachkommen weitergeben, so könnte man in einer einzigen Generation eine Produktionssteigerung erzielen, für die man ansonsten mehr als 30 Jahre brauchen würde.
Neben den technischen Problemen des Gentransfers stellt sich einer konkreten Nutzanwendung noch die Tatsache entgegen, dass die Frage nach den zu verwendenden Genen und ihrer Bereitstellung (Gene-Hunting) noch nicht zufrieden stellend gelöst ist.

Neben dem Wachstumshormongen denkt man vor allem an Schafwollkeratingene, Milchproteingene, Doppellendergene, Hornlosigkeitsgene, Booroola- oder Resistenzgene. Von ausschlaggebender Bedeutung ist außerdem die Frage nach der Steuerung und Expression dieser Gene. Zwar liegen bereits induzierbare Promotoren vor (Metallothionein, Interferon), aber Integrationsort und Wirksamkeit des neuen Gens können bei den bisherigen Methoden des Gentransfers nicht vorhergesagt oder beeinflusst werden. Die gewebsspezifische Expression von Genen möchte man sich beim sog. GeneFarming zunutze machen. Der Grundgedanke ist der, dass man über die Erstellung transgener Tiere in der Milch oder im Blut Stoffe wie Humaninsulin, Interferone, Hormone oder ähnliches erzeugen könnte, um sie dann zu isolieren und für den pharmazeutischen Einsatz aufzuarbeiten.
Auch an eine Unterdrückung der Wirkung unerwünschter Gene wird gedacht. Eine direkte Entfernung aus dem Genom ist zwar noch nicht möglich, aber durch Einfügung von DNA, die die sog. „Anti-sense" RNA (neutralisierende Ribonukleinsäure) erzeugt, könnte verhindert werden, dass das Produkt dieses Gens entsteht, und damit würde auch seine Wirkung unterdrückt.

Schlussbemerkungen

Das für die genannten Anwendungsmöglichkeiten der Gentechnologie in der Tierproduktion benötigte Grundlagenwissen ist im Prinzip verfügbar. Nicht unterschätzt werden darf der finanzielle Aufwand, der für die Umsetzung der Erkenntnisse der Grundlagenforschung in wirtschaftlich wirksame Bereiche der Tierproduktion erforderlich ist. Dieser Einsatz ist enorm hoch, aber nur dann, wenn rechtzeitig die erforderlichen Anstrengungen unternommen und entsprechende Projekte auch von Staat und Wirtschaft finanziert werden, besteht eine Chance, im weltweiten Wettlauf um den innovativen Einsatz der Gentechnik in der tierischen Produktion nicht den Anschluss zu verlieren und das wirtschaftliche Potential nutzen zu können.

13. Bayerischer Tierärztetag, Rosenheim, **6.-9.5.1987**

## Die Bedeutung der Erbfehler in der Besamungszucht

Wohl keine Maßnahme hat in den letzten Jahrzehnten die Rinderzucht in ähnlich umfassender Weise beeinflusst wie die Einführung der künstlichen Besamung (KB). Leider führt der populationsweite Einsatz dieser Züchtungstechnik jedoch nicht ausschließlich zu positiven Effekten. Auf eine mögliche Gefahr, die aus der starken Verbreitung einzelner Bullen resultieren kann, wies bereits Götze im Jahre 1949 hin. In einem Vortrag über »Stand und Ziele der Samenübertragung beim Rind« auf der Hochschultagung in Hannover forderte er die Prüfung der Nachzucht van Besamungsbullen auf Erbgesundheit, also Freiheit von Missbildungen, Lebensschwäche, Letalfaktoren, Erbfehler und Erbdispositionen und verlangte, dass erkannte Anlageträger umgehend aus der KB entfernt werden sollten. Die Erreichung dieses Zieles war seines Erachtens von folgender Voraussetzung abhängig:
„Das ist die Zusammenarbeit der tierzüchterischen und der tierärztlichen Wissenschaft und Praxis. Es ist ein verhängnisvoller Irrtum gewesen, die Brücken zwischen diesen beiden sachlich so nahe verbundenen Arbeitsgebieten verengen zu wollen. Wenn die Samenübertragung zu der erwünschten erheblichen allgemeinen Förderung der Tierzucht führen soll, so werden diese Brücken soweit als irgend möglich geöffnet werden müssen“ (Götze, 1950). Auch andere renommierte Tierarzte und Tierzüchter haben sich in den fünfziger Jahren in ähnlicher Weise geäußert oder sind aktiv geworden. So ging etwa die Einrichtung der beiden bayerischen Bullenprüfstellen in Grub und Neustadt, welche die Erbgesundheit der bayerischen Besamungsbullen überwachen sollten, auf eine Initiative Eibls zurück (Gottschalk und Schüssler, 1981).
Nachdem jedoch die apostrophierten Konsequenzen ausblieben, manifestierte sich die gewandelte Sicht der internationalen Tierzucht in den 60er Jahren in dem Satz von Lerner und Donald (1966): „Die Furcht, dass die KB die unerwünschte Gene verbreitet, ist unlogisch.“ Erst Ende der siebziger bis Anfang der achtziger Jahre zeichnet sich eine erneute Änderung in der Grund-haltung gegenüber den Gefahren von Erbfehlern ab. Immer mehr Berichte aus Wissenschaft und Praxis wiesen nämlich auf ein teilweise deutliches Ansteigen von Missbildungen hin. Insbesondere mit zunehmendem Blutanteil an den aus den USA importierten Milchviehrassen schien sich die Häufigkeit von Erbfehlern in den einheimischen Populationen zu erhöhen.
Die Untersuchung der erbbedingten Anteile an Krankheitsentstehung und -verlauf (Pathogenese) erstreckt sich von ausschließlich genetisch determinierten Erbkrankheiten bis zu den Erbumweltkrankheiten, denen lediglich eine erbliche Disposition zugrunde liegt. Erbfehler sind Störungen normaler Vorgänge und Missbildungen von Organen, die aus gesundheitlichen oder züchterischen Gründen unerwünschte Abweichungen von der Norm darstellen. Sie haben eine genetische Grundlage mit meist einfach monogenem oder oligogenem Erbgang. Soweit es sich um Letalfaktoren handelt, sind sie mit dem Tod des Individuums vor Erreichen des Fortpflanzungsalters verbunden (Hadorn, 1955). Je nach Penetranz (Manifestationshäufigkeit) unterscheidet man Letal-

faktoren (100%), Subletalfaktoren (>90%), Semiletalfaktoren (> 50%) und Subvitalfaktoren (<50%).

Erbfehler entstehen durch Mutationen. Bei den Mutationsarten unterscheidet man u. a. (Wiesner und Willer, 1974):

- Genom- oder Ploidiemutation (Veränderungen der Chromosomenzahl)
- Chromosomenmutation (Strukturveränderung eines oder mehrerer Chromosomen)
- Genmutation (erbliche Änderung eines Einzelgens).

In Abhängigkeit von der chromosomalen Lokalisation einer Mutation kann man einen gonosomalen (geschlechtsgekoppelten) oder den sehr viel häufigeren autosomalen Erbgang beobachten. Bei monogenen Erbgängen unterscheidet man zwischen rezessiver und. dominanter Genwirkung. Bei dominanter Vererbung reicht bereits das Vorhandensein eines mutierten Allels an einem Locus aus, um zum Auftreten des Erbfehlers zu führen. Nahe liegender weise werden die wenigsten Letalfaktoren dominant vererbt, da die Weitergabe eines dominanten Letalgens an die nächste Generation im Normalfall wegen der Letalität nicht erfolgen kann. Die meisten Letalfaktoren werden rezessiv vererbt, d. h. nur in homozygoten Tieren, die zwei Allele des Letalgenes tragen, tritt die Genwirkung phänotypisch in Erscheinung.

Neben monogenen Erbgängen liegt vielen Erbfehlern auch eine polygene Vererbung zugrunde. Die Analyse ist in diesen Fällen meist sehr kompliziert. Ein Beispiel für polygene Vererbung ist der pentahybride Erbgang für spastische Frühparese beim Rind (Gehrke, 1969). Bei manchen Erbfehlern kann zudem vermutet werden, dass mehrere Gene beteiligt sind, die im Zusammenspiel mit Umweltmodifikationen zur Ausprägung kommen (z. B. Nabelhernien).

Um die Bedeutung der KB für das Auftreten von Erbfehlern näher zu beleuchten, muss auf einige populationsgenetische Grundlagen zurückgegriffen werden. Aus populationsgenetischer Sicht ist praktisch kein Individuum frei von Letalfaktoren. Diese genetische Bürde an Letal-Äquivalenten steht in direktem Zusammenhang mit dem Inzuchtgrad von Individuen und Populationen. Der Inzuchtgrad einer Population wiederum ist abhängig von der effektiven Populationsgröße und der Zahl der eingesetzten Vatertiere.

Der Zusammenhang sei an einem kleinen Beispiel durch Vergleich von zwei Populationen mit 100.000 bzw. mit 10.000 Kühen demonstriert. In beiden Populationen sollen entweder 100, 10 oder nur 1 Bulle zur Besamung verwendet werden. Wie Tab. 6 zeigt, sind der Inzuchtgrad und die Zunahme der Homozygoten in starkem Maße von der Zahl der eingesetzten Vatertiere abhängig, nicht aber von der Größe der weiblichen Population.

Im Rahmen von Erhebungen über Missbildungen beim Rind sind wir auf das Arachnomelie-Syndrom beim Braunvieh aufmerksam geworden (Brem et al., 1984). Unter 3323 Brown-Swiss x Braunviehk1bern wurden sieben Fälle von Arachnomelie gefunden. Die Frequenz für das Auftreten des Arachnomeliesyndroms im erfassten Kä1berjahrgang betrug 0,21 %, der Brown-Swiss-Blutanteil der Arachnomeliekälber lag zwischen 56 und 75%.

Von neun Arachnome1iekä1bern waren die Eltern und Großeltern erfasst worden. Dabei stellte sich heraus, dass einige Tiere gleichzeitig Ahnen von verschiedenen Arachnomeliekälbern waren und zudem teilweise auch noch untereinander verwandt waren.

Tab. 6: Inzuchtgrad und Zunahme der Homozygotie in Abhängigkeit von der Anzahl Elterntiere in Besamungszuchtpopulationen

| Kühe in der Population | Anzahl Väter | ΔF | Zunhame der homozygot Rezessiven bei q = 0.05 |
|---|---|---|---|
| 100.000 | 100 | ,126% | ,006% |
| | 10 | 1,25% | ,06% |
| | 1 | 12,5% | ,6 % |
| 10.000 | 100 | ,135% | ,006% |
| | 10 | 1,26 | ,06% |
| | 1 | 12,5% | ,6% |

Der nächste logische Schritt war dann die Ergänzung der Familien um die weiter zurückliegenden Ahnen. Dabei konnte gezeigt werden, dass sich die erfassten Fälle auf drei reinrassige Brown-Swiss-Ahnen aus den USA zurückführen ließen. Das wiederum legt den Schluss nahe, dass der Ausgangspunkt für alle beobachteten Fälle eine einzige Mutation war.

Von Rieck und Schade war bereits 1975 für das Arachnomeliesyndrom beim Fleckvieh ein autosomal rezessiver Erbgang angenommen worden. Wie die Familienanalyse zeigt, bestätigt sich diese Hypothese am vorliegenden Material. Nach den bislang erhobenen Daten sind in der aufgezeigten Familie acht Kühe und 16 Bullen mit Sicherheit Anlageträger, während bei weiteren zwölf Kühen und acht Bullen noch keine definitive Aussage möglich ist, weil das Gen alternativ auf verschiedenen Wegen weitergegeben worden sein kann. Die 16 Bullen, die als sichere Anlageträger identifiziert worden sind, traten bei den 3323 Kalbern 237mal als Vater und 544mal als Großvater auf.

Bei der Schätzung der Genfrequenz des Arachnomeliegenes gingen wir von der Genfrequenz in den väter1ichen Gameten aus, weil die 16 Anlageträgerbullen unterschiedlich oft als Vater aufgetreten waren. Die Genfrequenz für die Vatergeneration betrug 3,6%. Unter Einbeziehung der gefundenen Merkmals-träger errechnete sich die Genfrequenz bei den Müttern der Kälber mit 5,9%. Die Genfrequenz in der Kälbergeneration entsprach dem Mittel aus den Genfrequenzen der Eltern und betrug 4,7%.

Aus diesen Genfrequenzen ließ sich ableiten, dass der Anteil heterozygoter Tiere, also der Anlageträger, in der Muttergeneration elf Prozent und in der Kälbergeneration 9%

betrug. Das heißt, dass etwa jedes zehnte Tier in der gesamten Braunviehpopulation Anlageträger für den Letalfaktor Arachnomelie war.
Die Tatsache, dass sich beim Braunvieh aus vermutlich einer einzigen Mutation in wenigen Generationen eine Letalfehlergenfrequenz von um die 5% aufbauen konnte, lässt sich mit der Inzuchtzunahme allein nicht ausreichend erklären, denn für das Entstehen einer Merkmalsträgerfrequenz von 2% müsste der Inzuchtgrad fast 4% betragen. Andererseits zeigte sich aber, dass die Blutführung beim Braunvieh, soweit sie die Bullenmütter und Bullenväter betrifft, tatsächlich relativ eng war. Die Verbreitung des Arachnomeliegens ist ziemlich sicher auf einen sog. Founder-Effekt bei der Einkreuzung mit Brown-Swiss zurückzuführen. Als man 1965 mit dem Import von Brown-Swiss-Sperma begann, wurden nur 4 verschiedene Bullen aus den USA verwendet. Diese Zahl stieg bis zum Jahr 1971 nur auf 20 Bullen an.
Die importierten Bullen haben über ihre Nachkommen eine überrepräsentative Vermehrung in der Braunviehpopulation gefunden. Man wollte den Brown-Swiss-Anteil möglichst schnell anheben, um die positiven Effekte auf die Zunahme der Milchleistung zu erhöhen. Das führte dazu, dass bereits Ende der siebziger Jahre fast kein Braunviehtier mehr geboren wurde, das nicht Brown-Swiss-Blut enthalten hatte.
Da mehrere der ursprünglich importierten Bullen zufällig und natürlich unbekannterweise Träger des Arachnomeliegens waren, baute sich in einigen Generationen, mehr oder weniger unbemerkt, die genannte Frequenz in der Population auf. Als dann in den letzten Bullenjahrgängen wieder Anlageträger eingesetzt wurden, kam es zur beschriebenen Häufung des Auftretens von Merkmalsträgern. Diese Interpretation erklärt auch, warum das Arachnomelie-Syndrom vor allem in der deutschen Braunviehzucht zu einem so großen Problem werden konnte, während in den USA bis dato keine vergleichbaren Schwierigkeiten mit diesem Letaldefekt bekannt wurden.
Dagegen wurde in der Schweiz dann ebenfalls hei 0,15% aller Geburten Arachnomelie festgestellt (Chavaz et al., 1986). Die Genfrequenz wurde mit 2% geschätzt. In einem Versuch wurden daraufhin weibliche Anlageträger superovuliert und mit Anlageträgerbullen besamt. Bei acht von 31 sich nach dem Transfer der Embryonen entwickelnden Feten konnte bereits zwischen dem 95. und 100. Tag der Gravidität das Arachnomeliesyndrom nachgewiesen und damit der rezessive Erbgang bestätigt werden. Seither läuft in der Schweiz ein entsprechendes Bekämpfungsprogramm:
- Kühe, deren Vater Anlageträger ist, werden nicht mehr in die gezielte Paarung genommen,
- Teststiere, deren Vater Anlageträger ist, werden nicht mehr eingesetzt,
- geprüfte Stiere, die als Anlageträger erkannt wurden, sind ebenfalls gesperrt.

Diese Maßnahmen rechtfertigen die Hoffnung, die Anlage für den Erbfehler auch in der weiblichen Population (>4% Anlageträger) deutlich zurückzudrängen.
Im Rahmen der Bekämpfung von Erbfehlern kommt der Diagnose von Anlageträgern größte Bedeutung zu. Da beim rezessiven Erbgang die Heterozygoten phänotypisch nicht erkannt werden können, müssen spezielle Untersuchungen angestellt werden. Diese Untersuchungen können sozusagen auf vier verschiedenen Ebenen stattfinden,

nämlich erstens beim Tier selbst, bzw. dessen Nachkommen, zweitens auf der Ebene der Chromosomen, drittens bei den primären Genprodukten, also den Proteinen bzw. Enzymen, und viertens nicht zuletzt an den Genen selbst oder besser gesagt an ihrer stofflichen Grundlage, der Basensequenz der DNA.
Die Verfahren am Tier selbst beinhalten neben der vorhin schon angesprochenen Pedigree-Analyse vor allem den Heterozygotietest, auf den anschließend gleich noch einzugehen sein wird. Die zweite Möglichkeit, die Chromosomenanalyse im zytologischen Labor, bleibt auf Erbdefekte beschränkt, deren Ursache eine Chromosomenmutation ist, z. B., um nur zwei bedeutende zu nennen, die Trisomie 21 - das Down-Syndrom beim Menschen - oder die 1/29 Translokation beim Rind. Die Diagnose biochemischer Defekte beruht auf dem Erkennen heterozygoter Träger durch partielle Inhibition des Stoffwechsels oder durch Stoffwechselbelastung bei kultivierten Körperzellen.
Sicherlich das eleganteste, aussichtsreichste und zukunftsträchtigste Verfahren der Diagnose von Anlageträgern ist der direkte Nachweis der veränderten DNA-Sequenz, wie sie mit den Methoden der Molekulargenetik neuerdings möglich ist. Obwohl die Arbeitsgrundlagen für diese hochspezifischen Verfahren erst seit wenigen Jahren zur Verfügung stehen, konnten bereits große Erfolge erzielt werden, z. B. bei der Frühdiagnose der Sichelzellenanämie oder der Chorea Huntington beim Menschen.
Vorerst jedoch ist für die meisten rezessiven Erbfehler immer noch der aufwändige Heterozygotietest das wichtigste Verfahren. Der Test läuft so ab, dass das zu prüfende Tier an eigene Nachkommen, an Nachkommen von bekannten Anlageträgern oder an die Population angepaart wird. Tritt der Erbfehler bei einem Nachkommen auf, so ist der Proband als Anlageträger entlarvt. Tritt dagegen kein missgebildetes Kalb auf, so ist der Proband mit einer gewissen Irrtumswahrscheinlichkeit nicht Anlageträger. Um für einen Prüfbullen eine Irrtumswahrscheinlichkeit von kleiner als 1% zu erreichen, darf z. B. unter 35 Kälbern aus Vater-Tochter-Paarung oder unter 162 Kälbern aus der Anpaarung an die Population kein Arachnomeliekalb auftreten.
Bei Letalfaktoren wirkt bereits die natürliche Selektion gegen die Merkmalsträger und senkt so die Genfrequenz langsam ab. Die Höhe dieser Senkung ist von der Höhe der Genfrequenz abhängig und beträgt bei der Arachnomelie zurzeit etwa 0,2% pro Generation.
Die Frequenz unerwünschter rezessiver Letalgene in KB-Populationen kann viel schneller gesenkt werden, wenn man nur jene Jungbullen verstärkt einsetzt, die beim Prüfeinsatz keine Merkmalsträger als Nachkommen hatten. Dies gilt vor allem dann, wenn die ursprüngliche Genfrequenz schon relativ hoch ist oder wenn mehr als 200 Nachkommen pro Bulle getestet werden. In Abb. 5 sind die Verhältnisse für eine Genfrequenz von 0,01 und 0,1 und 200 getestete Nachkommen dargestellt. Bei alleiniger Merzung durch natürliche Selektion treten nach 10 Generationen immer noch 82% bzw. 25% der ursprünglichen Zahl von Merkmalsträgern auf. Dagegen fällt die Genfrequenz bei Testung auf Heterozygotie und Selektion der Anlageträger im gleichen Zeitraum auf weniger als 4% bzw. 0,04% (Van Vleck, 1967).

In Abb. 5 zeigt sich jedoch noch ein überaus interessanter und vor allem überraschender Effekt: trotz Nachkommentestung und Selektion steigt die Anzahl Merkmalsträger z. B. bei einer Genfrequenz von 0,1 von der 1. zur 2. Generation nochmals deutlich an, um erst anschließend kontinuierlich abzufallen. Bei einer Genfrequenz von 0,01 hingegen zeigt sich ein starker, stetiger und kontinuierlicher Abfall.

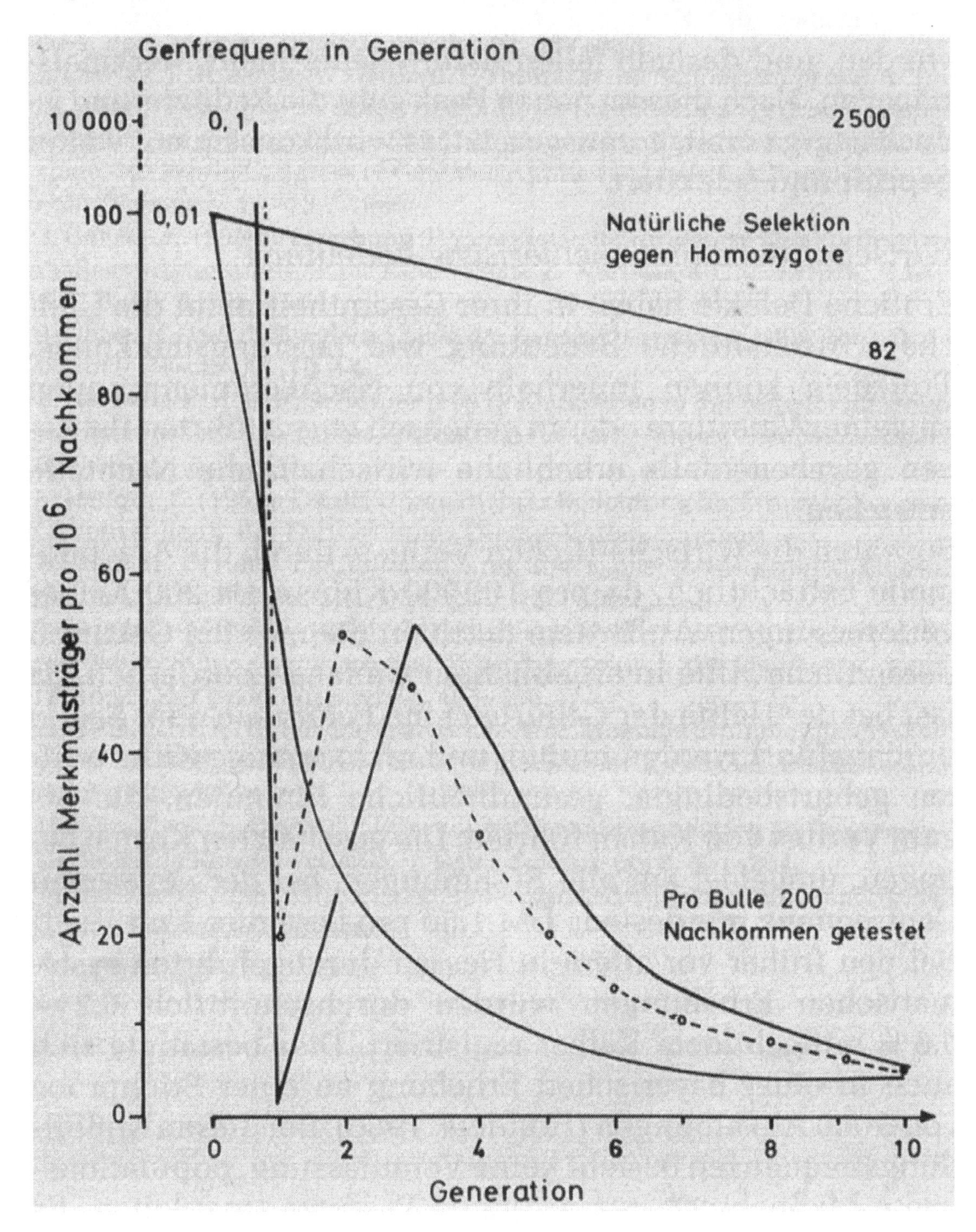


Abb. 5: Veränderung von Letalfehlergenfrequenyen in Besamungspopulationen (natürliche Selektion und Heteroyzgotietest)

Die Erklärung für dieses Phänomen ist darin zu finden, dass bei der Selektion in der 1. Generation wegen der hohen Genfrequenz in der Population praktisch alle heterozygoten Bullen erkannt und von der weiteren Zuchtverwendung ausgeschlossen werden können. Dadurch fallen fast keine Merkmalsträger mehr an, obwohl die Genfrequenz in der Population wegen der fehlenden Selektion gegen die Heterozygoten auf der weiblichen Seite noch relativ hoch bleibt. Die heterozygoten Bullen der nächsten Generation können aber nur mit einer geringeren Wahrscheinlichkeit erkannt werden, und deshalb fallen dann wieder mehr Merkmalsträger an. Nach diesem neuen Peak geht die Reduzierung jedoch zügig voran, vorausgesetzt, es wird konsequent weiter geprüft und selektiert.
Erbliche Defekte haben in ihrer Gesamtheit nicht die Gleiche wirtschaftliche Bedeutung wie Leistungsmerkmale. Trotzdem können innerhalb von Nach-kommengruppen einzelner Vatertiere oder in genetisch eng geführten Betrieben gegebenenfalls erhebliche wirtschaftliche Nachteile entstehen. So waren die wirtschaftlichen Verluste durch die Arachnomelie beträchtlich, da pro 100.000 Kühe etwa 200 Kälber verloren gingen. Außerdem machten die meisten Geburten tierärztliche Hilfe in erheblichem Umfang erforderlich, da fast bei der Hälfte der Geburten eine Fetotomie oder Sectio durchgeführt werden musste, und nicht wenige Kühe erlitten geburtsbedingte, gesundheitliche Einbußen, die bis zum Verlust von Kühen führten. Die geschätzten Kosten betragen, umgelegt auf alle Besamungen, bei der genannten Genfrequenz mindestens DM 1,50 pro besamter Kuh.
Bei den vor allem in Hessen durchgeführten systematischen Erhebungen wurden durchschnittlich 0,2 - 0,6% missgebildete Kälber registriert. Dies bestätigte sich auch in unserer bayerischen Erhebung an einer Stichprobe von 5.000 Abkalbungen (Hondele, 1986). Bei diesen Missbildungsfrequenzen besteht keine Veranlassung, populationsweite Maßnahmen zur gezielten Prüfung einzuleiten. Es muss jedoch unbedingt Sorge getragen werden, dass auftretende Probleme mit Letalgenen tatsächlich auch rechtzeitig erkannt werden. Dies ist nur durch eine konsequente Durchführung der Registrierung aller anfallenden Missbildungen und eine zentrale Auswertung und Analyse zu gewährleisten.
Erkannte Anlageträger von Letalgenen müssen aus der Zucht genommen werden, um die Genfrequenz für diese Defekte in der Population nicht unnötig anzuheben. Gemeinsamen Anstrengungen von Tierärzten und Tierzüchtern sollte es gelingen, auch in Populationen, die intensiv mit künstlicher Besamung arbeiten, ein hohes Mass an Erbgesundheit zu gewährleisten.

Literaturverzeichnis

Brem, G., Wanke, R. , Hondele, J., Dahme, E. (1984) Zum Auftreten des Arachnomelie-Syndroms in der Brown-Swiss x Braunvieh Population Bayerns. Berl. Münch. Tierärztl. Wschr. 97, 393-397.
Chavaz, J., König, H., Gaillard, C., Hunziker, F., Schneeberger, M., Tontis, A. (1986) Testing swiss Braunvieh bulls for the inherited syndrome of arachnomelia and

arthrogryposis (SAA) by examining their offspring at the fetal stage. 3rd World Congress of Genetics Applied to Livestock Production, Lincoln, Nebraska, 16-22.7.1986.
Gehrke, E. (1969) Vererbung der spastischen Frühparese und Vordergliedmaßenverkrümmung beim Rind. Wiss. Z. Karl-Marx-Uni. Leipzig, Math.Nat.-R. 18, 3,405-419.
Götze, R. (1950) Stand und Ziele der Samenübertragung beim Rind. Dtsch. tierärztl. Wschr. 57, 10-17.
Gottschalk, A., Schüßler, R. (1981) Marksteine in der Entwicklung einer systematischen KB-Bullen-Prüfung in Bayern. Bayer. landw. Jahrbuch, 361-367.
Hadorn, E. (1955) Letalfaktoren in ihrer Bedeutung für Erbpathologie und Genphysiologie der Entwicklung. Thieme Verlag, Stuttgart.
Hondele, J. (1986) Felduntersuchung über Kälberverluste und Mißbildungen in Milchviehbetrieben. Diss. med. vet., München.
Lerner und Donald (1966) zit. nach Rieck, G. W. (1967) Müssen wir mit einer Verbreitung unerwünschter Erbanlagen durch die Haustierbesamung rechnen? Der prakt. Tierarzt 48, 403-408.
Rieck, G. W., Schade, W. (1975) Die Arachnomelie (Spinnengliedrigkeit), ein neues erbliches letales Missbildungssyndrom des Rindes. Dtsch. tierärztl. Wschr. 82, 342-347.
Van Vleck, L. D. (1967) Effect of Artificial Insemination en Frequency of Undesirable Recessive Genes. J. Dairy Science 50, 2, 201-204.
Wiesner, E., Willer, S. (1974) Veterinärmedizinische Pathogenetik. VEB Gustav Fischer Verlag, Jena.

Hülsenberger Gespräche, Travemünde, 1.-3.6.1988

## Biotechniken in der Schweinezucht

Biotechnik ist, laut Definition, der gezielte menschliche Eingriff in biologische Vorgänge und die technische Nutzbarmachung biologischer Vorginge. Biotechniken haben auch in der tierischen Produktion eine lange Tradition. Insbesondere im Bereich der Reproduktion landwirtschaftlicher Nutztiere hat sich die Entwicklung und Anwendung biotechnischer Verfahren in so starkem Umfange etabliert, dass sie aus der Praxis nicht mehr wegzudenken ist. Auch in der Schweineproduktion wird in Praxis und Forschung eine Reihe von Biotechniken eingesetzt (Übersicht 1). Die künstliche Besamung beim Schwein gewinnt, wenn auch in wesentlich geringerem Umfange als beim Rind eingesetzt, zunehmend Bedeutung in der Schweinezucht. Speziell in Bayern werden bereits mehr als 45 % aller Sauen künstlich besamt. Der Befruchtungserfolg beträgt über 86 0/s, Eine Besonderheit in der Schweinebesamung ist, dass mehr als die Hälfte aller künstlichen Besamungen durch Eigenbestandsbesamer durchgeführt wird. In zunehmendem Maße wird auch versucht, die Tiefgefrierkonservierung von Schweinesperma einzusetzen.

In der modernen Schweineproduktion wird zunehmend die individuelle Sexualrhythmik der Sauen durch Applikation hormonaler Wirkstoffe an betriebliche Funktionsabläufe angepaßt. Obwohl auch bei uns Zyklus- und Ovulationssynchronisation sowie Graviditätsdiagnose und Geburtsinduktion in größeren Betrieben eingesetzt werden, zeigen insbesondere die Großanlagen in der DDR, wie durch Einsatz biotechnischer Maßnahmen die komplexe Planung, Durchführung und Kontrolle der tierischen Fortpflanzungsprozesse und damit die maximale Ausnutzung der Produktionskapazitäten der Zuchttiere realisiert werden kann. Nach Rommel (1977) bietet die biotechnische Fortpflanzungslenkung beim Schwein u. a. folgende Vorteile:

- die Fortpflanzung ist zeitlich planbar und ermöglicht eine rationelle Nutzung der Produktionsanlage
- große Tiergruppen werden innerhalb eines relativ eng begrenzten Zeitraumes anpaarungsfähig
- minimaler Zeitaufwand für die Feststellung der Brunst und des optimalen Besamungszeitpunktes bzw. Entfallen der Brunstkontrolle bei terminorientierter Besamung
- frühzeitige Information über den Besamungserfoig und die Fruchtbarkeitslage durch Trächtigkeitsfeststellung
- Regimefütterung nach Reproduktionsstatus
- Synchrones Abferkeln in geschlossenen Sauengruppen mit der Möglichkeit, Ferkel ungleich großer Würfe austauschen zu können
- Verringerung des Wurfabstandes durch Frühabsetzen der Ferkel und Brunstinduktion post partum

Nahe liegender weise kann eine optimale Ausnutzung dieser Effekte nur in entsprechend großen Betriebseinheiten realisiert werden. Die Mehrzahl der 150.000 Zuchtsauenhalter in der Bundesrepublik Deutschland kann bei einem durchschnittlichen

Zuchtsauenbestand von unter 20 Sauen eine biotechnische Steuerung der Reproduktion nur in begrenztem Umfange einsetzen.

Embryotransfer und –manipulation

Seit Beginn der 80er Jahre wird auch in der Bundesrepublik Deutschland in zunehmendem Maße der Embryotransfer beim Schwein eingesetzt. Während früher der Embryotransfer vorrangig als eigenständiges Forschungsprojekt bearbeitet oder als Technik im Rahmen der Grundlagenforschung (z. B. zur Untersuchung maternaler Effekte) eingesetzt wurde, hat der zunehmende Kenntnisstand auf diesem Gebiet dazu geführt, dass einerseits Praxisanwendungen (z. B. SPF-Sanierungsprogramme) und andererseits neue züchterische Wege (z. B. Gentransfer) mit Hilfe des Embryotransfers durchgeführt bzw. überhaupt erst ermöglicht werden (Tab. 7).
Die praktische Durchführung des Embryotransfers besteht, vereinfacht gesagt, aus folgenden drei Stufen:

Tab. 7: Anwendungsbereiche des Embryotransfers beim Schwein

- Erhöhung der Nachkommenzahl
- Verkürzung des Generationsintervalles
- Einsatz in Nukleuszuchtprogrammen
- Internationaler Transfer von Zuchtmaterial
- Sanierungsprogramme
- Grundlagenforschung
- ET-assoziierte Biotechniken
    1. In-vitro-Reifung und Befruchtung von Eizellen
    2. Geschlechtsdiagnose an Emkbryonen
    3. Kryokonservierung von Embryonen
    4. Embryomanipulation zur Erstellung von
        a) Monozygoten Zwillingen
        b) Chimären
        c) Klongeschwistern
        d) Transgenen Tieren

1. Auswahl geeigneter Spender- und Empfängertiere
2. Superovulation der Spendertiere und Synchronisation der Empfängertiere
3. Gewinnung, Beurteilung und Transfer der Embryonen

Bei der Auswahl der ftir den Embryotransfer verwendeten Tiere muss der Gesundheits- und Reproduktionsstatus berücksichtigt werden. Speziell bei Spendertieren ist darüber hinaus in ET-Zuchtprogrammen die züchterisch orientierte Auswahl das primär entscheidende Kriterium. Bei allen Embryotransferverfahren mul3 das Zyklusgeschehen von Spender- und Empfängertieren aufeinander abgestimmt werden. Dies bedeutet, dass in aller Regel Spender- und Empfängertiere zur gleichen Zeit in Brunst kommen

müssen, bzw. dass unter speziellen Umständen die Empfängertiere um 12-24 Stunden später (asynchron) rauschen sollen. Für die Synchronisierung stehen verschiedene Verfahren zur Verfügung. Diese umfassen neben der Applikation hormonell wirksamer Substanzen auch unterstützende Maßnahmen wie terminiertes Umstallen oder Absetzen. Auch die Superovulation (Auslösung einer über die physiologische Anzahl hinausgehenden Zahl reifender Follikel) wird durch Applikation von Hormonen (in aller Regel PMSG = Pregnant Mares Serum Gonadotropin) in zeitlich exakter Abstimmung mit der Synchronisierung ausgelöst (Tab. 8). Die in einer Vielzahl von Arbeiten publizierten Ovulationsraten schwanken zwischen 10 und 45 Ovulationen pro Spendertier. In eigenen Versuchen wurde bei Superovulationen von präpuberalen Jungsauen eine Ovulationsrate von über 30 Eizellen pro Spendertier erreicht.
Die Embryogewinnung muss ebenso wie der Embryotransfer beim Schwein chirurgisch durchgeführt werden. Nach Narkose des Schweines und Fixation in Rückenlage wird das Operationsfeld gereinigt und desinfiziert und die Bauchhöhle in der Linea alba etwa handbreit geöffnet. Uterus und Eileiter werden vorgelagert und mit Hilfe einer Knopfkanüle und einer eingesetzten Glaskanüle mit gepuffertem Medium durchspült. Aus der in einer Petrischale aufgefangenen Spülflüssigkeit werden unter dem Mikroskop die Embryonen herausgesucht, beurteilt und für den Transfer bereitgestellt. Pro Spender können im Durchschnitt etwa 20 transfertaugliche Embryonen gewonnen werden. Beim Transfer werden 14 bis 18 Embryonen unilateral, je nach Entwicklungsstadium entweder in den Eileiter oder in das Uterushorn eines Empfängertieres übertragen. Die Graviditätsrate der Empfänger liegt zwischen 50 und 75%, und in graviden Empfängern überleben etwa 30 bis 40 % der Embryonen (Tab. 8). Die Gesamtüberlebensrate der transferierten Embryonen liegt demnach mit ca. 20 % weit unter den beim Rind erreichbaren Werten (ca. 60 %).

Tab. 8: Durchschnittliche Erfolgsraten beim Embryotransfer Schwein

| | |
|---|---|
| Ovulationen pro superovuliertem Spender | 25 -35 |
| Gewinnungsrate | 85 -90 % |
| Befruchtungsrate | 90-95 % |
| Anteil transfertauglicher Embryonen | 80-90% |
| Graviditätsrate Empfänger | 50-75 % |
| Embryoüberlebensrate in graviden Empfängern | 30-40% |
| Überlebensrate (geborene Ferkel/transferierte Embryonen) | ca. 20 % |

Wie bereits aufgeführt, ist der Embryotransfer Voraussetzung bzw. unabdingbare Hilfsmethode für eine Reihe von ET-assoziierten Biotechniken. Obwohl zurzeit die meisten dieser aufgelisteten Biotechniken noch nicht entwickelt oder noch nicht praxisreif sind, wird der Embryotransfer in Zukunft gerade für weitere Arbeiten mit ET-assoziierten Biotechniken von enormer Bedeutung sein.

Gentransfer

Gentransfer ist die Übertragung von *in vitro* rekombinierten Genkonstrukten in Tiere. Zur Erstellung transgener Nutztiere ist bislang nur die Mikroinjektion von DNA erfolgreich eingesetzt worden. Über die erfolgreiche Erstellung transgener Schweine wurde erstmals 1985 berichtet (Hammer et al. 1985, Brem et al. 1985). Abb. 6 zeigt den Funktionsablauf eines Gentransferprogrammes beim Schwein. Für die Mikroinjektion müssen befruchtete Eizellen im Vorkernstadium gewonnen werden und nach Mikroinjektion auf Empfängertiere übertragen werden. In eigenen Versuchen hat sich dazu das in Tab. 9 aufgeführte Behandlungsschema bewährt.

Tab. 9: Behandlungsschema zur Eizellengewinnung von präpuberalen Sauen im Rahmen von Gentransferprogrammen

| Tag | Stunden | Spender | Empfänger |
|---|---|---|---|
| 1 | 0 | PMSG (1250 I.U.) | - |
| 1 | 12 | - | PMSG (750 I.U.) |
| 4 | 72 | HCG (750 lU.) | - |
| 4 | 84 | - | HCG (750 I.U.) |
| 5 | 96 | Al. | - |
| 5 | 108 | Al. | - |
| 6 | 134 | Embryogewinnung | - |
| 6 | 136 | - | Embryotransfer |

Die Mikroinjektion der Eizellen erfolgt auf einem Inversmikroskop bei 400facher Vergrößerung. Nach Fixierung einer Eizelle mit Hilfe einer Haltepipette wird die mit DNA-Lösung gefüllte Injektionspipette durch die Zona pellucida, die Zellmembran und die Kernmembran in den Vorkern vorgeschoben. Die Injektion von 1 bis 2 pL DNS-Lösung (ca. 500 - 1000 Kopien des Genkonstruktes) führt zu einer sichtbaren Größenzunahme des Vorkerns. Bei der anschließenden kurzzeitigen *In-vitro*-Kultivierung der injizierten Eizellen zeigt sich, dass etwa 90 % der Eizellen die Injektion überleben. 30 bis 40 injizierte Eizellen werden auf jeweils ein Empffängertier übertragen. Nach der Geburt der Tiere aus Geninjektion wird aus Blut- und/oder Schwanzzellen hochmolekulare DNA isoliert und durch Southern und DotBlotHybridisierung die Integration der injizierten DNA und die Anzahl der integrierten Kopien festgestellt. Die transgenen Tiere werden aufgezogen und angepaart. Bei den geborenen Nachkommen wird untersucht, ob das Transgen vererbt wurde. Durch Weiterzucht mit hemizygot-transgenen Fl-Tieren wird versucht, homozygot transgene Tiere zu erstellen. Aus bisherigen Erfahrungen, die in erster Linie bei ***Muse experimentell*** gesammelt wurden, weiß man, dass etwa 70% der primär transgenen Tiere das neu integrierte Gen an ihre Nachkommen vererben.

Programme zur Erstellung transgener Schweine sind sehr aufwändig. Einen Überblick über die bei der Injektion von fünf verschiedenen Genkonstrukten erzielten durchschnittlichen Erfolgsraten in eigenen Versuchen gibt Tab. 10.
Trotz der geringen Erfolgsraten ist der Gentransfer eine Züchtungstechnik, die für die Tierzucht in der Zukunft von großer Bedeutung sein kann. Mit Hilfe des Gentransfers ist es erstmals möglich, isolierte Gene mit veränderten Regulationselementen zu kombinieren und mitunter auch über Speziesgrenzen hinweg neu in Tiere und Populationen zu integrieren. Wichtig für die weitere Entwicklung und den möglicherweise späteren Praxiseinsatz ist, dass es gelingt, die Effizienz von Gentransferprogrammen zu verbessern. Darüber hinaus müssen große Anstrengungen unternommen werden, um geeignete Strukturgene und Regulationselemente von Nutztieren zu isolieren und zu charakterisieren.

Tab. 10: Erfolgsraten in Gentransferprogrammen beim Schwein

| | |
|---|---|
| Injizierbare Eizellen pro superovuliertem Spender (S) | 15-20 |
| Anzahl benötigter Spender pro Empfänger (E) | 2 |
| Graviditätsrate | 40-50% |
| geborene Tiere/injizierte Embryonen | 3 - 5 % |
| Integrationsrate | 10-15 % |
| Effizienz (transgene Tiere/injizierte Eizellen) | 0,5 - 1 % |
| benötigte Tiere (S + E) pro transgenem Tier | 15-20 |

Für den Gentransfer beim Schwein gibt es eine Reihe von Anwendungsbereichen, auch wenn mit diesen Verfahren nahe liegender weise nur Merkmale beeinflusst werden können, die auf der Wirkung einzelner oder einiger weniger Gene beruhen. Sicherlich bestehen durchaus realistische Aussichten, auch diverse Leistungsparameter positiv zu beeinflussen. Da jedoch in diesem Bereich die klassische Tierzucht mit konventionellen Methoden, unterstützt durch etablierte Züchtungstechniken, große Erfolge erzielt hat und weiterhin erzielen wird, ist es meines Erachtens wichtiger und sinnvoller, sich bei Gentransferprojekten auf Bereiche zu konzentrieren, die bislang mit konventionellen Zuchtmethoden nur mit unzureichendem Erfolg bearbeitet werden konnten. Unsere eigenen Arbeiten konzentrieren sich deshalb auf den Bereich der Krankheitsresistenz. Leider sind bislang nur sehr wenige Gene bekannt, die die Resistenz zu beeinflussen vermögen. Ein von uns intensiv bearbeitetes Modeli ist die durch das sogenannte MX-Gen vermittelte Influenzaresistenz (Stäheli et al. 1986).

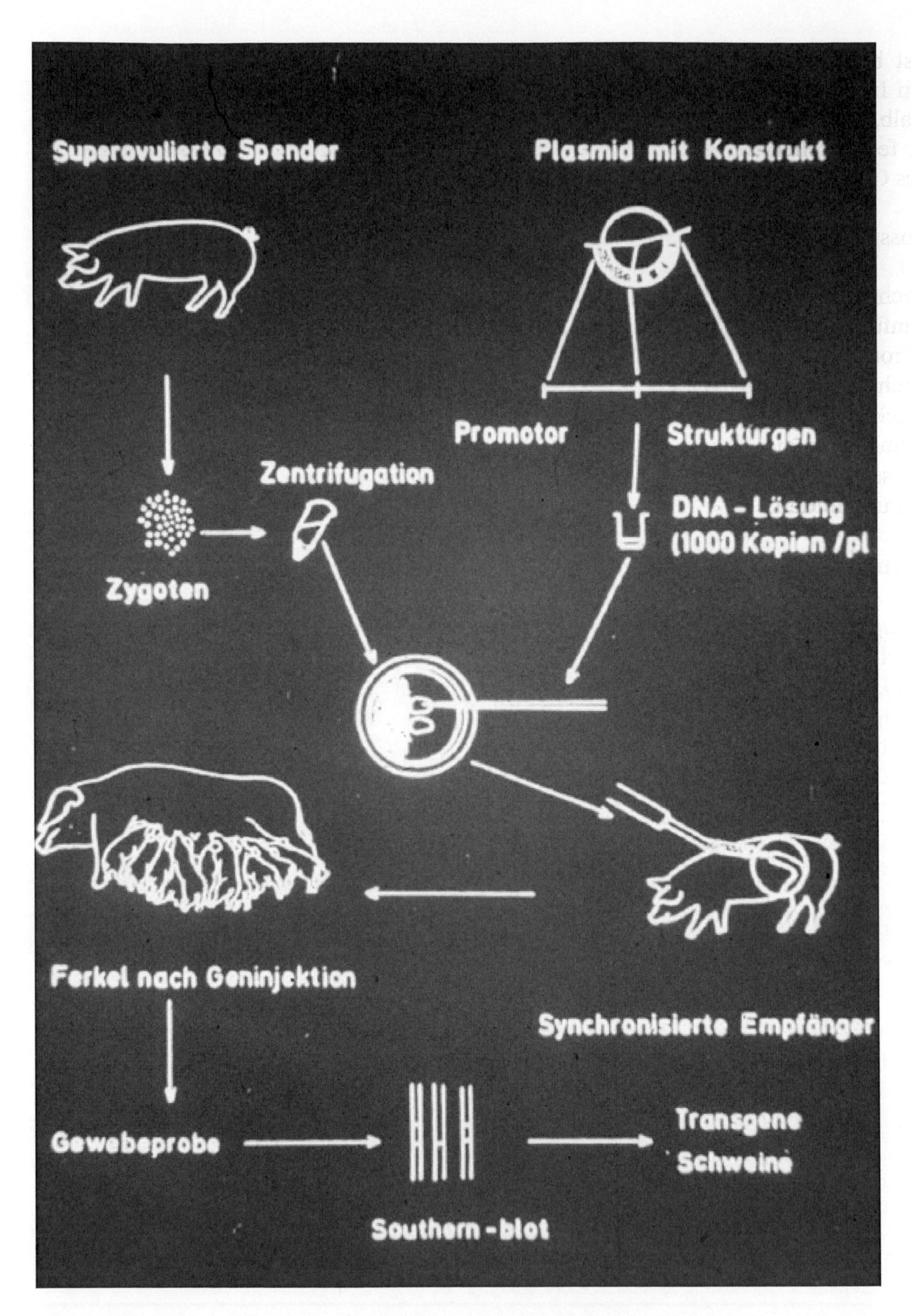


Abb. 6: Funktionsablauf eines Gentransferprogrammes beim Schwein

Es ist bekannt, dass Mäuse, die das MX-Gen besitzen, wesentlich unempfindlicher gegen Influenzainfektionen sind als Mäuse, ***die ein MX-Allel besitzen***. Wir versuchen deshalb, ein MX-Genkonstrukt via Gentransfer in Schweinelinien zu etablieren, um dann festzustellen, ob die transgenen Schweine, die dieses MX-Gen integriert haben, dieses Gen auch exprimieren und tatsächlich ebenfalls influenzaresistent sein werden.

Schlussfolgerungen

Biotechnische Maßnahmen im Rahmen der Reproduktion von Schweinen werden in Zukunft unsere Schweinezucht in größerem Umfang prägen, als dies bis jetzt der Fall ist. Trotz der großen Fortschritte darf jedoch nicht übersehen werden, dass in vielen Bereichen noch große Anstrengungen zur Optimierung bestehender und zur Entwicklung neuer biotechnischer Verfahren erforderlich sind. Von entscheidender Bedeutung für die Weiterentwicklung biotechnischer Konzepte in der Schweinezucht ist, dass das wirtschaftliche und agrarpolitische Umfeld solche Weiterentwicklungen zuläßt und fördert.

Literaturverzeichnis

Arbeitsgemeinschaft deutscher Schweineerzeuger e. V., Bonn (1988) Zahlen aus der Deutschen Schweineproduktion 1987.
Brem, G., Brenig, B., Goodman, M., Selden, R. C., Graf, F., Kruff, B. Springmann, K., Hondele, J., Meyer, J., Winnacker, E. L., Kräusslich, H. (1985) Production of transgenic mice, rabbits end pigs by microinjection into pronuclef. Zuchthygiene 20, 251-252.
Hammer, R. E., Pusel, V. G., Rexroad, C. E., Wall, R. J., Bolt, J., Ebert, K. M., Palmiter, R. D. , Brinster, R. L. (1985) Production of trans-genie rabbits, sheep and pigs by microinjection. Nature 315, 680-683.
Rommel, P. (1977) Biotechnik der Reproduktion. In: Schweinekrankheiten. Hrsg.: H. Seidel.
Staeheli, P., Haller, 0., Boll, W., Lindemann, J., Weissmann, C. (1986)
Mx Protein: Constitutive expression in 3T3 cello transformed with cloned MX cDNA confers selective resistance to influenza virus. Cell 44, 147-158.

Nationales Institut für landwirtschaftliche Technologie, IICA-INTA Balcare
Universität Mar del Plata, Argentienien, 3.-5.4.1989

## Zucht auf Hornlosigkeit bei Rindern

Bei der Haltung von Mastrindern in großen Herden, in "feedlots" und von Milchrindern in Laufställen hat sich in den letzten Jahren die Enthornung der Tiere oder die Verwendung genetisch hornloser Rassen durchgesetzt. Es gibt viele Vorteile bei der Haltung von enthornten bzw. hornlosen Rindern:

1) Bei Rangkämpfen ist die Gefahr von Verletzungen und Abborten durch Hornstöße
stark reduziert, und es ist leichter, neue Tiergruppen zusammenzustellen.
2) Beim Transport der Tiere sinken die Verletzungsgefahr sowie die Fleisch- bzw. Fellverluste durch Blutergüsse, Knochenbrüche und Hautverletzungen.
3) Die Haltung der Tiere ist erleichtert und die Sicherheit für den Tierhalter ist größer.
4) Die Tiere benötigen weniger Platz an der Futterkrippe und in ihren Buchten.
5) Die Nachfrage nach hornlosen Rindern ist größer und sie erzielen höhere Preise.

Die Zucht genetisch hornloser Tiere hat eine Reihe von Vorteilen gegenüber der Enthornung von Rindern:

1) keine Blutverluste durch elektrische, mechanische oder chirurgische Enthornung
2) keine lnfektionsgefahren durch die Wunde oder durch die verwendeten Instrumente
3) keine Verletzungsgefahr für Mensch und Tier beim Fangen oder beim Enthornen
4) kein Streß und keine Gewichtsverluste, Vermeidung von Schmerzen für die Tiere
5) keine Konflikte mit dem Tierschutzgesetz

Aufgrund der Vorteile, die für die Zucht genetisch hornloser Tiere sprechen und der steigenden Nachfrage für hornlose Simmentaler Fleckvieh-Rinder, wurden in unserem Programm seit 1975 hornlose Tiere und Rinder mit Wackelhörnern aus der Fleckvieh Population angekauft und in einer Herde in Schwaiganger gehalten. Von allen Nachkommen dieser Herde ist die Abstammung bekannt, und anhand dieser Daten wurde ein Pedigree erstellt, um den Erbgang der genetischen Hornlosigkeit weiter aufzuklären. Von den wichtigsten Bullen und Kühen, die zur Zucht eingesetzt wurden, sind die Schädelknochen präpariert worden. Diese Schädel wurden vermessen und mit den Schädelknochen von gehörnten FV Rinder verglichen um festzustellen, in welcher Weise sich die äußere Form des Kopfes verändert hat und welche Rückschlüsse sich für die Auswahl der verwendeten Tier daraus ergeben.

Historische Daten zur Hornlosigkeit des Rindes

Bei den verschiedenen Schriftstellern des Altertums und in Darstellungen, Wandmalereien und Prägungen von Münzen, wird das Auftreten von hornlosen Rindern dokumentiert. In Tab. 11 sind verschiedene Länder aufgeführt, in denen hornlosen Rinder schon in früher Zeit heimisch waren.

Tab. 11: Beschreibungen hornloser Rinder aus dem Altertum

| Land | Zeit | hornlose Rinder | Autor |
|---|---|---|---|
| Ägypten | 3. Jhdt.v.Chr. | hornlose (Langhorn) Rinder | 1,2 |
| Irland | 9. Jhdt.v.Chr. | Wandmalereien | 3 |
| Griechenland | 4. Jhdt.v.Chr. | Münzen | 3 |
| Rom | 4. Jhdt.v.Chr. | Münzen | 3 |
| Skythien* | 4. Jhdt.v.Chr. | hornlose Rinder | 4, 5 |
| Nordafrika | 4. Jhdt.v.Chr. | Rinder mit Wackelhörnern | 6 |
| Süddeutschland | 1. Jhdt.v.Chr. | hornlose Rinder | 7 |
| Schottland | 8. Jhdt.v.Chr. | hornlose Rinder | 3 |

1 Boessneck—Ciliga 1966, 2 Epstein 1971, 3 Auld 1887, 4 Herodot s. Stein u. Stammler 1984, 5 Hippokrates s. Arenander 1896, 6 Aristoteles s. Gohlke 1957, 7 Tacitus s. Bötticher 1982
* Gebiete nördlich des Schwarzen Meeres bis zum Don im Osten

Bei Ausgrabungen von Siedlungsstätten der verschiedenen Epochen der Menschheitsgeschichte wurden seit dem Neolitikum immer wieder Schädel von hornlosen Rindern neben denen gehörnter Rinder gefunden. In Tab. 12 sind einige dieser Fundstellen aufgeführt.
Seit Anfang des 19. Jahrhunderts gibt es viele Berichte über das Vorkommen von hornlosen Rindern in den verschiedensten Ländern. In der Tab. 13 sind die Länder des nördlichen Europa aufgeführt, aus denen von hornlosen Rinderrassen berichtet wurde.
Hornlose Rassen waren fast flächendeckend, wenn auch manchmal nur in geringer Zahl, über das gesamte Gebiet verbreitet. Ihr Anteil am gesamten Rinderbestand war in den nördlichen Ländern höher als in den südlichen. In Ländern wie Finnland, England und Schottiand hatten hornlose Rinder einen höheren Beliebtheitsgrad, so dass sie stärker in der Zucht eingesetzt wurden und dadurch größere Verbreitung bekamen. In Großbritannien z.B. hatten hornlose Rinder ihren Ursprung meist in den Parkherden der Lords. Ähnlich war es in Deutschland, wo der Fürst von Württemberg hornlose Rinder auf seinen Gütern hielt. Von der Landbevölkerung wurden hornlose Tiere nicht sehr geschätzt und meistens wegen ihres Aussehens geschlachtet. Das Das ist wahrscheinlich

der Grund, warum der Anteil von hornlosen Rindern am gesamten Rinderbestand verhältnismäßig gering ist.

Tab. 12: Fundstellen von hornlosen Rinderschädeln im nördlichen Europa

| Land | Autor | Jahr |
|---|---|---|
| Irland | Auld | 1887 |
| UDSSR | Middendorff s. Arenander | 1896 |
| | Calkin s. Cyril | 1988 |
| Jemtland | Arenander | 1896 |
| Schottland | Arenander | 1896 |
| Schweden | Walgren s. Arenander | 1896 |
| Finnland | Arenander | 1896 |
| Bielersee (Schweiz) | David | 1897 |
| | Hescheler und Kuhn | 1949 |
| | Imhof | 1964 |
| Zlota (Polen) | Hoyer | 1922 |
| Goldberg (Halle a.d. Saale) | Müller | 1963 |
| Manchingen (Niedersachsen) | Boessneck und Ciliga | 1966 |
| Holland | Boessneck und Ciliga | 1966 |
| Ungarische Tiefebene | Bökönyi | 1974 |
| Raum Budapest | Bökönyi | 1981 |
| Slowakai | Cyril | 1988 |
| Rumänien | Haimovici s. Cyril | 1988 |

Berichte über den Ursprung der hornlosen Zuchtrichtung von uns heute bekannten reinrassigen hornlosen Rindern gab es fast ausschließlich aus den U.S.A. und Großbritannien. Über die Polled Shorthorn-, die Aberdeen Angus- und die Polled Hereford Rinder wurde aus den U.S.A. berichtet, dass zu Anfang hornlose Mutanten oder auch Tiere mit Wackelhörnern aus der Population gesucht wurden, mit denen die neue Zuchtrichtung auf Hornlosigkeit begann. Die hornlosen Tiere wurden erst populär und in andere Länder exportiert, als unter Beweis gestellt war, dass ihre Leistungen denen gehörnter Tiere entsprachen. So konnte z.B. die im Herdbuch registrierten Polled Hereford Population innerhalb von 24 Jahren auf 50000 steigen.
Auch die Zucht von hornlosen Galloway Rindern begann erst im 18. Jahrhundert nachdem bekannt wurde, dass Tiere ohne Hörner auf den Märkten einen höheren Preis erzielten. Der Ursprung der Red Poll Rinder die Kreuzung von zwei Parkrinderherden in England, von denen eine genetisch hornlos war. In der Tab. 13 werden die heute am besten bekannten hornlosen Rinderrassen aufgeführt und ihre Verbreitung in den verschiedenen Ländern nach Quellen geordnet (Sambraus 1986; Kräusslich 1981; Kögel 1979; Hammond et al. 1961; Fraser 1953; Sanders 1926).

Tab. 13: Hornlose Rinder im nördlichen Europa

| Land | Rasse | Verbreitung | Autor |
|---|---|---|---|
| UDSSR | unbekannt | vom Ural und weißen Meer nach Süden bis fast an die Wolga | 1 |
| Polen | unbekannt | Babia Gôra in den West—Beskiden | 10 |
| Finnland | Savoiaxkühe* | nördliche Landesteile | 1 |
| | Nordisches Rind | nördliches Gebirgsland | 2 |
| | Ostfinnisches Rind | | 3 |
| | Westfinnisches Rind | | 3 |
| | Nordfinnisches Rind | | 3 |
| Schweden | Fjelirasse | Gebirge zur norwegischen Grenze | 1, 2, 4 |
| Norwegen | Nordisches Rind* | in Gebirgsgegenden | 1 |
| Island, | Nordisches Rind* | | 5 |
| England | Shorthorn Rasse | Yorkshire | 5 |
| | Suffolk Rasse | | 5 |
| | Nottinghamshire Rasse | Nottinghamshire | 5 |
| | Devon Natts | Devonshire | 5 |
| | Derbyshire Spotted Polis | Derbyshire | 5 |
| | weiße hornlose Rinder | Parkherde | 5 |
| Schottland | Ardrossan Rinder | Parkherde | 5 |
| | Hamilton Rinder | Parkherde | 5 |
| | Gailoway Scots | | 5 |
| | Lowland Scots | | 5 |
| Irland | irische Rasse (ausgestorben) | | 5 |
| Deutschland | weiße hornlose Rinder | Oldenburg | 1 |
| | Yorkshire Rinder | Württemberg | 6 |
| | Suffolk Rinder | Württemberg | 6 |
| | Deutsche Niederungsrassen (vereinzelt Wackelhörner) | | 7 |
| Frankreich | Afrikanische Rasse | Rambouillet | 8 |
| Österreich | Red Poll Rinder | | 5 |
| | Norfolk Rinder | | 5 |
| | Suffolk Rinder | | 5 |
| | Jochberger Hummein | Jochbergtal | 9 |
| Schweiz | Simmentaler Rinder | Laupen | 7 |
| Holland | unbekannt | | 5 |

1 Arenander 1896, 2 Spann 1927, 3 Hammond et al. 1961, 4 Nordeil u. Nordeil 1979, 5 Auld 1887, 6 Lorenzekaman 1827, 7 Duerst 1926 b, 8 Witte 1815, 9 H. S. 1987 10 Jaworski 1939

* ähnlich der Fjellrasse

Heute werden viele Gebrauchskreuzungen in der Rindmast eingesetzt, bei denen oft hornlose mit gehörnten Rinderrassen gekreuzt werden, wie z.B. Angus- oder Polled Hereford Rinder mit Simmentalern. In wärmeren Klimazonen werden hornlose Simbrah Rinder eingesetzt, eine Kreuzung von Simmentaler Brahman.

Entstehung und Ausprägung des Hornwachstums

Schon beim drei Monate alten Rinderfetus ist im hinteren seitlichen Stirngebiet die Entwicklung der Hornanlage in Form von niedrigen Höckerchen makroskopisch zu erkennen. Zur Zeit der Geburt wölbt sich die Haut vor, und ab der fünften Woche bildet sie eine feste Kappe, das eigentliche Horn. Die Gewebe, aus denen das spätere Horn zusammengesetzt ist, stammen von zwei Keimblättern ab, dem Mesoderm und dem Ektoderm, die sich wiederum unterteilen in die Dermis, die Epidermis, das Bindegewebe, das Periost und den Knochen.
Über die weitere Entwicklung des knöchernen Hornzapfens liegen unterschiedliche Meinungen vor. Während einerseits die knöcherne Grundlage des Horns als Proc. cornualis bezeichnet wird, der durch ein apophysäres Wachstum des Stirnbeins entsteht, wird auch die Meinung vertreten, dass es sich um ein epiphysäres Wachstum handelt mit einem selbständig wachsenden Os cornu, welches erst später mit dem Stirnbein verwächst. In Tab. 15 sind die Auffassungen der verschiedenen Autoren und ihre Meinungen aufgeführt, die sich mit der Entwicklung des Horns beschäftigt haben.

Tab. 14: Verbreitung von hornlosen Rinderrassen

| Rasse | Verbreitung |
|---|---|
| Polled Hereford | Großbritannien, Nordamerika, Südamerika, Australien, Neuseeland, Südafrika, Hawaii, Philippinen- |
| Aberdeen Angus | Großbritannien, Nordamerika, Argentinien, Australien, Neuseeland, BR Deutschland, Österreich, Schweiz |
| Galloway | Schottland, Kanada, Argentinien, Australien, UDSSR, BR Deutschland |
| Fleckvieh | Großbritannien, Nordamerika, Südafrika, Australien, Neuseeland, BR Deutschland, Osterreich, Schweiz |
| Fjellrinder | Schweden, Norwegen, Finnland, DDR |
| Red Poll | Großbritannien, Nordamerika |
| Polled Shorthorn | USA, Australien |

Der stimulierende Reiz für das Hornwachstum wird nach der Meinung von Dove (1935) durch eine Hornanlage hervorgerufen, die zwischen äußerer Haut und Bindegewebe liegt. Siegert (1955) sucht den Ursprung im mesenchymalen Bindegewebe und Brand (1928) meint, dass ausschließlich die Epidermis den Reiz für das Hornwachstum auslöse.

Tab. 15: Arten des Hornwachstums

| knöcherne Grundlage | Ursprung des Wachstums | Wachstumsform | Autor |
|---|---|---|---|
| Proc.cornealis | Wucherung des Stirnbeins | Exophyse | Habermehl 1976 |
| Proc.cornealis | Knochenablagerung auf dem Stirnbein | Apophyse | Brand 1928 |
| Proc.cornealis | | Apophyse | Zietzschmann 1943 |
| Proc.cornealis | | Apophyse | Siegert 1955 |
| Stirnbeinzapfen | ab 3. Monat feste Verbinung mit der Epithelknospe | | Stöber 1977 |
| Proc.cornealis | urspr. epiphysäre selbständige Knochenbildung | Apophyse | Duerst 1926 b |
| OS cornu | selbständige Verknöcherung | Epiphyse | Dove 1935 |

Der Aufbau des eigentlichen Horns setzt sich zusammen aus dem Proc. cornualis, der von einer dünnen Unterhaut, dem Periost, überzogen wird. Darüber liegt die blutgefäß- und nervenreiche Lederhaut, auf der an der Hornbasis und der Hornspitze Zotten angeordnet sind, während im Mittelabschnitt eine relativ glatte Oberfläche durch das Korium gebildet wird. Die Epidermis produziert die charakteristische Hornhaut, die an der Hornoberfläche eine Lamellenstruktur und darunter eine Röhrchenstruktur hat (Habermehl 1976).

Die Größe der Wackelhörner kann von flachen Schuppen (Grind) bis zum Ausmaß eines normalen Horns gehen, das nicht fest mit dem Kopf verbunden ist. Bei Wackelhörnern mit mehr als 2 cm Lange wurden solide Hornkerne gefunden. Schuppenartige Wackelhörner liegen in der oberflächlichen Schicht der Haut und haben eine flache Basis. Manchmal haben sie einen knöchernen Kern, der oft nicht groß genug ist, um in das Horn hineinzuwachsen. Ein normales Horn dieser Größe würde keine knöcherne Spitze haben. Wenn eine separate Ossifikation unter dem Wackelhorn auftrat, wurde sie meist von Ha überdeckt und ließ sich oft beim Schlachten ablösen (Dove 1935).

Das äußere Erscheinungsbild von Hörnern - bis hin zur reduzierten Wackelhörner - ist sehr unterschiedlich. Einerseits gibt es bei gehörnten Rassen verschiedene Hornformen, und andererseits werden verstümmelte Hörner bilateral asymmetrisch ausgebildet. Zum Teil sind sie nur an einer Seite fest angewachsen, und an der anderen haben sie nur eine lose Verbindung mit der Stirn. Bei den Wackelhörnern kann anhand ihrer Verbindung zum Kopf zwischen unbeweglichen und losen Hornformen unterschieden werden (Williams und Williams 1952).

Die äußere Form des Kopfes von hornlosen Rindern erweckt den Eindruck, dass der Schädel länger und schmaler ist. Schon Hilzheimer (1926) beschrieb, dass nach seiner Meinung der Sinus frontalis bei hornlosen Rindern sich über das "gewöhnliche Mal

hinaus“ über den Kamm nach hinten entwickelt. Die verschiedenen Kopfformen wurden von Duerst (1926 b) durch die rein mechanischen Kräfte erklärt, die aufgrund der Behornung auf den Kopf wirken und bei hornlosen Tieren entfallen. Bohlken (1926) konnte bei seinen Untersuchungen die Meinung von Duerst nicht bestätigen und sieht die verschiedenen Schädelformen als Ausdruck der Wuchsform, die individuellen variiert. Nach seiner Ansicht wird der Schädel von hornlosen Rindern nicht in den übrigen Merkmalen umgestaltet. Von Arenander (1896), Duerst (1926 b) und Grigson (1976) wurde bei hornlosen Tieren ein Sagittalhöcker beobachtet, der als spitzer Wulst im Bereich der Zwischenhornlinie auftritt. Dieser Sagittalhöcker ist bei Jersey Rindern noch ausgeprägter, aber Grigson (1976) fand keine Beziehung zwischen der Form der Protuberantia intercornualis und dem Horntyp. Es fiel ihr auf, dass die spitze Form der Zwischenhornlinie häufiger bei hornlosen Rindern vorkommt.
Williams und Williams (1952) beschäftigten sich mehr mit hornlosen und teilten die Kopfformen in zwei Gruppen ein:

1. Gruppe: Schädel, die eine rundliche Scheitelform zeigten, hatten meistens kleine Erhebungen an den ursprünglichen Hornansatzstellen, auf denen sich oft ein kleines Wachelhorn oder ein Grind befand.
2. Gruppe: Schädel, die eine spitze Form hatten, waren vollkommen hornlos.

Die zweite Gruppe ist für die Zucht auf Hornlosigkeit von größerer Bedeutung, weil sie hinsichtlich der Vererbung der Hornlosigkeit zuverlässiger sind, da keine Wackelhörner auftreten.
Der Einfluß der Hornlosigkeit auf den Rinderschädel wurde bei uns bislang untersucht durch Messungen an mazerierten Schädeln von sechs genetisch hornlosen Bullen und zwei hornlosen Kühen, dreizehn Bullen und drei Kühen mit Wackelhörnern, die aus dem Hornlosenprogramm stammen. Außerdem wurden acht gehörnte Bullen sowie acht gehörnte Kuhschädel aus dem Julius-Kühn-Museum in Halle a. d. Saale untersucht. Von den Schädeln wurden zwölf Längenmaße mit einer Schieblehre und einem Meßzirkel erfaßt. Zwei Teilflächen des Os frontale wurden anhand von Schädelfotos mit einem elektronischen Meßgerät (Morphomat von Videoplan) vermessen. Durch eine Varianzanalyse mit einem Modell, bei dem der Hornstatus- (hornlos, Wackelhörner, gehörnt) und der Geschlechtseinfluß getrennt berechnet wurden und den möglichen Interaktionen beider Merkmale, sollten signifikante Unterschiede gefunden werden. Bei der Analyse stellte sich heraus, dass bis auf die Maße für Gesichtsschädellänge und für das größte Ausmaß der Hörner alle anderen Maße einen mehr oder weniger starken Geschlechtsdimorphismus zeigten: Der Einfluß des Hornstatus zeigte nur bei den Flächen- und Hornlängenmaßen signifikante Unterschiede zwischen Tieren mit Wackelhörnern und denen, die gehörnt und hornlos sind.
Die vereinzelt auftretenden signifikanten Unterschiede bei den Interaktionen zwischen den Geschlechtern und dem Hornstatus, die nicht dargestellt wurden, sind zu vernachlässigen, da sie wahrscheinlich nur aufgrund der relativ größeren gehörnten Rinderschädel aus Halle begründet sind. Die Messungen konnten den äußereren Eindruck nicht bestätigen, dass der Schädel von hornlosen Tieren sich grundsätzlich in seinen Proportionen verändert, indem er länger und schmaler wird.

Tab. 16: Erbgangshypothesen für hornlose Rinder

| Anzahl der Genloci | Hornlosigkeit | Wackelhörner | Afrika Horn | Autoren |
|---|---|---|---|---|
| 1 | dominant | - | - | Auld 1988<br>Arenand 1896<br>Kelly 1946<br>Petra et al.1983 |
| 1 | dominant | heterozygot für hornlos | - | Spillman 1906<br>Lloyd Jones & Edward 1916 |
| 1 | w dominant<br>m unvollst. dominant | heterozygot für hornlos | - | Watson 1921 |
| 1 | dominant | m > w | - | Cole 1924 |
| mehr als 1 | dominant | keine Erklärung | - | Schrode & Lush 1947 |
| mehr als 1 | dominant | Knochen-u. Hornwachstum nicht vollst. korreliert | - | Bateson & Saunders 1902 |
| mehr als 1 | dominant | recessiver Erbgang mit versch. Expressivität | - | Siegert 1955 |
| mehr als 1 | dominant | Vererbbarkeit bewiesen | - | Koch 1957 |
| mehr als 1 | dominant | - | zusätzliches Horngen epistatisch über P | Buchman Smith 1927 |
| mehr als 1 | dominant | - | geschlechtsbeeinflußt | Churchill1927 |
| mehr als 1 | dominant | geschlechtsbeeinflußt | - | Gowen 1918 |
| 4* | P-Locus | Sc-Locus epistatisch über P geschlechtsbeeinfl ußt | Ha Locus epistatisch über P geschlechtsbeeinflußt | White & lbsel 1936 |
| 4* | P-Locus | Sc recessiv gegeniiber sc | „ | Williams & Williams 1952 |
| 4* | P-Locus | Sc wird nicht immer weitervererbt | „ | Blackwell & Knox 1958 |
| 4* | P-Locus | Sc Locus bei m durch P Locus beeinflußt | „ | Long&Gregory 1978 |
| 4* | P-Locus | Sc Locus nicht durch P Locus beeinfl ußt | „ | Frish et al. 1980 |

* diese Autoren postulieren einen eigenen für die Vererbung des Horns zuständigen Genlocus
m = männlich, w = weiblich

Vererbung von Hörnern und Hornlosigkeit

Bis zum Beginn des 20. Jahrhunderts bestand die Auffassung, dass die Hornlosigkeit durch ein eigenes dominantes Gen vererbt wird. Für das Auftreten von Wackelhörnern und das häufigere Vorkommen bei männlichen Tieren fand man zuerst keine Erklärung. Einige Autoren gingen deshalb davon aus, dass mehr als ein Gen bei dem Erbgang beteiligt sein könnte. Zusätzlich fand Buchman Smith (1927) bei der Kreuzung mit Zeburassen heraus, dass es noch ein zusätzliches Gen für die Vererbung von Hörnern bei diesen Rassen geben mußte. In der Tab. 15 werden die verschiedenen Hypothesen zum Erbgang der Hornlosigkeit aufgeführt.
White und Ibsen (1936) waren die ersten, die ein Modell mit 4 Genloci aufstellten. Dieses Modell hat sich mittlerweile durchgesetzt und wird bis auf wenige Ausnahmen bei Vererbungsstudienzugrundegelegt.

1. Genort Hornlosigkeit **P/p**
   Allel P – ein vollständig dominantes Gen für Hornlosigkeit (polled). Das Gen wirkt epistatisch über H (Hörner).
   Allel p - kein Gen für Hornlosigkeit.
2. Genort Hornbildung **H/h**
   Allel H - für die Hornausbildung, das bei allen Tieren bei beiden Geschlechtern in homozygoter Form vorhanden ist. Es beeinflußt Sc (scurs= Wackelhörner) und Ha (Afrika Horn) epistatisch.
   Allel h - kommt bei domestizierten Rindern nicht vor.
3. Genort Afrika Horn **Ha/-**
   Allel Ha bildet unabhängig von H Hörner aus und ist in heterozygoter und in homozygoter Form bei Bullen und nur in homozygoter Form bei weiblichen Tieren epistatisch über P. Es tritt bei allen Rassen mit Zebublutanteil auf.
   Allel ha - Abwesenheit von Ha.
4. Genort Wackelhorn **Sc/sc**
   Allel Sc - für die Ausbildung von Wackelhörnern (scurs). In homozygoter und heterozygoter Form ist es bei Bullen und nur in homozygoter Form bei weiblichen Tieren epistatkisch über P.
   Allel sc - Abwesenheit von Sc

Tab. 17: Phänotypische Verteilung der Nachkommen von Bullen aus dem Hornlosen Programm

| Gen. | Bulle | Hornstat. | Genotyp | Nk | hornlos m | w | % (m+w) | Wackelhörner m | w | % (m+w) | gehörnt m | w | % (m+w) |
|---|---|---|---|---|---|---|---|---|---|---|---|---|---|
| P | Horn | W | P_ Sc_ | 28 | - | 3 | 10.7 | 1 | 4 | 17.9 | 9 | 11 | 71.4 |
| F1 | Hornberg | W | Pp Sc_ | 65 | - | - | - | 2 | 4 | 9.5 | 29 | 28 | 90.5 |
| F2 | Hornist | W | Pp Scsc | 17 | - | 1 | 5.9 | 1 | 1 | 11.7 | 5 | 9 | 82.4 |
| P | Hofherr | W | Pp Sc_ | 4 | 1 | - | 25.0 | 2 | - | 50.0 | - | 1 | 25.0 |
| F1 | Hofreiter | W | Pp Sc_ | 5 | - | - | - | - | - | - | 3 | 2 | 100.0 |
| F1 | Hofmeister | W | Pp Scsc | 24 | 3 | 7 | 41.7 | 3 | - | 12.5 | 6 | 5 | 45.8 |
| F2 | Hofknecht | 0 | Pp scsc | 10 | 2 | 2 | 40.0 | 1 | - | 10.0 | 4 | 3 | 50.0 |
| P | Hofrat | W | Pp Sc_ | 8 | - | - | - | 1 | 1 | 25.0 | 2 | 4 | 75.0 |
| P | Hokus | W | Pp Sc_ | 5 | - | - | - | - | - | - | 1 | 4 | 100.0 |
| P | Holler | 0 | Pp scsc | 84 | 10 | 17 | 32.1 | 12 | - | 14.3 | 24 | 21 | 53.6 |
| F1 | Holunder | 0 | Pp Scsc | 20 | 1 | 5 | 30.0 | 2 | - | 10.0 | 8 | 4 | 60.0 |
| F1 | Holmar | W | Pp Scsc | 10 | 1 | 1 | 20.0 | 1 | 1 | 20.0 | 5 | 1 | 60.0 |
| F1 | Holger | W | Pp Scsc | 18 | 3 | 5 | 44.4 | 1 | - | 5.6 | 6 | 3 | 50.0 |
| F1 | Holoman | 0 | Pp scsc | 21 | 6 | 3 | 42.9 | - | - | -. | 4 | 8 | 57.1 |
| F1 | Holbein | 0 | Pp scsc | 10 | - | 1 | 10.0 | - | - | - | 4 | 5 | 90.0 |
| F1 | Holstein II | 0 | Pp Scsc | 19 | 5 | 1 | 31.6 | - | - | - | 10 | 3 | 68.3 |
| F1 | Holwig II | 0 | Pp scsc | 43 | 8 | 11 | 44.2 | 2 | - | 4.6 | 15 | 7 | 51.2 |
| F1 | Holwig I | 0 | Pp scsc | 31 | 9 | 13 | 71.0 | 1 | - | 3.2 | 4 | 4 | 25.8 |
| F2 | Holzer | 0 | PP scsc | 38 | 7 | 22 | 71.0 | 11 | - | 29.0 | - | - | - |
| P | Embago | 0 | Pp Scsc | 18 | 6 | 6 | 63.2 | 1 | 1 | 10.5 | 2 | 3 | 26.5 |
| F1 | Empau | 0 | PP Scsc | 37 | 16 | 16 | 78.4 | 8 | - | 21.6 | - | - | - |
| F1 | Emerit | 0 | Pp _sc | 49 | 7 | 9 | 32.7 | 2 | - | 4.1 | 19 | 12 | 63.2 |

W = Wackelhörner 0 = hornlos

Die Vererbung von Wackelhörnern konnte trotz vieler Untersuchungen bis heute nicht eindeutig geklärt werden. Anhand von Beispielen sind in Tab. 18, 19, 20 die Genotypen, ihre dazugehörigen Phänotypen und die bei Kreuzungen entstehenden möglichen Nachkommen zusammengefaßt.

Zum Versuchsbeginn 1974 wurde die hornlose FV Kuh Nr. 136 bzw. die Kuh Nr. 163mit Wackelhörnern gekauft und in eine Mutterkuhherde nach Acheleschwaig überstellt. Später wurden die Bullen Horn (1978), Hokus (1981), Holler (1981) und

Embargo (1983) ebenso als Tiere mit spontan auftretenden Wackelhörnern oder hornlose Tiere aus der FV Population angekauft.

Tab. 18: Genort Hornlosigkeit

| Genotyp | Phänotyp | Bulle | Kuh | Nachkommen |
|---|---|---|---|---|
| PP | ^ | PP ^ | PP ^ | 100 % PP ^ |
| Pp | ^ | PP ^ | Pp ^ | 50 % PP ^ |
| | | | | 50 % Pp ^ |
| pp | v | PP ^ | pp v | 100 % Pp ^ |
| | | Pp ^ | pp v | 50 % Pp ^ |
| | | | | 50% pp v |
| | | Pp ^ | Pp ^ | 25 % PP ^ |
| | | | | 50 % Pp ^ |
| | | | | 25 % pp v |
| | | Pp v | pp v | 100 % pp v |

^ hornlos
v gehörnt
P = Gen für Hornlosigkeit,
epistatisch über H
p = Abwesenheit von P

Für alle Tiere, die im Hornlosenprogramm integriert waren, wurde, so weit es möglich war, ein Pedigree erstellt. Von den 21 Bullen, die bis bis jetzt bei der Zucht auf genetische Hornlosigkeit eingesetzt wurden, sind alle Nachkommen bekannt. In Tab. 17 wurden der mögliche Genotyp der Bullen und die Anzahl ihrer Nachkommen mit verschiedenem Hornstatus wiedergegeben.
Die bislang erhobenen Ergebnisse bestätigten, dass heterozygot hornlose Rinder zu 50% Nachkommen haben, die hornlos sind oder Wackelhörner haben. Bei den homozygot hornlosen Rindern sind alle Nachkommen hornlos. Die Vererbung der Wackelhörner läßt sich nicht vollständig mit dem aus der Literatur bekannten Allelen erklären. So treten z.B. Bullen wie Holoman, Holbein und Holstein II Tiere auf, die keine Nachkommen mit Wackelhörnern haben, obwohl das Gen in der Kuhpopulation und beim Bullen Holstein II vorhanden war. Das Vorkommen des Genlocus Ha für Afrika Horn wurde bei der hornlosen FV Herde nicht beobachtet.
Von der hornlosen Kuh 136 der Abb. 7 wurde das Pedigree aufgestellt, und es wurden 64 Nachkommen registriert, die direkt oder indirekt von ihr abstammten. Die Bullen Hofmeister, Hofrat, Hofmeister, Hofreiter und Hofknecht waren mit ihr verwandt. Bei

ihren Nachkommen waren bis jetzt noch keine homozygot hornlosen Tiere gefunden worden.

Tab. 19: Genort Wackelhorn (scurs)

| Locus | Kühe | Bullen | Bulle | Kuh | Nachkommen |
|---|---|---|---|---|---|
| Sc Sc | ^ | ^ | Sc Sc ^ | Sc Sc ^ | 100 % Sc Sc ^ |
| Sc sc | // | ^ | Sc Sc ^<br>o.Sc sc ^ | Sc sc //<br>Sc Sc ^ | 50 % Sc Sc ^<br>25 % Sc sc ^ m<br>25 % Sc sc // w |
| | | | Sc Sc ^<br>o. sc sc // | sc sc //<br>Sc sc ^ | 50 % Sc sc ^ m<br>50 % Sc sc // w |
| | | | Sc sc ^<br>o. sc sc // | sc sc //<br>Sc sc // | 25 % Sc sc ^ m<br>25 % Sc sc //w<br>50 % sc sc //m+w |
| | | | Sc sc ^ | Sc sc // | 25 % Sc Sc^m+ww w<br>25 % Sc sc ^ m<br>25 % Sc sc // w<br>25 % sc sc //m+wsc sc |

// hornlos
^ Wackelhörner
m männlich
w weiblich
Sc = Gen für Wackelhörner,
Sc = epistatisch über P
kein Gen für Wackelhörner
vorausgesetzt wird die Anwesenheit von P

Auch von dem Bullen Holler Abb. 8 wurde ein Pedigree erstellt, welches mit 294 Nachkommen ungefähr die Hälfte der bis jetzt geborenen Tiere umfaßte. Dieser zugekaufte Bulle hatte neben dem Bullen Embargo den größten Zuchterfolg bei der Züchtung auf Hornlosigkeit gebracht. Aus seinen Nachkommen gingen viele Zuchtbullen und Zuchtrinder hervor, so unter anderem der Bulle Holzer, der homozygot PP für Hornlosigkeit war. Es ist sehr wahrscheinlich, dass noch weitere homozygot hornlose Tiere unter seinen Nachkommen gefunden werden.

Tab. 20: Genort Afrika Horn

| Genotyp | Phönotyp Bulle | Kuh | Bulle | Kuh | Nachkommen |
|---|---|---|---|---|---|
| Ha Ha | v | v | ha ha ^ | Ha ha ^ | 25 % Ha ha v m |
| Ha ha | v | ^ | | | 25 % Ha ha ^ w |
| ha ha | ^ | ^ | | | 50 % ha ha ^ m+w |

v Afrika Horn
^ hornlos
m = männlich
w = weiblich

Ha = Gen für Afrika Horn epistatisch über P
und wahrscheinlich über Sc
ha = kein Gen für Afrika Horn
vorausgesetzt wird die Anwesenheit von P

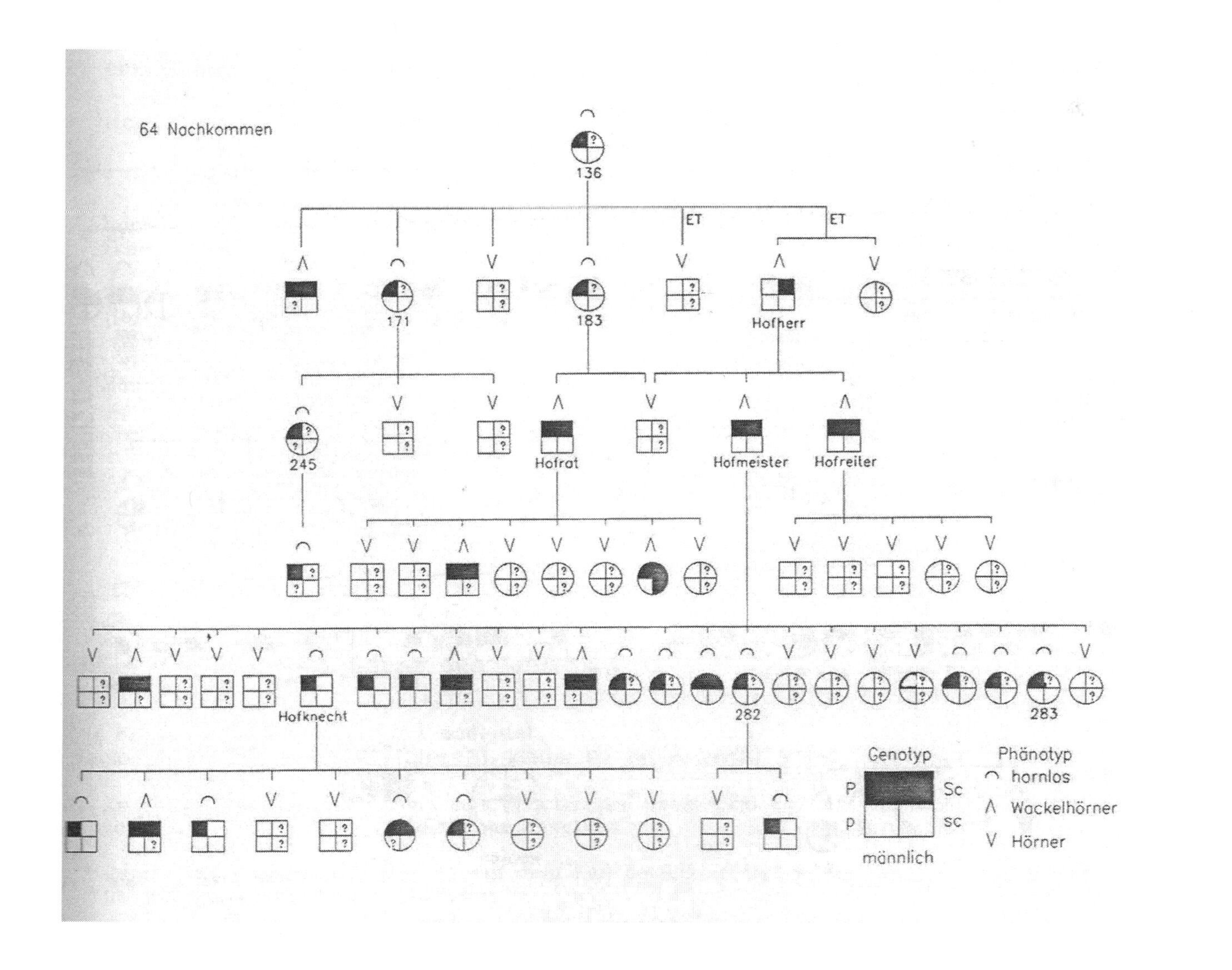


Abb. 7: Pedigree Kuh 136

Auffallend ist auch beim Bullen Holler, dass bei seinen Nachkommen die Tiere, bei denen Wackelhörner auftreten, oft nur noch kleine Krusten als Wackelhörner hatten. Der Bulle Empau, ein Sohn des Bullen Embargo, war ebenfalls homozygot hornlos.

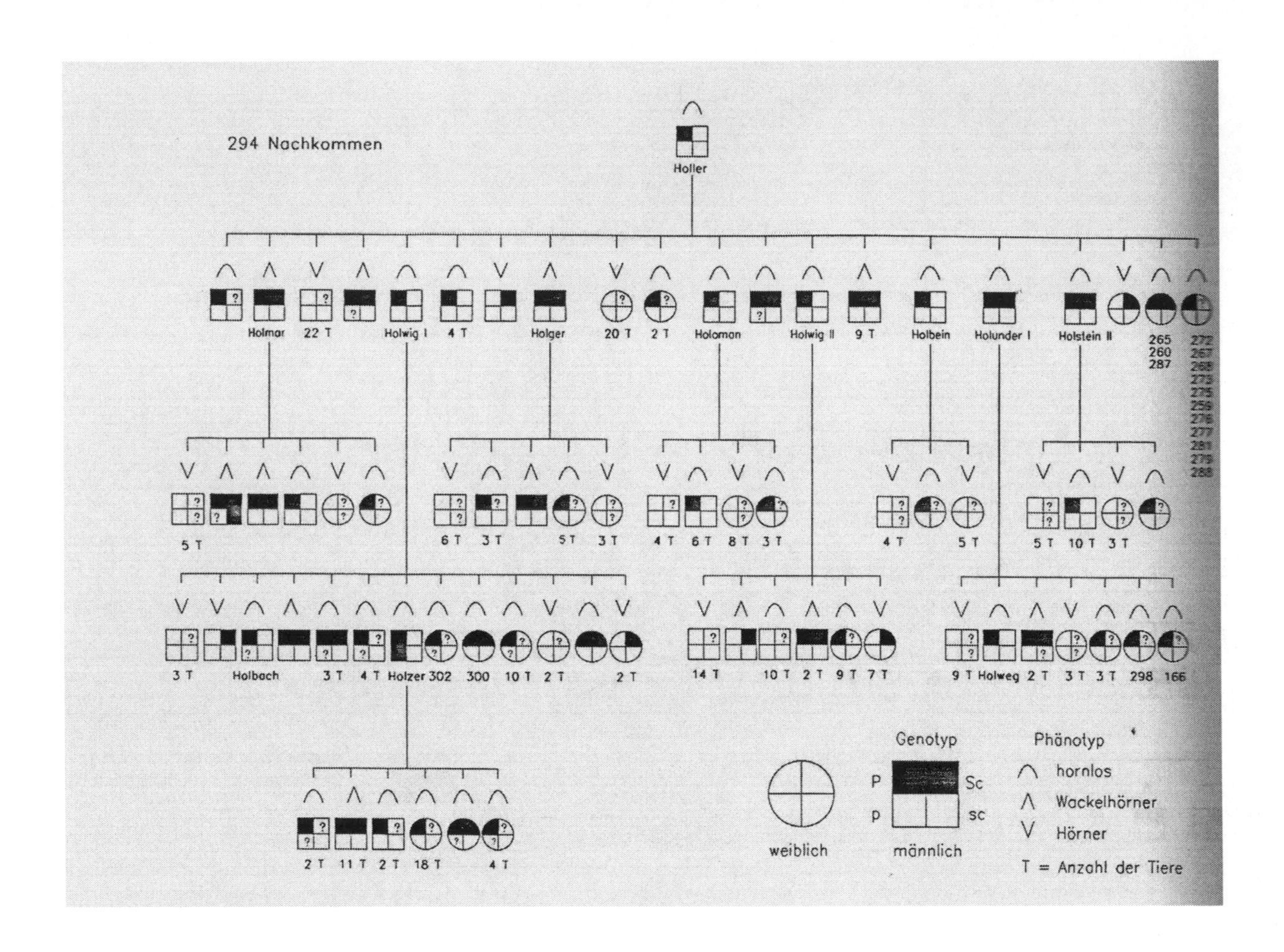


Abb. 8: Pedigree des Bullen Holler

Um das Zuchtziel der Hornlosigkeit zu erreichen, können zwei Wege beschritten werden:

1) In Australien, den U.S.A. und auch in Deutschland werden in die gehörnte FV Population hornlose Rassen wie z.B. Hereford und Angus eingekreuzt. Da die Hornlosigkeit dominant ist, entstehen in der F1 Generation nur hornlose Kälber, die zu 50% FV Blutanteil haben. Durch Kreuzung der hornlosen Nachkommen mit gehörnten FV Tieren entstehen in der 2. Generation 50% heterozygot hornlose und 50% gehörnte Kälber mit 75% FV Blutanteil. Bei der Kreuzung der heterozygoten Tiere aus der 2. Generation entstehen in der 3. Generation 25% homozygot PP und 50% heterozygot Pp hornlose Tiere. Die homozygoten Rinder der 3. Generation müssen wieder mit reinerbigen gehörnten FV Rindern gekreuzt werden, um den FV Blutanteil weiter zu erhöhen. Danach wird weiter auf homozygot hornlose Tiere gezüchtet. In den meisten Ländern werden Tiere mit 94% Blutanteil als reinrassig ins Herdbuch aufgenommen.

2) Der zweite Weg, der von uns eingeschlagen und auch bei der Zucht von Polled Hereford und Shorthorns beschrieben wurde (Kelley 1946), basiert auf der Zucht mit hornlosen Mutationen, die aus der bestehenden Population ausgewählt wurden. Diese heterozygot hornlosen Rinder Pp wurden dann an die gehörnte Population angepaart. Die Nachkommen der F1 Generation waren zu 50% heterozygot hornlos. Wurden nun die heterozygoten hornlosen Tiere der F1 Generation untereinander gepaart (Bulle Pp x Kuh Pp), so erhielt man in der F2 Generation 25% homozygot hornlose, 50% heterozygo hornlose und 25% gehörnte Tiere. Um die 25% homozygot hornlosen Tieren herauszufinden, müssen die hornlosen Rinder an die gehörnte Population angepaart werden. Bei mindestens sieben Nachkommen dürfen keine gehörnten Nachkommen auftreten, um ein Tier mit einer Wahrscheinlichkeit von 99% als homozygot hornlos zu diagnostizieren. Bei den Kühen ist die Überprüfung auf Homozygotie nur mittels des Embryotransfers in angemessener Zeit möglich. Mit den homozygoten Tiern kann dann eine hornlose Population aufgebaut werden, bei der zu 100% alle weiteren Nachkommen hornlos sind.

Bei beiden Vorgehensweisen wurde bis jetzt nicht das Auftreten von Wackelhörnern berücksichtigt, die das Erlangen des Zuchtziels erschweren und die nur durch strenge Selektion bei den Zuchttieren aus der Herde weitgehendst zu eleminieren sind, denn eine hornlose Kuh kann trotzdem ein Gen Sc für Wackelhörner besitzen. Dieses tritt nur bei ihren männlichen Nachkommen in Erscheinung. Des Weiteren ist zu berücksichtigen, dass bei der Zucht auf ein Merkmal der Zuchtfortschritt in den anderen Leistungsmerkmalen vernachlässigt wird. Um die hornlosen Tiere dem Leistungsniveau der Gehörnten anzupassen, sollten in einem zweiten Schritt wieder Kreuzungen zwischen gehörnten und hornlosen Rindern durchgeführt werden.

## Schlussfolgerungen

Bislang war nicht bekannt, dass im nördlichen Europa, wie in Tab. xx dargestellt, fast flächendeckend hornlose Rinder bei vielen heimischen Rinderrassen immer wieder auftraten und manchmal sogar eine neue Zuchtrichtung bildeten. Die Vorteile und die wirtschaftliche Bedeutung dieser Tiere waren bis zum Anfang des 20. Jahrhunderts nicht bekannt. Daher fand man die hornlosen Rinder oft nur in Parkherden in England oder bei einzelnen Tierhaltern, die besonders Gefallen an diesen Tieren hatten.
Schon bei den Römern, wie auch in einigen heimischen Gebieten, wurde bis in das 20. Jahrhundert hinein Hornlosigkeit als ein Mangel angesehen, was die Verbreitung dieser Tiere sehr stark einschränkt hat. Von Schumann (1989) wurde berichtet, dass auch beim Fleckvieh das Auftreten von Tieren mit Wackelhörnern und Hornlosen immer wieder beobachtet, aber wegen der damaligen Auffassung nicht registriert wurde. Die Tiere wurden meist von der Zucht ausgeschlossen und damit die weitere Verbreitung verhindert. Durch die Wandlung der Haltungsformen und durch die stärkere Nachfrage nach hornlosen Rindern änderte sich auch die Einstellung der Landbevölkerung zu hornlosen Tieren, so dass Verbreitung ständig zunahm.

Bei der Entwicklung von Hörnern liegen, wie in Tab. xx zusammengefaßt, unterschiedliche Meinungen über die Entwickiung des knöchernen Hornzapfens vor. Der Hypothese über ein epiphysäres Wachstum (Dove 1935) wurde von den meisten Autoren widersprochen, und sie war auch nicht mit den eigenen Beobachtungen in Einklang zu bringen. Bei der Untersuchung von den Rinderschädeln mit Hörnern und auch mit Wackelnhörnern, bei denen stets eine knöcherne Beule des Stirnbeins an den Hornansatzstellen zu beobachten war, wurde nie eine Knochenfuge zwischen der Beule oder den Hornzapfen und dem Stirnbein gesehen. Bei den größeren Wackellhörnern, die manchmal die Größe von Hörnern erlangten und knöcherne Spitzen hatten, wie auch Dove (1935) beobachtete, handelte es sich um eine separate Ossifikation, die nicht vom Stirnbein ausging und in einer losen Verbindung zu diesem stand. Die Ursache für die unterschiedliche Größe der Wackelhörner konnte bislang noch nicht gefunden werden.
Eine wichtige Rolle für die Ausbildung von Wackelhörnern spielte aber die Kopfform, die von verschiedenen Autoren untersucht wurde. Was den Sagittalhöcker anging, der bei hornlosen Rassen gehäufter beobachtet wurde, konnte nicht eindeutig gesagt werden, dass er nur in Verbindung mit genetisch hornlosen Rindern auftritt, denn er wurde auch bei enthornten Rindern beobachtet.
Die Tatsache, die schon von Williams und Williams (1952) beobachtet wurde, dass Tiere mit runden Schädeln meist Wackelhörner ausbildeten und diese auch weiter vererbten, konnte bis auf Ausnahmen bestätigt werden. Bei den Ausnahmen handelte es sich um die Söhne des Bullen Holler, der an zwölf seiner männlichen Nachkommen Wackelhörner weitervererbte. Seine drei Söhne Holmar, Holbein und Holstein II hatten keine Nachkommen mit Wackelhörnern, obwohl von Holstein II auch bekannt war, dass er ein Gen für Wackelhörner besaß. Diese Beobachtungen konnten noch nicht erklärt werden und auch mit den Hypothesen über die Vererbung von Wackelhörnern standen die Beobachtungen nicht im Einklang. Bislang konnte auch die Auswertung des Pedigrees der Bullennachkommen noch keinen weiteren Aufschluß geben und der Sachverhalt wird die Grundlage weiterer Untersuchungen sein.
Die Untersuchungen an den bislang vermessenen Schädeln haben ergeben, dass die Unterschiede zwischen den genommenen Längenmaßen vorwiegend aufgrund des Geschlechtsdimorphismus zustandekamen. Es fand also keine grundsätzliche Umgestaltung des Schädels durch das Fehlen der Hörner statt, und die Veränderungen aufgrund des Hornstatus bezogen sich vorwiegend nur auf die obere Partie des Os frontale, was sich in einem hochsignifikanten Unterschied bei den Flächenmaßen zwischen gehörnten und hornlosen Tieren widerspiegelte.
Die Zucht von hornlosen Rindern mit hornlosen Mutanten aus der Population in unserer Herde ist zwar ein langwieriger Weg, aber für das deutsche Zuchtgebiet unumgänglich, da die Tiere sonst nicht ins Herdbuch aufgenommen werden können. Die Vorgehensweise ist aber auch sehr erfolgversprechend, denn es wurden schon zwei homozygot hornlose Bullen gefunden.

## Ausblick

Um den möglichen Einfluß der Kopfform auf die Vererbung von Wackelhörnern und Hornlosigkeit genauer charakterisieren zu können, werden noch weitere mazerierte hornlose Rinderschädel vermessen. Für die lebenden Tiere wurde ein Zahlenschema für die Kopfbeurteilung zusammengestellt (Abb. 9), das anhand einer Zahlenkombination den Hornstatus, die Kopfform, die Größe der Wackelhörner und das Auftreten von Stirnbeulen erfaßt. Auf diesem Wege sollen die Einflüsse auf den Erbgang der Hornlosigkeit aufgezeigt werden, um bessere Zuchttiere selektieren zu können.
Bei der weiteren Zuchtplanung der Herde soll durch verstärkten Einsatz von Jungbullen in der künstlichen Besamung, die nach Exterieur und Abstammung ausgesucht werden, homozygote männliche Tiere gefunden werden. Die weiblichen Rinder sollen durch Embryotransfer auf Homozygotie überprüft werden. Sobald genügend männliche und weibliche hornlose homozygote Rinder gefunden sind, ist es möglich, eine vollkommen hornlose Herde aufzubauen, um danach wieder mehr Leistungsmerkmale zu berücksichtigen und darauf züchten zu können.

| erste Zahl<br>Hornstatus | zweite Zahl<br>Kopfform | dritte Zahl<br>Größe der Wackelhörner | vierte Zahl<br>Stirnbeulen* |
|---|---|---|---|
| 1. hornlos (kein Grind) | 1. flach | 0. keine | 1. nein |
| 2. Wackelhörner (lose Horngebilde oder Grind) | 2. rund | 1. Grind** (nicht hornförmig) | 2. ja |
| 3. Hörner (fest mit dem Kopf verbunden) | 3. spitz | 2. kleine Wackelhörner (< 5 cm lang) | |
| | 4. sehr spitz | 3. mittlere Wackelhörner (5 bis 10 cm lang) | |
| | | 4. große Wackelhörner (> 10 cm lang) | |
| | | 5. entfernte Wackelhörner oder Grind | |

Beispiel für die Anwendung des Zahlenschemas

Die Kombination 2 - 3 - 2 - 1 bedeutet:
Wackelhörner(2) , spitze Kopfform(3), kleine Wackelhörner(2), keine Stirnbeule(1)

* Es handelt sich um knochenartige Erhebungen unter dem Fell an den Stellen, an denen sonst die Hörner oder Wackelhörner ansetzen.

** Damit sollen verhornte Krusten auf dem Fell berücksichtigt werden, die an den ursprünglichen Hornansatzstellen auftreten

Mit einem Zahlenschema soll die Kopfform der Tiere aus dem Hornlosenprogramm besser festgehalten werden.

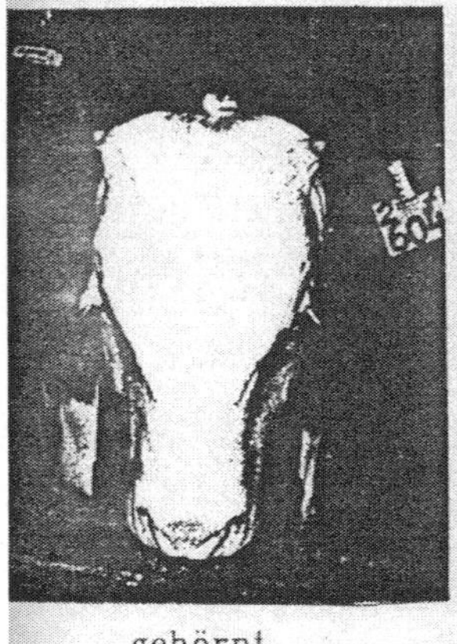

gehörnt
3-1-0-1

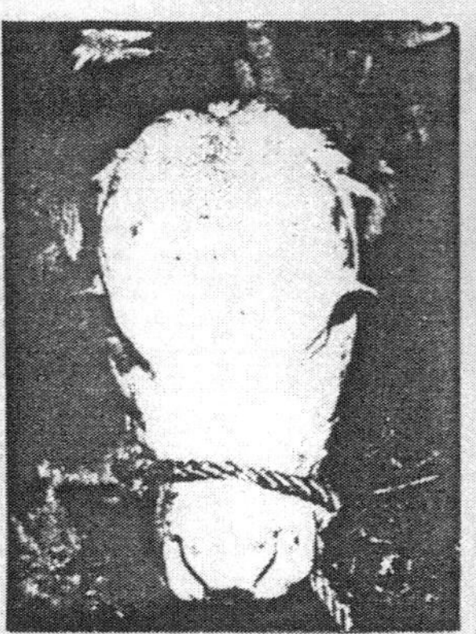

hornlos mit rundem Kopf und Stirnbeulen
1-2-0-2

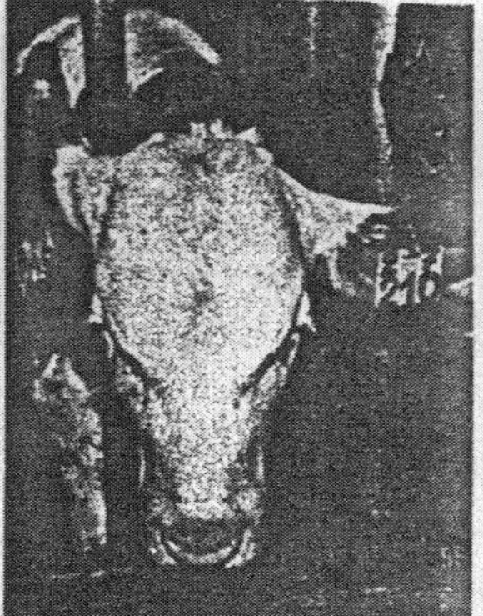

hornlos mit spitzem Kopf
1-3-0-1

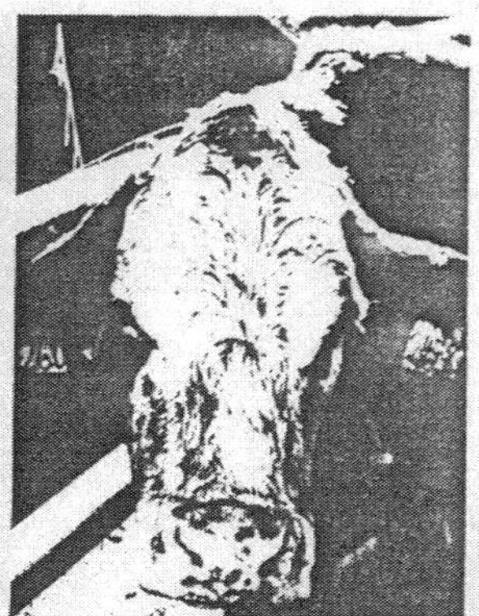

hornlos mit sehr spitzem Kopf
1-4-0-1

Abb. 9: Zahlenschema für die Kopfbeurteilung

Literaturverzeichnis

Arenander, E.O. (1896) Studien über das ungehörnte Rind im nördlichen Europa Halle a. S.: diss. agr.
Auld, R.C. (1887) Hornless Ruminants, The American Naturalist XXI, 730-746,885-903,1076-1098
Bateson, W., Saunders, E.R. (1902) Experimental Studies in the Physiology of Heredity. Royal Society Report to the Evolution Commitee. Report I 3-160
Blackwell, R.L., Knox, J.H. (1958) Scurs in a Herd of Aberdeen-Angus Cattle J. Hered. 49,117-119
Bohlken, H. (1962) Probleme der Merkmalsbewertung am Säugetierschädel, dargestellt am Beispiel des Bos primigenius Bojanus 1827. Leipzig: Geest & Portig K.-G.
Bökönyi, S. (1974) History of Domestic Mammals in Central and Eastern Europe. Budapest: Akadémiai Kiadó
Bökönyi, S. (1981) Schädel und Skelettreste eines hornlosen Rindes aus der mittleren Bronzezeit Ungarns. Bonn. zool. Beitr. 32, H.1-2, 75-81
Boessneck, J., Ciliga, T. (1966) Tierknochenfunde aus dem Kreise Wolfenbüttel. Neue Ausgrabungen und Forschungen in Niedersachsen 3, 145-149. Hildesheim: A. Lax
Bötticher, W. (1982) Germania. Tacitus, sämtliche erhaltene Werke, 72-73 Essen: Phaidon
Brandt, K. (1928) Die Entwicklung des Hornes beim Rinde bis zum Beginn der Pneumatisation des Hornzapfens. Hannover: diss. med. vet.
Buchanan Smith, A.D. (1927) The Inheritance of Horns in Cattle. J. Genet. 18,365-374
Churchill, 0.0. (1927) Sex and horns in cattle.The Journal of Hereditiy 18, 279-280. Agricultural College, North Dakota
Cole, L.J. (1924) The Wisconsin experiment in cross breeding cattle. Proc. World Dairy Congress 2, 1383-1388
Cyril, A. (1988) Funde hornloser Hauswiederkäuer aus ursprünglichen Siedlungen in der Slowakei. Beiträge zur Archäaozoologie 7, 18-26.
Weimar: Volkswacht Gera
David, A. (1897) Beiträge zur Kenntnis der Abstammung des Hausrindes, Landw. Jahrb. Schweiz 11, 117-150
Dove, W.F. (1935) The physiology of Horn Growth, Jour. Exp. Zool. 69, 347-405
Duerst, J.U. (1926 b) Das Horn der Cavicornia. Band LXIII, Abh. 1. Zürich: Fretz A.G.
Epstein, H. (1971) Polled Cattle. The Origin of the Domestic Animals of Africa I, 196. Ne w York-München-London: Africana Publ. Corp.
Fraser, A. (1953) Beef Cattle Husbandry. London: Lockwood
Frisch, J.E., Nishimura, H., Cousins, K.J., Turner, H.G. (1980) The inheritance and effect on production of polledness in four crossbred lines of beef cattle. Animal Production 31, 2, 119-126
Gohlke, P. (1957) B: Zeugung und Entwicklung der Tiere , C: Das Leben der Tiere. Aristoteles Tierkunde II, 131, 370. Paderborn: Schöningh

Growen, J.W. (1918) Studies in inheritance of certain characters of cross between dairy and bufbreeds of cattle. J. Agric. Res. 15, 1-57
Grigson, C. (1976) The Craniology and Relationships of Four Species of Bos. Journal of Archaeological Science 3, 115-136
H., S. (1987) Jochberger Hummeln, Arche Nova 2, 13-16
Habermehl, K.H. (1976) Haut und Hautorgane. Nickel, Schummer, Seiferle, Lehrbuch der Anantomie der Haustiere, 3. Bd, Kreislaufsystem, Haut und Hautorgane. Berlin/Hamburg: Parey
Hammond, J., Johansson, I., Haring, F. (1961) "Beef"- Mast- Rassen. Das Schwedische hornlose Rind. Handbuch der Tierzüchtung Rassenkunde 3.Band I. 308-309, 351-357. Hamburg/Berlin: Parey
Hescheler, K., Kuhn, E. (1949) Die Tierwelt der prähistorischen Siedlungen der Schweiz I, 314-315; Frauenfeld: Huber
Hilzheimer, M. (1926) Natürliche Rassengeschichte der Haussäugetiere, 151-165, Berlin & Leipzig: Walter de Gruyter
Hoyer, M.H. (1922) Ein hornloser und ein gehörnter Schädel aus der Steinzeit. Ball. Internat. de l'Acad. Polonaise de Scienes et des Lettres, 191-207, Kraków 1923
Imhof, U. (1964) Osteometrische Untersuchungen an Rinderknochen aus Pfahlbauten des Bielersees. Mitt. d. Naturforsch. Ges. i. Bern, NF,21, 162-165
Jaworski, Z. (1938) Über die Hornlosigkeit beim Rind. Ztschrift f. Tierz. u Z'biol., 43, 125-126
Kelley, R.B. (1946) Principles and Methodes of Animal Breeding, Modern Animal Breeding ch. 12, 144-147, Sydney/London: Angus and Robertson LTD
Koch, P. (1957) Die Vererbbarkeit des Wackelhorns beim Rind. Deutsche Tierärztliche Wochenschrift 64, 428
Koegel, S. (1979) Report of the committee "Breeding of Polled Genetic Bloodlines in Europe", Simmental News 19, 17-25
Kräusslich, H. (1981) Rinderzucht. 6. Aufl., Stuttgart: Ulmer
Lloyd-Jones, O., Evvard, J.M. (1916) Inheritance of colour and horns in bluegray cattle. Iowa Agic. Exp. Sta. Ames. 30, 67-106a
Long, C.R., Gregory, K.E. (1978) Inheritance of the horned, scurred and polled condition in cattle. Journal of Heredity 69, 6, 395-400
Lorenzekman, A. (1827) Englische Rinder- Stämme. Abbildungen der Rindvieh- und anderen Haustier-Racen auf den Privatgütern seiner Majistät des Königs von Württemberg, Stuttgart: Löflund und Sohn
Müller, H.H. (1963) Hornlose Rinder aus der Salzmünder Höhensiedlung von Halle-Mötzlich. Jschr. mitteldt. Vorgesch. 47, 149-154; Halle S.
Nordell, A., Nordell, K. (1979) The primitive Swedish cow Swedish Polled is being exterminated, Ark. 6, 4, 107-110
Petre, A., Serban, I., Granciu, I., Stoica, G., Calafetea, I. (1983) Investigation into the Possibility of Creating a Polled Population within the Romainian Brown Breed. Lucrarile celui de al 8ea ameliorarea, tehnologia si pathologia rumegatoarelor, Cluj-Napoca, 27-34

Sambraus, H.H. (1986) Rinder, Ziegen, Schafe. Atlas der Nutztiere; Stuttgart: Ulmer
Sanders, A.H. (1926) The Cattle of the world; The National Geographic Society, 82-83; Washington D.C.
Schumann (1989) Briefwechsel
Shroed, R.R., Lush, K.L. (1947) Genetics of cattle; Adv. Genet. 1, 209-261
Siegert, M. (1955) Eine Studie über das Horn des Rindes und seine Genese mit eigenen Untersuchungen über den Bau und die Vererbung des Wackelhorns; F.U. Berlin: Diss. med. vet.
Stöber, M. (1977) Geschlecht und Alter; Rosenberger: Die klinische Untersuchung des Rindes 2, 62-68 Berlin, Hamburg: Parey
Spann (1927) Über die Hornlosigkeit beim Rinde. Süddeutsche landwirtschaftl. Tierzucht 52; Hannover/München: Schaper
Spillamm, W.J. (1906) Mendel's law in relation to animal breeding. Proc. Am. Breeder's Assoc. 1, 171-177
Stein, H., Stammler, W. (1984) Viertes Buch Melpomene; Herodot, Neun Bücher der Geschichte, 289; Essen: Phaidon
Watson, J.A.S. (1921) A Mendelian experiment with Aberdeen Angus and West Highland Cattle; Jour. of Gen. 11, 59-67
White, W.T., Ibsen, H.L. (1936) Horn inheritance in Galloway-Holstein cattle crosses. Journal of Genetics 32, 33-49
William, H.D., Williams, T. (1952) The inheritance of horns and their modifications in Polled Hereford cattle. Journal of Heredity 43, 267-272
Witte, E.W. (1815) Ungehörnte Race; Deutschlands Rindvieh Racen I Supplementar-Heft vom IV Heft; Berlin: Realschulbuchhandlung
Zietschmann, O., Ackerknecht, E., Grau, H. (1943) Das Horn der Wiederkäuer, Cornu; Handbuch der vergleichenden Anatomie der Haustiere 8, 1044-45; Berlin: Springer

Embryotransfer-Seminar, Babenhausen, 23.06.1992

## Embryotransfer-assoziierte Biotechniken: *In vitro* Produktion und Klonierung von Rinderembryonen

1. Einleitung

Neben der künstlichen Besamung, durch die eine erhebliche Verbreitung der großen Anzahl verfügbarer Gameten eines Bullen möglich ist, wird seit etwa 20 Jahren der Embryotransfer (ET) beim Rind durchgeführt, um auch das Keimzellpotential weiblicher Tiere verstärkt zu nutzen (Abb. 10 und 11). Durch die kombinierte Gonadotropin-Prostaglandinbehandlung zur Superovulationseinleitung und die Entwicklung von unblutigen Spül- und Transfermethoden ist der ET beim Rind inzwischen zu einem Routineverfahren geworden und hat sich zu einer bedeutenden biotechnischen Maßnahme im Rahmen der Rinderzucht entwickelt. So wurden z. B. 1991 in der Bundesrepublik bei etwa 4000 Spendertieren ca. 4200 Spülungen durchgeführt, dabei insgesamt 38000 Embryonen gewonnen mit etwa 5,4 transfertauglichen Embryonen pro Spülung.

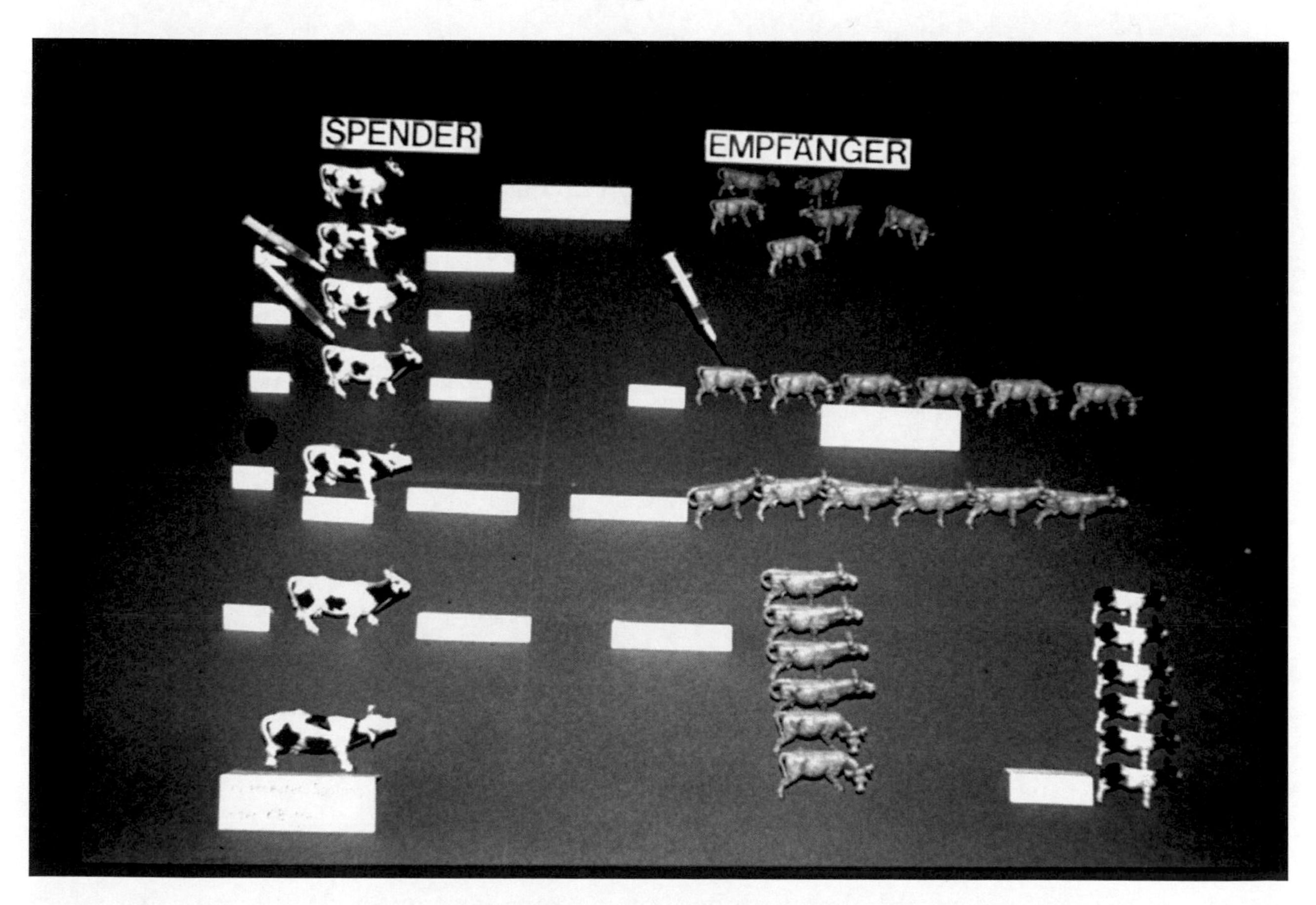


Abb. 10: Schema des Embryotransfers beim Rind (nach Lampeter)

Darüber hinaus wurden in den letzten Jahrzehnten eine Reihe weiterer Biotechniken entwickelt, die als sogenannte ET-assoziierte Biotechniken bezeichnet werden. Diese erstrecken sich von der Tiefgefrierkonservierung, der mikrochirurgischen Teilung und der Geschlechtsbestimmung (Sexen) von Embryonen bis hin zur *in vitro* Produktion von Embryonen und dem Embryonalklonen.
Die folgenden Ausführungen umfassen nur die *in vitro* Produktion und die Klonierung von Rinderembryonen, da die Themen Tiefgefrier-konservierung und Geschlechtsbestimmung von Embryonen an anderer Stelle behandelt werden.

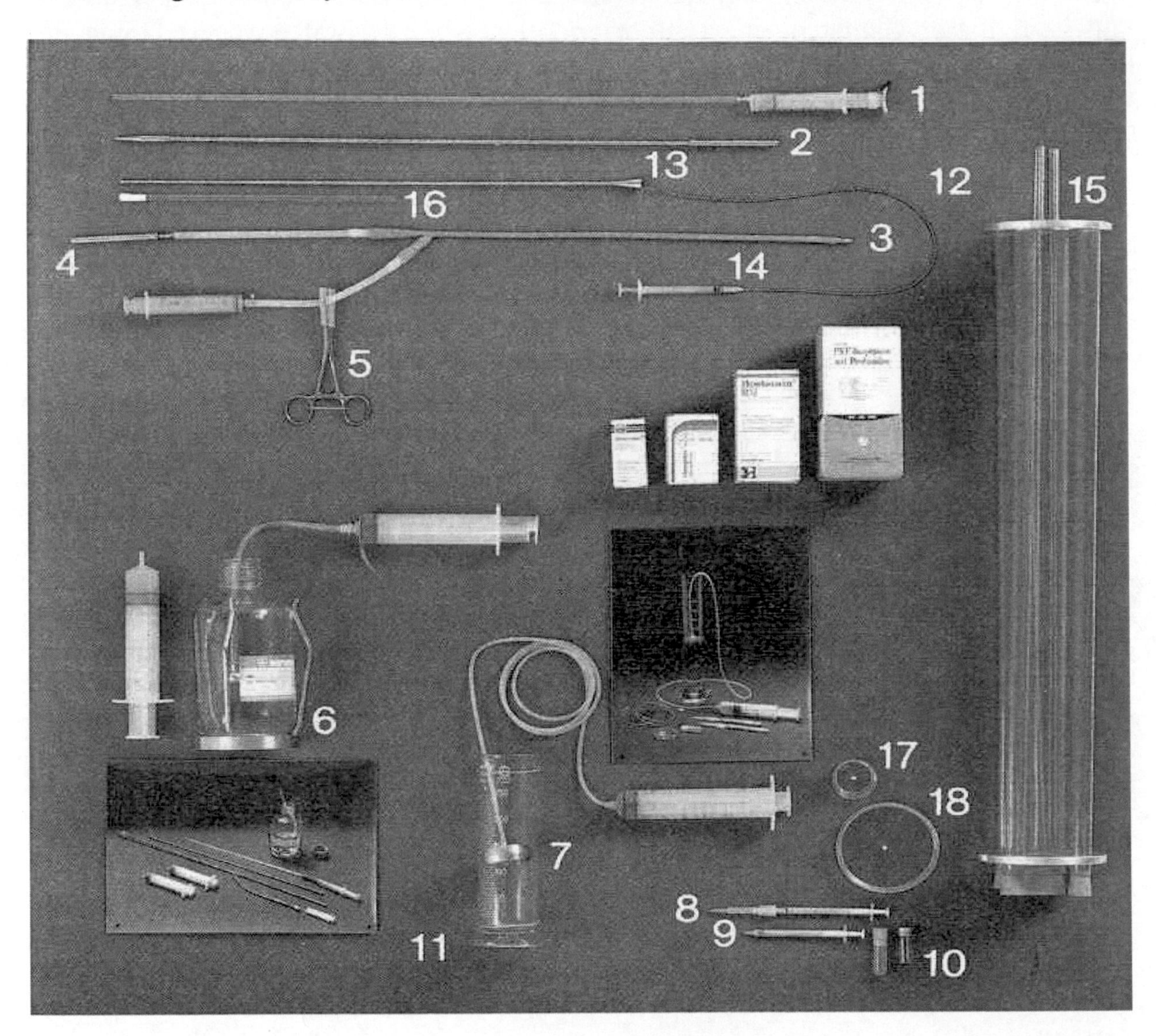


Abb. 11: Instrumentarium zur unblutigen Embryospülung beim Rind (nach Lampeter)

2. *In vitro* Produktion von Rinderembryonen

Die maximale Anzahl weiblicher Keimzellen ist zum Zeitpunkt der Geburt festgelegt und beträgt beim Rind etwa Hunderttausend. Im Gegensatz zu männlichen Tieren, die während der normalen Lebenszeit kontinuierlich Keimzellen produzieren, erfolgt beim weiblichen Tier nach der Geburt keine zahlenmäßige Vermehrung von Keimzellen. Ab

der Geburt kommt es jedoch durch Degeneration der bis dahin gebildeten Oogonien und primären Oozyten oder durch den Beginn des Reifungsprozesses einer Anzahl von Primärfollikel zu einer kontinuierlichen Reduktion der Keimzellen auf etwa die Hälfte der ursprünglich angelegten Oogonien. Von diesen wiederum entwickeln sich nur wenige bis zur Ovulation weiter, oder, was viel häufiger geschieht, sie enden im Zelltod oder in Atresie. Letztendlich erreicht nur eine sehr kleine Anzahl der bei der Geburt angelegten weiblichen Keimzellen ein befruchtungsfähiges Stadium.
Bei der Superovulationsinduktion werden gleichzeitig mehrere Tertiärfollikel stimuliert, sich zu präovulatorischen Follikeln zu entwickeln und nach induzierter Luteolyse des vorhandenen Corpus luteum innerhalb eines Östrus zu ovulieren. In Verbindung mit der künstlichen Besamung und dem ET wird dadurch eine stärkere Nutzung des Potentials weiblicher Keimzellen ermöglicht. Jedoch sind beim weiblichen Tier die Möglichkeiten der Erhöhung der Anzahl an Nachkommen pro Tier wesentlich geringer als bei Vatertieren. Beim heutigen Stand der Technik können die Reproduktionsraten einzelner Kühe in aller Regel nicht einmal um den Faktor 10 gesteigert werden.
Der limitierende Faktor, der den ET-Alltag erheblich erschwert, ist die Reaktion der Spendertiere auf die Superovulation. Die Tiere reagieren auf die hormonale Stimulation mit sehr unterschiedlichen und im Durchschnitt mit zu niedrigen Ovulationsraten. Nur etwa 70 % der ausgewählten Spender reagieren überhaupt auf die Behandlung und wiederum nur etwa bei der Hälfte dieser Tiere können 5 oder mehr transferierbare Embryonen pro Spülung gewonnen werden. Die individuelle Reaktion auf die Superovulation umfasst eine weite Bandbreite von 0 bis 30 Ovulationen und mehr. Über die Ursachen dieser außerordentlich großen Variabilität in den Ovarreaktionen auf die Stimulation bestehen nur Vermutungen (Rasse, Alter, Körpergewicht, Fortpflanzungsstörungen in Postpartalperiode, mangelhafte Ernährung, Jahreszeit, etc.). Mehrere Untersuchungen weisen darauf hin, dass der Erfolg der Superovulation vom jeweiligen Funktionszustand der Ovarien abhängig ist. Hohe Progesteronwerte und die Anwesenheit eines gut ausgeprägten Gelbkörpers zum Zeitpunkt der Stimulation können die Ovulationsrate positiv beeinflussen. Gleichzeitig vorhandene größere Follikel bzw. das Vorhandensein eines sog. "dominanten Follikels" haben einen negativen Einfluss auf das Wachstum untergeordneter Follikel bzw. auf die Ovarreaktion.
Seit Jahren werden intensive Untersuchungen vorangetrieben, um zu erreichen, dass die am Tier (*in vivo*) ablaufenden Reifungsvorgänge an Eizellen im Reagenzglas (*in vitro*) nachvollzogen werden können. Die ersten grundlegenden Arbeiten zur *in vitro* Reifung (IVM) von Rinderoozyten wurden bereits 1965 von EDWARDS veröffentlicht. Das weltweit erste Kalb nach *in vitro* Fertilisation (IVF) von *in vivo* gereiften Rinderoozyten wurde 1981 geboren (BRACKETT *et al.*). Problematisch gestalteten sich Versuche, die Zygoten aus IVM-IVF in den üblichen Kulturmedien über einen speziesspezifischen Block, der beim Rind im 8-16 Zellstadium liegt, *in vitro* zu kultivieren. Um diese Schwierigkeit zu überwinden, wurden die Zygoten alternativ auch in Eileitern von Zwischenempfängern (Schafen, Kaninchen oder Färsen) für vier bis sechs Tage kultiviert. Ein großer Nachteil dieser Methode ist neben der aufwändigen Durchführung

und den erheblichen Kosten bei der Haltung von Zwischenempfängern der Verlust von bis zu einem Drittel der transferierten Embryonen, die nicht wiedergewonnen werden können.
Mittlerweile ist es, zumindest beim Rind, in einzelnen qualifizierten Labors möglich, die aus der Punktion von Tertiärfollikeln aus den Ovarien geschlachteter Kühe (Abb. 43) gewonnenen Cumulus-Oozyten-Komplexe (Abb. 12) erfolgreich *in vitro* zu reifen, zu fertilisieren und auch bis zu einer Woche *in vitro* zu kultivieren.
Mit diesem praxisreifen Verfahren kann eine große Anzahl Rinderembryonen im gewünschten Entwicklungsstadium direkt aus dem Labor ohne jeglichen Versuchstiereinsatz bereitgestellt werden. Durch den Einsatz von Zellkulturen wurde offensichtlich ein Milieu geschafft, das eine weitgehend normale embryonale Entwicklung über den Entwicklungsblock im 8-16 Zellstadium ermöglicht. Seither steht neben der Superovulation eine weitere Methode zur besseren Nutzung des Keimzellpotentials weiblicher Tiere zur Verfügung.

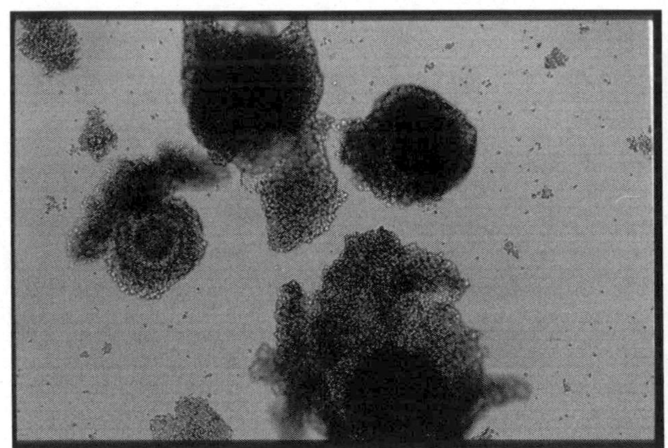
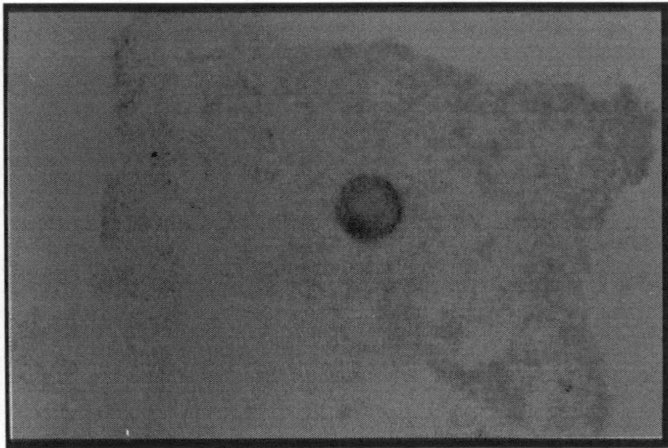

Abb. 12: Cumulus-Oozyten-Komplexe vor (links) und nach der Expansion

Neben der Verwendung von Ovarien geschlachteter Tiere, wird seit einigen Jahren mit Hilfe der Laparoskopie und der Sonographie versucht, die Gewinnung von nicht ovulierten Eizellen durch Punktion von Follikeln auch am lebenden Tier durchzuführen. Voraussetzung für den praktischen Einsatz des Verfahrens ist, dass die endoskopisch- bzw. ultraschallorientierte Follikelpunktion weder die Gesundheit noch die Fruchtbarkeit der Tiere beeinträchtigt und somit eine uneingeschränkte weitere Zuchtverwendung der Spendertiere gewährleistet ist.
Durch Folliekelpunktion sind auch ohne die Induktion einer Superovulation pro Sitzung mehrere Eizellen zu gewinnen. Bei den Untersuchungen von PIETERSE *et al.* (1991) und KRUIP *et al.* (1991) wurde bei nicht superovulierten Spendertieren die Follikelpunktionen einmal in der Woche am Zyklustag drei bis vier, neun bis zehn und 15-16 über einen Zeitraum von fünf bis zwölf Wochen regelmäßig durchgeführt. Die höchste Eizellgewinnungsrate wurde am dritten und vierten Zyklustag erzielt. Der normale Zyklusablauf wurde dabei nicht beeinträchtigt. Bei den Versuchen von van der SCHANS *et al.* (1991) wurden die Spender im wöchentlichen Abstand mit 500 IE

PMSG behandelt. Dadurch wurde bei einmaliger oder zweimaliger wöchentlicher Punktion eine höhere durchschnittliche Anzahl von 10,8 bzw. 9,4 Oozyten pro Sitzung erreicht. Bei zweimaliger wöchentlicher Punktion wurden also in etwa zweimal soviel Oozyten pro Spendertier gewonnen.

Die Gewinnung der Oozyten erfolgt mit Hilfe eines Punktionsgerätes, das mit einem Unterdruck von 100 mmHg arbeitet. Die Aspiration der Oozyten ist auch mit Hilfe einer Spritze möglich. Zur Gewinnung der Cumulus-Oozyten-Komplexe werden alle auf der Ovaroberfläche sichtbaren Tertiärfollikel, die einen Durchmesser von zwei bis sechs mm aufweisen, punktiert. Nach fünfzehnminütiger Standzeit werden die im Sediment enthaltenen Oozyten unter dem Mikroskop isoliert und entsprechend ihrer Morphologie in Gruppen eingeteilt (Abb. 13).

Aus Ovarien nicht trächtiger Färsen und Kühe, die am Schlachthof gesammelt wurden, war es möglich, im Durchschnitt 18 Oozyten pro Tier, von denen 57% die morphologischen Kriterien für eine erfolgversprechende *in vitro* Reifung aufwiesen (BERG *et al.*, 1991), zu gewinnen. Durch endoskopisch- oder ultraschallorientierte Follikelpunktion an den Ovarien nicht superovulierter Tiere wurden bislang mit 0,9 bis 2,6 weniger Oozyten pro Tier erreicht. Durch den wiederholten Einsatz der Tiere oder die Behandlung der Spender mit Gonadotropinen kann die Anzahl pro Tier und Sitzung wesentlich erhöht werden.

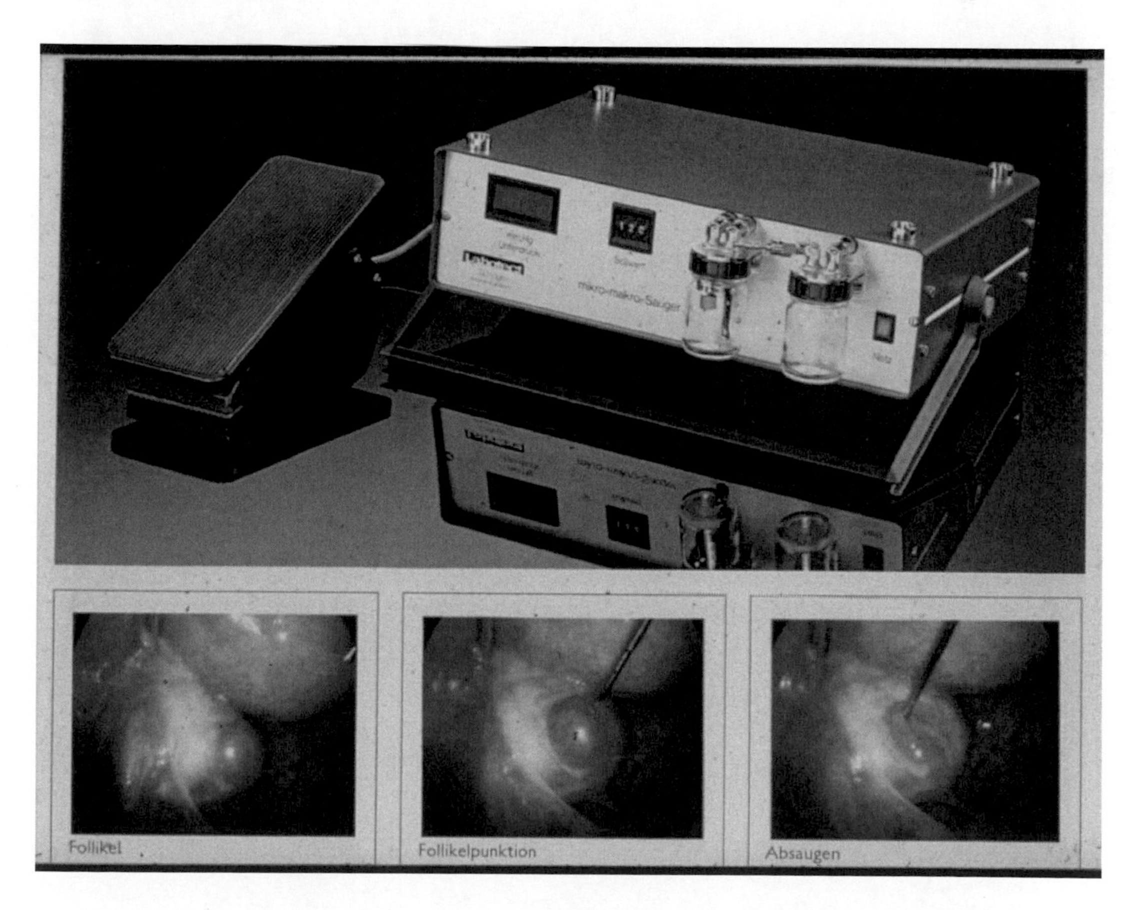


Abb. 13: Equipment zur ultraschallgeleiteten Ovarpunktion

Die Reifung erfolgte in modifiziertem Zellkulturmedium 199, dem 20% inaktiviertes Serum von Kühen im Östrus zugesetzt war. Zur Fertilisation wurde aufgetautes tiefgefrorenes Sperma einer "swim up"-Behandlung nach PARRISH *et al.* (1986) unterzogen und ein Befruchtungsmedium nach BALL *et al.* (1983) verwendet. Sowohl die Reifung als auch die Fertilisation erfolgte bei 39°C in einer Gasatmosphäre von 5% $CO_2$ in Luft in maximaler Luftfeuchtigkeit für die Dauer von 24 bzw. 20 Stunden. Rund 80% der unreifen Oozyten, die sich zum Zeitpunkt der Follikelpunktion im Germinalvesikelstadium befanden, nahmen die Meiose wieder auf und erreichten nach etwa 24 Stunden das Metaphase II Stadium, in dem sie sich zum Zeitpunkt des Eisprungs befinden.
Zur Auswertung der Fertilisation wurden Oozyten nach Entfernung der Cumuluszellen fixiert und nach Anfärben mit Orceinlösung beurteilt, wobei als Kriterium für eine normale Fertilisation das Vorhandensein von zwei Vorkernen und eines Spermienschwanzes gewertet wurde. Untersucht wurde im Rahmen der Auswertung auch die Penetrationsrate, die sich durch Einbeziehen der Oozyten mit Polyspermie ergab. In eigenen Untersuchungen lagen die Fertilisationsrate im Durchschnitt bei 68 % und die Penetrationsrate bei 74 %, d.h. durchschnittlich 6 % aller Eizellen wiesen Polyspermie auf (BERG und BREM, 1989).

Tab. 21: Entwicklungsraten *in vitro* gereifter und fertilisierter Oozyten in drei verschiedenen Zellkultursystemen

| Kokultur mit | Eileiterepithelzellen | Eileiterepithelzellen | Granulosazellen |
|---|---|---|---|
| Kulturmedium | Ham'sF10+10%FKS | MPM+20%ÖKS | MPM+20%ÖKS |
| Bedingungen | 5%$CO_2$/Luft | 5%$CO_2$/5%$O_2$/ 90%$N_2$ | 5%$CO_2$/5%$O_2$/ 90%$N_2$ |
| Entwicklung 162 h nach IVF | n=112[a] | n=157[a] | n=160[b] |
| Morulae | 10 (8,9%) | 21 (13,4%) | 35 (21,9%) |
| Blastozysten | 3 (2,7%) | 6 (3,8%) | 16 (10,0%) |
| Insgesamt | 13 (11,6%) | 27 (17,2%) | 51 (31,9%) |

a:b = $p<0,01$ (Chiquadrat-Test)

Die *in vitro* Kultur erfolgte in modifiziertem Parkermedium (TCM 199), wobei die Eizellen gemeinsam mit den Granulosazellen aus dem Kumulus in einer Gasatmosphäre von 5 % $CO_2$, 5 % $O_2$ und 90 % $N_2$ (Tab. 21) gehalten wurden (BERG und BREM, 1989). Eine erste morphologische Beurteilung der Embryonen erfolgte 90 Stunden nach der IVF, wenn sie mechanisch aus den umgebenden Cumuluszellen befreit waren. Zu diesem Zeitpunkt befanden sich in unseren Untersuchungen 43 % der Embryonen im sechs bis zwölf-Zellstadium (BERG und BREM, 1991). Vergleicht man diese Teilungsrate mit der Weiterentwicklung der Embryonen, so kann man feststellen, dass rund drei Viertel aller kultivierten Embryonen den Entwicklungsblock im acht bis sechzehn Zellstadium überwinden konnten. Im Vergleich zur Cokultur der Eizellen mit Granulosazellen konnte auch eine Eileiterepithelzellkultur nach GANDOLFI und MOORE (1987) eingesetzt werden. Die Ergebnisse aus Parallelversuchen haben gezeigt, dass die Anwesenheit von Granulosazellen günstigere Bedingungen für die Entwicklung des Embryos schafft als die Kokultur mit Eileiterepithelzellen. Die Morula/Blastozystenrate lag in dem Granulosa-Zellkultursystem etwa doppelt so hoch. Rund ein Drittel der eingesetzten Eizellen haben sich in diesem System zeitgerecht zu unblutig transferierbaren Stadien weiterentwickelt (Tab. 21) (BERG und BREM, 1990).

Tab. 22: Graviditätsraten nach Transfer *in vitro* produzierter (IVP) Rinderembryonen

| Embryonen | Empfänger | Graviditätsrate | | | Induzierte Zwillingsgraviditäten[d] | |
|---|---|---|---|---|---|---|
| (n) | (n) | Tag 21[a] (%) | Tag 35[b] (%) | Tag 250[c] (%) | n | % |
| Ipsilateraler Transfer jeweils eines IVP-Embryos pro Empfänger | | | | | | |
| 129 | 129 | 57 | 47 | 38 | - | - |
| Ipsilateraler Transfer von jeweils zwei IVP-Embryonen pro Empfänger | | | | | | |
| 110 | 55 | 55 | 49 | 33 | 9 | 33 |
| Ipsi- u. kontralateraler Transfer je eines IVP-Embryos (2 Embryonen pro Empfänger) | | | | | | |
| 188 | 94 | 62 | 53 | 46 | 21 | 42 |
| 427 | 278 | 58 | 50 | 40 | 30 | 39 |

[a] Progesterontest am 21. Tag der Brunst > 1,4 ng/ml

[b] Graviditätsdiagnose durch rektale Palpation bestätigt

[c] Graviditätsdiagnose nach Abzug der Aborte zwischen dem 35.- 250. Tag der Gravidität

[d] Zwillingsrate bezogen auf palpierte Graviditäten am 35. Tag

Nach siebentägiger *in vitro* Kultur wurden die Embryonen beurteilt, klassifiziert und unblutig nach bekanntem Verfahren auf synchrone und asynchrone Empfänger transferiert (REICHENBACH *et al.*, 1992). Die Trächtigkeiten aus dem Transfer von *in vitro* produzierten Embryonen auf 278 Empfänger sind in Tab. 22 zusammengestellt. 58% aller Empfänger hatten am Tag 21 einen Progesteronwert von über 1,4 ng/ml. Von diesen Empfängern zeigten zehn während der nachfolgenden sieben Tage Brunstsymptome und weitere dreizehn waren bei der rektalen Palpation am Tag 35 nicht trächtig, obwohl bis dahin keine Brunstsymptome beobachtet worden waren. Die verbliebenen 50% der Empfänger wurden bei der rektalen Palpation als gravid diagnostiziert. Demnach belief sich die embryonale Sterblichkeit zwischen dem Tag 21 und dem Tag 35 nach Transfer *in vitro* produzierter Embryonen auf etwa 14%. Zwischen Tag 35 und Tag 90 reduzierte sich die Zahl der Graviditäten auf 121 (44% der Empfänger). Weitere 8% der Empfänger abortierten zwischen dem 91. und dem 250. Tag. . Unser erstes Kalb aus dem Transfer eines *in vitro* produzierten Embryos wurde im Juli 1989 geboren (und 18).

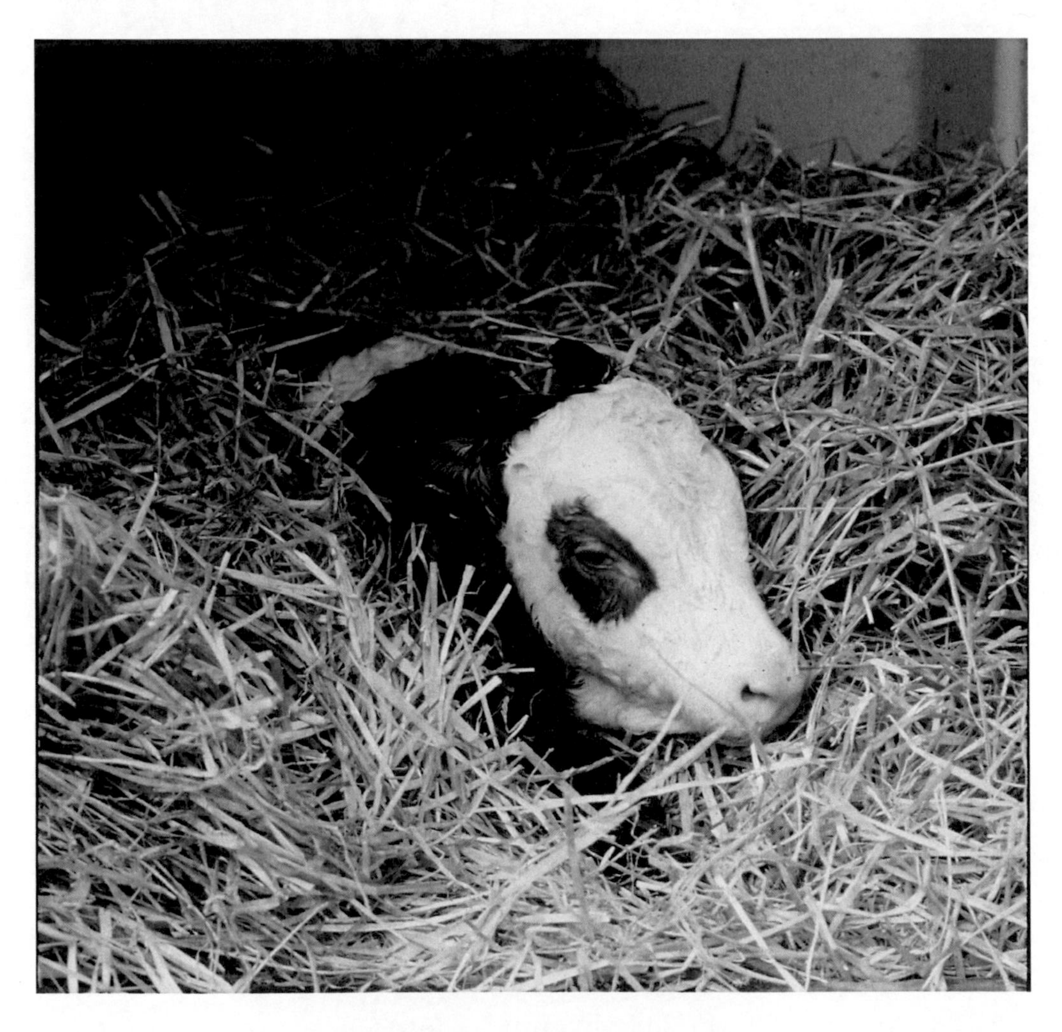

Abb. 14: „Friedl“ das erste in Deutschland geborene Kalb aus unserer IVP

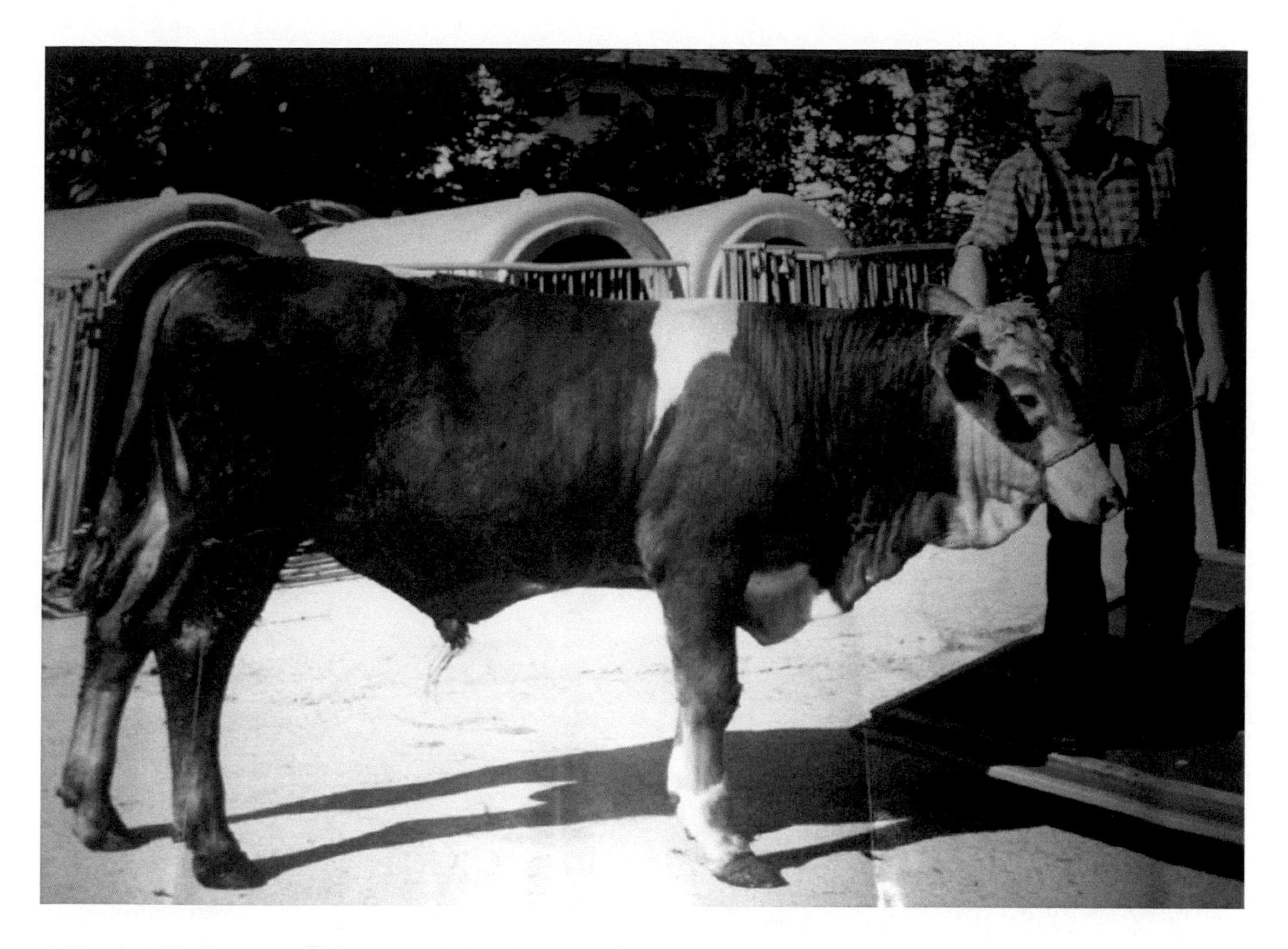

Abb. 15: Kalb aus IVP (Abb. 14) als erwachsenes Tier

Die Graviditätsraten nach unilateralem Transfer eines Embryos sind in Abhängigkeit von der morphologisch beurteilten Qualität der Embryonen und der Synchronität bzw. Asynchronität zwischen Empfänger und Embryo in Tab. 3 zusammengestellt. Eine signifikant höhere Trächtigkeitsrate am Tag 35 konnte registriert werden, wenn die relative Synchronität zwischen Empfänger und Embryo minus eins Tag betrug (57%). Embryonen, die bei der morphologischen Beurteilung als gut bis sehr gut eingestuft wurden, führten in 54% der Fälle zu einer Trächtigkeit. Bei Embryonen von schlechter Qualität wurde nur eine Trächtigkeitsrate von 41% erreicht.
Insgesamt wurden 110 Trächtigkeiten und Kälber produziert Die durchschnittliche Graviditätsdauer schwankte zwischen 276 und 304 Tagen, die Trächtigkeitsdauer bei Zwillingsträchtigkeiten war durchschnittlich um 12 Tage kürzer als die von Einlingsträchtigkeiten (290 Tage). Die Geschlechterverteilung war geringgradig zugunsten männlicher Kälber (56%) verschoben. Das durchschnittliche Geburtsgewicht einzelner Kälber lag bei 48 bzw. 44 kg KGW für männliche bzw. weibliche Kälber.
Die Methode der *in vitro* Produktion von Rinderembryonen ermöglicht die Bereitstellung einer großen Anzahl von Rinderembryonen der verschiedenen Entwicklungsstadien für den Einsatz in der Grundlagenforschung und für die Anwendung moderner Züchtungstechniken wie Gentransfer oder Embryoklonierung.

Gegenüber den *in vivo* Verfahren bieten sie den Vorteil der Standardisierbarkeit, ermöglichen eine ständige Beobachtung und helfen Tierversuche einzusparen.
Weiterhin steht mit diesem Verfahren eine Möglichkeit zur Verfügung, von genetisch wertvollen Tieren nach einer notwendig gewordenen Schlachtung noch Embryonen zu erhalten (Berg et al., 1991).

Tab. 23: Einfluss von Embryoqualität und Synchronität von IVP-Embryonen und Empfängern auf die Graviditätsrate (in %)

| Embryoqualität | Empfänger/Embryo Synchronität | | | Summe |
|---|---|---|---|---|
| | -1 Tag (n = 58) | 0 (n = 41) | +1 Tag (n = 30) | |
| sehr gut/gut (n = 61) | 62 | 47 | 38 | 54 |
| mittel/schlecht (n= 68) | 50 | 45 | 27 | 41 |
| Summe | 57 | 46 | 30 | 47 |

Die Technik der transvaginalen endoskopisch bzw. sonographisch gesteuerten Follikelpunktion ermöglicht bei Kühen im normalen Zyklus die wiederholte Gewinnung unreifer Oozyten im Abstand von nur wenigen Tagen. Durch sonographisch gesteuerte Follikelpunktion lassen sich bei dreimaliger Punktion innerhalb eines Zyklus durchschnittlich 13 unreife Oozyten pro Zyklus gewinnen (Pieterse *et al.*, 1991). Die Intervalle der Oozytengewinnung können mit diesem Verfahren auf wenige Tage verkürzt und so dass die Anzahl an Embryonen pro Tier und Zyklus gesteigert werden kann (van der SCHANS *et al.*, 1991). Erste Versuche von ARMSTRONG *et al.* (1991) haben gezeigt, dass es möglich ist, selbst schon von Kälbern nach laparoskopischer Oozyten-gewinnung und nachfolgender *in vitro* Reifung, Fertilisation und Kultivierung transferierbare Embryonen zu gewinnen. Damit ließe sich das Generationsintervall beim Rind entscheidend verkürzen.

3. Klonierung von Rinderembryonen

3.1. Erstellung identischer Zwillinge durch Mikrochirurgie bzw. -manipulation

Die Erstellung monozygoter Zwillinge beim Haustier durch EmbryoMikromanipulation gelang erstmals Ende der 70er Jahre (Willadsen, 1979). Identische Zwillinge haben den gleichen Genotyp und sind ein Klon aus zwei Tieren. Die einfachste Methode des Klonierens beim Rind ist daher die mikrochirurgische Embryoteilung mit der Erzeugung monozygoter Zwillinge. Bei einer mehrfachen Teilung darf zur Erzielung einer Trächtigkeit eine kritische Zellmasse nicht unterschritten werden. Versuche, durch

mikrochirurgische Teilung von Embryonen Klone mit größeren Tierzahlen zu erzeugen, waren beim Nutztier bisher nur bis zu drei Runden erfolgreich.
Bei einer einfachen Teilung eines Embryos wird die Zellmasse des Embryos halbiert. Durchschnittliche Erfolgsraten nach Transfer geteilter Rinderembryonen sind (Brem 1986):

- 50 % Trächtigkeitsrate aus geteilten Embryonen guter Qualität
- 50 % Zwillingsrate aus den Trächtigkeiten
- jeder vierte Embryo führt zu einem Zwillingspaar

Die Methode schafft die Voraussetzung, die Anzahl der Nachkommen einer Spenderkuh nochmals zu erhöhen. Wenn aus einem gut beurteilten Embryo bei normalem Transfer 0,6 Kälber erwartet werden, sind nach Teilung hingegen 2 x 0,5 Kälber, d.h. etwa 1,0 Kälber zu erwarten.

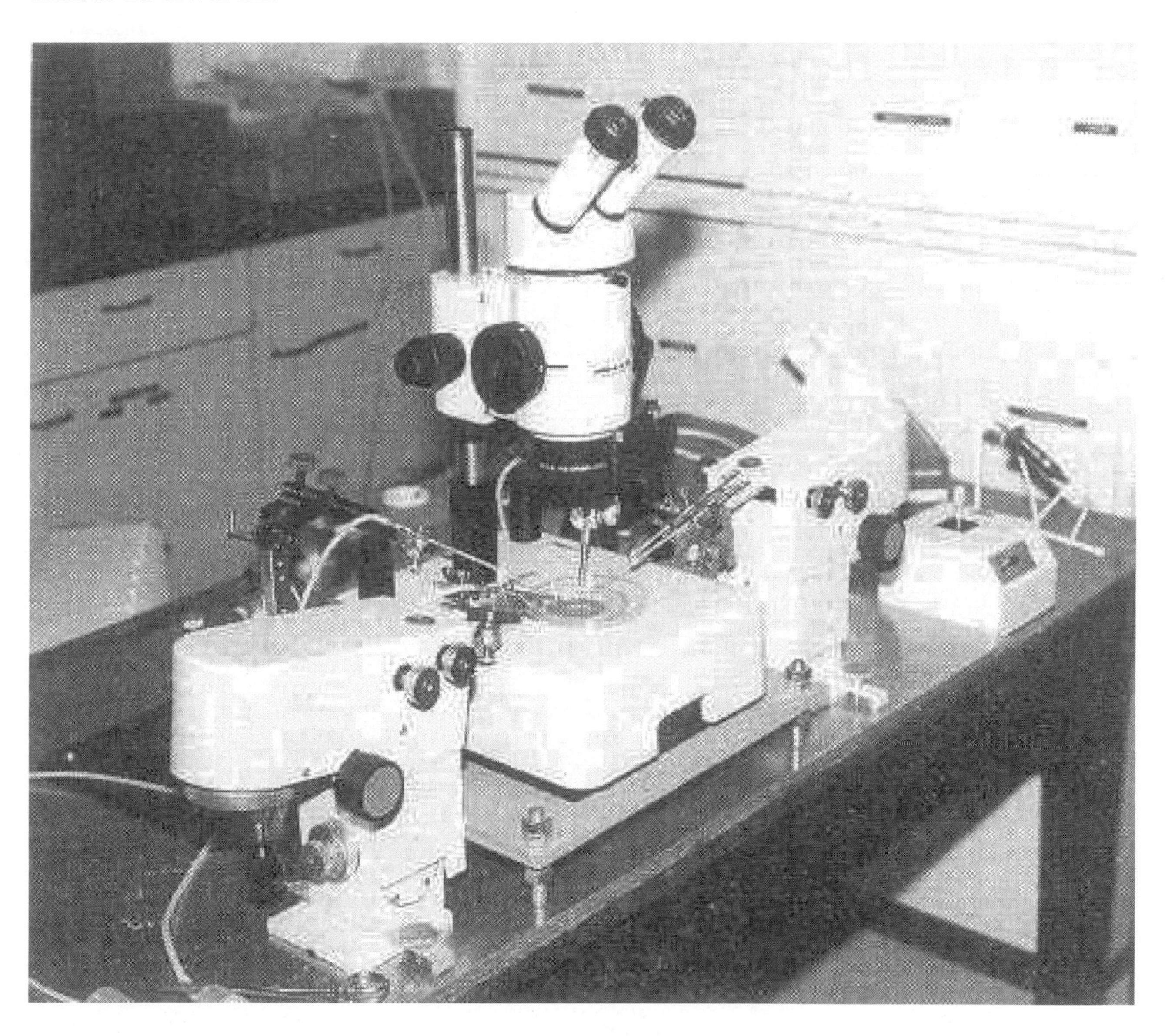

Abb. 16: Mobile Einheit zur mikrochirurgischen Manipulation von Rinderembryonen

Ökonomisch gesehen ist die Erzeugung eines weiteren Embryos durch Embryoteilung deutlich kostengünstiger zu realisieren, als die zusätzliche Gewinnung eines weiteren Embryos durch Superovulationsbehandlung von Spendertieren, da eine größere Anzahl an Embryonen nicht durch Verbesserung der hormonellen Behandlung sondern nur durch Steigerung der Anzahl behandelter Spenderkühe erreicht werden kann. Die mit einer Superovulationsbehandlung verbundenen Kosten für Medikamente, Hormone und personellem Zeitaufwand sind pro Embryo deutlicher höher als die Aufwendungen, die für die Teilung eines Embryos berücksichtigt werden müssen.

Die Teilung kann mit einer mobilen Manipulationseinheit am Ort (Abb. 16) der Embryogewinnung durchgeführt werden und erfordert im Durchschnitt etwa zehn bis fünfzehn Minuten pro Embryo. Besonders geeignet sind Embryonen im Stadium der späten Morula oder der frühen Blastozyste (Abb. 17). Nicht jeder Embryo ist für die Teilung geeignet. Durch eine morphologische Beurteilung der Embryonen kann eine Aussage über die Teilungsfähigkeit gemacht werden. Die Teilung erfolgt bei 100facher Vergrößerung mit Hilfe von Mikromanipulatoren und -instrumenten. Die einzelnen Arbeitsschritte bei der Teilung eines Embryos sind im Detail folgende Arbeitsschritte (Brem 1986):

1. Der zu teilende Embryo sowie eine unbefruchtete Eizelle oder ein degenrierter Embryo wird im Lichtfeld eines Stereomikroskops in der Nähe der Haltepipette abgesetzt.
2. Die unbefruchtete Eizelle oder der degenerierte Embryo werden an der Haltepipette durch Unterdruck so fixiert, dass die Zona Pellucida leicht in die Öffnung der Haltepipette eingesaugt wird.
3. Mit einem Mikromesser, das im rechten Winkel zur Haltepipette positioniert ist, wird die Zona Pellucida zur Hälfte eingeschnitten.
4. Mit einem Mikrohaken wird die Öffnung der Zona Pellucida aufgespreizt (Abb. 18), so dass mit einer Mikrospitze oder einem Mikropistill der Zelldedritus aus der Zona herausgeräumt werden kann.
5. Der zu teilende Embryo wird so lange gedreht, bis der an der Haltepipette fixierten Embryo so liegt, dass der perivitelline Raum auf der Seite des Mikromessers einen möglichst großen Abstand zwischen Zona und Embryooberfläche hat
6. Die Zona wird bis zu einem Drittel des Durchmessers mit dem Mikromesser eingeschnitten. Mit Hilfe von Mikrohaken und Mikrospitze wird der Schnitt in der Zona so weit geöffnet, dass der Embryo entweder unbeschädigt aus der Zona herausbewegt oder in der geöffneten Zona geteilt werden kann.
7. Der Embryo wird mit dem Rücken des Hakens und dem Pistill so gedreht und fixiert, dass der Teilungsvorgang optimal durchgeführt werden kann.
8. Eine Embryohälfte wird mit dem Mikropistill in die an der Haltepipette noch fixierte Zona Pellucida geschoben.
9. Die Zona Pellucida mit dem halben Embryo wird von der Haltepipette gelöst. Durch die Elastizität der Zona klappt der aufgespreizte Schnitt wieder zu.
10. Die zweite Hälfte wird in die vorbereitete leere Zona Pellucida verpackt. Beide Embryohälften werden bis zum Transfer zwischengelagert.

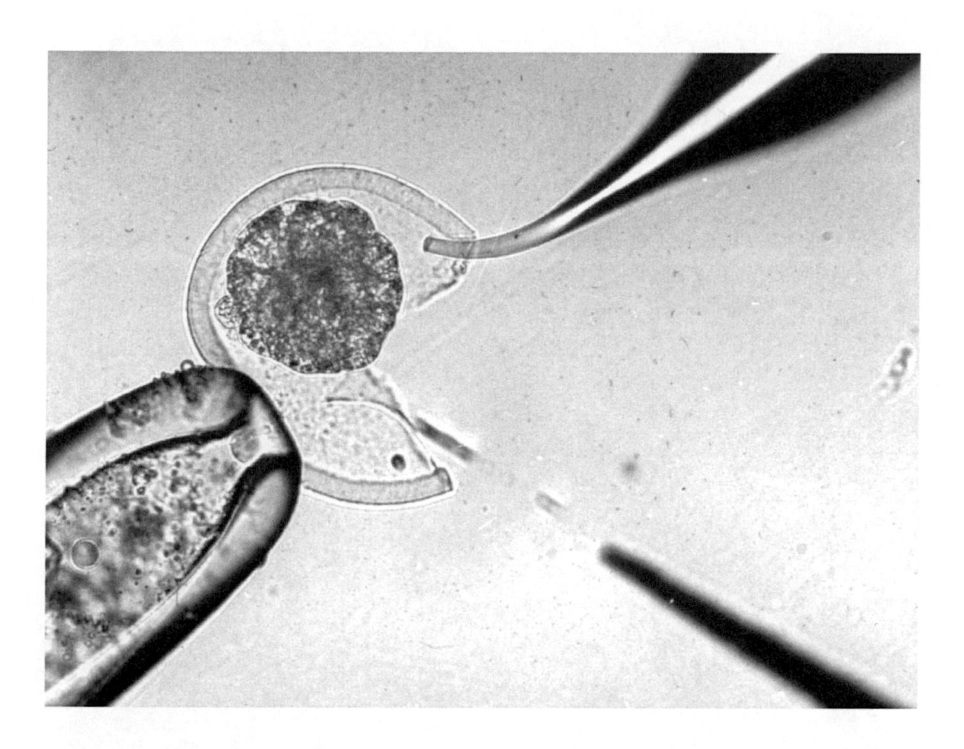

Abb. 17: Spreizen der geöffneten Zona pellucida mittels Mikrohaken

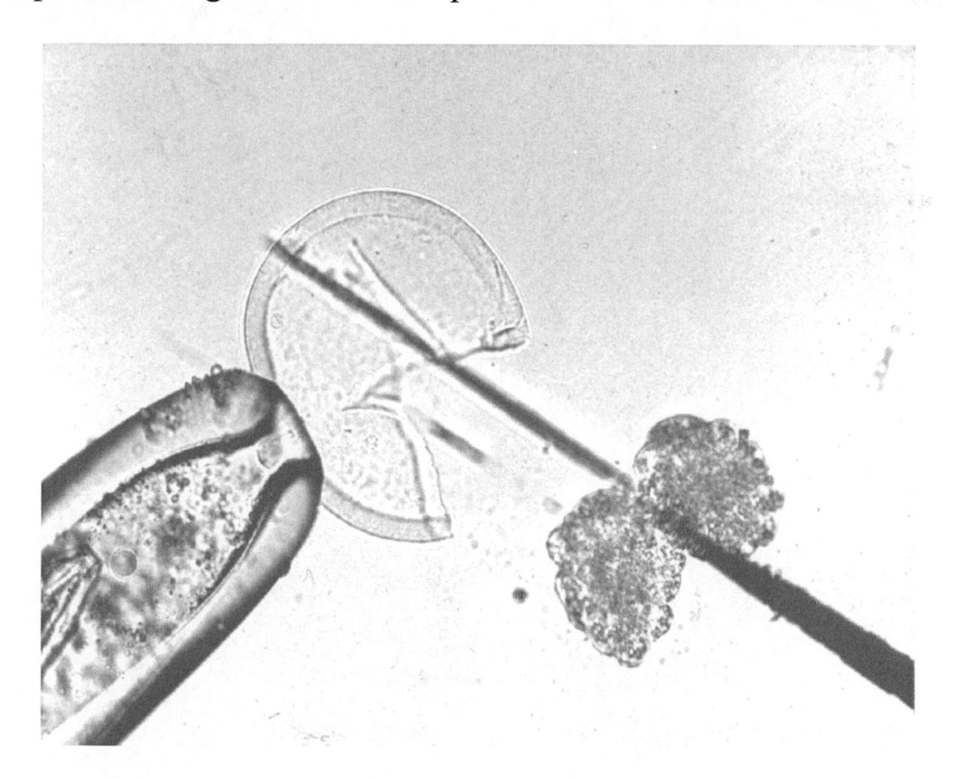

Abb. 18: Mikrochirurgische Teilung einer Rindermorula mittels Rasiermesserklinge

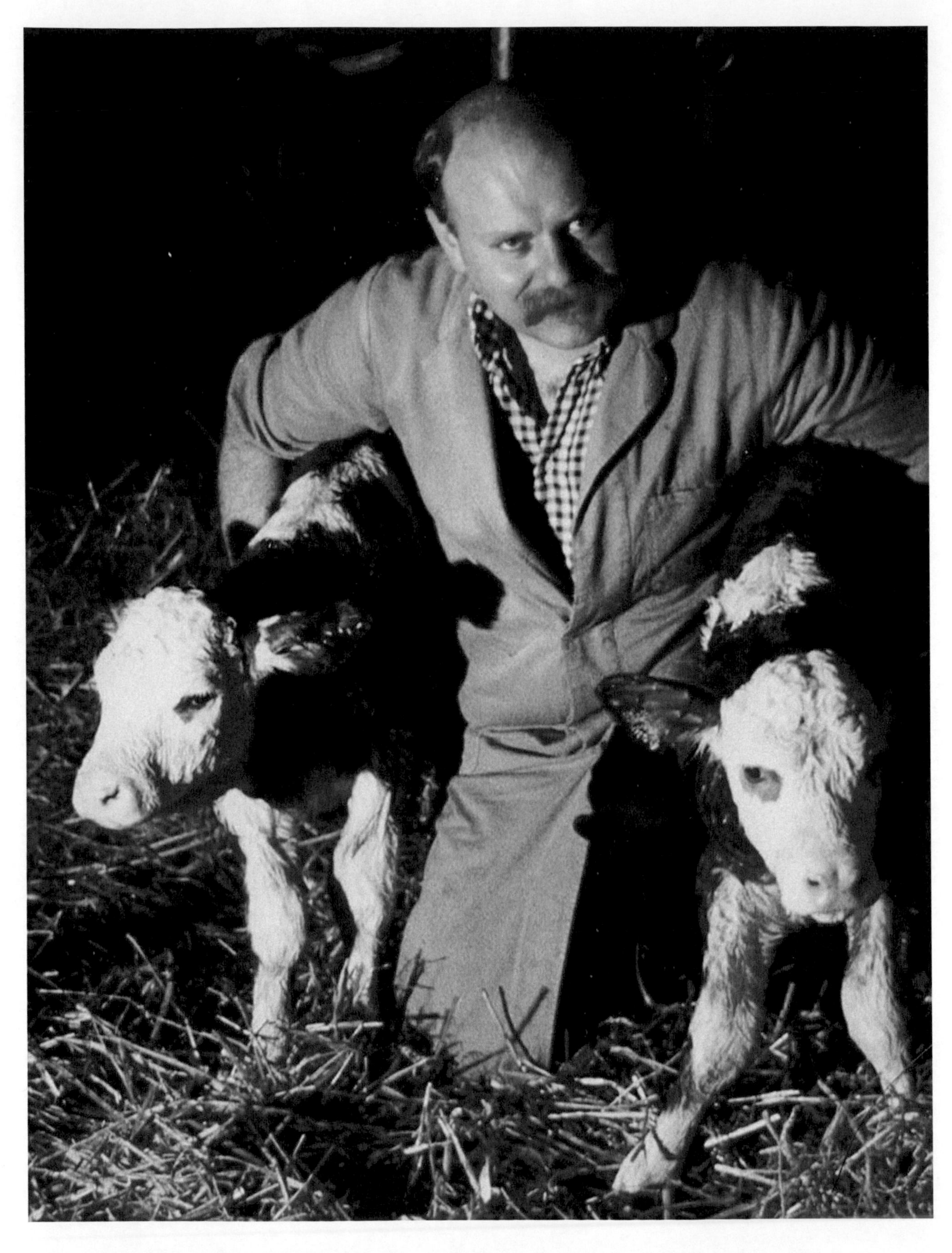

Abb. 19: Erstes in Deutschland (Lehr- und Versuchsgut der LMU) geborenes Zwillingspärchen, Sommer 1983

## 3.2 Anwendungsmöglichkeiten

Die gezielte Produktion eineiiger Rinderzwillinge durch Mikrochirurgie und Embryotransfer ermöglicht eine Vielzahl von Anwendung in Forschung und Praxis der Rinderzucht. In Forschungsprojekten können Untersuchungen mit Zwillingen effizienter geplant, durchgeführt und ausgewertet werden. Untersuchungen über Genotyp-Umwelt-Interaktionen und maternale Effekte führen zu besseren Schätzwerten. In der Besamungszucht lässt sich die Genauigkeit der Zuchtwertschätzung beim Vorliegen von Leistungsdaten eines Zwillingspaares im Vergleich zur Eigenleistung bis zu 40 % steigern. Auf den Pfad "Mutter-Sohn" können gegenüber der konventionellen Besamungszucht Steigerungen des Selektionserfolges von 20 bis 40 % erreicht werden. Durch Erstellung zeitungleicher Zwillingspaare (Transfer tiefgefrorener Hälften) kann die direkte Messung genetischer und umweltbedingter Veränderungen erweitert und verbessert werden. Auch die Reduzierung der Wartebullenhaltung kann durch Tiefgefrierung einer Embryohälfte erreicht werden.

## 3.3 Kerntransfer

Die mikrochirurgische Teilung von Embryonen ist in der Regel nicht geeignet, eine größere Anzahl genetisch identischer Tiere zu erreichen. Soll dieses Ziel angestrebt werden, wird deshalb mit dem Embryonalklonen ein grundsätzlich anderer Weg eingeschlagen, nämlich der Transfer von Zellkernen in enukleierte (entkernte) Eizellen. Der Kerntransfer mit embryonalen Zellen läuft im Prinzip nach folgendem Schema (Abb. 20) ab (CLEMENT-SENGEWALD und BREM, 1992):

1. Vorbereitung der Kern-Empfängerzellen
   Unreife Eizellen werden mit Cytochalasin behandelt, um die Zellmembran zu destabilisieren. Mit Hilfe einer Mikropipette wird ein Teil des Zytoplasmas mit dem haploiden Chromosomensatz aus der Eizelle entfernt. Zurück bleibt eine Eizelle ohne genomische DNS .
2. Bereitstellung von Karyoplasten (Spenderkernen)
   Aus gezielter Paarung werden von Spenderkühen Embryonen im 8- bis 16-Blastomeren-Stadium gewonnen. Die Blastomeren werden durch Disaggregation (Trennung) vereinzelt oder mittels einer Pipette einzeln aus dem Embryo herausgesaugt.
3. Kerntransfer durch Fusion des Karyoplasten mit der Empfängerzelle
   Der Karyoplast wird in einer Mikropipette aufgenommen und in den perivitellinen Raum zwischen Zona pellucida und Zellmembran injiziert. Durch Elektrofusion werden die aufeinander liegenden Membranen miteinander verschmolzen und der Spenderkern wird in das Zytoplasma der Empfängerzelle inkorporiert.
4. Kultur und Transfer
   Embryonen, die sich nach dem Kerntransfer *in vitro* zum Zweizeller weiterentwickelt haben, werden in Agarblöckchen eingebettet und im Eileiter von Zwischenempfängern (Schaf) sechs Tage *in vivo* kultiviert. Nach Rückgewinnung aus dem

Schafeileiter werden die Blastozysten unblutig in endgültige Empfängertiere übertragen oder bis zum Transfer bzw. zum nächsten Klonierungsdurchlauf tiefgefroren.

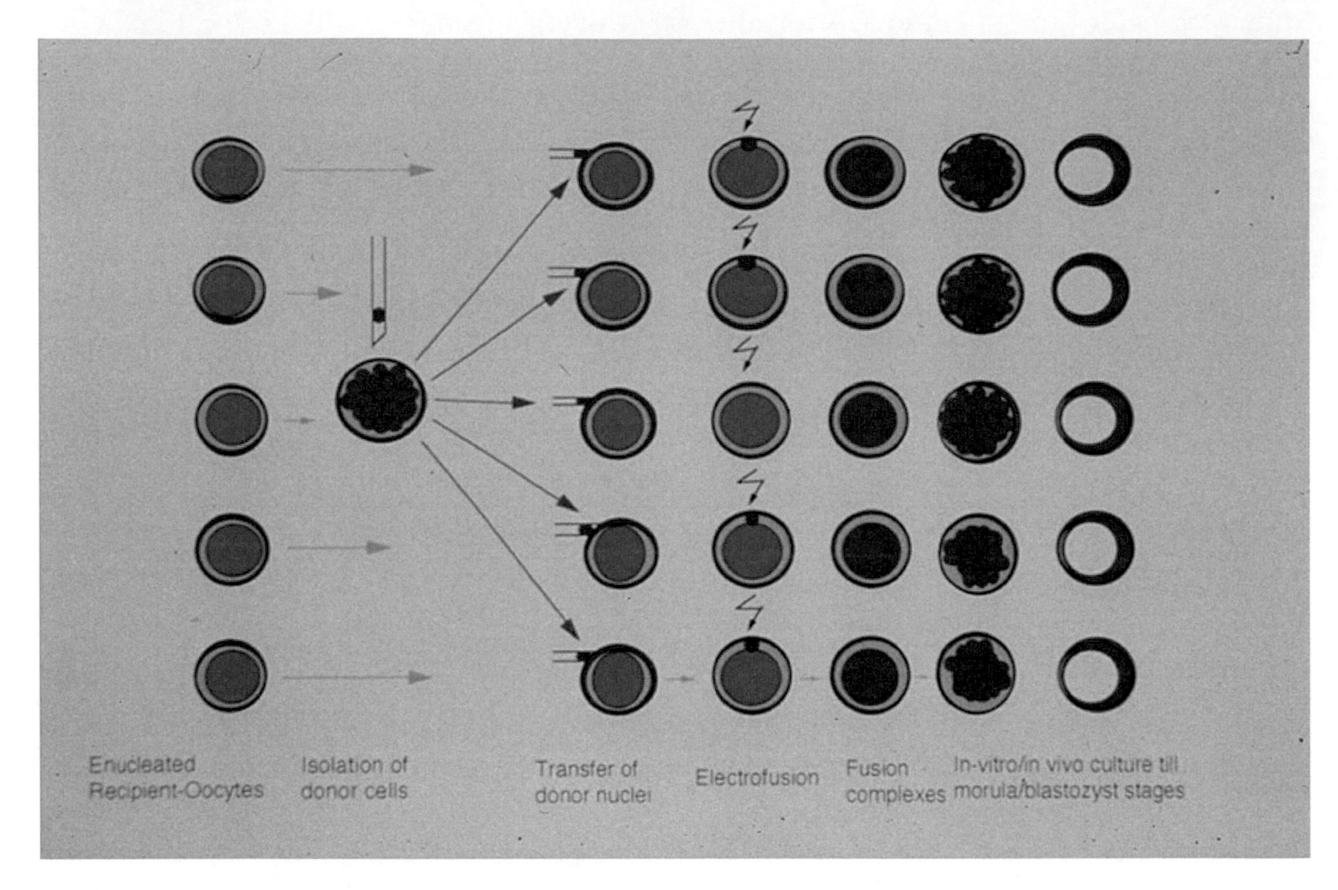


Abb. 20: Schemazeichnung des Nukleustransfers mit embryonalen Zellen

Der oben geschilderte technische Ablauf des Kerntransfers wurde und wird in dieser oder ähnlicher Form von unterschiedlichen Arbeitsgruppen in den USA und Kanada beim Rind erfolgreich praktiziert. Inzwischen sind mehr als 800 Kälber bzw. Graviditäten auf diesem Wege erzielt worden, nachdem die ersten Kälber aus Kerntransfer bereits 1986 geboren worden waren. Dem Vernehmen nach besteht der größte bislang erzeugte Klon aus sieben Kälbern. Der Kerntransfer mit tiefgefrorenen/aufgetauten Kernspender-Embryonen ist ebenfalls geglückt und das Klonierungsverfahren konnte bislang bis zu dreimal mit einer Klonlinie erfolgreich wiederholt werden. Es bestehen noch eine Reihe technischer Probleme, z.B. bei der Fusion, und die Erfolgsraten sind sicherlich noch verbesserungsbedürftig (Graviditätsrate nur max. 35%), aber die Züchtungstechnik des Embryonalklonens kann in nächster Zukunft Einzug in die Praxis der Rinderzucht finden.

Literaturverzeichnis


Armstrong, D.T., Holm, P.,Irvine, B., Petersen, B.A., Stubbings, R.B., McLean,

D., Stevens, G.F., Seamark, R.F. (1991) Laparoscopic aspiration and *in vivo* maturation of oocytes from calves. Theriogenology, 35: 182
Ball, G.D., Leibfried, M.L., Lenz, R.W., Ax, R.L., Bavister, B.D., First, N.L. (1983) Factors affecting successful in vitro fertilization of bovine follicular oocytes. Biol. Reprod., 28: 717-725
Berg, U., Brem, G. (1989) *In vitro* production of bovine blastocysts by *in vitro* maturation and fertilization of oocytes and subsequent *in vitro* culture. Zuchthyg., 24: 134-139
Berg, U., Brem, G. (1990) Developmental rates of *in vitro* produced IVM-IVF bovine oocytes in different cell co-culture systems. Theriogenology, 33: 195
Berg, U., Brem, G. (1991) Möglichkeiten der *in vitro* Erstellung von Rinderembryonen. In: Fortschritte in der Tierzüchtung, Ulmer Verlag, Stuttgart/Hohenheim, S. 327-343
Brackett, B.G., Bousquet, D., Boice, M.L., Donawick, W.J., Evans, J.F., Dressel, M.A. (1982) Normal development following *in vitro* fertilization in the cow. Biol. Reprod., 27: 147-158
Brem, G. (1986) Mikromanipulation an Rinderembryonen und deren Anwendungsmöglichkeiten in der Tierzucht. Stuttgart, Enke Verlag
Callesen, H., Greve, T., Christensen, F. (1987) Ultrasonically guided aspiration of bovine follicular oocytes. Theriogenology 27: 17
Clement-Sengewald, A., Brem, G. (1992) Zur Embryoklonierung von Nutztieren. Berl. Münch. Tierärztl. Wschr. 105: 15-21
Edwards, R.G. (1965) Maturation *in vitro* of mouse, sheep, cow, pig, rhesus monkey and human ovarian oocytes. Nature, 208: 349-351
Fayrer-Hosken, R.A., Caudle, A.B. (1991) The laparoscope in follicular oocyte collection and gamete intrafallopian transfer and fertilization (GIFT). Theriogenology 36: 709-725
Gandolfi, F., Moor, R.M. (1987) Stimulation of early embryonic development in the sheep by co-culture with oviduct epithelial cells. J. Reprod. Fert., 81: 23-28
Kruip, T.A.M., Pieterse, M.C., van Beneden, T.H., Vos, P.L.A.M., Wurth, Y.A. & Taverne, M.A.M. (1991) Vet. Rec. 128: 208-21
Lambert, R.D., Bernard, C., Rioux, J.E., Béland, R., D'Amour, D., Montreuil, A. (1983) Endoscopy in cattle by the paralumbar route: technique for ovarian examination and follicular aspiration. Theriogenology 20: 149-161
Lambert, R.D., Sirard, M.A., Bernard, C., Béland, R., Rioux, J.E., Leclerc, P., Ménard, D.P., Bedoya, M. (1986) *In vitro* fertilization of bovine oocytes matured *in vivo* and collected at laparoscopy. Theriogenology 25: 117-133
Parrish, J.J., Susko-Parrish, J.L., Leibfried-Rutledge, M.L., Critser, E.S., Eyestone, W.H., First, N.L. (1986) Bovine *in vitro* fertilization with frozen-thawed semen. Theriogenology, 25: 591-600
Pieterse, M.C., Vos, P.L.A.M., Kruip, T.A.M., Wurth, Y.A., van Beneden, T.H., Willemse, A.H., Taverne, M.A.M. (1991) Transvaginal ultrasound guided follicular aspiration of bovine oocytes. Theriogenology, 35: 19-24
Reichenbach, H.-D., Liebrich, J., Berg, U., Brem, G. (1992) Pregnancy rates and

births following transfer of *in vitro* produced bovine embryos to recipients. J. Reprod. Fert. 85:
Stubbings, R.B., Armstrong, D.T., Beriault, R.A., Basrur, P.K. (1988) A method for aspirating bovine oocytes from small vesicular follicles: preliminary results. Theriogenology 29: 312
Schans, van der A., Westerlaken, van der L.A.J., Wit, de A.A.C., Eyestone, W.H., Boer, de H.A. (1991) Ultrasound-guided transvaginal collection of oocytes in the cow. Theriogenology, 35: 288
Willadsen, S.M. (1979) A method for the culture of micromanipulated sheep embryos and its use to produce monozygotic twins. Nature 277: 298-300

Studium Generale, Tierärztliche Hochschule Hannover "Mensch und Tier", 17-45
Wintersemester 1992/93, Hannover, **4.11.1992**

## Anwendung der Gentechnologie in der Tierproduktion – Möglichkeiten und Gefahren

Moderne Tierzucht ist die Anwendung wissenschaftlicher Erkenntnisse zur züchterischen Veränderung von Tieren. Daraus ergibt sich eine immer enger werdende Verknüpfung zwischen Theorie, Technik und tierzüchterischer Praxis. Die neueren Entwicklungen der Molekulargenetik eröffnen der Tierzucht neue Möglichkeiten, den Genotyp von Zuchttieren direkt zu erkennen und zu kontrollieren. Aber gerade die Praxis der Anwendung gentechnischer Methoden bei Tieren ist speziell in Deutschland nicht unumstritten. Die einen sehen darin einen unerlaubten Eingriff in die Tierwelt mit der Tendenz einer noch hemmungsloseren Instrumentalisierung des Tieres für mögliche kommerzielle Zwecke und die anderen sehen darin eine legitime Möglichkeit, gesündere und leistungssicherere Tiere zu züchten, was langfristig nicht nur zu einer Verbesserung der Tiergerechtheit führen sondern sowohl für den Menschen wie auch für die Umwelt von Vorteil sein könnte.
Bei den in diesem Spannungsfeld geführten Diskussionen ist insbesondere erschreckend, mit welcher Vehemenz die gegenteiligen Meinungen aufeinanderprallen und nicht selten zu verbalen Auseinandersetzungen führen, die in ihrer Unversöhnlichkeit häufig genug die Basis einer faktenorientierten Argumentation verlassen und in Streitgespräche münden, wie man sie ansonsten vor allem bei Glaubenskämpfen kennt. Dieser Vergleich mag im ersten Moment überzogen erscheinen, aber bei genauerer Betrachtung wird man feststellen, dass eben auch bei der Diskussion über das pro und contra von Gentechnik in der Tierzucht häufig nicht Fakten sondern Weltanschauungen aufeinandertreffen. Auffallend ist vor allem auch, dass am Für und Wider der Anwendung gentechnischer Methoden die grundsätzliche Auseinandersetzung mit den heutigen Formen der Tierproduktion geführt wird.
Im nachfolgenden Beitrag soll aus der Sicht eines Protagonisten moderner Tierzucht versucht werden, die neu entstandenen Möglichkeiten und Risiken der Anwendung gentechnischer Methoden in der Tierproduktion, ausgehend von der kulturellen Entwicklung der Tierzucht im Hinblick auf das Generalthema "Mensch und Tier" aufzuzeigen.

### Ursprung der Tierzucht

Die vom Menschen geschaffene Kultur, so wie wir sie heute verstehen, beginnt mit dem Übergang vom Jäger und Sammler zum Ackerbauern und Viehzüchter um etwa 10.000 vor Christus (siehe dazu auch Zucker, 1990). Mit der Domestikation der Haustiere entwickelte sich ein Hirtennomadentum, das von Anfang an mit sesshaften Ackerbauern im Streit lag. Die biblische Kain und Abel Auseinandersetzung im alten Testament zeugt vom gespannten Verhältnis von Hirten zu sesshaften Bauern.

Eine entscheidende Voraussetzung für die Domestikation war die Zuchtwahl oder Selektion, da es durch die Übernahme der zahmsten Tiere in die Obhut des Menschen über viele Generationen zu genetisch fixierten Veränderungen des Verhaltens und anderer Merkmale kam. Die Domestikation war nur möglich, da die phänotypischen Unterschiede zwischen den Tieren zumindest zum Teil auf genotypischen Unterschieden beruhten und es dadurch mittels der vom Menschen kontrollierten Paarung zur Vermehrung der von ihm gewünschten Phänotypen und damit zur Fixierung entsprechender Genotypen gekommen ist. Die Veränderungen des Genpools unserer Nutztiere durch die Domestikation waren weit umfassender und gravierender als alle weiteren züchterischen Maßnahmen einschließlich gentechnischer Verfahren, die wir seither einsetzten.
Während sich in biblischer Zeit die Voraussagen über das Ergebnis von Paarungen auf das "Versehen" von Zuchttieren beschränkte, wurde die erste haltbare Theorie der Vererbung von dem Augustiner Mönch Johann Gregor Mendel im Jahre 1865 aufgestellt. Trotzdem erfolgte bis zum Beginn des 20. Jahrhunderts die Zuchtwahl fast ausschließlich auf rein phänotypischer Grundlage, was sich bis zur heutigen Zeit in unserem Sprachgebrauch manifestiert hat. Die Tatsache, dass z.B. beim Schaf das Allel für schwarze Farbe rezessiv vererbt wird, und demzufolge aus der Verpaarung von weißen Schafen unter den Nachkommen einzelne schwarze Schafe auftreten, gilt bis heute als Sinnbild für überraschende unerwünschte Merkmalsausprägung (Abb. 21).

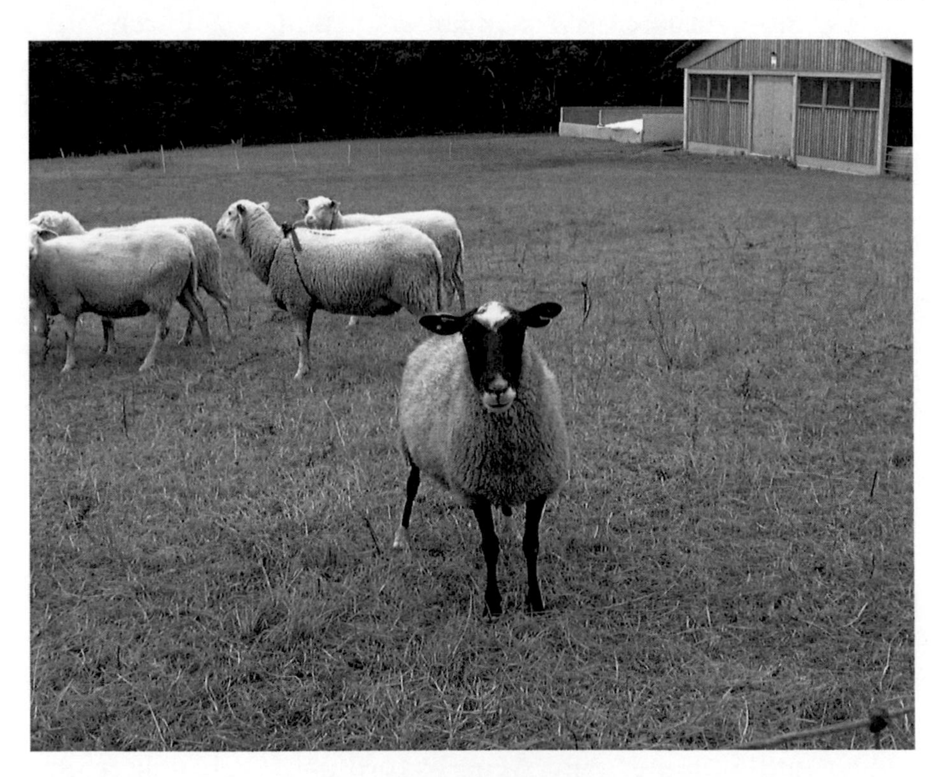

Abb. 21: Ein sprichwörtliches „schwarzes Schaf“

Nach der Wiederentdeckung der Mendelschen Regeln hat man gelernt, durch Testpaarungen solche heterozygoten Anlageträger zu identifizieren. Erst seit der

Anwendung moderner gentechnischer Methoden ist es jedoch möglich, den Genotyp für viele Merkmale direkt, also unter Zuhilfenahme einer sogenannten Gensonde, zu diagnostizieren. Die Bedeutung dieser modernen gendiagnostischen Testverfahren liegt heutzutage vor allem in der Möglichkeit, Anlageträger von Erbdefekten zu identifizieren und sie, zumindest teilweise, von der weiteren Zuchtverwendung auszuschließen.
Damit sind wir direkt zu einer der wichtigsten Anwendungen gentechnischer Verfahren in der Tierzucht gelangt. Bevor uns jedoch die Möglichkeiten der Genomanalyse, der Gendiagnostik und des Gentransfers im Einzelnen beschäftigen, soll abgegrenzt werden, was Gentechnik in der Tierproduktion ist und insbesondere auch, was sie nicht ist.
Alle Reproduktionstechniken aus dem Bereich des Embryotransfers und der Embryomanipulation bis hin zum Embryoklonieren haben per se nichts mit Gentechnik zu tun. All diese Techniken sind ohne gentechnische Kenntnisse entwickelt und angewendet worden. Zusammenhänge zwischen Reproduktions- und Gentechniken bestehen nur insofern, als zur gentechnischen Erstellung transgener Tier via DNS- Mikroinjektion, die für die Gewinnung und Übertragung von Embryonen erforderlichen Verfahren benötigt werden. Die einzige Technik, bei der im Rahmen des Embryotransfers ein gentechnisches Verfahren, nämlich die Polymerase-Kettenreaktion (PCR Polymerase Chain Reaction), eingesetzt wird, der Geschlechtsdiagnose präimplantiver Embryonen.

***Genomanalyse bei landwirtschaftlichen Nutztieren***

Das Genom ist die Gesamtheit aller Erbanlagen eines Organismus und befindet sich, mit Ausnahme der mitochondralen DNS (Desoxyribonukleinsäure), in den Chromosomen des Zellkerns. Unter Genomanalyse versteht man die Untersuchung des Erbmaterials, wobei eine vollständige Genomanalyse nur dann erreicht ist, wenn das gesamte Erbmaterial vollständig sequenziert ist, wie dies für das menschliche Genom in Angriff genommen wurde. Bei landwirtschaftlichen Nutztieren wird sich die Genomanalyse mittelfristig noch darauf beschränken müssen, für die wichtigsten Nutztierarten anwendungsbezogen und grundlagenorientiert einzelne Erbmerkmale und Merkmalskomplexe zu analysieren. Ziel ist insbesondere, die Vorgänge der Vererbung und Genexpression besser verstehen zu lernen, um daraus eine Optimierung von Zuchtmassnahmen ableiten zu können.
Während beim Menschen und den wichtigsten Labortieren wie Maus oder Fruchtfliege bereits tausende von Genen kartiert, also hinsichtlich ihrer Lokalisation auf den Chromosomen entschlüsselt wurden, sind bei den wichtigsten landwirtschaftlichen Nutztieren derzeit nicht mehr als 300 Gene lokalisiert. Ohne jeden Zweifel ist die Genomanalyse ein Wissenschaftsbereich, in dem biologische Grundlagenforschung und Humangenetik bislang und auch in Zukunft eindeutig die Vorreiterrolle übernommen haben. Letztendlich könnte man ohne Übertreibung soweit gehen, die Genomanalyse des Menschen als Modell und Ausgangspunkt für entsprechende Untersuchungen bei Nutztieren zu betrachten.
Prinzipiell kann man die Genomanalyse in folgende drei Arbeitsgebiete aufteilen:

1. Kartierung von Genen
2. Analyse von Kopplungsbeziehungen
3. Charakterisierung von Einzelgenen

Die Genkartierung ist der Versuch, für möglichst viele Gene die Stelle ihrer Lokalisation in den Chromosomen zu bestimmen und in eine lineare Beziehung zueinander zu bringen, so dass letztendlich ein zunehmend feineres, molekulares Orientierungsraster im Genom erarbeitet wird. Im Rahmen der Genkartierung werden verschiedene Methoden wie zum Beispiel die Verwendung somatischer Zellhybriden, die in situ Hybridisierung, die Chromosomen-Mikrodissektion und die Analyse sogenannter "quantitative trait loci" (QTL) eingesetzt.

Somatische Zellhybriden werden durch Zellfusion von Zellen verschiedener Spezies *in vitro* hergestellt. Bei diesen interspezifischen Zellhybriden bleibt unter spezifischen Bedingungen ein Ausgangsgenom stabil, während von dem zweiten Genom sehr viele Chromosomen und Chromosomenstücke verloren gehen. Entscheidend ist nun, dass in den verschiedenen interspezifischen Hybridzellen vom zweiten Genom jeweils andere Chromosomenstücke erhalten bleiben, so dass sich die Hybridzellen bezüglich der Ausstattung mit Chromosomen der Kartierungsspezies deutlich voneinander unterscheiden. Diese Hybridzellklonlinien, die z. B. das gesamte Mäusegenom und einzelne Chromosomenfragmente des Schweinegenoms enthalten, werden dann mit biochemischen und molekulargenetischen Methoden analysiert, um zu bestimmen, welche spezifischen chromosomalen Fragmente des Schweines in den einzelnen Hybridzellklonlinien vorhanden sind. Zur Kartierung eines bestimmten Gens muss nun in einem nächsten Arbeitsschritt festgestellt werden, in welchen Hybridzelllinien diese genetische Information enthalten ist. Durch die Zuordnung zu einzelnen Zellklonen kann dann auf die chromosomale Lokalisation des Gens im Schweinegenom geschlossen werden.

Ein sehr effizientes Verfahren zur Genkartierung stellt die sogenannte in situ Hybridisierung dar. Wenn man eine Sonde, d.h. ein mehr oder weniger kleines DNS-Fragment des zu kartierenden Genes oder aus seiner unmittelbaren Nachbarschaft isoliert hat, kann diese Genprobe entweder mit radioaktiven Isotopen oder mit geeignetem nicht radioaktivem Material, z.B. Fluoreszenzfarbstoffen, markiert werden. Der zweite Arbeitsschritt ist die Herstellung von Chromosomenpräparaten, in denen die einzelnen Chromosomen auf einem Objektträger fixiert sind. Unter bestimmten Reaktionsbedingungen kann nun mit Hilfe der markierten Genprobe der Genort für das gesuchte Gen auf den Chromosomen sichtbar gemacht werden, indem die Genprobe mit dem entsprechenden komplementären DNS- Abschnitt auf den Chromosomen hybridisiert.

Zur Gewinnung von anonymen Genproben aus ganz bestimmten Chromosomen-abschnitten wird die sogenannte Chromosomen-Mikrodissektion eingesetzt. Mit Hilfe von Mikromanipulatoren und sehr feinen Glasspitzen wird von einem Chromosom aus einer bestimmten Stelle ein schmales Stück Chromatin herausgeschoben und isoliert. Dieses gewonnene DNS- Fragment wird dann im Rahmen der Mikro-Klonierung charakterisiert und analysiert.

Um sich in einem Genom orientieren zu können, benötigt man ein Netz von Markern, die möglichst gleichmäßig über den gesamten Chromosomensatz verteilt sein sollten. Als Abstand zwischen zwei Markern wird angestrebt, eine Entfernung von ca. 20 Zenti-Morgan nicht zu überschreiten. Ein Zenti-Morgan entspricht etwa 1 Million Basenpaaren. Bei einer Gesamtlänge des durchschnittlichen Säugergenoms von 3000 Zenti-Morgan würde demnach eine Genkarte mit wenigsten 150 gleichmäßig über das Genom verteilten Genmarkern diesen Anforderungen genügen. Mit Hilfe der Mikrodissektion kann man sich diese Marker relativ gezielt erarbeiten.
Die über das Genom verteilten Marker werden dann im Rahmen von genetischen Kopplungsanalysen genutzt, um tierzüchterisch wichtige Erbmerkmale, deren Genstruktur bis jetzt unbekannt ist, zu lokalisieren. Die entsprechenden Methoden sind RFLP (Restriktions-Fragment-Längen-Polymorphismus)- und VNTR (Variable Numbered Tandem Repeats) - Analysen. Bei RFLP-Analysen werden Tierfamilien, in denen das gesuchte Erbmerkmal auftritt, untersucht. Nach Extraktion der DNS wird diese mit verschiedenen Restriktionsenzymen geschnitten, die Fragmente elektrophoretisch aufgetrennt und anschliessend mit markierten Gensonden das individualtypische Spaltmuster sichtbar gemacht. Wenn der verwendete DNS- Marker in enger Nachbarschaft zum fraglichen Gen kodiert, wird in den entsprechenden Tierfamilien das fragliche Erbmerkmal gemeinsam mit dem DNS- Marker gekoppelt vererbt und kann dadurch zugeordnet werden.
Bei der VNTR-Analyse nutzt man die Tatsache, dass im Genom bestimmte Sequenz-Wiederholungen auftreten. Die Zahl der Kopien solcher wiederholten Sequenzen variiert zwischen den Tieren. Diese sogenannten hypervariablen Regionen werden als Minisatelliten (Jeffrey et al., 1985) oder Mikrosatelliten (Tautz, 1989) bezeichnet. Es handelt sich dabei um hochpolymorphe DNS- Abschnitte, die man bei allen Nutztieren findet und die sich hervorragend als Marker für Kopplungsstudien verwenden lassen (Georges et al. 1990; Fries et al. 1990).
Die mit Hilfe dieser Satelliten-DNS darstellbaren individualtypischen DNS- Muster werden als DNS- Fingerprints oder "genetische Fingerabdrücke" bezeichnet. Sie können grundsätzlich zur Identitäts- und Abstammungssicherung herangezogen werden. Diese beiden Bereiche sind für die praktische Tierzucht von großer Wichtigkeit.
Die bislang verwendeten serologischen Methoden erfüllen die an sie gestellten Ansprüche nicht mehr und werden deshalb sicherlich in nächster Zukunft durch entsprechende molekulargenetische Verfahren abgelöst.

***Tierzüchterisch wichtige Einzelgene***

Die bedeutendste Anwendungsmöglichkeit der Genomanalyse ist die Gendiagnose. Mit Hilfe von Gendiagnose-Verfahren können einzelne Genvarianten unterschieden werden. Dadurch ist es beispielsweise möglich, die verschiedenen Varianten der Kaseingene zu bestimmen und zwar nicht nur bei weiblichen Tieren, sondern auch bei den für die Zucht eingesetzten Vatertieren. Dadurch wird eine gezielte Selektion auf gewünschte Genvarianten, die zum Beispiel Auswirkung auf die Qualität der tierischen Produkte oder ihre Verarbeitungseigenschaften zu Lebensmitteln haben, ermöglicht.

Von größter Bedeutung ist aber derzeit die Gendiagnose im Bereich der Erkennung und Merzung von Erbfehlermerkmalen.
Grundsätzlich können direkte oder indirekte Gendiagnose-Tests benutzt werden. Bei indirekten Gendiagnose-Verfahren sind das gesuchte Gen und seine Varianten molekulargenetisch noch nicht analysiert. Die Diagnose muss in diesen Fällen über einen polymorphen DNS- Kopplungsmarker laufen. Das hat zur Folge, dass immer nur eine Aussage mit einer gewissen Wahrscheinlichkeit getroffen werden kann. Bei direkten Gentests dagegen können das Gen und sein Defektmutante mit 100 %iger Sicherheit voneinander unterschieden werden. Mit dem Gendiagnose-Test ist eine Analyse auf DNS- Ebene möglich, ohne dass ein Genprodukt vorhanden sein muss.
Die Vorteile der Gendiagnose sind (Förster, 1992):

1. Unabhängigkeit von der Merkmalsausprägung:
   Aus der Feststellung der spezifischen Genkonstitution kann bereits vor dem eigentlichen Auftreten der Erbkrankheit sicher auf ihr Eintreten geschlossen werden.
2. Heterozygote Genotypen können erkannt werden:
   Besonders bei rezessiven Erbfehlern können die klinisch gesunden Anlageträger zuverlässig erkannt werden und bei Bedarf leicht von der Zucht ausgeschlossen werden.
3. Hohe Testsicherheit:
   Weil das Erbmaterial selbst die Testgrundlage darstellt, erreicht die Testgenauigkeit beim direkten Gendiagnosetest-Verfahren 100 %.
4. Diagnosemöglichkeit vor jeder Zuchtnutzung möglich:
   Gendiagnosen können in jedem Alter, also auch vor der ersten Zuchtnutzung durchgeführt werden, so dass das Erbfehlergen nicht einmal über Testkreuzungen weiter verbreitet wird.
5. Gendiagnoseergebnisse sind Eigenleistungsergebnisse:
   Gendiagnosen erfolgen am Erbmaterial des jeweiligen Testtieres selbst.

Fleischbetonte Schweine sind zu einem hohen Prozentsatz stressanfällig und weisen häufig mindere Fleischqualität (PSE-Fleisch) auf. Der bislang eingesetzte Halothantest erlaubt keine Differenzierung zwischen hetero- und homozygot stressresistenten Tieren, führt in etwa 5 % der positiven Tiere zu falsch negativen Ergebnissen und ist belastend für Mensch und Tier.
Kürzlich wurde berichtet, dass das Gen für den Ryanodin-Rezeptor (RYR) ein Kandidat für die Disposition für maligne Hyperthermie (MH) ist (Mac Lennan et al. 1990, Mc Carthy et al., 1990). Fujii et al., (1991) haben daraufhin eine Mutation im ryr1-Gen als vermutliche Ursache für das MH-Syndrom identifiziert. Durch Nachweis dieser Mutation bei verschiedenen Schweinerassen wurde diese Hypothese bestätigt (Otsu et al., 1991). Mit PCR-DNS- Amplifikaten haben wir aus einer genomischen DNS (EMBL3A)-Bibliothek rekombinante Phagen isoliert, die genomische Struktur des ryr-Gens analysiert und einen Test (Abb. 22) für den Nachweis des MH-Genotyps etabliert (Brenig und Brem, 1992 a,b).

## Durchführung des MHS-Tests mittels PCR und Restriktionsspaltung der Amplifikate

⇨ Gewebeverdau mit Proteinase K

⇨ PCR

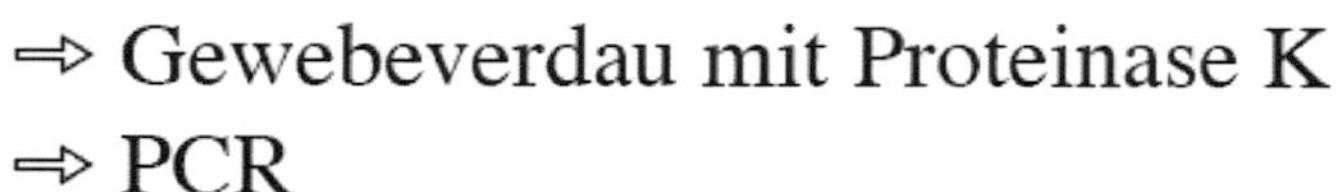

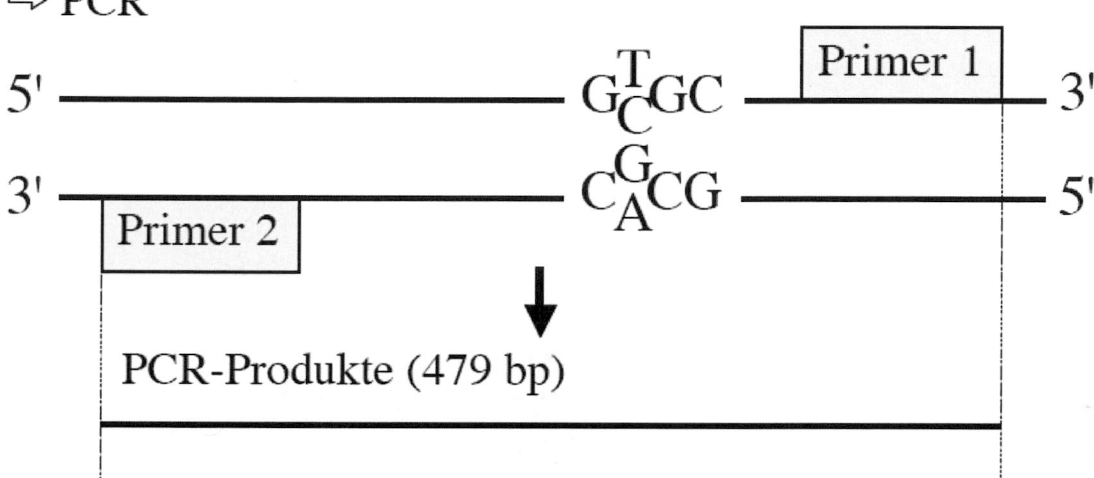


⇨ Restriktionsspaltung der PCR-Produkte

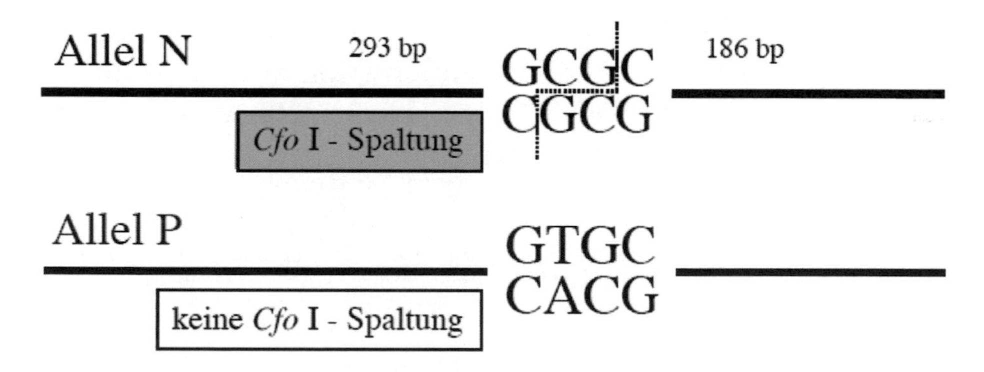


⇨ Auftrennung in der Gelelektrophorese

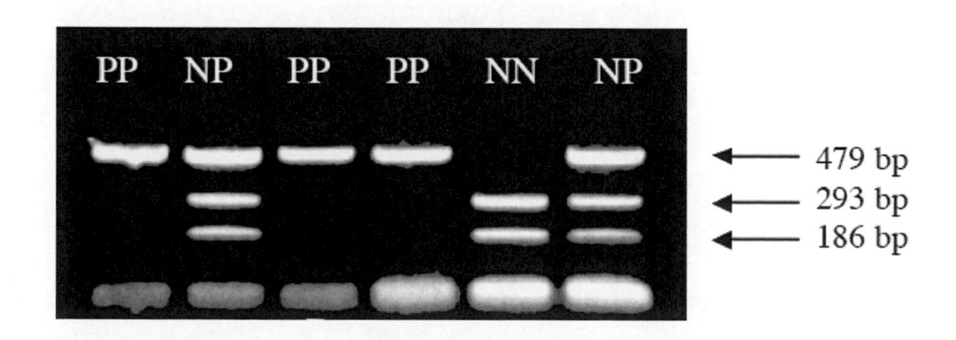


Abb. 22: Gentest für Ryanodin-Rezeptor Varianten (Brenig und Brem, 1992 a,b).

Durch eigene PCR-Analysen an Gewebeproben von Schweinen der Deutschen Landrasse konnten wir zeigen, dass die gendiagnostische MHS (Malignes Hyperthermie Syndrom)-Analyse ein einfaches, sicheres und zuverlässiges Verfahren zur Genotypisierung auf Stressresistenz darstellt. Mit Hilfe dieses neuen Tests ist es sehr viel sicherer und effizienter möglich, homozygot stressresistente Mastendprodukte mit ausreichender Mast- und Schlachtleistung sowie besserer Fleischqualität zu erzeugen. Wegen der Verringerung der stressbedingten Tierverluste und der nicht belastenden Untersuchung ist der MHS-Test ein Beitrag zum aktiven Tierschutz und wegen der Vermeidung der Halothangas-Freisetzung (FCKW) auch ein Beitrag zum Umweltschutz (Brem und Brenig, 1992).
Ein Beispiel für einen indirekten Gendiagnosetest ist der für den beim Brown-Swiss bedeutenden Erbfehler Weaver (BPDME = Bovine progressive degenerative Myeloencephalopathie) entwickelte DNS- Kopplungsmarker. Die drei Genotypen des rezessiven Erbfehlers BLAD (Boviner Leukozyten Adhäsions Defekt) können direkt mit 100 % iger Sicherheit nachgewiesen werden.
Die Gendiagnose erlaubt, den Genotyp jederzeit sicher zu erkennen, so dass bei Selektionsentscheidungen diese Information berücksichtigt werden kann und damit eine Senkung der Frequenz dieser definierten Erbfehlergene erreicht werden kann. Durch die Verhinderung der Ausbreitung von Erbkrankheiten bzw. deren Reduzierung und Merzung leistet die Gendiagnose einen aktiven Beitrag zur Tiergesundheit und damit zum Tierschutz. Darüber hinaus ist die Gendiagnose auch ein wertvolles Hilfsmittel zur genetischen Vielfalt bzw. Rassevielfalt, da nur die mit einem Gendefekt belasteten Nachkommen aus entsprechenden Zuchtlinien entfernt und nicht die ganze Linie aus der Zucht genommen werden muss. Insbesondere bei kleinen Rassen oder Populationen ist dies möglicherweise von entscheidender Bedeutung für den Erhalt der genetischen Vielfalt.

***Gentransfer - aktive Veränderung von Genomen***

Die Möglichkeit, fremde Gene in das Genom eines Tieres via Gentransfer einzuschleusen und erfolgreich zu exprimieren, hat der genetischen Manipulation von Tieren eine völlig neue Dimension eröffnet. Entwickelt und am intensivsten genutzt wurde und wird die Technik des Gentransfers zweifelsohne bei der Maus. Der Gentransfer ist das ideale Verfahren zum Studium der Genexpression während der Entwicklung und im adulten Tier, er ermöglicht die Etablierung von Tiermodellen für onkogene und andere menschliche Erkrankungen, zur Untersuchung von Mutationen und als genetische Marker.
Von der Entwicklung des Gentransfers bei der Maus bis zu ersten Versuchen bei landwirtschaftlichen Nutztieren vergingen nur wenige Jahre, da sehr schnell klar wurde, dass diese Technik auch bei landwirtschaftlichen Nutztieren völlig neue Zuchtstrategien und Anwendungsperspektiven ermöglicht. Dass wir trotzdem nach fast zehn Jahren der Bearbeitung des Gentransfers beim landwirtschaftlichen Nutztier nur in einigen wenigen Bereichen konkrete Anwendungsbeispiele zur Verfügung haben, liegt sicherlich, neben anderen Faktoren, auch an dem grundsätzlichen Problem beim

Arbeiten mit diesen Tierspezies. Im Vergleich zur Maus haben landwirtschaftliche Nutztiere Generationsintervalle, die in Jahren und nicht in Wochen gerechnet werden und dadurch ist der erforderliche Zeitraum vom Start eines Projektes bis zur potentiellen Nutzung der transgenen Tiere sehr lang (Brem, 1989).
Dieses grundsätzliche Problem der langen Zeitabläufe in der Tierzucht kann natürlich auch der Gentransfer nicht lösen, sondern er unterliegt in diesem Zusammenhang den gleichen Rahmenbedingungen wie konventionelle Selektionsprogramme. Andererseits ist gerade wegen der langen Generationsintervalle die Chance, durch Gentransfer in einer bzw. wenigen Generationen eine Veränderung zu erzielen, die mit konventionellen Zuchtverfahren viele Generationen und damit Jahrzehnte in Anspruch nehmen würde, ebenfalls reizvoll.
Von den grundsätzlichen technischen Möglichkeiten des Gentransfers wird bei landwirtschaftlichen Nutztieren bislang ausschließlich die DNS- Mikroinjektion erfolgreich genutzt. Retrovirale Vektoren sind zwar grundsätzlich auch bei diesen Spezies einsetzbar, werden aber, wegen des wenn auch geringen Rekombinationsrisikos, nur zögerlich eingesetzt und untersucht. Ein ideales Verfahren, nämlich die Verwendung von Spermien als DNS- Carrier für fremde Genkonstrukte, kann hinsichtlich seiner Nutzbarkeit noch nicht mit hinreichender Sicherheit beurteilt werden. Die zweifelsohne aufregendste Entwicklung stellt aber derzeit die Etablierung embryonaler Stammzellen beim Nutztier und deren Verwendung für Klonierungsprogramme dar (Sims und First, 1993). Wenn es gelingt, diese Technik zu optimieren, wird der Gentransfer beim landwirtschaftlichen Nutztier entscheidende Impulse erhalten, da dann neben dem additiven Gentransfer auch die homologe Rekombination möglich ist und darüber hinaus die Problematik der unzureichenden Effizienz und Entstehung von Mosaiken vermieden werden kann.
Hinsichtlich der Anwendungsmöglichkeiten des Gentransfers beim Nutztier kann man zwischen drei Gruppen unterscheiden. Die naheliegendste Anwendung des Gentransfers konzentriert sich auf die Optimierung der Produktionsleistungen unserer landwirtschaftlichen Nutztiere. Der Grund dafür ist nicht ausschließlich in der Erhöhung der Effizienz aus wirtschaftlichen Gründen zu sehen. Vielmehr führt der exponentielle Zuwachs der menschlichen Weltbevölkerung zu einem sich immer mehr verschärfenden Bedarf an Nahrungsmitteln. Sicherlich wird, gerade in der Zukunft, der Anteil der Pflanzenproduktion an der menschlichen Ernährung größeren Anteil haben müssen. Die anhaltende Reduzierung der für die landwirtschaftliche Nutzung verfügbaren Flächen erzwingt geradezu den Versuch, die Produktivität durch den Gentransfer bei Pflanzen zu steigern.
Aber auch die tierische Produktion wird spätestens im 21. Jahrhundert mit einem dramatischen Anstieg der Anforderungen an Quantität und Qualität konfrontiert werden. Dem ist nur durch intensive züchterische Bestrebungen zu begegnen, da die Effekte der Haltungs- und Fütterungsoptimierung möglicherweise bald ein Plateau erreichen. Dem Gentransfer als Verfahren, mit dem eine aktive Veränderung von Genotypen möglich ist, kommt eine große Bedeutung zu. Naheliegenderweise können alle Bereiche der tierischen Erzeugung von der Produktion über die Reproduktion,

Gesundheit, Qualität und Verarbeitungseignung tierischer Produkte durch Gentransfer verändert werden. Auch wenn die bislang durchgeführten Experimente in diesen Bereichen noch zu keinen übermäßigen Hoffnungen Anlaß geben, steht doch in Aussicht, dass durch die zunehmenden Kenntnisse über Genomstruktur, Genexpression und die genetischen Wechselwirkungen neue Strategien zur Optimierung der Effizienz und Qualität der tierischen Produktion entwickelt und angewendet werden können.
Der Gentransfer erschließt jedoch auch völlig neue Bereiche der Nutzung großer Säugetiere für den Menschen. So können im Rahmen von Gene Farming Projekten bei landwirtschaftlichen Nutztieren Proteine gewonnen werden, deren Herstellung bislang nicht, nur unzureichend oder nicht in der entsprechenden Qualität möglich war. Diese Proteine können als Arzneimittel, Rohstoffe für industrielle Weiterverarbeitung, Enzyme oder direkt als Nahrungsmittel zum Einsatz kommen.
Darüber hinaus werden für bestimmte menschliche Erkrankungen auch Tiermodelle bei landwirtschaftlichen Nutztieren neue Chancen für die Erforschung der Ursachen dieser Krankheiten und die Entwicklung von Therapiekonzepten ermöglichen. Dies wird zweifelsohne nur für solche Erkrankungen in Anspruch genommen werden, in denen transgene Tiermodelle bei kleinen Säugern nicht geeignet sind (z.B. bestimmte Herz-Kreislauf- oder Stoffwechsel-Erkrankungen, Transplantationsmedizin).
Ein weiterer und bei erfolgreicher Lösung der anstehenden Probleme medizinisch extrem wichtiger Bereich ist die genetische Veränderung von Tierorganen in der Weise, dass sie im Rahmen von Organtransplantationen auf den Menschen (Xeno-transplantation) transferiert werden können, ohne vom Empfängerorganismus sofort abgestoßen zu werden Diese beinahe unerschöpfliche Quelle an Organen würde zweifelsohne die Medizin der Zukunft entscheidend beeinflussen können. Die bislang bereits mit der Transplantationschirurgie erzielten Erfolge könnten geradezu potenziert werden, insbesondere wenn man mitberücksichtigt, dass bei Verwendung geeigneter transgener Nutztierorgane möglicherweise sogar die toxische Dauer-Immunsuppression entfallen könnte, die derzeit noch bei allen Patienten nach Transplantation humaner Organe vorgenommen werden muß.
Ein weiterer wichtiger Bereich, der somatische Gentransfer, wird auch beim landwirtschaftlichen Nutztier einige Bedeutung erlangen. Insbesondere seit durch die Anwendung neuer Verfahren des Gentransfers in somatische Zellen, wie z.B. das Mikro-Bombardment oder die Jet-DNS- Injektion von Zellverbänden mit DNS-Partikeln ein effizienter und schneller Weg des somatischen Gentransfers aufzeigt wurde, besteht auch die Möglichkeit, Tiere direkt genetisch zu immunisieren (Tang et al., 1992) oder im Rahmen der Immunmodulation entsprechende positive Veränderungen im tierischen Organismus zu erzielen.

### *Geninjektion bei Nutztieren*

Die direkte Mikroinjektion klonierter DNS in Vorkerne von Zygoten ist, wie schon erwähnt, nach wie vor das einzige erfolgreich genutzte Verfahren zur Erstellung transgener Nutztiere. Dieses Verfahren des Gentransfers wird im Prinzip in gleicher Weise wie bei Mäusen (Abb. 23) durchgeführt. Einige Besonderheiten bei den landwirtschaftlichen Nutztieren, die aus der unterschiedlichen embryonalen Morphologie und Entwicklung resultieren, müssen jedoch berücksichtigt werden. Insgesamt bleibt auch festzustellen, dass die Effizienz der Erstellung transgener Nutztiere mitunter deutlich geringer ist als das vergleichbare Vorgehen bei der Maus. Die Gründe dafür liegen zum einen in der schwierigeren Durchführung aufgrund ungünstigerer Verhältnisse bei der Gewinnung, Mikroinjektion und dem Transfer der Zygoten und zum anderen in den geringeren Kenntnissen über die embryologischen und reproduktionstechnischen Grundlagen.

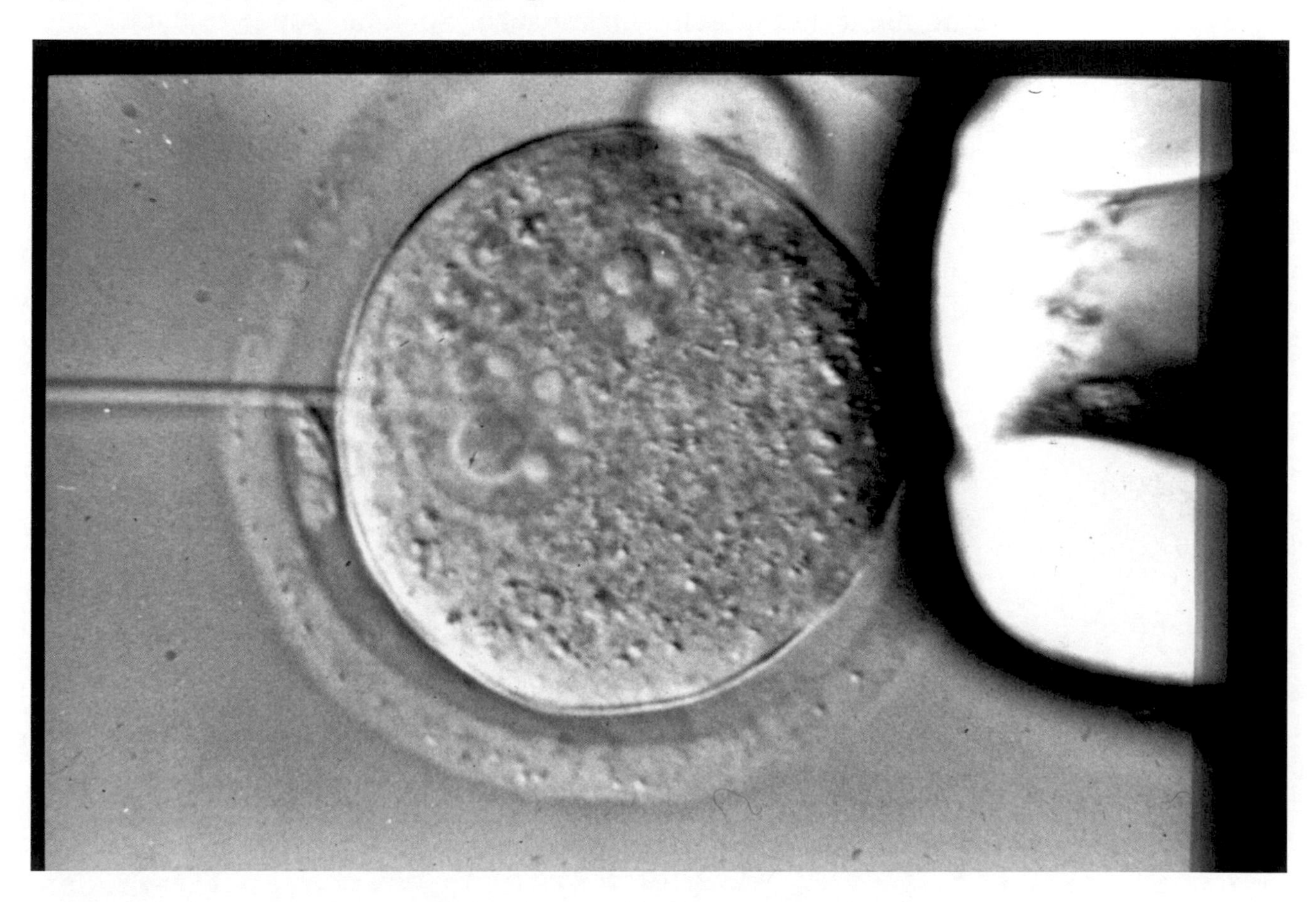

Abb. 23: DNS-Mikroinjektion in den Vorkern einer Mäusezygote

Trotzdem ist mittlerweile nach den ersten Berichten über die erfolgreiche Erstellung transgener Kaninchen, Schweine und Schafe (Hammer et al., 1985; Brem et al., 1985) der Gentransfer bei den wichtigsten landwirtschaftlichen Nutztieren zwar noch nicht zur züchterischen Routine aber doch zu einem zuverlässig und mit sicherer Erfolgsrate einsetzbarem Verfahren, das weltweit in etwa 10 Labors genutzt wird, geworden. Das Ziel der Erstellung transgener Tiere ist es, zu erreichen, dass alle somatischen Zellen und insbesondere die Keimbahnzellen das fremde Genkonstrukt enthalten. Deshalb ist es eine unabdingbare Voraussetzung, dass der Transfer des Genkonstruktes so früh wie möglich in der Entwicklung eines Tieres erfolgt. Das bedeutet, dass in aller Regel der Gentransfer bei befruchteten Eizellen oder spätestens im Zweizellstadium durchgeführt wird. Dies ist natürlich nur möglich, wenn geeignete Techniken für die Isolierung,

Manipulation und Kultur frühembryonaler Stadien bei der jeweiligen Spezies zur Verfügung stehen.
Das landwirtschaftliche Nutztier, bei dem am meisten Gentransferexperimente durchgeführt worden sind, ist das Schwein (Abb. 24). Der Grund dafür liegt zum einen in der großen wirtschaftlichen Bedeutung der Schweineproduktion in sehr vielen Ländern und zum anderen in den relativ günstigen reproduktionsbiologischen Daten bei dieser Spezies. Schweine reagieren sehr gut auf Superovulationsbehandlung und liefern im Durchschnitt mehr als 20 injizierbare Embryonen pro Spender. Die Embryogewinnung kann nicht nur durch chirurgische Spülung sondern auch nach Schlachtung der Spender erfolgen. Dadurch können auch Spendertiere aus kommerziellen Mastanlagen verwendet werden, so dass die Bereitstellung einer ausreichend großen Zahl an Spendern und damit Embryonen möglich ist. Allerdings muss bereits an dieser Stelle darauf hingewiesen werden, dass sowohl Anzahl als auch Qualität der Embryonen, die von präpuberalen Jungsauen gewonnen werden, hinter den entsprechenden Ergebnissen bei der Verwendung älterer Tiere bzw. Altsauen zurückbleiben. Die einfachere Bereitstellung einer großen Anzahl Embryonen gleicht diesen Nachteil jedoch weitgehend aus.

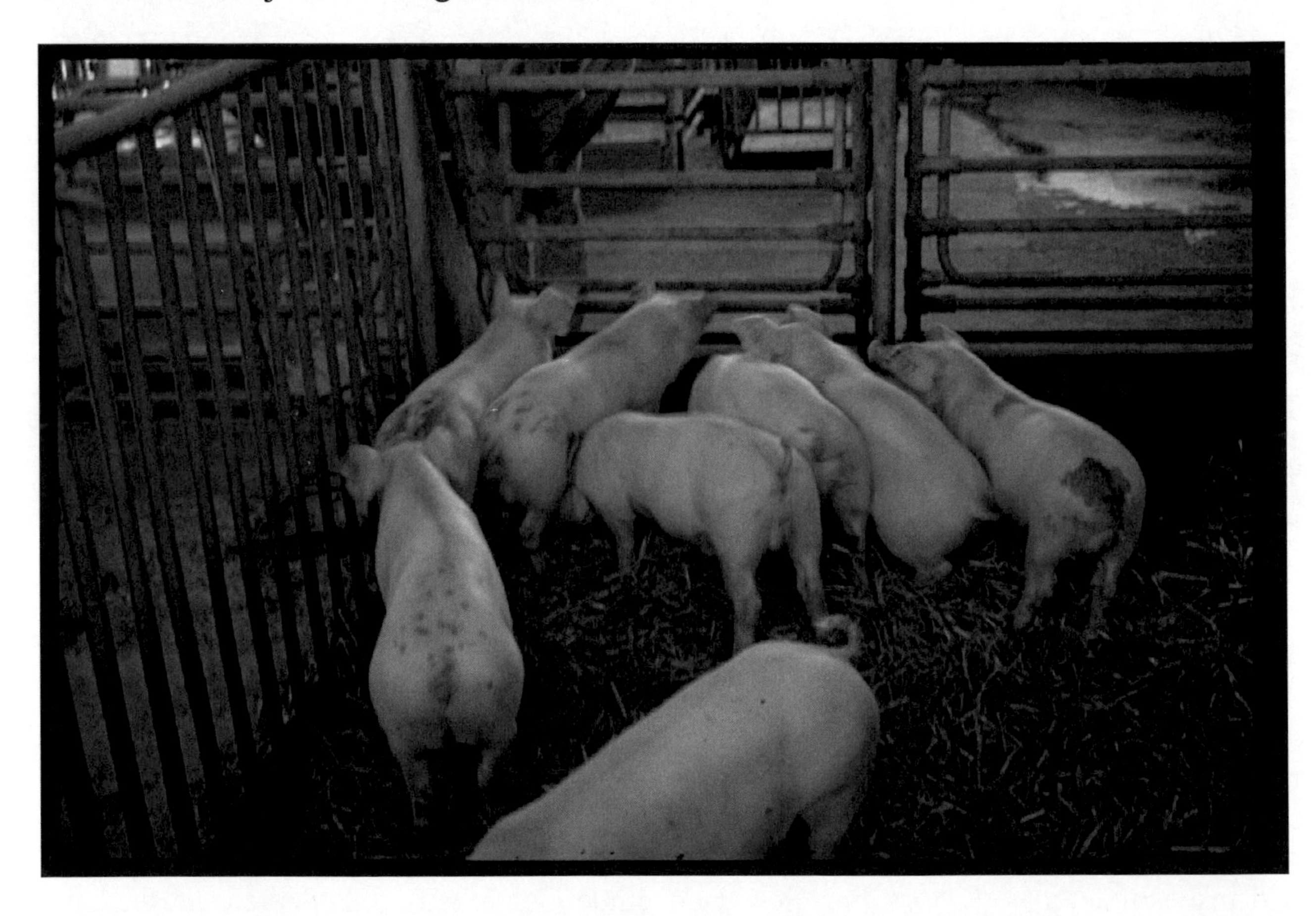

Abb. 24: Gruppe Mx transgener Schweine (ohne auffälligen Phänotyp)

Etwas anders liegt die Situation auf der Empfängerseite. Hier haben multipare Altsauen ganz erhebliche Vorteile im Hinblick auf die Trächtigkeits- und Embryoüberlebensrate.

Die Verwendung von Altsauen bedingt jedoch, dass diese Tiere zur Synchronisation entsprechende Präparate erhalten. Da diese Medikamente in Westdeutschland nicht zugelassen waren, muss auch auf der Empfängerseite auf präpuberale Jungsauen zurückgegriffen werden.
Der große Vorteil bei der Verwendung präpuberaler Jungsauen ist, dass diese Tiere aufgrund fehlender eigener zyklischer Ovaraktivität ohne jegliche Vorbehandlung in das Programm aufgenommen werden können. Spendertiere werden mit PMSG (Pregnant Mare Serum Gonadotropin) stimuliert. 72 Stunden später erhalten die Tiere zur Ovulationseinleitung HCG (Human Chorionic Gonadotropin) und werden 24 Stunden und 36 Stunden danach besamt. 24 bis 27 Stunden nach der zweiten Besamung, also insgesamt 132 bis 135 Stunden nach Beginn des Programms werden die Eileiter der Spendertiere gespült. Die Empfängertiere werden zwölf Stunden später als die Empfängertiere vorbereitet. Zur Anregung der Ovartätigkeit erhalten sie eine reduzierte Dosis PMSG. Die Ovulationsauslösung mit 750 IU HCG erfolgt zwöf Stunden nach der Ovulationsauslösung der Spendertiere. Zwölf bis vierundzwanzig Stunden nach der HCG-Gabe erfolgt die Brunstbeobachtung und der Embryotransfer wird 51 bis 55 Stunden nach der HCG-Gabe durchgeführt.

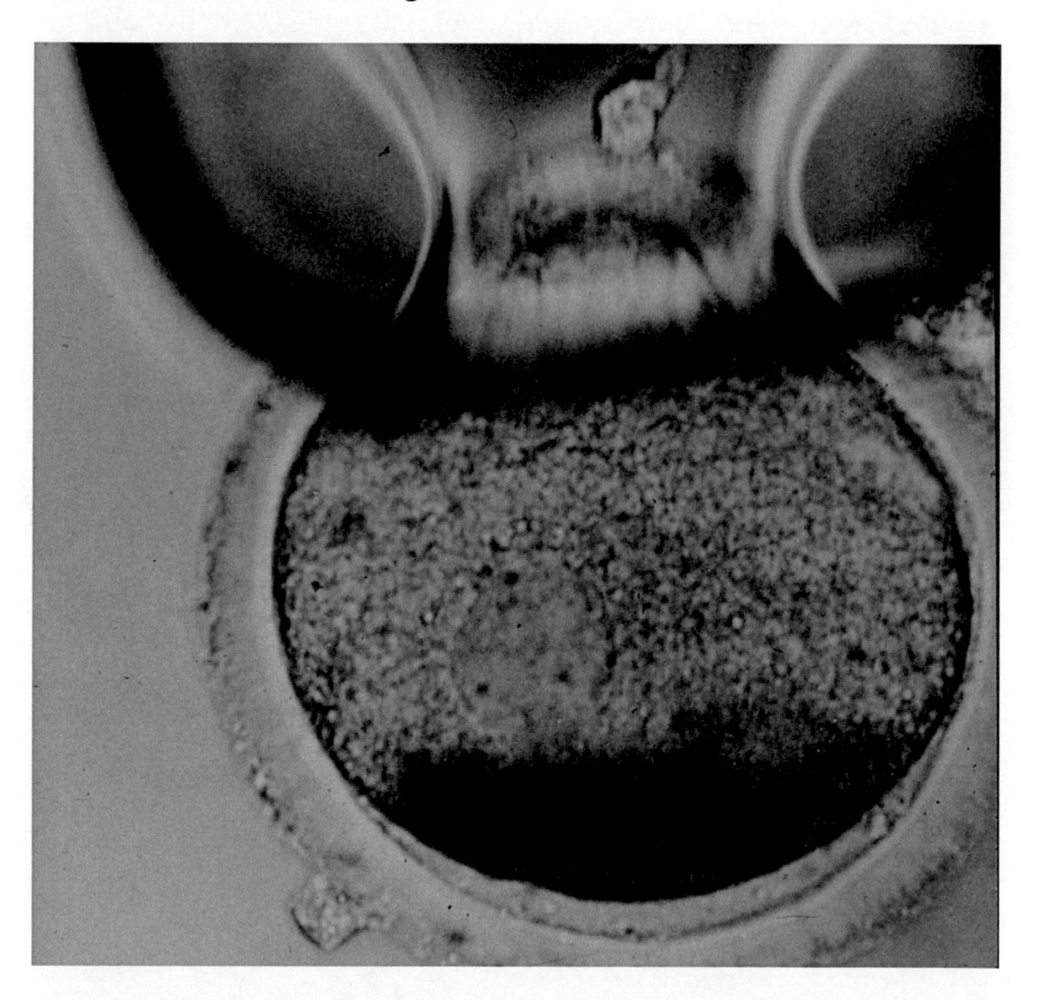

Abb. 25: Schweinezygote nach der Zentriguation, fixiert an einer Haltepipette
Lipidhaltige Granula am unteren Rand, Vorkern in der Mitte sichtbar

Das Zytoplasma von Schweineeizellen ist durch den hohen Gehalt an lipidhaltiger Granula sehr dunkel, so dass die Vorkerne nicht mikroskopisch dargestellt werden können. Durch die Zentrifugation der Eizellen (z.B. 15.000 g, 3 Minuten) wandert diese Granula an einen Pol der Eizellen (Abb. 25), während die Vorkerne an ihrer ursprünglichen Lokalisation verbleiben und sichtbar werden (Wall et al., 1985). Diese Zentrifugation ist eine Grundvoraussetzung für die Mikroinjektion von Schweine-embryonen. Trotz der Zentrifugationsbehandlung ist die Mikroinjektion in Vorkerne von Schweinezygoten deutlich schwieriger als z.B. bei Maus oder Kaninchen und erfordert einige Erfahrung und Geschick. Nach der Mikroinjektion werden die Eizellen ein bis drei Stunden bis zum Transfer *in vitro* kultiviert. Embryonen die morphologisch nicht mehr intakt sind, werden vor dem Transfer aussortiert. Die injizierten Embryonen können beim Schwein in einen Eileiter abgesetzt abgesetzt werden, da sich die Embryonen nach Ankunft im Uterus durch Wanderung (Spacing) gleichmässig auf beide Uterushörner verteilen. Unter geeigneten Kulturbedingungen ist es mittlerweile möglich, Schweinezygoten auch *in vitro* für mehrere Tage zu kultivieren, bis sie ein Stadium erreicht haben, das direkt in den Uterus transferiert werden kann. Dieses Verfahren ist aber erst dann von Vorteil, wenn es tatsächlich gelingt, unblutige Transferverfahren auch beim Schwein zu etablieren. Erste Berichte von Polge und Day (1968) und Sims und First (1987) zeigten, dass es möglich ist, durch unblutigen transzervikalen Transfer beim Schwein (Abb. 26) Embryonen zu übertragen.

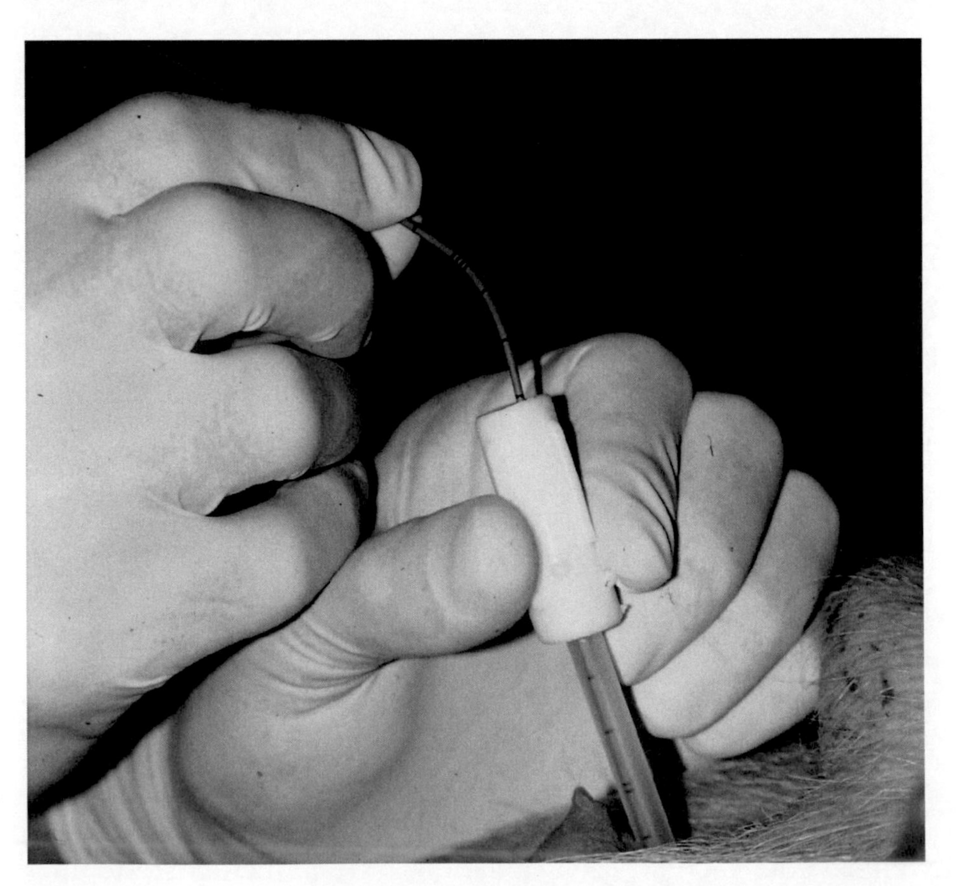

Abb. 26: Unblutiger Embryotransfer beim Schwein

In eigenen Versuchen zur unblutigen Embryonenübertragung beim Schwein (Abb. 26 und 27) haben wir bei 72 Transfers 7 Trächtigkeiten erzielt und die Geburt lebender Ferkel erreicht (Reichenbach et al., 1993). Durch Modifikation des Transferverfahrens waren in weiterführenden Versuchen Trächtigkeitsraten von 50% erreichbar (Mödl, Reichenbach und Brem, 1993 unpublizierte Ergebnisse). Allerdings war die Weiterentwicklungsrate der Embryonen geringer als nach chirurgischem Transfer. Bevor diese Verfahren im Rahmen von Gentransferprojekten Einsatz finden können, ist es unabdingbar, dass die Technik soweit verbessert wird, dass eine in etwa vergleichbare Trächtigkeits- und Weiter-entwicklungsrate wie bei chirurgischem Eileiter- oder Uterustransfer erreicht werden kann.

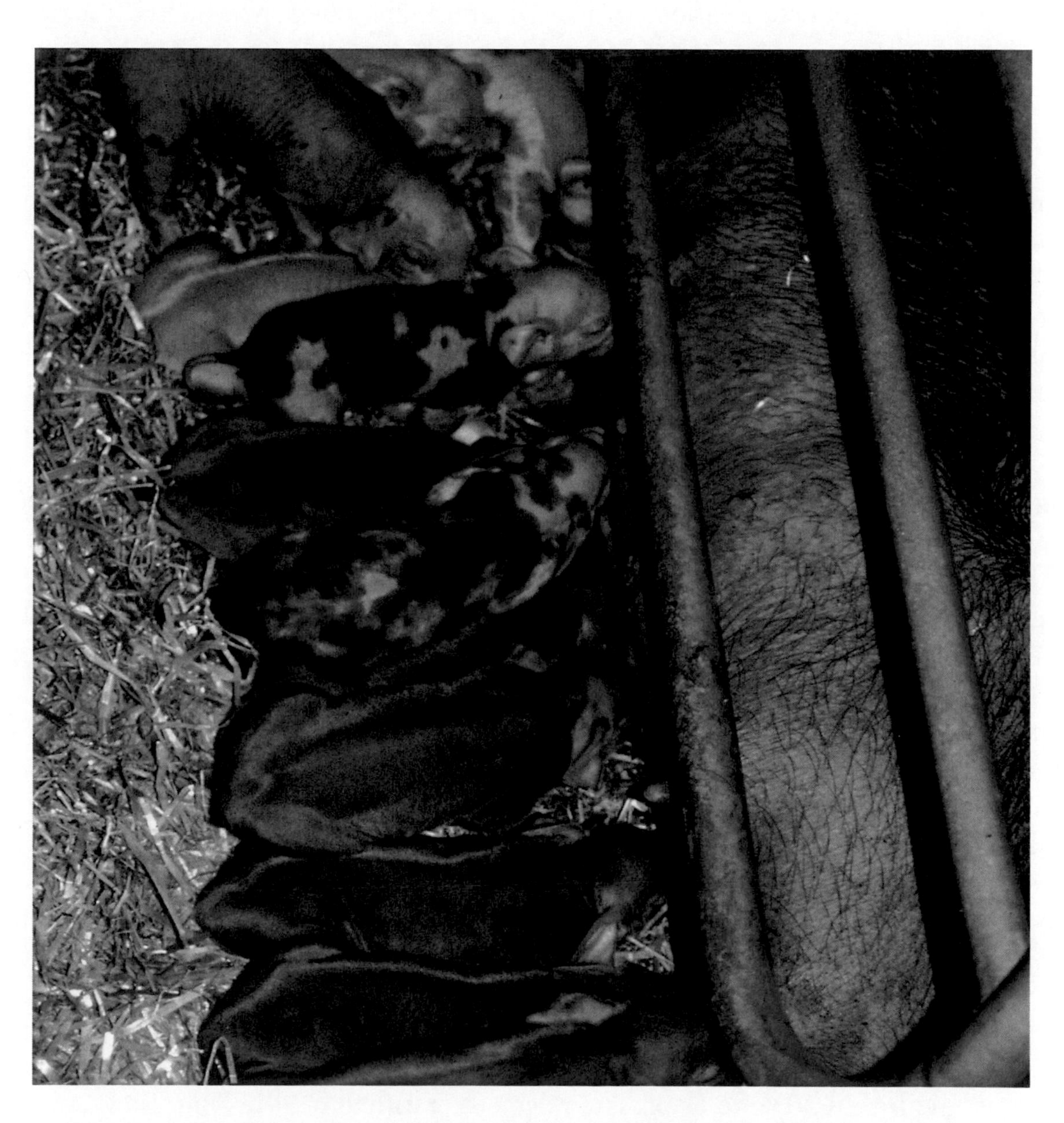

Abb. 27: Piétrain-Ferkel, geboren nach unblutig transferierten Embryonen auf ein gravide Empfängersau

## *Transgene Nutztiere - Versuche zur Wachstumsbeeinflussung*

Bei der transgenen Veränderung der Wachstumsleistung ist zu bedenken, dass Wachstum ein sehr komplexer Vorgang ist, der in Abhängigkeit von der genetischen Determination durch das Zusammenspiel von Hormonen und auto-/parakrinen Faktoren sowie von Ernährungsbedingungen und Umweltfaktoren beeinflußt wird (Wolf, 1990). Im Hypothalamus werden, unter anderem in Abhängigkeit von Serumkonzentrationen des GH- und IGF1 Hormons, das stimulierende Somatoliberin (Growth Hormone Releasing Hormon) und das inhibierende Somatostatin (Somatotropin releasing inhibiting factor Hormon) gebildet. GHRH ist ein Polypeptid aus 43 bzw. 44 Aminosäuren mit unterschiedlich großer Homologie zwischen den Spezies (3 verschiedene Aminosäuren zwischen Menschen und Schwein, 14 zwischen Mensch und Ratte). Das Wachstumshormon wird in den acidophilen Zellen des Hypophysenvorderlappens synthetisiert, besteht aus 190 bzw. 191 Aminosäuren und enthält 2 intramolekulare Disulfidbrücken. Neben dieser 22 kDa-Form werden auch noch andere gefunden. Das in der Hypophyse freigesetzte Wachstumshormon wird auf dem Blutweg im Organismus verteilt und assoziiert mit GH-Rezeptoren.
Dem Wachstumshormon nachgeordnet ist das Somatomedin C (IGF1 = Insulin like growth factor 1), ein mitogenes basisches Polypeptid aus 70 Aminosäuren mit einem Molekulargewicht von 7,5 kDa. Es wird nicht nur in der Leber sondern auch in anderen Organen wie Niere, Lunge, Herz, Hoden, Mamma und den Epiphysenfugen synthetisiert und entfaltet neben der endokrinen auch auto- bzw. parakrine Wirkungen. Das IGF1 hat 2 verschiedene Vorläuferhormone (Präpro IGF1A und 1B), die das Resultat alternativen RNS- Spleissens sind, im aminoterminalen Ende und im kodierenden Bereich identisch sind, sich jedoch am carboxiterminalen Ende unterscheiden (Müller, 1989).
Im Gegensatz zu den Ergebnissen mit Wachstumshormon-transgenen Mäusen und mit Wachstumshormon-Applikation bei Nutztieren fanden sich bei Wachstumshormon-transgenen Schweinen und Schafen nicht die gleichen Effekte. Diese Tiere zeigten keine Zunahme der Wachstumsrate und schnitten eher schlechter ab als die Kontrolltiere. Erst wenn den transgenen Schweinen ein proteinreicheres Futter (18% Rohprotein) mit zusätzlich mehr Lysin (25%), Mineralstoffen und Vitaminen angeboten wurde, wiesen sie tatsächlich eine um 15% höhere tägliche Zunahme (Pursel et al., 1988, 1989) und eine bessere Futterverwertung auf.
Das von Ebert et al. (1988) erstellte MLV-rGH-transgene Schwein produzierte aktives Rattenwachstumshormon und zeigte in der Hauptwachstumsphase vom 2. bis zum 6. Monat keine besseren Zunahmen als nichttransgene Kontrolltiere. An einem MT (Metallothionein)-pGH-transgenen Schwein wurden höhere tägliche Zunahmen beobachtet (Vice et al., 1988). Ein Problem der Wachstumshormon-transgenen Schweine ist die bis zu 20%ige Depression der Futteraufnahme, die einer Steigerung der Wachstumsleistung entgegensteht. Wachstumshormon-transgene Schweine haben eine um bis zu 18% verbesserte Futterverwertung. Die massive Reduzierung des Fettanteils von 18 bis 20 mm Rückenspeckdicke auf sieben bis acht mm ist der auffälligste

eventuell produktionsrelevante Befund bei den GH-transgenen Schweinen (Hammer et al., 1986; Pursel et al., 1989; Pursel et al., 1990) und Schafen (Nancarrow et al. 1991). Bei Schweinen mit einer Überexpression von Wachstumshormonen wurden eine Reihe von negativen pathologischen Begleiterscheinungen (Magengeschwüre, Gelenksentzündung, Dermatitis, Nephritis, Pneumonie, reduzierte Fruchtbarkeit) festgestellt (Pursel et al., 1989). Um die Wachstumshormonexpression den Erfordernissen besser anzupassen, wurden deshalb anstelle des MT-Promotors auch andere Regulationselemente verwendet. Der Einsatz der 460 Basenpaar langen 5'-Flankierungssequenz des PEPCK (Phosphor-Enol-Pyruvate-Carboxy-Kinase-Gens) der Ratte führte dazu, dass die bGH-transgenen Schweine weniger negative Begleiterscheinungen hatten und trotzdem eine Reduzierung der Rückenspeckdicke um 40 bis 50% aufwiesen (Wieghart et al., 1990). Bei Verwendung des Prolaktin-Promotors des Rindes hatten die transgenen Schweine bGH-Konzentrationen im physiologischen Bereich von 20 ng/ml und eine normale Wachstumsrate. Die episotische Freisetzung des bGH konnte durch Sulpiride, einen Dopaminantagonisten und durch THR (Thyreo tropin releasing hormone) bewirkt werden. Dadurch wurde demonstriert, dass das Transgen den normalen Feed-back-Mechanismen der Prolaktin-Segrationskontrolle unterliegt (Polge et al., 1989).
Ebert et al. (1990) haben das Schweinewachstumshormongen unter die Kontrolle der Promotor/Enhancer-Elemente des Moloney murine leukemia Virus (MLV) LTR oder das humane Cytomegalovirus (CMV) gestellt. Beide Transgene führten zu erhöhtem Level des Wachstumshormons und des Insulin like growth factors 1 im Serum und resultierten in einer Fettreduktion im Schlachtkörper. Die Schweine waren unfruchtbar, hatten Insulinresistenz und zeigten eine vermehrte Bereitschaft zur Entwicklung von Osteochondritis dissicans.
Optimal zur Erstellung transgener Nutztiere wären Genkonstrukte, die eine externe oder eine gebunden an spezifische Stoffwechselvorgänge induzierbare Regulation der Genexpression gestatten. Damit ließen sich ungewünschte Überexpressionen und deren Folgen vermeiden und eine zeitlich auf die benötigten Produktionsabschnitte befristete Transgenwirkung erreichen.
Zur Steigerung der Muskelentwicklung transferierten Pursel et al. (1992) ein Geflügel c-ski-Gen in Schweine. Als Promotor wurde der Maussarkomavirus (MSV) LTR-Promotor verwendet. Fünf der transgenen Schweine zeigten verschiedene Grade von Muskelhypertrophie, die erstmals im Alter zwischen drei und sieben Monaten festgestellt wurden. Bei zwei Schweinen trat die Hypertrophie nur im Schulterbereich auf, bei den anderen drei Schweinen waren sowohl Schulter als auch Schinken vergrößert. Fünf andere c-ski-transgene Schweine litten zwischen Geburt und dem Alter von drei Monaten an Muskelatonie und Beinschwäche. Die transgene mRNS wurde reichlich in Skelettmuskel und ein geringer Anteil auch im Herzmuskel gefunden, während in anderen Geweben keine transgene RNS nachgewiesen werden konnte. Die histologische Untersuchung des Skelettmuskels zeigte, dass die Muskelfasern hoch vakuoliert waren. Insgesamt ergab sich, dass beim Schwein ähnlich wie bei der Maus, das c-ski-Gen spezifisch in der Skelettmuskulatur exprimiert wird und die

Muskelentwicklung in Abhängigkeit vom Expressionslevel und der Expressionszeit beeinflussen kann.
Zusammenfassend kann festgestellt werden, dass die Versuche zur Beeinflussung der Wachstumsleistung bislang in keinem Fall auch nur zu befriedigenden Ergebnissen geführt haben. Selbstverständlich werden nirgends auf der Welt mit solchen transgenen Schweinen oder Schafen, die die genannten Krankheitserscheinungen und Fruchtbarkeitsprobleme zeigen, Lebensmittel produziert.

***Versuche zur Erhöhung der Krankheitsresistenz durch Gentransfer***

Einen neuartigen Ansatz zur Zucht resistenter Tiere stellt der Gentransfer von Resistenzgenen oder Genen, die die Immunantwort beeinflussen, dar. Im Prinzip kommen folgende Klassen von Genen in Frage:
- MHC (Major Histocompatibility Complex)-Gene
- T-Zell-Rezeptor Gene
- Immunglobulingene
- Gene, die für Lymphokyne kodieren
- Spezifische Krankheitsresistenz Gene

Nachfolgend werden einige Beispiele dargestellt, in denen bereits versucht wurde und wird, mit Gentransfer Krankheitsresistenz zu beeinflussen (Brem, 1992).
Influenza ist eine Zoonose, also eine Krankheit, die auf natürliche Weise zwischen Wirbeltier und Mensch übertragen wird. Gerade zwischen Mensch und Schwein kommt es bei dieser Krankheit immer wieder zu gegenseitigen Ansteckungen mit z.T. verheerenden Folgen. Genetische Analysen bei Mäusen haben gezeigt, dass der antivirale Status gegen Influenza A- und B-Viren von einem einzigen Genort, dem dominanten $Mx1^{+}$ Allel kontrolliert wird. Damit ist das Mx (Myxovirus-Resistent), in der Maus eines der wenigen Beispiele für einen bestimmten Resistenzphänotyp, der von einem einzigen Genort kontrolliert wird. Mittlerweile wurden in vielen Spezies Mx Gene gefunden (Übersicht bei Müller und Brem 1992) und gezeigt, dass die Expression durch Interferon stimuliert wird. Wichtig dabei ist, dass es sich bei der Wirkung der Mx-Proteine um eine direkte Hemmung der Replikation von Influenzaviren handelt und nicht der normale antivirale Status, der durch Interferon in der Zelle erzeugt wird, für die Resistenz verantwortlich ist. Über die Funktion von Mx-Proteinen in Nutztieren ist wenig bekannt. Durch DNS, RNS und Proteinstudien an interferonbehandelten peripheren Blutlymphozyten des Schweines haben wir die Existenz von mindestens zwei Mx-Genen nachgewiesen. Die Homologie der Mx-Gene des Schweins mit bekannten Mx-Sequenzen anderer Säugetiere lag bei etwa 80 % (Müller et. al. 1992a).
In einer Serie von Gentransferexperimenten beim Schwein haben wir drei verschiedene Mx-Genkonstrukte, die die Mäuse Mx1 cDNS und den Metallothionein, den SV40 Simian-Virus 40) oder den Mäuse Mx-Promotor enthielten, verwendet (Müller et al., 1992b). Die Ergebnisse dieser Experimente zeigten, dass eine hohe Expression des Mx1 Proteins während der Embryogenese, die durch den MT- oder SV40 Promotor induziert wird, möglicherweise nachteilige Auswirkungen hat. Bei Verwendung des Mx-

Promotors wiesen alle geborenen transgenen Ferkel korrekte Integration auf und in fünf Linien wurde das Transgen an die Nachkommen weitervererbt. Die primär transgenen Tiere hatten zwischen 10 und 30 intakte Kopien integriert. Zum Nachweis der Expression des Transgens wurden periphere Blutlymphozyten gewonnen und mit Interferon stimuliert. Nach der Interferoninduktion wurde die RNS präpariert und im Northern-Blot analysiert. In zwei transgenen Linien konnte eine interferonabhängige Zunahme des transgenen mRNS- Levels nachgewiesen werden.
Zur Proteinanalyse der Mx1 Genkonstrukte wurden die kultivierten Blutzellen mit 35S Methionin markiert. Nach Immunpräzipitation der Proteine mit Antimaus Mx Antikörpern und durch indirekte Immunfluoreszenz von Gewebeschnitten und von inferonbehandelten Ferkeln konnte jedoch keine spezifische Zunahme des Mäuse Mx1 Proteins in den Zellen oder Geweben nachgewiesen werden. Vermutlich war die Antwort der Transgene auf die Interferonstimulation zu gering um in nachweisbaren Proteinmengen zu resultieren. Ein Infektionsversuch und die weitere Verwendung der transgenen Schweine konnte aufgrund der durch das Gentechnikgesetz vorgegebenen Auflagen nicht realisiert werden.
In Zellkulturexperimenten konnte gezeigt werden, dass Antisens RNS- Konstrukt und komplementäre Oligonukleotide in der Lage sind, die Replikation von viralen Genomen und die Expression ihrer Gene zu inhibieren. Konsequenterweise wurde daraufhin versucht, den durch Antisens RNS erzielbaren antivirellen Status aus der Zellkultur auch in transgenen Tieren zu untersuchen.
Ernst et. al. (1990) haben transgene Kaninchen, die ein asRNS gegen Adenovirus H5 enthielten, generiert. Einige der Kaninchen hatten intakte Antisens RNS Genkopien unter der Kontrolle des MT Promotors integriert und an ihre Nachkommen vererbt. Die Resistenz gegen AD5 Infektionen wurde in primären Nierenzellkulturen der transgenen Kaninchen und nicht transgenen Kontrolltieren getestet. Zellen, die das Antisens RNS Transgen korrekt prozessierten, waren zwischen 90 und 98 % resistenter gegen AD5 Viren als normale Nierenzellen. Diese Ergebnisse sind ein erster konkreter Hinweis, dass mit Hilfe der Antisens-Strategie Resistenzen gegen Viren etabliert werden könnten.
Ein interessanter Ansatz für die Etablierung von Resistenzen gegen Virusinfektionen beim Säuger ist die von Baltimore (1988) vorgeschlagene intrazelluläre Immunisierung. Diese Strategie geht davon aus, dass durch die Expression des Transgens in der Zelle virale Proteine oder deren mutierte Formen produziert werden, die die Wechselwirkung der ensprechenden Proteine der Wild Typ Viren mit zellulären Mechanismen stören und so die Vermehrung der Viren verhindern. Der Effekt wäre eine echte Immunisierung und keine Therapie. Ein erstes Beispiel wurde von Salter und Crittenden (1989) geliefert, die transgene Hühner erstellten, die das Envelope-Protein des Geflügelleukosevirus exprimierten und dadurch resistent gegen dieses Virus waren.

***Genetische Immunisierung***

Eine andere Strategie zum Schutz von Tieren gegen Infektionskrankheiten ist die sog. genetische Immunisierung. Sie basiert auf der Expression von definierten Antikörpergenen in transgenen Nutztieren. Wie in vielen Untersuchungen gezeigt, werden klonierte Gene von monoklonalen Antikörpern in transgenen Tieren exprimiert. Diese Tiere produzieren Antikörper gegen spezifische Antigene, ohne jemals zuvor immunisiert oder in Kontakt mit dem Antigen gewesen zu sein. In eigenen Versuchen haben wir durch Transfer der Gene für die leichte und schwere Kette eines mausmonoklonalen Antikörpers in Mäusen und Schweine untersucht, ob es in den transgenen Tieren zu einer ausreichenden Expression kommt (Weidle et al. 1991). Überraschenderweise waren die Serumantikörpertiter bei den transgenen Kaninchen und Schweinen deutlich höher als bei der Maus (Abb. 28).

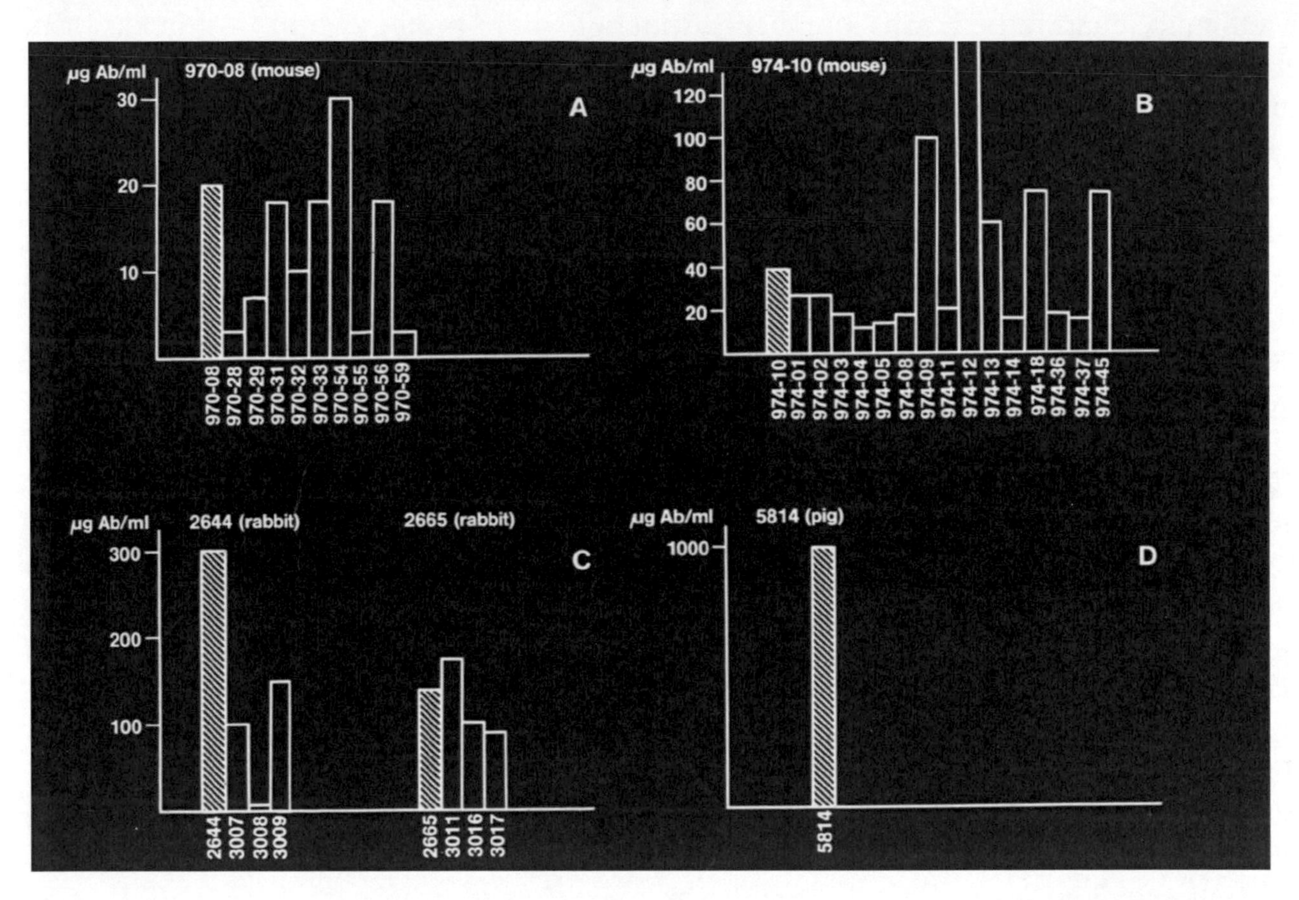


Abb. 28: Transgene Immunglobinexpression

In einer transgenen Schweinelinie konnten Konzentrationen von einem Gramm Antikörper pro Liter Serum erreicht werden. Wie durch isoelektrische Fokussierung gezeigt wurde, waren nur einige wenige Banden identisch mit denen der gereinigten Mäuseantikörper. Möglicherweise ist es zu einer unzureichenden Expression der Kapakette gekommen, so dass keine komplette allelische Exklusion erreicht wurde. Durch zusätzliche Verwendung von weiteren Enhancerelementen sollte dieses Problem jedoch überwindbar sein. Im Prinzip kann davon ausgegangen werden, dass es möglich ist, in Zukunft Genkonstrukte zu entwickeln, die eine ausreichend hohe Expression in Transgenen erlauben um Tiere gegen die Infektion mit bestimmten Viren oder Bakterien in ähnlicher Weise zu schützen, wie durch konventionelle Immunisation. Selbstverständlich kommt diese Strategie nur dann in Frage, wenn gegen eine gefährliche Infektionskrankheit nicht erfolgreich immunisiert werden kann, weil ein

Selbstverständlich kommt diese Strategie nur dann in Frage, wenn gegen eine gefährliche Infektionskrankheit nicht erfolgreich immunisiert werden kann, weil ein geeigneter Impfstoff fehlt oder aus seuchenhygienischen Gründen nicht immunisiert werden darf, weil das Gefährdungspotential durch die Impfung zu hoch wäre. In diesen Fällen müßten die Gene für die Antikörper gegen diese Viren oder Bakterien kloniert und in Tiere transferiert werden.
Das Interferonsystem stellt nicht nur einen antiviralen sondern generell einen körpereigenen Abwehrfaktor dar. Bei Versuchen, zusätzliche Interferone in transgenen Tieren zu exprimieren, darf nicht übersehen werden, dass Interferon in größeren Mengen toxisch auf Zellen und hemmend auf die Zellvermehrung wirkt. Wegen seiner großen Bedeutung in der Immunantwort wird z. B. versucht, durch Gentransfer die Mastitisresistenz zu verbessern. Williamson et. al. (zit. nach Clark et al., 1992) haben transgene Mäuse erstellt, die das Lysostaphin in die Milchdrüse exprimieren. Eine Expression von Laktoferrin in die Milch transgener Rinder wollen Krimpenford et. al. (1991) erreichen. Dieses Laktoferrin soll später aus der Milch isoliert und evtl. in der Babynahrung als Zusatzstoff eingesetzt werden, um u.a. der Entstehung von Diarrhöen vorzubeugen.
Wie die aufgeführten Beispiele zeigen, gibt es durchaus aussichtsreiche Strategien, mit Hilfe des Gentransfers eine Verbesserung der Krankheitsresistenz unserer Nutztiere zu erreichen. Es darf aber nicht unerwähnt bleiben, dass es auch deutliche Probleme und Schwierigkeiten bei der Anwendung dieser Züchtungstechnik gibt. Zum einen sind die Kosten für die Erstellung primär transgener Nutztiere sehr hoch, das Verfahren ist insgesamt relativ kompliziert und wird bislang weltweit nur von wenigen Arbeitsgruppen erfolgreich durchgeführt. Darüber hinaus ist sicherlich ein Nachteil, dass keine generelle Strategie in Sicht ist, die es erlauben würde, durch den Transfer eines oder einiger weniger Transgene eine viele Krankheiten umfassende Resistenz in Tieren zu etablieren.
Die zur Zeit aber wohl nachhaltigste Einschränkung der Verwendung des Gentransfers zur Erstellung resistenter Tiere ist die in weiten Kreisen fehlende Akzeptanz dieser Technik. Außerdem kann solange nicht an Resistenzzucht-Programmen, die den Einsatz des Gentransfers bzw. transgener Tiere in der Population beabsichtigen, gearbeitet werden, solange es nicht möglich ist, die transgenen Tiere in irgendeiner Weise der Verwertung, sprich das Fleisch dieser Tiere dem menschlichen Verzehr zuzuführen. Erst wenn sich auf diesem Gebiet die Erkenntnis durchsetzt, dass ein transgenes Tier, das ein zusätzliches Stück DNS enthält, kein irgendwie erkennbares Gefährdungspotential im Vergleich zu nicht transgenen Tieren darstellt, wird man auch bei uns wieder den Gentransfer in das strategische Konzept zur Verbesserung der Krankheitsresistenz unserer Nutztiere einbeziehen können.

***Verbesserung der Qualität tierischer Produkte***

Die Verbesserung der Qualität oder Zusammensetzung tierischer Produkte durch Transfer entsprechender Genkonstrukte könnte für die Tierproduktion ebenfalls neue Wege eröffnen.

Neben der Produktion von Fremdproteinen (siehe Gene Farming), die nach Aufreinigung unabhängig von der ursprünglichen Produktionslokalisation verwendet werden können, wird auch an eine Veränderung der Milchzusammensetzung per se gedacht. So wäre es beispielsweise möglich, die Zusammensetzung der Kuhmilch so zu verändern, dass sie der menschlichen Muttermilch wesentlich ähnlicher wäre als die native Kuhmilch und damit deutlich besser in der Babyernährung eingesetzt werden könnte. Weiterhin wird versucht, den Laktosegehalt der Milch durch Gentransfer so zu reduzieren, dass auch laktasedefiziente Menschen, die normalerweise keine Vollmilch verzehren können, die Milch dieser transgenen Rinder ohne irgendwelche Vorbehandlung trinken könnten (Mercier, 1987).

***Nutztiere als Lieferanten für spezielle Proteine (Gene Farming)***

Wie bereits ausgeführt, kann durch die Kombination von Strukturgenen mit spezifischen Regulationselementen erreicht werden, dass die Genexpression nur in einem bestimmten Organ erfolgt. So ist naheliegend, dass z. B. Gene, die mit Promotoren von Milchproteinen verbunden sind, in den Zellen der Mamma exprimiert werden. Demnach würde dann, wenn die Translation der mRNS und der Transport der Proteine einschließlich der Abspaltung der Signalpeptide richtig funktionieren, das von diesem Strukturgen kodierte Protein in die Milchaveolen sezerniert und in der gemolkenen Milch als gentechnisches Produkt vorliegen. Es mag sich nun die Frage ergeben, warum man für die Produktion von wichtigen genetischen Proteinen den "Bioreaktor" Säugetier wählen sollte und nicht auf die Möglichkeiten der Gentechnik zurückgreift, solche Substanzen einfach z. B. von E. coli oder anderen Mikroorganismen bzw. Zellen produzieren zu lassen.
Folgende Argumente sprechen für eine Nutzung der Milchdrüse als Produktionsstätte für Fremdproteine:

- Viele Proteine benötigen für ihre biologische Funktionalität z. T. umfangreiche posttranslationale Modifikationen z. B. Glykosidierung, ß-Hydroxylierung oder γ-Carboxylierung. Diese ist in vielen Fällen in den einfachen rekombinanten Produktionssystemen von E. coli bis S. cerevisiae nicht oder nicht in ausreichender Präzision möglich, so dass die Proteine einerseits verändert und damit antigen sein können und zum anderen eine veränderte oder fehlende Aktivität haben können. Im Gegensatz zu den prokaryotischen Produktionssystemen sind Säugerzellen in aller Regel sehr wohl in der Lage, die erforderlichen posttranslationalen Modifikationen an den Fremdproteinen durchzuführen. Inwieweit diese z. B. in *in vitro* Zellen oder auch in Milchzellen exakt identisch zu den ursprünglichen Zellen z. B. in der Leber erfolgen kann, ist noch nicht endgültig geklärt.
- Die Expression von Fremdproteinen in die Milch ist ein System, bei dem das Produkt konventionell durch Melken und ohne irgendeine Beeinträchtigung der Tiere gewonnen werden kann.
- Die Syntheseleistung der Mammadrüse für Proteine ist beträchtlich. Die Konzentration der Summe der endogenen Milchproteine liegt je nach Spezies bei 4

bis 6 % und auch wenn es durch "Gene Farming" in absehbarer Zeit sicherlich nicht möglich sein wird, 60 g rekombinantes Protein aus einem Liter Milch zu ernten, so sind doch Mengen von 1 bis 2 g/l bereits ausreichend, um bei der hohen Milchleistung zu ganz beachtlichen Mengen von pharmazeutisch wichtigen Proteinen kommen zu können.

- Milch ist ein sauberes und hygienisches Produkt und bei der Aufreinigung der Fremdproteine aus der Milch treten keine unüberwindlichen Probleme oder Schwierigkeiten auf, insbesondere sind keine prokaryotischen Reste oder Folgeprodukte in den gereinigten Proteinen zu erwarten sein.

Für eine Nutzung der Mammadrüse als Bioreaktor ist es erforderlich, dass die geeigneten Regulationselemente kloniert vorliegen. Mittlerweile sind die Gene und Promotoren für das $\alpha_{S1}$ Kasein, ß-Kasein, α-Lactalbumin, ß-Lactalbumin und Whey Acid Protein (WAP) bei einigen Spezies isoliert worden. Es konnte gezeigt werden, dass fast alle diese Gene auch in transgenen Tieren anderer Spezies gewebespezifisch exprimiert werden und neben der Maus sind auch in der Milch transgener Kaninchen, Schafe, Ziegen und Schweine transgene Fremdproteine nachgewiesen worden. Zweifelsohne besteht hier noch Forschungsbedarf, aber an der grundsätzlichen Möglichkeit einer nennenswerten Expression braucht nicht gezweifelt zu werden.
Als Proteine, die beispielsweise für die Produktion in der Milchdrüse in Frage kommen, seien genannt die Blutgerinnungsfaktoren VIII und IX, das Protein C, Interleukin II und Albumin (Clark 1989, Simons et al. 1987, Meade et al. 1990, Hennighausen 1990, Archibald 1990, Bühler et al. 1990). Soweit bisher bekannt, sind die in der Milchdrüse sezernierten Proteine biologisch aktiv. Ob oder inwieweit es dabei zu Modifikationen gekommen ist, ist bislang noch nicht endgültig abgeklärt.
Auch wenn zur Zeit noch keine kommerzielle Anwendung erfolgt, weil entweder die Ausbeute noch zu gering oder Fragen der Aufreinigung noch nicht endgültig optimal gelöst sind, kann davon ausgegangen werden, dass diese Systeme in Zukunft einen bedeutenden Beitrag zur Produktion medizinisch relevanter Proteine leisten können.

***Neue Stoffwechselwege***

Ein sehr wichtiges Gebiet, auf dem der Gentransfer die Produktivität zu beeinflussen vermag, ist die Veränderung von metabolischen Stoffwechselwegen. Ward et al. (1986) denken dabei insbesondere entweder an die Wiederherstellung von Stoffwechsel-wegen, die zwar normalerweise vorhanden aber in bestimmten Spezies verloren gegangen sind, oder aber auch an die Einführung neuer Wege, die bislang nicht vorhanden sind. Dies bedeutet, dass die für diesen Syntheseweg erforderlichen Gene aus anderen Organismen stammen müssen.
Naheliegenderweise konzentriert sich das Interesse bei der Veränderung von Stoffwechselwegen in erster Linie auf die Einführung von Biosyntheseverfahren für essentielle Bestandteile. Es ist bekannt, dass die Aminosäure Cystein ein begrenzendes Substrat für die Wollsynthese ist, und dass der Gehalt an Cystein im Serum nicht durch einfache Fütterungsmaßnahmen gesteigert werden kann, da das zusätzliche Cystein im

Wiederkäuermagen der Schafe abgebaut wird. Deshalb wäre es von Vorteil, wenn transgene Schafe das Cystein synthetisieren könnten. Dazu wäre erforderlich, dass die Gene für die Serin-Transacetylase und die O-Acetylserin Sulfhydrylase z. B. aus E. coli isoliert und mit neuen regulatorischen Elementen versehen in Schafe transferiert werden. Diese Schafe sollten dann in der Lage sein, unter Verwendung des $H_2S$ aus dem Magen im Magenwand-Ephitel Cystein zu synthetisieren, das dann zu den Wollfollikeln der Schafe transportiert wird.
Ein zweiter von Ward et al. (1986) vorgeschlagener Weg ist die Etablierung des Glyoxylat-Stoffwechselweges, der es den Schafen erlauben würde, Glukose aus Azetat zu synthetisieren. Dies ist deshalb interessant, weil alle Wiederkäuer Glukose als Energiequelle benötigen. Azetat ist nicht gluconeogenetisch und in aller Regel in größeren Mengen im Wiederkäuermagen verfügbar.
Es soll nicht unerwähnt bleiben, dass die Einführung solcher neuer Stoffwechselwege nicht trivial ist und dass häufig eine ganze Reihe von Nebenbedingungen berücksichtigt und erfüllt werden müssen, man denke nur an die Lokalisation der Verfügbarkeit der entsprechenden Enzyme.

### *Schlussgedanken*

In einer abschliessenden Wertung zur Nutzung der Gentechnik in der Tierzucht mag es hilfreich sein, eine gemeinsame Erklärung der christlichen Kirchen in der Bundesrepublik Deutschland mit dem Titel "Gott ist ein Freund des Lebens, Herausforderungen und Aufgaben zum Schutz des Lebens" zu zitieren, in der herausgestellt wird, dass der Mensch legitimiert ist, "pflanzliches und tierisches Leben zu seiner Ernährung, seiner Versorgung und seiner Freude zu gebrauchen und zu verbrauchen". Demgegenüber wird der Eigenwert der Mitgeschöpfe des Menschen betont, was aber nicht bedeuten soll, "dass jedes individuelle Lebewesen oder jede Art erhalten werden müssen". Der Eigenwert der Mitgeschöpfe kann aber "als Begrenzung und Korrektur dienen gegenüber einer Haltung, der das außermenschliche Leben nichts als Materie und Verfügungsmasse in der Hand des Menschen darstellt".
Eine vernünftige Anwendung der Gentechnik in der Tierproduktion wird und muss sich deshalb an folgenden Prinzipien orientieren (Brem et al., 1991):

1. Die Nutztierzucht dient der Ernährung und Versorgung des Menschen. Die Anwendung der Gentechnik fördert dieses Ziel.
2. Die Nutzung gentechnischer Methoden zur Züchtung von Haustieren - Genomanalyse und Gentransfer - führt zu keiner prinzipiellen Veränderung der Zuchtmethoden d.h. der Nutzung genetischer Variationen durch Selektion und Isolation der erwünschten Genotypen.
3. Der Nutzen gentechnischer Methoden für die Tierzucht liegt vielmehr im gezielteren Vorgehen und der sich daraus ergebenden höheren Sicherheit in der Voraussage der Ergebnisse. Dies dient sowohl dem Menschen als auch dem Tier, wie sich am deutlichsten bei der Diagnose von Erbfehlergenen zeigt.

4. Ein von der Anwendung der Gentechnik in der Tierzüchtung ausgehendes Risiko für Menschen, Haustiere und Umwelt ist nach dem derzeitigen Stand des Wissens nicht erkennbar. Die Diskussionen bei Mikroorganismen und Pflanzen sind für die Tierzüchtung nicht relevant.
5. Für die Tierzüchter sind die traditionellen Methoden der Züchtung und Nutzung von Haustieren ein Kulturgut, und sie zweifeln nicht an der ethischen Rechtfertigung der hierfür notwendigen Einschränkungen durch geplante und kontrollierte Paarung (Selektion), Merzung bzw. Nutzung durch Schlachten, Besitz von Tieren und Handeln mit Tieren und biotechnische Eingriffe am Tier (Kastration, Künstliche Besamung, Embryotransfer).
6. Der Tierzüchter steht voll hinter der ethischen Maxime des Tierschutzgesetzes, dass dem Tier ohne vernünftigen Grund keine Schmerzen, Leiden und Schäden zugefügt werden dürfen.
7. Die Anwendung der Gentechnik ermöglicht erstmals die Erweiterung der genetischen Variation durch gezielte Übertragung von Genen über die Artgrenzen hinweg. Abgesehen davon, dass speziesübergreifender Gentransfer auch in der Natur auftritt (z.B. bei Retroviren), widerspricht es allen biologischen Erkenntnissen, die Artgrenze als ethische Schranke zu definieren. Auch bei Anwendung der Gentechnik bleibt die evolutionäre Art die Paarungsgemeinschaft in der Tierzucht.
8. Die Erforschung der biologischen Grundlagen des Lebens auf molekularer Ebene und die Nutzung dieser Erkenntnisse zum Wohle des Menschen können nicht gleichgesetzt werden mit einem rein mechanistischen Weltbild und einer sich daraus ergebenden Vernachlässigung der besonderen Verantwortung gegenüber den Mitgeschöpfen, wie dies häufig geschieht. Niemand wird bezweifeln, dass jede neue Erkenntnis und die sich daraus entwickelnden Methoden missbraucht werden können. Wir befürworten eine vernünftige Anwendung der Gentechnik in der Tierzucht und fühlen uns gleichzeitig verpflichtet, alles zu tun, um Missbrauch zu verhindern. Wir sehen keine realistische Alternative zu dieser Haltung.
9. Entscheidend für die ethische Rechtfertigung von Tierzucht ist ein qualitativer Unterschied zwischen dem Eigenwert des Mitgeschöpfes und der Würde des menschlichen Lebens. Wenn dieser Unterschied in der Vorstellung der Menschen mehr und mehr verschwindet, wird die ethische Rechtfertigung der gesamten Tierproduktion problematisch. Dies wird, wenn es der Wille der Mehrheit der Menschen einer Gesellschaft ist, auch von den Tierzüchtern akzeptiert werden müssen. Die Gesellschaft muss sich aber der Konsequenzen dieses Bruches mit einer zehntausendjährigen kulturellen Tradition bewusst und bereit sein, die Folgen zu tragen. Unser Eindruck ist, dass die Mehrheit der Menschen sehr weit davon entfernt ist.

Hinsichtlich der grundsätzlichen Chancen und Risiken der Gentechnik befinden wir uns meiner Meinung nach in der Bundesrepublik Deutschland in einer überaus kritischen Phase. Das seit 01.07.1990 in Kraft getretene Gentechnikgesetz gibt keinen Anlaß positive Zukunftsperspektiven zu entwickeln. Mehr als 2 Jahre nach Einführung des

Gesetzes ist das eingetreten, was viele Genetiker prognostiziert, sich aber in diesem Ausmaß wohl kaum vorgestellt haben. Die Gentechnik in der Bundesrepublik wird von der Bürokratie zu Tode verwaltet.
Selbst wenn man mit einem Organismus der Sicherheitsstufe 1, die laut Gesetz kein Risiko darstellt, arbeitet, zwingen die Durchführungsverordnungen des Gesetzes zu einem über alle Maßen ausgedehnten Verwaltungsaufwand. Die lapidare Formulierung, dass durch den Erlaß dieses Gesetzes keine direkten Kosten entstehen, ist trügerisch. Allein durch den Verwaltungs- und Organisationsaufwand, den die Erfüllung der im Gesetz fixierten Auflagen erfordert, wird jährlich Forschungskapazität in Milliarden-Höhe verbraucht.
Gar nicht zu reden von den übrigen Folgen dieses rigiden Gesetzes, die z. B. dazu führen, dass

- die auf gentechnische Arbeiten angewiesene Industrie einen Großteil ihrer Forschungsanstrengungen bereits ins Ausland verlagert hat, was letztendlich dazu führen wird, dass auch die Produktion nicht mehr in Deutschland stattfinden wird,
- nicht ein einziges ausländisches Unternehmen sich in Deutschland mit Forschungs- und Produktionseinrichtungen auf diesem Arbeitsgebiet niedergelassen hat,
- im Ausland hoch qualifizierte und profilierte deutsche Nachwuchswissenschaftler keine Möglichkeit mehr haben oder es auch ablehnen, aufgrund dieser Barrieren nach Deutschland zurückzukehren,
- deutsche Wissenschaftler in nicht unerheblicher Zahl ihren Wirkungsbereich ins Ausland verlegen,
- Rufe und Berufungen auf entsprechend ausgeschriebene Positionen trotz eindeutiger Berufungslisten der Universitäten von der Ministerialbürokratie und Politikern boykotiert und unterlaufen werden, was letztlich zu einem quasi Berufsverbot für Gentechniker an der Universität werden kann,
- zahlreiche kleinere Hochschulinstitute kapituliert haben und sich gezwungen sehen, moderne Lehrinhalte der Gentechnik aus ihren Praktikas wegzulassen,
- hierzulande ein einziges Freisetzungsexperiment vorgenommen wurde, während es weltweit schon Hunderte solcher Experimente gibt,
- eine momentan bereits weit überwiegende Abhängigkeit von ausländischen Entwicklungen bei der aktuellen Anwendung der Gentechnik besteht wie sich bei der Erbfehlerdiagnose zu Lasten der Deutschen Tierzucht deutlich zeigt.

Dies sind leider keine unbedeutenden Randerscheinungen, sondern Zeichen einer Entwicklung, die darauf hinauslaufen, dass diese enorm wichtige Zukunftstechnik in unserem Lande Gefahr läuft, zu verkümmern. Wir sehen uns mit der Situation konfrontiert, dass ein Austausch z.B. transgener Mäuse mit Instituten in Ländern wie der Schweiz, Österreich, USA oder Japan nach den Buchstaben des Gentechnik-gesetzes nur möglich ist, wenn ein Antrag auf "In Verkehr bringen" dieser gentechnisch veränderten Organismen gestellt und genehmigt wird. Dieser Antrag beinhaltet die Erfüllung der Voraussetzungen für die Genehmigung einer Freisetzung. Ein kurzer Blick auf die entsprechenden Richtlinien macht schnell klar, dass diese in aller Regel für einen Austausch zu wissenschaftlichen Zwecken nicht erfüllt werden können.

Dadurch ist letztendlich die deutsche Forschung auf diesem Gebiet per Gesetz partiell zur Unwissenschaftlichkeit verdammt, da eigentlich nur publiziert werden kann, was auch zur Überprüfung zur Verfügung gestellt wird. Eben dieses ist derzeit aber auf legalem Wege nur eingeschränkt möglich, d.h. nur in Bezug auf die EG-Länder.
Berücksichtigt man fernerhin die jüngsten Aktivitäten zur Novellierung des deutschen Tierschutzgesetzes, so stellt man mit Sorge fest, dass die Gefahr besteht, den Tierschutz ins Absurde zu übertreiben. Wenn die Novellierung des Tierschutzgesetzes vorsieht, dass Tierversuche nur noch dann genehmigt werden, wenn sie lebenswichtige Fragen betreffen, käme dies einem Verbot der Grundlagenforschung auf diesem Gebiet gleich. Wenn weiterhin gefordert wird, bereits für eine Organentnahme von getöteten Tieren eine Genehmigungspflicht einzuführen, würde dies den bürokratischen Aufwand enorm steigern ohne irgendwelche positiven Auswirkungen nach sich zu ziehen. Im übrigen hätte diese Regelung zur Folge, dass ein großer Teil der "Alternativmethoden", die auf dem Arbeiten mit Organen oder Gewebeschnitten aus getöteten Tieren basieren, wieder den Status von genehmigungspflichtigen Tierversuchen erhielte.
Die Liste der bewusst oder unbewusst errichteten Forschungshemnisse für die Anwendung der Gentechnik in der Bundesrepublik ist damit bei weitem nicht umfassend erstellt. Die aufgeführten Beispiele mögen aber genügen, aufzuzeigen, in welchem Problemfeld sich die Gentechnik in der Bundesrepublik Deutschland befindet. Wenn von politischer Seite nicht schnell und wirkungsvoll gehandelt wird, laufen wir Gefahr, diesen für ein ressourcenarmes Land wie Deutschland enorm wichtigen innovativen Bereich leichtfertig und ohne erkennbaren Gewinn auf anderem Gebiet aufs Spiel zu setzen. Populismus war und ist immer ein schlechter Ratgeber, ein Zeichen von Schwäche und Unsicherheit, voller Gefahr für zukunftsorientierte Konzeptionen.
Verantwortung ist nicht teilbar. Von den auf gentechnischem Gebiet arbeitenden Wissenschaftlern wurde zu recht eingefordert und m.E. auch eingebracht, die Verantwortung für die Entwicklung und Anwendung dieser modernen Techniken zu übernehmen. In gleicher Weise müssen sich aber diejenigen, die durch die Ablehnung der Gentechnik die geschilderten Probleme verursacht haben, sich zu dieser Verantwortung bekennen und die negativen Konsequenzen auch in der Zukunft tragen. Dafür sehe ich aber in weiten Kreisen der Gentechnik-Gegner, der Politiker und den einschlägig publizierenden Medien keine hinreichende Bereitschaft.
Die derzeitigen Rahmenbedingungen für die Gentechnik in der Bundesrepublik Deutschland schützen uns in einem Übermaß vor einer vermeintlichen Gefahr durch dic Gentechnik, die z.B. für ihre Anwendung in der Tierproduktion nicht einmal ihre schärfsten Gegner konkret artikulieren können. Wir sind demzufolge in der Situation, dass wir keine Angst vor der Gentechnik haben müssen, wohl aber um die Gentechnik fürchten müssen.

Literaturverzeichnis

Archibald, A.L., McClenaghan, M. , Hornsey, V. , Simons, J.P. , Clark, A.J. (1990) High-level expression of biologically active human α1-antitrypsin in the milk of transgenic mice. Proc. Natl. Acad. Sci. 87, 5178-5182

Baltimore, D. (1988) Intracellular immunization. Nature 335, 395 - 396.

Brem, G., Brenig, B., Goodman, H.M., Selden, R.C., Graf, F., Kruff, B., Springmann, K., Hondele, J., Meyer, J., Winnacker, E.L., Kräusslich, H. (1985) Production of transgenic mice, rabbits and pigs by microinjection into pronuclei. Zuchthygiene 20, 251-252.

Brem, G. (1989) Aspects of the application of gene transfer as a breeding technique for farm animals. Biol. Zent. Bl. 108, 1-8.

Brem, G., Förster, M., Kräußlich, H. (1991) Gentechnik in der Tierzüchtung. Zukunft aktuell, Hrsg. Erhard Ratz, Beauftragter für Technik und Naturwissenschaften der Evang.-Luth. Kirche in Bayern, 86 S.

Brem, G., Brenig, B. (1992) Molekulare Genotyp Diagnostik des Malignen Hyperthermie-Syndroms zur effizienten Zucht streßresistenter Schweine. Wien. Tierärztl. Mschr. 79, 301-305.

Brem, G., (1992) Neue Wege zur Tiergesundheit - Stand der Biotechnik. Züchtungskunde 64, 411 - 422.

Brenig B., Brem, G. (1992a) Molecular cloning of the procine "halothane" gene. Arch. Tierz. 35, 129-135.

Brenig B., Brem, G. (1992b) Genomic organization and analysis of the 5'end of the porcine ryanodine receptor gene (ryr1). FEBS Lett. 298, 277-279.

Bühler, Th.A., Bruyère, Th., Went, D.F., Stranzinger, G., Bürki, K. (1990) Rabbit _-casein promoter directs secretion of human interleukin-2 into the milk of transgenic rabbits. Bio Technology 8, 140-143.

Clark, A.J., Bessos, H., Bishop, J.O., Brown, P., Harris, S., Lathe, R., McClenaghan, M., Prowse, C., Simons, J.P., Whitelaw, C.B.A., Wilmut, I. (1989) Expression of human anti-hemophilic factor IX in the milk of transgenic sheep. Bio/Technology 7, 487-492.

Clark, A.J., Simons, J.P., Wilmut, J. (1992) Germ line manipulation: applications in agriculture and biotechnology. In: Transgenic Animals (Hrsg. F. Grosveld, G. Kollias) Academic Press, London.

Ebert, K.M., Low, M.J., Overstrom, E.W., Buonomo, F.C., Baile, C.A., Roberts, T.M., Lee, A., Mandel, G., Goodmann, R.H. (1988) A Moloney MLV-rat somatotropin fusion gene produces biologically active somatotropin in a transgenic pig. Molec. Endocrinol. 2, 277-283.

Ebert, K.M., Smith, T.E., Bunonomo, F.C., Overstrom E.W. and Low, M.J. (1990) Porcine growth hormone gene expression from viral promoters in transgenic swine. Anim. Biotech. 1, 145-159.

Ernst, L., Zakcharchenko, V.I., Suraeva, N.M., Ponomareva, T.I., Miroshnichenko, O.I., Prokof'ev M.I., Tikchonenko, T.I. (1990) Transgenic rabbits with antisense RNS gene targetted at adenovirus h5. Theriogenology 35, 1257 - 1271.
Förster, M. (1992) Gendiagnostische Erbfehler zur Verbesserung der Tiergesundheit. Züchtungskunde 64, 405 - 410.
Fries, R., Eggen, A., Stranzinger, G. (1990) The bovine genome contains polymorph microsatellites. Genomics 8, 403 - 406.
Georgcs, M., Latrop, M., Hilbert, P., Marcotte, A., Schwrs, A., Swillens, St., Vassart, G., Hanset, R. (1990) On the use of DNS fingerprints for linkage studies in callte. Genomics 6, 461 - 474.
Fujii, J., Otus, K., Zorzato, F., Deleon, S., Khanna, V.K., Weiler, J.E., O'Brien, J.P., Mac Lennman, D.H. (1991) Identification of a mutation in procine ryanodine receptor associated with malignant hyperthermia. Science 253, 448-451.
Hammer, R.E., Pursel, V.G. , Rexroad, C.E. , Wall, R.J. , Bolt, D.J. , Palmiter, R.D. , Brinster, R. L. (1986) Genetic engineering of mammalian embryos. J. Anim. Sci. 63, 269-278.
Hammer, R.E., Pursel, V.G., Rexroad, C.E., Wall, R.J., Bolt, D.J., Ebert, K.M., Palmiter, R.D., Brinster, R.L. (1985) Production of transgenic rabbits, sheep and pigs by microinjection. Nature 315, 680-683.
Hennighausen, L. (1990) The mammary gland as a bioreactor: Production of foreign proteins in milk. Protein Expression and Purification 1, 3-8.
Jeffrey, A.J., Wilson, V., Lay Thein, S. (1985) Hypervariable minisatellite regions in human DNS . Nature 314, 67 - 73.
Krimpenford, P., Rademakers, A.,Eyestone, W., van der Schans, A., van der Broek, S., Kooiman, P., Kootwijk, E., Platenburg, G., Pieper, F., Strijker, R., de Boer, H. (1991) Generation of transgenic dairy cattle using *in vitro* embryo production. biotechnology 9, 844 - 847.
Mc Carthy, T.V., Healy, J.M.S, Heffron, J.J.A, Leane, M., Deufel, Th., Lehmann-Horn, F., Farral, M., Johnson, K. (1990) Localization of the malignant hyperthermia susceptibility locus to human chromosome 19q12-13,2. Nature 343, 562-564.
Meade, H., Gates, L., Lacy, E., Lonberg, N. (1990) Bovine alphas1-casein gene sequences direct high level expression of active human urokinase in mouse milk. Bio/Technology 8, 443-446.
Mercier, J.C. (1987) Genetic engineering applied to milk producing animals: some expectations. Exploiting New Technologies in Animal Breeding (Hrsg. C. Smith, J.W. King und J.C. McKay) Oxford University Press, 122-131.
Müller, M., Brenig, B., Winnacker, E.-L., Brem, G. (1992a) Transgenic pigs carrying cDNS copies encoding the murine Mx1 protein which vonfers resistance to influenza virus infection. Gene 121, 263 - 270.
Müller, M., Winnacker, E.-L., Brem, G. (1992b) Molecular Cloning of Porcine Mx cDNSs:nEW Members of a Family of Interferon-Inducible Proteins with Homology to GTP-Binding Proteins. J. of Interferon Research 12, 119 - 129.

Müller, M. (1989) Molekulargenetische Charakterisierung der porcinen Mx- und IGF-I-Gene und funktionelle Untersuchung transgener Mx-Schweine. Diss. med. vet, München.
Müller, M., Brem, G. (1992) Disease resistance in farm animals. Experientia 47, 923 - 934.
Nancarrow, C.D., Marshall, J.T.A., Clarkson, J.L., Murray, J.D., Millard, R.M., Shanahan, C.M., Wynn, P.C., Ward, K.A. (1991) Expression and physioloigy of performance regulating genes in transgenic sheep. J. Reprod. Fert. 43, 277-291.
Otsu, K., Khanna, V.K., Archibald, A.L., Mac Lennan, D.H. (1991) Cosegragation of procine malignant hyerthermia and a probable cause mutation in the skeletal muscle ryanodine receptor gene in backcross families. Genomics 11, 744-750.
Polge, C. (1977) Embryo transfer methods. In: Betteridge K.J. (ed). Embryo transfer in Farm Animals. Agriculture Canada, Monograph 16, pp 45.
Polge, E.J.C., Barton, S.C., Surani, M.A.H., Miller, J.R., Wagner, T., Rottman, F., Camper, S.A., Elsome, K., Davis, A.J., Goode, J.A., Foxcroft, G.R., Heap, R.B. (1989) Biotechnology in Growth Regulation. Butterworths & Co. London, 189-199.
Pursel, V.G., Miller, K.F., Pinkert, C.A., Palmiter, R.D. & Brinster, R.L. (1988) Effect of ovum cleavage stage at microinjection on embryonic survival and gene integration in pigs. Congr. Anim. Reprod. & A. I. ,Dublin 4, 480.
Pursel, V.G., Campbell, R.G., Miller, K.F., Behringer, R.R., Palmiter, R.D., Brinster, R.L. (1988) Growth potential of transgenic pigs expressing a bovine growth hormone gene. J. Anim. Sci. 66, 267.
Pursel, V.G., Miller, K.F., Bolt, D.J., Pinkert, C.A., Hammer, R.E., Palmiter, R.D., Brinster, R.L. (1989) Biotechnology in Growth Regulation. Butterworth & Co. (LTD.) London, pp. 181-188.
Pursel, V.G., Pinkert, C.A., Miller, K.F., Bolt, D.J., Campbell, R.G., Palmiter, R.D., Brinster, R.L., Hammer, R.E. (1989b) Genetic engineering of livestock. Science 244, 1281-1288.
Pursel, V.G., Bolt, D.J., Miller, K.F., Pinkert, C.A., Haammer, R.E., Palmiter, R.D. & Brinster, R.L. (1990): Expression and performance in Transgenic pigs. J. Reprod. Fert. 40, 235-245.
Pursel, V.G., Sutrave, P., Wall, R.J., Kelly, A.M., Hughes, S.H. (1992) Transfer of c-Ski Gene into swine to enhance Muscle development. Theriogenology 37, 278
Reichenbach, H.D., Mödl, J., Brem, G. (1993) Piglets born after non-surgical transcervical transfer of embryos into recipient gilts. Veterinary Record
Salter, D.W., Crittenden, L.B. (1989) Artificial insertion of a dominant gene for resistance to avian leukosis virus into the germ line of chicken. Theor. Appl. Genet. 77, 457 - 461.
Simons, J.P., McClenaghan, M., Clark, A.J. (1987) Alteration of the quality of milk by expression of sheep ß-lactoglobulin in transgenic mice. Nature 328, 530-532.
Sims, M.M., Fist, N.L. (1987) Nonsurgical embryo transfer in swine. J.Anim. Sci. 65, (Supplement) 386.

Sims, M.M., Fist, N.L. (1993) Production of Fetuses from Totipotent cultred bovine inner cell mass cells. Theriogenology 39, 313.
Tang, D., DeVit, M., Johnston, S.A. (1992) Genetic immunization is a simple method for eliciting an immune response. Nature 356, 152-154.
Tautz, D. (1989) Hypervariability of simple sequences as a general source for polymorphic DNS markers. Nucleic Acids Res. 17, 6463-6471.
Vize, P.D., Michalska, A.E., Ashman, R., Lloyd, B., Stone, B.A., Quinn, P., Wells, J.R.E., Seamark, R.F. (1988) Introduction of a porcine growth hormone fusion gene into transgenic pigs promotes growth. J. Cell Sci. 90, 295-300.
Ward, K.A., Franklin, I.R., Murray, J.D., Nancurrow, C.D., Raphael, K.A., rigby, N.W., Byrne, C.R., Wilson, B.W., Hunt, C.L. (1986) The direct transfer of DNS by embryo microinjection. 3rd World Congr. of Genetics applied to Livestock Production,Lincoln (Nebraska) 12, 6-12.
Weidle, U. H., Lenz, H., Brem, G. (1991) Genes encoding a mouse monoclonal antibody are expressed in transgenic mice, rabbits and pigs. Gene 98, 185-191.
Wieghart, M., Hoover, J.L., McGrane, M.M., Hanson, R.W., Rottman, F.M., Holtzman, S.H., Wagner, T.E., Pinkert, C.A. (1990) Production of transgenic pigs harbouring a rat phosphoenolpyruvate carboxykinase-bovine growth hormone fusion gene. J. Reprod. Fert. 41, Suppl., 89-96
Wolf, E. (1990) Expressionsbedingte Veränderungen bei Wachstumshormon-transgenen. München: Diss.med.vet.
Zucker, H. (1990) Bedeutung der Haustiere für die Ernährung des Menschen. Tierärztliche Hochschule Hannover, Studium generale, Vorträge zum Thema Mensch und Tier, Band VIII, 49-62

20. DVG-Kongress, Bad Nauheim, 20.-24.4.1993

## Chancen und Risiken der Biotechnik in der Tierproduktion

Im 20. Jahrhundert war die Tierzucht geprägt von der Populationsgenetik und der quantitativen Genetik, also von Methoden, die auf der Mendel-Genetik und der Statistik basieren. Die neuen Entwicklungen in der Genetik werden von der Biotechnik geprägt. Biotechnologie in der Tierproduktion ist die Lehre von der Nutzung lebender Systeme oder von isolierten biologischen bzw. von funktionell aktiven Makromolekülen zum Zweck der Kontrolle und/oder Beeinflussung von Körperfunktionen. In der Tierproduktion umfassen die biotechnischen Anwendungen demzufolge sowohl die Reproduktionstechniken mit Embryotransfer und assoziierten Biotechniken sowie die Gentechnik mit der Klonierung, Rekombination, Analyse, Diagnose und dem Transfer von Genen.
Alle wesentlichen Reproduktionstechniken wurden ohne gentechnische Kenntnisse entwickelt und werden ohne gentechnische Verfahren angewendet. Embryotransfer, *in vitro* Produktion und Klonierung von Embryonen, Erstellung monozygoter Zwillinge oder Chimären haben grundsätzlich nichts mit Gentechnik zu tun. Querverbindungen zwischen Gentechnik und Reproduktionstechniken gibt es lediglich bei der gendiagnostischen Analyse von Embryonen und insbesondere bei der Erstellung transgener Tiere, bei der Reproduktionstechniken für die Gewinnung und den Transfer der Embryonen benötigt werden.
Nachfolgend sollen die wichtigsten biotechnischen Verfahren kurz vorgestellt und im Hinblick auf ihre praktische Anwendbarkeit in der Tierproduktion diskutiert werden.

### Reproduktionstechniken

Die wohl wichtigste Reproduktionstechnik im Bereich landwirtschaftlicher Nutztiere ist zweifelsohne die künstliche Besamung und die Tiefgefrierkonservierung von Spermien. Diese Biotechnik ist längst zum züchterischen Alltag geworden und wird auch in den nächsten Jahren und Jahrzehnten in weiten Bereichen ihre Bedeutung behalten. Erst seit den 70er Jahren wird der Embryotransfer bei landwirtschaftlichen Nutztieren, also die Gewinnung von Embryonen aus Spendertieren, die vorübergehende Kultur *in vitro* und die Übertragung auf zyklussynchrone Empfängertiere bearbeitet. Bereits die historische Entwicklung des Embryotransfers beim Nutztier zeigt, da13 diese Technik von Anfang an in engstem Zusammenhang mit der Tierzucht und der tierischen Produktion gesehen wurde.
Während die Biotechnik künstliche Besamung auf der männlichen Seite einen Multiplikator (Anzahl Zuchttiere, die durch den Einsatz einer Biotechnik durch ein einziges Zuchttier ersetzt werden können) von 1000 und mehr erreichen kann, erlaubt der Embryotransfer in erfolgreichen Programmen nur einen Multiplikator von fünf bis zehn. Darüber hinaus sind durch den beträchtlich höheren Arbeits- und technischen Aufwand beim Embryotransfer die. zusätzlichen Kosten für Tiere, die mit Hilfe dieser Biotechnik erstellt werden, nach wie vor sehr hoch (Brem 1979, 1985). Diese beiden

Faktoren sind auch dafür verantwortlich, dass die Anwendung des Embryotransfers beim Nutztier auf einen geringen Prozentsatz der Zuchttiere (in aller Regel unter 1%) beschränkt geblieben ist. Ökonomisch sinnvoll ist die Biotechnik bislang nur, wenn der höhere Zuchtwert der daraus entstehenden Tiere einen deutlich höheren Verkaufspreis rechtfertigt. Durch die Diskontierung der Kosten auf die Nachkommen der Zuchttiere aus ET sind wirtschaftlich sinnvolle Anwendungen möglich.
Mit der neu entwickelten *in vitro* Produktion von Embryonen zeichnet sich, speziell beim Rind, eine Methode ab, die es erlaubt, ausreichend viele Embryonen kostengünstig zu produzieren. Sollte es in den nächsten Jahren darüber hinaus gelingen, embryonale Stammzeilen von Nutztieren zu etablieren und durch Kerntransfer in enukleierte Eizellen den Genotyp dieser Zeilen in großer Zahl identisch zu replizieren, würde dies völlig neue Strukturen in der Tierzucht erlauben.
Von den verschiedenen Nutztierspezies wird bislang der Embryotransfer vor allem beim Rind weltweit am meisten genutzt. Mehr als 100.000 Kälber pro Jahr werden von Empfängertieren nach Embryotransfer geboren. Beim Pferd wird der Embryotransfer wegen der nicht sehr erfolgreich durchzuführenden Superovulation und wegen diverser restriktiver Verbote seitens der Verbände in nur geringem Umfang durchgeführt. Bei kleinen Wiederkäuern und Schweinen spielt die Embryogewinnung für assoziierte Biotechniken eine bedeutendere Rolle als ihr züchterischer Einsatz. Interkontinentaler Transfer von genetischem Material und Sanierung von Beständen sind daneben die hauptsächlichen Anwendungsgebiete.
Beim Rind werden sowohl Embryogewinnung und -transfer unblutig und damit relativ einfach auch ambulant im Stall des Tierbesitzers durchgeführt. Bei Schweinen, kleinen Wiederkäuern und Kaninchen waren bislang chirurgische Embryotransferverfahren notwendig. Wie die Geburt lebender Ferkel aus unblutigem Transfer in anästhesierte Empfängertiere dokumentiert (Reichenbach et al., 1993a; Mödl et al., 1993) ist es mittlerweile zumindest in Versuchsprogrammen möglich, auch beim Schwein eine unblutige Embryoübertragung durchzuführen. Obwohl die Trächtigkeitsraten noch nicht das bei chirurgischen Verfahren mögliche Niveau erreicht haben, besteht die Hoffnung, diese Technik soweit zu entwickeln, dass sie eines Tages im praktischen Betrieb z. B. zur SPF-Sanierung eingesetzt werden kann. Wenn die Gewinnung der Embryonen nach der Schiachtung der Spendertiere erfolgt, kann in Zukunft für eine Reihe von Projekten möglicherweise auf chirurgische Eingriffe beim Schwein verzichtet werden.
Eine überaus interessante Alternative zur chirurgischen Öffnung der Bauchhöhle stellt der endoskopisch vermittelte Zugang zu den Reproduktionsorganen dar. Beim Kaninchen konnten wir einen endoskopisch vermittelten Transfer von befruchteten Eizellen in die Eileiter synchronisierter Empfängertiere etablieren. Ohne chirurgischen Eingriff können hier mit einem relativ einfachen, schnellen und für das Tier sehr schonenden Verfahren Embryonen im Eileiter abgesetzt werden, ohne dass z.B. der Fimbrientrichter zur Fixation berührt werden müsste. Beim endoskopischen Eileitertransfer in 26 Empfängertiere wurden 90% der Rezipienten gravid und 41% der transferierten Embryonen führten zur Geburt von gesunden Kaninchen (Besenfelder und Brem, 1993).

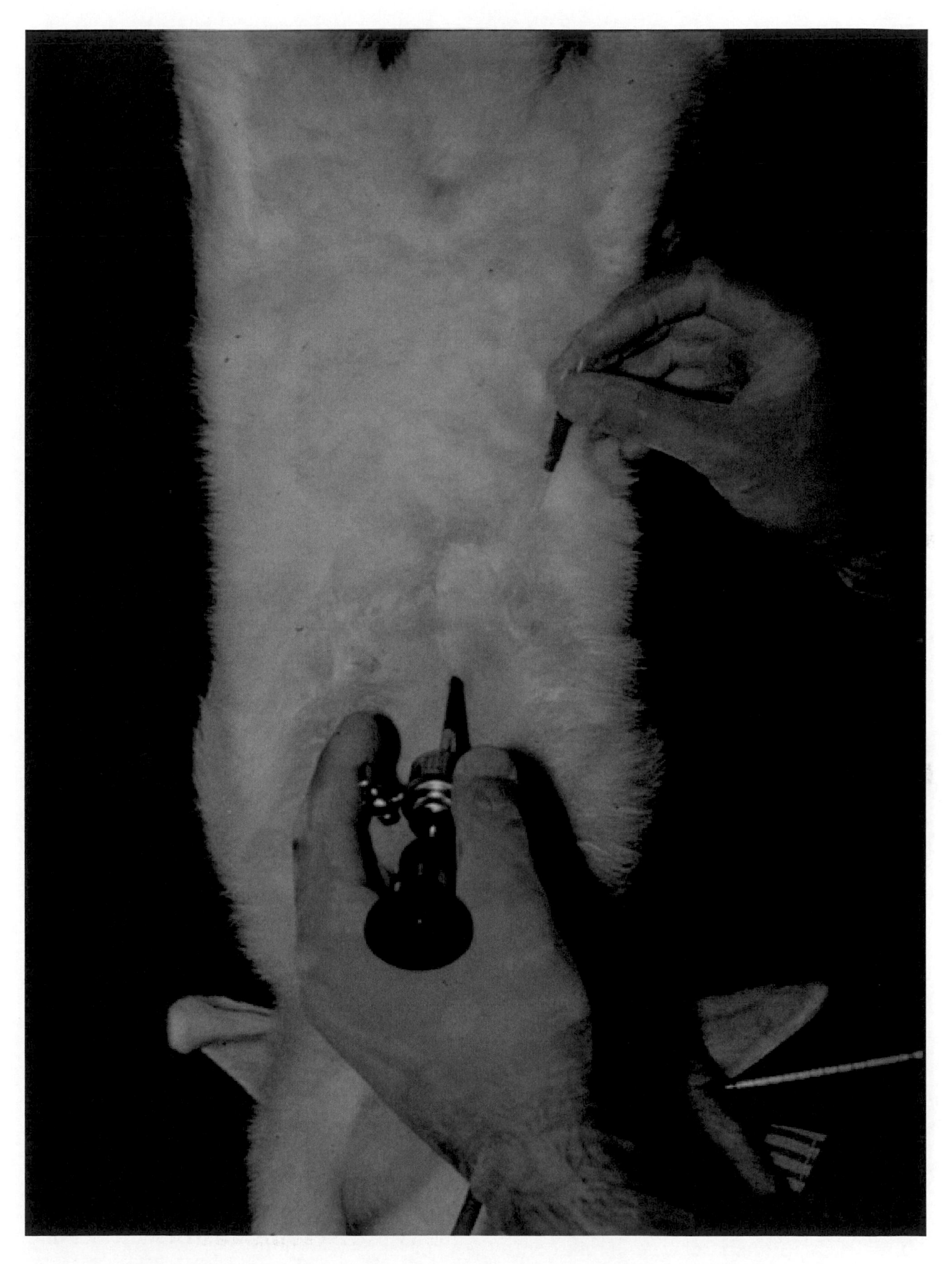

Abb. 29: Endoskopischer Embryotransfer in den Eileiter beim Kaninchen

Erste eigene Untersuchungen zeigen, dass es auch bei Schaf, Ziege und Schwein grundsätzlich möglich ist, via Endoskopie erfolgreich Embryonen in den Eileiter zu übertragen.

ET-assoziierte Biotechniken sind insbesondere die *in vitro* Reifung und Befruchtung von Eizellen, die nachfolgende *in vitro* Kultur, die Geschlechtsdiagnose an Embryonen, die Kryokonservierung von Embryonen und die Embryomanipulation zur Erstellung von monozygoten Zwillingen, Chimären, Klongeschwistern oder transgenen Tieren. Zur Mikromanipulation von Embryonen wird ein entsprechend eingerichteter Arbeitsplatz (Brem, 1986; Brem et al, 1991a) mit Stereo- oder Inversmikroskop, Mikromanipulatoren und Mikroinstrumenten benötigt. Die mikrochirurgische Teilung von Rinderembryonen ist ein im Prinzip den natürlichen Vorgängen nachgeahmtes Verfahren, bei dem aus einer Morula oder Blastozyste durch Teilung transferierbare Hälften entstehen, die in etwa 50 bis 55% zu einer Trächtigkeit und in 25% der Fälle zur Entstehung von monozygoten Zwillinge führen. Dieses Verfahren wird bereits in ET-Programmen regelmäßig eingesetzt. Auch die Tiefgefrierkonservierung von geteilten Embryonen und der anschließende Transfer ist grundsätzlich möglich (Brem et al. 1987), aber in diesem Falll sind die Weiterentwicklungsraten nur etwa halb so hoch sind wie nach Transfer geteilter Embryonen ohne Tiefgefrierung.

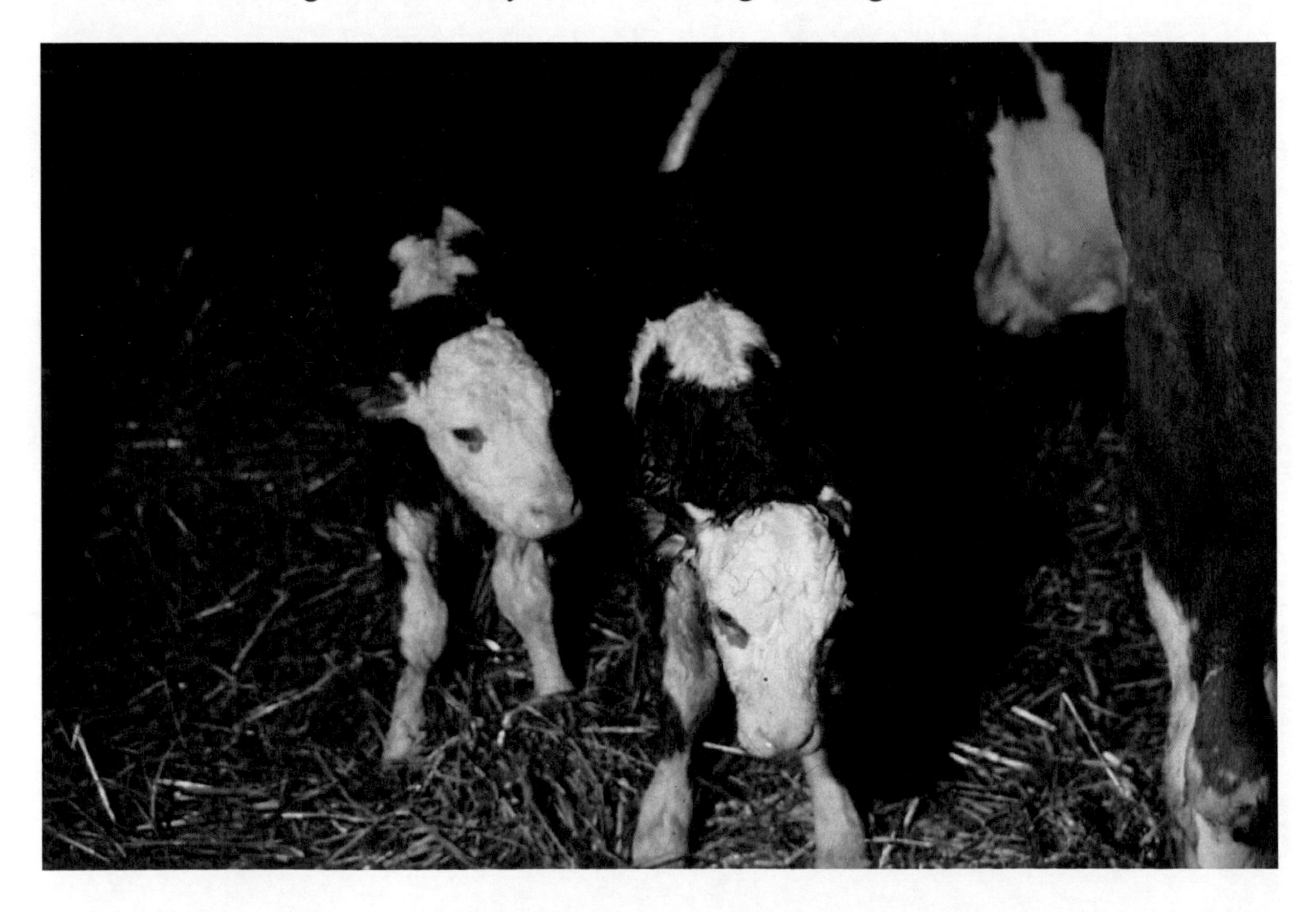

Abb. 30: Zwillingspärchen aus mikrochirurgischer Embryoteilung

Seit einigen Jahren gewinnt ein neues Verfahren im Rahmen von Embryotransferprogrammen speziell beim Rind an Bedeutung, nämlich die sog. *in vitro* Produktion (IVP) von Embryonen (Berg und Brem 1989; Brem et al. 1991 b; Reichenbach et al., 1992). Mittlerweile ist es auch möglich, unreife Oozyten aus Follikeln von Ovarien lebender Rinder und Kühe zu gewinnen und im Rahmen der *in vitro* Produktion Embryonen zu erhalten. Eine Alternative für die transvaginale Follikelpunktion unter Ultraschalikontrolle (Pieterse et al., 1988, 1991) steilt ein von uns etabliertes transvaginal, endoskopisch geführtes Verfahren dar (Reichenbach et al, 1993b). Bei Färsen können pro Sitzung ca. 6 Oozyten gewonnen und die Punktionen bis zu zweimal pro Woche durchgeführt werden. Bei Kühen resultiert die Follikelpunktion in acht bis dreizehn Oozyten pro Tier und Sitzung bei Punktionsintervallen zwischen vier und sieben Tagen. Die Gewinnungsrate lag in diesen Fällen bei durchschnittlich 74 bis 84% (Reichenbach et al., 1993b; Wiebke et al., 1993). Damit sollte es mittelfristig möglich sein, im Durchschnitt pro Woche und Spender ein Kalb zu erzielen.
Ein Vorteil dieses Verfahrens ist die Möglichkeit der wiederholten Durchführung wenigstens einmal pro Woche und die Tatsache, dass auf eine hormonelle Behandlung der Spendertiere verzichtet werden kann. Wie erste Erfahrungen zeigen, wird die Fertilität auch nach mehrmaliger Follikelpunktion nicht negativ beeinflusst.
Eine Weiterführung der Erstellung genetisch identischer Tiere durch Embryoteilung steilt die Embryoklonierung dar. Mit diesem Verfahren können prinzipiell mehrere bzw. viele genetisch identische Embryonen erstellt werden. Als Kernspender werden frühe Morulae verwendet, deren Blastomeren nach Vereinzelung in enukleierte (entkernte) Eizellen durch Elektrofusion transferiert werden. Die daraus entstehenden genetisch identischen Embryonen werden *in vitro* kultiviert und anschließend auf Empfängertiere transferiert. Während der manipulatorisch-technische Ablauf dieses Verfahrens gut beherrscht wird, zeigen sich bei der Weiterentwicklung der Fusionsprodukte sowohl *in vitro* als auch nach dem Transfer in Empfängertiere mit Entwicklungsraten von 20 bis 30% noch unzureichende Ergebnisse. Dadurch liegt derzeit der Multiplikator, d.h. die Anzahl identischer Kälber pro Embryo durchschnittlich nur bei 1,5. Es wird jedoch erwartet, dass in den nächsten Jahren durch Verbesserung der Weiterentwicklungs- und Trächtigkeitsraten ein höherer Multiplikator erreicht werden könnte, was bei entsprechender Eignung für die Reklonierung zu mehr genetisch identischen Kälbern führen könnte. Züchterische Aspekte der Nutzung des Embryotransfers (Brem, 1979) sind die Verbesserung des Zuchtfortschritts durch Erhöhung der Selektionsintensität bei Bullenmüttern, die Erhöhung der Effizienz von Nukleuszuchtprogrammen, die schnellere Verbreitung und Vermehrung exotischer Rassen oder seltener positiver Mutationen, Varianten oder Linien, Erleichterungen beim Im- und Export von Zuchtmaterial, hygienisch einwandfreie Einschleusung von Zuchtmaterialien in SPF-Betriebe, Steigerung der Genauigkeit der Zuchtwertschätzung, Anlage von Genomreserven in Form von Embryobanken und insbesondere die Bereitstellung von Embryonen für weitere Züchtungstechniken.
Für die Resistenzzucht und Erbfehlergenetik sind folgende tierzüchterischen Bereiche von Interesse (Brem, 1992):

• Nutzung der Konkordanz (Übereinstimmung) identischer Tiere zur Heritabilitätsschätzung bzw. Untersuchung der genetischen Determination von Krankheitsresistenzen oder Dispositionen.
• Verteilung identischer Tiere auf verschiedene Behandlungsaltemativen zur genaueren Schätzung von Therapieeffekten bei gleichzeitig deutlicher Reduzierung der benötigten Anzahl Tiere in den jeweiligen Gruppen ("Kloneffizienzwert")
• Untersuchung kombinierter Genotyp-Umwelt-Wirkungen im Zusammenhang mit dem Entstehen von Krankheiten durch Verwendung identischer Tiere bzw. der Verteilung identischer Individuen in verschiedene prä- und postnatale Umwelten
• Schätzung der Bedeutung maternaler Effekte durch Trennung von Nachkommen-Genotyp und mütterlichen Umweitbedingungen
• Verbesserung des Selektionserfolgs durch Erhöhung der Selektionsintensität.
Konkrete Risiken für Mensch, Tier oder Umwelt entstehen beim Einsatz der Reproduktionstechniken nicht. Eine nennenswerte Zunahme des Inzuchtgrades wird bei der derzeit praktizierten Anwendungsdichte nicht verursacht. Auch für eine immer wieder vermutete Zunahme von Missbildungen oder Defekten nach Einsatz der Mikrochirurgie von Embryonen gibt es keinerlei Hinweise. Auswirkungen auf die Zuchtstrukturen im Sinne einer Konzentrierung der Zuchttiere in Zuchtunternehmen durch vermehrten Einsatz von Reproduktionstechniken sind nicht erfolgt, da alle anwendungsreifen Techniken als Service jedem interessierten Züchter zur Verfügung stehen.

Gentechniken

Das Genom ist die Gesamtheit aller Erbanlagen eines Organismus und unter Genomanalyse versteht man die Untersuchung des Erbmaterials, wobei eine vollständige Genomanalyse letztendlich nur dann erreicht ist, wenn das gesamte Erbmaterial vollständig sequenziert ist. Bei landwirtschaftlichen Nutztieren wird sich die Genomanalyse auch mittelfristig darauf beschränken müssen, bei den wichtigsten Nutztierarten anwendungsbezogen und grundlagenorientiert einzelne Erbmerkmale und Merkmalskomplexe zu analysieren. Die Arbeitsfelder der Genomanalyse sind neben Genkartierung und Kopplungsanalysen insbesondere die Einzelgencharakterisierung.
Durch die Gendiagnose ergibt sich eine signifikante Erweiterung der Züchtungsmöglichkeiten. Als vorrangiges Ziel ist insbesondere die Einschränkung der Ausbreitung von Erbkrankheiten zu definieren. Sie ist ein aktiver Beitrag zur Tiergesundheit und zum Tierschutz und vor allem auch geeignet, der Einschränkung der genetischen Vielfalt insbesondere bei kleineren Rassen durch konkreten Ausschluss erbfehlerbelasteter Zuchtlinien entgegenzuwirken.
Die molekulargenetische Gendiagnose ermöglicht unabhängig von der phänotypischen Merkmalsausprägung (Merkmalsträger) eine Erkennung von heterozygoten Genotypen

(Anlageträger) mit sehr hoher Diagnosesicherheit (bis zu 100%) Die Gendiagnose ist ein Eigenleistungsergebnis, d.h. sie kann ohne Zucht von erbfehlerbelasteten Nachkommen erstellt werden, und ist im Prinzip vor jeder Zuchtbenutzung möglich, da sogar bei Embryonen entsprechende Diagnoseverfahren durchgeführt werden können (Förster, 1992).
Ein konkretes Beispiel der Anwendung gendiagnostischer Methoden ist der Einsatz der PCR (Polymerase Chain Reaction) zur Genotypdiagnostik am Halothanlocus bzw. beim Ryanodin-Rezeptorgen. Fleischbetonte Schweine sind zu einem hohen Prozentsatz stressanfällig und weisen häufig mindere Fleischqualität (PSE-Fleisch) auf. Der bislang eingesetzte Halothantest erlaubt keine Differenzierung zwischen hetero- und homozygot stressresistenten Tieren, sondern lediglich die Diagnose der Merkmalsträger. Durch die Identifizierung einer Mutation im Ryanodin-Rezeptor-Gen, die als ursächlich verantwortlich für die Entstehung des Malignen Hyperthermie-Syndroms des Schweines erkannt wurde (Fujli et al., 1991) ist es möglich, durch PCR-Analysen an Gewebeproben von Schweinen ein einfacheres, sicheres und zuverlässiges Verfahren zur Genotypisierung auf Stressresistenz zu nutzen. Mit Hilfe dieses neuen Tests ist es sehr viel sicherer und effizienter möglich, homozygot stressresistente Linien aufzubauen und heterozygot stressresistente Mastendprodukte mit ausreichender Mast- und Schlachtleistung sowie besserer Fleischqualität zu erzeugen (Förster et al. 1992).
Beim Rind stehen u.a. gendiagnostische Verfahren zur Untersuchung auf Weaver beim Braunvieh (indirekter Test) und BLAD bei Holstein-Frisian (direkter Test) zur Verfügung.
Die Erstellung transgener Nutztiere erfolgte bislang ausschließlich durch Mikroinjektion von DNA in Vorkerne befruchteter Eizellen. Bei der Mikroinjektion werden Embryonen von superovulierten Spendern gewonnen, durch geeignete mikroskopische Verfahren oder Zentrifugation die Vorkerne dargestellt und die Genlösung in die Vorkerne mikroinjiziert. Die mikroinjizierten Embryonen werden auf synchronisierte Empfängertiere übertragen. Bel den geborenen Nachkommen kann durch PCR, Slot-, Dot-, oder Southern Blot-Verfahren die Integration und die Expression durch Northern- und Western-Blot des injizierten Genkonstruktes nachgewiesen werden. Bevor es zu einem konkreten Einsatz transgener Nutztiere in der Zuchtpopulation kommen kann, ist nach den für die Erstellung erforderlichen Arbeitsschritten noch die Durchführung einer Reihe von Prüfverfahren für jede Linie unerlässlich. Grundsätzlich gibt es für den Einsatz des Gentransfers bei Nutztieren folgende Anwendungsmöglichkeiten:
• Beeinflussung von Wachstumsparametern
• Versuche zur Verbesserung der Krankheitsresistenz
• Modifizierung metabolischer Stoffwechselwege
• Steigerung der Qualität tierischer Produkte
• Produktion hochwertiger. Proteine (Gene Farming).
Neben dem Transfer von Resistenzgenen wie z.B. dem Mx-Gen (Müller et al., 1992) besteht auch die grundsätzliche Möglichkeit, zur Verbesserung der Immunabwehr eine sog. genetische Immunisierung durchzuführen. Diese Strategie wird insbesondere dann

von Interesse sein bzw. zur Anwendung kommen, wenn eine konventionelle Immunisierung aus veterinärhygienischen, immunologischen oder gesetzlichen Gründen nicht durchgeführt werden kann. In diesen Fällen kann durch Klonierung der entsprechenden Antikörpergene von Hybridom-Zelllinien, die monoklonale Antikörper gegen das Antigen produzieren, und deren anschließenden Transfer auf Tiere erreicht werden, dass transgene Tiere Antikörper gegen dieses Antigen produzieren, ohne jemals mit diesem Antigen in Kontakt gewesen zu sein. In eigenen Versuchen konnte wir zeigen, dass durch Transfer der Gene für die leichte und schwere Kette eines Maus-monoklonalen-Antikörpers in Mäuse, Kaninchen und Schweine eine sehr gute Expression erreicht werden konnte (Weidle et al., 1991). Als zweites Beispiel sei das sog. Gene Farming als ein sehr interessanter biotechnologischer Ansatz kurz erwähnt. Eine Reihe von Proteinen, die für die Diagnose oder Therapie von Krankheiten bei Mensch und Tier von Bedeutung sind, können in rekombinanten Mikroorganismen. wegen der fehlenden und korrekten Faltung oder richtigen posttranslationalen Modifikation (Prozessierung, Glykosilierung etc.) nicht produziert werden. Hier ist das Gene Farming, also die Expression hochwertiger Proteine in die Milchdrüse oder das Blut transgener Tiere eine überaus attraktive Alternative. In der Milchdrüse können hohe Erträge an rekombinantem Protein durch Expression von genomischer oder cDNS erreicht werden (Überblick bei Brem et al., 1993). Wie geschildert, stellen die neueren Entwicklungen in der Molekulargenetik für die Tierzucht ein Methodenspektrum zur Verfügung, das es erlaubt, den Genotyp von Zuchttieren direkt zu erkennen, zu kontrollieren und zu verändern. Diese Anwendung gentechnischer Methoden bei Tieren ist aber nicht unumstritten (Brem et al. 1991a).

Während die PCR-Diagnostik im engeren Sinn eigentlich keine gentechnologische Arbeit ist, weil sie per Definition ein diagnostisches und kein genom-modifizierendes Verfahren darstellt, ist der Gentransfer bei landwirtschaftlichen Nutztieren auch im engeren Sinn ein gentechnisches Verfahren. Wie schon erwähnt, ist beim Gentransfer eine umfangreiche Prüfung der transgenen Tiere bzw. Linien erforderlich, bevor transgene Tiere in Nutztierpopulationen integriert werden könnten. Neben einem Nachweis der biologischen Wirkung und eventuellen Auswirkungen auf die Gesundheit oder Krankheitsanfälligkeit muss durch Homozygotietests nachgewiesen werden, dass keine Insertionsmutationen vorliegen und keine ungünstigen Auswirkungen auf Produktions- und Reproduktionsleistung auftreten (züchterische Prüfung der transgenen Linien). Bevor transgene Tiere als Lebensmittel für den Menschen zugelassen werden könnten, muss gezeigt werden, dass keine gesundheitlichen (toxikologische bzw. allergenen Risiken) oder lebensmittelrechtlichen (Qualität, Verarbeitungseigenschaffen, etc.) Probleme vorliegen (Brem und Müller, 1994). Eindeutige gesetzliche Rahmenbedingungen sind durch die Gentechnik-Gesetze und Richtlinien der Einzelstaaten und der Europäischen Union geregelt.

Literaturverzeichnis

Besenfelder, U., Brem, G. (1993) Laparascopic embryo transfer in the rabbit. J. Reprod. Fert., 99 : 53-56.
Brem, G. (1979) Kostenanalyse über Verfahren und Einsatzmöglichkeiten von Embryotransfer. München, Diss. med. vet.
Brem, G. (1986) Mikromanipulation an Rinderembryonen und deren Anwendungsmöglichkeiten in der Tierzucht. Enke, Stuttgart, 211 S.
Brem, G. (1992) Neue Wege zur Tiergesundheit - Stand der Biotechnik. Züchtungskunde 64, 411-422.
Brem, G. (1992) Anwendung der Gentechnologie in der Tierproduktion - Möglichkeiten und Gefahren. Studium Generale an der Tierärztlichen Hochschule Hannover. Öffentlicher Vortragszyklus im Wintersemester 1992193 "Mensch und Tier", 04.11.1992.
Brem, G., Brenig, B. (1992) Molekulare Genotyp-Diagnostik des Malignen Hyperthermie-Syndroms zur effizienten Zucht stref3resistenter Schweine. Wien. Tierärztl. Mschr. 79, 301-305.
Brem, G., Niemann, H., Sacher, B., Smidt, D. (1987) Zum Tiefgefrieren mikrochirurgisch geteilter Rinderembryonen und der Erstellung zeitungleich geborener monozygoter Zwillinge. Dtsch. tierärztl. Wschr. 94, 195-197.
Brem, G., Kräußlich, H., Stranzinger, G. (1991 a) Experimentelle Genetik in der Tierzucht. Grundlagen fOr spezielle Verfahren der Biotechnik. Ulmer, Stuttgart, 263 S.
Brem, G., Berg, U., Reichenbach, H.-D. (1991 b) *In vitro* Entwicklung von Rinderembryonen. Bericht des 19. Kongresses der Deutschen Veterinärmedizinischen Gesellschaft, Bad Nauheim, 09.-13.04.1991.
Brem, G., Hartl, P., Besenfelder, U. (1993) Production of foreign proteins in the mammary glands of transgenic mammals. CHIMICAoggi/CHEMISTRYtoday, 10, 21-25
Brem, G., Müller, M. (1994). Transgene Tiere - Gegenwärtiger Stand und Perspektiven. Gentechnologie - Stand und Perspektiven bei der Gewinnung von Rohstoffen für die Lebensmittelproduktion. L. G.-F. d. GDCh). Hamburg, Behr's Verlag. : 65-82.
Brenig, B., Brem, G. (1992) Genomic organization and analysis of the 5'end of the porcine ryanodine receptor genc (ryri). FEBS Lett. 298, 277-279.
Förster, M. (1992): Gendiagnostische Erbfehleranalyse zur Verbesserung der Tiergesundheit. Züchtungskunde 64, 423-428.
Förster, M., Brenig, B., Brem, G., Wittmann, W., Littmann, B., Peschke, W. (1992) Der MHS-Gentest fOr die sichere Strel3resistenzzüchtung beim Schwein. Z. Schw. Mast 40, 4-6.
Fujii, J., Otsu, K., Zorzato, F., Deleon, S., Khanna, V.K., Weiler, J.E., O'Brien, P.J., Aclennan, H. (1991) Identification of a mutation in porcine ryanodine receptor associated with malignant hyperthermia. Science 253, 448-451.

Mödl, J., Reichenbach, H.-D., Brem, G. (1993) Unblutiger Transfer beim Schwein: Ergebnisse einer verbesserten Methode. AETd-Tagung, Maria Taferl, 13.114. Mal 1993.
Müller, M., Brenig, B., Winnacker, E.-L., Brem, G. (1992) Transgenic pigs carrying cDNA copies encoding the murine Mxl protein which confers resistance to influenza virus infection. Gene 121, 263-270.
Pieterse, M.C., Kappen, K.A., Kruip, Th.A.M., Taverne, M.A.M. (1988) Aspiration of bovine oocytes during transvaginal ultrasound scanning of the ovaries. Theriogenology 30, 751-762.
Pieterse, M.C., Vos, P.LA.M., Kruip, Th.A.M., Wurth, Y.A., van Beneden, Th.H., Willemse, A.H., Taverne, M.A.M. (1991) Transvaginal ultrasound guided follicular aspiration of bovine oocytes. Theriogenology 35, 19-24.
Reichenbach, H.-D., Liebrich, J., Berg, U., Brem, G. (1992) Pregnancy rates and births after unilateral or bilateral transfer of bovine embryos produced *in vitro*. J. Reprod. Fert. 95, 363-370.
Reichenbach, H.-D., Mödl, J., Brem, G. (1993a) Piglets born after transcervical transfer of embryos into recipient gilts. The Veterinary Record, 133, 3-9
Reichenbach, H.-D., Wiebke, N.H., Besenfelder, U., MödI, J., Brem, G. (1993b) Transvaginal laparascopic guided aspiration of bovine follicular oocytes: preliminary resuits. Theriogenoogy 39, 295.
Weidle, U. H., Lenz, H., Brem, G. (1991) Genes encoding a mouse monoclonal antibody are expressed in transgenic mice, rabbits and pigs. Gene 98, 185- 191.
Wiebke, N. H., Reichenbach, H.-D., Brem, G. (1993) Ergebnisse der transvaginalen, endoskopisch geführten Follikelpunktion beim Rind. AETd-Tagung, Maria Taferl, 1 3./1 4. Mai 1993.

XXI. Fortbildungstagung der Landeskammern der Tierärzte Kärntens und der Steiermark, Millstatt, 7.-10.9.1995.

## Genomanalyse: Der Einsatz von DNS- Markern in der praktischen Tierzucht

Die Genomanalyse befasst sich mit der Kartierung von Genen, der Analyse von Kopplungsbeziehungen und der Charakterisierung von Einzelgenen. Die dabei verwendeten molekulargenetischen Methoden sind im Rahmen gentechnologischer Forschungen entwickelt worden.
Mit Hilfe molekularer Marker können im Rahmen der Abstammungs- und Identitätssicherung individualspezifische Muster nachgewiesen werden, die als genetische Fingerabdrücke die bislang verfügbaren Verfahren der serologischen Analyse in ihrer Aussagekraft und Zuverlässigkeit weit übertreffen. Auch im forensischen Bereich sind diese Untersuchungen mittlerweile unverzichtbar geworden.
Die Analyse von Kopplungsbeziehungen eröffnet eventuell in Zukunft die Möglichkeit, innovative Konzepte bei der Selektion zu etablieren. Mit der sog. "Marker gestützten Selektion" könnten Entscheidungen bereits sehr früh im Leben eines Tieres, unabhängig vom Geschlecht und unbeeinflußt von Umwelteffekten getroffen werden. Merkmale im Bereich der Fruchtbarkeit und Gesundheit könnten so vielleicht erfolgreich verbessert werden.
Die bedeutendste Anwendungsmöglichkeit der Genomanalyse ist die Gendiagnostik. Sie erlaubt die Charakterisierung qualitätsrelevanter Genotypen wie z.B. bei Milchproteinvarianten. Weit wichtiger aber ist ihr Einsatz bei der Bekämpfung von Erbfehlern. Wenn ein Gendefekt molekulargenetisch identifiziert worden ist, kann mit relativ einfachen Mitteln bei jedem (verdächtigen) Zuchttier festgestellt werden, ob es die Anlage für diesen Erbfehler trägt. Diese Anlageträger für rezessiv vererbte Defekte sind in der Zucht ein großes Problem, da sie selbst keinerlei Veränderung zeigen und gesund sind. Weil sie aber das Defektallel an einen Teil ihrer Nachkommen vererben, kommt es beim Zusammentreffen von zwei Defektallelen zum Auftreten des Erbfehlers. Je nach Art des Defektes sind die geborenen Merkmalsträger lebensunfähig oder leiden unter schwerwiegenden gesundheitlichen Problemen. Mit Hilfe der molekulargenetischen Gendiagnostik ist es erstmals prinzipiell möglich, erkannte Defektallele komplett aus einer Population zu eliminieren. Dies ist nicht nur ein wirtschaftlicher, sondern auch ein äusserst wichtiger tierschützerischer Aspekt.

### Einleitung

Gentechnische Methoden eröffnen der modernen Tierzucht weit reichende Möglichkeiten. Die deskriptiven Bereiche werden häufig unter dem Begriff Genomanalyse zusammengefasst. Im Prinzip kann man die Genomanalyse in folgende drei Arbeitsgebiete aufteilen:
1. Kartierung von Genen
2. Analyse von Kopplungsbeziehungen
3. Charakterisierung von Einzelgenen

Im Folgenden wird dargestellt, welcher Verfahren sich die einzelnen Arbeitsgebiete bedienen und welche bereits realisierten bzw. praxisreifen und welche potentiellen Anwendungen sich aus diesen Bereichen ergeben. Grundsätzlich sei eingangs noch erwähnt, dass im Bereich der Genomanalyse fast alle Erkenntnisse primär in der molekulargenetischen Forschung des Menschen erarbeitet wurden. Dies gilt nicht nur für die Techniken sondern insbesondere auch für die verwendeten Sonden, die wegen ihrer hohen Homologie innerhalb der Säugerspezies quasi vom Modell Mensch auf unsere Haustiere übertragen werden.
Erwähnt werden soll auch noch, dass molekulare Marker und Sonden, wenn sie wirtschaftliche wichtige Eigenschaften betreffen und deshalb ein umfangreiches Untersuchungsmaterial zur Bearbeitung ansteht, fast immer zur Patentierung eingereicht wurden und werden. Der angestrebte Patentschutz erstreckt sich dabei nicht nur auf die Durchführung des gendiagnostischen Tests und die direkt untersuchten Tiere, sondern es wird versucht, auch für die aus diesen Zuchttieren abstammenden Nachkommen eine Art Lizenzgebühr zu erheben. Dies mag verdeutlichen, wie wichtig es war und ist, dass die Träger der Zucht eigene Programme zur Entwicklung und Anwendung derartiger Analyseverfahren finanzieren und unterstützen. Leider ist es auf diesem Gebiet, trotz Initialisierung von Seiten der zuständigen Wissenschaft, nur sehr zögerlich zu Engagements gekommen.
Die vermeintliche Karenz ist verführerisch, da diese Versäumnisse den Nachteil haben, dass sie nicht sofort greifen, sondern erst mit einer zeitlichen Verzögerung von mehreren Jahren zum Tragen kommen. Die aus Trägheit und Desinteresse an Forschung und Neuentwicklungen entstehenden Lücken sind sehr schwer wettzumachen. Die Quittung für vergangene und zu befürchtende weitere Versäumnisse wird in Gestalt erheblicher Forderungen von innovativ tätigen Organisationen nicht auf sich warten lassen. Wegen ihrer weit reichenden Bedeutung für die Tierzucht kann der Bereich der Genomanalyse international zu umfassende Umstrukturierungen führen.

**Genkartierung**

Im Rahmen der Genkartierung werden verschiedene Methoden wie zum Beispiel die Verwendung somatischer Zellhybriden, die in situ Hybridisierung, die Chromosomen-Mikrodissektion und die Analyse sogenannter "quantitative trait loci" (QTL) eingesetzt.
Somatische Zellhybriden werden durch Zellfusion von Zellen verschiedener Spezies *in vitro* hergestellt. Bei diesen interspezifischen Zellhybriden bleibt unter spezifischen Bedingungen ein Ausgangsgenom stabil, während von dem zweiten Genom sehr viele Chromosomen und Chromosomenstücke verloren gehen. Entscheidend ist nun, dass in den verschiedenen interspezifischen Hybridzellen vom zweiten Genom jeweils andere Chromosomenstücke erhalten bleiben, so dass sich die Hybridzellen bezüglich der Ausstattung mit Chromosomen der Kartierungsspezies deutlich voneinander unterscheiden. Diese Hybridzellklonlinien, die z. B. das gesamte Mäusegenom und einzelne Chromosomenfragmente des Schweinegenoms enthalten, werden dann mit biochemischen und molekulargenetischen Methoden analysiert, um zu bestimmen, welche spezifischen chromosomalen Fragmente des Schweines in den einzelnen

Hybridzellklonlinien vorhanden sind. Zur Kartierung eines bestimmten Gens muss nun in einem nächsten Arbeitsschritt festgestellt werden, in welchen Hybridzelllinien diese genetische Information enthalten ist. Durch die Zuordnung zu einzelnen Zellklonen kann dann auf die chromosomale Lokalisation des Gens im Schweinegenom geschlossen werden.
Ein sehr effizientes Verfahren zur Genkartierung stellt die sogenannte in situ Hybridisierung dar. Wenn man eine Sonde, d.h. ein mehr oder weniger kleines DNS-Fragment des zu kartierenden Genes oder aus seiner unmittelbaren Nachbarschaft isoliert hat, kann diese Genprobe entweder mit radioaktiven Isotopen oder mit geeignetem nicht radioaktivem Material Fluoreszenz-(Farbstoffen) markiert werden. Der zweite Arbeitsschritt ist die Herstellung von Chromosomenpräparaten, in denen die einzelnen Chromosomen auf einem Objektträger fixiert sind. Unter bestimmten Reaktionsbedingungen kann nun mit Hilfe der markierten Genprobe der Genort für das gesuchte Gen auf den Chromosomen sichtbar gemacht werden, indem die Genprobe mit dem entsprechenden komplementären DNS- Abschnitt auf den Chromosomen hybridisiert.
Zur Gewinnung von anonymen Genproben aus ganz bestimmten Chromosomen-abschnitten wird die sogenannte Chromosomen-Mikrodissektion eingesetzt. Mit Hilfe von Mikromanipulatoren und sehr feinen Glasspitzen wird von einem Chromosom aus einer bestimmten Stelle ein schmales Stück Chromatin isoliert. Dieses gewonnene DNS- Fragment wird dann im Rahmen der Mikro-Klonierung charakterisiert und analysiert.
Um sich in einem Genom orientieren zu können, benötigt man ein Netz von Markern, die möglichst gleichmäßig über den gesamten Chromosomensatz verteilt sein sollten. Als Abstand zwischen zwei Markern wird angestrebt, eine Entfernung von ca. 20 Zenti-Morgan nicht zu überschreiten. Ein Zenti-Morgan entspricht etwa 1 Million Basen-paaren und im Durchschnitt erwartet man bei 2 Genorten, die 1cM voneinander entfernt sind, eine Crossing-over-Frequenz von 1%. Bei einer Gesamtlänge des durchschnittlichen Säugergenoms von 3000 Zenti-Morgan würde demnach eine Genkarte mit wenigsten 150 gleichmäßig über das Genom verteilten Genmarkern diesen Anforderungen genügen. Mit Hilfe der Mikrodissektion kann man sich diese Marker relativ gezielt erarbeiten.

**Analyse von Kopplungsbeziehungen**

Die über das Genom verteilten Marker werden dann im Rahmen von genetischen Kopplungsanalysen genutzt, um tierzüchterisch wichtige Erbmerkmale, deren Genstruktur bis jetzt noch unbekannt ist, zu lokalisieren. Die entsprechenden Methoden sind RFLP (Restriktions-Fragment-Längen-Polymorphismus)- und VNTR (Variable Numbered Tandem Repeats)-Analysen. Bei RFLP-Analysen werden Tierfamilien, in denen das gesuchte Erbmerkmal auftritt, untersucht. Nach Extraktion der DNS wird diese mit verschiedenen Restriktionsenzymen geschnitten, die Fragmente elektro-phoretisch aufgetrennt und anschließend mit markierten Gensonden das individual-typische Spaltmuster sichtbar gemacht. Wenn der verwendete DNS- Marker in enger

Nachbarschaft zum fraglichen Gen kodiert, wird in den entsprechenden Tierfamilien das fragliche Erbmerkmal gemeinsam mit dem DNS- Marker (d.h. gekoppelt) vererbt und kann dadurch zugeordnet werden.
Bei der VNTR-Analyse nutzt man die Tatsache, dass im Genom bestimmte Sequenz-Wiederholungen auftreten. Die Zahl der Kopien solcher wiederholten Sequenzen variiert zwischen den Tieren. Diese sogenannten hypervariablen Regionen werden als Minisatelliten (Jeffrey et al., 1985) oder Mikrosatelliten (Tautz, 1989) bezeichnet. Es handelt sich dabei um hochpolymorphe DNS- Abschnitte, die man bei allen Nutztieren findet und die sich hervorragend als Marker für Kopplungsstudien verwenden lassen (Georges et al. 1990; Fries et al, 1990). Auch bei Hunden gibt es Arbeiten über die Häufigkeit von Mini- und Mikrosatelliten (Rothuizen et al. 1994) und deren Nutzung. Holmes et al. (1995) haben 18 canine Mikrosatelliten und die dazugehörigen PCR-Primer beschrieben.
Minisatelliten sind hochvariable tandemartig angeordnete Wiederholungen etwa 15-30 bp langer Sequenzmotive. Die hohe Variabilität kommt in erster Linie durch Veränderung der Kopiezahl in einem von einem Restriktionsenzym begrenzten DNS-Abschnitt zustande.
Mikrosatelliten (Simple Sequence oder Short Tandem Repeat) bestehen aus 10 bis 50 Kopien von Motiven aus 1 bis 6 Basenpaaren, die entweder in perfekter Tandemanordnung oder von anderen Sequenzen unterbrochen auftreten. Mikrosatelliten sind über das ganze Genom verteilt und eignen sich hervorragend zur Genomanalyse. Die durchschnittliche Mutationsfrequenz beträgt 0.1%. Mikrosatelliten liegen in aller Regel in nicht kodierenden DNS- Bereichen, aber nichtsdestotrotz in nicht zu großer Entfernung zu benachbarten Genen. An dieser Stelle mag es hilfreich sein zu erwähnen, dass nur etwa 3-5% des Säugergenoms kodierende Regionen sind. Der Rest des Genoms sind mehr oder weniger häufig wiederholte DNS Sequenzen, deren Bedeutung nicht klar ist, weshalb sie mitunter auch als "junk oder- Schrott"- DNS bezeichnet wird.
Die mit Hilfe dieser Satelliten-DNS darstellbaren individualtypischen DNS- Muster werden als DNS- Fingerprints oder "genetische Fingerabdrücke" bezeichnet.
Sie können grundsätzlich zur Identitäts- und Abstammungssicherung herangezogen werden. Diese beiden Bereiche sind für die praktische Tierzucht von großer Wichtigkeit. Das Muster der DNS- Fingerprints wird wie das von Mendel´schen Gene vererbt, d.h. jede Bande muss entweder vom Vater oder der Mutter stammen. Die Exaktheit der Verwandtschaftsanalysen, die auf Grund von DNS- Fingerprints erreicht wird, läßt eine Abstammunskontrolle mit einer fast 100%igen Aussage zu, wenn ausreichend viele Mini- und/oder Mikrosatelliten untersucht werden. Die Wahrscheinlichkeit für einen identischen Fingerprint in einer Schwarzbuntpopulation bei Verwendung der Sonde $(GTG)_5$ haben Becker et al. (1994) mit $4x10^{-5}$ bis $10^{-8}$ geschätzt. Die durchschnittliche Genauigkeit dieses Fingerprints lag bei 97%. Glowatzki-Mullis et al. (1995) haben mit Hilfe eines neuen Multiplex PCR-Ansatzes, der 6 verschiedene short tandem repeats nachweist, bei 35 Elternschaftsüberprüfungen, die mit Blutgruppen nicht geklärt werden konnten, eine exakte Zuordnung vorgenommen. Die bislang verwendeten serologischen Methoden erfüllen die an sie

gestellten Ansprüche nicht mehr und werden sicherlich in nächster Zukunft durch molekulargenetische Verfahren abgelöst.
Das DNS- Fingerprinting, also der genetische Fingerabdruck eines Tieres kann an jeder beliebigen Gewebeprobe, die kernhaltige Zellen enthält, durchgeführt werden. Neben Blutzellen, Hautbiopsien oder Spermaproben sind, wie wir kürzlich überprüft haben, auch Milchproben, wegen der darin enthaltenen Zellen aus der Mammadrüse, geeignet. Milchproben haben den Vorteil, dass sie simpel zu gewinnen und deshalb einfach, kostengünstig und zuverlässig zu erhalten sind. Es sind auch die wenigen Zellen, die sich an den Wurzeln ausgerissener Haare befinden, ausreichend. Diese Quelle von DNS spielt auch beispielsweise bei der forensischen Anwendung des DNS- Fingerprintings eine Rolle, wenn es etwa darum geht, einen Hund nach Beissattacken/angriffen sicher zu identifizieren.
Der methodische Ablauf des DNS- Fingerprinting besteht aus der Isolation der genomischen DNS , deren Zerschneidung mit Restriktionsenzymen, der gelelektrophoretischen Auftrennung der Fragmente im Agarosegel, dem Blotten (Übertragung) der DNS auf eine Membran, der Hybridisierung mit einer markierten DNS- Probe und der Darstellung der individuellen Banden. Zum Scannen von Genomen zur Darstellung genomischer Fingerprints kann auch ein neues Verfahren, die parallele DNS Analyse mittels 2-D DNS Elektrophorese eingesetzt werden (Vijg 1995). Der Vorteil dieser Technik ist, dass sie billiger und effizienter einsetzbar ist.
Eine erste Aussage über den Verwandschaftsgrad von Tieren oder Populationen läßt sich an Hand des Band Sharings machen. Bei dieser Auswertung von DNS- Fingerprints wird nichts anderes gemacht als festzustellen, wie viele der in einem Fingerprint auftretenden Banden den untersuchten Tieren gemeinsam sind. Bei eineiigen Zwillingen muss dieser Wert bei 1.0 liegen. Bei Einbeziehung von 12 verschiedenen Rinderrassen lag dieser Wert bei 0.33, innerhalb einzelner Rassen schwankte er je nach den in diesen Rassen wirkenden Faktoren wie Linienzucht, Selektion oder Inzucht etwa zwischen 0.4 und 0.6 (Dolf et al. 1992). Vollgeschwister haben, abhängig vom Wert der Population aus der sie stammen, einen Band Sharing Wert von 0.65 bis 0.75.
Eine spezielle Anwendung der Abstammungskontrolle ist die Zuordnung bzw. Überprüfung von Tieren zu bestimmten Mutterlinien. Hierzu kann man sich der mitochondrialen DNS bedienen, da diese ausschließlich von der Mutter ohne Beteiligung väterlicher mtDNS an die Nachkommen vererbt wird. Das etwa 16kb lange mtDNS Molekül beim Rind weist, speziell in der sog. D-Loop-Region eine hohe Mutationsrate auf. Diese Mutationen sind innerhalb einzelner Mutterlinien charakterisierbar und können, nach dem gleichen Vorgehen wie oben beschrieben, nachgewiesen werden. Die genetische Variation in der mtDNS wurde auch dazu genutzt, die phylogenetische Verwandtschaft europäischer, afrikanischer und indischer Rinderrassen zu untersuchen (Loftus et el. 1994). Da sich die euroafrikanischen und indischen Rassen vor mehr als 500 000 bis 1 Million Jahren getrennt haben, muss von zwei unabhängigen Domestikationsereignissen ausgegangen werden.
Bestimmte Genvarianten bei bekannten Genen haben einen Einfluß auf die Qualität oder Verarbeitungseigenschaften und -qualität von tierischen Produkten. Das bekannte

Beispiel sind die Varianten der Milchproteingene, wo an 4 Genorten insgesamt 34 Genotypen beobachtet wurden. Milchproteine sind entweder Kaseine (78%der Milchproteine) oder Molkeproteine. Sie haben einen ökonomischen Wert, da sie beispielsweise die Verarbeitungseigenschaften der Milch in der Käseproduktion beeinflussen. So ist etwa der Genotyp BB beim kappa-Kasein in der Gerinnungszeit, der Verfestigungszeit, der Festigkeit der Labgallerte, der Käseausbeute, der Hitzestabilität und der Micellengröße den anderen 8 Genotypen überlegen. Auch beim ß-Lactoglobulin und dem ß-Kasein hat der Genotyp BB positive Auswirkungen auf die genannten Merkmale. Lindersson et al. (1995) haben für einen Teil dieser Allele ein neues Nachweisverfahren durch Primer-Länge und automatische Sequenzierung vorgestellt.
Deshalb werden Zuchtstiere z.T. bereits auf diese Genvarianten hin untersucht. Hier zeigt sich am praktischen Beispiel ein entscheidender Vorteil der DNS- Diagnostik - sie kann für einzelne Milchmerkmale auch direkt am männlichen Tier durchgeführt werden! Ein Abwarten bis zur Geburt und dann Laktation der Töchter, wie dies früher nötig war, um im Rückschluss unter Erfassung und Einbeziehung des Genotyps der Mütter, den Genotyp des Vaters zu bestimmen, ist für solche Merkmale nicht mehr nötig. In der praktischen Zucht würde sich allerdings die Selektion auf Genotypen der Milchproteine nur dann durchsetzen, wenn es von Seiten der Verarbeiter entsprechende finanzielle Anreiz gibt. Momentan wird bei der Bezahlung der Milch diese Zusammensetzung des Proteins noch nicht gewürdigt.

**MAS Marker gestützte Selektion**

Viele tierzüchterisch interessante Merkmale sind quantitative Merkmale und werden polygen vererbt. Da bei diesen Merkmalen zusätzlich die Umwelteinflüsse genetische Effekte maskieren und sich auf die Merkmalsausprägung verstärkend oder vermindernd auswirken, ist die Zucht auf diese Merkmale nicht einfach. Einen großen Fortschritt brachten populationsgenetisch-statistische Zuchtprogramme, die ohne Kenntnis von Einzelgenen von der additiv genetischen Genwirkung ausgehend eine Zuchtwertschätzung erlaubten, die in entsprechenden Selektionsprogrammen zu überaus beachtlichen Leistungssteigerungen in unseren Nutztierpopulationen führten.
Seit die Molekulargenetik zunehmend genauere Einblicke in die genetischen Strukturen erlaubt, wird daran gearbeitet, diese Kenntnisse auch für Selektionsprogramme bei quantitativen Merkmalen zu nutzen. Ausgehend von der Überlegung, dass ein quantitatives Merkmal von seggregierenden Allelen an vielen Genorten, die über das Genom verteilt sind, bestimmt wird, bezeichnet man diese Genorte als "Quantitative Trait Loci" oder QTL. Unterstellt man nun, dass jedes günstige Allel an so einem QTL ein quantitatives Merkmal positiv beeinflußt, kann man davon ausgehen, dass Tiere die in einem quantitativen Merkmal sehr gute phänotypische Leistung zeigen im Durchschnitt auch über mehr entsprechen viele vorteilhafte Allele an verschiedenen QTLs verfügen. Die Nachkommen solcher Tiere werden dann bei Vererbung nach den Mendel´schen Regeln, eine höhere durchschnittliche Frequenz solcher Allele haben. Diese Zusammenhänge liegen selbstverständlich allen Selektionsprogrammen zugrunde,

in denen auf Grund der phänotypischen Leistung Elterntiere ausgewählt werden. Auch die natürliche Selektion basiert auf diesem Prinzip, wobei lediglich die durch die Selektion veränderten Merkmale andere sind als in unseren Zuchtprogrammen mit künstlicher Selektion.
Mit Hilfe der Marker gestützten Selektion wird aber versucht, die Selektionsentscheidungen nicht mehr auf phänotypische Merkmalsausprägung zu stützen, sondern direkt auf DNS- Ebene, also auf Grund von Informationen über vorhandene günstige Allele, durchzuführen. Da wir aber in aller Regel die entscheidenden QTL und deren Allele nicht kennen, sind wir darauf angewiesen, geeignete Marker für diese Genorte zu identifizieren.
Die Vorteile einer Marker Selektion (MAS) liegen auf der Hand:

- Selektionsentscheidungen können bereits sehr früh im Leben eines Tieres und damit sogar vor jeder Merkmalsausprägung getroffen werden. Im Prinzip reichen bereits einige Zellen eines Embryos aus, um die gewünschte Information zu erhalten (zur Übersicht siehe Jarell 1994).
- Die Informationen können in gleicher Weise von beiden Geschlechtern gewonnen werden, unabhängig davon, ob dieses Geschlecht das gewünschte Merkmal überhaupt ausprägen kann.
- Bei der Marker-Selektion könnten die kostenaufwändigen Datenerfassungen für die Leistungsmerkmale bei den Zuchttieren bzw. ihren Nachkommen entfallen.
- Die durch Marker-Analyse erfassten Daten sind unabhängig von Umwelteinflüssen
- Mit MAS kann in Kreuzungsprogrammen gezielt auf positive dominante oder additive Allele selektiert werden.
- Die Einschleusung positiver Allele aus genetischen Ressourcen in Zuchtpopulationen kann effizienter und schneller erfolgen

Insgesamt kann die MAS zu einer Steigerung der Selektionsintensität, einer Erhöhung der Genauigkeit der Selektion und zu einer Verkürzung des Generationsintervalls und damit zu deutlich höheren Selektionserfolgen und Leistungsverbesserungen führen.
Genetische Marker sollten, um für tierzüchterische Zwecke eingesetzt werden zu können, folgende Bedingungen erfüllen (Brascamp et al. 1994):

- leicht zu entwickeln
- häufig genug und zufällig über die Chromosomen verteilt
- sie müssen polymorph sein
- kodominant vererbt werden
- technisch einfach zu handhaben
- in jedem Labor einsetzbar
- billig und schnell analysierbar (automatisierbare Typisierung)

Um einen QTL mit einer spezifischen funktionellen Wirkung auf DNS- Ebene letztendlich umfassend identifizieren zu können, sind eine Reihe methodischer Schritte notwendig (Soller, 1994):

- Identifikation von chromosomalen Regionen, die interessante QTL enthalten (10-20cM)
- Spezifikation der QTL Lokalisation innerhalb dieser Regionen (5cM)
- Identifikation von Markern mit enger Kopplung zu den QTL (1-2cM)
- Identifikation potentieller "Kandidaten"-Gene in dieser Nachbarschaftsregion
- Identifikation spezifischer Gene, die mit dem Merkmal assoziiert sind
- Identifikation der funktionellen Bereiche dieser Gene

Grundsätzlich kann man zwei Vorgangsweisen unterscheiden. Der "Kandidaten-Gen" Ansatz beginnt direkt mit der molekulargenetischen Analyse von Genorten, von denen bekannt ist oder vermutet wird, dass sie sich direkt auf die Merkmalsausprägung auswirken. Der andere Ansatz könnte als "Positions-Genetik" bezeichnet werden und umfasst das gesamte oben aufgelistete Programm zur Analyse eines unbekannten QTL bis hin zur Identifikation geeigneter Kandidatengene.
Eine ähnliche Unterscheidung ist durch die Differenzierung von Typ I und Typ II QTL Markern gegeben. Typ I Marker sind erkannte molekulare Polymorphismen in merkmalsbeeinflussenden Genen oder regulatorischen Sequenzen. Typ II Marker sind genetisch gekoppelte Marker, die in Regionen liegen, welche mit der Merkmalsausprägung assoziiert sind.
Für einige Nutztierspezies stehen mittlerweile Markerkarten zur Verfügung (Rind: Barendse et al. 1994, Bishop et al. 1994, 1995, Eggen und Fries 1994; Schaf: Crawford et al. 1994; Schwein: Rohrer et al. 1994, Chowadry et al. 1994, Ellegren et al. 1994, Schook et al. 1994; Geflügel:Bumstead et al. 1992 Levin et al. 1994) , die einen großen Teil des Genoms mit einem entsprechenden Raster abdecken. So deckt beim Rind die Genommappe bereits ca. 2500 cM oder 85% des Genoms ab, wobei der durchschnittliche Markerabstand 8.9 cM beträgt (Beattie 1994). Grundlage ist eine physikalische Mappe, die die Lokalisation von Genen in Relation zum Zentromer-, dem Telomer und der Bänderung angibt. Daneben gibt es eine Kopplungskarte für jedes Chromosom, in der die Lokalisation der bekannten Marker und die Intervalllänge zwischen informativen Markern angegeben sind (Bishop et al. 1995). Dadurch kann nun eine immer bessere genetische Beurteilung des Genoms dieser Spezies in Angriff genommen werden.
Bislang ist es erforderlich, bei der Suche nach QTL-Markern ein geeignetes Familienmaterial aufzubauen, an Hand dessen Zusammenhänge zwischen einzelnen Markern und Effekten analysiert werden können. Bei Labortieren, von denen Inzuchtlinien vorhanden sind, ist dies deutlich einfacher als bei den in aller Regel sehr heterogenen Haustierspezies. Grundsätzlich ist es deshalb notwendig, in dem zu untersuchenden Merkmal stark differierende Ausgangstiere auszuwählen und mit diesen Tieren eine F2 Generation zu generieren. Optimierungsstudien haben ergeben, dass gemischte Halb- und Vollgeschwister-Gruppen einer reinen Halbgeschwister-F2 in ihrer Aussagekraft überlegen sind (Elsen et al. 1994).
Die Kosten für eine Kopplungsanalyse sind direkt proportional der Anzahl für die Untersuchung verwendeten Marker und der Zahl der in die Studie aufgenommenen

Tiere. Um die Kosten zu minimieren scheint es ratsam, für die ursprünglichen Analysen ein Markerset zu verwenden, das einen durchschnittlichen Abstand von 50cM aufweist. Dies gilt vor allem dann, wenn die Kosten für die Erzeugung und Haltung der untersuchten Tiere gering sind. Sind diese Kosten aber hoch, weil beispielsweise diese Untersuchungstiere extra gezüchtet werden mussten, sollte der Marker-Abstand ziemlich eng sein (Darvysi und Soller, 1994).

Was die Analyse von Hauptgenen für quantitative Merkmale angeht, stehen wir erst am Anfang einer sehr interessanten Entwicklung. An Hand einiger ausgewählter Beispiele lässt sich aber bereits erahnen, welche Bedeutung die Identifikation von QTL und Markern für die Tierzucht erlangen kann.

Eines der ersten quantitativen Merkmale, für die beim Schwein eine Markerregion identifiziert worden ist, ist der Fettanteil im Tierkörper. Andersson et al. (1994) haben zu diesem Zweck ein 3 Generationen-Pedigree erstellt. Landrassesauen wurden mit einem Wildschweineber gekreuzt und mit den daraus entstehenden F1 Tieren wurden 200 F2 Nachkommen erzeugt. Bei diesen Tieren wurden das Wachstum und der Fettanteil gemessen. DNS- Proben dieser Schweine wurden mit einem Set von 105 genetischen Markern, die auf 16 Chromosomen lokalisiert sind, analysiert. Auf Chromosom 4 fanden die Autoren QTLs, die offensichtlich einen starken Einfluß auf die Wachstumsrate und den Fettanteil haben. Ein QTL hatte einen additiven Effekt, mit dem 12% der phänoptypischen Varianz in der F2 Generation erklärt werden konnte oder anders ausgedrückt, F2 Tiere, die homozygot für das Wildschweinallel waren, hatten eine um 50 g geringere tägliche Zunahme als die Tiere, die das Landrasse-Allel in homozygoter Form hatten. Diese Unterschiede in der täglichen Zunahme führten im Alter von 6 Monaten zu einer Differenz im Körpergewicht von 10 kg zwischen den beiden homozygoten QTL-Allelen. Ähnliche Unterschiede zeigten sich beim Fettgehalt. Sie betrugen 5mm Speckdicke oder 18% der phänotypischen Varianz zwischen den beiden alternativen Homozygoten. Diese beeindruckenden Ergebnisse, die aus der Verpaarung von im Merkmal weit differierenden Populationen erarbeitet wurden, bedürfen nun im nächsten Schritt einer Untersuchung innerhalb unserer unter starkem Selektionsdruck stehenden Zuchtpopulationen, um festzustellen, ob es sinnvoll sein kann, diese Marker auch innerhalb der aktuellen Zuchtprogramme einzusetzen. Dies könnte etwa durch Integration in den Selektionsindex erfolgen. Eine auf diesen Markern als alleiniger Informationsbasis beruhende Selektion ist für die nächste Zukunft allerdings noch nicht zu erwarten.

Ein für die Fleischqualität enorm wichtiger Parameter ist das intramuskuläre Fett. Geschmacksstoffe sind lipophile Substanzen und finden sich im Fett und nicht im Protein. Durch die intensive Selektion gegen Speckdicke hat sich auch der Fettanteil in der Muskulatur verringert, was zu einer Verminderung der Saftigkeit und des Geschmacks geführt hat. Janss et al. (1994) haben einen Hauptgenort für den intramuskulären Fettanteil identifiziert. Sie konnten zeigen, dass Schweine, die homozygot an diesem Genort waren, 3.3% mehr intramuskuläres Fett aufwiesen. Das Allel für Magerheit schien außerdem dominant zu sein, da die Heterozygoten im Fettanteil den homozygot mageren Schweinen entsprachen. Erfreulicherweise scheint es

außerdem so zu sein, dass dieses Gen nur das intramuskuläre Fett und nicht die Fettauflage bzw. den generellen Fettgehalt beeinflusst.
In diesem Zusammenhang ist auch interessant, dass es gelungen ist, bei Mäusen ein "obese" also ein "Fettleibigkeits"- Gen zu identifizieren. Das Gen kodiert ein sekretorisches Protein mit vermutlichem Hormoncharakter und wird spezifisch im weißen Fettgewebe exprimiert. Es ist hoch konserviert und wurde zwischenzeitlich bei verschiedenen Spezies nachgewiesen.
Im Rahmen des PiGMaP Programmes wurden in Frankreich, Holland und England aus Kreuzungen mit chinesischen Schweinen repräsentative Familien aufgebaut, um genetische Marker für die Fruchtbarkeit zu finden. Rothschild et al. (1994) haben bei der Analyse des Östrogen-Rezeptor-Gens Unterschiede in der Wurfgröße von 1.5 Ferkeln nachgewiesen.
Auch für die Milchleistung beim Rind liegen erste Untersuchungsergebnisse mit Mikrosatelliten-Markern vor. Georges et al. (1994) haben ein Enkeltochter-Design verwendet, in dem insgesamt 1518 Söhne von 14 väterlichen Halbbrüdern eingebunden waren. 181 Mikrosatelliten-Marker wurden eingesetzt und mit über 100 000 Genotypen wurden 5 Chromosomen identifiziert, die einen signifikanten Einfluß auf die Milchleistung hatten. In einer anderen Studie haben Ron et al. (1994) in sieben kommerziellen Milchviehherden in Israel mit Mikrosatelliten-Markern Untersuchungen vorgenommen. Bei einem Bullen fanden sie einen Allel-Substitutionseffekt von 283 kg Milch und 5.7kg Protein.
Beim Fleischbildungsvermögen von Rindern zeichnet sich ab, dass ein Hauptgen für den Doppellendereffekt der weißblauen Belgierrinder identifiziert werden konnte. Erste Ergebnisse einer italienischen Arbeitsgruppe geben Hinweise auf Mikrosatelliten als genetische Marker für Fleischleistungsmerkmale, Widerristhöhe, Brustbreite, Rumpflänge und Körperlänge (Napolitano et al. 1995). Ein RFLP im Wachstumshormongen des Rindes war in einer Untersuchung von Schlee et al. (1994) korreliert mit der GH- und IGF-1 Konzentration.

## Tierzüchterisch wichtige Einzelgene

Die bedeutendste Anwendungsmöglichkeit der Genomanalyse ist die Gendiagnose. Mit Hilfe von Gendiagnose-Verfahren können einzelne Genvarianten unterschieden werden. Dadurch ist es beispielsweise möglich, wie schon erwähnt, die verschiedenen Varianten der Kaseingene zu bestimmen und zwar nicht nur bei weiblichen Tieren, sondern auch bei den für die Zucht eingesetzten Vatertieren. Dadurch wird eine gezielte Selektion auf gewünschte Genvarianten, die zum Beispiel Auswirkung auf die Qualität der tierischen Produkte oder ihre Verarbeitungseigenschaften zu Lebensmitteln haben, ermöglicht.
Mit Hilfe der Gendiagnostik kann auch das Geschlecht festgestellt werden. Dies spielt eine Rolle beim Sexen von präimplantiven Embryonen im Rahmen von ET-Programmen. Aber auch ein praktischer Bereich aus der konventionellen Tierzucht kann damit sehr effizient, schnell und wenig arbeitsaufwändig durchgeführt werden, nämlich die Freemartin-Diagnostik bzw. der Nachweis von sekundärem Chimärismus. Durch Y chromosomale Marker kann festgestellt werden, ob im Blut weiblicher Tiere männliche

Stammzellen vorhanden sind. Die Nachweisgrenze mittels PCR-Reaktion lag bei 0.1% Anteil männlicher Zellen (Fujishiro et al. 1995).
Von größter Bedeutung ist aber derzeit die Gendiagnose im Bereich der Erkennung und Merzung von Erbfehlern. Grundsätzlich können direkte oder indirekte Gendiagnose-Tests benutzt werden. Bei indirekten Gendiagnose-Verfahren sind das gesuchte Gen und seine Varianten molekulargenetisch noch nicht analysiert und die Diagnose muss über einen polymorphen DNS- Kopplungsmarker laufen. Das hat zur Folge, dass nur eine Wahrscheinlichkeitsaussage getroffen werden kann. Bei direkten Gentests können das Gen und seine Defektmutante mit 100 %iger Sicherheit voneinander unterschieden werden.
Die Vorteile der Gendiagnose sind (Förster, 1992):

1. Unabhängigkeit von der Merkmalsausprägung:
   Aus der Feststellung der spezifischen Genkonstitution kann bereits vor dem eigentlichen Auftreten der Erbkrankheit auf ihr Eintreten sicher geschlossen werden.
2. Die heterozygoten Genotypen können erkannt werden:
   Besonders bei rezessiven Erbfehlern können die klinisch gesunden Anlageträger zuverlässig erkannt werden und bei Bedarf leicht von der Zucht ausgeschlossen werden.
3. Hohe Testsicherheit:
   Weil das Erbmaterial selbst die Testgrundlage darstellt, erreicht die Testgenauigkeit beim direkten Gendiagnosetest-Verfahren 100 %.
4. Diagnosemöglichkeit vor jeder Zuchtnutzung möglich:
   Gendiagnosen können in jedem Alter, also auch vor der ersten Zuchtnutzung durchgeführt werden, so dass das Erbfehlergen nicht über Testkreuzungen weiter verbreitet wird.
5. Gendiagnoseergebnisse sind Eigenleistungsergebnisse:
   Gendiagnosen erfolgen am Erbmaterial des jeweiligen Testtieres selbst.

An einem wichtigen Beispiel aus der Schweinezucht kann die Praktikabilität des Vorgehens aufgezeigt werden. Fleischbetonte Schweine sind zu einem hohen Prozentsatz stressanfällig und weisen häufig mindere Fleischqualität (PSE-Fleisch) auf. Der früher eingesetzte Halothantest erlaubte keine Differenzierung zwischen hetero- und homozygot stressresistenten Tieren, führte in etwa 5 % der positiven Tiere zu falsch negativen Ergebnissen und ist belastend für Mensch und Tier. Vor einigen Jahren wurde berichtet, dass das Gen für den Ryanodin-Rezeptor (RYR) ein Kandidat für die Disposition für maligne Hyperthermie (MH) ist (Mac Lennan et al. 1990, Mc Carthy et al., 1990). Fujii et al., (1991) haben daraufhin eine Mutation im ryr1-Gen als vermutliche Ursache für das MH-Syndrom identifiziert. Durch Nachweis dieser Mutation bei verschiedenen Schweinerassen wurde diese Hypothese bestätigt (Otsu et al., 1991). Mit PCR-DNS- Amplifikaten haben wir aus einer genomischen DNS (EMBL3A)-Bibliothek rekombinante Phagen isoliert, die genomische Struktur des ryr-Gens analysiert und einen Test für den Nachweis des MH-Genotyps etabliert (Brenig und Brem, 1992 a,b).

Durch eigene PCR-Analysen an Gewebeproben von Schweinen der Deutschen Landrasse konnten wir zeigen, dass die gendiagnostische MHS-Analyse ein einfaches, sicheres und zuverlässiges Verfahren zur Genotypisierung auf Stressresistenz darstellt.
Mit Hilfe dieses neuen Tests ist es sehr viel sicherer und effizienter möglich, homozygot stressresistente Mastendprodukte mit ausreichender Mast- und Schlachtleistung sowie besserer Fleischqualität zu erzeugen. Wegen der Verringerung der stressbedingten Tierverluste und der nicht belastenden Untersuchung ist der MHS-Test ein Beitrag zum aktiven Tierschutz und wegen der Vermeidung der Halothangas-Freisetzung (FCKW) auch ein Beitrag zum Umweltschutz (Brem und Brenig, 1992).
Ein Beispiel für einen indirekten Gendiagnosetest ist der für den beim Brown-Swiss bedeutenden Erbfehler Weaver (BPDME = Bovine progressive degenerative Myeloencephalopathie) entwickelte DNS- Kopplungsmarker. Weaver wird, wie viele andere Erbfehler auch, rezessiv vererbt. Deshalb gibt es neben den Merkmalsträgern, also Tieren, die die Erkrankung zeigen, wesentlich mehr Tiere, die Anlageträger sind, d.h. sie haben das Weaver-Allel (W) ebenso wie das Normalallel (N) in einfacher Kopie in ihrem Genom, erkranken nicht und sind deshalb auch phänotypisch nicht identifizierbar, vererben das Allel aber an die Hälfte ihrer Nachkommen.
Leider gibt es für das Weaver-Allel noch keinen direkten Gentest, da der Genort noch nicht identifiziert ist. Mit dem indirekten Gentest, der auf dem schon erwähnten Kopplungsmarker beruht, können aber nur innerhalb von Linien einigermaßen zuverlässige Aussagen gemacht werden, die mit einer über 90%igen Sicherheit das W-Allel diagnostizieren. In Linien, in denen der Marker homozygot vorliegt, kann leider keine Aussage hinsichtlich des Vorhandenseins des W-Allels gemacht werden. Dies ist ein grundsätzliches Problem bei allen indirekten Gendiagnosetests; sie funktionieren nicht bei allen Tieren bzw. Linien und auch in den informativen Linien in aller Regel nicht mit 100%iger Sicherheit. Deshalb wird immer angestrebt, ausgehend von den Markern, das ursächliche Gen zu finden und für einen direkten Gentest zugänglich zu machen. Eine neue unerwünschte rezessiv vererbte Krankheit bei Holstein-Friesian ist DUMPS (Deficiency of Uridine Mono Phosphat Synthase). Dieses Enzym kommt in allen Körperzellen vor und ist in die DNS und RNS Synthese involviert. Anlageträger haben eine um 50% geringere Aktivität des Enzyms, Merkmalsträger werden bereits als 40 bis 60 Tage alte Föten absorbiert. Ein molekulargenetischer Test steht mittlerweile zur Verfügung.
Auch die drei Genotypen des rezessiven Erbfehlers BLAD (Boviner Leukozyten Adhäsions Defekt) können mit 100 % iger Sicherheit gendiagnostisch nachgewiesen werden. Weitere Erbkrankheiten des Rindes, für die molekulargenetische Verfahren zur Diagnose eingesetzt werden können, sind Cardiomyopathie CMP, Spinale muskuläre Atrophie SMA, Arachnomelie SSA und Pompey´s Krankheit (Stranzinger 1994).
Die Gendiagnose erlaubt, jederzeit den Genotyp sicher zu erkennen, so dass bei Selektionsentscheidungen diese Information berücksichtigt werden kann und so eine Senkung der Frequenz dieser definierten Erbfehlergene erreicht werden kann. Durch die Verhinderung der Ausbreitung von Erbkrankheiten bzw. deren Reduzierung und Merzung leistet die Gendiagnose einen aktiven Beitrag zur Tiergesundheit und damit

zum Tierschutz. Darüber hinaus ist die Gendiagnose auch ein wertvolles Hilfsmittel zur genetischen Vielfalt bzw. Rassevielfalt, da nur die mit einem Gendefekt belasteten Nachkommen aus entsprechenden Zuchtlinien entfernt und nicht die ganze Linie aus der Zucht genommen werden muss. Insbesondere bei kleinen Rassen oder Populationen ist dies möglicherweise von entscheidender Bedeutung für den Erhalt der genetischen Vielfalt.
An dieser Stelle sei auch noch ganz kurz auf den Rinderwahnsinn, die bovine Spongioforme Enzephalopathie (BSE) eingegangen. Es handelt sich hierbei um eine langsam fortschreitende tödlich endende neurologische Störung, die durch eine schwammige Vakuolisierung der Gehirnsubstanz gekennzeichnet ist. Am lebenden Tier ist keine zuverlässige Diagnose möglich, nur der Pathologie kann an Hand des histologischen Befundes eine eindeutige Aussage machen. Einen direkten molekulargenetischen Test für den Erkrankungserreger wird es nicht geben, da das infektiöse Agens, die Prionen, Proteine sind. Es zeichnet sich aber ab, dass es möglicherweise einen indirekten molekulargenetischen Hinweis auf die Empfänglichkeit von Tieren für diese Erkrankung geben könnte, da es einen Polymorphismus im Prion-Gen des Rindes gibt (Neibergs et al. 1994). Betroffene Tiere scheinen eine höhere Wahrscheinlichkeit für einen bestimmten Genotyp zu haben als nicht betroffene Tiere. Es sind jedoch noch weitere Untersuchnungen nötig, um zu verifizieren, ob es tatsächlich Unterschiede in der Empfänglichkeit gibt und ob diese züchterisch nutzbar sind.
Auch von Haustieren liegen erste Erfahrungen mit molekulargenetischen Erbfehleranalysen vor. So haben etwa Sharp et al. (1992) gezeigt, dass die erbliche Muskeldystrophie des Golden Retrievers ausgelöst wird durch eine Punktmutation in der Splice site des Introns 7 des Muskeldystrophingens, das auf dem X-Chromosom liegt. Diese führt zu einem Ausfall des 7.Exons und damit zu einer veränderten Proteinsequenz. Auch die Hämophilie A des Schafes wird x-chromosomal vererbt. Mit Hilfe einer humanen Probe des Faktor VIII Gens konnte ein RFLP gefunden werden, mit dem es möglich war, Anlageträger zu identifizieren (Backfisch et al. 1994).

## Schlussfolgerungen

Erwähnt werden muss noch, dass molekulare Marker und Sonden, wenn sie wirtschaftlich wichtige Eigenschaften betreffen und deshalb cin umfangreiches Untersuchungsmaterial zur Bearbeitung ansteht, fast immer zur Patentierung eingereicht wurden und werden. Der angestrebte Patentschutz erstreckt sich dabei nicht nur auf die Durchführung des gendiagnostischen Tests und die direkt untersuchten Tiere, sondern es wird versucht, auch für die aus diesen Zuchttieren abstammenden Nachkommen eine Art Lizenzgebühr zu erheben. Dies mag verdeutlichen, wie wichtig es war und ist, dass die Trägerorganisationen der Zucht und die Verantwortlichen für die Zuchtstrategien eigene Programme zur Entwicklung und Anwendung derartiger Analyseverfahren finanziert und unterstützt hätten. Leider ist es auf diesem Gebiet, trotz Initialisierung von Seiten der zuständigen Wissenschaft, nur sehr zögerlich zu Engagements gekommen. Die vermeintliche Karenz ist verführerisch. Versäumnisse in diesem

Bereich haben den Nachteil, dass sie nicht sofort greifen, sondern erst mit einer zeitlichen Verzögerung von mehreren Jahren zum Tragen kommen. Die aus Trägheit und Desinteresse an Forschung und Neuentwicklungen entstehenden Lücken sind sehr schwer wettzumachen. Die Quittung für vergangene und zu befürchtende weitere Versäumnisse wird in Gestalt erheblicher Forderungen von innovativ tätigen Organisationen nicht auf sich warten lassen. Wegen ihrer weit reichenden Bedeutung für die Tierzucht kann der Bereich der Genomanalyse international zu weit reichenden Umstrukturierungen führen.

**Literaturverzeichnis**


Brem, G., Förster, M., Kräußlich, H. (1991) Gentechnik in der Tierzüchtung. Zukunft aktuell, Hrsg. Erhard Ratz, Beauftragter für Technik und Naturwissenschaften der Evang.-Luth. Kirche in Bayern, 86 S.

Brem, G., Brenig, B. (1992) Molekulare Genotyp Diagnostik des Malignen Hyperthermie-Syndroms zur effizienten Zucht streßresistenter Schweine. Wien. Tierärztl. Mschr. 79, 301-305.

Brem, G., 1992: Neue Wege zur Tiergesundheit - Stand der Biotechnik. Züchtungskunde 64, 411 - 422.

Brenig, B., Brem, G. (1992a) Molecular cloning of the procine "halothane" gene. Arch. Tierz. 35, 129-135.

Brenig, B., Brem, G. (1992b) Genomic organization and analysis of the 5'end of the porcine ryanodine receptor gene (ryr1). FEBS Lett. 298, 277-279.

Förster, M. (1992) Gendiagnostische Erbfehler zur Verbesserung der Tiergesundheit. Züchtungskunde 64, 405 – 410.

Fries, R., Eggen, A., Stranzinger, G. (1990) The bovine genome contains polymorph microsatellites. Genomics 8, 403 - 406.

Georges, M., Latrop, M., Hilbert, P., Marcotte, A., Schwrs, A., Swillens, St., Vassart, G., Hanset, R. (1990) On the use of DNS fingerprints for linkage studies in callte. Genomics 6, 461 - 474.

Fujii, J., Otus, K., Zorzato, F., Deleon, S., Khanna, V.K., Weiler, J.E., O'Brien, P.J., Mac Lennanm, D.H. (1991) Identification of a mutation in procine ryanodine receptor associated with malignant hyperthermia. Science 253, 448-451.

Jeffrey, A.J., Wilson, V., Lay Thein, S. (1985) Hypervariable minisatellite regions in human DNS . Nature 314, 67 - 73.

Mc Carthy, T.V., Healy, J.M.S., Heffron, J.J.A., Leane, M., Deufel, Th., Lehmann-Horn, F., Farral, M., Johnson, K. (1990) Localization of the malignant hyperthermia susceptibility locus to human chromosome 19q12-13,2. Nature 343, 562-564.

Otsu, K., Khanna, V.K., Archibald, A.L., Mac Lennan, D.H. (1991) Cosegragation of procine malignant hyerthermia and a probable cause mutation in the skeletal muscle ryanodine receptor gene in backcross families. Genomics 11, 744-750.

Salter, D.W., Crittenden, L.B. (1989) Artificial insertion of a dominant gene for resistance to avian leukosis virus into the germ line of chicken. Theor. Appl. Genet. 77, 457 - 461.

Simons, J.P., McClenaghan, M., Clark, A.J. (1987) Alteration of the quality of milk by expression of sheep ß-lactoglobulin in transgenic mice. Nature 328, 530-532.

Tautz, D. (1989) Hypervariability of simple sequences as a general source for polymorphic DNS markers. Nucleic Acids Res. 17, 6463-6471

Ehrenpromotion Universität Budapest 01.12.1995

Ich danke dem Senat der Veterinärmedizinischen Universität Budapest und an seiner Spitze Magnifizenz Prof. Frenyo (Abb. 31) sehr herzlich für die große Ehre und hohe Auszeichnung, die sie mir heute durch die Verleihung des Titels "Honoris causa" haben zuteil werden lassen. Ich verstehe diese hohe akademische Ehrung, die mich persönlich natürlich außerordentlich freut, auch als Zeichen der langen traditionellen Verbundenheit unserer Universitäten. Magnifizenz Leibetseder ist heute wegen einer Inauguration leider verhindert und läßt sich mit großem Bedauern vielmals entschuldigen. Es ist mir ein großes Bedürfnis, alle ungarischen Kollegen, an erster Stelle insbesondere Herrn Dozent Dr. Seregi und Herrn Prof. Dr. Solti, mit denen ich während meiner Tätigkeit in und mit Ungarn intensivst zusammengearbeitet habe und die mich immer tatkräftig und engagiert unterstützt haben, besonders in meinen Dank miteinzubeziehen. Ein besonderes Glück für mich war und ist, dass meine Kontakte mit ungarischen Kollegen von Anfang an immer auf einer überaus gastfreundlichen, ja freund-schaftlichen Basis statt-fanden. Dies mag auch verständlich machen, warum ich im Rahmen unserer wissenschaftlichen Zusammenarbeit über fünfzigmal nach Ungarn gereist bin und hier insgesamt mehr als ein halbes Jahr verbracht habe. Deshalb ist sicherlich auch nachvollziehbar, dass diese Verbundenheit mit ihrer Universität meine Entscheidung für einen Wechsel von München nach Wien, der eine Halbierung der Entfernung nach Budapest zur Folge hatte, zwar nicht allein verursacht aber doch sehr erleichtert hat. Seien Sie versichert, dass mir die am Ende der Laudatio - für die ich mich ebenfalls herzlich bedanke - erwähnte zukünftige Zusammenarbeit eine Verpflichtung ist, der ich gerne und nachhaltig Folge leisten möchte. Das nächste gemeinsame Programm, der endoskopische Transfer von importierten aufgetauten Burenziegen-Embryonen, läuft in bewährter Zusammenarbeit meiner Mitarbeiter mit den Kollegen des Biotechnologie-Zentrums ihrer Universität in Üllö bereits am bevorstehenden Wochenende und allein im Dezember sind noch drei weitere gemeinsame Programme bei Schafen und Kaninchen fixiert. An dieser Stelle ist es mir ein besonderes Anliegen, mich ebenfalls sehr herzlich zu bedanken bei meinen eigenen Mitarbeitern in München, Tulln und Wien, ohne deren Hilfe, Engagement und Unterstützung die gemeinsamen Erfolge nie hätten erzielt werden können. Stellvertretend nennen möchte ich hier vor allem Herrn Dr. Urban Besenfelder, der in den letzten fünf Jahren an nahezu allen Projekten in Ungarn wesentlich beteiligt war. Meinem eigenen akademischen Lehrer, Herrn Prof. Kräußlich, unter dessen Verantwortung meine ersten Kontakte mit Ungarn aufgebaut worden sind und der meine wissenschaftliche Karriere so nachhaltig unterstützt hat, möchte ich heute ebenfalls geziemend danken. Einen besonders innigen Dank möchte ich abstatten bei meiner Familie, meiner Frau Monika und unseren drei Kindern, die so oft auf den Mann und Vater verzichten mußten, weil ich meinen ungarischen Ambitionen nachging. Glücklicherweise teilen sie meine Begeisterung für Ungarn und konnten mich inzwischen mehrmals hierher begleiten. Zum Schluss möchte ich meiner Hoffnung Ausdruck verleihen, dass ich mich der heute erhaltenen Auszeichnung werde würdig erweisen können und dass uns allen eine erfolgreiche und freidliche Zukunft beschieden sein möge.

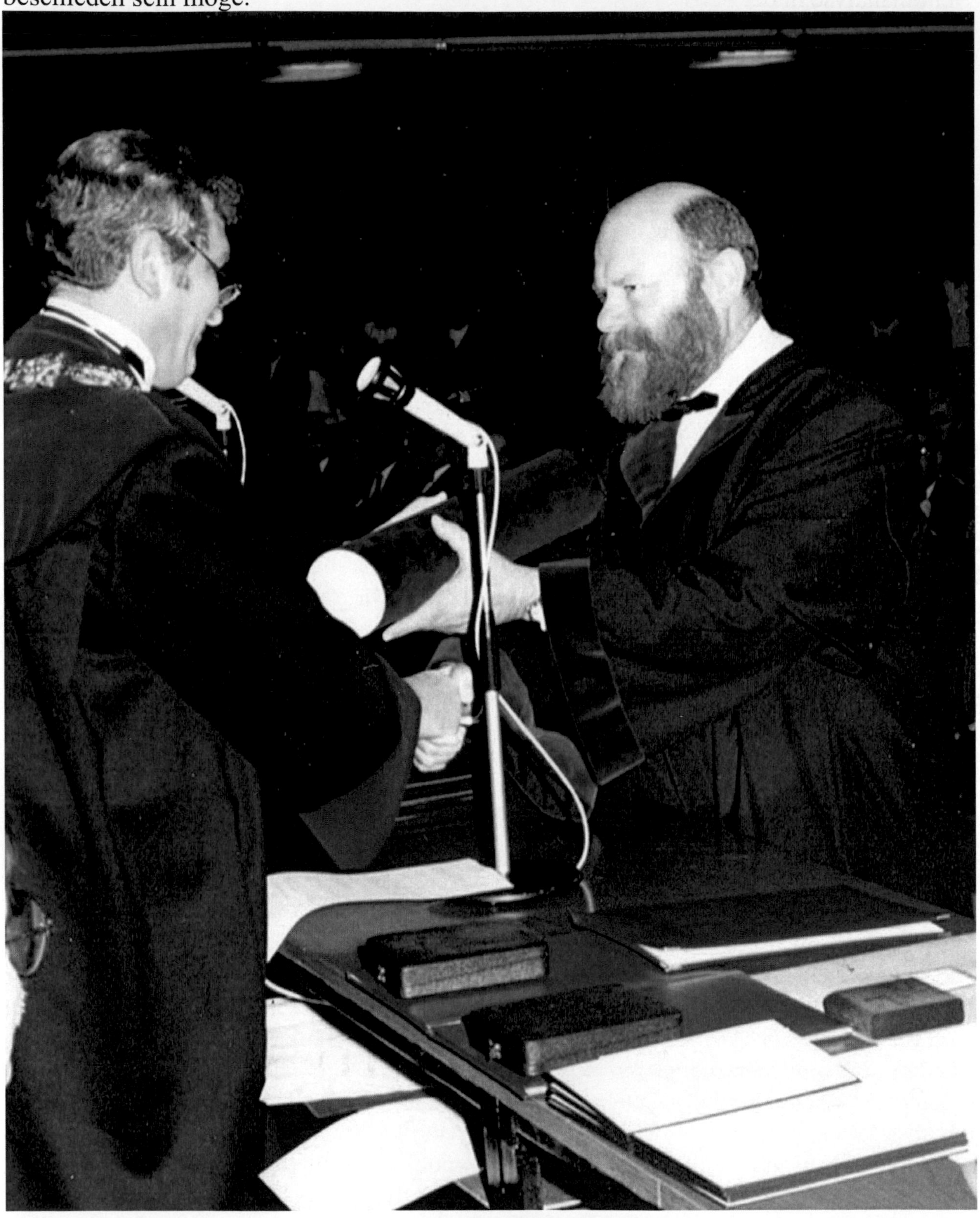

Abb. 31: Ehrenpromotion an der Veterinärmedizinischen Universität Budapest, 1.12.1995, Rektor Frenyo Laszlo (links)

Genomanalyse in der Schweinefleischproduktion. 18. Intensivseminar, Steierischer Tiergesundheitsdienst, Wien, 3.-5.4.1997.
Broschüre Steirischer Tiergesundheitsdienst, 73-88.

**Die Bedeutung der Gen-Analyse für die Produktion von Schweinefleisch**

Die moderne Schweineproduktion ruht auf den Säulen Züchtung, Fütterung, Haltung und (Gesundheits)-Management. Klassische Zuchtmethoden nutzen phänotypische Leistungen bzw. Leistungsabweichungen und genetisch-statistische Verfahren zur Selektion. Bestandsergänzung und Anpaarungspläne werden üblicherweise anhand von Zuchtwerten geplant und durchgeführt. Zuchtwerte sind bekanntermaßen Schätzwerte, die mehr oder weniger genau angeben, welche Leistungsverbesserung man bei Verwendung dieser Tiere als Elterntiere von den Nachkommen erwarten kann. Das Bestreben der Tierzucht, diese Schätzwerte möglichst genau zu ermitteln, hat zu umfangreichen populationsgenetischen Verfahren geführt, die möglichst alle verfügbaren Leistungsinformationen und genetischen Verwandschaftsbeziehungen berücksichtigen wie z.B. BLUP (Best Linear Unbiased Prediction )-Zuchtwertschätzverfahren oder das Tiermodell etc.. Die mit Hilfe des züchterischen Methodenspektrums erreichten Zuchtfortschritte sind enorm, wie man sich leicht anhand von Vergleichen unserer Nutztiere mit ihren Vorfahren vor einigen Jahrzehnten eindrücklich vor Augen führen kann.
Warum also nun eine aufwändige und z.T. auch kontrovers diskutierte molekulargenetische Gen-Analyse mit all ihren Unwägbarkeiten und finanziellen Risiken, wenn die konventionelle Zucht bereits so erfolgreich war und ist?
Gentechnische Methoden eröffnen der modernen Tierzucht weitreichende Möglichkeiten. Erst seit Mitte dieses Jahrhunderts ist die Aufklärung der chemischen Natur des genetischen Materials als DNS (Desoxyribonukleinsäure) und ihrer Doppelhelixstruktur gelungen. Das Genom ist die Gesamtheit aller Erbanlagen eines Organismus und befindet sich, mit Ausnahme der mitochondrialen DNS, in den Chromosomen des Zellkerns.
Die gesamte genetische Information eines Säugetieres umfasst ca. 3 Milliarden Basenpaare. Die in den Chromosomen einer einzigen diploiden Zellen vorhandene DNS würde aneinandergereiht einen Faden von etwa 1.5 m Länge ergeben. Man kann sich leicht vorstellen, dass das experimentelle Arbeiten mit derart riesigen Molekülen nicht möglich ist. Deshalb war die Entdeckung der sog. Restriktionsenzyme der entscheidende Durchbruch für die Entwicklung der Gentechnik. Diese Enzyme entdecken in DNS- Strängen bestimmte Folgen von 4 oder 6 Bausteinen z. B. die Sequenz GAATTC, die statistisch gesehen alle 4000 Basenpaare einmal vorkommt. An diesen Stellen zerschneidet dann das Restriktionsenzym, in diesem Fall Eco RI genannt, den DNS- Faden. Da mittlerweile mehrere hundert Enzyme mit verschiedenen Erkennungsstellen zur Verfügung stehen, kann das lange DNS Molekül gezielt in kurze

Fragmente zerteilt werden, die dann gelektrophoretisch getrennt und isoliert werden können.
Die zweite essentielle Voraussetzung für die Entwicklung der Gentechnik war die Anfang der siebziger Jahre entwickelte Technik der Sequenzierung der DNS, also die Möglichkeit, die Abfolge der Basen auf der DNS entschlüsseln und damit die genetische Information "lesen" zu können. Zurzeit wird intensiv daran gearbeitet, die gesamte Sequenz des menschlichen Genoms zu entschlüsseln. Das Programm ist so aufwändig, dass es den Anstrengungen, die für die für die erste Mondlandung eines Menschen nötig waren, vergleichbar scheint.
Die dritte Voraussetzung für die Gentechnik ist, dass man Gene auch synthetisch herstellen kann. Zumindest für kurze Genstücke ist diese Technik bereits so weit automatisiert, dass sie in jedem guten molekulargenetischen Labor problemlos durchgeführt werden kann. Allerdings muß einschränkend gesagt werden, dass hier zwischen den Leistungen der Natur und denen *in vitro*, also im Labor, noch eine große Lücke besteht, die wohl auch in naher Zukunft nicht zu schließen sein wird.
Im Folgenden wird dargestellt, welcher Verfahren sich die einzelnen Arbeitsgebiete bedienen und welche bereits realisierten bzw. praxisreifen und welche potentiellen Anwendungen sich aus diesen Bereichen ergeben. Grundsätzlich sei eingangs noch erwähnt, dass im Bereich der Genomanalyse fast alle Erkenntnisse primär in der molekulargenetischen Forschung des Menschen erarbeitet wurden. Dies gilt nicht nur für die Techniken sondern insbesondere auch für die verwendeten Sonden, die wegen ihrer hohen Homologie innerhalb der Säugerspezies quasi vom Modell Mensch auf unsere Haustiere übertragen werden.
Erwähnt werden soll auch noch, dass molekulare Marker und Sonden, wenn sie wirtschaftliche wichtige Eigenschaften betreffen und deshalb ein umfangreiches Untersuchungsmaterial zur Bearbeitung ansteht, fast immer zur Patentierung eingereicht wurden und werden. Der angestrebte Patentschutz erstreckt sich dabei nicht nur auf die Durchführung des gendiagnostischen Tests und die direkt untersuchten Tiere, sondern es wird versucht, auch für die aus diesen Zuchttieren abstammenden Nachkommen eine Art Lizenzgebühr zu erheben. Dies mag verdeutlichen, wie wichtig es war und ist, dass die Träger der Zucht eigene Programme zur Entwicklung und Anwendung derartiger Analyseverfahren finanzieren und unterstützen. Leider ist es auf diesem Gebiet, trotz Initialisierung von Seiten der zuständigen Wissenschaft, nur sehr zögerlich zu Engagements gekommen.
Die vermeintliche Karenz ist verführerisch, da diese Versäumnisse den Nachteil haben, dass sie nicht sofort greifen, sondern erst mit einer zeitlichen Verzögerung von mehreren Jahren zum Tragen kommen. Die aus Trägheit und Desinteresse an Forschung und Neuentwicklungen entstehenden Lücken sind sehr schwer wettzumachen. Die Quittung für vergangene und zu befürchtende weitere Versäumnisse wird in Gestalt erheblicher Forderungen von innovativ tätigen Organisationen nicht auf sich warten lassen. Wegen ihrer weitreichenden Bedeutung für die Tierzucht kann der Bereich der Genomanalyse international zu weitreichenden Umstrukturierungen führen.

## Genkartierung

Im Rahmen der Genkartierung werden verschiedene Methoden wie zum Beispiel die Verwendung somatischer Zellhybriden, die in situ Hybridisierung, die Chromosomen-Mikrodissektion und die Analyse sogenannter "quantitative trait loci" (QTL) eingesetzt. Somatische Zellhybriden werden durch Zellfusion von Zellen verschiedener Spezies in vitro hergestellt. Bei diesen interspezifischen Zellhybriden bleibt unter spezifischen Bedingungen ein Ausgangsgenom stabil, während von dem zweiten Genom sehr viele Chromosomen und Chromosomenstücke verloren gehen. Entscheidend ist nun, dass in den verschiedenen interspezifischen Hybridzellen vom zweiten Genom jeweils andere Chromosomenstücke erhalten bleiben, so dass sich die Hybridzellen bezüglich der Ausstattung mit Chromosomen der Kartierungsspezies deutlich voneinander unterscheiden. Diese Hybridzellklonlinien, die z. B. das gesamte Mäusegenom und einzelne Chromosomenfragmente des Schweinegenoms enthalten, werden dann mit biochemischen und molekulargenetischen Methoden analysiert, um zu bestimmen, welche spezifischen chromosomalen Fragmente des Schweines in den einzelnen Hybridzellklonlinien vorhanden sind. Zur Kartierung eines bestimmten Gens muß nun in einem nächsten Arbeitsschritt festgestellt werden, in welchen Hybridzelllinien diese genetische Information enthalten ist. Durch die Zuordnung zu einzelnen Zellklonen kann dann auf die chromosomale Lokalisation des Gens im Schweinegenom geschlossen werden.
Ein sehr effizientes Verfahren zur Genkartierung stellt die sogenannte in situ Hybridisierung dar. Wenn man eine Sonde, d.h. ein mehr oder weniger kleines DNS-Fragment des zu kartierenden Genes oder aus seiner unmittelbaren Nachbarschaft isoliert hat, kann diese Genprobe entweder mit radioaktiven Isotopen oder mit geeignetem nicht radioaktivem Material Fluoreszenz-(Farbstoffen) markiert werden. Der zweite Arbeitsschritt ist die Herstellung von Chromosomenpräparaten, in denen die einzelnen Chromosomen auf einem Objektträger fixiert sind. Unter bestimmten Reaktionsbedingungen kann nun mit Hilfe der markierten Genprobe der Genort für das gesuchte Gen auf den Chromosomen sichtbar gemacht werden, indem die Genprobe mit dem entsprechenden komplementären DNS- Abschnitt auf den Chromosomen hybridisiert.
Zur Gewinnung von anonymen Genproben aus ganz bestimmten Chromosomenabschnitten wird die sogenannte Chromosomen-Mikrodissektion eingesetzt. Mit Hilfe von Mikromanipulatoren und sehr feinen Glasspitzen wird von einem Chromosom aus einer bestimmten Stelle ein schmales Stück Chromatin isoliert. Dieses gewonnene DNS- Fragment wird dann im Rahmen der Mikro-Klonierung charakterisiert und analysiert.
Um sich in einem Genom orientieren zu können, benötigt man ein Netz von Markern, die möglichst gleichmäßig über den gesamten Chromosomensatz verteilt sein sollten. Als Abstand zwischen zwei Markern wird angestrebt, eine Entfernung von ca. 20

Zentri-Morgan nicht zu überschreiten. Ein Zentri-Morgan entspricht etwa 1 Million Basenpaaren und im Durchschnitt erwartet man bei 2 Genorten, die 1cM voneinander entfernt sind, eine Crossing-over-Frequenz von 1%. Bei einer Gesamtlänge des durchschnittlichen Säugergenoms von 3000 Zentri-Morgan würde demnach eine Genkarte mit wenigsten 150 gleichmäßig über das Genom verteilten Genmarkern diesen Anforderungen genügen. Mit Hilfe der Mikrodissektion kann man sich diese Marker relativ gezielt erarbeiten.

**Analyse von Kopplungsbeziehungen**

Die über das Genom verteilten Marker werden dann im Rahmen von genetischen Kopplungsanalysen genutzt, um tierzüchterisch wichtige Erbmerkmale, deren Genstruktur bis jetzt noch unbekannt ist, zu lokalisieren. Die entsprechenden Methoden sind RFLP (Restriktions-Fragment-Längen-Polymorphismus)- und VNTR (Variable Numbered Tandem Repeats)-Analysen. Bei RFLP-Analysen werden Tierfamilien, in denen das gesuchte Erbmerkmal auftritt, untersucht. Nach Extraktion der DNS wird diese mit verschiedenen Restriktionsenzymen geschnitten, die Fragmente elektrophoretisch aufgetrennt und anschließend mit markierten Gensonden das individualtypische Spaltmuster sichtbar gemacht. Wenn der verwendete DNS- Marker in enger Nachbarschaft zum fraglichen Gen kodiert, wird in den entsprechenden Tierfamilien das fragliche Erbmerkmal gemeinsam mit dem DNS- Marker (d.h. gekoppelt) vererbt und kann dadurch zugeordnet werden.
Bei der VNTR-Analyse nutzt man die Tatsache, dass im Genom bestimmte Sequenz-Wiederholungen auftreten. Die Zahl der Kopien solcher wiederholten Sequenzen variiert zwischen den Tieren. Diese sogenannten hypervariablen Regionen werden als Minisatelliten (Jeffrey et al., 1985) oder Mikrosatelliten (Tautz, 1989) bezeichnet. Es handelt sich dabei um hochpolymorphe DNS- Abschnitte, die man bei allen Nutztieren findet und die sich hervorragend als Marker für Kopplungsstudien verwenden lassen (Georges et al. 1990; Fries et al, 1990).
Minisatelliten sind hochvariable tandemartig angeordnete Wiederholungen etwa 15-30 bp langer Sequenzmotive. Die hohe Variabilität kommt in erster Linie durch Veränderung der Kopiezahl in einem von einem Restriktionsenzym begrenzten DNS-Abschnitt zustande.
Mikrosatelliten (Simple Sequence oder Short Tandem Repeat) bestehen aus 10 bis 50 Kopien von Motiven aus 1 bis 6 Basenpaaren, die entweder in perfekter Tandemanordnung oder von anderen Sequenzen unterbrochen auftreten. Mikrosatelliten sind über das ganze Genom verteilt und eignen sich hervorragend zur Genomanalyse. Die durchschnittliche Mutationsfrequenz beträgt 0.1%. Mikrosatelliten liegen in aller Regel in nicht kodierenden DNS- Bereichen, aber nichtsdestotrotz in nicht zu großer Entfernung zu benachbarten Genen. An dieser Stelle mag es hilfreich sein zu erwähnen, dass nur etwa 3-5% des Säugergenoms kodierende Regionen sind. Der Rest des Genoms sind mehr oder weniger häufig wiederholte DNS Sequenzen, deren Bedeutung nicht klar ist, weshalb sie mitunter auch als "junk oder- Schrott"- DNS bezeichnet wird.

Die mit Hilfe dieser Satelliten-DNS darstellbaren individualtypischen DNS- Muster werden als DNS- Fingerprints oder "genetische Fingerabdrücke" bezeichnet.
Sie können grundsätzlich zur Identitäts- und Abstammungssicherung herangezogen werden. Diese beiden Bereiche sind für die praktische Tierzucht von großer Wichtigkeit. Das Muster der DNS- Fingerprints wird wie Mendel´sche Gene vererbt, d.h. jede Bande muß entweder vom Vater oder der Mutter stammen. Die Exaktheit der Verwandtschaftsanalysen, die auf Grund von DNS- Fingerprints erreicht wird, läßt eine Abstammunskontrolle mit einer fast 100%igen Aussage zu, wenn ausreichend viele Mini- und/oder Mikrosatelliten untersucht werden.
Das DNS- Fingerprinting, also der genetische Fingerabdruck eines Tieres kann an jeder beliebigen Gewebeprobe, die kernhaltige Zellen enthält, durchgeführt werden. Im Extremfall können auch die wenigen Zellen, die sich an den Wurzeln ausgerissener Haare befinden, ausreichen. Diese Quelle von DNS spielt aber üblicherweise nur bei der forensischen Anwendung des DNS- Fingerprintings eine Rolle, wenn es etwa darum geht, einen bissigen Hund zu identifizieren.
Der methodische Ablauf des DNS- Fingerprinting besteht aus der Isolation der genomischen DNS, deren Zerschneidung mit Restriktionsenzymen, der gelelektrophoretischen Auftrennung der Fragmente im Agarosegel, dem Blotten (Übertragung) der DNS auf eine Membran, der Hybridisierung mit einer markierten DNS- Probe und der Darstellung der individuellen Banden. Zum Scannen von Genomen zur Darstellung genomischer Fingerprints kann auch ein neues Verfahren, die parallele DNS Analyse mittels 2-D DNS Elektrophorese eingesetzt werden (Vijg 1995). Der Vorteil dieser Technik ist, dass sie billiger und effizienter einsetzbar ist.
Eine spezielle Anwendung der Abstammungskontrolle ist die Zuordnung bzw. Überprüfung von Tieren zu bestimmten Mutterlinien. Hierzu kann man sich der mitochondrialen DNS bedienen, da diese, so weit wir bislang wissen, ausschließlich von der Mutter ohne Beteiligung väterlicher mtDNS an die Nachkommen vererbt wird. Das etwa 16kb lange mtDNS Molekül beim Rind weist, speziell in der sog. D-Loop-Region eine hohe Mutationsrate auf. Diese Mutationen sind innerhalb einzelner Mutterlinien charakterisierbar und können, nach dem gleichen Vorgehen wie oben beschrieben, nachgewiesen werden. Die genetische Variation in der mtDNS wurde auch dazu genutzt, die phylogenetische Verwandtschaft europäischer, afrikanischer und indischer Rinderrassen zu untersuchen (Loftus et el. 1994). Da sich die euro-afrikanischen und indischen Rassen vor mehr als 500 000 bis 1 Million Jahren getrennt haben, muß von zwei unabhängigen Domestikationsereignissen ausgegangen werden.
Bestimmte Genvarianten bei bekannten Genen haben einen Einfluß auf die Qualität oder Verarbeitungseigenschaften und-qualität von tierischen Produkten.

**MAS Marker gestützte Selektion und Tierzüchterisch wichtige Einzelgene**
**(siehe Beitrag auf S 53)**

**Schlussfolgerungen**

Natürlich führt die Umsetzung dieser gewonnenen Erkenntnisse zu den - ja auch gewünschten - Veränderungen im Genpool unserer Zuchtpopulationen, weil die erzielten Ergebnisse zu Selektionsentscheidungen führen. Selektion ist aber ein tierzüchterisches Prinzip das wir seit der Domestikation unserer Haustiere vor über 10000 Jahren erfolgreich nutzen. Nebenbeibemerkt hat die durch die Domestikation verursachte genetische Veränderung unsere Haustiere weit mehr in ihrem Genpool verändert als dies mit allen tierzüchterischen Bestrebungen in den letzten 200 Jahren durch Entwicklung und Umsetzung von Zuchtprogrammen bis hin zum Einsatz gentechnischer Verfahren erfolgt ist.
Erwähnt werden muß noch, dass molekulare Marker und Sonden, wenn sie wirtschaftlich wichtige Eigenschaften betreffen und deshalb ein umfangreiches Untersuchungsmaterial zur Bearbeitung ansteht, fast immer zur Patentierung eingereicht wurden und werden. Der angestrebte Patentschutz erstreckt sich dabei nicht nur auf die Durchführung des gendiagnostischen Tests und die direkt untersuchten Tiere, sondern es wird versucht, auch für die aus diesen Zuchttieren abstammenden Nachkommen eine Art Lizenzgebühr zu erheben. Dies mag verdeutlichen, wie wichtig es war und ist, dass die Trägerorganisationen der Zucht und die Verantwortlichen für die Zuchtstrategien eigene Programme zur Entwicklung und Anwendung derartiger Analyseverfahren finanziert und unterstützt hätten. Leider ist es auf diesem Gebiet, trotz Initialisierung von Seiten der zuständigen Wissenschaft, nur sehr zögerlich zu Engagements gekommen.
Die vermeintliche Karenz ist verführerisch, da diese Versäumnisse den Nachteil haben, dass sie nicht sofort greifen, sondern erst mit einer zeitlichen Verzögerung von mehreren Jahren zum Tragen kommen. Die aus Trägheit und Desinteresse an Forschung und Neuentwicklungen entstehenden Lücken sind sehr schwer wettzumachen. Die Quittung für vergangene und zu befürchtende weitere Versäumnisse wird in Gestalt erheblicher Forderungen von innovativ tätigen Organisationen nicht auf sich warten lassen. Wegen ihrer weitreichenden Bedeutung für die Tierzucht kann der Bereich der Genomanalyse international zu weitreichenden Umstrukturierungen führen.

**Literaturverzeichnis**


Brem, G., Förster, M., Kräußlich, H. (1991) Gentechnik in der Tierzüchtung. Zukunft aktuell, Hrsg. Erhard Ratz, Beauftragter für Technik und Naturwissenschaften der Evang.-Luth. Kirche in Bayern, 86 S.

Brem, G., Brenig, B. (1992) Molekulare Genotyp Diagnostik des Malignen Hyperthermie-Syndroms zur effizienten Zucht streßresistenter Schweine. Wien. Tierärztl. Mschr. 79, 301-305.

Brem, G. (1992) Neue Wege zur Tiergesundheit - Stand der Biotechnik. Züchtungskunde 64, 411 - 422.

Brenig B., Brem, G. (1992a) Molecular cloning of the procine "halothane" gene. Arch. Tierz. 35, 129-135.

Brenig B., Brem, G. (1992b) Genomic organization and analysis of the 5'end of the porcine ryanodine receptor gene (ryr1). FEBS Lett. 298, 277-279.

Förster, M. (1992) Gendiagnostische Erbfehler zur Verbesserung der Tiergesundheit. Züchtungskunde 64, 405 - 410.
Fries, R., Eggen, A., Stranzinger, G. (1990) The bovine genome contains polymorph microsatellites. Genomics 8, 403 - 406.
Georges, M., Latrop, M., Hilbert, P., Marcotte, A., Schwrs, A., Swillens, St., Vassart, G., Hanset, R. (1990) On the use of DNS fingerprints for linkage studies in callte. Genomics 6, 461 - 474.
Fujii, J., Otus, K., Zorzato, F., Deleon, S., Khanna, V.K., Weiler, J.E., O'Brien, P.J., Mac Lennanm, D.H. (1991) Identification of a mutation in procine ryanodine receptor associated with malignant hyperthermia. Science 253, 448-451.
Jeffrey, A.J., Wilson, V., Lay Thein, S. (1985) Hypervariable minisatellite regions in human DNS. Nature 314, 67 - 73.
Mc Carthy, T.V., Healy, J.M.S., Heffron, J.J.A., Leane, M., Deufel, Th., Lehmann-Horn, F., Farral, M., Johnson, K. (1990) Localization of the malignant hyperthermia susceptibility locus to human chromosome 19q12-13,2. Nature 343, 562-564.
Otsu, K., Khanna, V.K., Archibald, A.L., Mac Lennan, D.H. (1991) Cosegragation of procine malignant hyerthermia and a probable cause mutation in the skeletal muscle ryanodine receptor gene in backcross families. Genomics 11, 744-750.
Salter, D.W., Crittenden, L.B. (1989) Artificial insertion of a dominant gene for resistance to avian leukosis virus into the germ line of chicken. Theor. Appl. Genet. 77, 457 - 461.
Simons, J.P., McClenaghan, M., Clark, A.J. (1987) Alteration of the quality of milk by expression of sheep ß-lactoglobulin in transgenic mice. Nature 328, 530-532.
Tautz, D. (1989): Hypervariability of simple sequences as a general source for polymorphic DNS markers. Nucleic Acids Res. 17, 6463-6471.

Festvortrag anlässlich des Festkolloquiums des 70. Geburtstages von Prof. em. Dr. R. Waßmuth, Giessen, 13.3.1998, Arch. Tierzucht Dummerstorf 41, 519-532

## Tierzucht und Haustiergenetik im Kontext neuer wissenschaftlicher und gesellschaftlicher Herausforderungen

Es ist mich eine große Freude und Ehre, bei diesem Kolloquium anlässlich der Vollendung des 70. Lebensjahres von Herrn Kollegen Prof. Dr. Waßmuth den Festvortrag halten zu dürfen.
Ich freue mich, weil ich dadurch eine hochoffizielle Gelegenheit erhalte, Ihnen, lieber Herr Waßmuth, nicht nur im eigenen Namen, sondern auch im Namen der Gesellschaft für Tierzuchtwissenschaft, deren Mitglied sie seit Jahrzehnten sind und als Vertreter der österreichischen Tierzuchtwissenschafter und der Veterinärmedizinischen Universität Wien, herzliche Glück- und Segenswünsche zu überbringen. Ich verneige mich in Hochachtung und Anerkennung vor Ihrem Werk und hoffe sehr, dass es Ihnen vergönnt sein möge, Ihren „Unruhestand" ad multos annos genießen zu können. Der nachfolgenden Generation wird es schwerfallen, nicht zu weit hinter den Vorgaben zurückzubleiben, die Sie durch Ihr Wirken gesetzt haben.
Deshalb fühle ich mich auch so geehrt durch die Gelegenheit, ausgerechnet beim Festakt eines so weit gerühmten Tierzüchters einige Gedanken zum Kontext neuer wissenschaftlicher und gesellschaftlicher Herausforderungen in der Tierzucht und Haustiergenetik vortragen zu dürfen.
Das Thema lässt einen weiten Gestaltungsspielraum zu, aber ich denke, d.h. eigentlich weiß ich natürlich, dass sich Kollege Georg Erhardt sowohl bei der Vorgabe des Themas wie auch bei den Überlegungen zur Auswahl des Vortragenden davon hat leiten lassen, dass er beim Kontext vor allem die Gen- und Reproduktionstechniken subsummiert haben wollte. Dies sicherlich auch deshalb, weil der Jubilar Prof. Waßmuth mit seiner Arbeitsgruppe gerade auch auf diesem Gebiet entscheidende Weichenstellungen mitgestaltet und Entwicklungen in Deutschland geprägt hat.
Gen- und Reproduktionstechniken verändern die tierzüchterische Denk- und Arbeitswelt enorm und haben den Lebensbereich der Landwirtschaft und hier im engeren der Nutztierproduktion in einer Weise gesellschaftlich thematisiert, wie wir das in früherer Zeit nicht gekannt haben. Viele werden mit mir der Meinung sein, dass diese Entwicklung schwierige Situationen schafft, aber in Systemen mit demokratischer Grundordnung dürfen und sollen sich Vertreter einer Gesellschaftsschicht grundsätzlich nicht der Diskussion entziehen. Mitglieder anderer Gesellschaftsbereiche, die vernünftige Fragen aufwerfen oder nachvollziehbare Befürchtungen äußern, haben ein Recht darauf, umfassend, konkret und nachvollziehbar informiert und in die Diskussion miteingebunden zu werden. Aber, und dies ist sehr wichtig, sie haben nicht das Recht, die moderne Entwicklungen aus einer pauschalisierenden Negationshaltung heraus per se zu verteufeln. Aus schierer gedanklicher Bequemlichkeit oder fundamentalistischem Dogmatismus eine "zurück zur Natur"-Landwirtschaft zu fordern ist nicht redlich, weil diese in der in den Raum gestellten extremen Ausprägung weder realisierbar noch

bezahlbar wäre und von denen, die sie verlangen, auch nicht gegenfinanziert werden würde.
Tierzucht als Disziplin war immer anwendungsorientierte Wissenschaft, aber in den letzten Jahrzehnten ist sie selbst viel wissenschaftlicher geworden. Auch in der Tierzucht können wir nahezu eine Verdopplung der verfügbaren Informationen im Fünfjahresrhythmus beobachten.
Moderne Tierzucht ist die Anwendung wissenschaftlicher Erkenntnisse zur züchterischen Veränderung von Tieren. Daraus ergibt sich eine immer enger werdende Verknüpfung zwischen Theorie, Technik und tierzüchterischer Praxis. Die neueren Entwicklungen der Reproduktionstechniken und der Molekulargenetik eröffnen der Tierzucht bislang ungekannte Möglichkeiten, den Genotyp von Zuchttieren direkt zu erkennen, zu kontrollieren und zu verändern. Aber gerade die Praxis der Anwendung dieser Methoden bei Tieren ist speziell in Deutschland nicht unumstritten. Die einen sehen darin einen unerlaubten Eingriff in die Tierwelt mit der Tendenz einer noch hemmungsloseren Instrumentalisierung des Tieres für mögliche kommerzielle Zwecke und die anderen sehen darin eine legitime Möglichkeit, gesündere und leistungssicherere Tiere zu züchten, was langfristig nicht nur zu einer Verbesserung der Tiergerechtheit führen, sondern sowohl für den Menschen wie auch für die Umwelt von Vorteil sein könnte.
Bei den in diesem Spannungsfeld geführten Diskussionen ist insbesondere erschreckend, mit welcher Vehemenz die gegenteiligen Meinungen aufeinanderprallen und nicht selten zu verbalen Auseinandersetzungen führen, die in ihrer Unversöhnlichkeit häufig genug die Basis einer faktenorientierten Argumentation verlassen und in Streitgespräche münden, wie man sie ansonsten vor allem bei Glaubenskämpfen kennt. Dieser Vergleich mag im ersten Moment überzogen erscheinen, aber bei genauerer Betrachtung wird man feststellen, dass eben auch bei der Diskussion über das pro und contra der Gen- und Reproduktionstechnik in der Tierzucht häufig nicht Fakten sondern Weltanschauungen aufeinandertreffen. Auffallend ist vor allem auch, dass am Für und Wider ihrer Anwendung die grundsätzliche Auseinandersetzung mit den heutigen Formen der Tierproduktion geführt wird.

### *Domestikation*

Doch bereits in *prähistorischer* Zeit war das Ausmaß der Dezimierung und Ausrottung von Wildtierarten durch die Spezies Homo erschreckend und ist demnach keineswegs auf die heutige Zeit beschränkt. Bereits die frühen Jäger haben 30% der Großfauna in Afrika und Südasien ausgerottet und in Europa und Asien wurden 50% der großen Haussäugetiere vernichtet. So entstand aus einer Welt scheinbar unerschöpflicher Reserven, in der sich die menschliche Population intensiv vermehrte, eine Situation, in der die zurückgehenden natürlichen Ressourcen eine Änderung der Lebensweise erzwangen. Der Mensch widersetzte sich der Gefahr der Einschränkung des eigenen Vermehrungspotentials durch die innovative Intensivierung des Nahrungserwerbs.
Im Folgenden möchte ich versuchen, aus der Sicht eines Protagonisten moderner Tierzucht, ausgehend von der kulturellen Entstehung und Entwicklung der Tierzucht

und Haustiergenetik bzw. der Nutztierproduktion einige Aspekte des aktuellen Spannungsfeldes von neuen wissenschaftlichen Entwicklungen und gesellschaftliche Reaktionen darauf aufzuzeigen.

Die vom Menschen geschaffene Kultur, so wie wir sie heute verstehen, beginnt mit dem Übergang vom Jäger und Sammler zum Viehzüchter und dann zum Ackerbauern um etwa 12.000 vor Christus. Insofern überrascht nicht, dass die grundsätzliche gesellschaftliche Akzeptanz der Tierzucht und Genetik in den letzten 12 000 Jahren nicht ernsthaft zur Debatte stand. Mit der Domestikation der Haustiere entwickelte sich ein Hirtennomadentum, das von Anfang an mit sesshaften Ackerbauern im Streit lag. Die biblische Kain- und Abel-Auseinandersetzung im alten Testament zeugt von diesem gespannten Verhältnis von Hirten zu sesshaften Bauern.

Die Domestikation, also die Überführung von Wildarten (Pflanzen und Tiere) in den Hausstand, ist ohne Zweifel die erste wichtige kulturelle Leistung des Menschen. Sie ist eine spezifisch menschliche Leistung und nur auf Grund der besonderen Fähigkeiten des Menschen zu verstehen. Hinsichtlich ihrer Bedeutung für die Entwicklung der menschlichen Kultur und der heutigen Gesellschaft ist sie wohl kaum zu überschätzen.

Ohne die Domestikation wäre die rasante Entwicklung der Zivilisation nicht oder zumindest nicht in der bekannten Form möglich gewesen. Der Mensch widersetzte sich der Gefahr der Einschränkung des eigenen Vermehrungspotentials durch die innovative Intensivierung des Nahrungserwerbs also die Domestikation.

Der tatsächliche Ablauf und die Vorgehensweise bei der Domestikation werden wohl immer verschleiert bleiben. Faktum ist, dass der Übergang von der Aneignungs- zur Produktionswirtschaft die grundlegende Voraussetzung für die Entstehung der ersten Städte, Hochkulturen und Staaten war. Die revolutionäre Bedeutung der Domestikation für die Entwicklung des Menschen vor 12 000 Jahren ist höchstens vergleichbar mit derjenigen der technisch-industriellen Revolution seit dem vorigen Jahrhundert und der in diesem Jahrhundert stattfindenden elektronischen und gentechnischen Revolution.

Auch heutige Industriegesellschaften können nicht wirklich ohne funktionierende Landwirtschaft existieren, obwohl in Zeiten des globalen Handels mitunter der Eindruck entsteht, dass es nicht immer die Landwirtschaft des eigenen Landes zu sein braucht. Die Sicherung der Versorgung mit ausreichenden und qualitativ hochwertigen Nahrungsmitteln und deren Produktion unter Wahrung ökonomisch sinnvoller und ökologisch notwendiger Rahmenbedingungen ist eine der größten Herausforderungen für die Landwirtschaft in unserer Zeit.

Doch bevor wir uns der modernen Tierzucht zuwenden, wollen wir noch ein wenig bei der Domestikation und den Anfängen der Tierzucht verweilen. Domestikationsbedingte Veränderungen sind ein überaus eindrucksvolles Beispiel für die Schnelligkeit, mit der sich evolutionäre Prozesse vollziehen können. Allerdings sind im Rahmen der Haustierwerdung bislang noch keine neuen Arten entstanden. Alle domestizierten Tiere könnten mit ihren Stammformen verpaart werden und fertile Nachkommen bringen.

Eine entscheidende Voraussetzung für die Domestikation war die Zuchtwahl oder Selektion, da es durch die Übernahme der zahmsten Tiere in die Obhut des Menschen über viele Generationen zu genetisch fixierten Veränderungen des Verhaltens und anderer Merkmale kam. Die Domestikation war nur möglich, weil die phänotypischen Unterschiede zwischen den Tieren zumindest zum Teil auf genotypischen Unterschieden beruhten und es dadurch mittels der vom Menschen kontrollierten Paarung zur Vermehrung der von ihm gewünschten Phänotypen und damit zur Fixierung entsprechender Genotypen gekommen ist. Die Veränderungen des Genpools unserer Nutztiere durch die Domestikation waren weit umfassender und gravierender als alle weiteren züchterischen Maßnahmen einschließlich gentechnischer Verfahren, die wir bislang einsetzten.

Seit dem Beginn des vierten Jahrtausends v. Chr. läßt sich eine systematische Tierzucht an verschiedenen Stellen der Erde nachweisen. Fossilien oder Mumien, Skulpturen und andere Abbildungen unterschiedlicher Rassen von Haustieren, die nur durch gezielte langfristige Selektion auf Form und Leistung entstanden sein konnten, beweisen, dass Tierzucht eine der ältesten Wissenschaften ist.

Die Zuchterfolge englischer Züchter, besonders von Robert Bakewell (1725-1795), die auf Bewertung der Ahnen und Nachkommen, Inzucht mit den besten Tieren und nachfolgender Reinzucht beruhten, waren beeindruckend und wurden in ganz Europa bekannt. Die Grundlage moderner Herdbuchzucht - Dokumentation der Abstammung, Leistungsprüfung und Selektion - wurden somit im 18. Jahrhundert in England geschaffen.

Noch in den ersten Jahrzehnten des 19. Jahrhunderts bestand wenig Anreiz, Wesentliches an den althergebrachten Formen der Tierhaltung und -verwertung zu ändern. Das Vieh war in einer vom Getreidebau dominierten Landwirtschaft "notwendiges Übel", das für eine arbeitssparende Ackerwirtschaft die nötige Zugkraft und für die Ertragssicherung des Getreideanbaus den erforderlichen Dünger zu liefern hatte. Einer die bäuerlichen Einkommen wesentlich beeinflussende, über den Eigenbedarf hinausgehende Verwertung tierischer Produkte wie Fleisch, Milch, Butter usw. standen vielfache Hindernisse entgegen. Es fehlten kaufkräftige Konsumenten, weil die Einkommen niedrig und auf Grund der in den Städten noch weit verbreiteten Tierhaltung der Selbstversorgungsgrad hoch war. Hinzu kam, dass die meisten tierischen Erzeugnisse nur begrenzt lager- und transportfähig waren, was einen weiträumigen Handel ausschloss. Größere Absatzchancen und damit über den Eigenbedarf hinausgehende Verwertungsmöglichkeiten brachte nur der Viehhandel. Bereits im Mittelalter diente der Ochsenhandel der Versorgung von Verbrauchszentren mit Frischfleisch. In Fortführung dieser Tradition stammten die auf dem Münchner Oktoberfest gebratenen Rinder in der "Ochsenbraterei" lange Zeit aus Ungarn.

Da das Pferd die Grundlage des Transport- und Verkehrswesens war und als Zug- und Kavalleriepferd eine entscheidende Rolle im Heereswesen spielte, haben sich die staatlichen Organe früh um die Pferdezucht gekümmert und über den Ausbau von Gestüten, den Erlass von Beschälordnungen und durch andere züchterische Maßnahmen fördernd eingegriffen. Zu Beginn des 19. Jahrhunderts entwickelte sich ein wachsendes staatliches und privates Interesse am Aufbau einer rationellen landwirtschaftlichen Tierhaltung nach englischem Vorbild. Vor allem die Zunahme der Bevölkerung, der auf Grund des besseren Einkommens verstärkte Fleischkonsum, sowie die Entwicklung von

Kühl- und Verarbeitungstechniken brachten entscheidende Impulse. Auf der anderen Seite ermöglichte der Feldfutterbau, beginnend mit Klee und Futterrüben und der weltweite Futtermittelmarkt eine intensivere Fütterung der Tiere. So ist leicht erklärbar, dass sich im 19. Jahrhundert z.B. der Rinderbestand verdoppelte. Die wachsenden Bedürfnisse der Bevölkerung konnten aber nur befriedigt werden, weil gleichzeitig die Leistungen in der Tierzucht enorm gesteigert wurden. Das durchschnittliche Schlachtgewicht von Rindern stieg von 100 bis 115 kg um 1800 auf 250 kg im Jahr 1900. Die Milchleistungssteigerung bewegte sich im gleichen Zeitraum von 800 bis 900l auf 2200l pro Kuh und Jahr.
Stellt man die heutigen Schlachtgewichte von 500 bis 600 kg und die Laktationsleistungen von 6 000 bis 8 000 kg dagegen, kann man ermessen, welchen Beitrag die Entwicklung der Tierzucht für die Versorgung der Bevölkerung geleistet hat. Dies wird in den gegenwärtigen Diskussionen im Zeichen von Überproduktion und Subventionierungen in aller Regel nicht mehr gewürdigt. Man stelle sich aber nur vor, mit welcher Situation wir zu kämpfen hätten, wenn es diese Fortschritte in der tierischen Produktion nicht gegeben hätte. Anstelle einer Überversorgung von etwa 10% hätten wir eine Mangelsituation in der Größe von wahrscheinlich 50% und mehr. Dabei muss berücksichtigt werden, dass diese Unterversorgung nicht durch Importe aus anderen Ländern gedeckt werden könnte, weil dort ebenfalls höchtens der Eigenbedarf erzeugt werden könnte.
Der Übergang der bäuerlichen Selbstversorgungswirtschaft in die bäuerliche "Tierproduktion" ging Hand in Hand mit der Industrialisierung. Folgen waren Bevölkerungswachstum und Verstädterung, wodurch der Anteil der bäuerlichen Bevölkerung seit 1800 von 80% auf heute 4% fiel. Anerkanntes Ziel der Tierproduktion bis Mitte der 60er Jahre war die Bedarfsdeckung mit Lebensmitteln tierischer Herkunft. Diese wurde vorwiegend durch Intensivierung erreicht, was von der überwältigenden Mehrheit der Bevölkerung positiv gesehen wurde. Kritisiert wurde vor allem die "Rückständigkeit".
Die gemeinsame europäische Agrarpolitik führte seit den 60er Jahren zu ständig steigenden Überschüssen, besonders bei Milch und Fleisch, so dass subventionierte Produkte zusätzlich subventioniert werden mussten, um sie auf dem Weltmarkt absetzen zu können. Insgesamt wurde die Landwirtschaft mit 1500 DM/ha bzw. 200 DM/EU-Bürger subventioniert. Diese Situation sowie das sich ändernde Bewusstsein der Menschen der Wohlstandsgesellschaft veränderten die Einstellung der Verbraucher zur Haltung und Züchtung landwirtschaftlicher Nutztiere tiefgreifend.
Der Preisverfall bei tierischen Produkten und die gleichzeitig steigenden Kosten machen unsere Tierproduktion zunehmend abhängig von staatlichen Hilfen. Die optimale Nutzung staatlicher Förderprogramme ist betriebswirtschaftlich gesehen deshalb von gleicher Bedeutung wie das Fachliche. Die andere Seite der Medaille ist, dass die Erfahrung lehrt, dass langfristig auf staatliche Förderprogramme kein Verlass ist. Die Gründe sind, dass einmal die finanziellen Möglichkeiten von den Verantwortlichen überschätzt werden und zum anderen, dass sich der Scharfsinn noch so gut gemeinter Theorien, die das Problem lösen sollen, unversehens in den

Schwachsinn der Anwendung verwandeln kann. Der nachwachsenden Generation der praktischen Tierzüchter ist deshalb zu empfehlen, zuerst den eigenen Verstand zu gebrauchen und sich nicht auf Versprechungen zu verlassen. Der Glaube, Subventionen müssen nur in die richtige Richtung gelenkt werden, also z.B. ökologische Landwirtschaft oder Hochtechnisierung, dann wird alles gut werden, ist ein Irrtum. Auch für die Tierproduktion gilt, dass Subventionen wie Drogen wirken. Gezielt angewendet und richtig dosiert, können sie fast Wunder bewirken, aber die anhaltende Anwendung nach dem Gießkannenprinzip ruiniert diejenigen, denen geholfen werden soll.

Eine gesellschaftliche Herausforderung der besonderen Art ist nicht nur die in dieser Zeit so intensiv eingeforderte Zahl der Arbeitsplätze sondern auch die Qualität von Arbeitsplätzen. Der Arbeitsplatz in der Tierproduktion mit der Selbstverständlichkeit des unbedingtem Einsatz an 365 Tagen des Jahres und der häufig unsicheren Einkommenssituation ist im Vergleich zum "Durchschnittsarbeitsplatz", mit der Selbstverständlichkeit der geregelten Freizeit und viel Urlaub und der Sicherheit der Entlohnungshöhe ist partiell ähnlich unattraktiv wie die Situation in den sog. Pflegeberufen.

Das traditionelle Prinzip, dass das Bauersein mehr Lebensinhalt als Lebensunterhalt war, ist in der heutigen Zeit oft nicht mehr tragfähig. Die Attraktivität des Arbeitsplatzes in der Nutztierhaltung ist aber eine der wichtigsten Voraussetzungen zur Sicherung des Wohlbefindens der Tiere. Extreme Lösungen sind die naturnahe Haltung möglichst ohne Technik und die Hochtechnisierung mit Mikroelektronik und Roboterisierung.

Die Halbwertszeit des Wissens hat laufend abgenommen, insgesamt verdoppeln sich die verfügbaren Informationen im Fünfjahresrhythmus. Seit Beginn des Industriezeitalters vor acht Generationen ist die wissenschaftlich technische Entwicklung der mit Abstand wichtigste Faktor für die Zukunftsentwicklung gewesen. Epochale Basisinnovationen haben langfristige Konjunkturzyklen ausgelöst. Diese Zyklen werden nach dem Russen, der sie in den zwanziger Jahren beschrieb, Kondratieff-Zyklen genannt. Sie waren geprägt von:

1. Dampfmaschine
2. Kohle und Stahl
3. Elektrotechnik und Chemie
4. Petrochemie und Auto
5. Informationstechnik

Der Produktivitätsschub der jeweiligen Basisinnovation trug das Wachstum der Weltwirtschaft immer über mehrere Jahrzehnte. Je später eine Region in die Industrialisierung eintritt, desto rascher verläuft die Entwicklung. Für einen Entwicklungsschub, für den die USA 50 Jahre brauchte, benötigte Japan 35 Jahre und China voraussichtlich 15 Jahre. Seit der Öffnung Chinas stieg es von Platz 30 unter den Welthandelsnationen auf Platz 11.

1996 veröffentlichte Leo A. Nefiodow vom GMD Forschungsszentum Informationstechnik in St. Augustin, Bonn ein Buch mit dem Titel "Der sechste Kondratieff". Ein

Kondratieff ist nach Nefiodow nicht allein ein ökonomischer, sondern ein gesamtgesellschaftlicher Vorgang. Weil Großbritannien nach 1890 an den Erfolgsmustern von Kohle und Stahl festhielt, sich nicht an die neuen Forderungen des Dritten Kondratieff anpasste und nach dem 2. Weltkrieg den Vierten Kondatieff versäumte, wurde es von den USA und Deutschland überholt. Nach Nefiodow verliert derzeit die Dynamik des Fünften Kondatieff an Kraft, wie die wachsende Arbeitslosigkeit zeigt, so dass jetzt konsequent in die Basisinnovation des nächsten Langzeitzyklus investiert werden muss, um den nächsten Produktionsschub zu bringen. Der Sechste Kondratieff wird nach Nefiodow vom Streben nach ganzheitlicher Gesundheit angetrieben. Wenn dies zutrifft, sind Tierproduktion, die gesamte Landwirtschaft und Lebensmittelindustie neben dem gesamten Medizinbereich Wirtschaftszweige der Zukunft. In der Landwirtschaft ist der Glaubenskrieg um den richtigen Weg zur ganzheitlichen Gesundheit bereits entbrannt, zurück zur Natur oder Gentechnik ist die Frage. Es wird ein sowohl-als-auch werden und der Wettbewerb wird auf den Märkten ausgetragen werden.
Die wichtigste Basisinnovation für den Sechsten Kondratieff ist die Gentechnik. Die Grundlagen der Gentechnik wurden vor einem Vierteljahrhundert entdeckt und publiziert. Seither ist es möglich, einzelne Gene zu isolieren, zu charakterisieren, zu klonieren und zu sequenzieren, sie zu exprimieren und ihre Funktion zu erforschen. Dies ermöglicht die wirtschaftliche Nutzung von Genen. Inzwischen wurden in den USA über 2000 Gentechnikfirmen etabliert, häufig von Wissenschaftlern, die ihre Produkte nutzen und zum Teil mit den Pharmafirmen kooperieren oder fusionieren. Das Bio-Regioprogramm der Bundesregierung ist ein Versuch, das in Deutschland auf diesem Gebiet lange Versäumte aufzuholen.

### *Gendiagnostik*

Während sich in biblischer Zeit die Voraussagen über das Ergebnis von Paarungen auf das "Versehen" von Zuchttieren beschränkte, wurde die erste haltbare Theorie der Vererbung von dem Augustinermönch Johann Gregor Mendel im Jahre 1865 aufgestellt. Trotzdem erfolgte bis zum Beginn des 20. Jahrhunderts die Zuchtwahl fast ausschließlich auf rein phänotypischer Grundlage, was sich bis zur heutigen Zeit in unserem Sprachgebrauch manifestiert hat. Die Tatsache, dass z.B. beim Schaf das Allel für schwarze Farbe rezessiv vererbt wird und demzufolge aus der Verpaarung von weißen Schafen unter den Nachkommen einzelne schwarze Schafe auftreten, gilt bis heute als Sinnbild für überraschende unerwünschte Merkmalsausprägung.
Nach der Wiederentdeckung der Mendelschen Regeln hat man gelernt, durch Testpaarungen solche heterozygoten Anlageträger zu identifizieren. Erst mit der Anwendung moderner gentechnischer Methoden ist es jedoch möglich, den Genotyp direkt, also unter Zuhilfenahme von Gensonden zu diagnostizieren. Die Bedeutung dieser modernen gendiagnostischen Testverfahren liegt heutzutage vor allem in der Möglichkeit, Anlageträger von Erbdefekten zu identifizieren und von der weiteren Zuchtverwendung (zumindest teilweise) auszuschließen.
Damit sind wir direkt zu einer der wichtigsten Anwendung gentechnischer Verfahren in der Tierzucht gelangt. Erstmals in der Geschichte der Tierzucht ist es möglich

geworden, Populationen konkret und quasi hundertprozentig zuverlässig - also bis auf die durch Neumutationen neu entstehenden Genotypen - von erkannten Erbfehlern zu befreien. Dies ist ein unglaublicher Fortschritt, der, bei aller Bedeutung für die Produktion, vor allem einen aus tierschützerischer Sicht enormen Fortschritt darstellt. Ein absichtlicher Verzicht auf mögliche gentechnische Testverfahren zur Identifikation von Anlageträgern für schwere Erbdefekte erfüllt zwar (noch) nicht judikativ aber doch wohl ethisch den Tatbestand der Tierquälerei, der als solcher zwar in diesem Fall nicht geahndet wohl aber verantwortet werden muss!

Die Vorteile der Gendiagnose sind (nach Förster, 1992), die Unabhängigkeit von der Merkmalsausprägung, das Erkennen der heterozygoten Genotypen, die hohe Testsicherheit, die Diagnosemöglichkeit vor jeder Zuchtnutzung und die Tatsache, dass Gendiagnoseergebnisse Eigenleistungsergebnisse sind.

Aus meiner Sicht wird die direkte Gendiagnose für polygene Merkmale für die Selektion auf herkömmliche Leistungsmerkmale (Milch-, Fleisch-, Legeleistung etc.) keine große Rolle mehr spielen, da die konventionellen Methoden hocheffizient und die Grenzen der Leistungssteigerung bereits erkennbar sind. Die Gendiagnose ist aber essentiell für wichtige Merkmale mit niedriger Heritabilität wie Fruchtbarkeit, Widerstandsfähigkeit gegen Erkrankungen, Langlebigkeit bzw. ganzheitliche Gesundheit und für das Erkennen von Genotyp-Umweltinteraktionen und der sich daraus ergebenden Möglichkeit, die Fütterung besser an die Genotypen anzupassen. Mit zunehmenden Kenntnissen über das Genom steigen auch die Möglichkeiten, Genkonstrukte zu entwickeln, die eine direkte Erbgutveränderung in der erwünschten Richtung durch den Gentransfer ermöglichen. Damit bin ich bei der nächsten wichtigen Zukunftstechnik, dem Gentransfer angelangt.

### *Gentransfer*

Der Verzicht auf den Einsatz moderner molekulargenetischer Techniken in der Zukunft der tierischen Produktion im allgemeinen und in der Tierzucht und Genetik im besonderen ist genauso unrealistisch wie dies ein Verzicht auf die Mechanische Bodenbearbeitung mittels wäre.

Ich stelle hier die Hypothese in den Raum, dass in spätestens einem Jahrzehnt über 95% aller in irgendeiner Weise be- oder verarbeiteten Lebensmittel indirekt mit gentechnischen Verfahren in Berührung gekommen sind oder direkt aus gentechnischer Produktion stammen werden. Die fast unüberwindbare Ablehnung gegen die so abfällig als „Genfraß" bezeichneten Lebensmittel beginnt bereits zu bröckeln. Nach einer Emnid-Umfrage bei fast tausend Verbrauchern lassen sich 45% der West und gar 63% der Ostdeutschen in Ihren Essgewohnheiten nicht mehr von Schreckensmeldungen ala Genfood beeinflussen.

Die Technik der Übertragung fremder DNS in Säugergenome, bei der Maus mit SV40 DNS entwickelt, ist nunmehr fast 20 Jahre alt Aber erst die Publikation von transgenen Riesenmäusen aus der Arbeitsgruppe Brinster, Palmiter und Co. machte eine breitere Schicht von Wissenschaftlern anderer Disziplinen und die Öffentlichkeit auf diese Technik aufmerksam.

Die gelungene Ausweitung des Gentransfers auf landwirtschaftliche Nutztiere im Jahre 1985 (Hammer et al. 1985, Brem et al. 1985) war dagegen weit weniger spektakulär - für die Wissenschaftler nicht so sehr weil sie ohnehin nicht wirklich daran gezweifelt hatten, dass sich diese Technik würde von der Maus auf andere Säugetiere übertragen lassen, von der Öffentlichkeit nicht, weil die ersten erstellten transgenen Nutztiere keinen auffallenden Phänotyp aufwiesen und weil nur wenige wirklich verstanden, welche Auswirkungen diese neue Züchtungstechnik auf lange Sicht haben könnte.

***Entwicklungen in Deutschland***

In Deutschland kam es in den folgenden Jahren insbesondere mit der Diskussion des neuen Gentechnikgesetzes und den damit verbundenen Rechtsverordnungen zu einer heftigen Diskussion über den Gentransfer. Er wurde von Gentechnikgegnern und Tierschützern - nicht nur, aber insbesondere auch bei landwirtschaftlichen Nutztieren - als untolerabler Eingriff in die Natur vehement abgelehnt.
Für einen Einsatz des Gentransfers in Zuchtpopulationen, also bei Tieren die der Lebensmittelgewinnung dienen sollen, gab es Anfang der neunziger Jahre nicht die geringste Chance für eine in einer Demokratie angemessene Akzeptanz in der Bevölkerung. Die Folge war, dass der Gentransfer bei Nutztieren in Deutschland, obwohl hier zeitgleich mit nordamerikanischen Wissenschaftlern entwickelt, praktisch keine Rolle mehr spielte. Lediglich Gentransfer bei Versuchstieren, also in der biomedizinischen Grundlagenforschung und zur Entwicklung der Produktion heterologer Proteine im Rahmen des Gene Farmings wurde noch unternommen.
Daran hat sich letztendlich bis heute nicht viel geändert, außer dass seit kurzem plötzlich auch in Deutschland daran gearbeitet wird, transgene Schweine für die Xenotransplantation zu generieren. Dieses wurde bereits 1988 zusammen mit Münchner Transplantationsmedizinern diskutiert und völlig ergebnislos als potentielles Forschungsprojekt initiiert. Erst nachdem mehrere Arbeitsgruppen in England und USA gezeigt haben, dass dieses Prinzip funktionieren könnte, erwachte auch bei potentiellen öffentlichen und privaten Geldgebern in Deutschland das Interesse an dieser Anwendung. In einigen Fällen hielt dieses Interesse nicht lange an, da die Frage nach den relevanten Patenten negativ ausfiel. Negativ musste sie ausfallen, da in der Zeit, in der diese Idee noch nicht allgemein bekannt war, für eine so verrückte Forschung kein Geld aufzutreiben war. An der Förderung von Forschung auf diesem Gebiet, die solche patentfähigen Ergebnisse hervorbringen könnte, ist man wegen des zwangsläufig höheren Risikos nicht wirklich interessiert. Also werden in gewohnter Weise die schon publizierten und patentierten Strategien nachgekocht in der Hoffnung, bei positiven Ergebnissen sich gegebenenfalls bei Novartis/Sandoz/ Imutran, Biotransplant, Nextran etc. anhängen zu können.
Die Arbeiten auf dem Gebiet des Gene Farmings waren von einem anderen "deutschen" Schicksal verfolgt. Hier fanden im Lande erfolgreiche Entwicklungen statt, aber kein deutscher Konzern wollte Anfang der neunziger Jahre in die Anwendung dieser Technik einsteigen. Nach Aussage von Vertretern der einschlägigen Industrie hatte man davor Angst, dass ein eigenes Engagement in Deutschland auf diesem Gebiet ein

starkes negatives Image zur Folge haben würde, welches sich dann auch auf die anderen Aktivitäten auswirken könnte. Erst drei bis vier Jahre später wurden dann mit ausländischen Gene Farming Firmen Projekte zur Produktion von Proteinen in der Milch abgeschlossen. In Deutschland selbst gibt es nach wie vor kein nennenswertes eigenständiges kommerzielles Projekt auf diesem Gebiet.
Die ersten Berichte über den erfolgreichen Gentransfer bei Nutztieren wurden 1985 veröffentlicht, nur wenige Jahre nach der Etablierung des Gentransfers bei der Maus und noch vor der Etablierung des Gentransfers bei Nutzpflanzen. Nach den anfänglichen sensationellen Berichten ist es im Gegensatz zum Gentransfer bei Maus und Pflanze relativ ruhig um den Gentransfer beim Nutztier geworden, vor allem was die Anwendung in der Tierproduktion betrifft. Die Ursache ist die relativ niedrige Effizienz, vor allem die zu hohen oder zu niedrigen Expressionsraten im transgenen Organismus. In diesem Jahr wurden jedoch Experimente bei der Maus veröffentlicht, die erwarten lassen, dass die Probleme mit den Expressionsraten gelöst werden können. Persönlich erinnert mich die Entwicklung des Gentransfers beim Nutztier an die Weisheit Schopenhauers: Jede richtige wissenschaftliche Erkenntnis durchschreitet drei Phasen. Zunächst wird sie lächerlich gemacht, dann wird sie vehement bekämpft und schließlich als selbstverständlich und offensichtlich akzeptiert.
Die Möglichkeit, fremde Gene in das Genom eines Tieres via Gentransfer einzuschleusen und erfolgreich zu exprimieren, hat in der genetischen Manipulation von Tieren eine völlig neue Dimension eröffnet. Von der Entwicklung des Gentransfers bei der Maus bis zu ersten Versuchen bei landwirtschaftlichen Nutztieren vergingen nur wenige Jahre, da sehr schnell klar wurde, dass diese Technik bei landwirtschaftlichen Nutztieren völlig neue Zuchtstrategien und Anwendungsperspektiven ermöglicht. Dass wir trotzdem nach mehr als einem Jahrzehnt seit Beginn des Einsatzes des Gentransfers bei landwirtschaftlichen Nutztieren nur in einigen wenigen Bereichen konkrete Anwendungsbeispiele zur Verfügung haben, liegt sicherlich, neben anderen Faktoren, auch an den grundsätzlichen Problemen beim Arbeiten mit Nutztierspezies.
Landwirtschaftliche Nutztiere haben Generationsintervalle, die im Vergleich zur Maus in Jahren und nicht in Wochen gerechnet werden. Dadurch ist der erforderliche Zeitraum vom Start eines Programmes bis zur potentiellen Nutzung der transgenen Tiere entsprechend lang. Für die Anwendung des Gentransfers in der Nutztierzucht ist von entscheidender Bedeutung, dass das transferierte Gen an die Nachkommen vererbt wird. Dazu ist erforderlich, dass in den transgenen Tieren (Tiere aus Genübertragung) alle oder doch zumindest ein Teil der Keimzellen das Transgen enthält. Tiere, die das injizierte Genkonstrukt stabil in ihr Genom integriert haben und es an ihre Nachkommen vererben, zeigen den Vererbungsmodus eines Mendel'schen Gens, weil eine Integration in der Regel nur an einer einzigen Stelle im Genom erfolgt. Definitionsgemäß bezeichnet man solche Tiere als hemizygot transgen. Die Bezeichnung heterozygot ist nicht angemessen, weil auf dem homologen nicht-transgenen Chromosom das dem Transgen entsprechende Allel fehlt. Erwartungsgemäß sollte die Hälfte der Nachkommen eines transgenen Tieres das Transgen erben. In einzelnen Fällen wurde auch beobachtet, dass die Integration nicht immer stabil über

die Generationen hinweg vererbt wird, sondern aus bislang ungeklärten Gründen wieder verloren gehen kann.
Während dieser Vorgang relativ selten ist, wird oft eine große Variabilität der Expression der Transgene beobachtet. Dabei können über die Generationen hinweg alle Formen der Veränderung - Verstärkung oder Abschwächung bis hin zum völligen Fehlen - der Expression auftreten. Möglicherweise spielt hier der unterschiedliche Methylierungsgrad der DNS eine Rolle.

**Klonierung**

Wie geschildert ist der Gentransfer bei landwirtschaftlichen Nutztieren eine Technik, die relativ kompliziert, aufwändig und vor allem teuer ist. So ist naheliegend, dass intensiv versucht wird, alternative Strategien zu entwickeln, die diese Technik beim Nutztier effizienter machen. Eine Möglichkeit dazu ist die Klonierung, die durch die kürzlich gelungene Verwendung von *in vitro* kultivierbaren fetalen Zellen als Kernspender nunmehr anwendungsreif ist.
*In vitro* kultivierte fetale (Fibroblasten)-Zellen können mit etablierten konventionellen molekulargenetischen Methoden transformiert werden, um einen additiven Gentransfer oder eine homologe Rekombination durchzuführen. Aus Übertragung von Kernen dieser transformierten Zellen in enukleierte Oozyten entstehen transgene Embryonen und Tiere, die, soweit sie auf eine Zelllinie zurückgehen, einen Klon darstellen.
Die Klonierungsstrategie zur Erstellung transgener Nutztiere hat einige ganz entscheidende Vorteile:

- sie ist kostengünstiger und effizienter,
- schneller und zeitsparender
- erlaubt bessere Vorhersagbarkeit der Expression
- zeigt idente Expressionssituation in allen Klongeschwistern
- und es entstehen keine Chimären oder Mosaike

Ohne Frage wird die Möglichkeit der Etablierung transgener Klongruppen dazu beitragen, dass diese Züchtungstechnik in Zukunft in wesentlich größerem Umfang als bisher in züchterische Überlegungen miteinfließen kann. Durch molekulargenetische Veränderungen von *in vitro* kultivierten Zellen können mehrere bis viele neue Gene gleichzeitig transferiert und auch einzelne Gene ausgeschaltet oder gegen andere ausgetauscht werden. Damit potenzieren sich die Möglichkeiten der genetischen Veränderung von Zell-Genotypen und im Rahmen der Klonierung auch von individuellen Genotypen bei Tieren.
Es muss allerdings befürchtet werden, dass es in den deutschsprachigen Ländern - in ähnlicher Weise wie beim Gentransfer - zu einer vehement vorgetragenen Ablehnung dieser Methode kommen wird, weil die missbräuchliche Anwendung der Klonierung als Schreckgespenst alle anderen Gedanken überlagert. Dies wird nicht nur dazu führen, dass die technischen Voraussetzungen für die Durchführung und Anwendung der Klonierung nur sehr schwer etabliert bzw. aufrechterhalten werden können, sondern es wird außerdem zur Folge haben, wie ebenfalls in der Vergangenheit zu beobachten war,

dass die einschlägigen Firmen und Konzerne in unseren Ländern nicht investieren werden. Diese Forschungs- und Entwicklungsmittel werden wieder ins Ausland fließen! Seit der Publikation von "Dolly" wird weltweit heftigst die potentielle Klonierung von Menschen diskutiert. Das Denkbare ist in den Bereich des Machbaren gerückt. Alle Überlegungen, die Klonierung von Menschen betreffend, halte ich für zutiefst verwerflich und unsinnig. So sehr ich davon überzeugt bin, dass das Klonieren bei Tieren für den Menschen von großem Nutzen wird sein können, so sehr lehne ich jegliche Ambitionen für ein Experimentieren mit diesen Techniken am oder mit Menschen ab. Erfreulicherweise sind entsprechende Aktivitäten in Deutschland durch das Embryonenschutzgesetz ohnehin verboten. Darüberhinaus muss die Gesellschaft aber auch eindeutig artikulieren, dass sie derartige Eingriffe im Humanbereich grundsätzlich ablehnt, d.h. es auch nicht hinnehmen wird, dass z.B. irgendein Neurotiker - wie der Physiker und selbsternannte Reproduktionsbiologe Dr. Seed in den USA - so ein Vorgehen propagiert und dann womöglich "die Verantwortung dafür übernimmt". Verantwortung tragen heißt, für sein Handeln einzustehen und sich den Folgen stellen! Mit dem Wort Verantwortung wird seit langem viel Schindluder getrieben. Das Vorgehen von Terroristen, nach Attacken auf unschuldige Opfer so leichtfertig "die Verantwortung zu übernehmen" ist nur ein übles und unerträgliches Beispiel. Begriffe wie Verbrechen oder Schuld treffen in meiner Denkwelt hier eher zu. Reproduktives Klonieren verletzt die Würde des Menschen zutiefst und erschüttert unsere Ethik in den Grundfesten. Bei Tieren entstehen diese Probleme nicht, da Tiere keine Erkenntnisfähigkeit ihrer Herkunft und Zukunft haben. Sie vermögen nicht zu erkennen, dass ein anderes Individuum denselben Genotyp hat und können deshalb auch nicht darunter leiden. Selbstverständlich endet die Anwendung der Klonierung auch bei Tieren dort, wo Schmerzen, Leiden oder Schäden ohne vernünftigen Grund die Tiere belasten würden.

### Markt und Preise

Bevor ich zum letzten Teil meines Vortrages komme, möchte ich mich noch ein wenig der Betrachtung der näheren Zukunft der tierischen Produktion zuwenden. Auch in Gesellschaftsordnungen wie der unseren kommen ja den Märkten entscheidende Steuerungsfunktionen zu. Was in den letzten Jahren schon zu beobachten war wird sich meines Erachtens fortsetzen, nämlich eine Polarisierung der Märkte, d. h. die Zunahme der Anteile von hochwertigen Markenprodukten auf der einen und von Billigprodukten auf der anderen Seite auf Kosten des mittleren Segments.
In der jüngeren Vergangenheit haben sich die Preise massiv verändert. Trotz des Wachstums der Weltbevölkerung gaben zwischen 1980 und 1989 die Weltmarktpreise für Getreide etwa um ein Drittel nach, stärker sind nur Kraft- und Brennstoffe gefallen. Die Situation wird sich aber möglicherweise in den nächsten 10 bis 15 Jahren umkehren und zwar dann, wenn durch die zunehmende Globalisierung der Märkte z.B. im südostasiatischen Raum weit mehr Menschen als bisher soviel mehr Geld verdienen werden, dass sie das Grundbedürfnis des Menschen nach Versorgung mit mehr und besseren Nahrungsmittel besser befriedigen können. China hat 1995 zum ersten Mal in

größerem Umfang Getreide eingeführt. In Japan, Südkorea und Thailand öffnete sich die Schere zwischen Verbrauch und Erzeugung in 30 Jahren von 0 auf 45 Millionen Tonnen Getreide, wobei der Verbrauch zu weniger als einem Drittel aus eigener Produktion gedeckt wird. Der hochgerechnete Verbrauch für China im Jahr 2030 ist 640 Millionen Tonnen.

Dies alles kann tatsächlich zum Umbau der Erde in einen gigantischen menschlichen Futtertrog führen. Das wird für unseren Globus nur verkraftbar sein, wenn hoher technologischer Fortschritt zu ökologisch vertretbaren Kosten führt.

Das bereits landwirtschaftlich genutzte Land ist auf den besseren Böden. Bei Neuland sind die Produktionskosten und der ökologische Preis wie Entwaldung, Artenverlust, Bodenerosion, Umweltverschmutzung durch Pestizide und ausgewaschene Düngermittel weit höher.

Im nächsten Jahrtausend ist folgendes Szenario vorstellbar:

Insgesamt ist ein Aufwärtstrend der Weltlebensmittelpreise zu erwarten.

Die zunehmenden Mindestkosten für die Nahrungsproduktion werden einen steileren Preisanstieg auf den internationalen Märkten bewirken, als dies ohne ökologische Einschränkungen der Fall wäre,

Abgeschwächt kann das Preisniveau nur durch neue Technologien werden.

Das Pro-Kopf-Angebot wird in den meisten Regionen zunehmen.

Es wird erhebliche jährliche Schwankungen geben.

Agrarland wird Mangelware sein.

Wir selbst leben in der Situation, dass unser Überfluss in der ersten Welt eine gekaufte oder härter ausgedrückt eine gestohlene Illusion ist und wir werden in Zukunft bei uns wieder eine nachhaltige Landnutzung mit einer high/in put - high/out put – Landwirtschaft erleben

## Schlussgedanken

In einer abschließenden Wertung zur Nutzung der Gen- und Reproduktionstechniken in der Tierzucht mag es hilfreich sein, eine gemeinsame Erklärung der christlichen Kirchen in der Bundesrepublik Deutschland mit dem Titel "Gott ist ein Freund des Lebens. Herausforderungen und Aufgaben zum Schutz des Lebens" zu zitieren, in der herausgestellt wird, dass der Mensch legitimiert ist, "pflanzliches und tierisches Leben zu seiner Ernährung, seiner Versorgung und seiner Freude zu gebrauchen und zu verbrauchen". Demgegenüber wird der Eigenwert der Mitgeschöpfe des Menschen betont, was aber nicht bedeuten soll, "dass jedes individuelle Lebewesen oder jede Art erhalten werden müssen". Der Eigenwert der Mitgeschöpfe kann aber "als Begrenzung und Korrektur dienen gegenüber einer Haltung, bei der das außermenschliche Leben nichts als Materie und Verfügungsmasse in der Hand des Menschen darstellt".

Eine vernünftige Anwendung der Gen- und Reproduktionstechniken in der Tierzucht und Haustiergenetik wird und muss sich deshalb an folgenden Prinzipien orientieren (siehe S 44).

Verantwortung ist nicht teilbar. Von den Wissenschaftlern wurde und wird zu Recht eingefordert und m.E. auch eingebracht, die Verantwortung für die Entwicklung und

Anwendung dieser modernen Techniken zu übernehmen. In gleicher Weise müssen sich aber diejenigen, die diese Techniken und Entwicklungen ablehnen, zu dieser Verantwortung bekennen und die negativen Konsequenzen auch in der Zukunft tragen. Dafür sehe ich aber in weiten Kreisen der Technik-Gegner, der Politiker und den einschlägig publizierenden Medien keine hinreichende Bereitschaft.
Neue biotechnologische, tierzüchterische und genetische Entwicklungen hatten und haben teilweise noch in Deutschland zwei sich gegenseitig beeinflussende Probleme:

ein **Akzeptanzproblem**
ein **Finanzproblem**

Nur wenn es uns gelingt, diese Probleme wenigstens zum Teil rechtzeitig zu lösen, werden wir auf diesem Sektor bei der anstehenden Globalisierung auf der Anbieterseite zu finden sein.
Die negativen Folgen einer fehlenden Lösung liegen auf der Hand und sind in anderen Bereichen bereits hinlänglich präsent. In Anlehnung an Gorbatschows DDR-Zitat könnte man formulieren: "Wer positive Entwicklungen nicht rechtzeitig zu erkennen und zu nutzen vermag, den bestraft die ökonomische Realität".
Für mich steht außer Zweifel, dass der Mensch noch nie zuvor in seiner Kulturgeschichte die Chance hatte, so viel in so kurzer Zeit so gezielt an der genetischen Konstellation seiner Nutztiere zu ändern. Die **Domestikation** als erster Schritt des gemeinsamen Weges von Mensch und Nutztier kann fortgesetzt werden durch die neuen Techniken zur Veränderung des Genotyps von Tieren, so da sind Gendiagose, Gentransfer und Genom-Klonierung. Sie ermöglichen in der nahen Zukunft tatsächlich so weitreichende Konsequenzen, dass man einen neuen wesentlichen Schritt in der Nutzung von Tieren durch den Menschen ausmachen kann, der in Analogie zur Domestikation als **Kultivation** bezeichnet werden könnte.

Leopoldina-Symposium "Nahrungsketten - Risiken durch Krankheitserreger, Produkte der Gentechnologie und Zusatzstoffe?", Leopoldina-Tagung Jena, 9.5.1998. Nova Acta Leopoldina NF79, 67-88.

## Produkte gentechnisch veränderter Tiere in Nahrungsketten

Seit in letzter Zeit für die Anwendung molekulargenetischer Techniken in Nutztieren eine Reihe von Anwendungen entwickelt worden ist, wird das mögliche Risiko, das von Produkten von gentechnisch veränderten Tieren ausgehen könnte, von Konsumenten intensiv diskutiert. Futter aus transgenen Pflanzen, die Anwendung von rekombinanten Medikamenten, die Verwendung rekombinanter Impfstoffe und der somatische Gentransfer bringen fremde DNS in den Organismus von landwirtschaftlichen Nutztieren. Im Gegensatz dazu sind Genomanalyse und Gendiagnostik, die in der Zucht bereits eingesetzt werden, für die Produkte von Tieren bedenkenlos, weil sie nicht direkt ins Genom eingreifen. Die Generierung von Keimbahn transgenen Nutztieren führt zu Produkten, die fremde DNS und/oder Proteine enthalten können. Diese Produkte können in der menschlichen Ernährung zu allergenen Problemen führen, wenn die verwendeten Gene bzw. Proteine ein allergenes Potential besitzen. Kürzlich wurde auch gezeigt, dass Fragmente (fremder) DNS durch den Verdauungskanal in verschiedene Zellen des Körpers gelangen und dort mehrere Stunden persistieren können.
Risiken in Nahrungsketten als echte Ernährungsrisiken unterscheiden sich von scheinbaren Ernährungsrisiken in erster Linie dadurch, dass sie in der öffentlichen Meinung bzw. der Meinung der Verbraucher sehr unterschiedlich gewertet und gewichtet werden. Die allgemeine Entfremdung von der Urproduktion der Nahrungsmittel und die weitgehend fehlende Kenntnis der anschließenden Ver- und Bearbeitung sowie Kombination von Grundnahrungsmitteln zu zehntausenden von verschiedenen Lebensmitteln führt in Kombination mit einer nicht aufklärenden Berichterstattung zu einer Überbewertung der Risiken von Lebensmitteln im Hinblick auf ihre gesundheitliche Unbedenklichkeit.
Die realen Ernährungsrisiken (zu energie- und proteinreich), die aus einer evolutionär bedingten - in Überflusszeiten - unphysiologischen Ernährungsweise resultieren, sind emotional gesteuert und durch die Psychologie des Essens und Trinkens bedingt. Die in unserem Kulturkreis fehlende Notwendigkeit der Bekämpfung des eigenen Hungers und der Sicherung der ausreichenden Versorgung mit Nahrungsmitteln hat im Bereich Lebens- und Nahrungsmittel Aspekte der Sicherheit und Gesundheit in den Vordergrund gerückt. Diese an und für sich positive Entwicklung hat häufig zur Folge, dass vermuteten Risiken, wenn sie fremdbestimmt sind, eine wesentlich höhere Aufmerksamkeit gewidmet wird als Risiken, die überdeutlich bekannt und eigenbestimmt vermeidbar wären.
Die Kombination aus Entfremdung von der Urproduktion, der Angst einer Fremdbestimmung ausgeliefert zu sein, der Abneigung gegen das monopolistische Gewinnstreben von Multi-Konzernen und der unzureichenden Kenntnisse und z.T. regelrecht falschen Informationen über neue Technologien führten speziell in den

deutschsprachigen Ländern zu einer vehementen Ablehnung der Anwendung der Gentechnik im Lebensmittelbereich.
Einer Umfrage des Food Marketing Institutes zufolge (Hoban, 1995) sind fast 90% der Konsumenten in Deutschland und Österreich (in einem gewissen Ausmaß) über Gentechnik informiert und nehmen damit weltweit eine Spitzenposition ein. Im Vergleich dazu betragen die Prozentsätze in den USA knapp 70% und in südeuropäischen Ländern weniger als 50%. Hingegen liegen bei der Bereitschaft, gentechnisch veränderte Produkte zu kaufen, die Verhältnisse gerade umgekehrt: Über 70% der Nordamerikaner, 50 bis 60% der Südeuropäer und unter 30% der Deutschen und Österreicher wären willens, gentechnisch veränderte Produkte zu erwerben. Nur 20% der Amerikaner, aber fast 60% der Deutschen glauben, die Gentechnik stelle eine ernst zunehmende Gefahr dar.

## Gentechnik in der tierischen Erzeugung

### Verfütterung von gentechnisch veränderten Pflanzen

Die tierische Erzeugung umfasst neben der Tierzüchtung auch die Bereiche Tierernährung und Tierhaltung (incl. Hygiene). Im Bereich der Tierernährung ist durch die Verfügbarkeit gentechnisch veränderter Pflanzen die realistische Möglichkeit gegeben, dass bereits jetzt landwirtschaftliche Nutztiere gentechnisch veränderte Futtermittel bzw. -beimengungen erhalten. DNS und Genprodukte in Futtermitteln werden bei der Verdauung in Komponenten zerlegt und in den Organismus aufgenommen.
Eine Veränderung von Produkten, die von Tieren stammen, die gentechnisch veränderte Futtermittel aufgenommen haben, ist nicht abzuleiten. Ein indirekte Auswirkung könnte entstehen, wenn es durch die Verfütterung von Pflanzen(teilen), die entsprechende Gene enthalten, zu einem Erwerb einer Antibiotika-Resistenz durch horizontalen Gentransfer mit Mikroorganismen im Tier oder durch Genrekombination mit tierischen Zellen kommen würde. Diese Problematik ist aber nicht spezifisch für die modernen gentechnischen Methoden, sondern ein seit Jahren erkanntes Phänomen und Folge der intensiven Verwendung von Antibiotika in der Veterinärmedizin und als Masthilfsmittel. Ohne Zweifel ist es wichtig, zukünftig bei der Konzipierung von Genkonstrukten und deren Nutzung zur Veränderung von Pflanzen und Tieren, die der Lebensmittelgewinnung dienen können, auf derartige Marker-Resistenzgene zu verzichten, was bei der zweiten Generation transgener Pflanzen offensichtlich auch schon geschehen ist.

### Applikation von rekombinanten Medikamenten

Im Bereich der Tierhaltung, die Maßnahmen zur Hygiene, Gesunderhaltung, Prophylaxe und therapeutische Aktivitäten umfasst, ist die Anwendung gentechnisch hergestellter Medikamente und rekombinanter Impfstoffe zu berücksichtigen. Rückstände solcher Applikationen könnten im tierischen Organismus verbleiben und

damit, wenn auch sicherlich in sehr geringem Umfang, in der Nahrungskette weitergetragen werden. Auch ohne Genübertragung könnten Marker-Resistenzgenprodukte transgener Pflanzen in Tieren zur Folge haben, dass eingesetzte Antibiotika inaktiviert werden.
An dieser Stelle sei darauf verwiesen, dass Genprodukte immer nur Proteine sind. Ein Gen trägt die Information für eine bestimmte Aminosäuresequenz, die bei der Aktivierung des Gens in der Transkription in RNS kopiert und anschließend durch Translation in das entsprechende Protein übersetzt wird.
Es ist also beispielsweise bislang nicht möglich, rekombinante Bakterien dazu zu veranlassen, Steroidhormone zu produzieren, da Steroide - auch im Säugerorganismus - in einem komplizierten vielstufigen Prozess, an dem eine große Zahl an verschiedenen Enzymen und Cofaktoren nötig sind, entstehen. Dies ist deshalb von Bedeutung, da Steroide auch nach alimentärer Zufuhr aus dem Gastrointestinaltrakt direkt in den Organismus aufgenommen werden können und damit sowohl im Tier als auch in der Nahrungskette weiterwirken können.
Für die Applikation von gentechnisch hergestellten Produkten zur Verbesserung der Effizienz der tierischen Erzeugung gilt im Prinzip das schon Gesagte. Alle diese Produkte, wie z.B. das Wachstumshormon sind Proteine und bestehen nur aus Aminosäuren. Diese Tatsache ist nicht unwesentlich für die Risikoeinschätzung gentechnischer Produkte, die als Eiweißstoffe bei absichtlicher oder unabsichtlicher Aufnahme mit der Nahrung im Verdauungstrakt abgebaut werden. Es könnten aber in den Präparaten noch DNS- Rückstände der Produktionsorganismen enthalten sein, die dann entsprechend als DNS- Eintrag in den Organismus zu berücksichtigen wären.

## Somatischer Gentransfer

Neben der Erstellung transgener Tiere durch Gentransfer in die Keimbahn gibt es seit einigen Jahren auch Verfahren des somatischen Gentransfers. Darunter versteht man die Übertragung von Genkonstrukten in somatische Zellen von einzelnen Organismen ohne Beteiligung der Keimbahn. Diese Technik liegt u. a. auch der Gentherapie beim Menschen zugrunde.
Grundsätzlich zielen die Techniken zur somatischen Transformation von Zellen darauf ab, direkt in möglichst viele Zellen eines Organismus, seien es Blutstammzellen oder Zellen eines Gewebeverbandes oder Organes, Genkonstrukte einzuschleusen und dort zur Expression zu bringen. Durch somatischen Gentransfer können genetische Defekte in Zellen oder Organismen substituiert werden, d.h. wenn ein Individuum auf Grund eines genetischen Defektes ein bestimmtes Genprodukt nicht herstellen kann, werden von dem betroffenen Gen intakte Kopien in somatische Zellen übertragen. Andere Anwendungen sind die genetische Markierung von Krebszellen, um diese dann in einem zweiten Schritt gezielt zerstören zu können.
Für den Transfer der genetischen Information in Zellen wurden verschiedene Methoden entwickelt, so z.B. die Einbringung durch retrovirale Vehikel, die die Zellen sozusagen infizieren, oder physikalische Methoden durch Beschuss von Zellen mit Genen z.B. das

Mikro-Bombardement mittels "Gene-gun" oder die Jet-Injektion einer beschleunigten Flüssigkeit mit DNS- Partikeln. Das Problem beim somatischen Gentransfer ist nach wie vor die zu geringe Effizienz, d.h. zu wenige der behandelten Zellen nehmen das Genkonstrukt tatsächlich auch auf, so dass es zur Expression kommen kann.
Seit durch Verfahren des Gentransfers in somatische Zellen ein effizienter und schneller Weg des somatischen Gentransfers besteht, gibt es die Möglichkeit, Tiere auf diesem Weg direkt genetisch zu immunisieren oder im Rahmen der Immunmodulation entsprechende positive Veränderungen im tierischen Organismus zu erzielen. Der Vorteil dieser Verfahren ist, dass die Tiere direkt behandelt werden können und nicht nur die Nachkommen von transgenen Tieren von den Schutzeffekten profitieren.
Die zur Immunisierung verwendeten rekombinanten Impfstoffe enthalten DNS oder RNS, die für eine bestimmte Zeit im Organismus persistieren und damit in die Nahrungskette gelangen könnte. Üblicherweise liegen aber zwischen Vakzinierung und Nutzung durch Schlachttötung relativ lange Zeiträume, so dass davon ausgegangen werden kann, dass die Rückstände von rekobinanten Impfstoffen üblicherweise nicht mehr im Fleisch- oder in Fleischprodukten vorhanden bzw. nachweisbar sein werden.

Genomanalyse und Gendiagnostik

Die Entwicklungen der Molekulargenetik eröffnen der Tierzucht neue Möglichkeiten, den Genotyp von Zuchttieren direkt zu erkennen und zu kontrollieren, das Genom zu verändern und transgene Tiere zu generieren. Per definitionem versteht man unter Gentechnik die gentechnische Veränderung von Organismen. Demzufolge sind bei einer Risiko-Betrachtung der Gentechnik natürlicherweise eben diese sog. GVOs (**g**enetisch **v**eränderte **O**rganismen) zu betrachten. Bei der Gendiagnostik handelt es sich folgerichtigerweise nicht um gentechnische Verfahren, auch wenn sie nur mit Hilfe des Methodenspektrums der Gentechnik entwickelt werden konnten bzw. verfügbar sind.
Unter Genomanalyse versteht man die Untersuchung des Erbmaterials, wobei eine vollständige Genomanalyse nur dann erreicht ist, wenn das gesamte Erbmaterial vollständig sequenziert ist, wie dies für das menschliche Genom in Angriff genommen wurde. Bei landwirtschaftlichen Nutztieren wird sich die Genomanalyse auch mittelfristig darauf beschränken müssen, für die wichtigsten Nutztierarten anwendungsbezogen und grundlagenorientiert einzelne Erbmerkmale und Merkmalskomplexe zu analysieren. Ziel ist insbesondere, die Vorgänge der Vererbung und Genexpression besser verstehen zu lernen, um daraus eine Optimierung von Zuchtmaßnahmen ableiten zu können.
In der Nutztierzucht spielt die Gen- und Genomananlyse als Voraussetzung für die Gendiagnostik bei Erbfehlergenen und in Zukunft vielleicht auch für die Marker-gestützte-Selektion (MAS) eine wichtige Rolle. Mit Hilfe molekulargenetischer Methoden ist es erstmals in der Geschichte der Tierzucht möglich geworden, Populationen von bestimmten Erbfehlergenen tatsächlich so effizient zu sanieren, dass dieser Erbfehler gänzlich eliminiert werden kann. Ein aktuelles Beispiel ist die Selektion gegen stressanfällige Schweine, die die Erkenntnis nutzt, dass diese

Stressanfälligkeit beim Schwein, MHS genannt (Malignes Hyperthermie Syndrom) mit einer Punktmutation im Ryanodinrezeptor-Gen (Ryr) assoziiert ist. Durch ein einfaches gendiagnostisches Verfahren ist es seit einigen Jahren möglich, den MHS-Genotyp von Schweinen zu analysieren und Tiere, die diese (heterozygote) Anlage tragen, aus der Zucht auszuschließen.
Es wird intensiv daran gearbeitet, auch für andere Erbfehler gendiagnostische Testverfahren zu entwickeln. Für züchterisch interessante Merkmale z.B. die Verbesserung der Fruchtbarkeit durch Selektion auf bestimmte Östrogen-Rezeptor-Gen-Varainten oder die Verbesserung der Fleischqualität durch Identifikation von Genvarianten, die die Einlagerung von intramuskulärem Fett beeinflussen, sucht man nach geeigneten genetischen Markern. Gendiagnoseverfahren zur Selektion auf bestimmte Kaseinvarianten (z.B. κ-Kasein) stehen bereits zur Verfügung und werden auch genutzt.
Anwendungen der Gendiagnostik und Genomanalyse sind keine Gentechnik im engeren Sinn. Sie beinhalten keine direkte Veränderung und Anwendung von DNS oder RNS im Tier, sondern führen nur über die Anwendung von Informationen und die daraus resultierenden Selektionsentscheidungen zur Veränderung der genetischen Zusammenseztung von Nutztierpopulationen.

**Erstellung gentechnisch veränderter Nutztiere**

Die Möglichkeit, fremde Gene in das Genom eines Tieres via Gentransfer einzuschleusen und erfolgreich zu exprimieren, hat der genetischen Manipulation von Tieren eine völlig neue Dimension eröffnet. Der Gentransfer ist das ideale Verfahren zum Studium der Genexpression während der Entwicklung und im adulten Tier, er ermöglicht die Etablierung von Tiermodellen für onkogene und andere menschliche Erkrankungen, zur Untersuchung von Mutationen und als genetische Marker.
Das grundsätzliche Problem der langen Zeitabläufe in der Tierzucht kann aber auch der Gentransfer nicht lösen, sondern er unterliegt in diesem Zusammenhang den gleichen Rahmenbedingungen wie konventionelle Selektionsprogramme. Andererseits ist gerade wegen der langen Generationsintervalle die Chance, durch Gentransfer in einer bzw. wenigen Generationen eine Veränderung zu erzielen, die mit konventionellen Zuchtverfahren viele Generationen und damit Jahrzehnte in Anspruch nehmen würde, ebenfalls sehr reizvoll.
Von den verschiedenen technischen Verfahren des Gentransfers
- DNS- Mikroinjektion in den Vorkern von Zygoten
- DNS- Transfer durch Verwendung von retroviralen Vektoren
- Erstellung transgener Injektions- oder Aggregationschimären mittels genetisch transformierter embryonaler Stammzellen

wird bei landwirtschaftlichen Nutztieren bislang insbesondere die DNS- Mikroinjektion erfolgreich genutzt. Retrovirale Vektoren sind grundsätzlich auch bei diesen Spezies einsetzbar, werden aber, wegen - des wenn auch geringen - Rekombinationsrisikos, nur zögerlich untersucht und eingesetzt. Die zweifelsohne aufregendste Entwicklung stellt

aber derzeit die Etablierung embryonaler Stammzellen beim Nutztier und deren Verwendung für Klonierungsprogramme dar. Wenn es gelingt, diese Technik routinemäßig zu etablieren, wird der Gentransfer beim landwirtschaftlichen Nutztier entscheidende Impulse erhalten, da dann neben dem additiven Gentransfer auch die homologe Rekombination, also die gezielte Entfernung von Genen aus dem Genom, möglich ist. Darüber hinaus würde die Problematik der unzureichenden Effizienz und Entstehung von Mosaiken vermieden werden können.
Nach den ersten Berichten (Hammer et al. 1985, Brem et al. 19985) über die erfolgreiche Erstellung transgener Kaninchen, Schweine und Schafe ist der Gentransfer bei den wichtigsten landwirtschaftlichen Nutztieren zwar noch nicht zur züchterischen Routine aber doch zu einem zuverlässig und mit sicherer Erfolgsrate einsetzbarem Verfahren geworden. Das Ziel der Erstellung transgener Tiere ist es, zu erreichen, dass alle somatischen Zellen und insbesondere die Keimbahn-Zellen das fremde Genkonstrukt enthalten.
Ein konventionelles Gentransferprogramm zur Erstellung transgener Nutztiere durch DNS- Mikroinjektion umfasst folgende Arbeitsschritte:

- Klonierung eines geeigneten Genkonstruktes und Erstellung einer DNS- Lösung für die Mikroinjektion
- Superovulation und Besamung der Spendertiere (Gewinnung der Zygoten, Synchronisation der Empfängertiere)
- Mikroinjektion der DNS- Lösung in die Vorkerne von Zygoten
- Transfer der mikroinjizierten Embryonen in geeignete Empfängertiere
- Untersuchung der geborenen Tiere auf Integration und Expression des Transgens
- Etablierung homozygot transgener Linien durch konventionelle Zuchtverfahren.

Bei der transferierten DNS handelt es sich um ein Genkonstrukt, das normalerweise aus wenigstens zwei Komponenten, dem sog. Strukturgen und den regulatorischen Sequenzen besteht. Ein Strukturgen (Exon und Introns oder Minigene) enthält die genetische Information für ein Protein, die regulatorischen Sequenzen sind dafür verantwortlich, dass das Gen exprimiert, d.h. abgelesen (transkribiert) und in die entsprechenden Aminosäuresequenzen übersetzt (translatiert) wird. Dabei bestimmen die regulatorischen Sequenzen (Promotoren, Enhancer, Kontrollregionen) die Gewebespezifität, die Menge und die Stabilität der RNS bzw. des Genproduktes und den Zeitpunkt der Genexpression.
Wegen der Uniformität der DNS- Doppelhelix und der ubiquitären Gültigkeit des genetischen Codes können bei der Erstellung von Genkonstrukten DNS- Sequenzen aus verschiedenen Organismen miteinander kombiniert werden. Primär sind sicherlich die eukaryotischen Gene und hier vor allem Gene aus dem Bereich der Säuger von vorrangigem Interesse. Mitunter werden aber prokaryotische, virale oder bakterielle DNS- Stücke aus klonierungstechnischen Gründen miteinbezogen. Hierbei muss jedoch berücksichtigt werden, dass die Expression von Genkonstrukten, die prokaryotische Anteile enthalten, im Säugerorganismus zum Teil reduziert oder gar unterbunden werden kann.

Eine Möglichkeit zur Generierung von Tieren mit Transgenen einer Länge von weit mehr als 40 kbp ist die Klonierung der Fragmente in Klonierungsvektoren mit großer Klonierungskapazität (z.B. P1-Phagen, BACs, YACs ) und die anschließende Injektion. Die ersten Vektoren dieser neuen Generation waren YACs (Yeast Artificial Chromosomes). Am Beispiel des Kaninchens konnten wir erstmals zeigen, dass auch beim Nutztier erfolgreich YACs in das Genom integriert werden können. Unter Verwendung eines 250 kbp langen Tyrosinase-YACs wurden auf der Basis von Albino-Kaninchen mehrere transgene Linien generiert (Abb. 32). Diese Tiere exprimierten die YAC-DNS und zeigten die durch das intakte Mäuse-Tyrosinasegen erwartete Färbung (Brem et al. 1996).

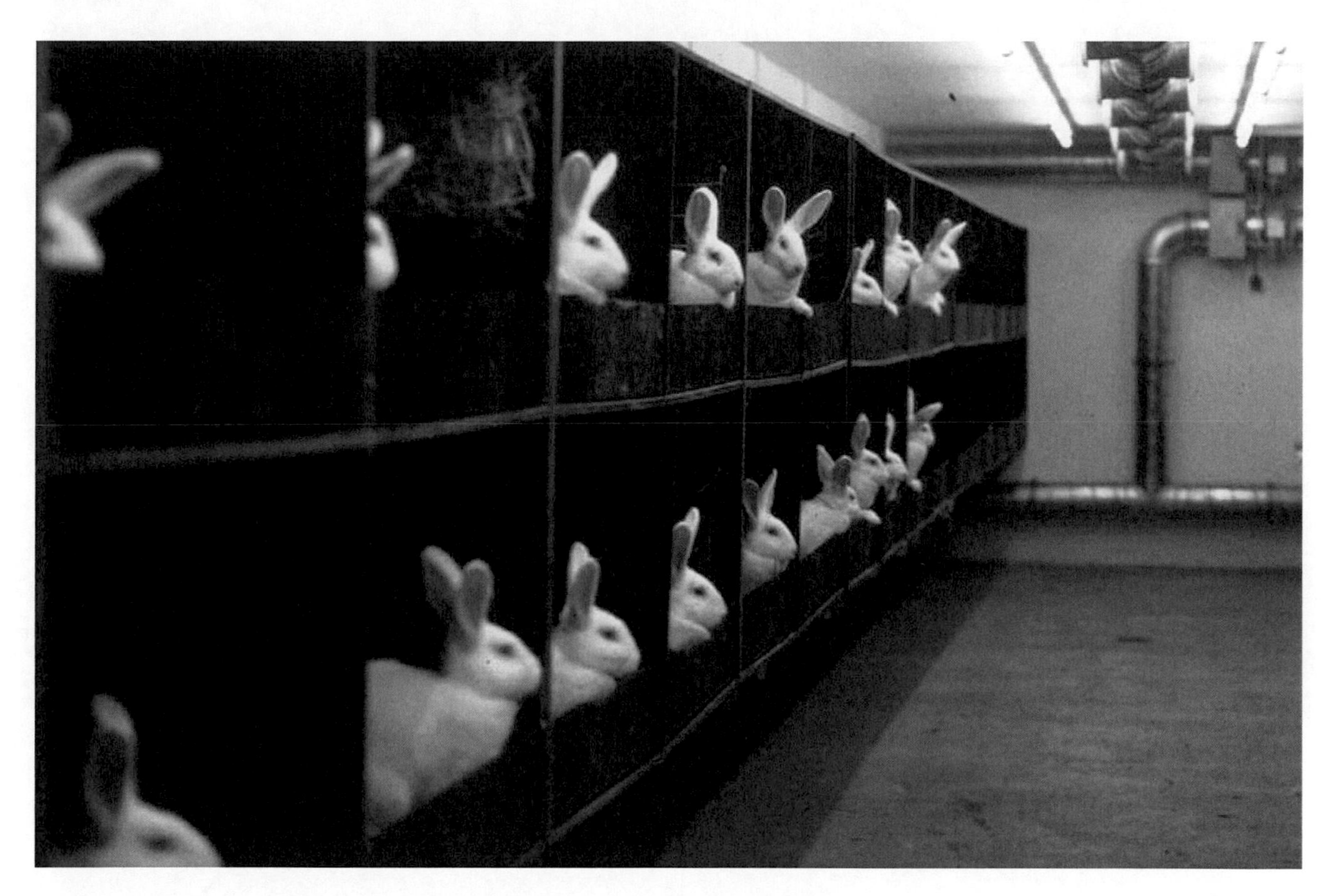

Abb. 32: Kolonie von nicht transgenen Albinokaninchen

Nach der Klonierung und Rekombination eines Genkonstruktes muss das zu injizierende DNS- Fragment aus dem Vektor herausgeschnitten und abgetrennt werden. DNS- Mikroinjektions-Lösungen müssen steril und absolut frei von Verunreinigungen sein. Üblicherweise wird die Konzentration so eingestellt, dass pro Picoliter ($=10^{-12}$L) etwa 1000 Kopien des Genkonstruktes enthalten sind. Die für die Injektion benötigten befruchteten Eizellen müssen durch Eileiterspülung gewonnen werden. Zur Erhöhung der Zahl der Eizellen pro Spendertier erfolgt eine hormonelle Superovulation. Da bei unbehandelten Nutztierembryonen die Vorkerne z.T. nicht sichtbar sind, müssen die Eizellen zur Darstellung der Vorkerne zentrifugiert werden. Die Mikroinjektion erfordert einen entsprechend eingerichteten Arbeitsplatz. Unter mikroskopischer Kontrolle wird eine Eizelle an einer Haltepipette fixiert. Die mit DNS- Lösung gefüllte Injektionspipette (Außendurchmesser ca. 1µm) wird mit Hilfe eines Mikromanipulators in einen Vorkern der Eizelle geschoben und ca. 1-2 pL der DNS- Lösung injiziert. Durch die Mikroinjektion vergrößert der Vorkern sein Volumen um etwa 50 %. Daran ist erkennbar, dass die DNS- Lösung erfolgreich abgesetzt wurde. Nach einer kurzen *in vitro* Kultur werden die injizierten Embryonen in die Eileiter synchronisierter Empfängertiere übertragen

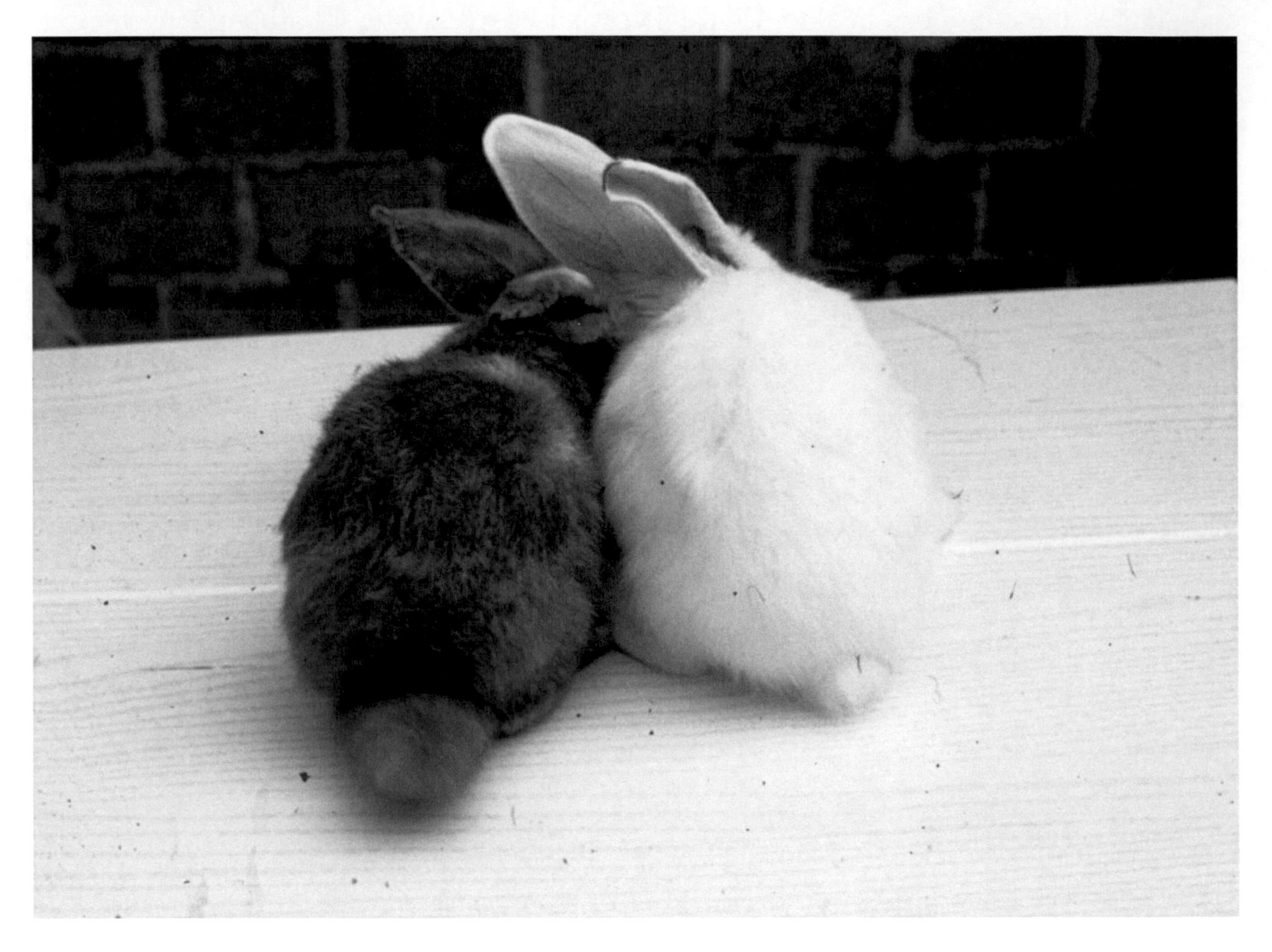

Abb. 33: Wurfgeschwister: Albino-Kaninchen (rechts) und Tyr transgenes Albino-Kaninchen (links)

Die für den Erfolg des Transfers notwendige Synchronisierung der Reproduktionszyklen der Empfänger mit denjenigen der Spendertiere erfolgt ebenfalls durch hormonelle Behandlung. Nach der normalen Trächtigkeitsdauer werden von den trächtigen Tieren die Nachkommen aus Mikroinjektion geboren. Bei den aus Gentransfer geborenen Tieren werden kernhaltige Zellen (Gewebe, Blut, Haut, Haarwurzeln o.ä.) isoliert. Die in den Zellkernen enthaltene DNS wird extrahiert und mit speziellen Verfahren (Southern-, Dot-, oder Slot- Blot, PCR) darauf untersucht, ob die injizierte DNS

in der genomischen DNS des Tieres vorhanden ist. Im Durchschnitt findet man bei etwa 10 % der Tiere das Transgen.
Um die Frage, ob dieses Transgen auch exprimiert wird, beantworten zu können, müssen aufwändige RNS- und Proteinanalysen durchgeführt werden. Mit Hilfe dieser Analyse kann gezeigt werden, wann das Genprodukt in welchen Zellen und in welcher Menge entsteht. Die nächste Frage zielt auf die biologische Wirksamkeit ab, d.h. man überprüft, ob das transgene Tier die erwarteten phänotypischen Veränderungen in der Zieleigenschaft, die mit Hilfe des Gentransfers beeinflusst werden sollte, zeigt.
Durch Verpaarung hemizygot transgener Nachkommen entstehen im Normalfall 50% hemizygote, 25 % homozygot transgene und 25 % negative Tiere. Die Zufälligkeit der Genintegration kann dazu führen, dass das Transgen im Bereich eines wichtigen endogenen Gens integriert. Solange bei hemizygoten Tieren auf dem homologen Chromosom ein intaktes Allel vorhanden ist, führt diese sog. Integrations- oder Insertions-Mutation zu keinen Problemen.

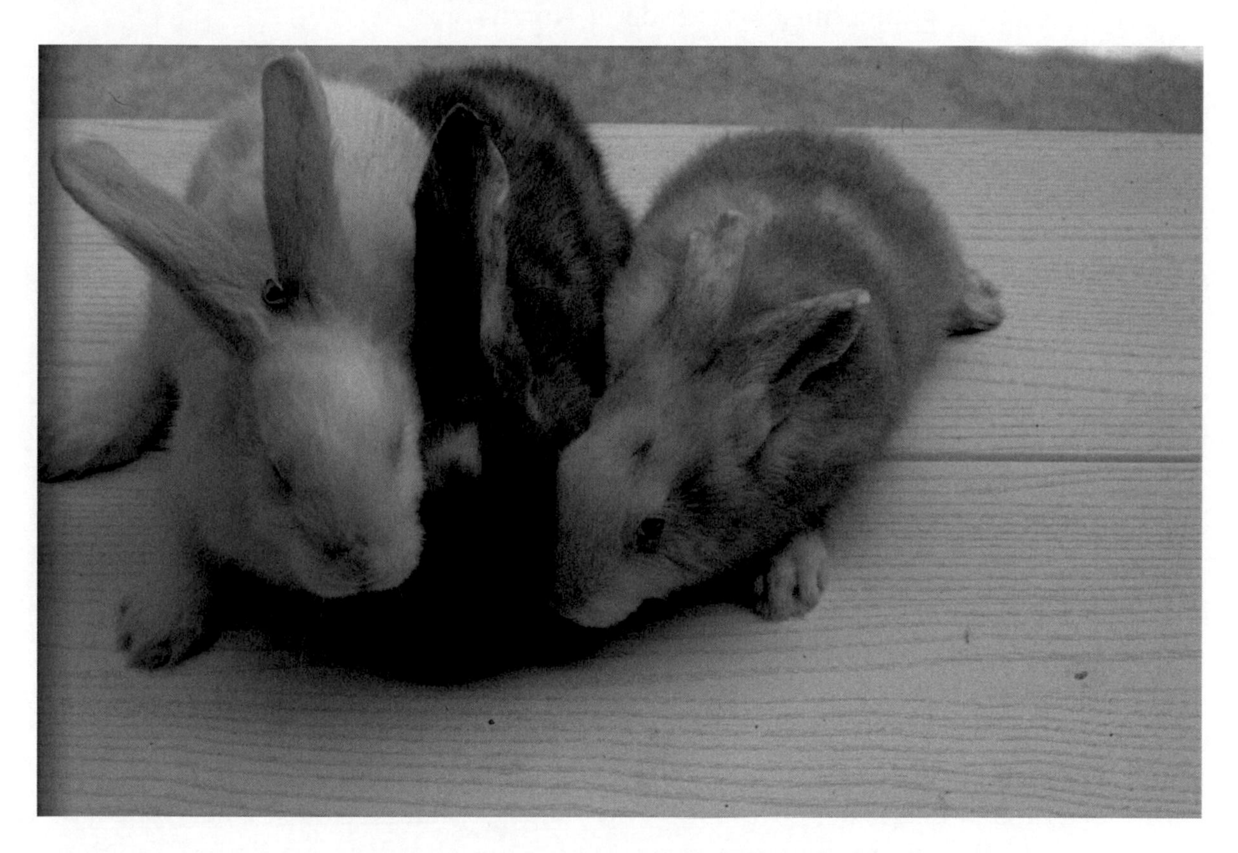

Abb. 34: Tyrosin transgene Kaninchen mit unterschiedlichem Expressionsgrad

Aus der Verpaarung hemizygoter Tiere, die eine Insertions-Mutation enthalten, werden keine homozygot transgenen Nachkommen geboren, wenn das durch die Insertions-Mutation veränderte Gen essentiell für die Entwicklung des Fetus ist. Es wird geschätzt, dass zwischen 5 und 10% aller transgenen Linien Integrations-Mutationen aufweisen. Deshalb muss vor einer Verbreitung transgener Tiere in der Population geprüft werden, ob diese Linie auch tatsächlich frei von Insertionsmutationen ist, damit keine zusätzlichen negativen Mutationen in die Population eingeführt werden.

ob diese Linie auch tatsächlich frei von Insertionsmutationen ist, damit keine zusätzlichen negativen Mutationen in die Population eingeführt werden.
Die züchterische Konsequenz aus der Entstehung von Mosaiken und Insertionsmutanten ist, dass zur Einführung eines bestimmten Genkonstrukts in eine Population die Erstellung eines einzigen transgenen Tieres bzw. einer Linie bei weitem nicht ausreicht. Unabhängig von den auch in diesen Fällen eventuell entstehenden Inzuchtproblemen ist es erforderlich, dass transgene Linien, die tatsächlich in der Tierzuchtpraxis erfolgreich genutzt werden sollen, folgende Bedingungen erfüllen:

- Stabile Vererbung des Transgens an die Nachkommen
- Freiheit von Insertions-Mutationen und somit die Möglichkeit der Erstellung normaler homozygot transgener Tiere bzw. Linien
- Stabile Expression des Transgens und
- positive biologische Wirkungen auf die Zieleigenschaft.

Anwendungsbereiche für gentechnisch veränderte Nutztiere

Die naheliegendste Anwendung des Gentransfers konzentriert sich auf die Optimierung der Produktionsleistungen landwirtschaftlicher Nutztiere. Der Grund dafür ist nicht ausschließlich in der Erhöhung der Effizienz aus wirtschaftlichen Aspekten zu sehen. Vielmehr führt der exponentielle Zuwachs der menschlichen Weltbevölkerung zu einem sich immer mehr verschärfenden Bedarf an Nahrungsmitteln. Sicherlich wird, gerade in der Zukunft, die Pflanzenproduktion an der menschlichen Ernährung größeren Anteil haben müssen. Die anhaltende Reduzierung der für die landwirtschaftliche Nutzung verfügbaren Flächen erzwingt geradezu den Versuch, die Produktivität durch den Gentransfer bei Pflanzen zu steigern.
Aber auch die tierische Produktion wird spätestens im 21. Jahrhundert mit einem dramatischen Anstieg der Anforderungen an Quantität und Qualität konfrontiert werden. Derzeit werden nach dem OECD (Organisation for Economic Co-operation and Development)-Bericht (1994) immerhin mehr als die Hälfte der Gesamtprotein-aufnahme beim Menschen über tierisches Eiweiß gedeckt. Eine weitere Steigerung der Tierischen Erzeugung ist vor allem durch intensive züchterische Bestrebungen zu versuchen, da die Effekte der Haltungs- und Fütterungsoptimierung möglicherweise bald ein Plateau erreichen.
Dem Gentransfer als Verfahren, mit dem eine aktive Veränderung von Genotypen möglich ist, kommt eine große Bedeutung zu. Alle Bereiche der tierischen Erzeugung von der Produktion über die Reproduktion, Gesundheit, Qualität und Verarbeitungs-eignung tierischer Produkte können im Prinzip durch Gentransfer verändert werden. Auch wenn die bislang durchgeführten Experimente in diesen Bereichen noch zu keinen übermäßigen Hoffnungen Anlass geben, steht doch in Aussicht, dass durch die zunehmenden Kenntnisse über Genomstruktur, Genexpression und die genetischen Wechselwirkungen neue Strategien zur Optimierung der Effizienz und Qualität der tierischen Produktion entwickelt und ange-wendet werden können.

Wachstum

Bei der transgenen Veränderung der Wachstumsleistung ist zu bedenken, dass Wachstum ein sehr komplexer Vorgang ist, der in Abhängigkeit von der genetischen Determination durch das Zusammenspiel von Hormonen und auto-/parakrinen Faktoren sowie von Ernährungsbedingungen und Umweltfaktoren beeinflußt wird. Im Gegensatz zu den Ergebnissen mit Wachstumshormon-transgenen Mäusen und mit Wachstumshormon-Applikation bei Nutztieren fanden sich bei Wachstumshormon-transgenen Schweinen und Schafen nicht die gleichen Effekte. Diese Tiere zeigten keine Zunahme der Wachstumsrate und schnitten eher schlechter ab als die Kontrolltiere. Erst wenn den transgenen Schweinen ein proteinreicheres Futter (18% Rohprotein) mit zusätzlich mehr Lysin (25%), Mineralstoffen und Vitaminen angeboten wurde, wiesen sie tatsächlich eine um 15% höhere tägliche Zunahme und eine bessere Futterverwertung auf.
Ein Problem der Wachstumshormon-transgenen Schweine ist die bis zu 20%ige Depression der Futteraufnahme, die einer Steigerung der Wachstumsleistung entgegensteht. Wachstumshormon-transgene Schweine haben andererseits eine um bis zu 18% verbesserte Futterverwertung. Die massive Reduzierung des Fettanteils von 18 bis 20 mm Rückenspeckdicke auf 7 bis 8 mm ist der auffälligste eventuell produktionsrelevante Befund bei den GH-transgenen Schweinen.
Bei Schweinen mit einer Überexpression von Wachstumshormonen wurden eine Reihe von negativen pathologischen Begleiterscheinungen (Magengeschwüre, Gelenksentzündung, Dermatitis, Nephritis, Pneumonie, reduzierte Fruchtbarkeit) festgestellt. Um die Wachstumshormonexpression den Erfordernissen besser anzupassen, wurden deshalb anstelle des MT-Promotors auch andere Regulationselemente verwendet. Diese führten zu erhöhtem Level des Wachstumshormons und des Insulin like growth factors IGF-1 im Serum und resultierten in einer Fettreduktion im Schlachtkörper. Die Schweine waren unfruchtbar, hatten Insulinresistenz und zeigten eine vermehrte Bereitschaft zur Entwicklung von Osteochondritis dissecans.
Optimal für die Erstellung transgener Nutztiere wären Genkonstrukte, die eine externe oder eine gebunden an spezifische Stoffwechselvorgänge induzierbare Regulation der Genexpression gestatten würden. Damit ließen sich ungewünschte Überexpressionen und deren Folgen vermeiden und eine zeitlich auf die benötigten Produktionsabschnitte befristete Transgenwirkung erreichen.
Zur Steigerung der Muskelentwicklung wurde in den USA ein Geflügel c-ski-Gen in Schweine transferiert. Fünf der transgenen Schweine zeigten verschiedene Grade von Muskelhypertrophie, die erstmals im Alter zwischen 3 und 7 Monaten festgestellt wurden. Bei 2 Schweinen trat die Hypertrophie nur im Schulterbereich auf, bei den anderen 3 Schweinen waren sowohl Schulter als auch Schinken vergrößert. Fünf andere c-ski-transgene Schweine litten zwischen Geburt und dem Alter von 3 Monaten an Muskelatonie und Beinschwäche. Die transgene mRNS wurde reichlich im Skelettmuskel und ein geringer Anteil auch im Herzmuskel gefunden, während in anderen Geweben keine transgene RNS nachgewiesen werden konnte. Die histologische Untersuchung des Skelettmuskels zeigte, dass die Muskelfasern hoch vakuoliert waren. Insgesamt ergab sich, dass beim Schwein ähnlich wie bei der Maus, das c-ski-Gen

spezifisch in der Skelettmuskulatur exprimiert wird und die Muskelentwicklung in Abhängigkeit vom Expressionslevel und der Expressionszeit beeinflussen kann.
Zusammenfassend kann festgestellt werden, dass die Versuche zur Beeinflussung der Wachstumsleistung bislang in keinem publizierten Fall zu befriedigenden Ergebnissen geführt haben. Man kann deshalb davon ausgehen, dass nirgendwo auf der Welt mit solchen transgenen Schweinen oder Schafen, die die genannten Krankheitserscheinungen und Fruchtbarkeitsprobleme zeigen, Lebensmittel produziert werden.

Erhöhung der Krankheitsresistenz

Einen neuartigen Ansatz zur Zucht resistenter Tiere stellt der Gentransfer von Resistenzgenen oder Genen, die die Immunantwort beeinflussen, dar. Im Prinzip kommen folgende Klassen von Genen in Frage:
- MHC-Gene
- T-Zell-Rezeptor Gene
- Immunglobulingene
- Gene, die für Lymphokyne kodieren
- Spezifische Krankheitsresistenz Gene

Wir selbst haben vor einigen Jahren versucht, mittels Gentransfer die Krankheitsresistenz zu beeinflussen, indem influenzaresistente Schweine gezüchtet werden sollten. Influenza ist eine Zoonose, also eine Krankheit, die auf natürliche Weise zwischen Wirbeltier und Mensch übertragen wird. Gerade zwischen Mensch und Schwein kommt es bei dieser Krankheit immer wieder zu gegenseitigen Ansteckungen mit z.T. verheerenden Folgen. Genetische Analysen bei Mäusen haben gezeigt, dass der antivirale Status gegen Influenza A- und B-Viren von einem einzigen Genort, dem dominanten $Mx1^{+}$ Allel kontrolliert wird. Damit ist das Mx (Myxovirus-Resistent) in der Maus eines der wenigen Beispiele für einen bestimmten Resistenzphänotyp, der von einem einzigen Genort kontrolliert wird. Mittlerweile wurden in vielen Spezies Mx Gene gefunden und gezeigt, dass die Expression durch Interferon stimuliert wird. Wichtig dabei ist, dass es sich bei der Wirkung der Mx-Proteine um eine direkte Hemmung der Replikation von Influenzaviren handelt und nicht der normale antivirale Status, der durch Interferon in der Zelle erzeugt wird, für die Resistenz verantwortlich ist. Über die Funktion von Mx-Proteinen in Nutztieren ist wenig bekannt. Durch DNS, RNS und Proteinstudien an interferonbehandelten peripheren Blutlymphozyten des Schweines haben wir die Existenz von mindestens zwei Mx-Genen nachgewiesen. Die Homologie der Mx-Gene des Schweins mit bekannten Mx-Sequenzen anderer Säugetiere lag bei etwa 80 %.
In einer Serie von Gentransferexperimenten beim Schwein haben wir drei verschiedene Mx-Genkonstrukte, die die Mäuse Mx1 cDNS und den Metallothionein, den SV40 oder den Mäuse Mx-Promotor enthielten, verwendet. Die Ergebnisse dieser Experimente zeigten, dass eine hohe Expression des Mx1 Proteins während der Embryogenese, die durch den MT- oder SV40 Promotor induziert wird, möglicherweise nachteilige Auswirkungen hat. Bei Verwendung des Mx-Promotors wiesen alle geborenen

transgenen Ferkel eine korrekte Integration auf und in fünf Linien wurde das Transgen an die Nachkommen weitervererbt. Die primär transgenen Tiere hatten zwischen 10 und 30 intakte Kopien integriert. Zum Nachweis der Expression des Transgens wurden periphere Blutlymphozyten gewonnen und mit Interferon stimuliert. Nach der Interferoninduktion wurde die RNS präpariert und im Northern-Blot analysiert. In zwei transgenen Linien konnte eine interferonabhängige Zunahme des transgenen mRNS-Levels nachgewiesen werden.
In Zellkulturexperimenten konnte gezeigt werden, dass Antisense RNS- Konstrukte und komplementäre Oligonukleotide in der Lage sind, die Replikation von viralen Genomen und die Expression ihrer Gene zu inhibieren. Konsequenterweise wurde daraufhin versucht, den durch Antisens RNS erzielbaren antivirellen Status aus der Zellkultur auch in transgenen Tieren zu untersuchen. Russische Wissenschaftler haben transgene Kaninchen, die ein asRNS gegen Adenovirus H5 enthielten, generiert. Einige der Kaninchen hatten intakte Antisens RNS Genkopien unter der Kontrolle des MT Promotors integriert und an ihre Nachkommen vererbt. Die Resistenz gegen AD5 Infektionen wurde in primären Nierenzellkulturen der transgenen Kaninchen und nicht transgenen Kontrolltieren getestet. Zellen, die das Antisens RNS Transgen korrekt prozessierten, waren zwischen 90 und 98 % resistenter gegen AD5 Viren als normale Nierenzellen. Diese Ergebnisse sind ein erster konkreter Hinweis, dass mit Hilfe der Antisens-Strategie Resistenzen gegen Viren etabliert werden könnten.
Ein interessanter Ansatz für die Etablierung von Resistenzen gegen Virusinfektionen beim Säuger ist die intrazelluläre Immunisierung. Diese Strategie geht davon aus, dass durch die Expression des Transgens in der Zelle virale Proteine oder deren mutierte Formen produziert werden, die die Wechselwirkung der ensprechenden Proteine der Wild Typ Viren mit zellulären Mechanismen stören und so die Vermehrung der Viren verhindern. Der Effekt wäre eine echte Immunisierung und keine Therapie. Ein erstes Beispiel wurde in den USA geliefert, wo transgene Hühner erstellt wurden, die das Envelope-Protein des Geflügelleukosevirus exprimierten und dadurch resistent gegen dieses Virus waren.

## Genetische Immunisierung

Eine andere Strategie zum Schutz von Tieren gegen Infektionskrankheiten ist die sog. genetische Immunisierung. Sie basiert auf der Expression von definierten Antikörpergenen in trangenen Nutztieren. Wie in vielen Untersuchungen gezeigt, werden klonierte Gene von monoklonalen Antikörpern in transgenen Tieren exprimiert. Diese Tiere produzieren Antikörper gegen spezifische Antigene, ohne jemals zuvor immunisiert oder in Kontakt mit dem Antigen gewesen zu sein. In eigenen Versuchen haben wir durch Transfer der Gene für die leichte und schwere Kette eines mausmonoklonalen Antikörpers in Mäuse, Kaninchen und Schweine untersucht, ob es in den transgenen Tieren zu einer ausreichenden Expression kommt. Überraschenderweise waren die Serumantikörpertiter bei den transgenen Kaninchen und Schweinen deutlich höher als bei der Maus.

In einer transgenen Schweinelinie konnten Konzentrationen von einem Gramm Antikörper pro Liter Serum erreicht werden (Weidle et al. 1993). Im Prinzip kann davon ausgegangen werden, dass es möglich ist, in Zukunft Genkonstrukte zu entwickeln, die eine ausreichend hohe Expression in Transgenen erlauben, um Tiere gegen die Infektion mit bestimmten Viren oder Bakterien in ähnlicher Weise zu schützen, wie durch konventionelle Immunisation. Selbstverständlich kommt diese Strategie nur dann in Frage, wenn gegen eine gefährliche Infektionskrankheit nicht erfolgreich immunisiert werden kann, weil ein geeigneter Impfstoff fehlt oder aus seuchenhygienischen Gründen nicht immunisiert werden darf, weil das Gefährdungspotential durch die Impfung zu hoch wäre. In diesen Fällen müssten die Gene für die Antikörper gegen diese Viren oder Bakterien kloniert und in Tiere transferiert werden.
Das Interferonsystem stellt nicht nur einen antiviralen, sondern generell einen körpereigenen Abwehrfaktor dar. Bei Versuchen, zusätzliche Interferone in transgenen Tieren zu exprimieren, darf nicht übersehen werden, dass Interferon in größeren Mengen toxisch auf Zellen und hemmend auf die Zellvermehrung wirkt. Wegen seiner großen Bedeutung in der Immunantwort wird z. B. versucht, durch Gentransfer die Mastitisresistenz zu verbessern. Eine Expression von Laktoferrin in die Milch transgener Rinder bearbeitet eine holländisch/amerikanische Arbeitsgruppe. Dieses Laktoferrin soll später aus der Milch isoliert und evtl. in der Babynahrung als Zusatzstoff eingesetzt werden, um u.a. der Entstehung von Diarrhöen vorzubeugen.

Verbesserung der Qualität tierischer Produkte

Die Verbesserung der Qualität oder Zusammensetzung tierischer Produkte durch Transfer entsprechender Genkonstrukte könnte für die Tierproduktion ebenfalls neue Wege eröffnen.
Neben der Produktion von Fremdproteinen, die nach Reinigung unabhängig von der ursprünglichen Produktionslokalisation verwendet werden können, wird auch an eine Veränderung der Milchzusammensetzung per se gedacht, um die physiochemischen, ernährungsphysiologischen oder technischen Eigenschaften der Milch zu verändern. Die Erhöhung des κ-Kasein-Gehaltes der Milch durch die Expression von zusätzlichen Wildtyp-Genen könnte dazu führen, dass die Mizellengröße verringert und die Hitzestabilität der Milch verbessert würde, so dass höhere Pasteurisierungstemperaturen ohne Veränderung der Milch möglich wären. Zusätzliches ß-Kasein hätte positive Auswirkungen auf den Käsereifungsprozess. Auch die Inhibition von Plasmin und die daraus resultierende Verringerung von Protein-Spaltprodukten in der Milch oder die Erzeugung einer ß-Laktoglobulin freien Milch mit der Verringerung der Allergenität der Milch sind geplante Ansätze. Grundsätzlich könnte die biologische Wertigkeit des Milchproteins durch geeignete Genkonstrukte weiter optimiert werden.
So wäre es beispielsweise möglich, die Zusammensetzung der Kuhmilch so zu verändern, dass sie der menschlichen Muttermilch wesentlich ähnlicher wäre als die native Kuhmilch und damit deutlich besser in der Babyernährung eingesetzt werden könnte. So berichtete PPL Therapeutics kürzlich (Nature Biotechnology, 15, 204) über

die Produktion des humanen Milchproteins □α□Lactalbumin in der Milch eines transgenen Rindes. In Zukunft erwartet dieselbe Firma bei anderen transgenen Kühen die Expression von Phenylalaninfreiem Lactalbumin. Dieses Protein könnte dann problemlos bei Babies in der Milchnahrung eingesetzt werden, die an Phenylketonurie leiden.
Weiterhin wird versucht, den Laktosegehalt der Milch durch Gentransfer so zu reduzieren, dass auch laktasedefiziente Menschen, die normalerweise keine Vollmilch verzehren können, die Milch dieser transgenen Rinder ohne irgendwelche Vorbehandlung trinken könnten.
Unter Nutraceuticals (*Nutr*ition and pharm*aceutical*) versteht man Lebensmittel, die neben den üblichen Nährstoffen auch pharmakologische Wirkungen vermitteln sollen. So könnte beispielsweise durch Antikörper oder Antigene in tierischen Produkten eine passive oder aktive Immunität gegen bestimmte Erreger vermittelt werden.

Neue Stoffwechselwege

Ein sehr wichtiges Gebiet, auf dem der Gentransfer die Produktivität zu beeinflussen vermag, ist die Veränderung von metabolischen Stoffwechselwegen. Man denkt dabei insbesondere entweder an die Wiederherstellung von Stoffwechselwegen, die zwar normalerweise vorhanden, aber in bestimmten Spezies verloren gegangen sind, oder aber auch an die Einführung neuer Wege, die bislang nicht vorhanden sind. Dies bedeutet, dass die für diesen Syntheseweg erforderlichen Gene aus anderen Organismen stammen müssen.
Naheliegenderweise konzentriert sich das Interesse bei der Veränderung von Stoffwechselwegen in erster Linie auf die Einführung von Biosyntheseverfahren für essentielle Bestandteile. Es ist bekannt, dass die Aminosäure Cystein ein begrenzendes Substrat für die Wollsynthese ist, und dass der Gehalt an Cystein im Serum nicht durch einfache Fütterungsmaßnahmen gesteigert werden kann, da das zusätzliche Cystein im Wiederkäuermagen der Schafe abgebaut wird. Deshalb wäre es von Vorteil, wenn transgene Schafe das Cystein synthetisieren könnten. Dazu wäre erforderlich, dass die Gene für die Serin-Transacetylase und die O-Acetylserin Sulfhydrylase z. B. aus E. coli isoliert und mit neuen regulatorischen Elementen versehen in Schafe transferiert werden. Diese Schafe sollten dann in der Lage sein, unter Verwendung des $H_2S$ aus dem Magen im Magenwand-Ephitel Cystein zu synthetisieren, das dann zu den Wollfollikeln der Schafe transportiert wird.
Ein zweiter Weg wäre die Etablierung des Glyoxylat-Stoffwechselweges, der es den Schafen erlauben würde, Glukose aus Azetat zu synthetisieren. Dies ist deshalb interessant, weil alle Wiederkäuer Glukose als Energiequelle benötigen. Azetat ist nicht gluconeogenetisch und in aller Regel in größeren Mengen im Wiederkäuermagen verfügbar.
Es soll nicht unerwähnt bleiben, dass die Einführung solcher neuer Stoffwechselwege nicht trivial ist und dass häufig eine ganze Reihe von Nebenbedingungen berücksichtigt

und erfüllt werden müssen, man denke nur an die Lokalisation der Verfügbarkeit der entsprechenden Enzyme.

Produktion spezieller Proteine (Gene Farming)

Wie bereits ausgeführt, kann durch die Kombination von Strukturgenen mit spezifischen Regulationselementen erreicht werden, dass die Genexpression nur in einem bestimmten Organ erfolgt. So ist naheliegend, dass z. B. Gene, die mit Promotoren von Milchproteinen verbunden sind, in den Zellen der Mamma exprimiert werden. Für eine Nutzung der Milchdrüse als Produktionsstätte für Fremdproteine im "Bioreaktor" Säugetier anstatt in z. B. E. coli oder anderen Mikroorganismen bzw. Zellen sprechen u.a.:

- Viele Proteine benötigen für ihre biologische Funktionaliät z. T. umfangfreiche posttranslationale Modifikationen z. B. Glykosidierung, ß-Hydroxylierung oder γ-Carboxylierung. Diese ist in vielen Fällen in den einfachen rekombinanten Produktionssystemen von E. coli bis S. cerevisiae nicht oder nicht in ausreichender Präzision möglich, so dass die Proteine einerseits verändert und damit antigen sein können und zum anderen eine veränderte oder fehlende Aktivität haben können. Im Gegensatz zu den prokaryotischen Produktionssystemen sind Säugerzellen in aller Regel sehr wohl in der Lage, die erforderlichen posttranslationalen Modifikationen an den Fremdproteinen durchzuführen. Inwieweit diese z. B. in *in vitro* Zellen oder auch in Milchzellen exakt identisch zu den ursprünglichen Zellen (z. B. in der Leber) erfolgen kann, ist noch nicht endgültig geklärt.
- Die Expression von Fremdproteinen in die Milch ist ein System, bei dem das Produkt auf konventionelle Weise durch Melken und ohne irgendeine Beeinträchtigung der Tiere gewonnen werden kann.
- Die Syntheseleistung der Mammadrüse für Proteine ist beträchtlich. Die Konzentration der Summe der endogenen Milchproteine liegt je nach Spezies bei 4 bis 6% und auch wenn es durch "Gene Farming" in absehbarer Zeit sicherlich nicht möglich sein wird, 60 g rekombinantes Protein aus einem Liter Milch zu ernten, so sind doch Mengen von 1 bis 2g/l bereits ausreichend, um bei der hohen Milchleistung zu ganz beachtlichen Mengen von pharmazeutisch wichtigen Proteinen kommen zu können.
- Milch ist ein sauberes und hygienisches Produkt und bei der Aufreinigung der Fremdproteine aus der Milch sollten keine unüberwindlichen Probleme oder Schwierigkeiten auftreten, insbesondere würden keine prokaryotischen Reste oder Folgeprodukte in den gereinigten Proteinen zu erwarten sein.

Für eine Nutzung der Mammadrüse als Bioreaktor ist es erforderlich, dass die geeigneten Regulationselemente kloniert vorliegen. Mittlerweile sind die Gene und Promotoren für alle Milchproteine bei mehreren Spezies isoliert worden. Neben der Maus sind auch in der Milch transgener Kaninchen, Schafe, Ziegen und Schweine transgene Fremdproteine nachgewiesen worden. Als Proteine, die beispielsweise für die Produktion in der Milchdrüse in Frage kommen, seien die Blutgerinnungsfaktoren VIII

und IX, das Protein C, Interleukin II und Albumin genannt. Soweit bisher bekannt, sind die in der Milchdrüse sezernierten Proteine biologisch aktiv. Ob oder inwieweit es dabei zu Modifikationen gekommen ist, ist bislang noch nicht endgültig abgeklärt. Es kann davon ausgegangen werden, dass diese Systeme in Zukunft einen bedeutenden Beitrag zur Produktion medizinisch relevanter Proteine leisten können. Eine Nutzung von solchen "Gene-Farming"-Tieren, die der Arzneimittelproduktion dienen, für die Gewinnung von Lebensmitteln, ist nach der momentanen Rechtslage nicht zugelassen.
Anders ist die Situation, wenn das Produkt gezielt für die Ernährung vorgesehen ist, weil in diesen Fällen die Nutzung des Gentransfers auf eine Modifizierung des Lebensmittelproduktes ausgerichtet ist und demzufolge die Zulassung dieses Produktes angestrebt wird.

Aufnahme von Produkten aus gentechnisch veränderten Tieren

Der Mensch nimmt pro Tag im Durchschnitt mehr als 0,5 g Nukleinsäuren tierischer, pflanzlicher oder mikrobieller Herkunft mit der Nahrung auf, i.d.R. ohne toxische oder allergene Nebenwirkung.
Ein ernst zunehmendes Problem ist die Veränderung des allergenen Potentials in Produkten von gentechnisch veränderten Tieren. Grundsätzlich haben Proteine, die in transgenen Tieren aus der Expression von rekombianten Genen stammen, das gleiche allergene Potential wie in ihrem ursprünglichen Umfeld. Das Problem bei Produkten von transgenen Organismen ist aber, dass im Gegensatz zur gewöhnlichen Situation, in der ein bestimmtes Allergen eben erfahrungsgemäß einem bestimmten Produkt bzw. Organismus zugeordnet wird, in transgenen Tieren bzw. deren Produkten dieser ursächliche Zusammenhang nicht ohne weiteres erkannt werden kann. Hier kommt zweifelsohne der Deklaration und Kennzeichnung eine große Bedeutung zu. Prinzipiell sollte jedoch darauf geachtet werden, dass möglichst wenig neues allergenes Potential in neue Produkte eingebracht wird. Letztlich bietet ja der Gentransfer - wie schon angesprochen - auch die Möglichkeit, das allergene Potential von Lebensmitteln gezielt zu reduzieren.
Theoretisch könnte auch die rekombinante DNS in sehr geringem Umfang allergen wirken. Praktische Erfahrungen aus Tierexperimenten liegen hier allerdings noch nicht vor.
Produkte von transgenen Tieren enthalten zum einen DNS, die durch Rekombination verändert worden ist, und zum anderen in den meisten, wenn auch nicht allen Fällen, RNS und Proteine, die von additiv eingeführten DNS- Sequenzen stammt. Dabei kann es sich bei den Proteinen um gewünschte Produkte handeln, deren Existenz im Lebensmittel zu einer Verbesserung der qualitativen oder quantitativen Zusammensetzung führt. Es sind aber auch Fälle möglich, in denen das Protein-Produkt des Transgens eigentlich nicht (mehr) im Lebensmittel benötigt wird, sondern nur während des *in vivo* Produktionsprozesses oder während der Verarbeitung seine Wirkung entfaltet.
Die mit der Nahrung aufgenommene DNS kommt im Verlaufe der Verdauungsprozesse im Gastrointestinaltrakt in mehr oder weniger intensiven Kontakt mit körpereigenen

Zellen, so dass die Frage entsteht, ob Teile dieser DNS intrazellulär aufgenommen und möglicherweise auch in das Genom integriert werden. Schubbert et al. (1994) haben deshalb Mäusen zirkuläre oder linearisierte M13 DNS mit Pipetten direkt verfüttert oder durch Aufbringung auf das Futter verabreicht. Fragmente dieser DNS konnten sie mit verschiedenen Methoden in den Faeces der Mäuse entdecken und auch in DNS-Extraktionen aus dem Blut dieser Mäuse konnte eine gewisse Zeit (1 bis 7 Stunden) nach der Verfütterung M13-DNS- Fragmente nachweisen. Vorher oder nachher war kein Nachweis möglich. Schubbert et al. schätzen den Anteil der verfütterten DNS, den man im Gastrointestinaltrakt wiederfinden kann mit 2 bis 4%. Aus dem Blut konnte ein Anteil von 0,01 bis 0,1% M13-DNS zurückerhalten werden.
In weiterführenden Experimenten wurde gezeigt, dass fremde M13-DNS aus dem Verdauungsbereich bei Mäusen die peripheren Leukozyten, die Milz und die Leber erreichen kann (Schubbert et al. 1997). Es konnte gezeigt werden, dass die DNS im Gastrointestinaltrakt nicht vollkommen degradiert wird und bis zu 18 Stunden nach der Aufnahme in Teilen im Gastointestinaltrakt nachweisbar ist. 2 bis 8 Stunden nach der Verfütterung war in 1 von 1000 peripheren Leukozyten M13-DNS vorhanden und bis zu 24 Stunden in Milz- (B- und T-Zellen sowie Makrophagen) oder Leberzellen. Daraus kann geschlossen werden, dass fremde DNS durch die Darmwand und die Peyerschen Platten transportiert wird. Aus Milz-DNS konnten Fragmente verfütterter M13-DNS (bis zu ca. 1300 bp) rekloniert werden, die teilweise mit Mäuse-DNS kovalent verbunden waren (Doerfler et al. 1997).
Die bei Mäusen erhobenen Daten zeigen, dass fremde DNS, die mit der Nahrung aufgenommen wird, aus dem Gastrointestinaltrakt in Zellen des Körpers transportiert werden kann und dort auch für eine gewisse Zeit präsent ist. Eine Integration in diese somatischen Zellen wurde noch nicht definitiv gezeigt. Ein Transport in die Gonaden oder gar eine Veränderung der Keimzellen ist schon wegen des Fehlens eines funktionierenden Transportweges auszuschließen. DNS, die direkt in Spermien eingebracht wird, kann von diesen in die Eizelle transportiert werden und dort für längere Zeit nachgewiesen werden. Eine in diesem Fall angestrebte effiziente Transformation der genomischen DNS und Expression dieser spermienvermittelten DNS- Fragmente ist bis heute aber noch nicht zweifelsfrei gezeigt.

**Schlussfolgerungen**

Bei der Generierung von transgenen Tieren ist den nationalen und internationalen Gentechnikgesetzen, den geltenden Tierversuchs- und Tierschutzgesetzen und den lebensmittelrechtlichen Gesetzen und Verordnungen Rechnung zu tragen. Für die gesundheitliche Bewertung von Produkten aus transgenen Tieren kann eine Vorgehens-weise vorgeschlagen werden, wie sie bei transgenen Pflanzen geübt wird. Kurz gesagt umfasst diese eine Charakterisierung der
- Donor- und Empfängerorganismen (Taxonomie, Identität, Verwendung etc.)
- eingebrachten DNS (Herkunft, Gewinnung, Klonierung, Integrationsmechanismen, Ausschluss unerwünschter Nebenprodukte) und benützte Vektoren (Sequenz, Funktion, Transfermethode)

- Genexpression (Induzierbarkeit, Spezifität, Stärke) und des Genproduktes (Funktion, Auswirkungen auf den Stoffwechsel und die Natur des Tieres, Konzentration)
- transgenen Tiere (Stabilität der Expression, Vererbbarkeit, Freiheit von toxischen Nebenprodukten, nutritiver Wert, Bioverfügbarkeit von Inhaltsstoffen)
- Exposition der Konsumenten, Verzehrsgewohnheiten etc.

Die zurzeit nachhaltigste Einschränkung des Einsatzes des Gentransfers bei landwirtschaftlichen Nutztieren, die der Lebensmittelgewinnung dienen sollen, ist die fehlende Akzeptanz dieser Technik in den deutschsprachigen Ländern. Es ist deshalb nicht sinnvoll, an Gentransfer-Programmen, die den Einsatz des Gentransfers bzw. transgener Tiere in der Population beabsichtigen, zu arbeiten, solange es nicht möglich ist, die transgenen Tiere als Zucht-, Nutz- oder Schlachttiere erfolgreich in den Handel zu bringen.

Derzeit werden folgerichtig im deutschsprachigen Raum keine Gentransferversuche bei landwirtschaftlichen Nutztieren durchgeführt, die auf eine Integration solcher Tiere in Zuchtpopulationen oder Produktionsherden abzielen, die direkt der Lebensmittelgewinnung dienen oder dienen sollen. Auch international werden nach Kenntnis des Verfassers noch in keinem Fall von transgenen Tieren Lebensmittel gewonnen.

Insgesamt wird eine Nutzung transgener Tiere als Lebensmittellieferanten nur dann sinnvoll und zielführend möglich sein, wenn durch entsprechende Aufklärung der Konsumenten erreicht werden kann, dass diese Produkte akzeptiert werden. In diesem Zusammenhang kommt der Kennzeichnung von Lebensmitteln aus transgenen Tieren eine besondere Bedeutung zu.

## Literaturverzeichnis

Brem, G., Brenig, B., Goodman, H.M., Selden, R.C., Graf, F., Kruff, B., Springmann, K., Hondele, J., Meyer, J., Winnacker, E.-L., Kräusslich, H. (1985) Production of transgenic mice, rabbits and pigs by microinjection into pronuclei. Zuchthygiene 20, 251-252

Brem, G., Besenfelder, U., Aigner, B., Müller, M., Liebl, I., Schütz, G., Montoliu, L. (1996) YAC transgenesis in farm animals: rescue of albinism in rabbits Mol. Reprod. Devel., 44, 56-62

Doerffler, W., Schubbert, R., Heller, H., Kämmer, C., Hilger-Eversheim, K., Knobluach, M., Remus, R. (1997) Integration of foreign DNS and its consequences in mammalian systems. TIBTECH, 15, 297-301

Hammer, R.E., Pursel, V.G., Rexroad Jr.C.E., Wall, R.J., Palmiter, R.D., Brinster, R.L. (1985) Production of transgenic rabbits, sheep and pigs by microinjection. Nature, 315, 680-683

Hoban, T.J. (1997) Consumer acceptance of biotechnology: An international perspective. Nature Biotechnology, 15, 232-234

Schubbert, R., Lettmann, C., Doerffler, W. (1994) Ingested foreign (phage M13) DNS survives transiently in the gsatrointestinal tract and enters the bloodstream of mice. Mol. Gen Genet., 242, 495-504

Schubbert, R., Renz, D., Schmitz, B., Doerffler, W. (1997) Foreign (M13) DNS ingested by mice reaches peripheral leukocytes, splee, and liver via the intestinal wall mucosa and can be covalently linked to mouse DNS . Proc. Natl. Acad. USA, 94, 961-966

Weidle, U. H., Lenz, H., Brem, G. (1991) Genes encoding a mouse monoclonal antibody are expressed in transgenic mice, rabbits and pigs. Gene, 98, 185-191

Gentechnikforum "Gentechnologie - Korrektur der Schöpfung?" anlässlich des 90ig-jährigen Bestehens des VTV, Vorarlberg, 6.11.1998.
Studiohefte des ORF Landesstudio Vorarlberg. 32. Ausgabe, Nov. 1999, 50-60.

## Gentechnologie - die Sichtweise der Wissenschaft

Technik wird gerade in unserer heutigen Gesellschaft sehr ambivalent gesehen. Immer mehr Menschen glauben, einer Technikfeindlichkeit zugeneigt sein zu müssen. Diese Technik- und Wissenschaftsfeindlichkeit ist sicherlich nicht zuletzt auch eine Folge der in zwei Weltkriegen gemachten Erfahrung, dass die Anwendung wissenschaftlich-technischer Erkenntnisse entsetzliche zerstörerische Wirkungen haben kann. Mit der Entwicklung der Gentechnik seit Beginn der siebziger Jahre schienen nun auch die letzten Tabus in der Beherrschung der Natur gefallen zu sein. Eine außerordentlich kritische Diskussion war die Folge. Begriffe wie "Turbokühe" oder "Superschweine", aber vor allem auch "Menschen nach Maß" machten die Runde. Eine an Fakten orientierte Diskussion über Chancen und Risiken war über weite Bereiche nicht mehr möglich.
Einige Anmerkungen zum vorgegebenen Thema "Gentechnologie, Korrektur der Schöpfung?". Die Schöpfung ist, laut Buch Genesis 1,1 "Gott als dem Schöpfer der Welt vorbehalten". Demzufolge ist sie weder korrekturfähig noch korrekturbedürftig. Ein ernsthaftes Ansinnen in dieser Richtung ist Blasphemie. Das Alte Testament belehrt uns in den Sprichwörtern unter 3,19 weiter mit "Der Herr hat die Erde mit Weisheit gegründet und mit Einsicht den Himmel befestigt". Im Buch der Weisheiten, Vers 11 steht "deine allmächtige Hand, die aus ungeformtem Stoff die Welt gestaltet hat" und in Vers 25 heißt es "Wie könnte etwas ohne deinen Willen Bestand haben oder wie könnte etwas erhalten bleiben, was nicht von dir ins Dasein gerufen wäre?" Daraus ergibt sich für den gläubigen Menschen - und nur der beruft sich zurecht auf die Schöpfungsgeschichte -, dass die Gentechnik, ob sie nun "gut" oder "böse" ist, sich wie alles andere menschliche Tun, innerhalb eben dieser Schöpfung bewegt. Eine Korrektur der Schöpfung aus ihr heraus ist nicht denkbar. Entweder sind die schon seit prähistorischer Zeit stattfinden Bemühungen des Menschen, seine Lebensbedingungen zu ändern, seine Zukunftsaussichten zu verbessern und seine Lebensspanne zu verlängern immer eine Korrektur der Schöpfung oder diese Eingriffe sind nie eine Korrektur und dann natürlich auch nicht durch den Einsatz der Gentechnik.
Die Gentechnik ist zweifelsohne eine für unsere Zukunft sehr wichtige Technik. Sie ist aber auch schon aus unserer Gegenwart nicht mehr wegzudenken oder wegzudiskutieren. In immer größer werdendem Umfang lebt der Mensch bereits mit Gentechnik, profitiert von ihr direkt oder indirekt und benötigt sie so dringend, dass ein Verzicht auf ihre Anwendung großen Schaden zu Folge haben würde. In Zukunft erwarten wir noch weit größere Auswirkungen aus dieser Technik.
Nach wie vor stark abgelehnt wird der Einsatz der Gentechnik in der Landwirtschaft und bei der Lebensmittelproduktion. Wir scheinen hier subjektiv auch überhaupt keinen Bedarf zu haben. Die Regale sind übervoll und Lebensmittel sind im Verhältnis zu den

Einkommen der Konsumenten billig wie nie zuvor. Warum also jetzt auch noch Gentechnik im Essen?

**Grundlagen der Gentechnik**

Unter dem Begriff der Gentechnologie versteht man die Lehre von der Gesamtheit der Methoden zur Charakterisierung und Isolierung von genetischem Material, zur Bildung neuer Kombinationen genetischen Materials sowie zur Wiedereinführung und Vermehrung des neu kombinierten Erbmaterials in anderer biologischer Umgebung. Das Genom, also die Gesamtheit aller Erbanlagen eines Organismus, besteht aus DNS und diese befindet sich, mit Ausnahme der mitochondrialen DNS, „aufgerollt“ in den Chromosomen im Zellkern. Die Länge dieser DNS in einer einzigen Säugerzelle beträgt etwa 3,5 Milliarden Basenpaare. Würde man die DNS aus so einer einigen Zelle herausholen und aufdröseln, ergäbe das einen etwa 1,5 m langen Faden. Die Stärke dieses Fadens ist dabei allerdings gerade mal 2 millionstel Millimeter. Ein ganzes Säugetier, z.B. ein ausgewachsenes Schwein, besteht aus ca. 10 Billionen Zellen. Würde man nun die in all diesen Zellen vorhandene DNS in einem Faden aneinanderreihen, so hätte dieser eine tatsächliche Länge von über 15 Milliarden Kilometern. Bedenkt man, dass dieser DNS- Faden aus einer einzelnen befruchteten Eizelle - mit 1,5 Metern DNS - innerhalb eines Jahres durch fortgesetztes Kopieren entstanden ist und dass bei all dieser Kopiererei keine Fehler gemacht bzw. übersehen werden, dann bekommt man einen sehr nachdrücklichen Eindruck der Leistungen, die lebende Organismen bei dieser DNS- Vervielfätigung zustande bringen.
Da in allen tierischen und pflanzlichen Zellen DNS ist, verzehren wir sie alle – auch Vegetarier oder Veganer - grammweise bei der täglichen Nahrungsaufnahme. Ohne diese mit der Nahrung aufgenommene DNS könnten wir gar nicht existieren. Wir benötigen diese Bausteine für die Synthese unserer eigenen DNS sehr dringend. Megatonnen von DNS werden ununterbrochen in Mikroorganismen, Pflanzen, Tieren und im Menschen synthetisiert und gehen wieder zugrunde.
Die Aufklärung der chemischen Natur der DNS und der Doppelhelixstruktur, der Desoxyribonukleinsäure, ist erst Mitte dieses Jahrhunderts gelungen. Um mit DNS arbeiten zu können, ist es notwendig, die riesigen DNS- Moleküle handhabbarer zu machen. Die Entdeckung der sog. Restriktionsenzyme Ende der sechziger Jahre war dafür der entscheidende wissenschaftliche Durchbruch. Diese Enzyme entdecken in DNS- Strängen bestimmte spezifische Folgen von Bausteinen, also Nukleotiden, und zerschneiden die DNS an diesen Stellen in kurze Bruchstücke. Diese Bruchstücke können gelelektrophoretisch getrennt und isoliert werden.
Eine weitere essentielle Voraussetzung für die Entwicklung der Gentechnik war die Anfang der siebziger Jahre entwickelte Sequenzierung der DNS, also die Möglichkeit, die genetische Information "lesen" zu können. Zurzeit wird intensiv daran gearbeitet, die gesamte Sequenz des menschlichen Genoms zu entschlüsseln. Das Programm soll bis zum Jahr 2002 abgeschlossen sein.

Die dritte Voraussetzung für die Gentechnik war, DNS- Fragmente synthetisch herstellen zu können, wobei nicht übersehen werden darf, dass zwischen den Leistungen der Natur und denen im Labor, noch eine extrem große Lücke besteht.
Ein Gen ist ein bestimmter Abschnitt auf der DNS mit einer definierten Abfolge von Basenpaaren, der die Information für die Bildung eines Eiweißmoleküles trägt. Das Standardexperiment der Gentechnik, die im Jahr 1972 erstmals durchgeführte DNS-Klonierung, umfasst die Isolierung einer Ziel-DNS, beispielsweise des menschlichen Insulingens, den Einbau in einen Vektor oder ein Vehikel, die Einschleusung in einen Organismus, die Vermehrung der rekombinanten Organismen und die Rückgewinnung einer milliardenfachen Zahl identer Genkopien.
Wozu kann so ein gentechnisches Experiment verwendet werden? Bakterien können beispielsweise veranlasst werden, ein rekombinantes, also ein für dieses Bakterium fremdes Protein, zu synthetisieren. Das geläufigste Beispiel dafür ist die gentechnische Herstellung von menschlichem Insulin, die vor fünfzehn Jahren zur Praxisreife entwickelt worden ist. Vor der gentechnischen Herstellung musste dieses Hormon aus den Bauchspeicheldrüsen von geschlachteten Schweinen isoliert und gereinigt werden. Rekombinante Bakterien können bis zu einer Menge von 40 % ihres Gesamtgewichtes naturidentes Insulin produzieren.
In vergleichbarer Weise kann man fast alle Proteine produzieren. Erfolgreiche Beispiele sind Interferone, Wachstumshormone, Impfstoffe, Erythropoetin etc., die in Bakterien, Hefen, Zellen von Pflanzen, Insekten und Säugern zu Produktionszwecken hergestellt werden. Mittlerweile wird auch sehr intensiv daran gearbeitet, Maß geschneiderte Proteine zu konzipieren und gentechnisch herzustellen, die z.B. für bestimmte medizinische Anwendungen ihren natürlichen Vorgängern gegenüber Vorteile haben, weil sie etwa stabiler gegen Inaktivierung sind oder eine effizientere Wirksamkeit haben. Dieser Weg ist langwierig und schwierig, weil das Wissen über Struktur-Wirkungsbeziehungen bei Proteinen noch sehr unzureichend ist.

**Genomanalyse**

Was die Gentechnik ausmacht, ist der gezielte und gesteuerte Transfer spezifischer Gene und Genkombinationen. Einige der dabei und dafür entwickelten Methoden sind auch essentiell für die Genomanalyse, die selbst keine Gentechnik im engeren Sinne ist. Genomanalyse ist die Untersuchung des Erbmaterials. Während beim Menschen und den wichtigsten Labortieren wie Maus oder Fruchtfliege bereits mehrere zehntausend Gene kartiert, also hinsichtlich ihrer Lokalisation auf den Chromosomen entschlüsselt sind, zählt man die bei den wichtigsten landwirtschaftlichen Nutztieren genauer charakterisierten Gene noch in hunderten.
Die Genomanalyse des Menschen ist das Modell für entsprechende Untersuchungen bei Nutztieren. Bei landwirtschaftlichen Nutztieren wird sich die Genomanalyse auch mittelfristig darauf beschränken, einzelne Erbmerkmale und Merkmalskomplexe zu analysieren, die spezifisch für die Nutztierzucht sind und wo von Seiten der Humangenetik keine direkte Hilfestellung zu erwarten sein wird. Man denke hier an Merkmale wie Wachstum, Fruchtbarkeit, Fleischqualität. Ziel ist, durch ein besseres

Verständnis der Vererbungsvorgänge und der Genexpression - also der Aktivität von Genen - eine Optimierung von Zuchtmaßnahmen ableiten zu können.
Eine für die Tierzucht und Genetik bahnbrechende Entwicklung und wichtige Anwendung gentechnischer Verfahren ist die Gendiagnose. Mit der Anwendung moderner gentechnischer Methoden ist es jetzt möglich, den Genotyp direkt, also unter Zuhilfenahme von Gensonden zu diagnostizieren. Die Bedeutung dieser modernen gendiagnostischen Testverfahren liegt vor allem in der Möglichkeit, Anlageträger von Erbdefekten zu identifizieren und von der weiteren Zuchtverwendung auszuschließen.
In der forensischen Diagnostik können mit gentechnischen Verfahren ungeahnte Nachweise geführt werden. Die Identifizierung von Gewalttätern und Verbrechern anhand von genetischen Fingerabdrücken aus minimalsten Geweberückständen wie einzelnen Zellen in Hautschuppen, Haarwurzeln, Speichel oder Spermien, etc. hat schon spektakuläre Erfolge gezeitigt. Die Vaterschaftsbestimmung kann nunmehr mit einer Aussagesicherheit vorgenommen werden, die die Aussage der bei der Zeugung beteiligten Eltern weit übersteigt.

**Somatischer Gentransfer**

Beim Gentransfer ist grundsätzlich zu unterscheiden, ob die Keimbahn oder nur das Soma (Körper) Ziel der Veränderung ist. Unter somatischem Gentransfers versteht man die Übertragung von Genkonstrukten in somatische Zellen von einzelnen Organismen, also die Zellen eines Individuums, ohne Beteiligung der Keimbahn und damit ohne Weitergabe an die Nachkommen. Diese Technik liegt u. a. auch der Gentherapie beim Menschen zugrunde.
Grundsätzlich zielen die Techniken zur somatischen Transformation von Zellen darauf ab, DNS direkt in Zellen eines bestimmten Gewebeverbandes oder Organs einzuschleusen und dort zur Wirkung zu bringen. Durch somatischen Gentransfer können genetische Defekte in Zellen oder Organismen "geheilt" werden. Wenn ein Patient auf Grund eines genetischen Defektes ein bestimmtes Genprodukt nicht herstellen kann, werden von dem betroffenen Gen intakte Kopien in seine somatischen Zellen übertragen. Eine andere Anwendung ist die genetische Markierung von Krebszellen, um diese dann in einem zweiten Schritt gezielt zerstören zu können. Das große Problem beim somatischen Gentransfer ist nach wie vor die zu geringe Effizienz, d.h. zu wenige der behandelten Zellen nehmen das Genkonstrukt tatsächlich auch auf und arbeiten damit.
Wie sieht die Situation bei den biologischen Risiken aus? Hier gibt es, je nach dem angewandten Transferverfahren denkbare Situationen, die zu Problemen führen können. Eine zufällige Integration der transferierten DNS in lebenswichtige Zellgene könnte dazu führen, dass physiologisch-pathologische Imbalanzen im behandelten Gewebe entstehen. Auch vorhandene Retroviren könnten unbeabsichtigt aktiviert werden. Insgesamt muss die Entscheidung pro oder contra Gentherapie immer auf einer soliden Abwägung der Chancen-Risiko-Relation beruhen. Das bedeutet, dass letztendlich für jeden Patienten oder für jedes Krankheitsbild geklärt werden muss, ob die durch die

Gentherapie erzielbare Verbesserung in der Lebenserwartung oder Lebenssituation des Patienten das mit der Gentherapie einzugehende Risiko rechtfertigt.

### Gentransfer - aktive Veränderung von Genomen

Die Möglichkeit, fremde Gene via Gentransfer in die Keimbahn einzuschleusen, hat der genetischen Manipulation von Organismen eine völlig neue Dimension eröffnet. Von der Entwicklung des Gentransfers bei der Maus bis zu ersten Versuchen bei landwirtschaftlichen Nutztieren vergingen nur wenige Jahre, da sehr schnell klar wurde, dass diese Technik völlig neue Zuchtstrategien und Anwendungsperspektiven ermöglicht. Die derzeit zweifelsohne Aufsehen erregendste Entwicklung im Rahmen des Gentransfers ist die Klonierung. Klonierung durch Kerntransfer hat per se nichts mit Gentechnik zu tun. Sie hätte genauso entwickelt werden können, selbst wenn es nie eine Gentechnik gegeben hätte. Die Klonierung kann aber, indem gentechnisch veränderte Zellen benutzt werden, für den Gentransfer entscheidende Vorteile bringen durch eine deutliche Erhöhung der Effizienz und vor allem die Möglichkeit, neben dem Einbringen von DNS auch die gezielte Entfernung von Genen durchführen zu können.
Im Moment ist noch nicht sicher absehbar, wie sich unsere Gesellschaft letztendlich zu dieser Technik beim Nutztier stellen wird. Entscheidend für die Zukunft der Klonierung beim Nutztier wird mit sein, wie sicher eine missbräuchliche der auch beim Menschen denkbaren und heftigst diskutierten Klonierung notwendigerweise zuverlässig unterbunden werden kann.

### Anwendungsbereiche

Die Anwendungsmöglichkeiten der Gentechnik sind vielfältig. Längst hat die Gentechnik in ihrer internationalen Anwendung eine Breite erreicht, deren Beschreibung nicht mehr Bücher, sondern Bibliotheken füllt. Deshalb hier nur einige wenige Beispiele.
Stoffumwandlung
Biologische Stoffumwandlung und Rohstoffversorgung mittels gentechnisch beeinflusster biotechnologischer Prozesse bieten gegenüber konventionellen chemischen Prozessen vor allem den Vorteil, dass sie erneuerbare Rohstoffe nutzen können, sehr spezifisch sind und zur Synthese auch kompliziertester biologischer Strukturen verwendet werden können.
Insbesondere wegen der milderen biologischen Reaktionsbedingungen sind sie aber wenig gefährlich, produzieren keine naturfremden Substanzen und ziehen insgesamt sehr geringe Umweltbelastungen nach sich. Nachteilig ist, dass diese Verfahren sehr anfällig sind. Kontaminationen mit fremden Organismen und mutagene Einflüsse auf die Produktionskeime können leicht zu variablen Endprodukten und gar zum Zusammenbruch der Produktion führen. Das andere Problem ist der geringe Konzentrationsgrad der Endprodukte, weil die Reaktionsabläufe in verdünnten wässrigen Lösungen erfolgen. Bioethanol, ungesättigte Fettsäuren, Nahrungsmittel-

zusätze und -enzyme werden schon erfolgreich mit derartigen Verfahren hergestellt, aber die denkbare Palette ist noch wesentlich größer.
Ein wichtiger Bereich in diesen Programmen ist die Lebensmittelproduktion bzw. -modifikation. Die Bedeutung des sog. "Gen-Food" für den Lebensmittelmarkt der Zukunft ist international wenig bestritten. Eben noch als "Genfraß" plakatiert, könnten in einem Jahrzehnt über 90% aller in irgend einer Weise be- oder verarbeiteten Lebensmittel entweder direkt aus gentechnischer Produktion stammen oder indirekt mit gentechnischen Verfahren in Berührung gekommen sein.

Umwelt

Gentechnik im Umweltbereich kann zum Abbau von Schadstoffen wie von z.B. Kunststoffabfällen auf Mülldeponien, die bislang von Mikroorganismen nicht angegriffen werden, beschleunigte Entfernungen von Erdölverschmutzungen und Optimierung in Kläranlagen zum Abbau von bestimmten Chlorkohlenwasserstoffen eingesetzt werden. Auch bei der Abreicherung von Schwermetallen zur Sanierung kontaminierter Böden oder zur Nutzung schwach konzentrierter Erze können gentechnisch modifizierte Mikroorganismen ebenso eingesetzt werden wie zur biologischen Schädlingsbekämpfung. Die Schwierigkeiten bei solchen Anwendungen liegen einerseits in der Sicherstellung der im Labor konstruierten Leistungen der Mikroorganismen in der Praxis, also in der rauhen Wirklichkeit und andererseits in der Abklärung potentieller Wechselwirkungen, Folgeschäden und Freisetzungen.

Pflanzen

Für gentechnologische Ansätze in der Pflanzenzucht ist nahezu die vollständige Breite für die Resistenzzucht nutzbar: In erster Linie zur Erzeugung gesünderer, weil schädlingsresistenter Pflanzen und nur in zweiter Linie zur Herstellung von Pflanzen, die ob einer Herbizidresistenz sekundär durch Pflanzenschutzmittel eine bessere Entwicklung erfahren. Der Grund für die bisherige Bevorzugung des zweiten Weges liegt in der einfacheren Realisierbarkeit und nicht an der Dominanz der einschlägigen Industrie. Die biologische Stickstoff-Fixierung findet höchstes Interesse. Man bedenke, dass etwa Weizen 50-90 kg N/ha benötigt, dass aber Leguminosen - das sind Pflanzen die in Symbiose mit Rhizobien leben und die Stickstofffixierung nutzen - pro ha bis zu 600 kg Luftstickstoff binden können. Die Schwierigkeiten dieses Ansatzes liegen darin, dass an den Wechselwirkungen der Symbiose von Pflanzen und Rhizobien bis zu 100 verschiedene Pflanzengene beteiligt sind. Wollte man die Stickstoff-Fixierung direkt im Pflanzengenom etablieren, müssten fast zwanzig Gene transferiert werden, die dann in einem wohl abgestimmten und regulierten Prozess exakt zusammenarbeiten müssten, damit das System funktioniert. Daraus kann man ablesen, dass es noch lange Zeit dauern wird, um dieses große Ziel der Grünen Biotechnologie in der einen oder anderen Weise realisieren zu können. Aber die immer weiter fortschreitende Reduzierung der für die landwirtschaftliche Nutzung verfügbaren Flächen erzwingt geradezu, zu versuchen, durch Gentransfer die Produktivität von Pflanzen in der einen oder andere Weise zu steigern.

Tiere

Die nahe liegendste wenn auch nicht kreativste Anwendung des Gentransfers beim Nutztier konzentriert sich auf die Optimierung der Produktionsleistungen unserer landwirtschaftlichen Nutztiere. Der exponentielle Zuwachs der menschlichen Weltbevölkerung führt zu einem sich immer mehr verschärfenden Bedarf an Nahrungsmitteln. Sicherlich wird in Hinkunft die Pflanzenproduktion einen größeren Anteil an der menschlichen Ernährung haben müssen. Aber auch die tierische Produktion wird spätestens im 21. Jahrhundert mit einem dramatischen Anstieg der Anforderungen an Quantität und Qualität konfrontiert werden. Immerhin stammt mehr als die Hälfte der täglichen Proteinaufnahme des Menschen von tierischen Produkten.
Die Haltungs- und Fütterungsoptimierung bei Nutztieren hat möglicherweise bald ein Plateau erreicht. Eine weitere Steigerung der Tierischen Erzeugung ist vor allem durch intensive züchterische und damit auch gentechnische Verfahren zu versuchen. Reproduktion, Gesundheit, Qualität und Verarbeitungseignung tierischer Produkte können durch Gentransfer anhaltend optimiert werden. Notwendig sind dafür zunehmend exaktere Kenntnisse über Genomstruktur, Genexpression und die genetischen Wechselwirkungen. Diese können nur auf der Basis einer soliden Grundlagenforschung und nachfolgender angewandter Wissenschaft bereitgestellt werden. Die Züchtung transgener und transchromosomaler Nutztiere, erweitert die Perspektiven für die Tierproduktion im 21. Jahrhundert enorm. Man denke nur an die Veränderung der Zusammensetzung von z.B. Milch, Fleisch oder Fett hin zu einer optimierten Anpassung an menschliche Ernährungsbedürfnisse. Bedarfsgerechte Lebensmittel mit zusätzlichem Gesundheitswert - auf Neudeutsch Functional Food oder Nutraceuticals - würden die allgemeine Gesundheit zuverlässiger und anhaltender verbessern können als die meist ohnehin vergeblich vorgetragenen „FdH"-Appelle und unproblematischer und ungefährlicher sein als die seit neuestem so heftig angepriesenen und nachgefagten Lifestyle-Drogen.
Der Gentransfer erschließt jedoch auch völlig neue Bereiche der Nutzung großer Säugetiere für den Menschen. So können im Rahmen des Gene Farmings von landwirtschaftlichen Nutztieren Proteine gewonnen werden, deren Herstellung bislang nicht, nur unzureichend oder nicht in der entsprechenden Qualität möglich war. Diese Proteine können als Arzneimittel, Rohstoffe für industrielle Weiterverarbeitung, Enzyme oder direkt als Nahrungsmittel zum Einsatz kommen. Wie hat man sich diese auf übertragenen Genen basierende landwirtschaftliche Proteinproduktion vorzustellen? Das Prinzip ist denkbar einfach: durch Kombination eines Strukturgens mit spezifischen Regulationselementen wird erreicht, dass die Expression dieses Gens nur in einem bestimmten Organ erfolgt. So ist beispielsweise ein Fremdproteingen, das mit Regulatoren von Milcheiweiß verbunden sind, in den Zellen der Milchdrüse aktiv. Das von diesem Strukturgen kodierte Protein wird dann wie konventionelles Milcheiweiß in

die Milchaveolen sezerniert und liegt in der gemolkenen Milch als gentechnisches Produkt vor.
Darüber hinaus werden für bestimmte menschliche Erkrankungen auch Tiermodelle bei landwirtschaftlichen Nutztieren neue Chancen für die Erforschung der Ursachen dieser Krankheiten und die Entwicklung von neuen Behandlungskonzepten ermöglichen. Dies wird bei Nutztieren für solche Erkrankungen in Anspruch genommen, in denen transgene Tiermodelle bei Mäusen und Ratten nicht hinreichend geeignet sind, also z.B. für Herz-Kreislauf-Erkrankungen, Stoffwechselstörungen oder bestimmte Tumorerkrankungen.
Ein medizinisch extrem prospektiver Bereich ist in dem Versuch zu sehen, Tiere durch Gentransfer in der Weise zu verändern, dass Organe dieser Tiere auf den Menschen transplantiert werden können, ohne vom Empfängerorganismus abgestoßen zu werden. Diese Xenotransplantation würde eine unerschöpfliche Quelle für bestimmte Organen darstellen und ohne Zweifel die Behandlung einer Vielzahl von Krankheiten revolutionieren. Die bislang in der Transplantationschirurgie erzielten Erfolge würden geradezu potenziert. Wenn man darüber hinaus auf diesen Weg noch erreichen könnte, dass die problematische Dauer-Immunsuppression entfallen könnte, die derzeit noch alle Patienten nach Transplantation humaner Organe vornehmen müssen, wäre dies für die Betroffenen geradezu ein Segen.
Auf dem Gebiet der Xenotransplantation wird man sicherlich auch die Klonierung bei Nutztieren nutzen. Die notwendigen genetischen Veränderungen könnten in einer Zelllinie wesentlich effizienter durchgeführt werden. Außerdem ist es bei Zellen auch möglich, bestimmte Gene, die nach einer Transplantation stören, funktionell auszuschalten. Wenn eine Zelllinie etabliert ist, die all diese Veränderungen aufweist, werden anschließend via Klonierung aus diesen Zellen Schweine generiert. International wird die Xenotransplantation sehr intensiv beforscht. In unserem Land fehlen leider die finanziellen Quellen für diese sehr kostenintensive Forschungsrichtung. Für mich steht außer Zweifel, dass der Mensch noch nie zuvor in seiner Kulturgeschichte die Chance hatte, so viel, in so kurzer Zeit und so gezielt an der genetischen Konstellation seiner Nutztiere zu ändern. Die **Domestikation** als erster Schritt des gemeinsamen Weges von Mensch und Nutztier wird fortgeschrieben durch die erwähnten neuen Techniken zur Veränderung des Genotyps von Tieren. Diese gestatten in den nächsten Jahren so weit reichende Konsequenzen, dass man eine neue Form in der Nutzung von Tieren durch den Menschen ausmachen kann, die in Analogie zur Domestikation als **Kultivation** bezeichnet werden könnte.

Medizin

Die größte Anwendungstiefe hat die Gentechnik in der Medizin und Humangenetik erreicht. Für viele bisher nur phänotypisch beschriebene Krankheitszustände, Fehlbildungen und Entwicklungsstörungen wurden genetische Ursachen erkannt. Diese werden zumindest zum Teil eines nicht allzu fernen Tages dann hoffentlich durch (somatische) Gentherapie korrigierbar sein. Beispiele hierfür sind Patienten, die eine

seltene angeborene Adenosindeaminasedefizienz haben und an einer sog. SCID (Severe Combined Immunodeficiency)-Erkrankung leiden oder der Versuch, relativ häufige Krankheiten wie die familiäre Hypercholesterolämie oder die zystische Fibrose zu behandeln.
Ribozyme, also RNS- Moleküle mit enzymatischer Aktivität, gentechnisch hergestellt oder intra vitam nach Gentherapie generiert, sind Hoffnungsträger bei viralen Infektionen wie AIDS oder verschiedenen Krebsarten, wie z.B. der chronisch myeloischen Leukämie.
Gentechnisch modifizierte Antikörpermoleküle, wie humanisierte Antikörper, katalytische Antikörper, Antikörperfragmente oder bispezifische Antikörper lassen neue Hoffnung keimen bei der Therapie metastasierender, also bösartiger Tumoren. Diese Antikörpermoleküle werden, so sie nicht, was in Zukunft vielleicht möglich sein kann, im Rahmen der Gentherapie vom Körper des Kranken hergestellt werden, in transgenen Systemen produziert und therapeutisch appliziert.
Gentechnisch hergestellte Impfstoffe, wie der seit 1987 verfügbare Hepatitits-B-Untereinheiten-Impfstoff, haben den großen Vorteil, dass sie dahingehend völlig ungefährlich sind, als keine Impfvirämie entstehen kann, weil kein komplettes Virus mehr verwendet wird.
Die Immunisierung mit DNS- Vakzinen geht noch einen Schritt weiter. Hier wird nicht ein Antigen appliziert, sondern DNS in den Körper eingebracht, die dann dort zur Antigenproduktion und damit zur Immunisierung führt.

**Gefahren und Risken**

Die Gentechnik beinhaltet unbestreitbar Gefahren und Risiken. Dies aber gilt bekanntermaßen für jede Technik, sei sie nun so einfach wie die Erfindung der Axt oder relativ komplex wie die Motorisierung, die seit der Entwicklung dieser Technik Millionen von Menschenleben gefordert hat. In der Gentechnik hat der Umgang mit Mikroorganismen und einzelligen Lebewesen nach wohlüberlegten und kontrollierten Sicherheitsauflagen zu erfolgen. Die Freisetzung gentechnisch veränderter Organismen muss unter Berücksichtigung der Rückholbarkeit, des Risikos unbeabsichtigten Gentransfers auf andere Organismen und den potentiellen Auswirkungen auf die Umwelt bewertet werden. Die Arbeitssicherheit in Produktionsverfahren mit gentechnisch veränderten Organismen und Viren ist gefährdungsfrei auszurichten und zu gestalten.
Diese Prämissen sind selbst redend, sie wurden und werden von Seiten der Wissenschaft ohnehin - nicht nur aber auch zur eigenen Risikominimierung - für den eigenen und den angewandten Bereich gefordert, vorgeschlagen, ausformuliert, judiziert und beachtet. Faktum ist aber auch - und es gibt wenige Techniken für die das gilt -, dass es seit Bestehen der Gentechnik nicht zu einem einzigen schwerwiegenden gentechnischen Unfall gekommen ist.
Dieser erfreuliche Umstand ist sicherlich nicht in erster Linie den Sicherheitsauflagen, so wichtig sie sein mögen, zu danken, sondern vor allem dem Umstand, dass Gentechnik per se eben ein weit geringeres immanentes Gefährdungspotential hat.

Gentechnik ist eine Lebenstechnik, eine Technik die mit Leben arbeitet und nur im Leben existiert. Die Verankerung in diesem sehr anfälligen und sensitiven System reduziert die von ihr ausgehende Bedrohung eben dieses Sytems. Der einzige Organismus auf unserem Planeten, der für sich selbst trotz besseren Wissens und höchster Erkenntnisfähigkeit eine schier unerschöpfliche Gefährdung und permanente Bedrohung der eigenen Existenz darstellt, ist der Mensch selbst. Dazu aber braucht er keine Gentechnik, obwohl er mitunter darüber nachdenkt, selbst diese dafür zu missbrauchen, indem er sie militärischen Zwecken andient.

2. Rinder-Workshop "Auswirkungen neuer Technologien auf die Rinderzucht". Uelzen, Deutschland, 16.02.1999.

## Kloning - Technik der Zukunft

Ein Klon ist eine ungeschlechtlich aus einem Mutterorganismus entstandene erbgleiche Nachkommenschaft. Klone sind ein in der Natur durchaus nicht selten auftretendes Phänomen. In der Mikro- und Zellbiologie kennen wir Klone als Populationen genetisch einheitlicher Mikroorganismen oder Zellen. Bei vielzelligen Organismen entstehen Klone durch vegetative Vermehrung, also durch Knospung, Sprossung oder durch Regeneration aus Teilstücken. Bei Pflanzen sind Klone ebenfalls verbreitet, man denke nur z.B. an Kartoffeln, und auch im zoologischen Bereich finden sich natürlicherweise Klone als genetisch identische Individien in Form von monozygoten Zwillingen, Drillingen usw. (siehe Brem, 1986).
Zur artifiziellen Erstellung einer grösseren Anzahl genetisch identischer Tiere wird ein Kerntransfer, der schon in den dreissiger Jahren von Spemann vorgeschlagen worden war, durchgeführt. 1952 haben Briggs und King berichtet, dass sich nach Transfer von Zellkernen aus Embryonen in Froscheier Kaulquappen entwickelten. Aus einzelnen somatischen Froschzellen entstanden durch Klonierung Nachkommen (Gurdon 1962). Klonierungsversuche mit Körperzellen von adulten Krallenfröschen (Haut-, Blutzellen) führten bis zum Kaulquappenstadium.
Bei Säugetieren subsummiert man unter "Klonieren" in der Reproduktion die Erstellung von Embryonen mit identischem Genotyp durch folgende Verfahren:

- Mechanische Isolation von Zellen sehr früher Entwicklungsstadien von Embryonen (bis 8-Zeller), mikrochirurgische Teilung von frühen Embryonalstadien (bis zur Blastozyste) oder mikromanipulatorische asynchrone Kombination von Zellen früher Embryonalstadien ("chimaeric cloning").
- Übertragung von Kernen oder kernhaltigen Zellen verschiedenen Ursprungs in enukleierte Eizellen mit Erstellung einer grösseren Anzahl identischer Embryonen und Individuen, die theoretisch nahezu unbegrenzt oft durchgeführt werden kann.
- Parthenogenetische Aktivierung von Oozyten oder Zucht und Verpaarung homozygoter Elterntiere zur Erstellung der Klone. Solche Verfahren stehen aber noch nicht zur Verfügung.

Illmensee und Hoppe (1981) berichteten über erfolgreichen Kerntransfer von Kernen aus präimplantiven Embryonen in befruchtete und enukleierte Mäuseeizellen, aber diese Experimente konnten damals nicht wiederholt werden. Die ersten Klone beim Nutztier, die aus Nukleustransfer entstanden sind, stammen aus der Embryoklonierung (Willadsen, 1986). Durch Übertragung von Zellkernen mehrzelliger Schaf-Embryonen in entsprechend vorbereitete Eizellen entstanden genetisch identische Embryonen und Lämmer.
Für einen erfolgreichen Kerntransfer muss die Eizelle das Metaphasestadium in der 2. Reifeteilung (Metaphase II) vollendet haben und die eizelleigene nukleäre DNS entfernt werden (Enukleation). Durch Reprogrammierung der Kern-DNS wird die DNS des übertragenen Kerns in einen Zustand versetzt, der es ihr ermöglicht, das

Teilungsschema des Embryos wieder beim Stadium der Zygote zu starten, obwohl der transferierte Kern bereits eine gewisse Zahl von Teilungszyklen hinter sich hatte.

**Embryoklonierung beim Rind**

Als Empfängerzellen eignen sich beim Rind auch *in vitro* gereifte, unbefruchtete Oozyten, bei denen nach Erreichen der Metaphase II die umgebenen Cumuluszellen entfernt werden. Für die Entfernung der Eizell-DNS wird meist nach einer Behandlung der Eizellen mit Cytochalasin B das in der Nähe des Polkörpers liegenden Zytoplasmas mit Hilfe einer Enukleationspipette abgesaugt, da die genomische DNS zu diesem Zeitpunkt in der Nähe der Polkörperchen der Oozyte lokalisiert ist.
Zur Gewinnung der Blastomeren werden Kernspenderembryonen (frühe Embryonalstadien bis hin zur Blastozyste) entweder nach dem Entfernen der Zona pellucida disaggregiert, so dass die Zellen einzeln aufgenommen werden können oder die Zellen werden mit Hilfe einer Transferpipette einzeln aus dem Spenderembryo abgesaugt. Jeweils eine Blastomere wird dann mittels Transferpipette unter die Zona pellucida der enukleierten Eizelle geschoben und dort abgesetzt. Zur Integration des Zellkerns dieser transferierten Blastomere in das Zellplasma der Eizelle muss die Membran der Blastomere mit der Membran der Eizelle fusioniert werden. Am gebräuchlichsten dafür ist die sog. Elektrofusion, bei der durch kurzzeitige Gleichstrompulse Poren induziert werden, die ein Zusammenfliessen des Zytoplasmas ermöglichen. Die elektrischen Pulse führen außerdem zur Aktivierung der Eizelle.
Nach der erfolgten Fusion werden die Kerntransferembryonen (Blastomeren-Eizellen-Komplexe) solange kultiviert, bis sie ein Stadium erreichen, welches unblutig auf Empfänger transferiert werden kann (Abb. 35). Während früher dazu eine *in-vivo*-Kultur im Zwischenempfänger nötig schien, stehen mittlerweile immer besser funktionierende *in-vitro*-Systeme für die Kultur dieser Fusionskomplexe zur Verfügung.
Durch Reklonierung, also die Verwendung von Embryonen aus Klonierung als Kernspender für weitere Klonierungsrunden, kann die Zahl der klonierten Embryonen weiter erhöht werden. Allerdings hat sich gezeigt, dass die Weiterentwicklungskapazität der Embryonen in der *in-vitro*-Kultur und nach Transfer mit zunehmender Zahl der Reklonierungszyklen stark zurückgeht.
Die ersten Kerntransferexperimente beim Rind stammen aus dem Jahr 1987 (Robl et al. 1987). Später gelang die Produktion von Kälbern aus dem Transfer von Kernen aus Inner Cell Mass Zellen (Sims und First, 1993). Bei den ersten Experimenten wurde ausschließlich mit *ex-vivo*-gewonnenen Rinderembryonen als Kernspender und mit *in-vivo*-Zwischenkultur in Schafeileitern gearbeitet. In den folgenden Jahren konnte auch gezeigt werden, dass das Embryonalklonen beim Rind rein *in vitro*, also unter Verwendung *in-vitro*-produzierter Embryonen und *in-vitro*-gereifter Eizellen, erfolgreich durchgeführt werden kann (Clement-Sengewald et al. 1990).

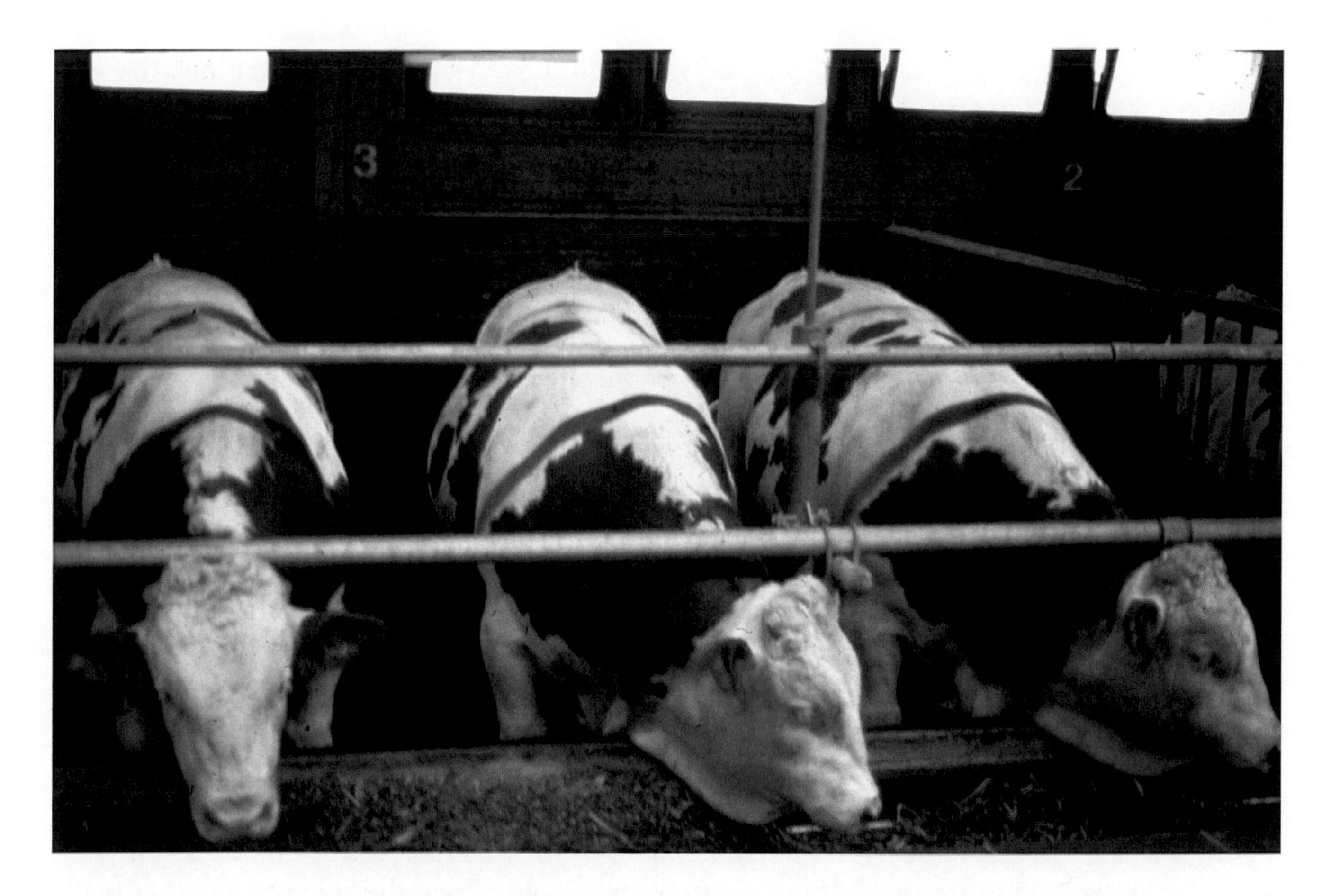


Abb. 35: Dreier Klon in Oberschleißheim aus Kerntransfer embryonaler Zellen

In einem großangelegten Klonierungsexperiment mit *ex-vivo*-gereiften Eizellen und *ex-vivo*-gespülten Spenderembryonen erzielte eine kommerzielle ET-Gruppe beim Transfer von 463 Embryonen aus Klonierung 104 Graviditäten mit 92 lebend geborenen Kälbern (Graviditätsrate 22 %, Kalberate 20%). Bei tiefgefroren/ aufgetauten Spenderembryonen lag die Graviditätsrate bei 16 % (Bondioli et al. 1990). In einem anderen Klonierungslabor lag die Graviditätsrate bei 302 Empfängertieren am Tag 35 bei 42 % und am Tag 90 bei 38 %. Die Abkalberate betrug 33 %, wobei auffiel, dass häufig Geburtshilfe erforderlich war und die Schwergeburten durch ein hohes Geburtsgewicht der Kälber ausgelöst worden waren (Willadsen et al. 1991).
Auch Kälber aus den verschiedenen Reklonierungszyklen wurden geboren, wobei jedoch nach der 4. Reklonierung keine Geburten mehr erreicht werden konnten. Der bislang größte Klon, der auf diesem Weg generiert werden konnte, bestand dem Vernehmen nach aus elf Kälbern.

**Klonierung mit somatischen Zellen**

Fast zehn Jahre nach der Publikation von Klonnachkommen aus Schafembryonen wurde gezeigt, dass auch Zellen aus einer embryonalen Schaf-Zelllinie geeignet sind, als Kernspender verwendet zu werden (Campbell et al. 1996). Diese Zellen stammten aus einem neun Tage alten Schafembryo, hatten *in vitro* bis zu 13 Passagen hinter sich

und waren vor dem Transfer in enukleierte Oozyten durch Serumentzug in ein Ruhestadium versetzt worden. Es wurden fünf Lämmer geboren.
Die Entwicklung der letzten drei Jahre hat dann auch gezeigt, dass überraschenderweise Zellen selbst dann noch als Kerndonoren verwendet werden können, wenn sie sich bereits wesentlich weiter entwickelt haben. Nach der ersten Publikation einer erfolgreichen Adultklonierung der Arbeitsgruppe um Ian Wilmut am Roslin-Institut in Edinburgh wurde von verschiedenen Arbeitsgruppen gezeigt, dass nicht nur embryonale, sondern auch fetale Zellen und Zellen aus verschiedenen Geweben von adulten Individuen erfolgreich als Kernspender verwendet werden konnten und in Nachkommen resultierten.
Aus 26 Tage alten Feten und aus dem Eutergewebe eines sechs Jahre alten Schafes wurden Zellen kultiviert und nach einigen Passagen in der Kultur zur Klonierung verwendet. Kerne dieser Zellen führten in einigen Fällen zur Geburt von Lämmern. Bei einem geborenen Lamm ("Dolly") war der Spender des Kernes eine Euterzelle von einem adulten Schaf (Wilmut et al. 1997).
Beim Rind wurde 1998 gezeigt, dass aus fetalen Zellen (Cibelli et al. 1998) und primordialen Keimzellen (Zakhartchenko et al. 1998a) durch Kerntransfer geklonte Kälber entstehen können. Dabei konnte auch in unserer Arbeitsgruppe demonstriert werden, dass die Überführung der Zellen in die GO-Phase, also das Ruhestadium im Zellzyklus, zwar mitunter Vorteile haben kann, aber keineswegs essentiell für eine erfolgreiche Klonierung ist (Zakhartchenko et al. 1998b). Auch die Adultklonierung aus Euterzellen wurde mittlerweile beim Rind bestätigt, wie Presseberichten aus Frankreich und Deutschland zu entnehmen war. Darüberhinaus hat eine japanische Arbeitsgruppe publiziert, dass es ihr gelungen ist, aus Eileiter- und Cumuluszellen vom Rind via Klonierung mit sehr hoher Effizienz Nachkommen zu erhalten (Kato et al. 1998). Auch die Verwendung anderer Zellen adulter Rinder zur Klonierung scheint zu funktionieren.
Zusammenfassend bleibt festzustellen, dass nunmehr zweifelsfrei feststeht, dass aus Zellen von adulten Rindern via Klonierung Nachkommen erstellt werden können, die den genomischen Genotyp der Spendertiere haben.

**Entwicklung von Klontieren**

Die erfolgreiche Adult-Klonierung war und ist ohne Zweifel ein völlig unerwartetes und auch partiell unerklärtes Ergebnis. Es ist bekannt und hinlänglich gezeigt, dass in somatischen Zellen zahlreiche Mutationen entstehen, die sich während der Lebensspanne anhäufen. Eine bekannte offensichtliche Konsequenz ist die durch solche Mutationen ausgelöste oder geförderte Entstehung von Krebs.
Eine durchschnittliche Mutationsrate von 1:100.000 führt bei jeder Zellteilung pro Hunderttausend Basenpaare zu einer Mutation. Dabei ist sicherlich zu berücksichtigen, dass die meisten dieser Mutationen weder für die betroffenen Zellen noch den Organismus Konsequenzen haben oder hätten. Das gilt insbesondere für Mutationen, die in einem Bereich der DNS stattfinden, der keine Funktion hat oder weil sich durch die Mutation die Aminosäuresequenz nicht ändert bzw. die Änderung ohne Auswirkungen auf die Funktion des Proteins ist. Soweit diese Mutationen nicht in der

Keimbahn auftreten und Gameten betreffen, haben sie im Normalfall der Reproduktion keine nachteiligen Folgen für die nächsten Generationen. Mit dem Tod des Organismus vergehen sie.
Was aber passiert, wenn durch den Kerntransfer einer somatischen Zelle die in dieser Zelle entstandenen funktionellen Mutationen in die Keimbahn gelangen? Vielleicht ist die hohe Ausfallrate beim Klonieren mit adulten Zellen eine mögliche Konsequenz von Mutationen, die in den betroffenen Zellen die Entwicklung unterbinden.
Im Hinblick auf den Kerntransfer mit somatischen Zellen ist von Bedeutung, dass es bei jeder Zellteilung zu einer Verkürzung der Telomeren-Regionen, also an den Enden der Chromosomen, kommt. Diesem erstmals von Hayflick beschriebenen "Alterungsprozess" der Chromosomen unterliegen alle somatischen Zellen. Noch nicht klar ist, wie sich dies auf die Lebenserwartung der aus der Klonierung entstandenen Individuen auswirkt. Es ist aber denkbar, dass die Telomerenverkürzung unter bestimmten Umständen umkehrbar ist, d.h. durch Repairmechanismen die ursprüngliche Länge wieder hergestellt werden kann. Dieser Verkürzungsprozess könnte aber, eventuell temporär verlangsamt, im heranwachsenden klonierten Organismus fortschreiten und zu einer verkürzten Lebenserwartung führen. Es ist tatsächlich noch offen, inwieweit Klonabkömmlinge eine normale Entwicklungs- und Alterungskapazität haben werden.
Klongeschwister unterscheiden sich im Normalfall dadurch, dass sie in der Regel neben der Empfängermutter, die den Embryo austrägt, aber genetisch nicht beteiligt ist, zwei genetische Mütter haben. Von einer genetischen Mutter stammt die Kern-DNS und von einer zweiten, die über die Eizelle Zytoplasma beisteuert, die mitochondriale DNS . In eignenen Untersuchungen konnten wir zeigen, dass Klonnachkommen eine mitochondriale Heteroplasmie aufweisen, die als mitochondrialer Chimärismus verstanden werden kann (Steinborn et al. 1998). Der Anteil der mitochondrialen DNS der Spenderzelle im Vergleich zur Empfängerzelle ist umso geringer, je weiter die Spenderzelle sich bereits entwickelt hatte. Im Prinzip kann deshalb in fast allen Fällen anhand dieser mitochondrialen Heteroplasmie gezeigt werden, dass bzw. ob ein Tier tatsächlich das Produkt eines Klonierungsprozesses ist.
Daraus ergibt sich, dass Klongeschwister aus Kerntransfer sowohl untereinander wie auch im Vergleich zum Adult-Individuum im Normalfall weder phänotypisch noch genetisch vollständig identisch sind. Neben den angedeuteten genetischen Unterschieden (verschiedene genetische Veränderungen in den einzelnen Kernspender-Zellen vor der Klonierung und in den einzelnen klonierten Embryonen, Heteroplasmie der mitochondrialen DNS ) wirken sich insbesondere auch diverse intrauterine und postnatale Umweltfaktoren auf die phänotypische Ausprägung der Klongeschwister modifizierend aus.
In Klonierungsprogrammen treten häufiger als üblich Aborte auf. Auffallend ist weiterhin, dass Feten aus klonierten Embryonen insbesondere auch in der zweiten Hälfte der Gravidität verloren gehen. Dabei werden signifikant mehr Fälle von Eihautwassersucht beobachtet. Der Grund für diese Probleme während der Gravidität ist noch nicht bekannt, aber es könnte sich um eine Störung der Kommunikation der Zellen der fetalen mit denen der maternalen Plazenta zu handeln.

Die aus Klonierung geborenen Kälber weisen in einzelnen Fällen deutlich höhere Geburtsgewichte auf (Willadsen et al. 1991). Diese Beoachtung wird auch bei Kälbern aus der *in-vitro*-Produktion gemacht. Eine gewisse Bedeutung für das Auftreten der schwereren Geburtsgewichte dürfte die einwöchige Kultur im serumhaltigen Medium haben.

**Mögliche Anwendungen der Klonierung in der Biotechnologie**

In der Biotechnologie liegt die vorrangige Anwendung der Klonierung in der effizienteren Generierung geklonter transgener Rinder. Beim konventionellen Gentransfer wird das DNS- Konstrukt in befruchtete Eizellen injiziert. Weniger als 10% der geborenen Jungtiere sind transgen, bis zur kommerziellen Nutzung dieser Tiere vergehen in aller Regel zwei Generationen. Bei Anwendung der Klonierung kann die Veränderung des Genoms bereits in der Zelllinie durchgeführt werden. Nach Testung der Integration und eventuell sogar der Expression des Genkonstrukts kann dann via Kerntransfer bereits in einer Generation ein Klon von transgenen Tieren erstellt werden. Für die Produktion rekombinanter (pharmazeutischer) Proteine ist zum einen der Zeitvorteil von enormer Bedeutung und zum anderen haben Klongeschwister als Produzenten den Vorteil, dass das Expressionsmuster durch den Genotyp nicht modifiziert wird, und deshalb bei allen Tieren, zumindest was die genetischen Wirkungen betrifft, hinsichtlich Art und Höhe der Expression weitgehend einheitlich sein sollte.
Auch auf dem Gebiet der Xenotransplantation wird man sicherlich Anwendungen dieser Technik diskutieren. Unter Xenotransplantation versteht man den Versuch, Organe von Tieren - am geeignetsten erscheint aus verschiedenen Gründen das Schwein - als Organquelle für den Menschen zu nutzen. Dazu ist eine Reihe von genetischen Veränderungen durch Gentransfer notwendig. Diese können in einer Zelllinie wesentlich effizienter durchgeführt werden. Ausserdem ist es bei Zellen auch möglich, bestimmte Gene funktionell auszuschalten und damit ihre Expression zu unterbinden. Wenn eine Zelllinie etabliert wird, die die notwendigen Veränderungen aufweist, könnten anschließend durch Klonierung aus dieser Zelllinie transgene Schweine erstellt werden. Allerdings funktioniert die Klonierung beim Schwein bislang nicht in gleicher Weise wie beim Wiederkäuer.
Es wurde auch gezeigt, dass genetisch veränderte bovine Zellen nach Kerntransfer zu Feten führten, von denen fetale Zellen gewonnen werden konnten, die ein humanes Protein exprimierten, das nach Übertragung in ein Tierversuchsmodell dort die erwarteteten positiven Wirkungen auslöste (Zawada et al. 1998).
Von besonderer Bedeutung für Forschung und Anwendung wäre es, wenn es gelänge, nicht nur Gene additiv in das Genom von Zellen zu integrieren, um damit transgene Tiere zu generieren, sondern wenn auch Gene zumindest funktionell deletiert werden könnten. Aus dem angedachten *in-situ*-Ersatz von endogenen Strukturgenen oder regulatorischen Elementen durch andere Sequenzen würde eine völlig neue Dimension der gewünschten Veränderung des Genoms resultieren.

## Züchterische Aspekte der Embryo-Klonierung beim Rind

In der Tierzuchtforschung und der tierischen Produktion kommen folgende Einsatzmöglichkeiten der Embryo-Klonierung in Frage:

- Einsparung von Test- und Versuchstieren durch größere statistische Aussagekraft. Klongeschwister können bei Versuchen in der Ethologie, Fütterung, Prüfung von Medikamenten etc. auf die verschiedenen Gruppen verteilt werden. Dadurch lassen sich die Behandlungs-Effekte direkt studieren, ohne von unterschiedlichen genetischen Effekten maskiert zu werden.
- Detaillierte Untersuchungen von Genotyp-Umwelt-Interaktionen. Durch Verteilung von Klongeschwistern auf verschiedene Umwelten können ihre Leistungen in der Produktion, Gesundheit, Fruchtbarkeit und Langlebigkeit direkt untersucht werden.
- Erhaltung genetischer Ressourcen. Durch Klonierung der letzten verfügbaren Individuen von in ihrem Fortbestand gefährdeten Rassen oder Linien könnten diese direkt oder durch Tiefgefrier-Konservierung erhalten werden.
- Einschränkung der genetischen Vielfalt, die bei bestimmten Anlässen gewünscht wird. So wäre für die Produktion in vielen Fällen erstrebenswert, bekannte Genotypen verwenden zu können, also z.B. auch nur Tiere mit dem gleichen Geschlecht zu erhalten.
- Beschleunigung des Zuchtfortschrittes. Durch Klonierung der genetisch besten weiblichen Tiere, die dann mit verschiedenen herausragenden Vatertieren belegt werden, können durch Neukombination der Erbanlagen schneller optimierte Genotypen erhalten werden.

Bei der Beurteilung der züchterischen Konsequenzen von Klonierungsprogrammen ist zwischen dem allgemeinen Zuchtwert und dem Klonwert zu unterschieden. Der allgemeine Zuchtwert, der in den gängigen Besamungszuchtprogrammen der Selektion von Bullen und Kühen zugrundeliegt, ist die Summe der additiven Genwirkungen, die ein Tier bei Anpaarung an zufällig ausgewählte Tiere einer Population an seine Nachkommen weitergibt. Im Gegensatz dazu ist der Klonwert die Summe aller Genwirkungen (additiv, dominant, epistatisch), die deshalb bei Klongeschwistern bei gleicher Umwelt zu weitgehend gleichen Leistungen führen müssten.
Beim Einsatz der Embryoklonierung kann neben der genetischen Selektion, die den Zuchtfortschritt bedingt, die klonale Selektion genutzt werden. Aus dem Vergleich von Klonwert und Zuchtwert ergibt sich, dass die Klonierung von Embryonen nicht von vornherein eine Verbesserung des Zuchtfortschrittes bewirkt. Erst die Kombination von genetischer und klonaler Selektion mit optimaler Nutzung der Prüfkapazitäten wird zu einem kumulativen Erfolg führen. Es ist deshalb sinnvoll, die Prüfkapazitäten gleichzeitig für die klonale und die genetische Selektion zu nutzen.
Der züchterische Erfolg der beiden Selektionsmaßnahmen ist in erster Linie von der Genauigkeit der Zuchtwert- bzw. Klonwertschätzung und der Selektionsintensität abhängig. Das Generationsintervall kann bei Geschwisterprüfung nach dem Muster des adulten MOET(Multiple Ovulation und Embryo-Transfer )-Programmes mit vier Jahren relativ kurz gestaltet werden. Bei großer Ähnlichkeit zwischen Klongeschwistern

reichen ein bis zwei Prüftiere aus, um die besten Klone herauszufinden. Eine andere Situation ergibt sich bei der Bestimmung der Zuchtwerte der Klone. Mit zunehmender Differenz zwischen Heritabilität und Ähnlichkeit der Klongeschwister nimmt die Genauigkeit der Zuchtwertschätzung ab.
Zur Untersuchung dieser Zusammenhänge wurden in einem Modellversuch in Bayern identische Zwillinge aus Embryoteilung verwendet (Distl et al. 1990). Es wurde dabei wie folgt verfahren:

- Eigenleistungsprüfung von vier Zwillingspaaren auf Mastleistung
- Besamungseinsatz der Zwillingsbullen
- Einstellung von 12 Söhnen je Bulle an der Nachkommenprüfstation auf Mast- und Schlachtleistung
- Einstellung von 12 Töchtern je Bulle zur Prüfung auf Mast- und Schlachtleistung
- Vollzerlegung der Bullen nach dem Prüfungseinsatz.

Erwartungsgemäß ergab die Analyse, dass die Ähnlichkeit zwischen den monozygoten Zwillingen in der Mastleistung sehr hoch war. Die Ähnlichkeit zwischen den Zwillingsbullen lag in der Mastleistung zwischen 65 und 80%, was bedeutet, dass der Test eines Zwillingspartners bereits gute Aussagen über die genetische Veranlagung des anderen Zwillingspaares bzw. evt. auch der Klongeschwister zulässt. Die Unterschiede zwischen den Nachkommengruppen (männlich und weiblich) der jeweiligen Zwillingspaare waren in der Mast- und Schlachtleistung äusserst gering. Der statistische Test ergab, dass diese Unterschiede zwischen den Nachkommengruppen der jeweiligen Zwillingspaare nur zufallsbedingt sind und durch die Stichprobenvariation erklärt werden können. Dementsprechend hoch sind die Beziehungen zwischen den Nachkommen der jeweiligen Zwillingspaare.
Wie erwartet spielt es keine Rolle, welcher Zwilling für die Zucht verwendet wird, da die Zuchtwerte aus der Nachkommenprüfung für Zwillinge dieselben Resultate erbringen müssen. Sehr hoch sind die Korrelationen zwischen der Eigenleistungsprüfung der Zwillinge und den Ergebnissen der Nachkommenprüfung. Aufgrund dieser Ergebnisse ist anzunehmen, dass der additiv-genetische Zuchtwert der Bullen aus der Eigenleistungsprüfung von Zwillingspartnern oder Klongeschwistern relativ gut vorausgesagt werden kann. Dadurch können vorhandene Prüfkapazitäten zur Stationsprüfung auf Mast- und Schlachtleistung durch den Einsatz des Embryotransfers und der Klonierung wesentlich besser genutzt werden als in konventionellen Verfahren.
Teepker und Smith (1989) führten Modellrechnungen durch, die die zu erwartenden Leistungssteigerungen bei der Embryoklonierung aufzeigten. Im Vergleich zur genetischen Selektion kann die klonale Selektion in einer Selektionsrunde zu einem Leistungssprung von 1,8 Standardeinheiten führen. Dies würde bei der Laktationsleistung etwa 1.500 kg Milch entsprechen, so dass die Leistung der Tiere aus den besten Klonen wesentlich über den Leistungen der Zuchttiere der Population liegen würde. Dabei darf aber nicht vergessen werden, dass die Ergebnisse der Klonselektion wahrscheinlich nicht wie die konventionellen Zuchtfortschritte über lange Zeiträume kumuliert werden können. Der jährliche Zuchtfortschritt liegt in gängigen Besamungszuchtprogrammen bei etwa 1% und bei Programmen mit guter Effizienz bei

bis zu 1,5%. MOET-Programme bei Bullenmüttern oder in Nukleuszuchtprogrammen können zu Zuchtfortschritten von 2 bis 2,4% führen. Im Gegensatz dazu würde eine Klonselektion einen Zuchtfortschritt von 20 bis 25% ermöglichen.
Eine der ersten Modellkalkulationen für den jährlichen genetischen Fortschritt durch Einsatz von Embryoklonierung haben Nicholas und Smith (1983) vorgelegt. Sie vergleichen dabei den genetischen Erfolg bei der Erstellung großer Klone mit dem in Besamungszuchtprogrammen erreichbaren Erfolg. Durch die Selektion der Eltern der Klone kann ein anfänglicher genetischer Sprung von vier Jahren (gemessen am jährlichen theoretischen Zuchtfortschritt in Nachkommenprüfprogrammen) im Vergleich zu den Eltern von Bullen in Besamungszuchtprogrammen erreicht werden. Nach drei Jahren liegen die Leistungen der Klone vor und die besten Klone können für den Einsatz in der Population selektiert werden. Die im darauffolgenden Jahr geborenen Nachkommen würden dann 13 bis 17 Zuchtjahre vor der Besamungszuchtpopulation liegen. Im selben Jahr werden die besten Klone miteinander verpaart, um eine neue Klonierungsrunde im Jahr 8 zur Verfügung zu haben. Nach 16 Jahren würde die Differenz zwischen der Zucht und Benutzung von Klonen und dem Nachkommenprüfungssystem mehr als 30 Jahre betragen.
Die züchterischen Vorteile von Klonierungsprogrammen sind bei männlichen und weiblichen Klonen unterschiedlich. Männliche Klone ermöglichen eine sichere und effizientere Zuchtwertschätzung auf Mast- und Schlachtleistung bei Zweinutzungs- und Fleischrassen und eine bessere und längere Nutzung von Spitzenbullen, wenn identische Embryonen erstellt und tiefgefroren wurden. Wenn praxisrelevante Testmethoden der Testung von Krankheitsresistenz bzw. -anfälligkeit entwickelt werden, können diese Ergebnisse direkt berücksichtigt werden.
Bei weiblichen Tieren ermöglicht die Erzeugung von Klongruppen die Bildung von Herden, die unter definierten Umweltbedingungen in der Leistung um mindestens zwei Standardeinheiten über dem Durchschnitt liegen werden. Dies würde z.B. für Holstein-Friesian bedeuten, dass eine Leistungsgarantie um 10.000 kg Milch erreicht werden könnte. Beim Fleckvieh würde dies eine Milchleistung von 8.000 kg bei guter Bemuskelung ermöglichen. In Hinkunft könnte die geschickte Kombination genetischer und klonaler Selektion zu einer deutlichen Beschleunigung des Zuchtfortschritts führen.
Die für die Embryoklonierung aufgezeigten Aspekte gelten sinngemäß auch für die Klonierung mit Zellen fetalen Ursprungs. Dagegen erweitert die Adult-Klonierung das Spektrum aber noch um eine sehr wesentliche Möglichkeit. Durch die Klonierung adulter Tiere könnte an die Stelle der genetischen Selektion eine Selektion auf phänotypischer Basis treten. Bei der Klonierung bleiben alle Effekte von Genkombinationen erhalten, d.h. nicht nur die additiven Geneffekte können genutzt werden. Bei ähnlicher Umwelt, wie sie in aller Regel in Betrieben mit gutem Management erwartet werden kann, sollte die Leistung von Klonen sich nur im Rahmen der verbleibenden Effekte der Umwelt und der mitochondrialen genetischen Varianz unterscheiden. Damit wäre innerhalb einer Herde in nur einer Generation mit allen Tieren eine Produktion auf dem Niveau des besten bzw. optimalen Tieres einer Herde möglich.

Ein weiterer sehr wichtiger Vorteil der Klonierung ergibt sich aus der möglichen Unterstützung der weltweiten Anstrengungen, die seit einigen Jahren in Richtung markergestützter Selektion unternommen werden. Sobald geeignete molekulargenetische Marker identifiziert werden, die eine Optimierung der genetischen Selektion erlauben, können diese Effekte durch die Klonierung noch verstärkt werden. Unterstellt man, dass in absehbarer Zeit etwa ein Dutzend Marker zur Verfügung stehen, die möglicherweise simultan genutzt werden sollen, kann nach Identifikation der wenigen Tiere, die für alle Marker positiv sind, durch Klonierung eine effiziente Nutzung dieser Tiere erreicht werden.
Bei Embryonen, von denen nach Blastomerenentnahme mittels PCR eine Markerbestimmung durchgeführt worden ist, kann durch Klonierung sichergestellt werden, dass aus diesen Embryonen via Generierung von geklonten Embryonen tatsächlich zumindest einige Tiere entstehen und somit der selektierte Genotyp nicht verloren geht.
Die genannten Anwendungen der Klonierung sind nur ein kleiner Auszug aus dem Potential, das diese neue Technik bietet. Es muss an dieser Stelle aber auch betont werden, dass noch nicht sicher ist, ob die Klonierung in absehbarer Zeit so perfektioniert werden kann, dass der Aufwand für die Technik in einem angemessenen Verhältnis zum möglichen Nutzen steht.

## Ethische Bewertung der Klonierung und Schlussbemerkung

Die Ethik-Kommission der Europäischen Union (GAIEB Group of Advisers on the Ethical Implications of Biotechnology) hat in einer Stellungnahme zu den ethischen Aspekten der Klonierung vom 28.5.1997 unter anderem festgestellt, dass die Anwendung der Klonierung beim Tier ethisch akzeptabel ist, wenn sie unter Berücksichtigung tierschützerischer Vorgaben erfolgt.
Im Moment ist nicht absehbar, wie sich die Gesellschaft letztendlich zur Technik der Klonierung beim Nutztier stellen wird. Sollte es zu einer umfassenden Ablehnung durch breite Schichten der Bevölkerung eines Landes kommen, stellt das die Nutzung der Klonierung in diesem Land in Frage.

## Literaturverzeichnis

Brem G. (1986) Mikromanipulation an Rinderembryonen und deren Anwendungsmöglichkeiten in der Tierzucht. Enke Verlag, Stuttgart, 211 S.
Bondioli, K.R., Westhusin, M.E., Looney, C.R. (1990) Porduction of identical bovine offspring by nuclear transfer. Theriogenology 33, 165-174.
Briggs R., King, T.J. (1952) Transplantation of living nuclei from blastula cells into enucleated frogs´eggs. Proc. Natl. Acad. Sci. U.S.A.. 38, 445-463.
Cambell, K.H.S., McWhir, J., Ritchie, W.A., Wilmut, I. (1996) Sheep cloned by nuclear transfer from a cultured cell line. Nature 380, 64-66.

Cibelli, J.B., Stice, S.L., Golueke, P.J., Kane, J.J., Jerry, J., Blackwell, C., Abel Ponce de Leon, F., Robl, J.M. (1998) Cloned transgenic calves produced from nonquiescent fetal fiboblasts. Science 280, 1256-1258.
Clement-Sengewald, A., Palma, G. A., Berg, U., Brem, G. (1992) Comparison bet-ween *in vitro* produced and *in vivo* flushed donor embryos for cloning experiments in cattle. Theriogenology 37, 196.
Distl, O., Brem, G., Gottschalk, A., Kräusslich, H. (1990) Embryo-Splitting: erster Schritt zur klonalen Selektion. Der Tierzüchter 42, 474-475.
Gurdon J.B. 1962) Adult frogs derived from the nuclei of single somatic cell. Dev. Biol. 4, 256-273.
Illmensee, K., Hoppe, P.C. (1981) Nuclear transplantation in Mus musculus: developmental potential from nuclei from preimplantation embryos. Cell 23, 9-18.
Kato Y,. Tani T., Sotomaru Y., Kurokawa K., Kao J., Doguchi H., Yasue H. und Tsunoda, Y (1998) Eight Calves Cloned from Somatic Cells of a Single Adult. Science 282, 2095-2098.
Nicholas, F.W., Smith, C. (1983) Increased rates of genetic change in dairy cattle by embryo transfer and splitting. Anim. Prod. 36, 341-353.
Robl, J.M., Prather, R.S., Barnes, F., Eyestone, W., Northey, D., Gilligan, B., First, N.L. (1987) Nuclear transplantation in bovine embryos. J. Anim. Sci. 64, 642-647.
Sims, M., First, N.L. (1993) Production of calves by transfer of nuclei from cultured inner cell mass cells. Proc. Natl. Acad. Sci. U.S.A. 90, 6143-6147.
Steinborn, R., Zakhartchenko, V., Jelyazkov, J., Klein, D., Wolf, E., Müller, M., Brem, G. (1998) Composition of parental mitochondrial DNS in cloned bovine embryos. FEBS Lett. 426, 352-356.
Steinborn, R., Zakhartchenko, V., Wolf, E., Müller, M., Brem, G. (1998) Nonbalanced mix of mitochondrial DNS in cloned cattle produced by cytoplast-blastomere fusion. FEBS Lett. 426, 357-361.
Teepker, G., Smith, C. (1989) Combining clonal response and genetic response in dairy cattle improvement. Anim. Prod. 49, 163-169.
Willadsen, S.M. (1986) Nuclear transplantation in sheep embryos. Nature 277, 298-300.
Willadsen, S.M., Janzen, R.E., McAlister, R.J., Shea, B.F., Hamilton, G., Mc Dermand, D. (1991) The viability of late morulae and blastocysts produced by nuclear transplantation in cattle. Theriogenology 35, 161-170.
Zakhartchenko, V., Durcova-Hills, G., Schernthaner, W., Stojkovic, M., Reichenbach, H.-D., Müller, S., Prelle, K., Steinborn, R., Müller, M., Wolf, E., Brem G. (1998a) Potential of fetal germ cells for nuclear transfer in cattle. Dev. Mol. Reprod. Dev. 52, 421-426.
Zakhartchenko, V., Durcova-Hills, G., Stojkovic, M., Schernthaner, W., Prelle, K., Steinborn, R., Müller, M., Brem, G.,Wolf, E. (1998b) Effects of serum starvation and re-cloning on the efficiency of nuclear transfer using bovine fetal fibroblasts. J. Reprod. Fertil. 115, 325-331.
Zawada, W.M., Cibelli, J.B., Choi, P.K., Clarkson, E.D., Golueke, P.J., Witta, S.E., Bell, K.P., Kane, J., Abel Ponce de Leon, F., Jerry, J.D., Robl, J.M, Freed, C.R., Stice,

S.L. (1998) Somatic cell cloned transgenic bovine neurons for transplantation in parkinson rats. Nat. Med. 4, 569- 574.

Larezhausen, Ostern 1999

## Ein dilettierender philosophischer Exkurs gegen die Klonierung von Menschen

Wieso sollte das Klonen bei Tieren erlaubt sein, nicht aber beim Menschen? Technisch weitgehend das gleiche Vorgehen würde eine utilitaristische Sichtweise hier wohl in bestimmten nahe liegenden Anwendungsbereichen zu einer gleichen Aussage bei Mensch und Tier führen können. Und es ist absolut selbstverständlich, dass für die ersten Klonierungsexperimente beim Menschen sehr nachvollziehbare und scheinbar nützliche oder doch hilfreiche Gründe angeführt werden würden. Gründe, die einer breiten Öffentlichkeit vielleicht sogar als sinnvoll vermittelt werden könnten und damit einem gewissen Teil der Bevölkerung zustimmungsfähig erscheinen mögen.
Ohnehin ist die Ablehnung der Klonierung keineswegs so umfassend, wie man dies hätte erwarten können. Die Erfahrungen mit dem Umgang der nicht-medizinischen Gentechnik und die nahezu völlig fehlende Akzeptanz bei biotechnologischen Verfahren in der Landwirtschaft scheinen bei der Klonierung von Menschen zumindest nicht in gleichem Umfang aufzutreten.
Gentechnik in Nahrungsmitteln, ein vergleichsweise unproblematisches Unterfangen, wird von der überwiegenden Mehrheit der Menschen im deutschsprachigen Raum vehement abgelehnt. Die Klonierung dagegen trifft bei gar nicht so wenigen Menschen fast auf wohlwollendes Interesse. Nach dem Motto: "Warum eigentlich nicht, wäre doch chic, ein Klon von mir!" Bei einer - natürlich nicht repräsentativen - Umfrage eines österreichischen Radiosenders nach dem Bekannt werden von Dolly und der Möglichkeit des Adultklonierens hat fast die Hälfte der Anrufer bekundet, dass sie sich vorstellen könnten, sich klonieren zu lassen. Genfood hätte vermutlich keiner dieser Klonierungsanhänger essen wollen, zumindest lassen das einschlägige Meinungsumfragen erwarten.
Ohne jetzt auf die eventuellen Vor- und Nachteile von gentechnischen Verfahren bei der Produktion sowie Be- und Verarbeitung einzugehen, sei doch einfach als Faktum angemerkt, dass etwa ein Viertel der US-amerikanischen Ackerfläche mit transgenen Pflanzen bebaut wird und dem zufolge bereits viele Nahrungsmittel auf dem Markt sind, die in der einen oder anderen Weise mit Gentechnik in Kontakt gekommen sind.
Das reproduktive Klonieren von Menschen, also die Generierung menschlicher Individuen durch Kerntransfer in entkernte Eizellen, ist in fast allen Ländern verboten oder doch zumindest in keinem Land der Welt expressis verbis erlaubt. Erste Aktivitäten zu solchen Unterfangen konnten sich bislang des weltweiten Medieninteresses sicher sein.

---

*dilettieren: sich als Dilettant versuchen
Dilettant (it. 18Jhd): wer sich mit Kunst oder Wissenschaft zum Vergnügen, nicht als Beruf beschäftigt, Nichtfachmann, Laie, Stümper,
dagegen dilettantisch: oberflächlich, stümperhaft

Dilettantismus: Kunstliebhaberei, Oberflächlichkeit, Halbwissen
Soweit wir wissen, ist aber bislang noch nirgends mit der tatsächlichen Realisierung der reproduktiven Klonierung begonnen worden und ein solches Unternehmen wäre wegen der damit verbundenen notwendigen Voraussetzungen nicht leicht geheim zu halten, weil zuviele Menschen direkt oder indirekt davon wissen würden bzw. müssten.
Fazit: Tatsächliche Nutzung der Gentechnik in der Ernährung trotz umfassender Ablehnung durch die Konsumenten, aber keine Klonierung beim Menschen trotz des nicht nur vereinzelten offensichtlichen Wunsches!
Was bedeutet das? Der Wunsch der Mehrheit (Ablehnung von Genfood) oder interessierter Gruppen (Befürwortung von Klonierung) wird von der bestehenden Gesetzgebung nicht wahrgenommen. Erlauben unsere Gesetze, was wir nicht wollen und verbieten sie, was wir wollen!? Ist das einer Demokratie würdig? Darf so etwas demokratisch organisierten Gesellschaften von der Legislative aufdoktriniert werden? Wird dem Selbstbestimmungsrecht des Menschen hier zu recht ein Riegel vorgeschoben oder nicht?
Die juristischen Fragen sollen an dieser Stelle nicht vertieft werden. Die nachfolgenden Ausführungen betreffen das philosophische Umfeld der Klonierung.
Wieso also sollte das Klonen bei Tieren erlaubt sein, nicht aber beim Menschen? Nur der Mensch hat die Fähigkeit der Einsicht seiner Herkunft und Zukunft, also ein Bewusstsein und die Voraussicht des eigenen Todes. Tiere empfinden, darüber besteht weitestgehende Übereinkunft, zwar Schmerzen oder Leiden und sie können auch Furcht oder vielleicht auch Angst entwickeln bzw. haben. Tieren ist es aber nicht möglich, den eigenen, bevorstehenden Tod als etwas unausweichliches, zwar zeitlich und örtlich unbestimmtes, aber sicher eintretendes Ereignis zu erkennen, bzw. zu begreifen. Wären sie dazu in der Lage, würde dies einerseits weit reichende Auswirkungen auf ihr Verhalten in bestimmten Situationen erwarten lassen und andererseits massive Konsequenzen für unseren Umgang mit ihnen, z.B. die milliardenfache Schlachttötung zum Zwecke des Verzehrs haben müssen.
Der Mensch hatte zu einem bestimmten Zeitpunkt seiner Evolution diesen Punkt der Bewusstseinswerdung erreicht. Das muss ein gewaltiger Schock gewesen sein. Wie dieser verarbeitet wurde, können wir heute nur vermuten. Die meisten Menschen machen im Kindesalter diese Entwicklungsstufen individuell durch, wenn auch, Gott sei Dank, üblicherweise in abgeschwächter Form. Denn ein Baby oder Kleinkind vermag offensichtlich noch nicht zu verstehen, dass es sich durch Handlungen oder Unterlassungen in Gefahr bringen und in dieser Gefahr umkommen kann. Es lernt aber, in ähnlicher Weise wie andere junge Säugetiere auch, durch Anleitung und Belehrung von Seiten der Eltern oder allgemein der Erwachsenen, konkrete Dinge zu vermeiden, bestimmte Verhaltensweisen nicht auszuleben und allgemein Anordnungen Folge zu leisten. All dies tut das Kind/Junge, weil es - der natürlichen Autorität - der Eltern folgend, von diesen dazu angehalten wird (Vorsicht „heiß“). In dieser Entwicklungsphase vermeidet es diese Gefahren nicht deshalb, weil es zu erkennen vermag, dass mit dem Eingehen in die Gefahr die eigene Gesundheit oder gar Existenz, sprich das Leben auf dem Spiel steht, sondern weil es dazu angeleitet/erzogen wird. Dies ist auch der

Grund dafür, dass Kinder und Jungtiere völlig arglos neuen Situationen gegenüber sind und nur Situationen, von denen sie durch Prägung empfinden oder aus Erfahrung wissen, dass sie z.B. mit Gefahren verbunden sind, werden, zwar nicht immer zuverlässig und gänzlich, aber doch weitgehend vermieden.
Ein Kind begreift irgendwann in der weiteren Entwicklung, dass es sich bei bestimmten Aktivitäten verletzen kann, dass dies mit Schmerzen verbunden ist, aber auch, dass der Schmerz wieder vergeht und eine Heilung den ursprünglichen Zustand wieder herstellt. Es hat im allgemeinen deshalb auch keine Angst davor, in Gefahrensituationen Verletzungen davonzutragen, die zu einer lebenslangen Verstümmelung oder Behinderung führen bzw. den eigenen Tod zur Folge haben könnten, weil ihm dieser nicht bewusst ist. Deshalb haben Kinder in dieser Phase keine oder nur geringe Furcht.
Angst/Furcht setzt erst ein, wenn Kinder anfangen zu begreifen, dass die Folgen bestimmter Aktionen in einer Unwiederbringlichkeit resultieren können, die die eigene Existenz massiv einschränken oder gar beenden. Dieser Übergang dürfte für die meisten Kinder eine schwierige und auch dramatische Zeit sein. Sie wird nur noch von der nachfolgenden Erkenntnisstufe übertroffen, nämlich der Erkenntnis, dass unabhängig von allen vermiedenen Gefahren oder Unwägbarkeiten des Lebens, auf jeden Fall die eigene Vergänglichkeit in Form des zwingend am Ende des Lebens eintretenden Todes erwartet werden muss.
In ähnlicher Weise wie dies heute noch von jedem heranwachsenden Kind durchlebt wird, dürfte diese Einsicht im Rahmen der Entwicklung des Menschen durch das Entstehen des Bewusstseins und der Erkenntnis der eigenen Vergänglichkeit über Generationen hinweg gewachsen sein. Wie ging der frühe Mensch um mit diesem Schock (und ein solcher ist die Bewusstwerdung des bevorstehenden Tod zweifelsohne). Neben dem unvermeidlichen Fatalismus ist ein möglicher Ausweg aus dem Dilemma der Terminierung der eigenen Lebenszeit der Versuch, ein Leben nach dem Tod zu postulieren. Die verschiedenen Religionen dieser Welt zeigen solche Auswege aus der Beendigung des irdischen Daseins. Ob es die vielfältigen Vorstellungen von frühen Naturreligionen, die Seelenwanderung der Hindus, das ewige Leben der christlichen Religionen oder anderer Glaubensgemeinschaften sind, immer handelt es sich um Optionen, die die Existenz des "Ich" nicht ad finitum stellen, sondern ermöglichen, in welcher Form auch, als Individuum nach einer gewissen Transformation in anderer Ausprägung weiterexistieren zu können. Diese Hoffnung auf ein wie auch immer geartetetes "Leben nach dem Tod" ist für viele Menschen unverzichtbar.
Mit der transzendentalen Fortführung, also dem Hinausgehen über das den Sinnen zugängliche Denken, öffnet sich dem Menschen eine neue Dimension, die ihm eine Lösung der eigenen Vergänglichkeit offenbart. Er kann damit dem Tod ins Auge sehen, ohne ihn existentiell fürchten zu müssen. Der Tod wird zu einer Durchgangsstation zum Dasein in einer anderen, übersinnlichen Dimension. Der Tod ist nicht mehr das absolute Ende aller persönlichen Existenz, er nimmt zwar den Körper, der der Vergänglichkeit anheimfällt, aber die Seele lebt weiter. Ob sie nun in einen anderen Körper wandert oder

sofort in eine andere Dimension ("Himmel") gelangt, sind graduelle Unterschiede der verschiedenen Religionen.
Das Prinzip ist immer gleich bleibend: der als sicher erkannte, unvermeidlich eintretende Tod verliert einen wesentlichen Teil seines Schreckens. Der entscheidende, weil individuelle Teil, das "Ich", vergeht nicht, es verliert nur seine substantielle, sprich begreifliche und damit sterbliche Hülle.
Welche Situation entsteht nun mit der potentiellen Klonierung adulter Individuen? Letztendlich handelt es sich dabei um eine Umgehung des geschilderten Prinzips. Nicht die Seele, der transzendental unvergängliche Teil des menschlichen Körpers ist das Objekt dieser Technik, sondern die somatische Ausprägung des Körpers, der Organismus. Eine Ausprägung, die, gesteuert von den individuellen Genen, eine (mögliche) Repräsentanz des persönlichen Genoms darstellt. Inwieweit das gleiche Genom zu gleichen Organismen führt bzw. nicht führt, wird gleich noch auszuführen sein. Aber im Prinzip, also bei völlig identischen Umwelteinflüssen und gleicher paragenomischer Identität (mitochondriale Gene) könnte man höchst ähnliche Phänotypen erwarten. Diese neue Ausprägung der als individuell empfundenen Summe der Gene eines Organismus in einem neu herangewachsenen Körper, also die Wiederholung der eigenen Körperwerdung, ist das für manche Menschen attraktive, ja begehrenswerte Ziel.
Das daraus entstehende Gefühl der Überwindung des eigenen persönlichen Todes ist wohl die Triebfeder für jene, die eine Selbstklonierung für wünschenswert erachten. Dabei vergessen sie aber das Entscheidende, nämlich den Verlust eben dieser persönlichen Identität, die gerade nicht auf den Klon übergeht, ja gar nicht übergehen kann, denn sonst müsste sie ja aus dem ursprünglichen Organismus irgendwie verschwinden. Dies aber wäre ein Vorgang, wie wir ihn nur vom Tod kennen bzw. erwarten. Den Übergang der Seele in die Transzendenz können wir zwar nicht wirklich begreifen oder verstehen, sondern nur glauben, aber wie kann man glauben, dass die Seele in diesen neu konstruierten geklonten Organismus gehen soll, wenn sie ja noch im anderen Körper "wohnt" und was sollte passieren, wenn nicht ein Nachkommen-Klon aus einem Spenderklon entsteht sondern - eine theoretisch unbegrenzte Anzahl an genomisch identischen Klongeschwistern
Bei der wiederholten Ausprägung des gleichen Genoms handelt es sich zwar um einen möglicherweise äußerlich sehr ähnlichen Organismus, aber eben gerade nicht um die gleiche Person. Jeder menschliche Klonorganismus würde - wenn er keine Kenntnis von seiner Entstehung hätte und nicht von extern manipuliert würde - als eine eigenständige Person mit einem "Ich"-Gefühl heranwachsen, das ihn von allen anderen Menschen und eben auch von anderen Ausprägungen des Klons unterscheiden würde. Klone würden sich noch deutlicher unterscheiden als monozygote Zwillinge, die unmittelbar nach der Geburt getrennt wurden. Äußerlich und in genetisch fixierten Teilen des Charakters oder Verhaltens ähnlich bis gleich, wären Klone trotz aller morphologischen, physiologischen und funktionellen Übereinstimmung völlig unterschiedliche Personen! Klone könnten sich genauso fremd sein wie irgendwelche anderen Individuen einer Population sprich Gesellschaft. Wenn der Bezug zum Spenderklon nicht hergestellt

wird, würde in einer Welt ohne Spiegel, die es nicht erlaubt, das eigene Antlitz zu sehen und zu erkennen, ein Nachkommenklon den Spenderklon und Klongeschwister untereinander sich als fremd empfinden.
Dass es sich bei einem Klon auch nicht um eine identische Repräsentanz handelt, resultiert aus der Tatsache, dass ein Körper eben nicht nur als Konsequenz der Aktivität seiner Gene entsteht, sondern darüber hinaus vom Beginn der ersten Zellteilung - und eigentlich schon vorher, wenn man an Effekte wie Imprinting oder ähnliches denkt - von unterschiedlichen Umwelteffekten geprägt wird.
Nicht einmal auf der Ebene der Einzelzelle führt die Klonierung zu absolut identischen Ausprägungen. Klonierte Zellen haben zwar in aller Regel das gleiche Kerngenom, aber individuelle Zellen dieses Klons befinden sich in unterschiedlichen physiologischen bzw. funktionellen Zuständen, sie haben unterschiedliche Mengen und Qualitäten von mRNAs und Proteinen und werden sich, zugegebenermaßen in engen Grenzen, leicht unterschiedlich verhalten.
Denkt man nun an geklonte Organismen, so werden die Zellen dieser Klone natürlich diese Unterschiede summieren und darüber hinaus kommen noch Umwelteffekte zum Tragen, die auf Zellverbände, Organe oder den Organismus als Ganzes wirken und ihn modifizieren. Ein geklonter Tennisspieler könnte gegebenenfalls eine absolute Tennis-Niete sein im Vergleich zu seinem Kernspender. Aber selbst wenn er, von frühester Jugend an speziell gefördert, das Tennisspielen erlernen und bis zur Perfektion beherrschen würde, wäre dieser Klon-Tennisspieler trotzdem eine andere Person. Diese Person würde in vielen, nicht eingeübten Situationen aufgrund seiner eigenen und damit anderen Lebens- und sonstigen Erfahrungen auch anders reagieren. Vielleicht würde er auch, ab dem Alter, in dem üblicherweise Versuche der Selbstbestimmung des eigenen Lebens einsetzen, kein Tennisspieler mehr sein wollen, sondern sein individuelles Leben einem anderen Sport, einer künstlerischen oder wissenschaftlichen Ausrichtung oder einfach dem Nichtstun widmen wollen. So oder so würde dieser Klon mit keiner wesentlich größeren Wahrscheinlichkeit zu einem Weltranglistenspieler werden wie andere, ähnlich geförderte junge Menschen. Außer, und dies ist bislang keineswegs bewiesen, die Eigenschaft, einen Tennisball exakt zu treffen und so geschickt über das Netz zu spielen, dass der andere Spieler ihn nicht ebenso geschickt treffen und zurückschicken kann, wäre tatsächlich in den Genen fixiert! Dafür aber haben wir keine wirkliche Evidenz und es ist eher zu erwarten, dass, abgesehen von funktionellen Körperabläufen, die auch in anderen Lebenssituationen hilfreich sind, die Evolution diesen speziellen Fertigkeiten keine wesentliche Unterstützung gebracht hat. Über die Möglichkeit evolutionärer bzw. genauer gesagt genetischer Optimierungen darf erst gar nicht spekuliert werden.
Das Vorhaben - in manchen Fällen möglicherweise nur unterbewusst existent - durch Klonierung dem Tod ein Schnippchen schlagen zu wollen, ist, juristisch gesprochen, ein untauglicher Versuch mit untauglichen Mitteln. Damit wäre er, wenn zu diesem Zweck vorgenommen, aufgrund dieser Intention allein nach gängigen Gesetzen, noch nicht einmal strafbar. Strafbar sind Versuche zur Klonierung aufgrund anderer Gesetze in Deutschland und vielen, wenn auch nicht allen, Ländern allemal (Embryonenschutz-

gesetz o.ä.). Aber die Strafbarkeit einer Handlung allein hält, wie uns die Erfahrung zeigt, potentielle Täter eben nicht ab, strafwürdige Handlung zu begehen. Und auch die Erkenntnis, durch Klonieren kein eigenes "Ich" in einer ähnlichen Hülle wieder entstehen lassen zu können, wird diesem Unterfangen nicht zuverlässig Einhalt gebieten können.

Die Klonierung eines Menschen würde zutiefst das Grundrecht des Erhalts der Menschenwürde verletzen und zwar nicht, weil er die Seele, das "Ich" des Menschen in eine andere Ausprägung eines Organismus transferieren würde, sondern unter anderem deshalb, weil Klonierung gerade dieses nicht kann. Ein Klon würde eine eigene Persönlichkeit, ein eigenes "Ich" - Empfinden und eine eigene Würde haben. Wenn wir die Würde eines existierenden Menschen vor Verletzung oder Zerstörung schützen müssen - und darauf haben wir uns verständigt, dass wir das müssen - dann dürfen wir einem Verfahren, das einen Schaden der Würde des entstehenden Klon per se zur Folge hätte, niemals zustimmen.

Die Entwicklung eines Menschen ist von unendlich vielen Kleinigkeiten abhängig und geprägt. Wie bei dem oft zitierten Beispiel aus der Chaostheorie, wo der Flügelschlag eines Schmetterlings letztendlich das Entstehen eines Tornados beeinflussen kann, sind diese inneren Zusammenhänge auch bei der Entwicklung eines Menschen als "unbestimmte Bestimmungsfaktoren" vorstellbar.

Die Biographie jedes Individuums enthält viele solcher auslösenden Momente und in den schriftlich niedergelegten Autobiographien sind sie in Unzahl beschrieben. Selbst wenn man wollte, man kann das Leben eines Menschen nicht in Kopie ein zweites Mal ablaufen lassen. Unendlich viele, scheinbar unwichtige Einzel- und Kleinigkeiten, wirken auf das Leben eines Menschen ein, machen ihn zu dem, was er ist und repräsentiert. Eine Vorherbestimmung des Schicksals eines Menschen mag zwar in bestimmten grob umrissenen Zügen manipulierbar sein, garantiert kann sie niemals werden. Selbst bei identem Genotyp und weitest gehender Standardisierung der Umwelt ist es unmöglich, einen Menschen zu erhalten, der in seinem Gedankengut, seinen Wünschen und Hoffnungen und seinem Fühlen dem entspricht, was geplant wurde.

Ein eindrucksvolles Beispiel, wie sich aus der gleichen Situation durch Wiederholung unterschiedliche Ereignisse entwickeln, bietet die Filmkomödie "Und ewig grüßt das Murmeltier"

Veterinärmedizinische Universität Wien, 08.07.1999

## Laudatio Ehrenpromotion Prof. Dr. Dr.h.c. Ernst-Ludwig Winnacker

Ehrungen, das ist, wenn die Gerechtigkeit ihren guten Tag hat. Diese Bemerkung von Konrad Adenauer ist für die heute stattfindende Verleihung der Ehrendoktorwürde der Veterinärmedizinischen Universität Wien an Prof. Dr. Ernst-Ludwig Winnacker in jeder Beziehung erfüllt. Prof. Winnacker, zur Zeit Präsident der Deutschen Forschungsgemeinschaft in Bonn, hat sich um die veterinärmedizinischen Wissenschaften in vielfacher Hinsicht außerordentlich verdient gemacht und so ist es eine gerechte Sache, ihn dafür mit der höchsten Auszeichnung zu ehren, die unsere Alma mater zu vergeben hat.

Ernst-Ludwig Winnacker wurde geboren am 26. Juli 1941 in Frankfurt am Main als Sohn des Chemikers Karl Winnacker, der später als Vorstandsvorsitzender der Hoechst AG den Konzern zu neuer Blüte geführt hat. Insofern schien der Berufsweg für den Abiturienten Winnacker vorgegeben. Er hat aber, seiner musischen Neigung und Leidenschaft folgend, erst einmal ein Musikstudium in Italien begonnen, um sich dann aber doch dem Studium der Chemie an der Eidgenössisch Technischen Hochschule in Zürich zu widmen. Wir können nicht wissen, was uns alles entgangen ist, weil Herr Winnacker keine musikalische Laufbahn eingeschlagen hat, aber wir wissen sehr wohl, was uns entgangen wäre, wenn er nicht den Berufsweg des Chemikers ergriffen hätte. Sein berufliches Leben hat vom Beginn des Chemiestudiums an mit der Stetigkeit einer Gerade ohne erkennbare Einbrüche und Friktionen steil nach oben geführt, obwohl oder vielleicht auch gerade weil er mitunter nicht konventionell gehandelt hat.

Zuerst wurde der Diplomchemiker Winnacker Dissertant bei Prof. Albert Eschenmoser im Labor für organische Chemie der ETH, um an einer der damals größten Herausforderungen der Chemie, der Gesamtsynthese des Vitamins B12, mitzuarbeiten. Sein Beitrag war die "Ligandenreaktivität synthetischer Kobalt-III-Corrin Komplexe". Keine Angst, ich werde Ihnen nicht zumuten, auf Details dieser Arbeit einzugehen - weil das sowohl mich als auch die meisten von Ihnen überfordern würde - sondern ich möchte mich kurz einem anderen Aspekt seiner Zeit in Zürich widmen, einer, die dem Privatmann Winnacker gilt. Er fand, und wie sich das gehört, heiratete im Jahr seiner Promotion, seine Frau Antonetta, die ich an dieser Stelle ganz herzlich begrüßen möchte. Das grundsätzliche Restrisisko einer Eheschließung, das er mit anderen Ehewilligen teilte, hat sich für Kollegen Winnacker in jeder Beziehung günstig entwickelt. Seine zwei, mittlerweile erwachsenen und im Beruf stehenden Kinder, und die Silberhochzeit mit seiner geliebten Frau, die ihn seit über dreißig Jahren auf seinen Stationen um die halbe Welt begleitet und unterstützt hat, beweisen dies.

1968 hat der frisch gebackene Doktor der Chemie Winnacker aber nicht nur für sein privates Leben die Weichen gestellt. Beruflich war er sehr viel risikobereiter, indem er einen sehr ungewöhnlichen, ja für die damalige Zeit den für einen Chemiker geradezu

gewagten Schritt tat, nämlich sein Postdoktorat in einem mikrobiologischen Labor zu absolvieren, obwohl er bis dahin rein organisch-chemisch gearbeitet hatte. Er ging also zu Prof. Barker nach Berkeley, um sich mit dem Metabolismus der ß-Amino-n-buttrigen Säure von Pseudomonas-Bakterien zu beschäftigen, wozu er biochemische und molekularbiologische Methoden erlernte und einsetzte. Zwei Jahre später wechselte er ans medizinische Karolinska Institut in Stockholm zu dem weltberühmten Prof. Reichard, der übrigens aus Wiener Neustadt stammte, wo er grundlegende Arbeiten zur DNS- Synthese und -Replikation von Polyoma-Viren durchführte. In dieser Zeit gelang die aufregende Entdeckung, dass die DNS- Synthese über ein kleines Stück RNS als Primer verläuft. Fast nebenbei wurde der Molekularbiologe Winnacker in Stockholm auch noch zum Zellbiologen.
Vom Nobel-Institut in Stockholm führte ihn sein Weg zurück nach Deutschland. Zuerst als Assistent ans Institut für Genetik in Köln zu Prof. Dörfler, wo er 1974 habilitierte und dann drei Jahre als Gastprofessor der DFG an den Sonderforschungsbereich 74. Dort weitete er seine Untersuchungen auf Adenoviren aus. 1977 als C3 Professor nach München berufen, wurde er 1980 Ordentlicher Professor für Biochemie und Nachfolger des Nobelpreisträgers Lynen am Institut für Biochemie der Ludwig-Maximilians-Universität München. In den Jahren 1992 bis 1995 war er auch Dekan der Fakultät für Chemie und Pharmazie.
Herr Prof. Winnacker hat die Ergebnisse seiner höchst aktuellen und originellen Forschungstätigkeit in über 100 wissenschaftlichen Publikationen in hoch- und höchstrangigen internationalen Zeitschriften dokumentiert. Daneben hat er zahllose Vorträge gehalten und mehrere Bücher geschrieben, u.a. "Das Genom" und "Am Faden des Lebens". Sein Buch "Gene und Klone" ist als Lehr- und Sachbuch ins Englische übersetzt und zu einem Klassiker avanciert. Zurzeit befindet sich sein neuestes Buch im Druck: "Viren - die heimlichen Herrscher".
In München gelang es Winnacker, mit seiner Arbeitsgruppe einen zellulären Faktor zu entdecken, der die virale DNS Synthese stark beschleunigt, den Nuklear Faktor 1, der dann in seiner Arbeitsgruppe aus Schweineleber kloniert und intensiv weiter untersucht wurde. Seine Arbeiten zum Ku-Protein führten ihn zu der Erkenntnis, dass dieses Protein bei der DNS- Reparatur beteiligt ist und die Länge von Telomerenden beeinflusst. Seine Forschungen über Prion-Proteine konzentrierten sich auf die Suche nach zellulären Rezeptoren und Aptameren, die eine Unterscheidung der beiden Prionprotein Konformationen ermöglichen. Beide Projekte sind erfolgreich gelaufen.
Schon durch diesen kurzen Abriss wird klar, dass auch ureigenste Forschungsbereiche vom Kollegen Winnacker die Veterinärmedizin zum Teil sehr nachhaltig tangieren. Dies gilt neben seinen virologischen Arbeiten vor allem für seine Untersuchungen über Prionen, Ursache der spongioformen Enzephalopathie des Rindes, die er vor drei Jahren in einem mitreißenden Vortrag an unserer Universität vorgestellt hat.
Für die heutige Ehrung in besonderer Weise von Bedeutung ist aber seine Beteiligung an konkreten Fragestellungen der Tiermedizin und Tierzucht. Die Generierung transgener Nutztiere, weltweit 1985 erstmals publiziert, Mitte des Jahres von einer Arbeitsgruppe in USA und Ende desselben Jahres von unserer Arbeitsgruppe in

München, wäre ohne die aktive Beteiligung von Prof. Winnacker nicht möglich gewesen. Er hat das Konstrukt besorgt; in seinem Labor wurden von meinem jungen tiermedizinischen Doktoranden der Tierzucht, Bertram Brenig, heute Ordentlicher Professor und Leiter des Tierärztlichen Institutes in Göttingen, die Injektionslösungen präpariert und die molekulargenetischen Nachweise der Genintegration geführt. Auch an der weltweit erstmals erfolgreichen Generierung von transgenen Tilapien, die in Zusammenarbeit mit dem Institut für Tierzucht in Göttingen durchgeführt wurde, war er maßgeblich beteiligt. Frau Hörstgen-Schwark, unsere damalige Kooperationspartnerin und heute Professorin in Göttingen, die leider nicht anwesend sein kann, übermittelt Ihnen, Herr Winnacker, herzliche Glückwünsche.
Mit der Arbeitsgruppe von Prof. Gärtner und Frau Dr. Baunack von der Tierärztlichen Hochschule Hannover wurden 1990 erfolgreich transkaryotische Ovartransplantationen mit wachstumshormon-transgenen Mäusen durchgeführt (Abb. 60). Die dafür notwendigen Analysen liefen im Labor von Prof. Winnacker. Sowohl bei den Buntbarschen wie auch bei den Mäusen war Winnacker Seniorautor der jeweiligen Publikation.
Zusammen mit dem schon erwähnten Dr. Brenig war Prof. Winnacker auch mit der molekulargenetischen Untersuchung der malignen Hyperthermie des Schweines, besser bekannt unter dem Begriff Stressanfälligkeit, befasst. Die Publikation der Identifizierung der entscheidenden Mutation im Ryanodinrezeptorgen durch eine kanadische Arbeits-gruppe ermöglichte, unter Nutzung der in seinem Labor erarbeiteten Daten über die Intronbereiche des Gens, die schnelle Etablierung eines Gendiagnoseverfahrens für die praktische Tierzucht, das intensiv genutzt wurde.
Last but not least möchte ich noch auf einen weiteren tiermedizinischen Forschungsbereich zu sprechen kommen, zu dem Prof. Winnacker Entscheidendes beigetragen hat, das der Mx-Influenza-Resistenzgene. Wieder war es ein junger tiermedizinischer Doktorand des Institues für Tierzucht, der unter der sachkundigen Anleitung und Führung von Prof. Winnacker und in dessen Labor seine ersten wissenschaftlichen Meriten erwerben konnte. Prof. Mathias Müller, heute als Talarträger anwesend, weil Ordinarius für Biotechnologie und Vorstand des Institutes für Tierzucht unserer Universität, kam 1987 ins Labor von Prof. Winnacker und hat sich dort, neben der Herstellung und Analyse von Mx transgenen Schweinen auch mit der Klonierung porciner Interferon induzierbarer Mx cDNSs beschäftigt. In gewisser Weise dem Themenkreis treubleibend, ging Müller später auf Vermittlung von Prof. Winnacker ans Imperial Cancer Research Institut nach London, um anschließend an unserer Universität zu habilitieren.
Zwei weitere anwesende Professoren unserer Universität, die Prof. Winnacker aus Ihrer Münchner Zeit in Dankbarkeit und Hochachtung verbunden sind, nämlich den Virologen Prof. Günzburg und den Reproduktionsbiologen Prof. Besenfelder, möchte ich hier noch persönlich begrüssen.
Prof. Winnacker erhielt zwei überaus ehrenvolle Rufe, 1988 auf eine Professur für Biotechnologie an der ETH Zürich und 1990 auf eine Professur für "Biological Chemistry" an der Harvard Universität. Beide Rufe hat er zugunsten seiner Tätigkeit in

München abgelehnt, wohl in erster Linie wegen seiner engen Verbundenheit mit dem Genzentrum München, zu dessen Leiter er 1984 ernannt worden war und das sich unter seiner Leitung zu einer international hochgeschätzten Einrichtung entwickelte. Die Gründung des Genzentrums München 1982 mit den Mitteln des Bundesministeriums für Bildung und Forschung und der Firmen Höchst und Wacker, geht auf die Initiative Winnackers zurück. Es gelang, den damaligen bayerischen Ministerpräsidenten Franz Josef Strauss für diese Idee zu gewinnen.
Winnackers Engagement für "sein" Genzentrum war geprägt von der Vision, mit dieser Einrichtung für den Standort München die entscheidende Initialzündung für die Etablierung der Gentechnik erreichen zu können. Heute ist der Neubau des Genzentrums, der 1994 bezogen werden konnte, Zentrum des High-Tech Campus in Martinsried. Der dort kürzlich eingeweihte Bau der Fakultät für Chemie, der umgerechnet fast drei Milliarden Schilling gekostet hat, geht ebenfalls auf die Initiative Winnackers - während seiner Dekanatszeit - zurück.
Seine Tätigkeit in München war geprägt durch - falls notwendig - konsequente Durchsetzungskraft, einem wahrhaft unwiderstehlichem Geschick bei der Einwerbung industrieller Beteiligungen und politischer Unterstützungen und - vor allem - durch seine behutsame Führung der sehr heterogenen Gruppen, die immer verbunden war mit einer sorgfältigen und fürsorglichen Pflege des wissenschaftlichen Nachwuchses. Aber auch für seine Kollegen hat er viel viel mehr getan als von diesen gemeinhin gewürdigt wird. Wissenschaftler und Amtsinhaber sind eben per se keine besseren Menschen und können auch dem unsinnigsten aller menschlichen Grundübel, dem Neidkomplex, verfallen. Prof Winnacker aber überzeugt nicht nur durch sein eigenes beindruckendes wissenschaftliches Oeuvre, sondern auch durch die nicht mehr zähl- weil unüberblickbaren und damit nicht konkret würdigbaren Nachwirkungen seines selbstlosen Engagements in den Arbeitsgruppen der von ihm geförderten Schüler und Gruppenleiter.
Eine Laudatio über den Kollegen Winnacker wäre höchst unvollständig, würde sie nicht auf einen besonderen, ja geradezu einmaligen Aspekt seines Wirkens eingehen. Prof. Winnacker ist **der** Protagonist der Gentechnik. Niemand sonst im deutschsprachigen Raum hat in so umfassender Weise und mit so nachhaltigem Erfolg für diese neue Wissenschaftsrichtung geworben und ihr letztendlich nicht nur zu einer erfreulichen Prosperität, sondern mittlerweile auch zu einer zumindest partiellen gesellschaftlichen Akzeptanz verholfen. Dies bescheinigt ihm sogar die in gentechnischen Fragen bekannt kritische Süddeutsche Zeitung in einem ganzseitigen Artikel über den DFG-Präsidenten Winnacker vergangenen Dienstag, wenn sie dort untertitelt: "Wie keinem anderen gelingt es dem Genforscher, in Politik und Öffentlichkeit die Anliegen der Wissenschaft durchzusetzen".
Es ist schwer zu sagen, was an dieser Aufgabe letztendlich schwieriger bzw. verdienstvoller war, die Überzeugungsarbeit politische Entscheidungsträger von Investitionen in diesen Bereich zu überzeugen oder die Mühen, in Hunderten von Vorträgen, Medienbeiträgen, Podiumsdiskussionen, öffentlichen Auftritten und Diskussionsrunden immer wieder die Grundzüge dieser komplexen Materie zu vermitteln, zu informieren und zu

diskutieren, aufzeigen, wo Angst wirklich unbegründet ist, darauf hinzuweisen, wo man aufpassen muss, sowie herauszuarbeiten, welche Chancen unsere Gesellschaft einfach nicht verpassen darf. Er hat 1990, zusammen mit Kirchenrat Ratz, das Institut TTN (Technik-Theologie-Naturwissenschaften) gegründet, dessen 1. Vorsitzender er bis vor kurzem war und wo, neben vielen anderen Aktivitäten auch das Stufenmodell über gentechnische Eingriffe von ihm mitentwickelt wurde. Er war außerdem massgeblich an der Entstehung des Embryonenschutzgesetzes beteiligt. Freuen Sie sich auf seinen Festvortrag!

Einige Sätze seien mir an dieser Stelle gestattet zu dem im Zusammenhang mit den Auswirkungen der Gentechnik oft bemühten Satz von der "Gentechnik als dem 8. Tag der Schöpfung", der - zu Unrecht Herrn Prof. Winnacker als Autor zugeschrieben - oft zitiert und meist falsch interpretiert wird. Die Schöpfung ist, laut Genesis 1,1 "Gott als dem Schöpfer der Welt vorbehalten". Demzufolge ist die Schöpfung weder korrekturfähig noch korrekturbedürftig. Ein ernsthaftes Ansinnen in dieser Richtung wäre blasphemisch. Im Buch der Weisheiten, Vers 25 steht "Wie könnte etwas ohne deinen Willen Bestand haben oder wie könnte etwas erhalten bleiben, was nicht von dir ins Dasein gerufen wäre?" Daraus ergibt sich für den gläubigen Menschen - und nur der beruft sich zurecht auf die Schöpfungsgeschichte - dass die Gentechnik, ob sie nun unserer Meinung nach "gut" oder "böse" ist, sich wie alles andere menschliche Tun, innerhalb eben dieser Schöpfung bewegt. Eine Korrektur der Schöpfung aus ihr heraus ist nicht denkbar. Wer aber sonst auch nichts glaubt und sich als strammer Atheist durchs Leben bewegt, sollte sich anstandshalber auch bei der Gentechnik nicht darüber beklagen, die Gentechniker würden Gott ins Handwerk pfuschen. Dahingehend verstehe ich auch den einst von Winnacker geprägten Begriff der "Tomatenseelsorge".

Prof. Winnacker überzeugt in seinen populärwissenschaftlichen Vorträgen durch Fakten orientierte Information und klare Gedankenführung. Er versteht es meisterhaft, komplexe Zusammenhänge auch Fachfremden nahe zu bringen. Seine Funktion als ehrlicher Makler zwischen Wissenschaft und Praxis mag mit zu seinem Ruf als quasi "Übervater" weil Kommunikator der Gentechnik beigetragen haben. Kein anderer ist über seine Fachgrenzen hinaus seit so langer Zeit so bekannt wie er. Ich konnte mitunter feststellen, dass Menschen, die zwar keine Ahnung von Gentechnik hatten doch zumindest wussten, dass Prof. Winnacker damit zu tun hat.

Die meisten von uns haben ihn allerdings in seiner Funktion als Leiter des Genzentrums kennen und schätzen gelernt. Ich selbst habe Kollegen Winnacker im Jahr 1984 kennen gelernt. Der Kontakt wurde hergestellt von meinem akademischen Lehrer, Herrn Prof. Kräußlich, der uns heute die Ehre gibt und den ich hiermit sehr herzlich begrüßen möchte. Prof. Kräußlich hatte sehr früh erkannt, dass die sich entwickelnde Gentechnik auch für die moderne Tiermedizin und innovative Tierzucht von weitreichender Bedeutung sein würde, aber auch, dass man dazu einen wirklich kompetenten Fachmann und Partner braucht.

Winnacker und Kräußlich haben dann in kongenialer Weise und mit vereinten Kräften eine solide Basis für diese Entwicklung geschaffen. Zuerst durch Einrichtung einer Arbeitsgruppe am Genzentrum, für die Prof. Winnacker bis in die neunziger Jahre

hinein nicht nur in selbstloser Weise Laborkapazität und Mittel in seinem eigenen Institut bereitstellte, sondern indem er sich auch sehr aktiv in die Forschungsprojekte einbrachte und dann, 1987, mit der Einrichtung eines neu geschaffenen Lehrstuhls für "Molekulare Tierzucht" an der Veterinärmedizinischen Fakultät des weltweit ersten Lehrstuhls für dieses neue Fach. Der jetzige Inhaber dieses Lehrstuhles, Prof. Eckhard Wolf, der heute in unserer Mitte weilt und den ich herzlich begrüße, hat 1994 an unserer Universität habilitiert und wurde 1995 nach München berufen. Zwischenzeitlich war er auch kommisarischer Leiter des Genzentrums und damit in gewisser Weise Nachfolger von Prof. Winnacker, nachdem dieser als Präsident der DFG nach Bonn gegangen war.
Die DFG hatte eine glückliche Hand als Sie ihm, der überragenden Integrationsfigur, die Leitung der bedeutendsten deutschen Selbstverwaltungsorganisation zur Förderung der Wissenschaft mit einem Jahresbudget von über zwei Milliarden DM übertrug. Als er dieses ehrenvolle aber schwierige Amt übernahm, hatte Prof. Winnacker bereits hochkarätige und umfangreiche Erfahrung in der akademischen Selbstverwaltung, als Mitglied

- der Senatskommission für die Krebsforschung der DFG
- des wissenschaftlich technischen Beirates des bayerischen Ministerpräsidenten
- des Council of Scientists des HFSP-Programmes
- des International Science Committe der Nationalen Akademie der Wissenschaften in Beijing
- des Arbeitskreises Genforschung des Bundesministeriums für Forschung und Technologie
- des Kuratoriums der Karl-Heinz-Beckurts-Stiftung
- des Kuratoriums des Max-Delbrück-Centrums Berlin-Buch
- des hochrenommierten Overseers´ Committe der Harvard Medical School Boston
- des Bureaus der European Science and Technology Assembly (ESTA)
- des International Advisory Boards des Basel Institutes für Immunologie
- des Konzils der Stiftung Deutsch-Amerikanisches Akademisches Konzil und als
- Präsident der Gesellschaft für Biotechnologie,
- sachverständiges Mitglied der Enquetekommission des Deutschen Bundestages zum Thema "Chancen und Risiken der Gentechnologie"
- Auswärtiges Mitglied des Max-Planck Institutes für Biochemie Martinsried
- Auswärtiger Vizepräsident der deutschen Akademie der Naturforscher Leopoldina sowie als
- Vizepräsident der Gesellschaft Deutscher Naturforscher und Ärzte

In diesem Zusammenhang sei nochmals erwähnt, dass Prof. Winnacker ein unermüdlicher und engagierter Förderer des wissenschaftlichen Nachwuchses war und ist, der unter Hintanstellung eigener Interessen jungen Kollegen den Weg in eine eigenständige Zukunft öffnete und ebnete.
Es sei mir gestattet, bei dieser Gelegenheit auch meinen persönlichen Dank an Herrn Prof. Winnacker abzustatten. Wieviel ich ihm tatsächlich verdanke, kann ich nicht ermessen, dazu müsste ich wissen, in welche Richtung sich mein berufliches Leben entwickelt hätte, wenn ich ihn nicht kennengelernt, nicht seine Hilfe und Unterstützung

genossen und nicht die Möglichkeit gehabt hätte, durch Integration in sein Labor unsere molekulargenetischen Arbeiten zum Laufen zu bringen. Prof. Winnacker hat, neben Prof. Kräußlich, meine berufliche Laufbahn am nachhaltigsten mitgeprägt.
Prof. Winnacker ist für seine Verdienste bereits in vielfacher Weise geehrt und ausgezeichnet worden. Er erhielt

- 1974 den Dozentenpreis und 1985 den Literaturpreis des Fonds der chemischen Industrie,
- 1988 die DECHEMA-Medaille
- 1990 das Bundesverdienstkreuz am Bande und 1996 das Bundesverdienstkreuz 1. Klasse des Verdienstordens der Bundesrepublik Deutschland
- 1992 den Bayerischen Verdienstorden
- 1994 den Artur-Burckhard-Preis und
- 1999 Honorary Citation of the Human Frontier Science Program in Straßbourg

Er ist gewähltes Mitglied der Akademie der Naturforscher Leopoldina und der Academia Europaea, korrespondierendes Mitglied der Nordrhein-Westfälischen Akademie der Wissenschaften, der Akademie der Wissenschaften zu Göttingen und der Akademie Berlin-Brandenburg sowie Visiting Professor am Department of Biochemistry der Harvard University, Visiting Professor der Harvard Medica School und Member of the Institute of Medicine of the US National Academy of Sciences.
Wir freuen uns, dieser eindrucksvollen Aufzählung mit der Ehrenpromotion unserer Universität eine hochverdiente Auszeichnung hinzuzufügen. Ich bin sicher, im Namen der Angehörigen unserer Alma mater zu sprechen, wenn ich betone, dass wir stolz sind, Sie in Zukunft auch zu den Unsrigen zählen zu dürfen. Ich weiß, dass Kollege Winnacker in seiner bescheidenen Art dazu neigt, Ehrungen und Auszeichnungen als Alterserscheinungen zu verbuchen. Dem muss ich entgegentreten. Weder Sie, verehrter Herr Kollege Winnacker, noch unsere Universität haben einen runden Geburtstag, zugegebenermaßen mitunter genutzte Gelegenheiten, wenn auch nicht Ursachen von Ehrungen. Ihre Ehrenpromotion ist höchst verdient und alle dürfen sich uneingeschränkt freuen, wenn die Gerechtigkeit, so wie heute, ihren guten Tag hat. Herzlichen Glückwunsch.

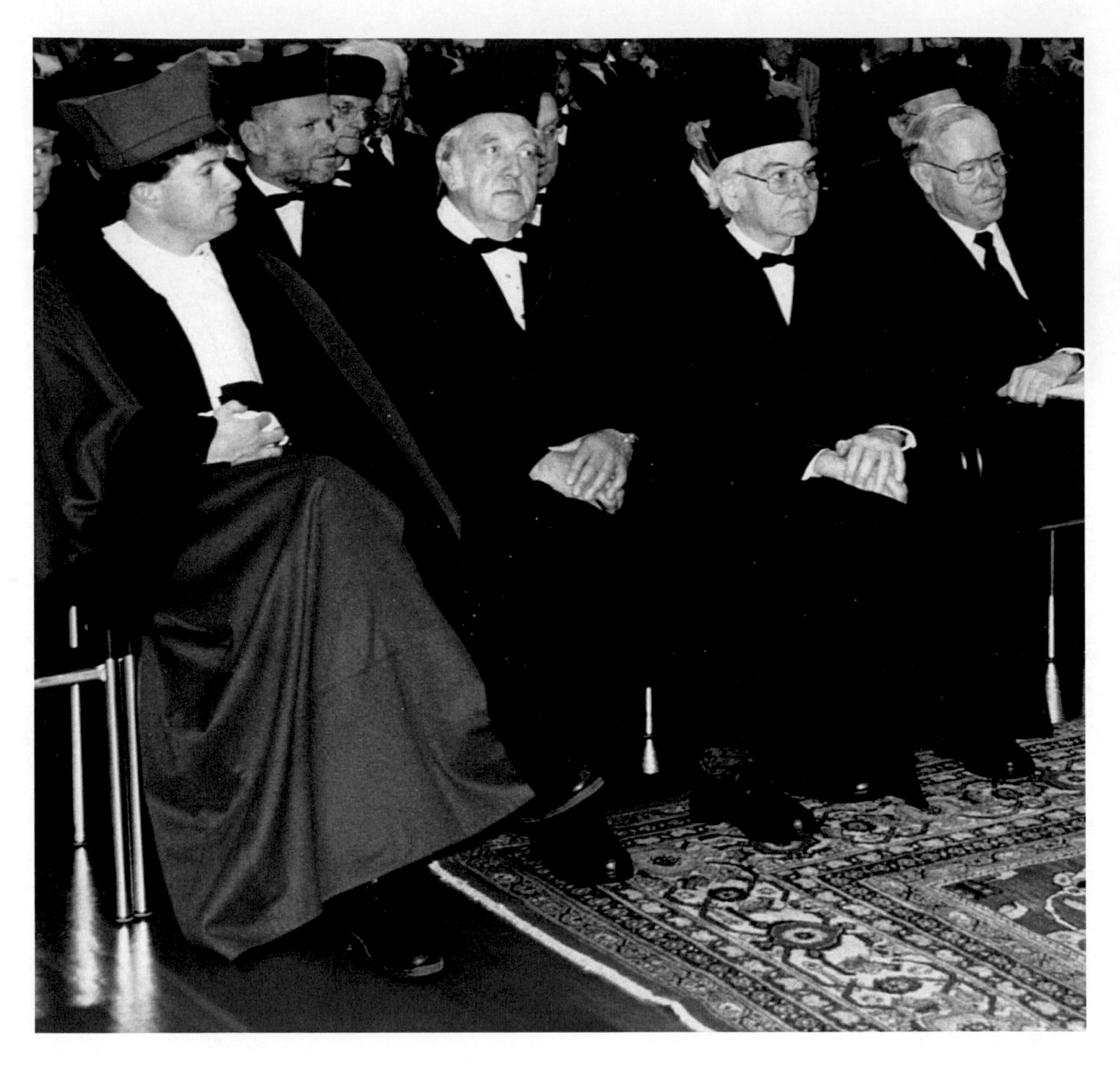

Abb. 36: Prof. Wolf (München), Prof. Smidt (Mariensee), Prof. Karg (Weihenstephan) (von links) als Gäste bei der Ehrenpromotion von Prof. Winnacker (rechts)

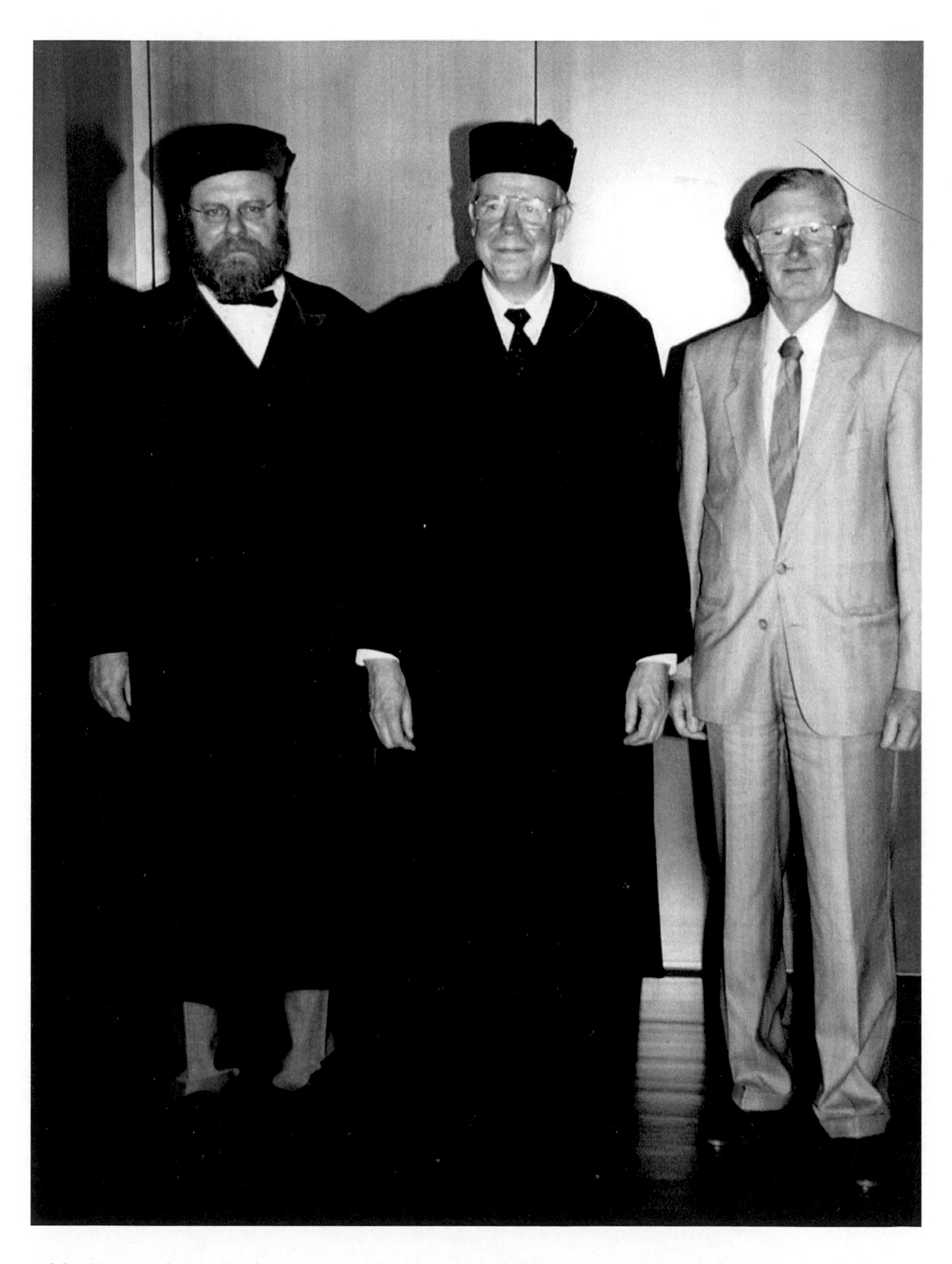

Abb. 37: Prof. Dr. Dr.h.c. vet. med Winnacker (Mitte) und Prof. Kräußlich (rechts)

Leopoldina- Symposium, 26.- 27.November 1999 in München, zusammen mit H. Hepp
Nova Acta Leopoldina, Neue Folge, Nummer 318, Band 83, 7-11

**„Klonen – Forschung und Ethik im Konflikt"**

Die Klonierung von Säugetieren aus fetalen und adulten Zellen, vor drei Jahren publiziert, hat - wie selten zuvor ein wissenschaftliches Ereignis - die Frage nach einem Konflikt von Forschung und Ethik aufgeworfen und, durchaus erwartbar, zu heftigen wissenschaftlichen und vor allem auch öffentlichen Diskussionen geführt. Mit der erfolgreichen Übertragung von Kernen und der Entwicklung klonierter Säugetiere ist zum Ende des Jahrhunderts gelungen, woran schon fast hundert Jahre, wenn auch mit stark schwankender Intensität, geforscht worden war. Richtete sich anfangs das Augenmerk noch auf Seeigel- und Froschembryonen, wurden Ende der siebziger Jahre erstmals aufsehenerregende Klonierungs-Experimente bei Mäusen publiziert. Wegen fehlender Reproduzierbarkeit kamen grundsätzliche Zweifel an diesen Ergebnissen auf, so dass das Dogma der Unmöglichkeit des Klonierens mit adulten Zellen bestärkt wurde.
Mitte der achtziger Jahre wurden erstmals aus frühembryonalen Schafzellen durch Kerntransfer Tiere generiert. In den folgenden Jahren konnten auch aus Embryonen anderer landwirtschaftlicher Spezies Tiere kloniert werden. Da auf diesem Weg nur eine begrenzte Zahl an Klongeschwistern erzeugt werden konnte, blieb diese Entwicklung weitgehend unbeachtet, wohl vor allem auch deshalb, weil die so entstandenen Tiere zwar alle das gleiche Genom repräsentierten, aber kein Klon eines vorher existierenden Organismus waren. Dies änderte sich schlagartig, als die Arbeitsgruppe von Ian Wilmut am schottischen Roslin-Institut zuerst mit fetalen und dann im Jahr 1997 auch mit adulten Zellen erfolgreiche Klonierungen durchführte.
Seither wird diese Technik global beforscht und weiterentwickelt. Nach Schafen und Rindern und seit diesem Jahr auch Schweinen ist seit zwei Jahren auch die Klonierung von Mäusen, wenn gleich unter anderen Bedingungen als zwei Jahrzehnte früher, nachvollziehbar möglich. Durch genetische Veränderung von *in-vitro* kultivierten Nutztierzellen und anschließende Klonierung wurden auch bereits transgene Klone erzeugt. Weniger die Landwirtschaft als die biotechnologische Industrie setzt auf diese Technik große Hoffnungen, vor allem zur Produktion von rekombinanten Proteinen und Organen für die Xenotransplantation.
Unmittelbar nach Bekanntwerden der Adultklonierung gab es einen scheinbar umfassenden Konsens über die ethische Unvereinbarkeit dieser Technik mit dem gängigen Verständnis vom Humanum. Deklarationen und Klon-Verbote verschiedenster Gremien erschienen, Empfehlungen und Gesetzesänderungen wurden verabschiedet, und letztendlich auch - um Zeit für die umfassende Diskussionen zu gewinnen - mehrjährige freiwillige Moratorien vorgeschlagen. Die ethische Diskussion ist voll im

Gang und schwierig, insbesondere weil das sog. therapeutische Klonen innovative medizinische Vorteile erhoffen lässt.
Es wird anhaltend darüber spekuliert, inwieweit die Klonierung beim Menschen technisch realisierbar sein könnte, inwieweit Stammzellen aus menschlichen Embryonen für Forschungs- und später therapeutische Zwecke etabliert und genutzt werden dürfen, ob Situationen denkbar sind, in denen das Klonen mit Zellkernen des Menschen in der einen oder anderen Form ethisch zu rechtfertigen wäre.
Aus dieser Situation heraus hat die Leopoldina zu einer wissenschaftlichen Veranstaltung zum Thema "Klonen - Forschung und Ethik im Konflikt" zur Darlegung des Sachstandes der Klonierungsforschung und Diskussion der technischen, juristischen, philosophischen, ethischen, medialen und politischen Aspekte geladen.
Die technischen Grundlagen der Klonierung bei Mammaliern haben nicht wie üblicherweise beim klassischen Versuchtstier der Säugetier-Forschung, der Maus, sondern beim Nutztier ihre entscheidenden Entwicklungen erfahren. Trotz der nach wie vor für eine direkte wirtschaftliche Nutzung nicht wirklich hinreichenden Effizienz - nur etwa 1% der embryonalen Klonierungsprodukte resultiert in der Geburt eines Klontieres - wird weltweit intensiv an Weiterentwicklungen und Verbesserungen gearbeitet.
Die identische Replikation eines schon existierenden Individuums steht dabei aber interessanterweise beim Nutztier nicht so sehr im Vordergrund wie bei den Begleittieren des Menschen wie Hunden und Katzen. Obwohl hier bislang die technischen Entwicklungen noch nicht zur Geburt von Tieren aus Klonierung geführt haben, werden bereits via Internet Angebote gemacht und genutzt - z.B. ein kleines Gewebestück oder Zellen aus der Mundschleimhaut zu gewinnen und einzufrieren - um dann vielleicht von schon nicht mehr lebenden Tieren Zellkerne für spätere Klonierungen zu bevorraten. Angetrieben von einer millionenschweren Privatinitiative zur Klonierung des Familien-Hundes in den USA dürfte aber auch bei Carnivoren in Bälde eine entsprechende Erfolgsmeldung zu erwarten sein.
Bei Nutztieren wird, wie schon erwähnt, vorrangig mehr das Ziel verfolgt, gleichzeitig mit der Klonierung eine genetische Veränderung des generierten Klontieres zu erreichen, indem in die Zellen vor der Klonierung neue Genkonstrukte stabil eingebracht oder die Funktionen vorhandener Gene unterbunden werden. Solche genetischen Veränderungen können durch Klonierung zuverlässiger und effizienter erreicht werden als durch konventionelle gentechnische Verfahren. Deshalb vor allem ist die Klonierung so wichtig in der Biotechnologie.
Im Beitrag von Herrn Wolf werden der gegenwärtige Wissensstand zu den Mechanismen der Reprogrammierung somatischer Zellkerne nach Kerntransfer und die sich daraus ergebenden Perspektiven für die Anwendungsbereiche bei Tieren vorgestellt. Das Prinzip des "Therapeutischen Klonens" als Ansatz einer individuell spezifischen Zellersatztherapie ist in Deutschland durch das Embryonenschutzgesetz verboten. Herr

Beier führt in seinem Beitrag dazu aus, dass gemäß dem Gesetzestext "jede einem Embryo entnommene totipotente Zelle" verfassungsrechtlich einem Embryo gleichgestellt ist. Totipotenz ist definiert als die Fähigkeit einer Zelle, ein ganzes Individuum zu bilden. Die Totipotenz eines Zellkernes ist im Vergleich zur Totipotenz einer Zelle nur experimentell im Rahmen des Transfers des Kerns in das Zytoplasma einer zuvor totipotenten (Ei)zelle zu verwirklichen.
In den USA wird Firmen das Klonen menschlicher Zellen nicht untersagt, wenn sie die Forschung aus eigenen Mitteln finanzieren. Die britische Regierung hat sich Mitte August 2000 für das Klonen für Forschungszwecke ausgesprochen und die Verwendung menschlicher Embryonen zur Entwicklung von Stammzellen mit dem Argument erlaubt, neue Behandlungsmöglichkeiten für Krankheiten wie Alzheimer und Parkinson zu entwickeln. Großbritannien ist damit das erste europäische Land, das derartige Experimente zulässt. Erste Stellungnahmen aus Deutschland und dem Vatikan sehen darin ein Ausscheren aus der europäiischen Wertegemeinschaft und eine Degradierung des Menschen als Mittel zum Zweck.
Durch Kerntransfer können aus der Körperzelle eines Patienten und einer enukleierten Eizelle individualspezifische Stammzellen hergestellt werden, aus denen sich in Zukunft gesunde Zellcluster und Gewebe entwickeln lassen sollen, die dann auf den Patienten rückübertragen werden können. Beier verweist in diesem Zusammenhang wegen dieser völlig neuen Perspektiven auf die Notwendigkeit, diese komplexen Forschungsarbeiten an menschlichen Zellen durchführen zu müssen.
Embryonale Stammzellen (ES-Zellen) werden als permanente Zelllinien aus frühen Embryonalstadien etabliert. Frau Wobus berichtet in ihren Ausführungen über Differenzierungsprotokolle von embryonalen Stammzellen der Maus in die verschiedenen differenzierten Zelltypen und die mit Hilfe dieser Stammzelltechnologie möglichen Untersuchungen der Wirkung von Differenzierungsfaktoren und der genetischen Entwicklungssteuerung. Die zwischenzeitlich schon vorhandenen menschlichen embryonalen Stammzell-Linien ermöglichen die Übertragung dieser Ergebnisse auf den Menschen. Embryonale Stammzellen könnten für die humanbiologische Grundlagenforschung von großer Bedeutung sein und als *In-vitro*-Testsystem in der Reproduktionsbiologie, als Screeningsystem für pharmakologische Untersuchungen und als regenerative Quelle für Zell- und Gewebeersatz dienen.
Wie schon erwähnt, sind aber in Deutschland und in vielen anderen Ländern der Welt Forschungen auf diesem Gebiet aus gutem Grund enge rechtliche Grenzen gesetzt. Deshalb dürfen in diesen Ländern keine neuen menschlichen embryonalen Stammzell-Linien etabliert werden, weil zumindest am Anfang dieser Technik der Verbrauch menschlicher Embryonen steht. Das Dilemma der Stammzellwissenschaftler ist, dass undifferenzierte Stammzellen, die legal aus primordialen Keimzellen früher

Embryonalstadien des Menschen entwickelt werden könnten (EG-Zellen), ES-Zellen - vermutlich wegen des unterschiedlichen "Imprintings" - nicht ersetzen können.

Für die Behandlung bestimmter neurodegenerativer Erkrankungen zeigt der Beitrag von Herrn Sendtner neue Wege auf, indem Nervenzellen und andere Zelltypen in Zellkultur aus neuralen Vorläuferzellen generiert werden könnten, um für Transplantationszwecke zum Einsatz zu kommen. Die aus Arbeiten zum Differenzierungsspektrum neuraler Stammzellen resultierenden Erkenntnisse könnten aber auch zu Therapieformen führen, bei denen mittels Verabreichung geeigneter Stimulatoren die endogene Neubildung und der Ersatz von degenerierten Nervenzellen stimuliert werden. Insoweit wären diese Anwendungen ethisch unproblematisch. Anders sieht dies bei der Frage aus, wie neurale Stammzellen gewonnen werden und ob sie ein Tumorpotenzial beinhalten können.

Auch Herr Kempermann verweist auf die äußerst attraktive Möglichkeit, durch bessere Kenntnis der Stammzellbiologie des erwachsenen Gehirns zu lernen, die Bildung neuer Nervenzellen gezielt zum Zellersatz bei neurologischen Erkrankungen zu nutzen. Das Dogma, dass es im erwachsenen Gehirn keine neuen Nervenzellen gibt, geriet durch die Entdeckung von sog. neuronalen Stammzellen, das sind Gewebestammzellen, die auch im erwachsenenen Gehirn vorkommen, und die das Potenzial zur Bildung neuer Nervenzellen haben, ins Wanken. Offen ist jedoch noch die Frage, warum diese Stammzellen im Gehirn offensichtlich nicht hinreichend zur Regeneration genutzt werden, auch wenn es erste Hinweise dafür gibt, wie die Neurogenese in den zwei privilegierten Gehirnregionen, in denen sie auftritt, angeregt bzw. verstärkt werden kann.

Die Ergebnisse nach Forschungen an Gewebestammzellen bzw. Stammzellen aus Adulten zeigen, dass es mögliche Alternativen für das therapeutische Klonieren gibt, die ethisch und juristisch wesentlich weniger belastet sind. Wie Herr von Bülow ausführt, hat der Gesetzgeber im Embryonenschutzgesetz die Schutzwürdigkeit menschlichen Lebens von der Befruchtung vor die Instrumentalisierung menschlichen Lebens zu fremdnützigen Zwecken und damit auch die Forschung gestellt, während das Strafgesetzbuch im §218 dem Embryo bis zu seiner Nidation keinerlei Schutz gewährt.

Wie aber steht es mit dem inzwischen denkmöglich gewordenen geklonten Menschen? Herr Wuermeling wirft in seinem Beitrag die Frage auf, wann das eigene Leben eines klonierten Menschen beginnt. Das bislang herkömmliche Kriterium der Befruchtung als Übergang von einer haploiden zu einer diploiden Lebensphase, bzw. die erstmalige materiale Existenz der individuellen DNS für den biologischen Beginn eines neuen Menschen entfällt beim Klonieren. Nun ist dieses Problem nicht völlig neu, trifft doch für die natürlicherweise entstehenden eineiigen Zwillinge und höhergradigen Mehrlinge das Kriterium des individuellen Anfangs ebenfalls nicht zu, es wurde ihm aber in diesem Zusammenhang wenig praktische Bedeutung beigemessen.

Die Möglichkeit der ungeschlechtlichen Fortpflanzung erwachsener Säuger durch die Nutzung der Zellkern-Totipotenz im Rahmen der Klonierung führt zu Lebewesen, denen die klassischen Kriterien für ihren Beginn für das eigene Leben - Befruchtung und erstmalige Ausprägung individueller DNS - fehlen. Weil keine allgemeingültige biologische Antwort auf die Frage nach dem Beginn menschlichen Lebens möglich scheint, stört bereits das unverwirklichte Klonen von Menschen unsere Wirklichkeit, insbesondere wenn anstelle der biologischen Definition des Lebensbeginns eine soziale diskutiert würde. Wenn der Beginn eines Menschen nicht mehr als biologisches "Datum" sondern als "Factum" betrachtet würde, wird der Mensch zu einem vom Menschen gemachten Produkt.
Es muss diskutiert werden, ob das Klonen von Menschen überhaupt ethisch gerechtfertigt werden kann oder ob es einen Eingriff ins Humanum bedeutet, der dem Menschen um der unverfügbaren Würde des Menschen willen verwehrt ist. Herr Rendtorff bearbeitet diese Frage in seinem Beitrag an Hand des sog. "Eskalationsmodells". Einem durch reproduktives Klonen entstandenen Menschen käme selbstverständlich die gleiche Würde zu wie jedem anderen Menschen auch. Die Würde kommt dem Menschen vor und jenseits seiner aktuellen Selbstbestimmung zu. Reproduktives Klonen als Ersatz eines Verstorbenen wäre unsinnig und widerspricht wegen des hohen Risikos dem ärztlichen Berufsethos.
Für den deutschen Gesetzgeber steht fest, dass die künstliche Erzeugung eines eineiigen Zwillings auf jeden Fall sittlich verwerflich ist und als strafwürdiger Akt angesehen wird. Für die sittliche Bewertung sind im Beitrag von Herrn Gründel die Zielsetzung, die angewandte Methode und die zu erwartenden Folgen ausschlaggebend. Nach allgemeiner Überzeugung verbietet die Achtung vor der Freiheit und Würde des Menschen, "Menschen einfachhin zu produzieren".
Wolfrum und Zeller führen in ihrem Beitrag aus, dass die DFG in ihrer Stellungnahme zum Problemkreis "Humane embryonale Stammzellen" zu dem Schluss kam, dass nach deutschem Embryonenschutzgsetz die Entnahme von pluripotenten Zellen aus einem Embryo verboten ist, weil damit ein Embryo zu einem nicht zu seiner Erhaltung dienenden Zweck verwendet würde. Auch die Erzeugung von pluripotenten Stammzellen durch Kerntransfer ist verboten, da damit Menschen geklont werden können. Verboten ist ebenfalls die Übertragung von Hybridzellen aus menschlichem Kern und tierischem Zytoplasma in eine Frau oder in ein Tier. *In-vitro* - Differenzierungsversuche mit solchen Zellen wären erlaubt, wenn auch ethisch sehr bedenklich, - und wohl auch wenig nützlich.
Natürlich haben sich die Medien der Fragen rund um die Klonierung sehr intensiv angenommen, auch wenn hier weniger das Erstaunen über das Fallen eines biologischen Dogmas die entscheidende Rolle gespielt hat, sondern von Anfang an die mögliche Extension dieses Verfahrens auf den Menschen die größte Aufmerksamkeit auf sich

zog. Herr Wormer führt die Bedeutung des Themas Klonierung in seinem Beitrag u.a. darauf zurück, dass das Ergebnis dieses Vorganges nicht nur sehr spektakulär sondern auch noch leicht verstehbar, weil so anschaulich ist. Die fehlerhafte Berichterstattung über die ersten geklonten menschlichen Embryonen lässt sich aus dem Umgang von Teilen der Medienlandschaft mit dem Thema Klonen erklären und führt zu seiner These, selbst eine fehlerhafte Berichterstattung wäre dann vertretbar, wenn sie das öffentliche Interesse auf ein wichtiges Thema lenkt.

Ob bei der Fülle an Moratorien, Memoranden, Kommissionsberichten, Darstellungen in allen vorhandenen Medien, Stellungnahmen mittlerweile fast aller gesellschaftlicher Gruppen und Diskussionen in allen Lebensbereichen dazu Falschmeldungen noch nötig sind, erscheint nicht zwingend. Notwendig ist aber die anhaltende Auseinandersetzung der Gesellschaft mit diesem Thema. Sicherlich ja geradezu essentiell auch deshalb, da die Ablehnung der Klonierung von Menschen in der Öffentlichkeit bei weitem nicht so umfassend ist, wie man das hätte erwarten können.

Herr Winnacker weist in seinem Schlusswort daraufhin, dass er kein einziges überzeugendes Argument für die Klonierung gehört habe. Die Ausprägung eines funktionierenden Genoms in einer stattgefunden Umweltsituation führt immer zu einzigartigen Menschen, die weit mehr als die Summe ihrer Gene sind. Persönlichkeit und Individualität eines Menschen entziehen sich in dieser Form glücklicherweise ohnehin einer tatsächlichen Replikationsmöglichkeit. Unverzichtbar ist es, unermüdlich deutlich zu machen, dass uns mit der Technik der Klonierung zwar ein enorm hilfreiches Anwendungsspektrum im tierischen Bereich und bei humanzellulären *In-vitro*-Arbeiten in die Hand gegeben ist. Sie kann und muss verantwortungsvoll zum Nutzen und Wohle des Menschen eingesetzt werden, darf ihn jedoch in keinem Fall selbst zum Objekt dieser Technik verkommen lassen.

Hülsenberger Gespräche, Weimar, 21.-23. 6. 2000
Aus der Schriftenreihe der H. Wilhelm Schaumannstiftung, Hamburg, 86-97

**Klonierung. Biotechnologie in den Nutztierwissenschaften**

Klonierung oder Gentransfer? Diese Frage wurde Mitte des Jahres 1984 am Institut für Tierzucht und Genetik der LMU (Ludwig Maximilians Universität München) intensiv diskutiert, ohne dass wir damals wussten, wie nahe sich diese beiden Techniken 15 Jahre später gekommen sein würden. Damals wie heute erzwang der zu optimierende Einsatz von Ressourcen eine Entscheidung, die aber - wie sich bald darauf zeigen sollte - richtigerweise zugunsten des Gentransfers fiel. Die Kollegen Kräußlich und Winnacker erreichten, dass das BMWF im Rahmen des Genzentrums München eine Arbeitsgruppe zur Erstellung transgener Schweine finanzierte und ermöglichten damit und vor allem durch die enge Kooperation und die von Herrn Kollegen Winnacker großzügig zur Verfügung gestellten Laborkapazitäten einen schnellen erfolgreichen Start. Beide tragen auf dieser Tagung vor und beiden sei an dieser Stellen sehr herzlich gedankt. Die Erfolgsgeschichte des Gentransfers bei Nutztieren in unserem Land wäre ohne diese beiden Nestoren nicht geschrieben worden.
Fünf Jahre später war der Gentransfer bei den wichtigsten landwirtschaftlichen Nutztieren als Technik etabliert und neue Ergebnisse, vor allem aus Nordamerika ließen erwarten, dass die Klonierung schon bald eine wachsende Bedeutung für die Tierzucht erreichen könnte. Um den internationalen Anschluss zu halten, haben wir 1990 angeregt, ein nationales Klonierungslabor einzurichten. "Deuklon" (Deutsche Klonierungs- und Entwicklungsgesellschaft mbH) war zugegebenermassen ein gewöhnungsbedürftiger Name. Zweck war, die an verschiedenen Stellen im damals noch geteilten Deutschland vorhandene Expertise zu bündeln und das Labor mit ausreichend finanziellen Mitteln auszustatten, um schnell zu vorzeigbaren Resultaten zu kommen bzw. bei den sich abzeichnenden Entwicklungen mithalten zu können. Natürlich ist daraus nichts geworden, obwohl sich Kollege Meyn und Fürst Solms von der ADR (Arbeitsgemeinschaft Deutscher Rinderzüchter e.V.) und einige andere Sympathisanten redlich bemüht hatten. Ich will die norddeutschen Totengräber hier nicht nennen, aber doch darauf verweisen, dass es sie gab und dass sie schuld daran waren, dass diese nationale Chance vertan wurde.
Es passierte dann, was Gott sei Dank oft passiert, wenn "Preissn" die Bayern ärgern wollen: die Bayern denken an ein Zitat aus Goethes "Götz von Berlichingen mit der eisernen Hand": "Wo viel Licht ist, ist starker Schatten" (1.Akt) und lassen sich nicht beeindrucken nach dem Motto: "Jetzt erst recht!". Am 16. Juli 1991 gründeten die bayerischen Besamungsstationen und Zuchtverbände das Bayerische Klonierungslabor - hört sich auch besser an als Deuklon - und statteten dieses Labor mit einem jährlichen Grundbudget aus. Von der bayerischen Forschungsstiftung, dem bayerischen Landwirtschaftsministerium und anderen öffentlichen und privaten Geldgebern konnten erhebliche Drittmittel eingeworben werden, so dass das Labor, das mittlerweile als BFZF "Bayerisches Forschungszentrum für Fortpflanzungsbiologie" bekannt ist,

vernünftig ausgestattet arbeiten konnte. Das blieb nicht ohne Folgen. Der - wie man heute sagt - wissenschaftliche Output und die Nutzung in der Praxis dokumentieren die Richtigkeit der Entscheidung aus dem Jahr 1990 nachdrücklich. Fünf Vortragende auf dieser Tagung kommen letztendlich aus diesem Umfeld (Besenfelder, Brenig, Brem, Müller, Wolf) und die Daten in dieser Präsentation stammen zum überwiegenden Teil aus Arbeiten am BFZF.
Aus der Frage "Klonierung oder Gentransfer?" wurde so letztendlich ein "Gentransfer und Klonierung". Ich hoffe, Sie verzeihen mir diesen kleinen Exkurs in die jüngere Vergangenheit, aber es ist mir wichtig, gerade weil wir uns bei dieser Veranstaltung auch über politische Mandatsträger als Gäste freuen dürfen, zu betonen, dass die wissenschaftliche Weiterentwicklung in anwendungsnahen Forschungsbereichen politische Unterstützung, verbunden mit finanzieller Zuwendung braucht, ja geradezu bitter nötig hat. Wenn beides gegeben ist, dann entwickelt sich kommerzielle Prosperität. Hätten wir uns das Tal der Tränen Ende der achtziger / Anfang der neunziger Jahre, als etablierte Parteien die Angstneurosen wegen der Gentechnik aus Populismus zu ihrer eigenen Sache gemacht haben, erspart, dann wäre der Gründerboom der Biotechnologieunternehmen, von dem heutzutage so viel geschwärmt wird, 8 Jahre früher gekommen und wir würden heute schon ernten, anstatt immer noch neidvoll nach den USA zu schielen.
Nun aber zum Klonieren. Ein Klon ist eine ungeschlechtlich aus einem Mutterorganismus entstandene erbgleiche Nachkommenschaft. In der Mikro- und Zellbiologie versteht man darunter genetisch einheitliche Mikroorganismen oder Zellen, in der Gentechnik die Herstellung einer großen Zahl von Kopien des gleichen Gens. Bei Pflanzen sind Klone durchaus verbreitete Phänomene, man denke nur an Kartoffeln, die in aller Regel Klonpopulationen sind. Im zoologischen Bereich finden sich natürlicherweise Klone, als genetisch identische Individuen wie z.B. monozygote Zwillinge, Drillinge etc.. Klone entstehen bei vielzelligen Organismen durch vegetative Vermehrung, also durch Knospung, Sprossung oder durch Regeneration aus Teilstücken und können durch mikrochirurgische Teilung von frühen Embryonalstadien und anschließenden Transfer erzeugt werden (siehe Brem, 1986).
Weil die fortgesetzte Teilung von Embryonen aus biologischen Gründen nicht funktioniert, muss zur artifiziellen Erstellung einer größeren Anzahl genetisch identischer Tiere ein technisch völlig anderer Ansatz gewählt werden, der Kerntransfer. Bei diesem Verfahren, das schon in den dreissiger Jahren von Spemann vorgeschlagen worden war, werden Kerne von Zellen in das Zytoplasma von entkernten Empfängerzellen übertragen. 1952 haben Briggs und King berichtet, dass sich nach Transfer von Zellkernen aus Embryonalzellen in Froscheier Kaulquappen entwickelten. Aus einzelnen somatischen Froschzellen entstanden durch Klonierung Nachkommen (Gurdon 1962). Klonierungsversuche mit Körperzellen von adulten Krallenfröschen (Haut-, Blutzellen) führten bis zum Kaulquappenstadium.

Verfahren zur Erstellung von Klonen

Bei Säugetieren subsummiert man unter "Klonieren" in der Reproduktion die Erstellung von Embryonen mit identischem Genotyp durch folgende Verfahren:

- Klonierung durch Chimärenbildung:
  Durch mechanische Isolation von Zellen frühembryonaler Entwicklungsstadien (bis zur Morula) oder mikrochirurgische Teilung (bis zur Blastozyste) und mikromanipulatorische asynchrone Kombination mit Blastomeren jüngerer Embryonalstadien kann erreicht werden, dass sich die ICM (Inner Cell Mass) und später der Fetus aus den älteren Zellen weiterentwickelt und die jüngeren Zellen den Trophoblast und die Eihüllen bilden (Willadsen, 1991). Die entstehenden Tiere sind sowohl chromosomal als auch hinsichtlich des mitochondrialen Genotyps herkunftsidentisch, wenn sichergestellt ist, dass sich die Helferzellen nicht an der Bildung des Somas und der Keimbahn beteiligt haben.
- Klonierung durch Kerntransfer:
  Klonierung durch Kerntransfer ist die Übertragung von Kernen bzw. kernhaltigen Zellen verschiedenen Ursprungs in enukleierte Eizellen zur Erstellung einer größeren Anzahl von Embryonen und Individuen mit identischem chromosomalem Genotyp, die theoretisch nahezu unbegrenzt oft durchgeführt werden kann. Die entstehenden Tiere unterscheiden sich hinsichtlich ihres mitochondrialen Genotyps (Steinborn et al. 1998 a und b, Hiendleder et al. 1999) und weisen auch eine mitochondriale Heteroplasmie auf, außer wenn bei der Klonierung bei Zellen und Zytoplasma herkunftsgleiche Mutterlinien verwendet werden. Erstmals berichteten Illmensee und Hoppe (1981) über Kerntransfer von Kernen aus präimplantiven Embryonen in befruchtete und enukleierte Mäuseeizellen. Diese Experimente konnten nicht erfolgreich wiederholt werden. McGrath und Solter (1983) haben mittels einer neu entwickelten Technik gezeigt, dass zwar der Austausch von Vorkernen zwischen Embryonen zur Weiterentwicklung führt, aber rekonstituierte Embryonen mit "älteren" Kernen, die mit dem gleichen Verfahren transferiert worden waren, sich nicht weiterentwickelten (McGrath und Solter 1984). Das Dogma der Unmöglichkeit des Klonierens mit differenzierten Zellen bei Säugern wurde damals noch einmal bestätigt.

Eine nur theoretisch angedachte Möglichkeit ist die parthenogenetische Aktivierung von Oozyten und die Zucht und Verpaarung homozygoter Elterntiere. Solche Verfahren sind beim Nutztier noch nicht erfolgreich umgesetzt worden. Die entstehenden Tiere wären sowohl chromosomal als auch hinsichtlich des mitochondrialen Genotyps herkunftsidentisch, aber sie würden kein schon vorhandenes Individuum repräsentieren, sondern als Klon eine neue Kombination darstellen.

Technik der Klonierung durch Kerntransfer

Für einen erfolgreichen Kerntransfer soll die Eizelle das Metaphasestadium der 2. Reifeteilung (Metaphase II) vollendet haben. Zu diesem Zeitpunkt liegt in den Eizellen eine hohe MPF (M-Phase-Förderfaktor) Aktivität vor. Das aktive MPF-Dimer aus katalytischer Komponente $p34^{cdc2}$ und regulatorischer Untereinheit Cyclin B wird durch CSF (Cytostatischer Faktor) stabilisiert. CSF wird normalerweise durch die Befruchtung inaktiviert, was zur Dissoziierung des MPF-Dimers führt.
In aller Regel werden für die Klonierung *in-vitro* gereifte, unbefruchtete Eizellen verwendet, die von den umgebenden Cumuluszellen befreit wurden. Die eizelleigene nukleäre chromosomale DNS wird - üblicherweise nach einer Behandlung mit Cytochalasin B - durch Absaugen (Enukleation) entfernt, es entsteht ein Zytoplast. Bei geschicktem Vorgehen gelingt dies in über 90% der Fälle, obwohl die Eizell-DANN beim Rind nicht sichtbar ist und nur wegen ihrer Lokalisation in der Nähe des Polkörperchens gefunden werden kann. Zur Kontrolle einer erfolgeichen Enukleation sind *in-vivo*-Färbeverfahren verfügbar.
Bei der Embryoklonierung wird zur Gewinnung von Blastomeren der für die Klonierung vorgesehene Embryo (frühe Embryonalstadien bis hin zur Blastozyste) entweder nach dem Entfernen der Zona pellucida disaggregiert, so dass die Zellen einzeln aufgenommen werden können, oder die Zellen werden mit Hilfe einer Transferpipette einzeln aus dem Embryo abgesaugt. Jeweils eine Blastomere wird dann mittels Transferpipette unter die Zona pellucida der enukleierten Eizelle geschoben und dort abgesetzt. Fetale oder adulte Zellen werden in ähnlicher Weise aus Zellkulturschalen aufgenommen und transferiert.
Zur Integration des Zellkerns der transferierten Zelle in das Zellplasma der Eizelle müssen die trennenden Zellmembranen in der Kontaktfläche von Karyoplast und Zytoplast durch Fusion aufgelöst werden. Am gebräuchlichsten ist dafür die sog. Elektrofusion, bei der durch kurzzeitige Gleichstrompulse Poren induziert werden, die ein Zusammenfließen des Zytoplasmas ermöglichen. Die elektrischen Pulse führen außerdem zur Aktivierung der Eizelle und damit u.a. zur Destabilisierung des CSF. Eine Aktivierung von Eizellen kann auch chemisch erfolgen.
Entscheidend für den Erfolg des Kerntransfers sind das Zellzyklusstadium des übertragenen Kerns und des Zytoplasten. In einem Zytoplasten mit hoher MPF-Aktivität kommt es zur Auflösung der Kernmembran (nuclear envelope breakdown) und zur Kondensation des Chromatins (premature chromatin condensation). Wird die Eizelle aktiviert, resultiert daraus die Dekondensation des Chromatins und die Bildung einer Kernmembran. Befindet sich der übertragene Kern in der G0 oder G1-Phase, entstehen nach Replikation der chromosomalen DNS zwei diploide Tochterzellen. Bei embryonalen Zellen, die sich wegen der starken Proliferation zu einem hohen Anteil in der S-Phase des Teilungszyklus befinden, führt die hohe MPF-Aktivität wegen der daraus resultierenden Kondensation des Chromatins zu massiven Schädigungen. Eine Weiterentwicklung ist nicht möglich. Um dies zu vermeiden, wird für embryonale

Zellen die Aktivierung der Eizelle bereits mehr als 20 Stunden vor der Kernübertragung eingeleitet, weil dann die MPF-Aktivität schon weit genug gesunken ist.
Damit es zu einer Entwicklung der rekonstituierten Zellen (Fusionskomplexe) kommen kann, muss die übertragene Kern-DNS durch Reprogrammierung in einen Zustand versetzt werden, der es ihr ermöglicht, das Teilungsschema des Embryos wieder beim Stadium der Zygote zu starten. Ein wichtiger Unterschied der DNS in frühembryonalen und differenzierten Zellen besteht in der Transkriptionsaktivität. Die DNS im frühen Embryo wird nicht transkribiert, die ersten Teilungen werden von RNS- und Protein-Molekülen gesteuert, die aus der Eizelle stammen und damit als Starthilfe quasi noch vom mütterlichen Organismus bereitgestellt wurden. Erst nach tierartlich unterschiedlich vielen Teilungen wird auch das embryonale Genom aktiviert und damit spezifisch transkribiert.
Bei Kernen, die sich im Expressionsstadium befinden, wird durch Kondensation des Chromatins, wie sie in noch nicht aktivierten Zytoplasten durch die MPF-Aktivität erfolgt, die Transkription gestoppt, vorhandene mRNS wird degradiert und Translationsvorgänge werden herunterreguliert. Befinden sich die transferierten Zellkerne bereits vor der Übertragung in einem transkriptionsarmen Zustand, wie dies bei ruhenden Zellen der Fall ist, erleichtert dies die Reprogrammierung. Deshalb sind "gehungerte" Zellen, die sozusagen auf Notprogramm laufen und deshalb Teilungs- und Transkriptionsaktivität stark nach unten reguliert haben, für den Kerntransfer besonders geeignet.
Nach der erfolgten Fusion werden die Karyoplast/Zytoplast/Komplexe solange kultiviert, bis sie ein Stadium erreichen, welches in den Uterus transferiert werden kann. Während früher dazu eine *in-vivo*-Kultur im Zwischenempfänger nötig schien, stehen mittlerweile immer besser funktionierende *in-vitro*-Systeme für die Kultur dieser Fusionskomplexe zur Verfügung. Durch Reklonierung, also die Verwendung von Embryonen aus Klonierung als Kernquelle für weitere Klonierungsrunden, kann nicht nur die Zahl der klonierten Embryonen weiter erhöht, sondern auch die Entwicklungsrate gesteigert werden (Zakhartchenko et al. 1999b).
Zellen können *in-vitro* transformiert werden, d.h. man kann den additiven und wohl auch rekombinativen Gentransfer im Labor durchführen. Dazu werden z.B. fetale Zellen durch Elektroporation oder andere Verfahren mit Genkonstrukten und Markern behandelt und die positiven Zellen selektiert. Durch Verwendung solcher Zellen beim Kerntransfer können dann transgene Tiere erstellt werden. Die Vorteile liegen auf der Hand:

- alle geborenenen Tiere sind transgen und haben das gewünschte Geschlecht,
- es können exzellente Genotypen als Grundlage für die Transgenität verwendet werden,
- es entstehen keine Mosaike, d.h. alle Tiere werden das Transgen vererben,
- man kann funktionelle Knock-outs generieren,
- die Zeitabläufe werden verkürzt und
- die Aussichten auf optimierte Expression verbessert.

Die Klonierung wird, wenn die patentrechtlichen Probleme gelöst sein werden, die Methode der Wahl für die Generierung transgener Nutztiere sein, weil sie nicht nur besser, sondern auf lange Sicht auch kostengünstiger ist. Insofern ist Klonierung und Gentransfer zu einem Methodenspektrum zusammengewachsen, das für die Zukunft der Tierzucht enorm wichtig werden wird.

Klonierung bei landwirtschaftlichen Nutztieren

Die ersten Klontiere durch Kerntransfer entstanden aus Embryoklonierung. Nach Übertragung von Zellkernen mehrzelliger Schaf-Embryonen in Eizellen und anschließende Teilung dieser Eizellen in zwei Teile, von denen einer den Kern enthielt, entstanden genetisch identische Embryonen und Lämmer (Willadsen, 1986).
Die ersten Kerntransferexperimente beim Rind stammen aus dem Jahr 1987 (Prather et al. 1987, Robl et al. 1987). Später wurde auch über die Produktion von Kälbern aus dem Transfer von Kernen aus Inner Cell Mass Zellen berichtet (Sims und First, 1993). Bei diesen Experimenten wurde mit *ex-vivo*-gewonnenen Rinderembryonen als Kernspender und mit *in-vivo*-Zwischenkultur in Schafeileitern gearbeitet. Erst in den folgenden Jahren konnte gezeigt werden, dass das Embryonalklonen beim Rind auch rein *in vitro*, also unter Verwendung *in-vitro*-produzierter Embryonen und *in-vitro*-gereifter Eizellen, erfolgreich durchgeführt werden kann (Clement-Sengewald et al. 1990).
In einem groß angelegten Klonierungsexperiment mit *ex-vivo*-gereiften Eizellen und *ex-vivo*-gespülten Spenderembryonen erzielte Granada Genetics beim Transfer von 463 Embryonen aus Klonierung eine Graviditätsrate von 22 % und eine Kalberate von 20%. Bei tiefgefrorenen/ aufgetauten Spenderembryonen lag die Graviditätsrate bei 16 % (Bondioli et al. 1990). Willadsen berichtete bei 302 Empfängertieren über eine Graviditätsrate am Tag 35 von 42 % und am Tag 90 von 38 %. Damit lag bei diesen Embryoklonierungsprogrammen die Erfolgsrate deutlich unter den bei konventionellem Transfer erreichbaren Prozentsätzen. Die Abkalberate betrug 33 %, wobei auffiel, dass häufig Geburtshilfe erforderlich war und Schwergeburten durch ein hohes Geburtsgewicht der Kälber zu verzeichnen waren (Willadsen et al. 1991).
Auch Kälber aus verschiedenen Reklonierungszyklen wurden geboren, wobei jedoch nach der 4. Reklonierung keine Geburten mehr erreicht werden konnten. Der bislang größte Klon, der auf diesem Weg generiert werden konnte, bestand dem Vernehmen nach aus elf Kälbern.
Mehr als zehn Jahre nach der Publikation von Klonnachkommen aus Schafembryonen wurde gezeigt, dass auch Zellen aus einer embryonalen Schaf-Zelllinie geeignet sind, als Kernspender verwendet zu werden (Campbell et al. 1996). Diese Zellen stammten aus einem neun Tage alten Schafembryo, hatten *in vitro* bis zu 13 Passagen hinter sich und waren vor dem Transfer in enukleierte Oozyten durch Serumentzug in ein Ruhestadium versetzt worden. Es wurden fünf Lämmer geboren.
Die folgende Entwicklung hat dann überraschenderweise gezeigt, dass Zellen selbst dann noch als Kerndonoren verwendet werden können, wenn sie sich bereits wesentlich

weiter entwickelt haben. Aus 26 Tage alten Feten und aus dem Eutergewebe eines sechs Jahre alten Schafes wurden Zellen kultiviert und nach einigen Passagen in der Kultur zur Klonierung verwendet. Kerne dieser Zellen führten in einigen Fällen zur Geburt von Lämmern. Bei einem geborenen Lamm war der Spender des Kernes eine Euterzelle von einem adulten Schaf (Wilmut et al. 1997). Nach der ersten Publikation einer erfolgreichen Adultklonierung der Arbeitsgruppe am Roslin-Institut in Edinburgh wurde von verschiedenen Arbeitsgruppen gezeigt, dass nicht nur embryonale, sondern auch fetale Zellen und Zellen aus verschiedenen Geweben von adulten Individuen erfolgreich als Kernspender verwendet werden konnten und in Nachkommen resultierten. Mit der Klonierung von Säugetieren aus fetalen und adulten Zellen ist zum Ende des Jahrhunderts ein biologisches Dogma aufgehoben worden, das schon fast hundert Jahre bestanden hatte.
Beim Rind wurde 1998 publiziert, dass aus fetalen Zellen (Cibelli et al. 1998) und primordialen Keimzellen (Zakhartchenko et al. 1998a) via Kerntransfer Kälber entstehen können. Bei den primordialen Keimzellen lag die Blastozystenrate in Abhängigkeit vom Alter des Fetus zwischen 35% (50 bis 57Tage alter Fetus) und 20% (95-105 Tage alter Fetus) (Zakhartchenko et al. 1998a). Dabei konnten wir auch in unserer Arbeitsgruppe demonstrieren, dass die Überführung der (fetal differenzierten) Zellen in die G0-Phase, also das Ruhestadium im Zellzyklus, zwar mitunter Vorteile im Sinne etwas höherer Effizienzen haben kann, aber keineswegs essentiell für eine erfolgreiche Klonierung ist (Zakhartchenko et al. 1998b). Bei der Reklonierung mit Morulae, die aus Klonierung mit nicht gehungerten und gehungerten Fibroblasten stammten, war die Blastozystenrate mit 55% und 52% fast gleich hoch.
Die Adultklonierung aus Euterzellen beim Rind haben wir in eigenen Untersuchungen erstmals bestätigt (Zakhartchenko et al. 1999a). Eine japanische Arbeitsgruppe hat publiziert, dass es ihr gelungen ist, aus Eileiter- und Cumuluszellen vom Rind via Klonierung mit guter Effizienz Nachkommen zu erhalten (Kato et al. 1998). Auch die Verwendung anderer Zellen adulter Tiere zur Klonierung funktioniert. Wells et al. (1999) erreichten aus Kerntransfer mit Granulasozellen nach Übertragung von 100 Blastozysten auf Empfängertiere einen Klon von zehn Tieren.
Zusammenfassend kann zweifelsfrei festgestellt werden, dass aus Zellen von adulten Rindern und anderen Nutztieren (Schafe, Ziegen, Schweine) via Klonierung Nachkommen erstellt werden können, die den chromosomalen Genotyp der Spendertiere repräsentieren.

## Entwicklung von Klontieren

Die erfolgreiche Adult-Klonierung war und ist, ohne Zweifel, ein völlig unerwartetes und partiell noch immer unerklärtes Ergebnis. So ist bekannt und hinlänglich gezeigt, dass in somatischen Zellen zahlreiche Mutationen entstehen, die sich während des Lebens anhäufen. Die durchschnittliche Mutationsrate führt bei jeder Zellteilung pro hunderttausend Basenpaare zu einer Mutation. Dabei ist zu berücksichtigen, dass die meisten dieser Mutationen weder für die betroffenen Zellen noch den Organismus

Konsequenzen haben oder hätten. Das gilt insbesondere für Mutationen, die in Bereichen der DNS stattfinden, die keine Funktion haben oder weil sich durch die Mutation die Aminosäuresequenz nicht ändert bzw. die Änderung keine Auswirkungen auf die Funktion des Proteins hat. Soweit diese Mutationen nicht in der Keimbahn auftreten und Gameten betreffen, haben sie im Normalfall der Reproduktion keine nachteiligen Folgen für die nächsten Generationen. Die hohe Ausfallrate beim Klonieren mit adulten Zellen ist aber vielleicht eine Konsequenz von Mutationen, die sich zufällig in den betroffenen Zellen ereignet haben und die die Entwicklung unterbinden.
Im Hinblick auf den Kerntransfer mit somatischen Zellen ist von Bedeutung, dass es bei jeder Zellteilung zu einer Verkürzung der Telomeren-Regionen, also an den Enden der Chromosomen, kommt. Diesem erstmals von Hayflick beschriebenen "Alterungsprozess" der Chromosomen unterliegen alle somatischen Zellen. Noch ist nicht klar, wie sich dies auf die Lebenserwartung der aus der Klonierung entstandenen Individuen auswirkt. Aus subcutanen Gewebezellen eines greisen Brahman-Bullen (21 Jahre) konnten erfolgreich Nachkommen kloniert werden (Hill et al. 2000). Es scheint, dass die Telomerenverkürzung unter bestimmten Umständen umkehrbar bzw. aufhaltbar ist, d.h. durch Repairmechanismen die ursprüngliche Länge wieder hergestellt bzw. sogar eine Verlängerung beobachtet werden kann (Lanza et al. 2000). Dies wird aber nicht heftig diskutiert (Glaser 2000, Wilmut, Clark und Harley, 2000) und es ist tatsächlich noch nicht klar, inwieweit Klonabkömmlinge tatsächlich eine unveränderte Entwicklungs- und Alterungskapazität haben werden.
Klongeschwister unterscheiden sich im Normalfall dadurch, dass sie in der Regel neben der Empfängermutter, die den Embryo austrägt, aber genetisch nicht beteiligt ist, zwei genetische Mütter haben. Von einer genetischen Mutter stammt die Kern-DNS und von einer zweiten, die über die Eizelle Zytoplasma beisteuert, die mitochondriale DNS . In eigenen Untersuchungen konnten wir zeigen, dass Klonnachkommen eine mitochondriale Heteroplasmie aufweisen, die als mitochondrialer Chimärismus verstanden werden kann (Steinborn et al. 1998). Der Anteil der mitochondrialen DNS der Spenderzelle im Vergleich zur Empfängerzelle ist umso geringer, je weiter die Spenderzelle sich bereits entwickelt hatte. Im Prinzip kann deshalb in fast allen Fällen anhand dieser mitochondrialen Heteroplasmie gezeigt werden, dass bzw. ob ein Tier tatsächlich das Produkt eines Klonierungsprozesses ist (Steinborn et al. 2000).
Daraus ergibt sich, dass Klongeschwister aus Kerntransfer sowohl untereinander wie auch im Vergleich zum Adult-Individuum im Normalfall weder phänotypisch noch genetisch vollständig identisch sind. Neben den angedeuteten genetischen Unterschieden (verschiedene genetische Veränderungen in den einzelnen Kernspender-Zellen vor der Klonierung und in den einzelnen klonierten Embryonen, Heteroplasmie der mitochondrialen DNS ) wirken sich insbesondere auch diverse intrauterine und postnatale Umweltfaktoren auf die phänotypische Ausprägung der Klongeschwister modifizierend aus.
In Klonierungsprogrammen treten häufiger als üblich Aborte auf. Auffallend ist weiterhin, dass Feten aus klonierten Embryonen insbesondere auch in der zweiten

Hälfte der Gravidität verloren gehen. Dabei werden signifikant mehr Fälle von Eihautwassersucht beobachtet. Die Gründe für diese Probleme während der Gravidität sind noch nicht bekannt, aber es könnte sich um Störungen der Kommunikation zwischen fetalen und maternalen Plazentaanteilen handeln. Bekannt ist, dass die einwöchige Kultur im serumhaltigen Medium eine Bedeutung für das Auftreten der höheren Geburtsgewichte hat.
Die aus Embryo-Klonierung geborenen Kälber weisen in einzelnen Fällen deutlich höhere Geburtsgewichte auf (Willadsen et al. 1991). Diese Beoachtung wird auch bei Kälbern aus der *in-vitro*-Produktion gemacht. Neben den schon genannten Poblemen und einer in einzelnen Fällen zu beobachtenden gestörten Vorbereitung und Einleitung der Geburt kann es bei Klonkälbern auch post partum mitunter zu Schwierigkeiten in der Entwicklung und zu Immunschwächen kommen, wie internationale Publikationen und eigene Beobachtungen zeigen.

Mögliche Anwendungen der Klonierung in der Biotechnologie

In der Biotechnologie liegt die vorrangige Anwendung der Klonierung in der effizienteren Generierung geklonter transgener Rinder. Beim konventionellen Gentransfer in Nutztiere wird das DNS- Konstrukt in befruchtete Eizellen injiziert (Brem et al. 1985, Hammer et al. 1985). Weniger als 10% der geborenen Jungtiere sind transgen, bis zur kommerziellen Nutzung dieser Tiere vergehen in aller Regel zwei Generationen. Bei Anwendung der Klonierung kann dagegen die Veränderung des Genoms bereits in der Zelllinie durchgeführt werden. Nach Testung der Integration und eventuell sogar der Expression des Genkonstrukts wird via Kerntransfer bereits in einer Generation ein Klon von transgenen Tieren erstellt. Für die Produktion rekombinanter (pharmazeutischer) Proteine ist zum einen der Zeitvorteil von enormer Bedeutung und zum anderen haben Klongeschwister als Produzenten den Vorteil, dass das Expressionsmuster durch den Genotyp nicht modifiziert wird und deshalb bei allen Tieren, zumindest was die genetischen Wirkungen betrifft, Art und Höhe der Expression weitgehend einheitlich sein sollten.
Auch auf dem Gebiet der Xenotransplantation diskutiert man Anwendungen dieser Technik. Die dafür notwendigen genetischen Veränderungen durch Gentransfer können in einer Zelllinie wesentlich effizienter durchgeführt werden. Außerdem ist es bei Zellen auch möglich, Gene gezielt funktionell auszuschalten und damit ihre Expression zu unterbinden. Wenn eine Zelllinie etabliert wird, die die notwendigen Veränderungen aufweist, könnten anschließend durch Klonierung aus dieser Zelllinie z.B. transgene Schweine erstellt werden.
Es wurde auch gezeigt, dass genetisch veränderte bovine Zellen nach Kerntransfer zu Feten führten, von denen fetale Zellen gewonnen werden konnten, die ein humanes Protein exprimierten, das nach Übertragung in ein Tierversuchsmodell dort die erwarteten positiven Wirkungen auslöste (Zawada et al. 1998). Von besonderer Bedeutung für Forschung und Anwendung ist es, nicht nur Gene additiv in das Genom von Zellen zu integrieren, um damit transgene Tiere zu generieren, sondern Gene auch

funktionell zu deletieren. Aus dem *in-situ*-Ersatz von endogenen Strukturgenen oder regulatorischen Elementen durch andere Sequenzen würde eine völlig neue Dimension der gewünschten Veränderung des Genoms resultieren.

Züchterische Aspekte der Klonierung

In der Tierzuchtforschung und der tierischen Produktion kommen folgende Einsatzmöglichkeiten der Klonierung in Frage:

- Einsparung von Test- und Versuchstieren durch größere statistische Aussagekraft. Klongeschwister können bei Versuchen in der Ethologie, Fütterung, Prüfung von Medikamenten etc. auf die verschiedenen Gruppen verteilt werden. Dadurch lassen sich die Behandlungs-Effekte direkt studieren, ohne von unterschiedlichen genetischen Effekten maskiert zu werden.
- Detaillierte Untersuchungen von Genotyp-Umwelt-Interaktionen. Durch Verteilung von Klongeschwistern auf verschiedene Umwelten können ihre Leistungen in der Produktion, Gesundheit, Fruchtbarkeit und Langlebigkeit direkt untersucht werden.
- Erhaltung genetischer Ressourcen. Durch Klonierung der letzten verfügbaren Individuen von in ihrem Fortbestand gefährdeten Rassen oder Linien könnten diese direkt ohne Tiefgefrier-Konservierung erhalten werden.
- Einschränkung der genetischen Vielfalt, die bei bestimmten Anlässen gewünscht wird. So wäre für die Produktion in vielen Fällen erstrebenswert, bekannte Genotypen verwenden zu können, also z.B. auch nur Tiere mit dem gleichen Geschlecht zu erhalten.
- Beschleunigung des Zuchtfortschrittes. Durch Klonierung der genetisch besten weiblichen Tiere, die dann mit verschiedenen herausragenden Vatertieren belegt werden, können durch Neukombination der Erbanlagen schneller optimierte Genotypen erhalten werden.
- Intensivere Nutzung herausragender Zuchttiere. Sowohl auf der männlichen wie auch auf der weiblichen Seite kann durch Klonierung die Ausnutzung des genetischen Potentials massiv gesteigert werden.

Bei der Beurteilung der züchterischen Konsequenzen von Klonierungsprogrammen ist zwischen dem allgemeinen Zuchtwert und dem Klonwert zu unterschieden. Der allgemeine Zuchtwert, der in den gängigen Besamungszuchtprogrammen der Selektion von Bullen und Kühen zugrundeliegt, ist die Summe der additiven Genwirkungen, die ein Tier bei Anpaarung an zufällig ausgewählte Tiere einer Population an seine Nachkommen weitergibt. Im Gegensatz dazu ist der Klonwert die Summe aller Genwirkungen (additiv, dominant, epistatisch), die folglich bei gleicher Umwelt zu weitgehend gleichen Klongeschwisterleistungen führen müsste.

Auch beim Einsatz der Embryoklonierung kann neben der genetischen Selektion, die den Zuchtfortschritt bedingt, die klonale Selektion genutzt werden. Aus dem Vergleich von Klonwert und Zuchtwert ergibt sich, dass die Klonierung von Embryonen nicht von vorneherein eine anhaltende Verbesserung des Zuchtfortschrittes bewirkt. Erst die Kombination von genetischer und klonaler Selektion mit optimaler Nutzung der

Prüfkapazitäten wird zu einem kumulativen Erfolg führen. Es ist deshalb sinnvoll, die Prüfkapazitäten gleichzeitig für die klonale Selektion und die genetische Selektion zu nutzen.
Der züchterische Erfolg der beiden Selektionsmaßnahmen ist in erster Linie von der Genauigkeit der Zucht- bzw. Klonwertschätzung und der Selektionsintensität abhängig. Das Generationsintervall kann bei Geschwisterprüfung nach dem Muster des adulten MOET-Programmes kurz gestaltet werden. Bei großer Ähnlichkeit zwischen Klongeschwistern reichen ein bis zwei Prüftiere aus, um die besten Klone herauszufinden. Eine andere Situation ergibt sich bei der Bestimmung der Zuchtwerte der Klone. Mit zunehmender Differenz zwischen Heritabilität und Ähnlichkeit der Klongeschwister nimmt die Genauigkeit der Zuchtwertschätzung ab.
Zur Untersuchung dieser Zusammenhänge wurden in einem Modellversuch in Bayern identische Zwillinge aus Embryoteilung (Abb. 30) verwendet (Distl et al. 1990). Erwartungsgemäß ergab die Analyse, dass die Ähnlichkeit zwischen den monozygoten Zwillingen in der Mastleistung sehr hoch war. Die Ähnlichkeit zwischen den Zwillingsbullen lag in der Mastleistung zwischen 65 und 80%, was bedeutet, dass der Test eines Zwillingspartners bereits gute Aussagen über die genetische Veranlagung des anderen Zwillingspaares auch der Klongeschwister zulässt. Die Unterschiede zwischen den Nachkommengruppen (männlich und weiblich) der jeweiligen Zwillingspaare waren in der Mast- und Schlachtleistung äußerst gering. Der statistische Test ergab, dass diese Unterschiede zwischen den Nachkommengruppen der jeweiligen Zwillingspaare nur zufallsbedingt sind und durch die Stichprobenvariation erklärt werden können. Dementsprechend hoch sind die Beziehungen zwischen den Nachkommen der jeweiligen Zwillingspaare.
Wie erwartet spielt es natürlich keine Rolle, welcher Zwilling für die Zucht verwendet wird, da die Zuchtwerte aus der Nachkommenprüfung für Zwillinge die selben Resultate erbringen müssen, auch wenn das nicht immer der Fall ist. Sehr hoch sind die Korrelationen zwischen den Eigenleistungsprüfungsergebnissen der Zwillinge und den Ergebnissen der Nachkommenprüfung. Aufgrund dieser Ergebnisse ist anzunehmen, dass der additiv-genetische Zuchtwert der Bullen aus der Eigenleistungsprüfung von Zwillingspartnern oder Klongeschwistern relativ gut vorausgesagt werden kann. Dadurch können vorhandene Prüfkapazitäten zur Stationsprüfung auf Mast- und Schlachtleistung durch den Einsatz des Embryotransfers und der Klonierung wesentlich besser genutzt werden als in konventionellen Verfahren.
Nach frühen Modellrechnungen von Teepker und Smith (1989) kann die zu erwartende Leistungssteigerung bei der Embryoklonierung im Vergleich zur genetischen Selektion in einer Selektionsrunde zu einem Leistungssprung von 1,8 Standardeinheiten führen. Dies würde etwa 1.500 kg Milch bei der Laktationsleistung entsprechen, so dass die Leistung der Tiere aus den besten Klonen wesentlich über den Leistungen der Zuchttiere der Population läge. Dabei darf aber nicht vergessen werden, dass die Ergebnisse der Klonselektion wahrscheinlich nicht wie die konventionellen Zuchtfortschritte über lange Zeiträume kumuliert werden können. Der jährliche Zuchtfortschritt liegt in gängigen Besamungszuchtprogrammen bei etwa 1% und bei Programmen mit

guter Effizienz bei bis zu 1,5%. MOET-Programme bei Bullenmüttern oder in Nukleuszuchtprogrammen können zu Zuchtfortschritten von 2 bis 2,4% führen. Im Gegensatz dazu würde eine Klonselektion einen Zuchtfortschritt von 20 bis 25% ermöglichen.
Eine der ersten Modellkalkulationen für den jährlichen genetischen Fortschritt durch Einsatz von Embryoklonierung haben Nicholas und Smith (1983) vorgelegt. Sie vergleichen dabei den genetischen Erfolg bei der Erstellung großer Klone mit dem in Besamungszuchtprogrammen erreichbaren Erfolg. Durch die Selektion der Eltern der Klone kann ein anfänglicher genetischer Sprung von vier Jahren (gemessen am jährlichen theoretischen Zuchtfortschritt in Nachkommenprüfprogrammen) im Vergleich zu den Eltern von Bullen in Besamungszuchtprogrammen erreicht werden. Nach drei Jahren liegen die Leistungen der Klone vor und die besten Klone können für den Einsatz in der Population selektiert werden. Die im darauffolgenden Jahr geborenen Nachkommen würden dann 13 bis 17 Zuchtjahre vor der Besamungszuchtpopulation liegen. Im selben Jahr werden die besten Klone miteinander verpaart, um eine neue Klonierungsrunde im Jahr 8 zur Verfügung zu haben. Nach 16 Jahren würde die Differenz zwischen der Benutzung von Klonen und dem Nachkommenprüfungssystem mehr als 30 Jahre betragen.
Die züchterischen Vorteile von Klonierungsprogrammen sind bei männlichen und weiblichen Klonen unterschiedlich. Männliche Klone ermöglichen eine sicherere und effizientere Zuchtwertschätzung auf Mast- und Schlachtleistung bei Zweinutzungs- und Fleischrassen und eine bessere und längere Nutzung von Spitzenbullen, wenn identische Embryonen erstellt und tiefgefroren wurden. Wenn praxisrelevante Testmethoden der Testung von Krankheitsresistenz bzw. -anfälligkeit entwickelt werden, können diese Ergebnisse direkt berücksichtigt werden.
Bei weiblichen Tieren ermöglicht die Erzeugung von Klongruppen die Bildung von Herden, die unter definierten Umweltbedingungen in der Leistung um mehrere Standardeinheiten über dem Durchschnitt liegen werden. Dies würde z.B. für Holstein-Friesian bedeuten, dass eine Leistungsgarantie um 11.000 kg Milch erreicht werden könnte. Beim Fleckvieh würde dies eine Milchleistung von 9.000 kg bei guter Bemuskelung ermöglichen. In Hinkunft könnte die geschickte Kombination genetischer und klonaler Selektion zu einer deutlichen Beschleunigung des Zuchtfortschritts führen.
Die für die Embryoklonierung aufgezeigten Aspekte gelten sinngemäss auch für die Klonierung mit Zellen fetalen Ursprungs. Dagegen erweitert die Adult-Klonierung das Spektrum aber noch um eine sehr wesentliche Möglichkeit. Durch die Klonierung adulter Tiere könnte an die Stelle der genetischen Selektion eine Selektion auf phänotypischer Basis treten. Bei der Klonierung bleiben alle Effekte von Genkombinationen erhalten, d.h. nicht nur die additiven Geneffekte können genutzt werden. Bei ähnlicher Umwelt, wie sie in aller Regel in Betrieben mit gutem Management erwartet werden kann, sollte die Leistung von Klonen sich nur im Rahmen der verbleibenden Effekte der Umwelt und der mitochondrialen genetischen Varianz unterscheiden. Damit wäre innerhalb einer Herde in nur einer Generation mit allen Tieren eine Produktion auf dem Niveau des besten bzw. optimalen Tieres einer Herde

möglich. Von besonderer Attraktivität könnte sein, Tiere mit hoher Lebensleistung auszuwählen.
Ein weiterer sehr wichtiger Vorteil der Klonierung ergibt sich aus der möglichen Unterstützung der weltweiten Anstrengungen, die seit einigen Jahren in Richtung markergestützter Selektion unternommen werden. Sobald geeignete molekulargenetische Marker identifiziert werden, die eine Optimierung der genetischen Selektion erlauben, können diese Effekte durch die Klonierung noch verstärkt werden. Würden in absehbarer Zeit etwa ein Dutzend Marker zur Verfügung stehen, die möglicherweise simultan genutzt werden sollen, kann nach Identifikation der wenigen Tiere, die für alle Marker positiv sind, durch Klonierung eine effiziente Nutzung dieser Tiere erreicht werden.
Bei Embryonen, von denen nach Blastomerenentnahme mittels PCR eine Markerbestimmung durchgeführt worden ist, kann durch Klonierung sichergestellt werden, dass aus diesen Embryonen via Generierung von geklonten Embryonen tatsächlich zumindest einige Tiere entstehen und somit der selektierte Genotyp nicht verloren geht.
Die genannten Anwendungen der Klonierung sind nur ein kleiner Auszug aus dem Potential, das diese neue Technik bietet. Es muss an dieser Stelle aber auch betont werden, dass noch nicht sicher ist, ob die Klonierung in absehbarer Zeit so perfektioniert werden kann, dass der Aufwand für die Technik in einem angemessenen Verhältnis zum möglichen Nutzen steht.
Ein anderer wichtiger Punkt ist die rechtliche Seite. Auch bei den Klonierungs-Patenten ist jetzt ein gerichtlicher Streit um Claims entflammt, der sicher nicht schnell beendet sein wird. Wie dem "Nature"heft vom 8. Juni unter dem Titel "Cloning´s owners go to war" (Aldhouse, 2000) zu entnehmen ist, wird heftig um die Rechte an dem Verfahren gekämpft. Auch wenn im Moment noch die biotechnologischen Anwendungen im Vordergrund stehen, wird auch die züchterische Nutzung der Klonierung einschließlich der Möglichkeit der Erstellung transgener Tiere wohl nicht lizenzfrei zur Verfügung stehen.

## Ethische Bewertung der Klonierung und Schlussbemerkung

Die Ethik-Kommission der Europäischen Union (GAEIB) hat in einer Stellungnahme zu den ethischen Aspekten der Klonierung vom 28.5.1997 unter anderem festgestellt, dass die Anwendung der Klonierung beim Tier ethisch akzeptabel ist, wenn sie unter Berücksichtigung tierschützerischer Vorgaben erfolgt. Ein großes Problem ist die Frage der Klonierung mit menschlichen Zellen inklusive dem therapeutischen Klonen (auch hier entsteht bei einigen der derzeit diskutierten Konzepte als Zwischenprodukt ein entwicklungsfähiger Embyro). Provozierend wird von interessierten Kreisen die Frage gestellt "Wieso sollte das Klonen bei Tieren erlaubt sein, nicht aber beim Menschen?" Zweifelsohne ist das technische Vorgehen weitgehend das gleiche und so kommt eine utilitaristische Sichtweise hier wohl in bestimmten naheliegenden Anwendungbereichen zu einer gleichen Aussage bei Mensch und Tier. Selbstverständlich werden

sehr nachvollziehbare und scheinbar nützliche oder doch hilfreiche Gründe ins Feld geführt, große therapeutische Erfolge in Aussicht gestellt.
Aber es muss hier in aller Schärfe die Frage gestellt werden: Dürfen wir, was wir können? - Müssen wir, was wir dürfen? - Wollen wir, was wir müssen? und - Können wir, was wir wollen? Heiligt der Zweck die Mittel? Die Antwort muss m.E. klar und eindeutig "Nein" sein. Der Zweck darf hier nicht die Mittel heiligen!
Die reproduktive Klonierung eines Menschen wäre ein Vorgang, der zutiefst das Grundrecht des Erhalts der Menschenwürde verletzen würde. Auch ein Klon würde selbstverständlich eine eigene Persönlichkeit, ein "Ich"-Empfinden und Würde haben. Wie würde er mit der Tatsache, dass er ungefragt als Klonierungsprodukt entstanden ist, als Kopie oder Ersatz eines anderen Menschen, fertig werden. Wenn wir die Würde eines existierenden Menschen vor Verletzung oder Zerstörung schützen wollen und müssen - und darauf haben wir uns verständigt, dass wir das tun müssen - dann dürfen wir einem Verfahren, das einen Schaden der Würde des entstehenden Klon per se zur Folge hätte, niemals zustimmen.
Leider scheint es so zu sein, dass die Ablehnung der Klonierung keineswegs so umfassend ist, wie man dies hätte erwarten wollen, im Gegenteil, sie weckt bei gar nicht so wenigen Leuten wohlwollendes Interesse nach dem Motto: "Warum eigentlich nicht, wäre doch chic, ein Klon von mir!" Wie weit dieser Ego-Wahn reicht, kam bei einer - natürlich nicht repräsentativen - Umfrage eines Radiosenders nach dem Bekanntwerden von Dolly und der Möglichkeit des Adultklonierens zutage. Fast die Hälfte der Anrufer bekundete, dass sie sich gut vorstellen könnten, sich klonieren zu lassen.
Nur noch zwei Argumente zur Frage: "Wieso Klonen bei Tieren, nicht aber beim Menschen?" Ein Tier kann nicht erkennen, dass ein anderes Tier ein Klon von ihm ist, und kann demzufolge auch nicht darunter leiden. Ein Mensch kann und würde wohl sehr unter diesem Umstand leiden. Nur der Mensch hat die Fähigkeit der Einsicht seiner Herkunft und Zukunft, also ein Bewusstsein und die Voraussicht des eigenen Todes. Tiere können, darüber besteht weitestgehende Übereinkunft, zwar Schmerzen und Leiden empfinden und sie können wohl auch Furcht oder ähnliche Gefühle wie Angst entwickeln bzw. haben. Tieren ist es aber nicht möglich, den eigenen, bevorstehenden Tod als etwas unausweichliches, zwar zeitlich und örtlich unbestimmtes, aber sicher eintretendes Ereignis zu erkennen, bzw. zu begreifen. Wären sie dazu in der Lage, würde dies weitreichende Konsequenzen für ihr Verhalten und für unseren Umgang mit ihnen haben müssen. Ein sicheres Zeichen dafür, dass Tiere den eigenen Tod nicht begreifen ist, dass sie sich nicht selbst töten. Ich gestehe, dass ich nicht optimistisch bin, was die Unterbindung der Ausdehnung der Klonierungstechnik auf den Menschen betrifft. Nur wenn wirklich sichergestellt wäre, dass ein Verzicht auf die Klonierung beim Tier einen zuverlässigen Schutz vor allen Anwendungen beim Menschen gewährleisten würde, wäre ich, wie wohl viele meiner Kollegen - sofort dazu bereit. Aber ohne so ein Junktim darf man nicht so unvernünftig sein, den Nutzen, den man indirekt für die Menschheit aus der direkten Anwendung der Klonierung bei Tieren ziehen kann, zu unterbinden.

Goethe lässt Faust sagen:

"Was man nicht nützt ist eine schwere Last.
Nur was der Augenblick erschafft, das kann er nützen."

Literaturverzeichnis


Aldhous, P. (2000) Cloning´s owners go to war. Nature 405, 610-612.

Brem, G., Brenig, B., Goodman, H. M., Selden, R. C.. Graf, F., Kruff, B., Springmann, K., Hondele, J., Meyer. J., Winnacker, E.-L., Kräusslich H. (1985) Production of transgenic mice, rabbits and pigs by microinjection into pronuclei. Reprod. Dom. Anim. 20 : 251-252.

Brem, G. (1986) Mikromanipulation an Rinderembryonen und deren Anwendungsmöglichkeiten in der Tierzucht. Enke Verlag, Stuttgart, 211 S.

Bondioli, K.R., Westhusin, M.E., Looney, C.R. (1990) Production of identical bovine offspring by nuclear transfer. Theriogenology 33, 165-174.

Briggs, R., King, T.J. (1952) Transplantation of living nuclei from blastula cells into enucleated frogs´eggs. Proc. Natl. Acad. Sci. U.S.A.. 38, 445-463.

Cambell, K.H.S., McWhir, J., Ritchie, W.A., Wilmut, I. (1996) Sheep cloned by nuclear transfer from a cultured cell line. Nature 380, 64-66.

Cibelli, J.B., Stice, S.L., Golueke, P.J., Kane, J.J., Jerry, J., Blackwell, C., Abel Ponce de Leon, F., Robl, J.M. (1998) Cloned transgenic calves produced from nonquiescent fetal fiboblasts. Science 280, 1256-1258.

Clement-Sengewald, A., Palma, G. A. , Berg, U., Brem, G. (1992) Comparison between *in vitro* produced and *in vivo* flushed donor embryos for cloning experiments in cattle. Theriogenology 37, 196.

Distl, O., Brem, G., Gottschalk, A., Kräusslich, H. (1990) Embryo-Splitting: erster Schritt zur klonalen Selektion. Der Tierzüchter 42, 474-475.

Glaser, V. (2000) Cloned cows turn back the cellular clock. Nat. Biotech. 18, 594.

Gurdon, J.B. (1962) Adult frogs derived from the nuclei of single somatic cell. Dev. Biol. 4, 256-273.

Hammer, R.E., Pursel, V.G., Rexroad Jr., C.E., Wall, R.J., Palmiter, R.D., Brinster, R.L. (1985) Production of transgenic rabbits, sheep and pigs by microinjection. Nature 315, 680-683.

Hiendleder, S., Schmutz, S.M., Erhardt, G., Green, R.D., Plante, Y. (1999) Transmitochondrial differences and varying levels of heteroplasmy in nuclear transfer cloned cattle. Mol. Reprod. Dev. 54, 24-31.

Hill, J.R., Winger, Q.A., Long, C.R., Looney, C.R., Thompson, J.A., Westhusin, M.E. (2000) Development rates of male bovine nuclear transfer embryos derived from adult and fetal cells. Biol. Reprod. 62, 1135-1140.

Illmensee, K., Hoppe, P.C. (1981) Nuclear transplantation in Mus musculus: developmental potential from nuclei from preimplantation embryos. Cell 23, 9-18.

Kato, Y., Tani, T., Sotomaru, Y., Kurokawa, K., Kao, J., Doguchi, H., Yasue, H., Tsunoda, Y. (1998) Eight Calves Cloned from Somatic Cells of a Single Adult. Science 282, 2095-2098.
Lanza, R.P., Cibelli, J.B., Blackwell, C., Cristafalo, V.J., Francis, M.K., Baerlocher, G.M., Mak, J., Schertzer, M., Chavez, E.A., Sawyer, N., Lansdorp, P.M., West, M.D. (2000) Extension of cell life-span and telomere length in animals cloned from senescent somatic cells. Science 288, 665-669.
McGrath, J., Solter, D. (1983) Nuclear transplantation in the mouse embryo by microsurgery and cell fusion. Science 220, 1300-1302.
McGrath, J., Solter, D. (1984) Inability of mouse blastomere nuclei transferred to enucleated zygotes to support development *in vitro*. Science 226, 1317-1319.
Nicholas, F.W., Smith, C. (1983) Increased rates of genetic change in dairy cattle by embryo transfer and splitting. Anim. Prod. 36, 341-353.
Prather, R.S., Barnes, F.L., Sims, M.M., Robl, J.M., Eyestone, W.H., First, N.L. (1987) Nuclear transplantation in the bovine embryo: assessment of donor nuclei and recipient oocyte. Biol. Reprod. 37, 859-866.
Robl, J.M., Prather, R.S., Barnes, F., Eyestone, W., Northey, D., Gilligan, B., First, N.L. (1987) Nuclear transplantation in bovine embryos. J. Anim. Sci. 64, 642-647.
Sims, M., First, N.L. (1993) Production of calves by transfer of nuclei from cultured inner cell mass cells. Proc. Natl. Acad. Sci. U.S.A. 90, 6143-6147.
Steinborn, R., Zakhartchenko, V., Jelyazkov, J., Klein, D., Wolf, E., Müller, M., Brem, G. (1998a) Composition of parental mitochondrial DNS in cloned bovine embryos. FEBS Lett. 426, 352-356.
Steinborn, R., Zakhartchenkom V., Wolf, E., Müller, M., Brem, G. (1998b) Nonbalanced mix of mitochondrial DNS in cloned cattle produced by cytoplast-blastomere fusion. FEBS Lett. 426, 357-361.
Steinborn, R., Müller, M., Brem, G. (1998c). Genetic variation in functionally important domains of the bovine mtDNS control region. Biochim. Biophys. Acta 1397, 295-304.
Steinborn, R., Schinogl, P., Zakhartchenko, V., Achmann, R., Schernthaner, W., Stojkovic, M., Wolf, E., Müller, M., Brem, G. (2000) Mitochondrial DNS heteroplasmy in cloned cattle produced by fetal and adult cell cloning. Nature Genetics in press.
Teepker G., Smith C. (1989) Combining clonal response and genetic response in dairy cattle improvement. Anim. Prod. 49, 163-169.
Wells, D.N., Misica, P.M., Tervit H.R. (1999) Production of cloned calves following nuclear transfer with cultured adult mural granulosa cells. Biol. Reprod. 60, 996-1005.
Willadsen S.M. (1981) Micromanipulation of embryos of the large domestic species. In: Mammalian Egg Transfer, Forida, CRC Press, 185-210.
Willadsen, S.M. (1986) Nuclear transplantation in sheep embryos. Nature 277, 298-300.
Willadsen, S.M., Janzen, R.E., McAlister, R.J., Shea, B.F., Hamilton, G., Mc Dermand, D. (1991) The viability of late morulae and blastocysts produced by nuclear transplantation in cattle. Theriogenology 35, 161-170.

Wilmut, I, Schnieke, A.E., McWhir, J., Kind A. J., Campbell, K.H. (1997) Viable offspring derived from fetal and adult mammalian cells, Nature 385, 810-813.
Wilmut, I., Clark, J., Harley, C.B. (2000) Laying hold on eternal life? Nat. Biotechnology 18, 599-600.
Wolf, E., Zakhartchenko, V., Brem, G. (1998) Nuclear transfer in mammals: recent developments and future perspectives. J. Biotechnol. 65, 99-110.
Zakhartchenko, V., Alberio, R., Stojkovic, M., Prelle, K., Schernthaner, W., Stojkovic, P., Wenigerkind, H., Wanke, R., Düchler, M., Steinborn, R., Müller, M., *Brem*, G., Wolf, E. (1999a) Adulte cloning in Cattle: Potential of Nuclei from a Permanent Cell Line and from Primary Cultures. Mol. Reprod. Dev. 54, 264-272.
Zakhartchenko, V., Durcova-Hills, G., Stojkovic, M., Schernthaner, W., Prelle, K., Steinborn, R., Müller, M., Brem, G., Wolf, E. (1999b) Effects of serum starvation and re-cloning on the efficiency of nuclear transfer using bovine fetal fibroblasts. J. Reprod. Fertil. 115, 325-331.
Zakhartchenko, V., Durcova-Hills, G., Schernthaner, W., Stojkovic, M., Reichenbach, H.-D., Müller, S., Prelle, K., Steinborn, R., Müller, M., Wolf, E., Brem, G. (1999c) Potential of fetal germ cells for nuclear transfer in cattle. Mol. Reprod. Dev. 52, 421-426.
Zawada, W.M., Cibelli, J.B., Choi, P.K., Clarkson, E.D., Golueke, P.J., Witta, S.E., Bell, K.P., Kane, J., Abel Ponce de Leon, F., Jerry, J.D., Robl, J.M, Freed, C.R., Stice, S.L. (1998) Somatic cell cloned transgenic bovine neurons for transplantation in parkinson rats. Nature Medicine 4, 569- 574.

Internationales Kolloquium „Vertrauen. Das 21.Jahrhundert und darüber hinaus.“
Wuppertal, 16.-17.1.2001.
In: Trust - Das Prinzip Vertrauen (Hrsg.: Mihai Nadin), Synchron Wissenschaftsverlag der Autoren, Heidelberg, 83-94.

## Risikokontrolle und Vertrauen - Zur sozialen Akzeptanz der Biotechnologie

Friedrich Dürrenmatt formulierte: "Was die Welt verändert, ist doch nicht die Politik oder die Kunst, sondern eben die Wissenschaft. Die zweite, die naturwissenschaftliche Kultur ist heute das Entscheidende". Wenn aber, und aus meiner Sicht gibt es zumindest in unserem Kulturkreis wenig Zweifel daran, die Wissenschaft so entscheidend für die Veränderung unserer Welt ist, setzt sich die Gesellschaft in Politik und wohl auch Kunst zu wenig intensiv, zu wenig informiert und zu wenig reflektiert mit ihr aus-einander. Man dürfte mehr Aufmerksamkeit für wissenschaftliche Erkenntnisse und Entdeckungen erwarten, mehr Hinwendung und mehr Kontrolle bei sich abzeichenden Entwicklungen und auch mehr Vertrauen, wenn schon aus Bequemlichkeit, Uninteressiertheit oder Unbedenklichkeit diese Anstrengung nicht geleistet wird.
Gentechnik ist eine Teil-Wissenschaft der Biotechnologie, deren Grundlagen vor mehr als 25 Jahren entwickelt worden sind. Nach der entscheidenden Entdeckung der Restriktionsenzyme, mit denen die DNS gezielt geschnitten werden kann, waren zwei weitere essentielle Meilensteine die Etablierung der Sequenzierung und der Synthese von DNS-Fragmenten. Mit Hilfe des klassischen gentechnischen Experiments, der Klonierung von Genen in bakteriellen Plasmiden, war es möglich geworden, fremde Proteine wie z.B. Humaninsulin in rekombinanten Bakterien zu produzieren.
Ein sehr wichtiger Bereich, in dem nicht mit gentechnisch veränderten Organismen gearbeitet wird, und der deshalb im engeren Sinn mitunter nicht zur Gentechnik gerechnet wird, ist die molekulargenetische Genomanalyse und die Gendiagnostik.
Durch Gentransfer können rekombinante DNS- Fragmente in das Genom von Zellen, Pflanzen und Tieren eingeschleust und dort zur Expression gebracht werden. Transgene Tiere sind für die biologische und humanmedizinische Grundlagenforschung als Modelltiere für genetische Studien und die Untersuchung der Entstehung und Therapie menschlicher Erkrankungen von höchstem Interesse. In der Tierzucht wird versucht, den Gentransfer zur Optimierung der Wachstumsleistung, der Etablierung neuer Stoffwechselwege oder langfristig zur Erhöhung der Krankheitsresistenz und Verbesserung der Immunisierung, einzusetzen. Transgene Nutztiere könnten aber vor allem im Rahmen des sog. "Gene Farming" zur Produktion von humantherapeutischen Proteinen eingesetzt werden. In Zukunft wird es vielleicht auch einmal möglich sein, einzelne Organe transgener Tiere hinsichtlich ihrer immunologischen Präsentation so zu verändern, dass sie als Organspender in der Transplantationsmedizin genutzt werden könnten.
Gentechnik und Biotechnologie im Planzenbereich versucht, Pflanzen an unwirtliche Umweltverhältnisse anzupassen, sie gegen Schadorganismen zu schützen, Resistenzen zu etablieren und sie von bestimmten Faktoren unabhängig zu machen. Neben diesen

Optimierungsbestrebungen wird auch zunehmend angestrebt, Pflanzen gentechnisch so zu verändern, dass sie neue positive Eigenschaften haben.
Wie kann Vertrauen in die Biotechnologie entstehen, welche Gründe können das Vertrauenssubjekt dazu veranlassen, der Biotechnologie als Vertrauensobjekt solches entgegenzubringen? Der Prozess der Vertrauensbildung ist nicht restlos plan- und machbar, wie das bei technischen Porzessen weitgehend der Fall ist (Hoyningen-Huene, 2000). Nach Luhmann (1989) ist Vertrauen in jedem Fall eine soziale Beziehung, die eigenen Gesetzlichkeiten unterliegt.
Wissenschaftler sind ganz gewiss nicht die besseren Menschen, aber mindestens so sicher auch nicht die schlechteren. Die Mehrzahl von ihnen wird im Privatleben genausooft oder selten die Wahrheit sagen wie alle anderen auch. Aber es besteht ein gewisser Unterschied zu dem, was sie als Naturwissenschaftler "von sich geben", insbesondere wenn sie wissenschaftlich publizieren: hier sind sie der Wahrheit und Klarheit verpflichtet, zur Nachvollziehbarkeit und Wiederholbarkeit gezwungen! Und in diesem Sinne muss man ihnen trauen und ihnen auch vertrauen können.
Schwieriger wird es beim definitionsgemäßen Vertrauen, das von "jemandem **nur Gutes** erwartet und sich auf **richtiges Handeln** verlässt". Dieses Vertrauen jedem einzelnen Wissenschaftler uneingeschränkt entgegenzubringen, wäre zuviel verlangt, zuviel vom Wissenschaftler, der dieses Vertrauen immer und überall zuverlässig erfüllen müsste und zuviel verlangt vom Vertrauensgeber, der sich ihm mehrheitlich unbekannten Personen ausliefern müsste. Das andere Extrem "Vertrauen ist gut, Kontrolle ist besser" kann man sich als Leninist zur Lebensmaxime machen, um dann ob der Unerfüllbarkeit in andauernder Angst zu leben, denn vollständige Kontrolle ist noch viel weniger möglich als vollständiges Vertrauen, das wir zumindest im persönlichen Bereich kennen und überaus schätzen.
Die Devise könnte lauten, Grundvertrauen ja, aber nur mit gleichzeitiger Risikokontrolle. Dabei darf der Begriff Risikokontrolle nur meinen, was er ausdrückt: Kontrolle des Risikos und nachgerade nicht "Null-Risiko", auch wenn gerade dieses unbilligerweise von der Gentechnik immer wieder gefordert wird. Jedem Vernünftigen muss einleuchten, dass es ein Null-Risiko nirgends gibt und demnach auch bei der Anwendung der Gentechnik nicht verlangt werden kann. Verlangt werden kann und muss für jede Anwendung eine solide Einzelfall-Risikoanalyse und -bewertung, mit anschliessender objektivierter Entscheidung auf solcher Basis.
Ein Wort noch zur Technikfolgenabschätzung, die von vielen so nachdrücklich gefordert und von offizieller Seite ihrer Popularität wegen auch sehr gerne aufgenommen wird. Arbeiten und Untersuchungen zur Technikfolgenabschätzung sind zweifelsohne wichtig und vertrauensbildend, aber hinsichtlich der Umsetzbarkeit ihrer Erkenntnisse könnte es zu Unsicherheiten kommen. Man stelle sich zum besseren Verständnis nur vor, 100 Jahre früher hätte es schon eine Technikfolgenabschätzung gegeben und sie hätte sich das gerade erfundene Automobil zum Objekt gewählt. Unterstellen wir, die Wissenschaftler hätten - aus welcher Quelle auch immer - gewusst und nicht nur prognostiziert, dass eben dieses Automobil in den nächsten 100 Jahren über 10 Millionen Todesopfer und zehnmal soviele schwer und schwerst Verletzte fordern würde.

Was hätte diese Erkenntnis zur Folge gehabt? Wäre das Automobil wegen seines Gefährdungspotentials verboten worden? Und wenn ja, wie würde unsere Welt heute ohne Motorisierung aussehen? Ist es verantwortbar, diesen offenbar weitgehend unvermeidbaren "Blutzoll" für unsere persönliche Mobilität und gesamtwirtschaftliche Prosperität zuzulassen? Wenn wir hier zustimmen, brauchen wir im Prinzip eine Technik"wichtigkeits"abschätzung und wenn wir nicht zustimmen, müssten wir als erstes die Motorisierung abschaffen, von der wir ja schon wissen, wie gefährlich sie ist.
Die Gentechnik mit ihren bislang noch nicht offensichtlich gewordenen oder stattgefundenen Schäden und Schädigungen wäre hier sicherlich nicht an erster Stelle zu nennen. Gehen wir an dieser Stelle auf das Prinzip Verantwortung ein. Verantwortung ist nicht teilbar. Nicht nur die Durchführung sondern auch die Unterlassung muss verantwortet werden, wenn sich aus dieser Unterlassung negative Folgen ableiten! Diese Bereitschaft zur Verantwortung der Unterlassungsfolgen war und ist bei vielen Personen und gesellschaftlichen Gruppen, die undifferenziert die Gentechnik und Biotechnologie ablehnen, leider nicht auszumachen (Brem et al. 1991). Eine aussagekräftige und hilfreiche Technikfolgenabschätzung müsste demzufolge auch untersuchen, welche Folgen die Unterlassung hätte.
Wie steht es nun mit dem (Grund)Vertrauen in die Gentechnik? Gibt es ein solches und wenn nein, kann es erreicht werden? Hat es je eines gegegeben und wenn ja, wann und warum ging es verloren? Oder kann es grundsätzlich keines geben? Eine entscheidende Rolle spielen hierbei die Medien. Öffentliche Meinung ist in den wenigsten Fällen originär, fast immer entwickelt sich Meinung in, durch und aus den Medien. Eines der wenigen Beispiel für eine offensichtlich originäre öffentliche Meinung war die EURO-Abstimung der Dänen. Obwohl alle Medien und Politiker eine Zustimmung propagiert und auch weithin ziemlich sicher erwartet hatten, kam es völlig überraschend und unerklärt genau entgegengesetzt: die Dänen lehnten den EURO mit deutlicher Mehrheit ab.
Ist der allgemeine Vertrauensschwund gar ein Zeichen unserer Zeit? Einer Umfrage des Imas-Institutes zufolge scheinen die Deutschen auch an ihren angeblich ureigensten Tugenden immer mehr zu zweifeln. Fleiß und Tüchtigkeit seien in der Achtung der Deutschen in den vergangenen 9 Jahren von 60 auf 48% gesunken, Gründlichkeit als höchste Tugend von 47 auf 36 und Ordnungssinn von 38 auf 30 (SZ, 2000). Wenn die Deutschen schon sich selbst, bzw ihren einst so geliebten Sekundärtugenden nicht mehr vertrauen, wie können sie dann ausgerechnet einer Technik vertrauen, die sie weitgehend nicht verstehen und von der die Gegener sagen, sie sei extrem gefährlich, nütze nur den Konzernen und zerstöre den letzten Rest an Biooriginalität unseres Globus.
Bei einer Internet-Abfrage (Lycos 9/00) tauchte der Begriff Vertrauen 93265mal auf. Verknüpfungen mit Gentechnik gab es 1234, mit Medizin 3459, mit Forschung 5711, mit Technik 10373, mit Politik 15588 und mit Wirtschaft 16524. Aus der Tatsache der Verknüpfung kann nicht geschlossen werden, ob diese positiv oder negativ ist, aber es ist ein Anzeichen für die Bedeutung des Begriffes Vertrauen in der jeweiligen Rubrik. Bei Verknüpfung mit dem Begriff Risiko oder Chance ergaben sich folgende hits: Gentechnik 1696/1618, Medizin 6738/6412, Wirtschaft 14718/34080.

Die Meinungsbildung in Sachen Gentechnik verlief nicht sinusförmig. Die öffentlichen und veröffentlichten Reaktionen bewegten sich überwiegend nicht irgendwo zwischen dem Prinzip Hoffnung und der Apokalypse Zerstörung sondern akkumulieren oft genug gerade an eben diesen Endpunkten der Amplitude. Welche Meinung gerade en vogue war wurde weitgehend bestimmt vom Zeitgeist und der Marktwirtschaft (der Medien, nicht der Gentechnik), weniger von kritischer Beobachtung und Wertung. Den Höhepunkt der Ablehnung der Gentechnik und den Tiefpunkt des Vertrauens erlebten wir Ende der 80er/Anfang der 90er Jahre. Eine veröffentlichte Meinung, die auf weiten Strecken kein gutes Haar an dieser Technik ließ und Horrorszenarien vermarktete, verunsicherte Politiker mit übereilten und unausgereiften Gesetzen im vorauseilenden Gehorsam zu reagieren und eine Öffentlichkeit, die das Teufelswerk Gentechnik samt der sie betreibenden Wissenschaftler am liebsten zu demselben geschickt hätte.
Dass den Wissenschaftlern nichts mehr geglaubt wurde ist deshalb bemerkenswert, weil die Gentechniker nachweislich nichts Falsches oder Unwahres und nur wenig Unzutreffendes gesagt hatten. Aber gegen das Unvertrauen war in dieser Zeit kein Kraut gewachsen und keine Therapie ward gefunden. Die kam erst mit der Gentherapie und der Therapie mit Genprodukten. Diese hat nicht nur Hoffnung bei Patienten geweckt, sondern zumindest damals mit weit mehr konkretem Erfolg das Ansehen der Gentechnik saniert, indem in der öffentlichen Meinung die "technica non grata" zur "technica gratiola" also zur Heiltechnik, mutierte. Und damit kam auch Vertrauen. Wer heilt hat recht, und wer zuverlässig Heilung verspricht, der verdient und dem muss man Vertrauen.
Dies ist gerade in den Biowissenschaften ein schwieriges Feld. Ein bedeutender Teil der deutschen Mediziner und insbesondere der Humangenetiker war tief in Verbrechen während der Nazi-Herrschaft verwickelt (Müller-Hill, 2000). Was wird passieren, wenn im Rahmen des Human Genom Projektes Gene gefunden werden, die mit dem Verhalten, der Aggressivität oder bestimmten Geisteskrankheiten verknüpft sind? Müller-Hill fragt zu Recht, ob sich die Geschichte wiederholen wird, was mit betroffenen Personen geschehen wird, ob es erneut zu ethnischen Ausgrenzungen kommen kann. Er mahnt an, "wenn die Menschheit unfähig ist, mit der genetischen Wahrheit zu leben ohne sie auszubeuten und die Schwachen weiter zu schwächen, dann sollte ein Moratorium von der wissenschaftlichen Gemeinde verkündet werden, bis - endlich - die Gerechtigkeit siegreich wird" (Müller-Hill, 2000).
Die "Genesung" der roten Gentechnik - also der Gentechnik die sich mit Menschen und Tieren beschäftigt - war ein Erfolg der Popularität der Gentherapie. Gentherapie und Therapie mit Produkten der Gentechnik zielte und zielt auf schwerste und unheilbare Krankheiten. Krankheiten die Jeden jederzeit direkt oder über Anverwandte und Freunde treffen können und deren Krankheitsverlauf gekennzeichnet ist von totaler Unausweichlichkeit und letaler Finalität. Leider war offensichtlich nicht so sehr der Wunsch, das Leid der anderen lindern zu helfen, sondern der Wille, der eigenen potenziellen "Betroffenheit" entkommen zu wollen, Auslöser für den Stimmungswandel und die Gesellschaftsfähigkeit der Gentechik und der GentechikerInnen, soweit sie sich mit eben diesen Themen beschäftigten.

Aber nach wie vor wehe der grünen Gentechnik, also der Gentechnik, die sich mit Pflanzen beschäftigt. Ein Widerspruch in sich zwar - einer der es in sich hat. Eigentlich ist die Gentechnik eine extrem umweltfreundliche Technik. Sie vermeidet all das, was zum Bild der "schmutzigen Chemie" geführt hat, sie braucht keine hohen Drucke, keine hohen Temperaturen, keine starken Säuren und Laugen, keine rauchenden Kamine und sie produziert keine gefährlichen Substanzen, keine stinkenden Gase und brodelnden Abwässer, die aufwändig filtriert und gereinigt werden müssen und es fallen keine Abfallprodukte an, die auf Sondermülldeponien landen, keine von aggressiven chemischen Substanzen verstümmelten Verletzte und Tote und keine Stadtteil-Evakuierungen bei Unfällen mit wabernden Giftwolken.
Gentechnik ist in weiten Bereichen als Kreislaufwirtschaft zu betreiben, hat alle Voraussetzungen zur nachhaltigen Bio-Produktion, läuft unter physiologischen Bedingungen ab, ist ressourcenschonend und ungefährlich. Alles in allem also eine wirklich "grüne" Technologie mit dem einzigen Nachteil, dass sie von den "Grünen" nicht adoptiert wurde. Dass diese Partei sie nicht erfunden hat, wäre nicht das Problem gewesen, aber ihre Politiker haben sich ihrer unverständlicherweise nicht angenommen. Es mag daran gelegen haben, dass in der Zeit, in der die Gentechnik entstand, gleichzeitig die Reproduktionstechniken entwickelt wurden und hier aus der Frauenbewegung der Grünen sehr früh eine starke Position ausgebaut wurde, die die Gentechnik gleich mitsubsummierte (Gassen 1998).
Lange Jahre, bis zur Regierungsbeteiligung, fand die Partei der Grünen nicht aus dieser selbstverursachten Verquickung heraus. Erst als Regierungspartei hat sie erfreulicherweise die Zaesur offensichtlich vollzogen. Zu Beginn der Legislaturperiode wurden Gentechnik und moderne Biotechnologie von der Partei der Grünen erstmal einfach ignoriert, es gab keine nennenswerten Aussagen und Stellungnahmen, noch kein Pro aber auch kein Contra mehr. Mittlerweile wird die Bedeutung für die Medizin und Wirtschaftsentwicklung anerkannt und ausgesprochen, zumindest für die sog. rote Bio/ Gentechnik, Forschungs- und Entwicklungsprogramme mitgetragen. Und dies für eine Forschungsrichtung, die vor 10 Jahren so verdammt worden war, dass eine Weiterentwicklung undenkbar schien. In eben dieser Zeit konnte sich aber die Gentechnik bei Pflanzen deshalb noch eines relativ ungestörten Daseins erfreuen, obwohl damals die Entwicklungen abliefen, die heute als Marktprodukte Schlagzeilen machen.
Alle Gentechnik, die sich mit der Veränderung von Pflanzen und deren Inhaltsstoffen befasst, genießt derzeit weder Vertrauen noch Zustimmung. Novel Food ist noch zu abstrakt, und "Genfraß" ist noch zu populär. Das Verlangen nach "genfreien" Tomaten ist unerbittlich und nur wer bestätigt, dass seine Produkte weder "Gene enthalten noch solche gesehen" haben, kann am Markt bestehen. Alle großen Lebensmittelketten haben ihre ersten zaghaften Versuche, Lebensmittel, die Komponenten aus gentechnisch veränderten Pflanzen enthielten, in ihr Programm aufzunehmen, in einem ungeordneten Rückzug eingestellt und suchen ihr Heil nunmehr in der Offensive, sprich in der Lauterkeit, aber sie wissen nicht, was sie tun. Sie garantieren, was sie eigentlich gar nicht zuverlässig zusagen können und begeben sich dadurch erst recht in die Gefahr des Skandals. Schon heute ist abzusehen, dass in weniger als zehn Jahren über 90% aller be-

und verarbeiteten Lebensmittel in irgendeiner Weise mit Gentechnik in Berührung gekommen sein werden.
Die "Hoffähigkeit" muss die grüne Gentechnik auf dem gleichen Weg erlangen wie die rote Gentechnik. Sie muss endlich Produkte erzeugen und anbieten, die für den Konsumenten direkt attraktiv sind. Wenn der Kunde ein Produkt durch die grüne Gentechnik erhalten kann, das ihm ansonsten versagt bliebe und das ihm erlaubt, z.B. Kalorien einzusparen und damit Gewicht zu verlieren, seinen Körper zu optimieren, die Gesundheit zu sichern oder wiederherzustellen und das Ganze ohne nenneswerte Einschränkungen und Strapazen, wird die soziale Akzeptanz der grünen Gentechnik im Handumdrehen vorliegen!
Trotz aller Lippenbekenntnisse wird soziale Akzeptanz eben in keiner Weise dadurch erreicht, den Hunger in der Welt veringern zu wollen durch Entwicklung salz- und trockenheitsresistenter Pflanzen und die Umwelt zu entlasten durch Generierung von krankheitsresistenten Pflanzen und den daraus resultierenden Einschränkungen und Vermeidung von Pflanzenschutzmitteln. Unbestritten ist derzeit der Hunger in der Welt noch in erster Linie ein Verteilungsproblem der zurzeit noch nicht zu knappen Lebensmittel und noch nicht so sehr ein Produktionsproblem. Das wird sich aber in Zukunft ändern.
Die Themen Hunger und Umwelt eignen sich hervorragend für abendfüllende (Fernseh)Diskussionen, aber sie sind nicht hinreichend drängend für die Öffentlichkeit, um deshalb einem Einsatz der Gentechnik zuzustimmen. Und dies, obwohl für den Einzelnen aus dem Einsatz dieser Gen- und Biotechnologie keine nennenswerte Gefährdung resultiert. Kein Gegner kann wirklich nennen, was es wert wäre, auf die Anwendung der Optimierung der Pflanzenproduktion zu verzichten. Das Hauptargument ist nach wie vor, es könne ja etwas passieren, was wir nicht vorhersehen können und deshalb müsse man die Finger davon lassen. Wer vermittelt diesen hochnäsigen Standpunkt den Hungernden und wer übernimmt die Verantwortung?
In der zweiten Hälfte der 90er Jahre wurde die soziale Akzeptanz der Gentechnik gefördert durch einen in Deutschland mit zehn Jahren Verspätung einsetzenden Gründerboom. Junge, innovative und zukunftsträchtige Biotechnologiefirmen entstanden und wuchsen schneller als die für ihre Unterbringung gebauten Gründer- und Technologiezentren errichtet werden konnten. Venture-Kapital war in jeder gewünschten Menge verfügbar, die ersten Börsengänge sind äußerst erfolgreich verlaufen, aber praktisch keine dieser Firmen macht nennenswerte Umsätze und viele werden noch Jahre brauchen, bis sie in die Gewinnzone kommen.
Es gibt ein schier unbegrenztes Vertrauen in die Aussichten und Versprechungen dieser Firmen oder genauer gesagt, in die Tatsache, dass mit der Finanzierung dieser Firmen Geld, ja viel Geld, zu verdienen sein wird. Dabei wird ohne große Probleme einkalkuliert, dass mindestens 50% der Firmen die nächsten Jahre nicht überleben werden. Ein bis zwei von zehn gegründeten Firmen werden zu Shooting stars avancieren und der Rest wird mehr recht als schlecht überleben. Die Gewinner werden soviel Geld einbringen, dass die Verluste bei den anderen Firmen mehr als aufgewogen und leicht insgesamt hohe Renditen erreicht werden. Bislang funktioniert dieses Prinzip, obwohl

die Gründerwelle, wie schon gesagt, ein Jahrzehnt zu spät in Schwung gekommen ist. Die Verzögerung kam aus dem fehlenden Vertrauen in die Zukunft der Gentechnik in Deutschland in den 80er Jahren und sie wird jetzt genährt von eben einem solchen fast unbeirrbaren Vertrauen in diese.

Wie man daraus ersehen kann, entwickelt sich Vertrauen in diesem Bereich einerseits nicht immer logisch und andererseits kann Vertrauen auch entstehen aus banalen Wunschvorstellungen. Die Politik vertraut seit einigen Jahren auf die Gentechnik, weil sie hofft und mittlerweile auch bestätigt sieht, dass von ihr wichtige wirtschaftliche Impulse ausgehen, die nicht nur hochqualifizierte Arbeitskräfte schaffen, sondern auch ökonomische Prosperität nach sich ziehen. Sie hat endlich begriffen und akzeptiert, dass hier eine entscheidende Zukunftstechnik zu Unrecht in die Ecke gestellt wurde und versucht nun, Versäumtes nachzuholen. Warum es nicht möglich war, diese Entwicklungen zehn Jahre früher, als diese Gründerwelle biotechnologischer Firmen nicht nur in den USA, sondern auch in anderen europäischen Ländern ablief, zu erkennen, lässt sich schwer beantworten.

Bis zurück in die vorgeschichtliche Zeit stand die soziale Akzeptanz der Biotechnologie nicht in Frage. Lange vor der Existenz dieses Begriffes hat der Mensch biologische Prozesse im Rahmen technischer Verfahren und später industrieller Produktionen eingesetzt (Neubert, 1989). Bier, Wein und milchsaure Nahrungsmittel wurden nach empirisch gefundenen Regeln hergestellt und ihr Genuss mag zwar mitunter zu Exzessen selbst biblischen Ausmaßes geführt haben (siehe AT, Noahs Fluch und Segen), eine grundsätzliche Vertrauensfrage ist aus dieser Zeit aber nicht auszumachen. Erwerb und Zubereitung der Nahrung erforderten bis in unsere Zeit hinein per se bereits viel zu viel Zeit, Geschick und Arbeitsenergie, um auch noch wenig hilfreiche Fragen ethischer Natur zu entwickeln, zu stellen und zu beantworten. In den Entwicklungsländern gilt dies ohne wesentliche Einschränkung bis zum heutigen Tage und wohl auch noch in der näheren Zukunft.

Vor mehr als einem Vierteljahrhundert wurde in den USA bei der Konferenz von Asilomar zum ersten Mal deutlich auf die Gefahren der Gentechnik, einer modernen Form der Biotechnologie, aufmerksam gemacht. Was war geschehen? Die mit Gentechnologie befassten Wissenschaftler waren zu der Auffassung gekommen, dass die Techni-ken, mit denen sie sich im Labor beschäftigten, ein so weitreichendes Gefährdungs-potenzial beinhalten könnten, dass ein selbstauferlegter Regelungsbedarf entstand. Die Möglichkeit, die genetische Grundlage von Mikroorganismen verändern zu können, war faszinierend und erschreckend zugleich. Weniger der absichtliche Missbrauch der Gen-technik zu verbrecherischen/kriegerischen Zwecken stand damals im Vordergund der Überlegungen, sondern die Bedenken, durch unabsichtliche Freisetzung von gen-technisch veränderten Organismen Schäden zu verursachen, die nicht mehr rückgängig zu machen wären.

Man entwarf und unterwarf sich deshalb einem wohlüberlegtem Regel- und Regelungswerk, in dem festgelegt wurde, nach welchen Sicherheits- und Vorsichtsmaßnahmen das Arbeiten mit gentechnisch veränderten Mikroorganismen zulässig und ungefährlich war. In den folgenden Jahren erkannten die mit Gentechnik arbeitenden Wissenschaftler

- und letztendlich konnten auch nur sie wegen der direkten Vertrautheit und Kenntnis der Materie und Vorgänge zu dieser Erkenntnis kommen - dass die ursprünglich gefassten Bedenken übervorsichtig gewesen waren. So wurden die selbstgegebenen Sicherheitsrichtlinien in manchen Punkten Zug um Zug entschärft und angepasst, ohne jedoch den grundsätzlichen Regelungsbedarf fallen zu lassen.
Das gesamte Um- und Vorgehen der Wissenschaftler mit der Entwicklung und den Gefahren der Gentechnik war insgesamt ein geradezu bilderbuchhaft ablaufender Prozess der wissenschaftlichen Selbstverantwortung, auch wenn man im nachhinein vielleicht leicht zu der Erkenntnis kommen kann, man wäre damals wohl übervorsichtig und kindlich ängstlich gewesen. Die Bilanz der gentechnischen Unfälle würde diese Einschätzung bestens stützen: seit Beginn der Gentechnik ist es Gott sei Dank zu keinem direkten schweren Gentechnik-Unfall gekommen. Der Grund dafür sind aber nicht - wie in der Atomtechnik, deren Bilanz viel schlechter ist - hervorragende Sicherheitsmaßnahmen und Schutzvorkehrungen, sondern mehr die gentechnikimmanente Ungefährlichkeit für Bearbeiter und Umgebung.
Statements wie "Der Mensch soll die Kerne, die Atomkerne und die Zellkerne, unberührt lassen" sind nicht schon deshalb richtig, weil sie semantisch schön sind. Der grundsätzliche Unterschied zwischen Atom- und Gentechnik wurde viel zu wenig beachtet. Die bekannte und spätestens seit Hiroshima leidvoll erlebte tödliche Gefährlichkeit von Strahlung und Radioaktivität war nie wirklich strittig, auch wenn in Aufklärungsfilmen aus den fünfziger Jahren geradezu infantil anmutende Schutzmaßnahmen (Abdecken des Kopfes mit gerade vorhandenen Zeitungen oder Schulmappen etc. ) für den Fall des Atomkrieges einen eventuell möglichen Schutz suggerierten. Man glaubte sich bei der friedlichen Nutzung der Atomenergie durch perfektionierte Sicherheitsauflagen und -techniken schützen zu können, in der Hoffnung, den GAU verhindern bzw. vermeiden zu können. Spätestens seit Tschernobyl ist bestätigt, was aus der Unzulänglichkeit des Faktors Mensch befürchtet werden musste und auch wurde, nämlich dass technische Sicherheit vor Gefahren immer nur bis zu einer kalkulierbaren, aber nie unendlichen Wahrscheinlichkeit schützt.
Bei der Gentechnik hingegen ist das Objekt, die Erbsubstanz in Form der DNS , an sich vollkommen ungefährlich, ja lebensnotwendig. Der Mensch und seine belebte Umwelt leben durch und mit DNS, hätten sich ohne sie nicht entwickeln können, könnten ohne sie nicht existieren und sich nicht vermehren. Nukleinsäuren, also DNS und RNS sind wirklich die molekulare Grundlage des Lebens, schon evolutionär die primäre Entstehungs- und Replikationsform. Und daraus entsteht vermutlich auch die Grundangst vor der Gentechnik, einfach aus der bewusst erkannten oder unbewusst erahnten Priorität dieses Moleküls für das Leben.
Etwas, das so essentiell und unausweichlich Leben bedingt, erhält und weitergibt, dürfe demnach nicht zum Manipulatum menschlicher Hoffnungen, Wünsche und Begehrlichkeiten werden. Und richtigerweise liegt auch gerade hierin die tatsächliche Gefahr und Gefährlichkeit der Gentechnik. Die technisch-methodisch ungefährliche Möglichkeit der gezielten Veränderung der Erbsubstanz zukünftiger Generationen ermöglicht ungezählte denkbare Ziele mit einer ethisch nicht zu rechtfertigenden Ausrichtung.

Wie in so vielen Lebensbereichen ist es nicht die Technik und nicht die Erforschung neuer Techniken, die die eigentlichen Probleme verursacht. Sicherlich, ohne technische Entwicklung würden viele Probleme gar nicht erst entstehen, aber kann das eine echte Alternative sein? Denken und die Entstehung von Ideen entziehen sich jeglicher Kontrollversuche. Die Gedanken sind frei, die Handlungen nicht. Entscheidend für die soziale Akzeptanz der Biotechnik ist die Kontrolle auf der Ebene der Anwendungen. Das kann ein schwieriges Feld sein. Über 90% einer Gesellschaft sprechen sich gegen Genfood aus, wollen also z.B. keine transgenen Tomaten, obwohl dies keine bekannten Risiken beinhaltet. Ein Drittel dieser selben Gesellschaft entblödet sich nicht, zu äußern, sie würden sich gerne klonieren lassen, also einem Vorgang zustimmen, der die Würde und soziale Existenz des Menschen zutiefst beeinträchtigt!
Auch in einer Demokratie kann es durch Egomanie zu sehr bedenklichen Entwicklungen kommen. Diesen muss durch den Repräsentanten des Souvereigns mit geeigneten Gesetzen Einhalt geboten werden und zwar unabhängig von überstaatlichen Vereinbarungen - auch das ist notwendige Risikokontrolle, die wenn auch nicht immer sofort, mittel- bis langfristig aber letztendlich Vertrauen schafft.
Die soziale Akzeptanz der Gen- und Biotechnologie ist direkt abhängig von dem Nutzen, den diese Technik dem Einzelnen bieten kann und wird. Wer als Patient, Konsument, Aktieninhaber oder gar Arbeitnehmer von dieser Technik profitieren kann oder profitiert, wird sie gerne akzeptieren. Wer das Gefühl hat, ausgeschlossen und ausgeliefert zu sein, wird nicht zustimmen können, selbst wenn noch so hehre übergeordnete Ziele ins Feld geführt werden. Soziale Akzeptanz bedeutet eben auch, mit einer Technik vertraut zu sein, d.h. zumindest ihre Grundprinzipien im Groben verstanden zu haben. Nur so entwickelt sich wirkliches Vertrauen und nicht nur oberflächliche Hinnahme ob unausweichlicher Fakten.
Biotechnologie und die sie bearbeitenden Wissenschaftlerinnen und Wissenschaftler haben die wichtige Aufgabe, dafür Sorge zu tragen, dass richtige und wichtige Informationen über diese Technik in einer Form und Intensität dargeboten werden, dass sie tatsächlich im Prinzip verstanden werden können. Nur wenn das Misstrauen im Dialog und in der Kommunikation zwischen Wissenschaftlerinnen, Wissenschaftlern und Öffentlichkeit abgebaut wird, kann sich auf der Basis von zunehmendem Wissen und entstehender Glaubwürdigkeit echtes Vertrauen bilden. Dabei darf nie vergessen werden, dass Vertrauen wegen der emotiven Komponente der Vertrauensrelation auch eine Verpflichtung generiert, so dass ein moralischer Anspruch enthalten ist, eine mögliche Verletzung nicht geschehen zu lassen (Hoyningen-Huene, 2000). Wem Vertrauen entgegengebracht wird, der muss dies auch schätzen und darf nicht enttäuschen. Sonst fällt das Vertrauenssubjekt zu Recht in einen Zustand der Vertrauenslosigkeit und des Misstrauens, und der schlechter als jeder neutrale Zustand vor Gewährung des Vertrauens ist.

Literaturverzeichnis

Altes Testament, Das Buch Genesis, Noach und die Sintflut, 9, Noachs Fluch und Segen, 21.
Brem, G., Förster, M., Kräußlich, H. (1991) Gentechnik in der Tierzüchtung. In: Zukunft aktuell, Hrsg. E.Ratz. Verlag Evang. Luth. Kirche in Bayern, München
Gassen, H.G. Genetic Engineering: A Historical Perspective. In: Proc. of the International Symposium on Novel Foods Regulation in the European Union - Integrity of the Process of Savety Evaluation - . Federal Institute of Consumer Health Protection and Veterinary Medicine, Berlin.
Hoyningen-Huene, P. Vertrauen. In Lutz Becker und Mihai Nadin (Hrsg.): Trust - Das Prinzip Vertrauen. Heidelberg: Synchron Wiss. Ver. d. Autoren 2000
Luhmann, N. Vertrauen. Ein Mechanismus der Reduktion sozialer Komplexizität. Zit nach Hoyningen-Huene, P. Vertrauen. In Lutz Becker und Mihai Nadin (Hrsg.): Trust - Das Prinzip Vertrauen. Heidelberg: Synchron Wiss. Ver. d. Autoren 2000
Müller-Hill, B. Erinnerung ist Voraussetzung aller Ethik: Der Fall der deutschen Humangenetik. In P Hoyningen-Huene und Marcel Weber (Hrsg.): Ethische Probleme in den Biowissenschaften, Heidelberg: Synchron Wiss. Ver. d. Autoren 2000
Neubert, K. (1989) Die Entwicklung biotechnologischer Verfahren in der Land- und Ernährungswirtschaft (historischer Abriss). Berichte über Landwirtschaft, Paul Parey Hamburg & Berlin, 12-24.
NN. Das Streiflicht vom 29.6.2000, Süddeutsche Zeitung, S1.

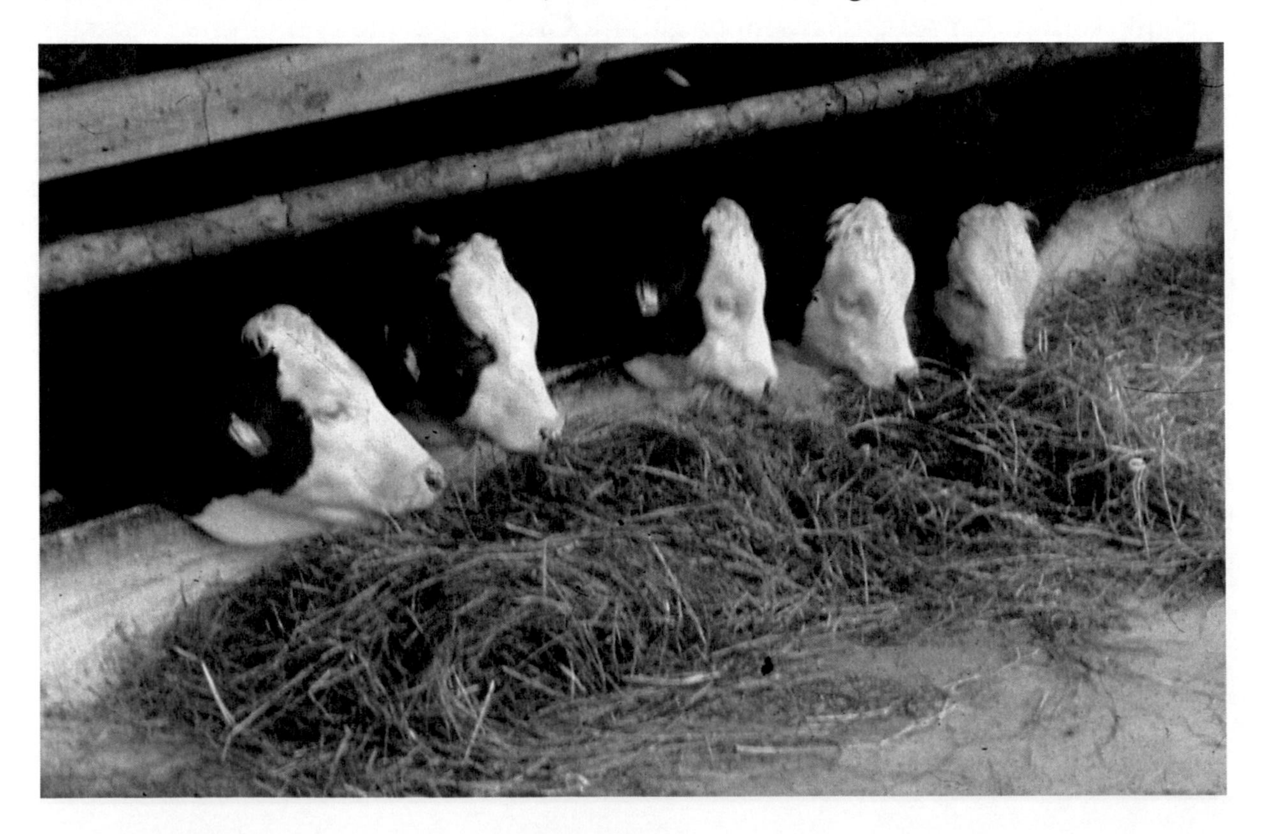

Abb. 38: Die ersten fünf Lara-Klonlinge

Larezhausen, 01.05.2001

## Unser Maifest - keine Maifeier

Ich freue mich sehr, dass Ihr zu unserem Mai-Fest gekommen seid und begrüße Euch alle im Namen der Fa. Agrobiogen, im Namen meiner Familie und natürlich auch im eigenen Namen sehr herzlich.
An erster Stelle begrüße ich alle Mitarbeiterinnen und Mitarbeiter der Fa. Agrobiogen und der mit ihr in der einen oder anderen Weise verbundenen Firmen apoGene, PAKTIS, Nexttec und Xenogenetik. Wir feiern ein Betriebsfest und deshalb sind die Betriebsangehörigen die an erster Stelle zu begrüßenden und zu bedankenden. Ich möchte mit diesem Fest meinen Dank zum Ausdruck bringen für alle Mitarbeiterinnen und Mitarbeiter, die uns im vergangenem Jahr so tatkräftig unterstützt haben und natürlich an Jede und Jeden, der mitgeholfen hat, dass der Biotechnologie-Standort Larezhausen wächst und gedeiht.
Im Einzelnen fange ich an mit meinem Freund und Betriebsleiter bei der Agrobiogen, dem Schmidt Hans und seiner geliebten Frau Resi. Wir haben in den vergangenen Jahren einiges in Angriff genommen und, wie man hier rundherum sehen kann, fast alles schon erfolgreich zum Abschluss gebracht. Die Siloanlage, die gerade im Bau ist, wird, da bin ich sicher, auch in Bälde ihrer Bestimmung übergeben werden können. Was manche nicht wissen, der Schmidt Hans ist Meister der Qualitätssicherung und in naher Zukunft wird er hier in Larezhausen zusätzlich zu seinen übrigen Funktionen sozusagen wieder sein altes Betätigungsfeld aufnehmen. Wir wollen nämlich versuchen, nach und nach den gesamten Betrieb zertifizieren zu lassen. Das ist eine gewaltige Aufgabe, die da vor uns liegt und wir wollen uns heute kräftig stärken, damit wir das erfolgreich bewältigen können.
Einen unserer Neuzugänge, den Herrn Ingenieur Alexander Berner, wird das besonders betreffen. Er hat mit großem Eifer und Engagement die Typi-Fix-Produktion übernommen, kämpft mit fränkischem Elan mit der Firma Förster um Qualität, Termine und Lieferfristen und wird mit seiner Damenmannschaft, der Resi und der Helga, immer schneller und schneller.
Die schwäbische Fahne wird von Frau Monika Gutscher hochgehalten. Das Motto, das ihr Heimatland Baden-Württemberg anlässlich seines 50 jährigen Bestehens benutzt – „Wir können alles, nur nicht Hochdeutsch" übererfüllt sie in sehr charmanter Weise. Sie regiert im molekulargenetischen Labor souverän und zuverlässig und dirigiert ihre Hilfstruppen Nadine, Katerina und Ian mit feinfühliger, aber kräftiger Hand.
Was wäre Larezhausen ohne Tiere – und was wären unsere Tiere ohne ihre Betreuerinnen und Betreuer. Frau Skasa, Frau Schumann, Frau Bormann und Frau Frisch könnte man als die Kaninchen-Quadriga bezeichnen. Die Liebe und Fürsorge von und zu unseren Kaninchen ist beeindruckend und erlaubt mir, unseren Besuchern ausgeglichene und anlehnungsbedürftige Tiere zu demonstrieren.
Ich komme nun zu den größeren Tieren – nein nicht zu den ganz großen Tieren – sondern zu den Schafen und vor allem zu den Rindern. Klonierte oder nicht klonierte Rinder, der Schreyer Hans und Winter Willi kümmern sich in unerschütterlicher Ruhe

um unsere Stars – Uschi und Udine und die Starlets, die zehn Laras (Abb. 1, 44, 84), genauso wie um die vielfach beohrmarkten Empfängertiere.
Von den Klonen zu den Doktoranden. Unser ungarnstämmiger Erstdoktorand Hubbes Zoltan ist mittlerweile im Unilabor dabei, im Rahmen des Forgen-Projektes seine transgenen Tiere zu analysieren und ich hoffe, dass er dies bald erfolgreich abschließen kann. Der eine oder andere hat etwas verwundert geschaut, als ihm oder ihr die Huber-Mädels über den Weg gelaufen sind. Ja, es stimmt schon, sie sind eineiige Zwillinge, sie stammen aus Offenburg und ich habe den Eindruck, dass sie sich nach ihrem Studium in Giessen in Bayern ganz wohl fühlen. Wir haben sie auch gerne hier und freuen uns über die doppelten Hubers Christina und Elisabeth.
Wichtig für alle Betriebsangehörigen ist Herr Vohberger in seiner Funktion als Chef unseres Lohnbüros. Mein Dank geht an ihn für seine Geduld bei den immer wieder kurzfristig auftretenden Problemen und Änderungen im Personalwesen. Ich freue mich, dass sie hier sind.
Unser Mai-Fest ist natürlich – wen wundert es – keine Maifeier. Diese Art von Veranstaltung überlassen wir gerne Genossinnen und Genossen. Wir aber halten es heute mit dem Genießen!
Für einige hier ist es bereits das fünfte Mal, dass wir uns zu leiblichen Genüssen zusammenfinden, denn heuer können wir uns über ein kleines Jubiläum freuen, nämlich das fünfjährige Bestehen der Firma Agrobiogen. Im ersten Jahr hab ich mich ob des Anlasses noch ein wenig geniert und das Agrobiogen Fest vorsichtshalber auf meinen Geburtstag am Frühlingsanfang gelegt. In den nächsten Jahren sind die Termine dann immer weiter ins Jahr hineingewandert und letztes Jahr haben wir uns im höchsten Sommer getroffen. Es hat alles - inklusive Wetter - gut gepasst. Warum also dieses Jahr das Risiko, weit nach vorne zu gehen in eine wettermäßig unsicherere Jahreszeit?
Letzte Woche hat mich dann auch trotz bzw. wegen der Kälte und des Sauwetters der Angstschweiß gepackt. Gott sei Dank – und das meine ich so wie ich es sage – lacht uns heute die bayrische Sonne und dafür gebührt vor allem unserem Schirmherrn, der ja bei solchen Gelegenheiten fürs Wetter verantwortlich ist, unserem Bürgermeister Hermann Zanker, unser Dank. Ich begrüße mit ihm seine Frau Maria und seine Tochter Martina und danke Ihnen für Ihren Besuch.
Warum also das Wetterrisiko? Warum ein Betriebsfest am 1. Mai, das keine Maifeier ist? Mittlerweile wissen es alle! Der Grund ist nahe liegend bzw. mittlerweile stehend. Wir haben einen Maibaum (Abb. 39) aufgestellt. Das wiederum ist an sich nichts Besonderes. Die wenigsten werden hierher gereist sein, ohne nicht an einem oder mehreren dieser bayerischen Wahrzeichen vorbeigekommen zu sein und für die meisten hier gehört der Maibaum zur dörflichen Umwelt wie die Kirche oder das Wirtshaus. Gemäß bayer-ischer Bauordnung ist ein Dorf so ähnlich definiert. Von einem Maibaum steht da zwar nichts, aber das ist wohl so selbstverständlich, dass es keiner extra Erwähnung bedarf. Dorf ist der Weiler Larezhausen nun wahrlich keines, aber jetzt hat er, mehr als 80 Jahre nach seiner Gründung erstmals einen Maibaum und für einen Weiler ist das schon eine Rarität.

Dass wir jetzt einen Maibaum haben liegt daran, dass ich mir das so eingebildet habe. Erstens, weil mir diese Tradition wegen der Tradition und aus Tradition gefällt und zweitens, weil ich die Symbolik eines solchen Unterfangens auch für uns hier in Anspruch nehmen wollte:
Einen Maibaum - auch wenn er zu gegebenermaßen in unsrem Fall nicht allzu mächtig ist, weil wir ja auch ein kleiner „Verein" sind - kann man traditionell nur in gemeinsamer Aktion zu Stande bringen (Abb. 40). Der Gemeinschaftssinn ist ja auch der Grund, warum das Maibaum aufstellen speziell in Bayern bereits eine viele hundert Jahre andauernde Tradition hat und heute beliebt ist wie eh und je. Es braucht schon für die Vorbereitung ein gutes Zusammenspiel von Akteuren. Der Baum wurde vor einigen Wochen von unseren zwei Hansen, dem Schmidt Hans und dem Schreyer Hans, im Badershauser Wald gefällt und lag dort ziemlich unauffällig herum, damit er nicht gestohlen wird. Am Dienstag vor einer Woche, nach dem ersten Tag der Analytika, haben der Schmidt Hans und ich den Baum dann in einer leicht abenteuerlichen Aktion nach Larezhausen transportiert.
Insgesamt fünf Straßenbegrenzungspfosten habe ich temporär entfernt, damit wir um die Kurven herumgekommen sind. Während der Fahrt hat der Baum so geschwanzelt, dass ich gedacht habe, er will den Traktor überholen. Als wir glücklich in Larezhausen waren, haben wir den Baum im Aufzuchtstall eingesperrt, damit die Schafe auf ihn aufpassen. Die Römer hatten zur Bewachung ihres Kapitols Gänse, wir hatten zur Bewachung unseres Maibaumes Schafe und keiner, der unsere blökenden Schafe kennt, kann auch nur im geringsten daran zweifeln, dass sie ein enormes Gemeckere verursacht hätten, wenn sich irgendwer dem Baum und damit ihrem Stall genähert hätte. In den nächsten Tagen wurde der Baum dann für das große Ereignis hergerichtet. Der Winter Willi und der Schreyer Hans haben ihn entrindet und gehobelt und der Hans-Jürgen Schmidt hat den Baum, unterstützt und versorgt von seiner Mutter, unserer allseits bekannten Resi, liebevoll und sorgfältig über das ganze vergangene Wochenende bis in die späte Montagnacht hinein bemalt.
In der Zwischenzeit hat unser Sohn Gottfried mehr oder weniger intensiv begonnen, die Tafeln zu bemalen und dabei große Kreativität, aber auch verknüpft mit künstlerischer Aktivität wenig konkrete Zeit-planung an den Tag gelegt. Je näher der 1. Mai rückte, umso mehr Vasallinnen hat er beschäftigt, um doch noch fertig zu werden. Seine Schwester, die Katherina, die Resi und zwischendurch auch noch seine Mutter mussten mit ran zum Beschriften und Fertiglackieren. Aber jetzt sind die Tafeln fertig und Trotzen Wind und Wetter. Parallel dazu ist der Schmidt Hans, unser Betriebsleiter, in die wahren Geheimnisse der Molekulargenetik vorgedrungen. Wie weiland Watson und Crick hat er sich daran gemacht, ein Modell der DNS- Doppelhelix zu konstruieren. Ich weiß, dass ihm das sehr viel Kopfzerbrechen verursacht hat, aber ich glaube, wir alle hier können ihm ein großes Kompliment für seine metallene Spitzenausformung unseres Maibaumes machen. Am Dienstagnachmittag wurde der Maibaum zum Ort des Geschehens transportiert und dort eingepasst und verankert, die Halterungen montiert, die Tafeln fixiert und die fehlerhaften Stellen ausgebessert und und und. Viel Arbeit und noch mehr Dank an alle Mitwirkenden.

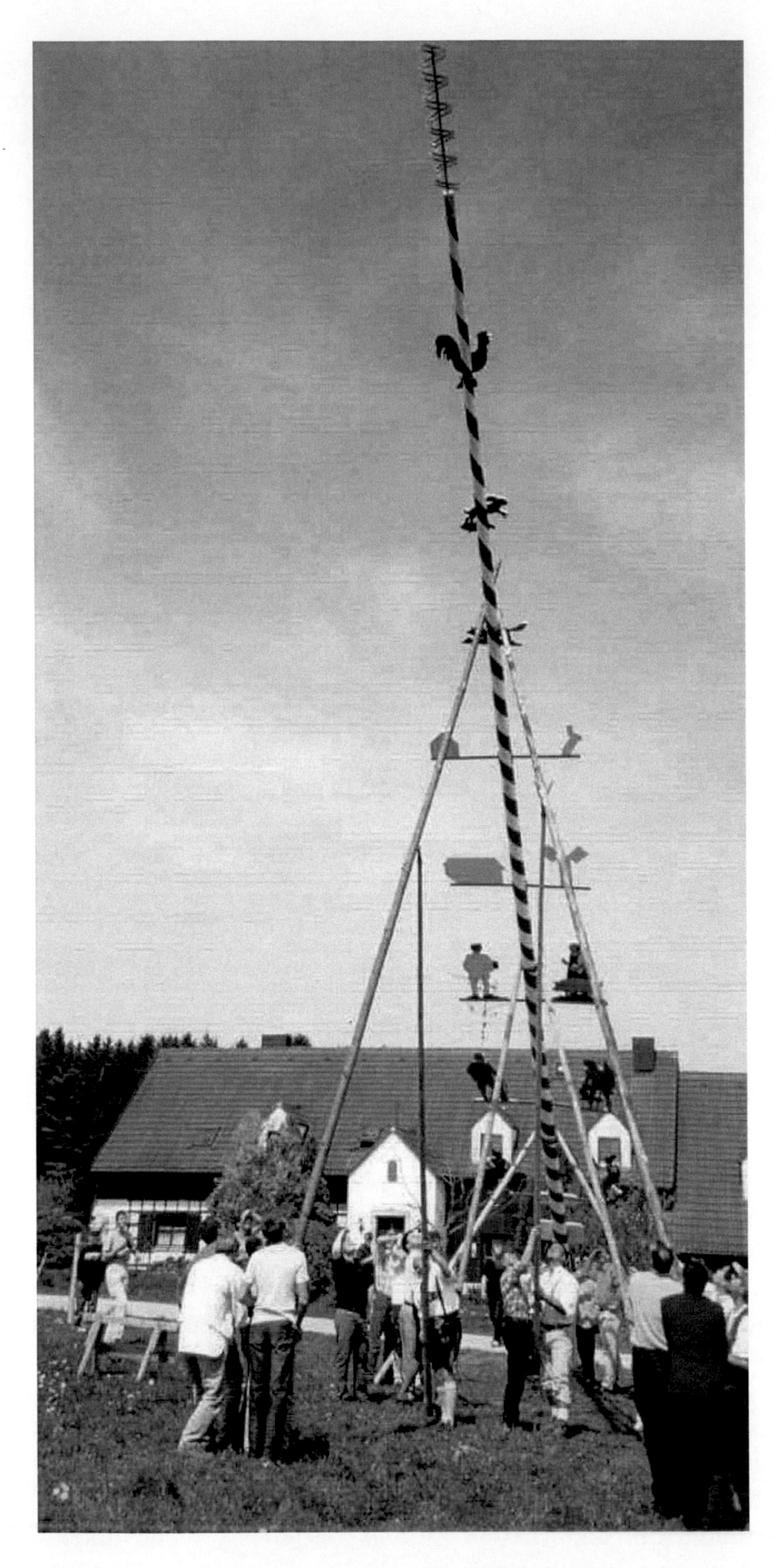

Abb. 39: Traditionelles gemeinsames Maibaumaufstellen

Heute Vormittag sind wir dann alle gemeinsam zu Werke gegangen. Das Aufstellen eines Maibaumes ist ja ein Musterbeispiel an koordinierter und aufeinander abgestimmter Tätigkeit, also ein schönes Bild für unsere heutige Arbeitswelt auch und gerade in der Biotechnologie, wo der Einzelne zwar vieles, das Team aber fast alles erreichen kann.
Vielleicht hat die Bio^M^AG, der im Münchner Süden angesiedelte Repräsentant der Bayerischen Biotechnologie deshalb den Maibaum quasi als Markenzeichen genutzt. Aber so weit ich weiß, haben sie es bislang noch nicht angepackt, auch einen solchen aufzustellen. Deshalb haben sozusagen wir im Norden Münchens uns dieser Sache jetzt angenommen. Wir sind ja hier quasi in der ländlichen biotechnologischen Diaspora angesiedelt und dadurch sehr intensiv mit bayerischen Traditionen verbunden. Ich freue mich ganz besonders, dass Herr Prof. Dr. Horst Domdey, der Vorstandsvorsitzende der Bio$^{M}$AG, den ich seit nunmehr fast 20 Jahren aus unserer gemeinsamen Genzentrumszeit kenne, heute unser Gast ist. Herzlich willkommen und ich hoffe, es gefällt Dir bei uns.
Gleichermaßen begrüße ich an dieser Stelle Herrn Dr. Peter Heinrich, den Vorstandsvorsitzenden der Medigene AG. Er ist mit seiner Familie hier, aus Aichach kommend ist das praktisch fast ein Nachbarschaftsbesuch. An dieser Stelle möchte ich ganz herzlich begrüßen Herrn Dr. Raimund König mit seiner Familie und Frau Dr. Petra Wibbe mit Herrn Detlev. Liebe Petra, lieber Raimund, ich freue mich sehr, dass ihr heute wieder hier seid und ich danke euch für euer Engagement bei der Finanzierung der apoGene und der Paktis, gerade in dieser nicht leichten Zeit.
Die Situation der Biotechnologie in Deutschland hat so manche Ähnlichkeit mit der Situation von jung Verheirateten. Der überschwängliche Begeisterungsrausch wird von den praktischen Realitäten des Lebens abgelöst, aus rosa wird rot und aus Euphorie wird Arbeit. Junge Ehen und junge Firmen brauchen finanzielle Starthilfe, Vertrauensvorschuss und Unterstützung in schwierigen Zeiten, und wohl denen, die dies alles erhalten.
Die Entscheidung, ob eine Ehe hält, fällt selten im ersten Jahr. Die Entscheidung, ob es eine Firma schafft, fällt, wenn klar ist, dass sie sich aus eigener Kraft am Leben halten und wachsen kann. Aber weder Ehen noch Firmen sind jemals Selbstläufer. Ehen scheitern noch nach 40 Jahren und Firmen gehen auch noch nach Jahrzehnten und Jahrhunderten zugrunde, wie uns die jüngere Geschichte zeigt.
An dieser Stelle gilt mein Dank der Raiffeisenbank und ihren Vertretern Herrn Pest aus Dachau und Herrn Leopold Sedlmaier aus Jetzendorf und mein Gruß den beiden Ehefrauen. Seitdem ich mit Geld zu tun habe, und das sind immerhin mehr als 40 Jahre wenn ich meine Sparschweinzeit mit einrechne, bin ich Kunde der Raiffeisenbank. Drei Jahrzehnte in Riedering und nun seit 1987 in Jetzendorf und bisher bin ich immer gut dabei gefahren. Vielen Dank
Unser Gast ist heute erfreulicherweise auch Herr Josef Karl von der Firma Mikronova in Vierkirchen mit seiner Familie. Vor nicht allzu langer Zeit hatten wir beide das Vergnügen, die Staatssekretärin Frau Görlitz aus dem Verbraucherschutzministerium in unseren Firmen informieren zu dürfen. Die Presse hat eingehend darüber berichtet. Herr

Karl wird begleitet von Herrn Marion von Korff, seines Zeichens Fondsmanager, den ich zusammen mit seiner Begleitung herzlich begrüße. Ich wünsche Ihnen ein paar entspannte Stunden in unserer Runde.
Der Wahlspruch an unserem Maibaum: „Bayerische Tradition - Biotechnische Innovation“ steht für das, was wir hier seit einigen Jahren gemeinsam versuchen (Abb. 40). Bodenständig in unserer Verbundenheit zur Heimat und innovativ in unserem Anspruch, international mitzumischen. Dieser Spagat spiegelt sich auch in der Zusammensetzung unserer Mitarbeiter und Kollegen. Ich kann mit Fug und Recht sagen, dass in die Biotechnologie Larezhausens alle Kontinente involviert sind, wir haben sogar Franken und Schwaben. Unserem Uwe Luksch war die südlich seiner Heimat gelegene Arbeitswelt so exotisch, dass er zum Ausgleich eine wirklich liebenswerte Amerikanerin geheiratet hat. Viktoria war fast dreißig Jahre lang auf der ganzen Welt zu Hause und hat hier ihr Zuhause gefunden. Und damit alles klar ist, haben sich die beiden auch postwendend vermehrt, wie man an ihrer friedlich schlafenden Tochter Isadora sehen kann.
Noch eine Mitarbeiterin, meine erste österreichische Doktorandin, die Birgit Kühholzer, hat in den USA ihr persönliches Glück gefunden und ihren Ryan hierher gelockt. Sie wird am 11. Mai den Bund fürs Leben schließen und wir wünschen ihr dazu alles Glück. Mit dem Vermehren kannst Du Dir aus Sicht Deines Arbeitgebers aber ruhig noch ein bisschen Zeit lassen. Ich freue mich auch sehr, zwei weitere Gäste aus den USA begrüßen zu dürfen, Roland Bülow und Wim van Schoten von der Fa. THP. Wie man unschwer an den Namen erkennen kann zwei echte Amerikaner – beide sind Europäer. Weiters begrüße ich an dieser Stelle Herrn Dr. Platzer THP mit seiner Frau.
Der südamerikanische Kontinent ist vertreten durch Horst-Dieter Reichenbach, der uns in wenigen Tagen während seines Urlaubs bei der Biotech-Messe in Belo Horizonte in Brasilien vertreten wird. Im Herzen ist er ein Altdeutscher, als geborener Brasilianer ist er vor mehr als 15 Jahren bei mir in München als Doktorand gelandet.
Russland, zu dem ich persönlich wie die meisten mitunter leidvoll erfahren haben, sehr intensive Kontakte pflege, wird heute von Valerie Zackartchenko mit seiner Familie vertreten. Ich freue mich auch sehr, an dieser Stelle die Gemahlin Ala von Raimund König begrüßen zu dürfen, die neben einem attraktiven russischen Namen und einer ebensolchen Herkunft auch über ein noch weit darüber hinausreichenden Phänotyp verfügt.
Unseren Kaschmiri, den Manzoor Nowshari, haben wir für zwei Jahre nach Dubai ausgeliehen, damit er dort Rennkamele klonieren kann. Auch der Kontinent Afrika fehlt seit neuestem nicht. Dr. Simon Lytton, in Südafrika geboren und bayrisch verheiratet, unterstützt unsere Antikörper Entwicklungen. Über den fünften Kontinent, also unsere zeitweise sehr nachhaltige Australische Konnektion, möchte ich aus gegebenem Anlass lieber den Mantel der christlichen Nächstenliebe ausbreiten. Im Moment steht uns die Antarktis näher.
Ich ziehe den Kreis jetzt enger und komme zurück nach Europa. Bayern als dem südlichsten Bundesland Deutschlands wird immer schon eine starke Neigung zu seinen südlichen Nachbarn nachgesagt – nein, auf Österreich komme ich später zu sprechen.

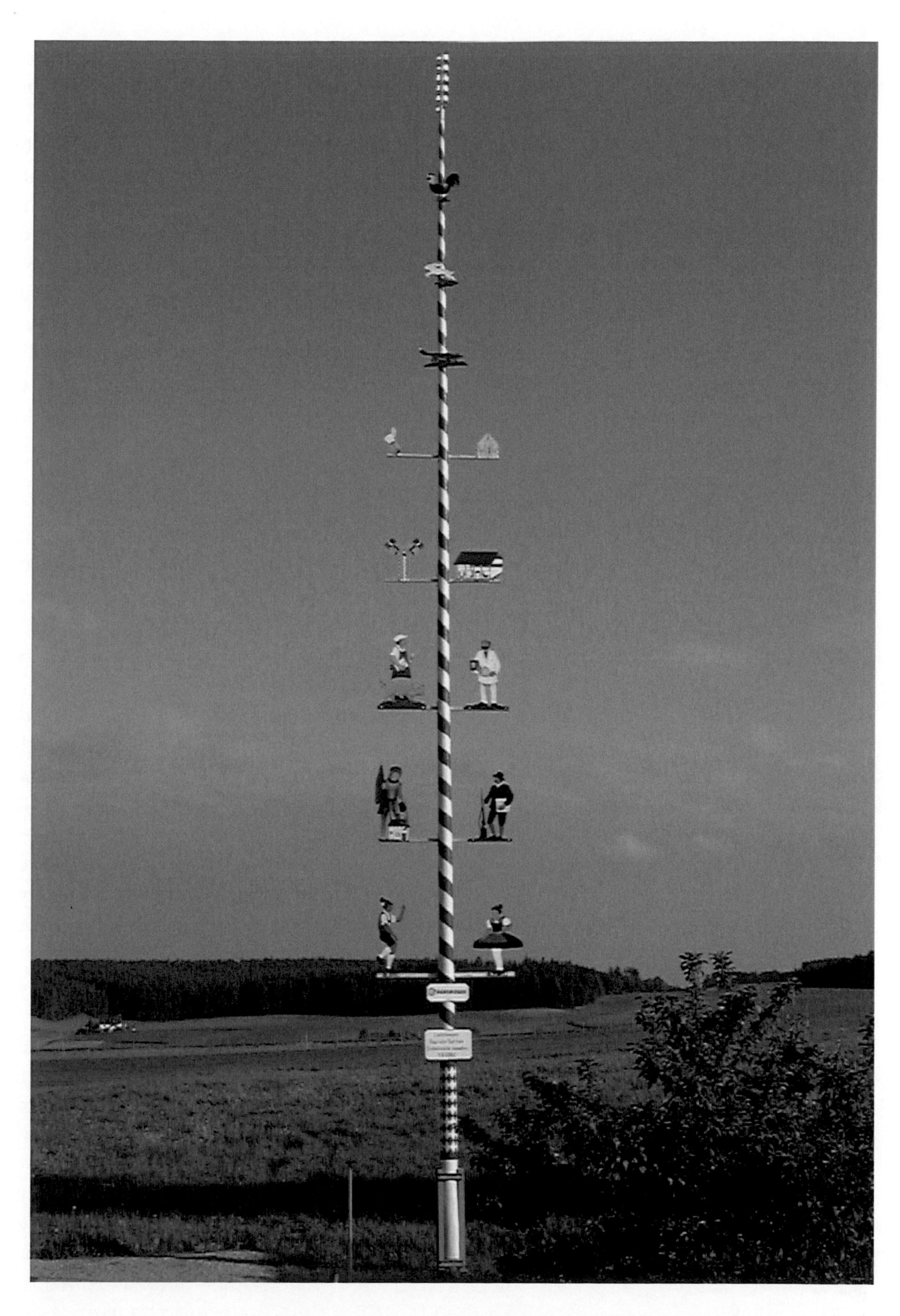

Abb. 40: Maibaum in Larezhausen mit symbolisierter DNS Doppelhelix an der Spitze

Der Begriff Nachbar sei hier nicht so eng gefasst. Ich spreche beispielsweise von Griechenland, einem Land, das immerhin einmal einen bayerischen König ausge-liehen hatte. Es freut mich ganz besonders, dass mein lieber Kollege aus Thessaloniki, Herr Prof. Filippos Saratsis heute hier sein kann. Er verschönt unser Fest durch seine beiden Töchter, Stella der Stern und Katherina die Liebliche. Letztere ist uns in Larez-hausen seit sechs Wochen als Doktorandin schon sehr vertraut.
Manchmal ist einem Doktorvater das Glück wirklich hold und beschert ihm gleich noch eine zweite mediterrane Schülerin. Rosa Minoia, wie kann man schöner heißen wenn man aus Bari in Süditalien stammt, hat heute ihren ersten Tag bei uns. Sie hat in den nächsten Monaten als Tierärztin ein hartes Stück Arbeit vor sich, erstens muss sie noch besser Deutsch lernen, eine Sprache die Katerina schon perfekt beherrscht und zweitens muss sie sich um unsere Klongeburten und Kälber mitkümmern. Aber als Mitglied der italienischen Nationalmannschaft im Ringen ist sie anstrengende Herausforderungen ja gewöhnt.
Beim Stichwort Ringen komme ich unweigerlich nach Deutschland. Deutschland ist ja ein Land voller Ringer und Ringerinnen. Alle und jeder ringt hier dauernd um irgendwas. Wenn es sich um die Fassung handelt, ist das unter bestimmten Umständen ja noch angebracht. Aber vor lauter Ringen um Positionen und Vorherrschaften, Meinungen und Standpunkte, Eventualitäten und Möglichkeiten, Rechte und Vorrechte, wird einfach viel zu oft darauf vergessen, dass es weit wichtiger ist, das Heft des Handelns wieder in die Hand zu nehmen, aufzuhören mit dem Jammern und Herumseiern und das, was es zu tun gibt, einfach anzupacken.
Und es gibt wahrlich viel zu tun. Nicht nur in wirtschaftlicher Hinsicht, darüber werden wir in diesen Zeiten des Wahlkampfes wieder viel zu hören bekommen. Auch in ideeller Hinsicht haben wir Nachholbedarf. Eine der griffigsten und schönsten Formulierungen dazu stammt von Erich Kästner aus Dresden: Es gibt nichts Gutes, außer man tut es! Diesen Wahlspruch müssen wir uns zu Herzen nehmen!
Aus einer anderen geographischen Ecke Deutschlands stammt Ludger Grosse-Hovest. Er kommt vom Niederrhein und ist über München nach Tübingen gelangt, wo er nach wie vor sehr erfolgreich an bispezifischen Antikörpern arbeitet, die er sozusagen anpackt. Wir freuen uns, dass er heute gekommen ist und uns auch in Zukunft die Treue halten will. Mit ihm im gleichen Labor arbeitet Frau Elke Hoffmann von der Paktis, die heute zum erstenmal hier ist. Ich hoffe, Sie fühlen sich wohl bei uns.
Der Kreis wird enger und jetzt komme ich zu meiner zweiten Heimat, meinem geliebten Wien. Ich begrüße den Rat für Forschung und Technologieentwicklung der österreichischen Bundesregierung. Der Vorsitzende Herr Dr. Knut Consemüller hat mich heute Morgen um 9 abgerufen und sich entschuldigt, weil er einen Ministertermin hat. Aber ich freue mich ganz besonders, den stellvertretenden Vorsitzenden, Prof. Bonn mit seiner Familie aus Innsbruck und Frau Dr. Hochmeyer mit ihrem Mann ebenfalls aus Innsbruck begrüßen zu können. Wenn man so will, ist der Rat beschlussfähig. Von den acht Mitgliedern sind, mich eingerechnet wenn auch heute nicht zurechnungsfähig, vier anwesend, und wir könnten aus einer bayrischen Bierlaune heraus sonst was beschließen, aber ich denke, wir werden die Gunst der Stunde nur dazu nutzen, unsere

überaus freundlichen persönlichen Kontakte zu pflegen, die sonst immer zu kurz kommen.
Weiterhin sind aus Österreich angereist meine lieben Freunde Prof. Walter Günzburg mit Mutter und Dr. Brian Salmons vom Institut für Virologie der VMU, vielen von Euch bekannt, weil sie früher hier um die Ecke in Ainhofen gewohnt haben. Von unserem/meinem Institut in Wien begrüße ich Frau Dr. Simone Müller, Herr Dr. Bernhard Aigner, Herrn Klymiuk, Frau Dr. Katharina Schwendt – frisch promoviert – die Herren Gerald Hütter und Thomas Seehofer, beide von der Pasteurellenfront. Vom IFA Tulln sind erfreulicherweise angereist Frau Dr. Caro Lassnig und Herr Dr. Thomas Kolbe mit Begleitung.
Beim Prof. Urban Besenfelder mit seiner Familie freue ich mich ganz besonders, dass sie kommen konnten. Uns verbindet eine über 15 jährige Zusammenarbeit und eine mit den Jahren gewachsene und unerschütterliche Freundschaft. Ich kann mich noch gut erinnern, wie ich ihn, kurz nachdem wir hierher nach Larezhausen übersiedelt sind, auf unserer Terrasse quasi angeheuert habe.
Über den Urban komme ich nun zurück in meine wirkliche Heimat - nach Bayern. „Extram Bavaria nulla vita est, et si est vita, non est ita". Außerhalb Bayerns ist kein Leben, und wenn eins ist, ist es nicht wie dieses. Einen der diesen Spruch sicher in der Originalversion verstanden hat und wohl auch ähnlich schätzt wie ich, ist mein Schüler, Mitstreiter und Nachfolger in München an der Uni, am MVG (Moorversuchsgut) und beim BFZF, Prof. Dr. Eckhard Wolf, der heute mit seiner jungen Familie unser Gast ist. Er ist der klassische Prototyp des „Homo academicus", genial und überaus musisch, sprühend vor Ideen, begeistert von der Forschung und effizient in der Organisation. Irgendwann wird er auch noch gesetzter werden, aber das hat keine Eile. Mitglied der Leopoldina, der ältesten Deutschen Akademie ist er schon, und das reicht als altersbedingte Funktion.
Ich verweile noch ein wenig in der bayerischen Landeshauptstadt und stelle Ihnen vor Dr. Rüdiger Wanke, meinen alten Kommilitonen und Freund aus transgenen Zeiten, den Dr. Quincy der Tiermedizin. Ich kenne niemanden, der nachhaltiger und intensiver an der Aufklärung biologischer Phänomene interessiert ist wie er. Vor ein paar Jahren hab ich mich sehr geärgert, weil meine Uni in Wien so blöd gewesen ist, sich diesen exzellenten Pathologen und Naturforscher nicht an Bord zu holen. Heute hat mein Ärger etwas nachgelassen, weil ich es sehr angenehm finde, ihn so nahe zu haben.
Aus der Umgebung von München ist, wie in jedem Jahr, der Patentanwalt unserer Firmen, Herr Dr. Alexander Straus mit seiner Familie zu uns gekommen. Ich danke ihm für seine Geduld bei nicht immer leichten Diskussionen über Patentfähigkeit und Patentwürdigkeit, die immer wiederkehrenden Fragen zu den Aussichten bei Patentauseinandersetzungen und allen damit zusammenhängenden Aspekten. Ebenfalls aus der Umgebung München, aus Vaterstetten kommen Roland Schuster mit seiner Familie und Frau Dr. Öchsner mit ihrem Mann. Die Karin Öchsner hat mit mir Tiermedizin studiert und wir haben uns vor kurzem im Rahmen einer geschäftlichen Aktion mehr oder weniger zufällig wieder getroffen. Sie hat Herrn Dr. Huber, den ich

mit seiner Frau an dieser Stelle sehr herzlich begrüße, nach Larezhausen gebracht und ich hoffe sehr, dass wir uns in Zukunft noch oft sehen werden.
Den Roland Schuster kenne ich aus seiner Studienzeit als Corpsbruder bei Palatia. Und nun hat er uns vernetzt! Eingeweihte wissen jetzt, dass er Softwarespezialist ist – und das ein guter – wie ich sagen darf. Er hat uns oft und nachhaltig außerhalb der normalen Dienstzeiten geholfen. Herzlichen Dank dafür. Auch der Florian von Feh, niederbayerischer Bagatelladel, ist ein Gast aus tiermedizinischen Zeiten, über dessen Anwesenheit ich mich sehr freue. Ich hoffe, er ist heute seinem alten Landshuter Weißwurstrekord von 12 Stück gerecht geworden. Frau Dr. Elisabeth Weiss vom Institut für Humangenetik und Anthropologie – das hört sich weit dramatischer an als es ist – beehrt uns wieder. Wir arbeiten mit Frau Prof. Weiss und der apogene auf dem Gebiet der Xenotransplantation zusammen.
München und Freising sind nicht nur als Erzdiözöse miteinander verbunden, sondern u.a. auch durch die Technische Universität – Zweigstelle Weihenstephan, wie es zu der Zeit noch hieß, als ich dort studiert habe. Es ist schön, mit der Agrarwissenschaftlichen Fakultät der TU zusammenarbeiten zu können und ich begrüße in Vertretung vom Lehrstuhl für Tierzucht Herrn Dr. Durstewitz, vom Lehrstuhl für Lebensmittelverfahrenstechnik und Molkereitechnologie die Herren Dr. Manfred Huss und Alexander Tolka und vom Lehrstuhl für die Chemie der Biopolymere Herrn Wolfgang Friedl mit Begleitung.
An dieser Stelle möchte ich auch unsere Gäste von der bayerischen Landesanstalt für Tierzucht in Grub begrüßen, Herrn Dr. Peschke und Herrn Dr. Buitkamp. Sie verfügen über eine Beamteneigenschaft, die selten geworden ist, sie lassen sich nicht einschüchtern. Dafür gebührt Ihnen Dank und Anerkennung. Nach Freising Weihenstephan hat die Agrobiogen ein Kind, die apogene, und ein Enkelkind, die Paktis, disloziert. Ich begrüße den neuen Geschäftsführer der Paktis, Herrn Dr. Martin Riffeser sehr herzlich in unseren Reihen und wünsche ihm für seine verantwortungsvolle Aufgabe viel Erfolg.
Die Familie hat sich aber auch durch Einheirat vergrößert. Im August letzten Jahres kam die NextTec dazu - eine Abkürzung für Nukleinsäure Extraktionstechnologie oder neudeutsch „Next technology“. Sie wird heute vertreten durch Herrn Pinnau, er ist Business Development Manager der NextTec und stammt, wie der Forschungsleiter Herr Dr. Leiser aus Berlin. Die eingeheiratete NextTec sitzt in Leverkusen in Nordrhein-Westfalen. Bei der Gelegenheit kommt mir der alte Spruch in den Sinn: Kein Feuer, kein Licht kann brennen so heiß, wie die heimliche Liebe zwischen Bayer und Preiss. Heimlich ist diese Liebe nicht mehr, manchmal ist sie mir sogar ein wenig unheimlich, aber ich bin fest davon überzeugt, dass diese Liebe zahlreiche und attraktive Früchte tragen wird.
Das schon angesprochene Moorversuchsgut, mit dem uns eine tiefe und anhaltende Zusammenarbeit verbindet, wird heute vertreten durch Dr. Hendrik Wenigerkind aus Sachsen, Dr. Mischa Stojkovic aus Serbien, Dr. Katja Prelle aus Niedersachsen, Frau Kammerer mit Familie und Frau Tamara Holy mit königstreuer Familie aus Bayern. Die meisten kenne und schätze ich noch aus meiner Münchner Zeit, ich freue mich, dass ihr da seid und danke für die allzeit gewährte Unterstützung und Mithilfe.

Beim MVG noch nicht genannt weil aus der Nachbargemeinde Tandern stammend, begrüße ich Familie Rieblinger. Der Sohn Peter Rieblinger ist Mitglied der Klosterbuam, die uns heuer schon zum zweiten Mal so zünftig aufspielen. Herzlichen Dank an die ganze Mannschaft, den Tusch zu euren Ehren könnt ihr nach dem Essen spielen.
Die Welt um uns her entwickelt sich rasend schnell weiter und oft sehen wir Entwicklungen, die uns nicht gefallen. Konkreten Einfluss nehmen können wir aber nur, wenn wir intensiv daran arbeiten, in unserem Bereich Entwicklungen mitzugestalten. Wir wollen hier dazu beizutragen, dass moderne Biotechniken sich nicht verselbständigen und gar zum Selbstzweck pervertieren. Ihre Anwendungen sollen und müssen zum Nutzen und – wie man früher gesagt hat – zum Fromme des Menschen führen. Es gibt viel Sinnvolles, was in der Biotechnologie entwickelt und verantwortungsvoll genutzt werden kann, um den Menschen das Leben leichter zu machen, das hilft körperliche Schäden und Leiden zu verringern oder gar zu vermeiden. Es ist geradezu eine Verpflichtung, diese Möglichkeiten zu nutzen.
Aber wir dürfen darüber nicht die Verantwortung und Verpflichtung aus den Augen verlieren, die in unserer – nicht nur christlichen - Wertegemeinschaft verankert ist. Das bedeutet, dass dort die Grenzen für gentechnische Eingriffe gesetzt sind, wo menschliches Leben existiert und seine Würde betroffen sein kann. Menschlichem Leben kommt immer Menschenwürde zu, auch wenn der Träger des menschlichen Lebens sich dieser Würde nicht bewusst ist oder sie selbst nicht zu wahren weiß. Reproduktives und therapeutisches Klonen beim Menschen und verbrauchende Forschung an menschlichen Embryonen stehen in krassem Widerspruch zur Würde des Menschen und sollten gerade in einer Zeit, die so viele Tabus gebrochen hat, ein solches sein.
Damit will ich den kleinen Exkurs, mich dem heutigen Anlass zuwendend, beenden und Ihre Aufmerksamkeit ins Zentrum bayerischer Tradition zurückführen, der Befriedigung leiblicher Genüsse durch angemessene, d.h. überaus reichliche Zuführung von Speisen und Getränken. Wir verfügen über, boten und bieten an dafür geeignete Produkte aus der engeren und weiteren Region, mit garantierter Herkunft und Qualität. Die kesselwarmen Weißwürste vom vielfach DLG ausgezeichneten Hilgertshauser Metzger Bernhard Häuserer und die ofenwarmen Brezn vom Hilgertshauser Bäcker-Innungsmeister Georg Kornprobst. Beide haben es sich nicht nehmen lassen, zur Sicherstellung absolut frischer Ware am 1. Mai selber Hand anzulegen bei der Herstellung dieser urbayrischen Produkte und haben sie auch noch selber geliefert. Die Sau, die wir heute genossen haben, hat gemästet, geschlachtet und gegrillt der Endres Gog, tatkräftig unterstützt vom Kistler Richard. Vielen Dank für das herrliche Grillfleisch. Dafür gebührt Ihnen allen Dank und Applaus.
Begrüßen möchte ich an dieser Stelle auch den Demmelmeier Max sowie dem Fottner Georg, die uns heute mit ihren Frauen beehren. Beide haben in vielerlei Weise in Larezhausen mitgewirkt. Sehr herzlich begrüsse ich auch Familie Luegmeier aus Erdweg. Ihnen verdanken wir unseren Schankkellner, den Marinus, der wie auch schon im letzten Jahr, so souverän die Gläser füllt. Herzlichen Dank dafür. Eigentlich

verdanken wir seine Anwesenheit natürlich der Tatsache, dass er der Freund unserer älteren Tochter, der Karolina, ist.
Last but not least begrüße ich meinen lieben alten Freund Erich Schindler mit seiner Familie. Ich freue mich sehr, dass er wieder unser Gast ist.
Ich komme nun endlich Richtung Schluss mit nochmaligem herzlichem Dank an alle Mitarbeiterinnen und Mitarbeiter, Kollegen und Partner für die geleistete Arbeit und Unterstützung in der Vergangenheit und hoffe auf ebensolche in der Zukunft. Ich hoffe, ich habe niemand vergessen und wenn doch, bitte ich herzlich um Entschuldigung bzw. Verständnis, dass einem bei 180 einzeln begrüßten Gästen auch mal jemand durch die Lappen gehen kann.
Natürlich werde ich nicht ohne besonderen Dank an meine Familie aufhören. Ich bin sehr glücklich darüber, dass meine Eltern da sind, mit denen wir vor drei Wochen ihre Goldene Hochzeit feiern durften. Ich freue mich, dass mein Bruder Sepp mit seiner Frau Marianne und seinen vier Kindern da ist, die – wie könnte es anders sein – alle beim Lauterbacher Trachtenverein sind. Von dem stammen übrigens die traditionellen Tafeln unseres Maibaumes.
Ich danke von ganzem Herzen meiner lieben Frau Monika - die uns wieder in unvergleichlicher Weise bekocht hat - und unseren Kindern Karolina, Gottfried und Helene für ihre Liebe und allzeit gegebene Zuneigung und erbitte Gottes Beistand für ihre Zukunft.
So – nun aber lasst es euch schmecken, genießt Essen und Trinken, freut euch über die Musik der Klosterbuam, unterhaltet Euch anregend und anhaltend - kurz - freut euch des Lebens und lasst es Euch rundherum gut gehen.

Festvortrag zum 50-jährigen Bestehen der ADR, Fulda, 25.4.2001

## Voraussetzungen und Perspektiven für die Molekularbiologie in der Rinderzucht

Natürlich gratuliere (Abb. 41) ich der Arbeitsgemeinschaft Deutscher Rinderzüchter zum 50 jährigen Bestehen und wünsche ihr, wie sich das gehört, für die Zukunft alles Gute und eine gedeihliche Entwicklung. Aber ich kondoliere der ADR auch heute zu ihrem Unglück, dass sie nicht bereits im Jahre 1950 gegründet worden ist. Entstanden in einer Zeit, in der die Rinderzucht noch Bedeutung und Format hatte, hätte sie im vergangenen Frühjahr ein wunderschönes Fest feiern können. Zurzeit ist nach fröhlichem Feiern Niemandem zumute und auch ich werde keine brave Friede-Freude-Festtagsrede halten. Dazu gibt es auch keinen Anlass, nachdem die deutsche Rinderzucht im vergangenen halben Jahr in einem bislang ungeahnten und ungekanntem Ausmaß niederging. Angezählt 1996 in der ersten BSE-Krise ist sie jetzt k.o. gegangen, sie liegt in Agonie. Wir werden diese Krise überwinden, aber es ist auch klar, dass es nie wieder so sein wird wie früher!
Deshalb ist es nicht angebracht, ohne Einleitung direkt über "Voraussetzungen und Perspektiven für die Molekularbiologie in der Rinderzucht" zu sprechen, auch wenn bzw. gerade weil ich zutiefst davon überzeugt bin, dass die Nutzung molekulargenetischer Techniken ein extrem wichtiger Pfeiler der Rinderzucht sein kann, muss und hoffentlich auch sein wird! Zu den Voraussetzungen zählt auch dic Situation, in der wir uns befinden und die Frage, wo stehen wir und wollen und sollen wir hin? Im November 2000 ist in der deutschen Rinderzucht der Super-GAU in Form des ersten eigenen BSE-Falles eingetreten. Für manche mag es ja ein Unfall gewesen sein, der darin bestand, dass BSE offenkundig geworden ist. Anstelle vom größten anzunehmenden Unfall (heute vor 15 Jahren explodierte das AKW Tschernobyl) spreche ich aber lieber vom Eintreten der **g**rö**ß**tmöglichen **a**llgemeinen **U**nsicherheit. Die Verunsicherung beim Umgang mit der Wirklichkeit dieser Krankheit ist extrem groß.
Mit dem Mut der Verzweiflung sprechen wir davon, dass in jeder Krise auch eine Chance liege. Um diese zu nutzen ist es unerläßlich aufzuzeigen, wie und warum es zu dieser Krise gekommen ist, in der die gesamte Rinderzucht Deutschlands auf einen einzigen Begriff - BSE - reduziert worden ist. Klare Strategien, die den in Vielzahl ergriffenen taktischen Maßnahmen zugrunde liegen würden, sind aber nicht wirklich auszumachen.
Der Verlauf der BSE-Krise in Deutschland war eine - im Nachhinein - leicht als solche erkennbare Medien getriebene und beförderte Wahnsinnsspirale der Hysterie der Deutschen. Auch andere europäische Länder hatten in der Vergangenheit ihre jeweils ersten BSE-Fälle, eine vergleichbare Reaktion wie in Deutschland hat es nirgends gegeben. In keinem anderen Land ist BSE so von den Medien vereinnahmt und „ausgeschlachtet“ worden wie bei uns.
BSE ist keine von den Medien ausgelöste Krise, aber die Medien müssen ihren Verlauf mitverantworten, weil sie sie zu **dem** gesellschaftlichen Ereignis gemacht haben. Seit Monaten muss BSE für Schlagzeilen und Nachrichtensendungen herhalten. Man muss

sich ohnehin wundern, dass die Deutschen nicht zu einem Volk von Vegetariern geworden sind. Die Macht der Bilder von geschlachteten, getöteten, verendeten, verfaulenden, zerstückelten, zerquetschten, zu Bergen gehäuften und verbrannten Tierleibern hätte dies erwarten lassen. Allabendlich in den Nachrichten und sonstigen Sendungen und tagsüber in den Printmedien wurde das Ekelgefühl stimuliert. Menschen, die ob ihrer städtischen Umwelt ohnehin nahezu keinen Kontakt zur Urproduktion von Lebensmitteln haben, sind schon schockiert von Bildern, die ihnen die Realität der Schlachtung und Zerlegung eines Tierkörpers plötzlich und unerläutert vor Augen führen. Die Vorgänge bei der Beseitigung von Tierkadavern müssen sie schockieren. Das war offensichtlich auch so gewollt. Wen wundert es, dass der Rindfleischkonsum auf 50% zurückging, weit stärker als in jedem anderen BSE-Land. Die Preise für Schlachtrinder fielen mindestens genauso tief. Ein kleines persönliches Erlebnis dazu: Letzte Woche musste ich sieben Kalbinnen zum Schlachten abgeben. Der Verkaufserlös reichte gerade mal zum Bezahlen der in derselben Woche gelieferten 150 Kaninchen, also ein Rind für 22 Kaninchen!
Das Auftreten des ersten deutschen BSE-Falles ließ unseren Politikern keine Ausflucht mehr. Deshalb folgte, was vor einiger Zeit in anderem Zusammenhang schon mal erfolgreich gewesen war, die "brutalst mögliche" Aufklärung. Als Vorwärtsstrategie gegen die Vorwürfe, BSE vertuscht zu haben, propagierte die Politik nun eine Position der schonungslosen Aufklärung. Das war nicht schlecht per se, aber schlecht deswegen, weil es sich damit vermeintlich verbot, auch nur den geringsten Anschein einer gewissen Entwarnung zu geben, indem z.B. erklärt worden wäre, dass schieres Fleisch ohne Sekundärkontamination kein Risiko beinhaltet. Die Angst, als Beschwichtiger interpretiert zu werden, trieb die schauerliche Geschichte vom Wahnsinn immer weiter voran. Die Wirklichkeit hat ihre Grenzen, der Wahnsinn ist grenzenlos.
Die Politik blieb nicht allein. Jede und jeder in unserem Land, der die Abkürzung BSE unverstümmelt über die Lippen brachte, fühlte sich als Expertin oder Experte in Sachen Rinderwahnsinn und gab Urteile und Kommentare von sich. Schauspieler, Sportler, Künstler, kurz, fast jeder mit Rang und Namen in dieser Republik wußte plötzlich, welche Fehler gemacht worden waren, welche Schweinereien gelaufen seien und was man hätte tun müssen. Bei der Mehrzahl dieser Äußerungen trifft der Satz zu: "Zu wenig Geist um zu reden und zu wenig Verstand, um zu schweigen!"
Wie schon gesagt, brutal genug ist es zugegangen in der Zeit der Aufklärung. Damit meine ich nicht, dass dann doch noch - sie verzeihen - einige ministerielle Köpfe gerollt sind. Das ist im Rollenspiel unserer Demokratie quasi ein Automatismus. Was ich meine ist, dass beim viel zitierten Bauernopfer aus der Sprichwörtlichkeit brutalste Realität geworden ist. Die Statistik wird uns in den nächsten Jahren schonungslos zeigen, wie real das Bauernsterben tatsächlich ausgefallen ist.
Trotzdem erleben, weiter eine Ankündigungspolitik. Die aber löst bekanntlich keine Probleme. Wie im gleichnamigen Märchen des "Kaisers neue Kleider" entbehrt die Umsetzung der politischen Ankündigungen in der BSE-Krise auch der realen Existenz. Die gebetsmühlenartig vorgetragene Flucht in die Bioproduktion ist so wenig hilfreich wie das Pfeifen im dunklen Wald und so wenig nützlich, weil Bioprodukte nicht

ausreichend viele Käufer finden, die bereit oder in der Lage sind, die erforderlichen höheren Preise zu zahlen.
Just in dem Moment, als mich Klaus Meyn am 5. Februar anrief und fragte, ob ich bereit wäre, einen Festvortrag bei der heutigen Veranstaltung zu übernehmen, befand ich mich auf einem sehr großen Rinder-Biobetrieb in Mecklenburg-Vorpommern. Der Betriebsleiter hatte mir gerade dargelegt, dass er maximal noch ein halbes Jahr durchhalten könne. Der Preis für seine Biorinder lag nur unwesentlich über dem Niveau der konventionellen Produktion und deckt seine Produktionskosten bei weitem nicht mehr. Wie bitte sollen die angestrebten 20% Biobauern von ihrer Produktion leben können, wenn selbst in Zeiten der BSE-Krise die jetzt existierenden Biolandwirte ihre tierischen Produkte nicht vernünftig genug vermarkten können. Bioproduktion ist teurer und ihre Produkte kosten mehr. Deshalb ist sie, neben allem anderen, auch eine soziale Frage mit der Folge einer Zwei- oder Dreiklassengesellschaft beim Nahrungsmittelerwerb. Ist das so gewollt?
BSE ist auch eine Krise der Kreislaufwirtschaft. Seit über 100 Jahren werden gefallene Tiere und Schlachtabfälle von spezialisierten Unternehmen gesammelt und nach regelgerechter Be- und Verarbeitung für Fütterungs- und andere Zwecke abgegeben. Das war - und ist - eine segensreiche Tätigkeit. Vor dem Errichten dieser Unternehmen hat jeder seine Kadaver irgendwo und irgendwie entsorgt, d.h. auf freier Flur vergammeln oder eingegraben im Misthaufen verfaulen lassen mit den entsprechenden hygienischen Folgeproblemen. Es wäre auch heute noch ein sehr erfolgreiches Konzept der Wiederverwertung, hätte es nicht die sattsam bekannten Pannen in England gegeben.
Natürlich stört es das ästhetische Befinden, sich vorzustellen, dass Tiere Tiermehl fressen, das u.a. auch aus Tieren bzw. deren Abfällen hergestellt worden ist. In Deutschland hatten wir aber keine Tradition, Tiermehl in nennenswertem Umfang ins Rinderfutter zu geben. Eine Ausnahme sind nur die Milchaustauscher, die, wie wir jetzt wissen, mit kontaminiertem tierischem Fett hergestellt worden sind. Seit Monaten klingt aber ein Aufschrei durch unser Land, welch unheimliche Schweinerei es sei, das Rind als klassischen Pflanzenfresser zum Fleischfresser, ja sogar zum Kannibalen gemacht zu haben. Ein Kannibale ist laut Herders Fremdwörterbuch übrigens ein Menschenfresser!? - das ist ja wohl nicht gemeint. Kannibalismus als Bezeichnung für das Auffressen von Artgenossen definiert, könnte gerade noch herhalten. Diese zoologische Definition meint aber nicht den okkulten Kannibalismus, sondern das offensichtliche Übereinanderherfallen von Artgenossen, wie wir es bei Schweinen mitunter beobachten.
Aber auch hierzu noch einige Sätze zur Relativierung: Freilaufende Rinder, also speziell Bio-Rinder in Mutterkuhhaltungen, fressen Instinkt getrieben nach der Geburt die Plazenta und nehmen auf diesem Weg unbehandeltes Rindergewebe zu sich. Der Begriff "Mutterkuchen" hat übrigens damit nichts zu tun. Es handelt sich bei diesem Vorgang zwar nicht um Automutilitation, aber als partiellen Autokannibalismus könnte man es einstufen. Ästhetisch ist dieses natürliche Verhalten sicherlich nicht!
Tierisches Protein nehmen Rinder ohnehin in nicht geringer Menge unbeabsichtigt auf, weil Rinder fast alles mit hinunterschlingen, was zufällig in Kontakt mit dem Futter ist oder irgendwie in die Reichweite von Rindern gelangt und nicht niet- und nagelfest ist.

Tierärzte und Landwirte wissen, was Rinder alles hinabwürgen, weil sie es bei Fremdkörperoperationen wieder zu Tage fördern: von Schottersteinen über lange Haarnadeln bis hin zu ganzen Regenschirmen. Alles, was zufällig ins Futter gelangt, wird von Rindern gefressen also auch tote Mäuse, Ratten und zermähte Rehkitze und all das Getier wie Fliegen, Würmer, Käfer etc. das sich im Gras befindet oder sich bei der Futterwerbung in Silage oder Heu verirrt. Im Jahr kommen da natürlicherweise mehrere Kilogramm tierischer Futterbeimengungen zusammen!
Bei der Frage nach Schuld und Sühne darf man es sich nicht so einfach machen, die Rinderzüchter in Sack und Asche zu legen. Ihnen die Sühne aufzubürden ist nicht zulässig, weil sie die Schuld nicht zu verantworten haben. Es geht auch deshalb nicht, weil sie diese Last einfach nicht tragen können. Vielen Rinderbetrieben ist die Existenzgrundlage ohnehin entzogen.
Die BSE-Krise ist nicht eine Krise der Wissenschaft, sondern vielmehr eine Krise der Nicht-Wissenschaft. Zahlreiche Anträge in den neunziger Jahren auf Finanzierung wissenschaftlicher Untersuchungen wurden Schulter zuckend abgelehnt. Ich selbst habe vor mehr als vier Jahren versucht, ein Projekt zur Zucht BSE-resistenter Rinder finanziert zu bekommen. Vergeblich, mir wurde bedeutet, BSE sei ja doch wohl ein Problem der Engländer.
Mittlerweile könnte es gelingen, dieses Projekt auf den Weg zu bringen. Das Ziel ist, durch Knock-out des Priongens des Rindes in der Zellkultur und anschließende Klonen Tiere zu generieren, die kein endogenes Prionprotein mehr synthetisieren können. Entsprechend bestehender Theorie und praktischer Erkenntnis aus Priongen-knock-out Mäusen könnten solche Kühe nicht an BSE erkranken, da das zur Umfaltung nötige Protein nicht vorhanden ist. Parallel dazu sollen Klonversuche mit Zellen von Tieren durchgeführt werden, die an BSE erkrankt und gestorben sind. Diese Tiere haben eine genetische Konstellation, die Infektion und Ausbruch der Krankheit erlaubt haben.
Wir gehen davon aus, dass BSE auch eine genetische Komponente hat. Bei Menschen, Mäusen und Schafen ist dies bereits gezeigt. Bei der Schafkrankheit Scrapie werden mittlerweile auch in Deutschland züchterische Anstrengungen unternommen, die Frequenz der krankheitsassoziierten Allele zu reduzieren und damit das Risiko einer Scrapie-Erkrankung deutlich zu senken. Beim Rind kennen wir noch keine konkreten genetischen Konstellationen, die eine erhöhte oder reduzierte Anfälligkeit für bzw. Resistenz gegen BSE zur Folge haben. Eine Reihe von Hinweisen deutet aber in die Richtung, dass es solche genetischen Einflüsse gibt, z.B. die Tatsache, dass immer nur einzelne oder wenige Tiere einer Herde erkranken, oder weil die Inkubationszeit so stark schwankt. Diese genetische Komponente scheint nicht im Priongen zu liegen, aber es gibt ja eine ganze Reihe anderer Ansatzpunkte, die untersucht werden müssen. Alle Proteine, bzw. deren Gene, die am Eindringen und der Wanderung des Erregers im Organismus und bei der Umfaltung endogener Prionproteine (Chaperone etc.) eine Rolle spielen, kommen hier genauso in Frage wie genetisch bedingte, besondere Anfälligkeiten gegen exogene Noxen, wie z.B. bei Schwermetallimbalanzen. Es gibt viel zu tun!

Nun aber weiter zur Molekulargenetik in der Rinderzucht. Von ganz wenigen Ausnahmen abgesehen, hat sie noch keine nennenswerte praktische Anwendung gefunden. Das Spektrum der möglichen Nutzung molekulargenetischer Techniken ist wie folgt zu umreißen:

- zweifelsfreie Herkunfts-, Identitäts- und Abstammungs-Sicherungen,
- Analyse von Einzelgenen und deren Wirkungen, z.B. bei Erbfehlern und Erbdefekten, Leistungsgenen, Rassemerkmalen etc. und die
- Analyse des Zusammenwirkens mehrerer Gene, also z.B. Selektion auf QTLs - sog. quantitative Merkmale - zur züchterischen Verbesserung.

Was brauchen wir dazu?

Der Arbeitsausschuss für genetisch-statistische Methoden in der Tierzucht hat in seiner kürzlich erschienenen Empfehlung zur Nutzung molekulargenetischer Informationen die Einlagerung von Gewebeproben in ausreichender Menge und über einen ausreichenden Zeitraum empfohlen. Er fordert weiter, von Tieren mit großem Einfluss auf die Population, also von Elterntieren auf dem männlichen Pfad, auf alle Fälle Proben in ausreichender Menge zu gewinnen und zu lagern. Der Ausschuss legt sich nicht fest, welche Proben gezogen werden sollen, also ob Sperma, Blut oder Ohrstanzproben und wie sie gelagert werden sollen, also ob durch Einfrieren, Gefriertrocknung oder als extrahierte DNS .

Ich gehe sowohl bei der Art der Probe, als auch bei der Form der Lagerung einen Schritt weiter. Wir müssen schneller vorankommen und deshalb fixieren, dass wir Gewebestanzproben gewinnen und DNS lagern wollen. Auf die verschiedenen Formen der Proben und ihre Vor- und vor allem Nachteile einzugehen, fehlt die Zeit und die Notwendigkeit. An der Gewinnung von Gewebeproben mit fehlerfreier Zuordnung der Identität des Tieres, aus der ausreichend viel DNS kostengünstig gewonnen werden kann, führt mittelfristig ohnehin kein Weg vorbei. Also ist es doch vernünftig, auf Eifersüchteleien zu verzichten und gleich diesen Weg einzuschlagen. Sich kurzfristig mit Verfahren, die bei der Probenbeschaffung vielleicht noch, bei der Isolation der DNS schon nicht mehr - billigere Alternativen zu sein scheinen, ist nicht zielführend. Diese Alternativen versagen ohnehin, wenn wir ganze Populationen bearbeiten wollen, weil sie immer nur Teilmengen unseres Rinderbestandes zugänglich machen.

Eine Gewebeprobenbank hat den einzigen Vorteil, dass sie billiger anzulegen ist als eine DNS- Bank. Die Kosten für die Isolation der Erbsubstanz aus den Proben müssen nicht diskontiert werden, da sie erst bei der Analyse anfallen. Obwohl wir selbst ein Verfahren entwickelt haben, das es erlaubt, Gewebeproben jahrelang bei Raumtemperatur und damit praktisch ohne Kosten zu lagern, votiere ich sehr dafür, zeitnah mit der Probengewinnung auch die DNS zu isolieren. Dadurch kann die DNS - zumindest für bestimmte Anwendungen, wie die Herkunfts-, Identitäts- und Abstammungssicherung - sofort analysiert werden. Für weitere Analysen kann die DNS nach klassischen Verfahren problemlos eingelagert und zur Verfügung gehalten werden. Innovativer ist es, sie auf Chips aufzubringen, um die spätere Analyse auf einzelne Genorte schneller und kostengünstiger durchführen zu können.

Nun zur nächsten Frage, was können wir?

Beginnen wir mit der Genomanalyse. Die Entschlüsselung des humanen Genoms, die mindestens zweimal äußerst medienwirksam verkündet worden ist, hilft uns natürlich auch in der Genomanalyse bei Rindern. Über Syntäniegruppen können viele Fragen der Lokalisation von Genen in Analogie beantworten werden, ohne dass wir den gleichen Aufwand wie die Humansequenzierer betreiben müssen. Es ist wohl auch ein Zeichen von Hybris, die Sequenzierung des Humangenoms mit technischen Ausnahmeleistungen wie der Landung des Menschen auf dem Mond oder gar mit so grundlegenden Erfindungen wie der des Rades bzw. der Nutzung dieses Prinzipes zu vergleichen. Die Sequenzierung des Genoms ist, mit Verlaub gesagt, nichts anderes als der Abschluss einer extrem kostspieligen und dabci langweiligen Fleißarbeit. Sie ist eine sehr wichtige handwerkliche Meisterleistung, aber keine intellektuelle Spitzenleistung. Die für das Projekt nötigen neuen technischen Entwicklungen traten weit in den Hintergrund im Vergleich zur Lösung der logistischen Probleme und Sicherung der pekuniären Voraussetzungen. Ich erinnere mich noch gut an die heftigen Diskussionen, ob dieses Projekt überhaupt das investierte Geld wert sei. Das Ergebnis ist bislang nicht wirklich beeindruckend, wenn man von den vollmundigen Ankündigungen absieht, die uns tagtäglich erklären, was man jetzt alles mit diesem gigantischen Buchstabensalat wird machen können. Zurzeit können wir noch nicht einmal die Zahl der Gene des menschlichen Genoms genau beziffern. Wir müssen uns immer noch mit Näherungswerten begnügen, allerdings jetzt nur noch in einem Bereich von 32 bis 40 Tausend Genen und nicht mehr wie früher von 50 bis zu 100 Tausend Genen.
Die eigentlich spannende Aufgabe beginnt erst jetzt, in der postgenomischen Ära. Sie besteht darin, herauszufinden, wie das Proteom, also die Gesamtheit der in einem Organismus vorhandenen Eiweiße, gebildet und gesteuert wird, welche Interaktionen zwischen Genen bestehen, wie sie wirken und wie man sie beeinflussen kann. Man kann sich ein funktionelles Genom ähnlich vorstellen wie ein funktionelles Gehirn. Wie im Gehirn die Nervenzellen miteinander in Kontakt stehen und komplex funktionieren, gibt es zwischen den Genorten und primären und sekundären Genprodukten vielfältigste gegenseitige Kontakte, Querverbindungen, Stimulationen, Depressionen und sonstige Beeinflussungen. Dieses Geflecht an Genwirkungen zu analysieren erscheint heute zu Recht als Sisyphusarbeit. Der wahre Stein der Weisen für die Genetik wäre, einen Navigator durch diesen Dschungel von Geninteraktionen zu entdecken, so es ihn denn überhaupt gibt.
Für die Proteomic-Forschung ist die Genomanalyse unabdingbare Voraussetzung. Auch beim Rind ist es, wenngleich genauso wenig aufregend, aber doch unerlässlich, DNS-Banken anzulegen und Genomforschung zu betreiben. Die primäre Analyse eines komplexen Genoms wie das des Rindes erfolgt in einer genetischen und in einer physikalischen Kartierung. Die physikalische Kartierung ist die letztendlich immer komplettere Aufklärung der Basenabfolge im Genom. Genetische Kartierungen bedienen sich hoch polymorpher Marker wie etwa der Mikrosatelliten. Über Aussagen zur Kopplung und Unabhängigkeit von Loci wird die Rekombinationswahrscheinlichkeit als in Centimorgan gemessener Abstand von Genloci charakterisiert.

Diese über das Genom verteilten Mikrosatelliten spielen auch eine wichtige Rolle, wenn in Routineuntersuchungen mit diesen hochvariablen Markern Herkunfts-, Identitäts- und Abstammungssicherungen durchgeführt werden. Beim Rind kann man bereits mit zwei Multiplex-PCR Ansätzen und elf Markern pro Individualprobe eine hinreichende Genauigkeit mit hohen Ausschlusswahrscheinlichkeiten beim genetischen Fingerabdruck erreichen.
In Zukunft werden wir aber gut beraten sein, uns auf SNP (Single Nukleotid Polymorphismen) Analysen zu konzentrieren. SNPs sind einzelne Basenaustausche an Positionen im Genom. Zwei nicht verwandte Rinder unterscheiden sich in etwa 3 Millionen solcher Basenaustausche, also im Durchschnitt gibt es alle 1000 Basenpaare einen Unterschied. Damit sind SNP Marker etwa dreihundertmal häufiger als Mikrosatellitenmarker. Sie erfüllen damit die notwendige Maschenweite für Feinkartierungen von 0,1 centiMorgan. Hinsichtlich der Analysepraxis muss hier nochmals auf den Grund legenden Unterschied hingewiesen werden. SNPs stellen ein absolutes Ja/Nein Ergebnis dar, Mikrosatelliten werden aus dem relativen Vergleich von Fragmentlängen identifiziert.
Für gängige Herkunfts- und Abstammungsanalysen reicht es, etwa 40 bis 60 SNPs anzuschauen. Eine SNP-Signatur mit 40 Loci und Allelfrequenzen von 0,3 bis 0,7 tritt alle 10 Billiarden Tiere nur einmal auf. Das sollte selten genug sein, wenn man bedenkt, dass es derzeit 10.000mal weniger Rinder auf dieser Welt gibt. Bei SNP-Analysen müssen zwar mehr Loci als bei den polymorphen Mikrosatelliten herangezogen werden, aber dafür kann die SNP-Analyse vollautomatisch und sehr kostengünstig durchgeführt werden. Eine Herkunftssicherung mittels massenspektrometrischer Techniken und Robotereinsatz ist heutzutage bei vorhandener DNS schon ab 20 DM zu haben und damit nur etwa halb so teuer wie eine Mikrosatellitenanalyse zum gleichen Zweck. Zukünftige Methoden werden Kosten von 10 DM pro typisiertem Tier zulassen. SNP-Signaturen werden also um ein Mehrfaches billiger sein als Mikrosatellitenanalysen und dabei vollautomatisch analysierbar und global vergleichbar sein.
Ein weiterer Vorteil der SNP-Analyse ist, dass man letztendlich jeden Erbfehler oder QTL. also jedes genetische Merkmal auf einen oder mehrere SNPs zurückführen kann. Das bedeutet, wenn für ein Merkmal ein SNP identifiziert ist, verfügt man bei der Analyse über einen direkten Marker, der in vielen Fällen sogar die kausale Mutation ist bzw. sein kann. Mikrosatelliten hingegen sind in aller Regel nur indirekte Marker. Deshalb ist ihre Aussagekraft mitunter eingeschränkt und in manchen Fällen gibt es überhaupt keinen geeigneten Marker.
Beim Menschen sind etwa 4000 genetische Defekte bekannt, die die Lebenserwartung von Merkmalsträgern signifikant reduzieren. Daraus können wir schließen, dass wir auch bei Rindern noch eine Vielzahl von Erbdefekten auf molekulare Ursachen werden zurückführen können. Einige sind bereits bekannt und für die verschiedenen Entwicklungsphasen des Rindes seien hier beispielhaft genannt:

- das zum fetalen Tod führende DUMPS, eine Defizienz der Uridinmonophosphatsynthase

- die zum perinatalen Tod führende Citrullinämie, ein Defekt im ASS-Gen, der Argininsuccinatsynthetase
- der zu chronischen Infektionen und Kümmerern führende BLAD-Defekt, die sog. Bovine Lymphozytendefizienz
- die zur Muskelhypertrophie führende Deletion im Myostatingen (Weißblaue Belgier)

Weitere für eine molekulargenetische Analyse in Frage kommende Erbfehler beim Rind sind u.a. die Bovine progressive degenerative Myeloencephalopathie (Weaver), White Heifer Disease, Generalisierte Glyconeogenese (eine Glycogenspeicherkrankheit), Chondrodysplasie, α-oder ß-Mannosidose, kongenitale Hypothyreose (Kropf), Syndactylie usw.. Diese Aufzählung ließe sich zwar nicht beliebig fortführen aber eine stattliche Anzahl käme heute schon zusammen. Und die Zahl wird in den nächsten Jahren kontinuierlich steigen. Alle in ihrer Gensequenz bekannten Erbfehler können auf SNPs zurückgeführt und somit analysiert werden. Damit können Anlageträger, die keinen Phänotyp zeigen, zuverlässig identifziert werden. Diese Identifikation ist auch schon bei Embryonen, Feten oder neugeborenen Kälbern möglich, also unabhängig von Alter und Geschlecht. Erstmals in der zehntausendjährigen Geschichte der Tierzucht ist es damit möglich, Populationen ohne drastische und dramatische Maßnahmen gänzlich von bestimmten Erbfehlern zu befreien. Das ist eine wunderbare Vorstellung.

Bei Markern von leistungsrelevanten Genen oder QTLs unterscheiden wir zwischen positionellen und funktionellen Kandidatengenen. Funktionelle Gene sind solche, deren Genprodukte selbst an der Merkmalsausprägung beteiligt sind, während positionelle Marker oder Kandidatengene zwar physisch im Bereich kartierter also lokalisierter chromosomaler Regionen liegen, aber in der Regel selbst nicht an der Merkmalsausprägung beteiligt sind. Bestimmte Allele dieser Marker sind aber mit einer gewissen Wahrscheinlichkeit mit bestimmten Allelen in funktionellen Genen gekoppelt und geben so, je nach Kopplungsbeziehung, einen mehr oder weniger starken Hinweis auf das Vorliegen positiver oder auch negativer Genvarianten im QTL. Bei QTLs ist zu beachten, und dies steht für die ersten entdeckten Marker an, dass eine Bestätigung der Existenz eines in einer Population gefundenen QTLs in der Zielpopulation notwendig ist, speziell wenn es sich um unterschiedliche Rassen handelt. Es muss durch solche Untersuchungen auch so weit wie möglich sichergestellt werden, dass durch die Markerselektion möglichst keine ungünstigen pleiotropen Geneffekte, also negative, selektive Entwicklungen an anderen Genorten resultieren können.

International werden QTL-Projekte, die die Milchleistung, die Zellzahl, das Exterieur, die Fruchtbarkeit, die Gesundheit oder die Krankheitsresistenz zum Ziel haben, bearbeitet. Die ADR hat in einem eigenen Genomanalyseprojekt, das bereits in der Verlängerungsphase ist, aus der Familienanalyse des ersten Projektteils QTLs für Zellzahl, Eiweißmenge, Fettmenge und Milchmenge auf verschiedenen Chromosomen lokalisieren können.

Marker gestützte Selektion erfordert solide Kenntnisse ursächlicher Genvarianten, die Merkmale beeinflussen. Nur wenn es uns gelingt, herauszufinden wie in Frage kommende Allele sich in bestimmten Umwelt- und Expressionsituationen verhalten, können wir anhaltende Fortschritte in Merkmalen erzielen, die wir mit konventioneller

Zucht nicht erfolgreich bearbeiten konnten. Ich denke hier an Merkmale mit niedriger Heritabilität, alters- oder geschlechtsbegrenzter Ausprägung, schwieriger Erhebung von Leistungsdaten etc.. Die Anwendung molekulargenetischer Techniken im Sinne einer Markergestützten Selektion kann hier zu bisher nicht realisierbaren Zuchtfortschritten führen. Das kann insgesamt schwere Verwerfungen in den Strategien konventioneller Rinderzucht zur Folge haben. Prof. Kräußlich folgerte bei seinem Vortrag "Optimierung der genetischen Grundlagen tierischer Leistungen durch Genomveränderung" bei den Hülsenberger Gesprächen im letzten Jahr in Weimar, dass "das ganzheitlich populationsgenetische Modell der Tierzucht von einem ganzheitlich molekularbiologischen Modell abgelöst wird".

Als Vorsitzender der Gesellschaft für Tierzuchtwissenschaften sage ich Ihnen, dass wir Sie bei allen vernünftigen Aktivitäten tatkräftig wissenschaftlich unterstützen werden und unser Wissen und unsere Erfahrung gerne zur Verfügung stellen und einbringen. Das Heft des Handelns aber müssen Sie, die Züchter selbst, fest in die Hand nehmen.

Die Russen sagen, und die wissen wovon sie reden: "Die Hoffnung stirbt zuletzt!" Ich bin voller Hoffnung, ja fest davon überzeugt, dass unsere Rinderzucht eine Zukunft hat, aber nur dann, wenn wir wollen, dass sie eine hat, wenn wir uns dafür einsetzen und wenn wir dafür kämpfen. Lösen Sie sich von den Kalamitäten der Vergangenheit und geben sie sich ein anspruchsvolles, aber erreichbares, ehrgeiziges und konkretes Ziel: "Typisierung der gesamten Rinderpopulation Deutschlands in den nächsten vier Jahren mit lückenloser Herkunfts- und Abstammungssicherung und Integration der Nutzung molekulargenetischer Marker bei Zuchtentscheidungen!"

Nur wer überhaupt ein Ziel hat, kann es auch erreichen. Es wird ein schwerer Weg, bis die molekulargenetischen Verfahren Früchte tragen. Dieser lange Weg muss jetzt beginnen mit der Organisation der Sammlung von DNS- Proben aller Rinder. Für alle praktischen molekulargenetischen Anwendungen braucht es Gewebe um daraus DNS isolieren zu können. Das ist die unbedingte Voraussetzung für alles weitere und muss vorrangig umgesetzt werden. Ein gut konzipiertes Pilotprojekt ist der erste drängende Schritt. Ich weiß, dass Sie dafür in mehreren Bundesländern auf offene Ohren treffen werden, wenn Sie sich laut genug äußern und tatkräftig vorstellig werden. In diesem Fall ist nur etwas zu erreichen, wenn man richtig Geld in die Hand nimmt. Die Frage, woher dieses Geld stammt, ist für den Erfolg sekundär, wichtig ist, dass es rechtzeitig und ausreichend zur Verfügung steht. In einem Land wie Deutschland gibt es dieses Geld allemal, man muss es finden und loseisen! Natürlich können die Züchter bei der jetzigen schwierigen Wirtschaftslage dieses Geld nicht aus eigener Kraft aufbringen. Das System muss vom Verbraucherschutz getragen und finanziert und von der Zucht mitgenutzt werden.

50 Jahre ADR. Ergreifen Sie Ihre Chance, aus der Not heraus eine innovative Rinderzucht auf den Weg zu bringen. Ansonsten droht Ihnen die Bewahrheitung des alten Spruches, den Sie alle kennen: "Wer nicht mit der Zeit geht, geht mit der Zeit". Noch befinden wir uns im Tal der Tränen, aber es heißt auch, wenn die Nacht am dunkelsten ist, ist der Morgen am nächsten. Die Wissenschaft bietet Ihnen neue und innovative molekulare Werkzeuge an, mit deren Hilfe Sie unsere Rinderzucht inter-

national konkurrenzfähig machen können. Alle Probleme werden Sie damit zwar nicht lösen können, aber wenn Sie sich nicht lösen von den Verkrustungen und Verkrampfungen der Vergangenheit, dann werden Sie überhaupt kein Problem lösen und unsere Rinderzucht wird in der Bedeutungslosigkeit versinken! Neues entsteht nur aus Vision und Kraft. Ich wünsche Ihnen beides, in der Hoffnung, dass Sie damit auch den ersten erfolgreichen Schritt hin zur 100 Jahrfeier der ADR tun. Im Jubiläumsjahr 300 Jahre Preußen darf ich uns allen ein Zitat von Friedrich dem Großen (1712-1786) in Erinnerung rufen: "Die Landwirtschaft ist die Erste aller Künste. Ohne sie gäbe es keine Kaufleute, Dichter und Philosophen".

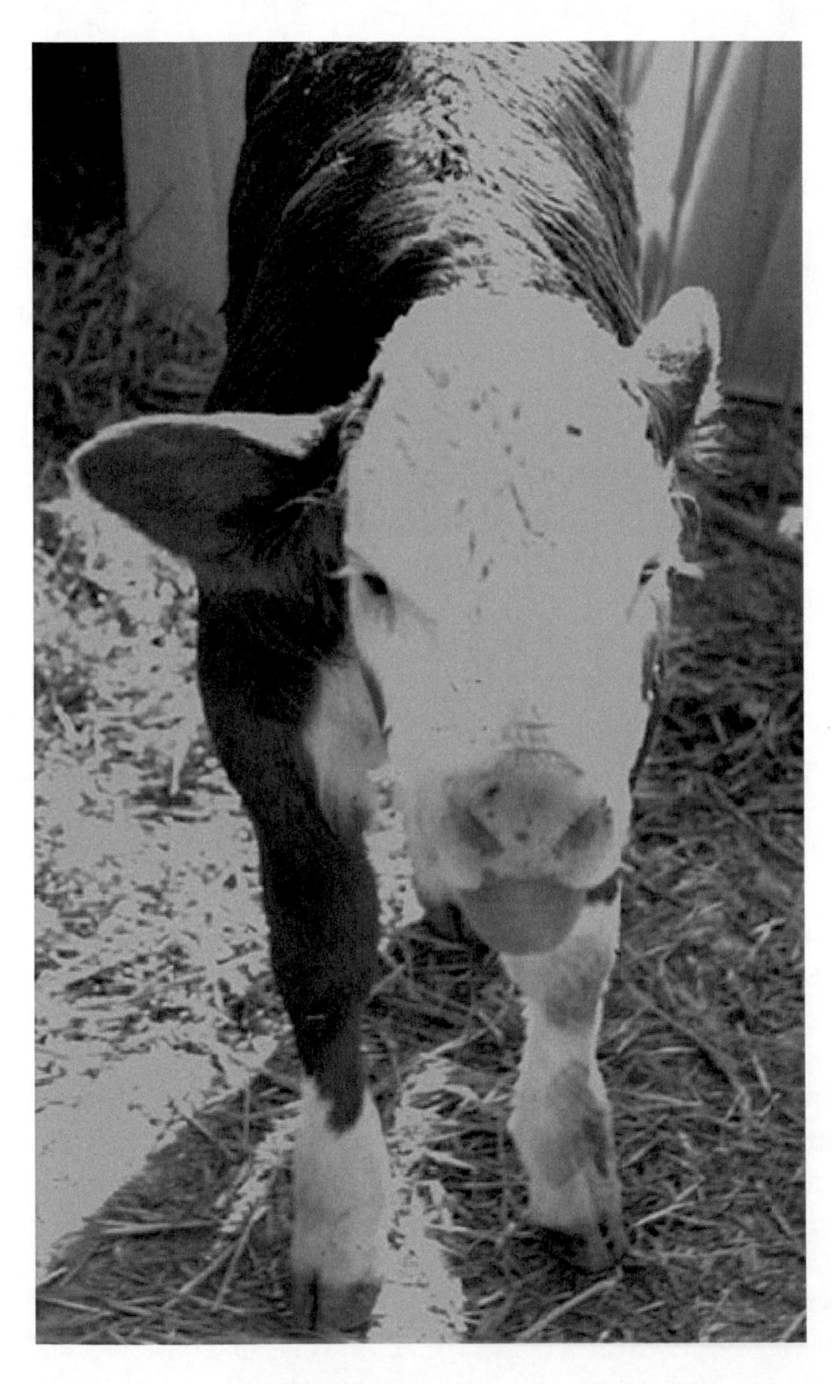

Abb. 41: Klonkalb „Lara" als „Gratulantin"

Einleitung BSE-Symposium, Wien, 04./05.05.2001
Nova Acta Leopoldina N.F. Band 87, Nr. 327, 11-13

**Wahnsinn und Wirklichkeit**

"Das Leben wird vorwärts gelebt und rückwärts verstanden". So ähnlich wie bei dieser Weisheit des dänischen Philosophen Kierkegaard erging und ergeht es uns mit BSE. Erst nach der Wirklichkeit des ersten eigenständigen BSE-Falles im Norden Deutschlands gab es ein Verständnis dafür, dass diese Wahnsinns-Krankheit auch bei uns vorhanden war und ist. Im Nachhinein sind eben alle klüger!
Das Rückwärts-Verständnis drückt sich auch darin aus, dass über Nacht selbsternannte BSE Experten en masse auftraten. Jede und jeder der die Abkürzung BSE unverstümmelt über die Lippen brachte, fühlte sich als Expertin oder Experte in Sachen Rinderwahnsinn und gab Urteile und Kommentare von sich. Wir haben mehr (Schein-) Experten als BSE-Fälle, eine Bereicherung ist das nicht. Schauspieler, Sportler, Künstler, und "Adabeis" wussten plötzlich, welche Fehler gemacht worden waren und was man hätte tun müssen. Bei der Mehrzahl dieser Äußerungen trifft der Satz zu: "Zu wenig Geist, um zu reden und zu wenig Verstand, um zu schweigen!"
Die BSE-Krise ist nicht eine Krise der Wissenschaft, eher schon eine Krise der Nicht-Wissenschaft. Nicht in dem Sinn, dass Wissenschaft nicht stattgefunden hätte, sondern auch in dem Sinn, dass sie nicht hinreichend umgesetzt wurdc in Verständnis und Wissen beim Konsumenten. Dies hätte einen Schutz durch Vertrauensbildung ermöglicht. So aber traf die von BSE ausgelöste Schockwelle unsere Gesellschaft unerwartet und ungebremst wie ein alles zermalmender Tsunami einen ungeschützten Küstenstreifen.
Eine gewisse Mitverantwortung an der unseligen Entwicklung der Medienverarbeitung der BSE-Krise bleibt bei der Wissenschaft. Sie hat sich eben, beinahe möchte ich sagen wieder einmal nicht zur rechten Zeit und nicht ausreichend in die öffentliche Meinungsbildung eingebracht und sich nicht genug Gehör verschafft.
Unsere Strukturen sind dafür wohl nicht hinreichend geeignet. Sicher kann bezweifelt werden, dass es ohnehin nicht gelungen wäre, die mediale Wahnsinnsspirale zu dämpfen. Die Irrationaliät, mit der seit einem halben Jahr gegen Rinder und Rinderprodukte zu Felde gezogen wurde, gehorchte den Gesetzmäßigkeiten der Medienwelt und nicht den Kausalitäten dieser Krankheit.
Wenn man etwas lernen kann aus den unseligen Auswirkungen von BSE auf die Rinderzucht und den Rindfleischkonsum, dann ist es die Erkenntnis, dass es in diesen Bereichen dringend notwendig ist, rechtzeitig und effizient wissenschaftlich fundierte Aufklärungsarbeit zu betreiben. In der Aufgeregtheit und Hysterie der Krise ist dies nicht mehr möglich. Dabei hätten wir leicht von den Schweizern lernen können, denen es gelang, das Thema BSE zu beherrschen, ohne von ihm beherrscht zu werden. Ich freue mich sehr auf die sechs Referate von Kolleginnen und Kollegen aus der Schweiz.
Ziel unseres Symposiums ist es, in Fortführung der schon 1996 von Kollegen Hiepe in Halle zum gleichen Thema geführten Podiumsdiskussion, internationales Fachwissen

über BSE aus verschiedenen Fachdisziplinen zusammenzuführen und einer breiten, wissenschaftlich interessierten Öffentlichkeit zu präsentieren. Deshalb wird auch überwiegend in deutsch vorgetragen und diskutiert. Auf dieser Basis des weit reichenden und fundierten Informationsaustausches sollen Konzepte über Prävention, Diagnose und Therapie vorgestellt, weiterentwickelt und diskutiert werden.
Es ist erfreulicherweise gelungen, trotz des kurzen zeitlichen Vorlaufs eine Reihe höchst renommierter Forscherinnen und Forscher mit hochrangiger Expertise in Sachen BSE nach Wien einzuladen. Alle Vortragenden sind seit Monaten wie Handlungsreisende in Sachen BSE unterwegs und dementsprechend ausgebucht.
Besonders geehrt sind wir, weil Herr Prof. Charles Weissmann, der gleich anschließend das Einführungsreferat halten wird, unserer Einladung nach Wien folgen konnte. Er ist natürlich auch in Wien als Experte nicht nur in Sachen BSE bekannt und geschätzt. Wir erinnern uns noch mit Vergnügen an seinen Vortrag vor drei Jahren an der Wiener Universität über seine Prionenforschungen.
Weniger Glück hatten wir diesmal mit Prof. Winnacker, der uns vor zwei Jahren seine Arbeiten vorgestellt hatte. Der Präsident der DFG und als unser Ehrendoktor auch Mitglied der hiesigen Veterinärmedizinischen Universität bedauert sehr, wegen einer USA-Reise nicht hier sein zu können.
Herr Kollege Mettenleiter, wie die Vorgenannten ebenfalls Mitglied der Leopoldina, hat sich entschuldigt und bittet um Verständnis, dass seine Verpflichtungen im Rahmen der aktuellen MKS-Krise seine Anwesenheit im Institut dringend erforderlich machen. Auf seinen Beitrag müssen wir nicht verzichten. Sein Mitarbeiter, Herr Dr. Groschup aus Tübingen hat dankenswerterweise zugesagt, diesen Part noch mit zu übernehmen.
Ich danke an dieser Stelle nochmals allen Referentinnen und Referenten sehr herzlich, dass Sie die Zeit gefunden haben, nach Wien zu kommen. Ich hoffe, Sie fühlen sich wohl hier und behalten diese Tage in guter Erinnerung und ich wünsche, es möge gelingen, einen breiten Erfahrungs- und Informationsaustausch zu erreichen, so dass am Ende alle bereichert heimkehren.
Mein eigener Beitrag dazu wird nur ein höchst bescheidener sein. Ich will aber wenigstens eine kleine literarische Komponente zu BSE beisteuern. Der bekannte Antroposoph Rudolf Steiner schrieb in seinem Werk "Gesundheit und Krankheit" im Jahre 1923 überraschenderweise dieses:
"... und die Folge davon würde sein, wenn der Ochse direkt Fleisch fressen würde, dass sich in ihm riesige Mengen von Harnsäuresalzen absondern würden; die würden nach dem Gehirne gehen und der Ochse würde verrückt werden. Wenn wir das Experiment machen könnten, eine Ochsenherde plötzlich mit Tauben zu füttern, so würden wir eine ganz verrückte Ochsenherde kriegen. Das ist so der Fall. Trotzdem die Tauben so sanft sind, würden die Ochsen verrückt werden."
Nun, er irrt zwar nicht nur, was die vermeintliche Friedfertigkeit der Tauben, die in Wirklichkeit ein ausgeprägtes Agressionsverhalten zeigen, betrifft, aber seine Ahnung vom Rinderwahnsinn finde ich beeindruckend.
Ich habe bewusst ein Symposium angekündigt und nicht eine Tagung, Konferenz, Workshop, Meeting o.ä., obwohl das Programm den Ansprüchen solcher Betitelungen

sehr wohl gerecht würde. Ein Symposium ist, wie hinlänglich bekannt, in der Antike ein "Trinkgelage bei heiterem Tafelgespräch" und heutzutage eine "wissenschaftliche Tagung mit zwanglosen Gesprächen". Scheuen Sie sich also nicht, aktiv zu disputieren in den, mit reichlich, wenn auch vielleicht doch nicht mit hinreichend Zeit ausgestatteten Diskussionsrunden zwar noch ohne Wein, aber beim Wiener Heurigen heute Abend beschwingt von der argumentativen Kraft des jungen Weins.
Es ist mir eine ehrenvolle Pflicht, mich bei den Sponsoren unseres Symposiums zu bedanken. Frau Bundesminister Gehrer, verantwortlich und zuständig für Bildung, Wissenschaft und Kultur sowie Frau Bundesminister Forstinger, verantwortlich und zuständig für Verkehr Innovation und Technologie danke ich sehr herzlich dafür, dass Sie uns finanziell wohlwollend unterstützen. Herr Magister Molterer, Bundesminister für Land- und Forstwirtschaft, Umwelt und Wasserwirtschaft, wünscht unserem Symposium einen interessanten Verlauf und gute Ergebnisse.
Ich danke der Leopoldina, an Ihrer Spitze Herrn Präsident Prof. Parthier und der Generalsekretärin Frau Prof. Schnitzer-Ungefug und Ihrem Mitarbeiterstab, sowie Herrn Kollegen Prof. Hiepe. Sie alle haben uns bei der Vorbereitung und Durchführung unseres Symposiums tatkräftig unterstützt.
Unserer Universität, ihrer Leitung und dem Personal danke ich für die Bereitstellung der Räumlichkeiten und die Hilfe bei der technischen Durchführung. Allen Helferinnen und Helfern vom Institut, vor allem aber unserer Sekretärin, Frau Winkler, danke ich für ihre rührige Aktivität und Arbeitsleistung. Ihnen allen danke ich, dass Sic gekommen sind und uns, zusammen mit dem Thema BSE, die Ehre Ihrer Aufmerksamkeit schenken.
Abschließend möchte ich, zurückkommend auf Kierkegaard, in Bezug auf das "vorwärts leben" noch aus Büchners Lustspiel "Leonce und Lena" zitieren. Valerio sagt dort:
"Das Gras steht so schön, dass man ein Ochs sein möchte, um es fressen zu können, und dann wieder ein Mensch, um den Ochsen zu essen, der solches Gras gefressen".
Der Frühling in Wien lässt einen solchen Gedanken nachhängen und sinnieren. Diejenigen, die zum morgigen Abendessen bleiben können, werden solchen Genüssen nahe kommen und ihre eigene Philosophie finden.
Ich hoffe, dass wir nach diesen zwei Symposiumstagen der Wirklichkeit von BSE näher gekommen sein werden und es gelingt, den Wahnsinn von und um unsere Rinder zurückzudrängen, auch wenn leider allgemein immer noch gilt:

"Die Wirklichkeit hat ihre Grenzen, nur der Wahnsinn ist grenzenlos."

Festsymposium "10 Jahre Reproduktionsforschung beim Rind am BFZF",
Oberschleißheim, **19.7.2001**
Reproduktionsforschung beim Rind (2001), Ulmer 4-7

## Quo vadis Biotechnologie: Klonen oder Gentransfer?

Diese Frage wurde Mitte 1984 am Institut für Tierzucht und Genetik der Ludwig Maximilians Universität in München von Prof. Dr. Drs.h.c. Horst Kräußlich aufgeworfen und im Kreise der Mitarbeiter intensiv diskutiert. Die Entscheidung fiel zugunsten des Gentransfers. Der Gentransfer war damals richtigerweise als die für die zukünftige Entwicklung der Tierzucht wichtigere Technik eingestuft worden. Trotzdem war die Einschlagung dieses Weges nicht so naheliegend wie man vermuten könnte, da aufgrund der Historie des Institutes und seiner internationalen Reputation auf dem Gebiet der Reproduktionstechniken die primären Voraussetzungen für das Klonen besser gewesen wären als für den Gentransfer. Der entscheidende zusätzliche positive Anstoß war die Gewinnung von Prof. Winnacker, dem Leiter des Müncher Genzentrums, als Kooperationspartner. Diese überaus fruchtbare Zusammenarbeit war maßgeblich dafür verantwortlich, dass wir bereits 1985, im gleichen Jahr wie eine Arbeitsgruppe aus den USA (Hammer et al. 1985), über die erfolgreiche Erstellung transgener Kaninchen und Schweine berichten konnten (Brem et al. 1985).
Etwa 5 Jahre später, nach der Neueinrichtung des Lehrstuhl für Molekulare Tierzucht und Genetik am Tierzuchtinstitut der Ludwig Maximilians Universität, wurde wegen der neuen Entwicklungen auf dem Gebiet des Klones die Frage wieder aufgenommen, ob es nicht an der Zeit sei, sich auch dieser Biotechnik verstärkt zu widmen. Aus eigener Kraft und mit Mitteln der Universität allein konnte das nicht geleistet werden. So war es ein glücklicher Umstand, dass mit der Arbeitsgemeinschaft Deutscher Rinderzüchter e.V. ein gleich gesinnter Partner gefunden werden konnte. Ende 1989 stellte Dr. Klaus Meyn in dem Projektvorschlag "Praxisreife Entwicklung und kommerzielle Ausnutzung der In-vitro-Befruchtung von Eizellen und der Geschlechtsbestimmung und des Klonens von Embryonen" die Frage, ob die Bundesrepublik Deutschland die Ausnutzung dieser neuen Technologien dem westlichen Ausland überlassen und durch Import der Zuchtprodukte daran teilhaben oder ob in der Bundesrepublik selbst eine Fachkompetenz entwickelt und die neue Technik zum Nutzen der Rinderhalter in die Zuchtprogramme eingebaut werden soll.
Zur Mitgliederversammlung der ADR am Mittwoch den 25. April 1990 im "Jugendhaus am Weinberg" in St. Martin in der Pfalz war ich von Dr. Meyn, dem Geschäftsführer der ADR geladen, mit dem Vortrag "Klonierung von Rinderembryonen - technische Verfahren und Anwendungsmöglichkeiten" dazu beizutragen, das Projekt Klonierungslabor auf den Weg zu bringen.
Für den 22.Mai 1990 hatte die ADR dann die Herren Dohms, Häckel, Müller, Putz, Dr. Grothe, Dr. Aumüller, Dr. Frese, Dr. Hahn Neustadt, Dr. Wallenburg und Prof. Brem zur Mitarbeit an der Projektgruppe Klonierungslabor nach Bonn geladen, um den Entwurf eines Gesellschaftervertrages für DEUKLON (Deutsche Klonierungs- und

Entwicklungsgesellschaft mbH) zu diskutieren. Geplant war die Gründung einer Kommanditgesellschaft, deren Zweck die Entwicklung neuer Biotechniken in der Rinderzucht und deren Einführung in praktische Tierzuchtprogramme in der Bundesrepublik Deutschland, insbesondere durch die Etablierung und Nutzung der *In-vitro*-Produktion von Rinderembryonen und die Entwicklung der Klonierung von Rinderembryonen bis zur Praxisreife. Das Stammkapital sollte 5 Millionen DM betragen, der Gesellschaftervertrag ab 1.8.1990 gelten. Formulare über "Unverbindliche Absichtserklärungen" wurden an alle in Frage kommenden Organisationen ausgesandt. Die Kapitaleinlage von 1.-DM pro Erstbesamung und Herdbuchtier sollte verteilt auf fünf Jahre einbezahlt werden.
Erst nachträglich stellte sich heraus, dass die an dieser Sitzung teilnehmende und eifrig mitdiskutierende RPN auf Anraten von Prof. Hahn, Hannover am Vortag bereits beschlossen hatte, sich gar nicht an der Gründung von DEUKLON zu beteiligen! Die RPN war übrigens diejenige Organisation, die sich in St. Martin als erste in die Liste der an der Gründung eines Klonierungslabors Interessierten eingetragen hat. Kollege Dr. Meyn resignierte in Bezug auf DEUKLON am 30.11.1990 mit dem Ausspruch "Für mich ist die Sache tot".
Für die beabsichtigte Gründung der "Deutschen Gesellschaft für Kerntransfer" am 23. Juli 1990 lagen zu wenige Absichtserklärngen vor. Lediglich die folgenden fünf Organisationen hatten sich positiv geäußert: Herdbuch-Genossenschaft Emsland, Osnabrücker Herdbuchgesellschaft, Verband Schwarzbunte Schleswig-Holsteiner e.V. Zuchtverband für Fleckvieh in Niederbayern und die Niederbayerische Besamungsgenossenschaft.
Am 16.10.1990 fand im Flughafenrestaurant Nürnberg eine Besprechung zum Klonierungslabor statt. Teilnehmer waren Fürst zu Solms, Prof. Hahn Hannover, Prof Kalm, Dr. Aumüller, Dr. Hahn Neustadt, Dr. Meyn und Prof. Brem. Die von Neustadt und Landshut favorisierte "süddeutsche Schiene" - wobei Bayern und Baden-Württemberg ein eigenständiges Projekt "Süd-Klon" aufbauen wollten - stieß naturgemäß nicht auf Zustimmung der ADR. Neustadt a.d.Aisch hatte aber - wegen der Vorgeschichte - einen Vorstandsbeschluss der sich gegen eine Beteiligung an einem gesamtdeutschen Klonierungslabor aussprach, jedoch die Möglichkeit für eine süddeutsche Lösung offen ließ. Der Besamungsverein Neustadt-Aisch und die Niederbayerische Besamungsgenossenschaft Landshut-Pocking e.G. ermöglichten dann durch eine Zwischenfinanzierung von Wissenschaftler-Gehältern im Oktober 1990 erste Arbeiten. Wegen Ihres persönlichen Engagements, ohne das es wohl nicht zur Gründung gekommen wäre, müssen hier speziell die Speerspitzen der Idee, Herr Dr.Dr.h.c. Hahn und Herr Dr. Aumüller genannt werden.
Am 16.7.1991 wurde dann die Gründung der BayKG (Bayer. Klonierungsforschungs GmbH & Co KG) vollzogen. 19 bayerische Besamungs- und Zuchtorganisationen brachten als Gesellschafter das erforderliche Investitionskapital auf, um die Entwicklung und Etablierung der Züchtungstechnik Embryoklonierung zusammen mit den erforderlichen begleitenden biotechnischen Maßnahmen bis zur Praxisreife voranzutreiben.

Am 4.9.1991 fand in Oberschleißheim am Lehr- und Versuchsgut der Ludwig Maximilians Universität die 1. Sitzung des Aufsichtsrates statt. Die Aufsichtsräte Aumüller, Daubinger, Ehrsam, Kräußlich, Putz und Schels wählten per Akklamation Herrn Prof. Dr. Kräußlich als Vorsitzenden und Dr. Hahn als stellvertretenden Vorsitzenden. Kaufmännischer Geschäftsführer wurde Ltd. Direktor von Neustadt Aisch Wolfgang Breuer und wissenschaftlicher Geschäftsführer und Leiter Prof. Dr. Gottfried Brem. 1994 ging die kaufmännische Geschäftsführung auf Dr. Aumüller und 1997 die wissenschaftliche Geschäftsführung auf Prof. Dr. Eckhard Wolf über. Prof. Brem wurde zum Vorsitzenden des Aufsichtsrates gewählt. Die BayKG firmierte mit Gesellschafterbeschluss vom 28.7.1994 in BFZF (Bayerisches Forschungszentrum für Forpflanzungsbiologie) um. An dieser Stelle sei noch darauf hingewiesen, dass der Aufsichtsrat nach der Umfirmierung auch einen langsamen Wandel der Aktivitäten einleitete, indem die Aktivitäten zur Klonierung zurückgefahren und die Serviceangebote für die Gesellschafter im Bereich der Ooyzentenpunktion und der *in vitro* Produktion intensiviert wurden.
Das Jahr 1994 war für unsere Klonierungsprogramme insofern wichtig, als es mir damals gelang, während eines von der Russischen Landwirtschaftsakademie organisierten Besuches des Institutes in Gorki-Leninski einen russichen Klonierungsexperten für uns zu gewinnen. Dr. Valerie Zakhartchenko kam zuerst als Stipendiat und dann als PostDoc zu uns ins Labor und hat von diesem Zeitpunkt an unsere Klonierungsprogramme maßgeblich mitgetragen, da er für mehrere Jahre fast alle Embryomanipulationen zum Klonen durchführte. Dr. Palma war als Mann der ersten Stunde über Jahre für alle Arbeiten im Bereich der *in vitro* Produktion von Embryonen und die Weiterentwicklung der einschlägigen Techniken im Servicebereich verantwortlich. Im Bereich der Reproduktionstechniken "am Tier" waren Dr. Wenigerkind, Dr. Schernthaner, Dr. Mödl (+ 27.5.2001) und Dr. Reichenbach die tragenden Säulen der Projekte. Das Zelllabor mit den Arbeiten zur Kultur und Transformationen der Zellen wurde von Frau Dr. Sigi Müller in überaus zuverlässiger Weise betreut und durchgeführt. Die wichtigen Arbeiten zur Vorbereitung von Spenderzellen, Oozyten und Embryonen oblagen Dr. Stojkovic und die innovativen Analysen zur mitochondrialen Heteroplasmie führte Dr. Steinborn durch.
An dieser Stelle darf nicht auf die Betreuer der Empfängerrinder und Kälber, Herrn Josef Brem in Lauterbach und Herrn Josef Rieblinger am MVG vergessen werden. Ohne deren großen und engagierten Einsatz und Geschick speziell bei den Geburten und der Betreuung der Kälber wäre vieles nicht möglich gewesen. Allen genannten und hier ungenannten MitarbeiterInnen und HelferInnen während der ersten zehn Jahre gebührt für Ihr kreatives und zuverlässiges Engagement großer Dank. Erfolgreiche Anwendungen von Reproduktionstechniken und insbesondere die Durchführung von Klonprogrammen sind nur in Teamarbeit zu bewältigen, die vorgestellten Techniken und ihre realisierten Anwendungen sind deshalb ein Zeichen für geglückte Zusammenarbeit und glückhafte Ergebnisse.
Unrealisierte Programme sind schlimmer als ungedachte Projekte und ohne finanzielle Unterstützung bleiben selbst beste Ideen Makulatur. Nur die anhaltende Trägerschaft

durch die Bayerischen Besamungsstationen und Zuchtverbände, die mit flankierender Hilfe durch die 1993 beigetretene Osnabrücker Herdbuchgesellschaft und seit 2001 auch des Schweizer Verbandes für Künstliche Besamung, die ökonomische Basis des Labors sicherten, erlaubte es, ergänzt durch die erheblichen mit Hilfe der durch die jeweiligen Geschäftsführer eingeworbenen Mittel von Seiten der Bayerischen Forschungsstiftung, des Bayerischen Staatsministeriums für Ernährung, Landwirtschaft und Forsten sowie des Bundes im Rahmen des Bioregio-Programmes die mehrjährigen Forschungsprojekte konsequent zu verfolgen und zielgerichtet zu realisieren. Allen Geldgebern gilt deshalb unser herzlicher Dank für Ihre bisherige Unterstützung unserer Einrichtung, verbunden mit der unausweichlichen Bitte, uns auch in Zukunft nicht zu vergessen.
Die von allen ungeliebte aber unausweichlich notwendige Administration - speziell des Kassenwesens - wurde in all den Jahren von Mitarbeiterinnen aus Neustadt und Landshut sowie von Frau Rieger und Frau Kammerer vom Lehrstuhl und vom BFZF in großer Zuverlässigkeit und liebenswerter und charmanter Weise erledigt. Ihnen allen sei hier herzlich gedankt.
Ich möchte nicht versäumen, mich an dieser Stelle - anlässlich meines Rückzuges aus verantwortlicher Position des BFZF - ganz herzlich zu bedanken für all die gewährte Unterstützung und Hilfe, die mir in den letzten zehn Jahren zuteil geworden ist.
Mein besonderer Dank gilt hier meinem Mentor und unermüdlichenen Förderer, Herrn Prof Dr.DDr.h.c.Horst Kräußlich. Sein Charisma und Verhandlungsgeschick hat es ermöglicht, unmöglich Scheinendes möglich zu machen. Ohne seine tatkräftige Hilfe und Unterstützung als Aufsichtsratvorsitzender und späteres Mitglied des Aufsichtsrates wäre die Entwicklung des BayKG/BFZF in den letzten zehn Jahren nicht möglich gewesen. Als Nestor der Deutschen Tierzucht vollendet er am 3.8.2001 sein 75. Lebensjahr und es ist für uns eine besondere Ehre, dass er das vorliegende Buch mit einem eigenen Beitrag bereichert.

Festsymposium "10 Jahre Reproduktionsforschung beim Rind am BFZF",
Oberschleißheim, **19.7.2001**
Reproduktionsforschung beim Rind (2001), Ulmer 21-47

## Klonen beim Rind

Ein Klon ist eine ungeschlechtlich aus einem Mutterorganismus entstandene erbgleiche Nachkommenschaft. Bei Pflanzen sind Klone durchaus verbreitete Phänomene, man denke nur an Kartoffeln, die in aller Regel Klonpopulationen sind. Im zoologischen Bereich finden sich natürlicherweise Klone, als genetisch identische Individuen wie z.B. monozygote Zwillinge, Drillinge etc.. Klone entstehen bei vielzelligen Organismen durch vegetative Vermehrung, also durch Knospung, Sprossung oder durch Regeneration aus Teilstücken und können durch mikrochirurgische Teilung von frühen Embryonalstadien und anschließenden Transfer erzeugt werden (siehe Brem, 1986).
Weil die fortgesetzte Teilung von Embryonen aus biologischen Gründen nicht funktioniert, muss zur artifiziellen Erstellung einer größeren Anzahl genetisch identischer Tiere ein technisch völlig anderer Ansatz gewählt werden, der Kerntransfer. Bei diesem Verfahren, das schon in den dreissiger Jahren von Spemann vorgeschlagen worden war, werden Kerne von Zellen in das Zytoplasma von entkernten Empfängerzellen übertragen. 1952 haben Briggs und King berichtet, dass sich nach Transfer von Zellkernen aus Embryonalzellen in Froscheier Kaulquappen entwickelten. Aus einzelnen somatischen Froschzellen entstanden durch Klonen Nachkommen (Gurdon 1962). Klonversuche mit Körperzellen von adulten Krallenfröschen (Haut-, Blutzellen) führten bis zum Kaulquappenstadium.

### *Klonen durch Kerntransfer*

Bei Säugetieren subsummiert man unter "Klonen" in der Reproduktion die Erstellung von Embryonen mit identischem chromosomalen Genotyp. Klonen durch Kerntransfer ist die Übertragung von Kernen bzw. kernhaltigen Zellen verschiedenen Ursprungs in enukleierte Eizellen zur Erstellung einer größeren Anzahl von Embryonen und Individuen mit identischem chromosomalem Genotyp, die theoretisch nahezu unbegrenzt oft durchgeführt werden kann. Die entstehenden Tiere unterscheiden sich hinsichtlich ihres mitochondrialen Genotyps (Steinborn et al. 1998a,b,c; Hiendleder et al. 1999) und weisen auch eine mitochondriale Heteroplasmie auf, außer wenn beim Klonen Zellen und Zytoplasma aus herkunftsgleichen Mutterlinien verwendet werden.
Erstmals berichteten Illmensee und Hoppe (1981) über Kerntransfer von Kernen aus präimplantiven Embryonen in befruchtete und enukleierte Mäuseeizellen. Diese Experimente konnten nicht erfolgreich wiederholt werden. McGrath und Solter (1983) haben mittels einer neu entwickelten Technik gezeigt, dass zwar der Austausch von Vorkernen zwischen Embryonen zur Weiterentwicklung führt, aber rekonstituierte Embryonen mit "älteren" Kernen, die mit dem gleichen Verfahren transferiert worden waren, sich nicht weiterentwickelten (McGrath und Solter 1984). Das Dogma der

Unmöglichkeit des Klonens mit differenzierten Zellen bei Säugern wurde dadurch damals bestärkt.

***Klonen bei landwirtschaftlichen Nutztieren***

Die ersten Klontiere durch Kerntransfer entstanden, wie bereits beschrieben, aus Kerntransfer mit Zellen von Präimplantationsembryonen. Aus Übertragung von Zellkernen mehrzelliger Schaf-Embryonen in Oozyten und anschließende Teilung dieser Eizellen in zwei Teile, von denen einer den Kern enthielt, entstanden genetisch identische Embryonen und Lämmer (Willadsen, 1986). Einen Überblick zu den Effizienzen einzelner Manipulationsschritte und den Ergebnissen des Klonens von Embryonen bei Nutztieren gibt Tab. 24 (nach Clement-Sengewald und Brem, 1992).

Tab. 24: Effizienzen einzelner Manipulationsschritte, Embryoüberlebensraten und Klongrößen (Anzahl lebender Tiere) bei Klonierungsversuchen mit landwirtschaftlichen Nutztieren (nach Clement-Sengewald und Brem, 1992)

| Tierart | Kaninchen | Schwein | Schaf | Rind |
|---|---|---|---|---|
| Enukleationsrate (%) | 100 | 74 | 75 | k.A. |
| Fusionsrate (%) | 92 | 82 | 90 | 71 |
| Embryonen transferiert (n) | 207 | 88 | 4 | 436 |
| Tiere geboren (n) | 8 | 1 | 3 | 102 |
| Embryoüberlebensrate (%) | 4 | 1 | 75 | 23 |
| maximale Klongröße (n Tiere) | 6 | 1 | 2 | 7 |
| Zell-Stadium des Kernspenders | 32 | 4 | 8 | 16-64 |
| Quelle | Heymann et al. 1990 | Prather et al. 1989 | Willadsen 1986 | Bondioli et al. 1990 |

Die ersten Kerntransferexperimente beim Rind stammen aus dem Jahr 1987 (Prather et al. 1987, Robl et al. 1987). Später wurde auch über die Produktion von Kälbern aus dem Transfer von Kernen aus Inner Cell Mass Zellen berichtet (Sims und First, 1993). Bei diesen Experimenten wurde mit *ex-vivo*-gewonnenen Rinderembryonen als Kernspender und mit *in-vivo*-Zwischenkultur in Schafeileitern gearbeitet. Erst in den folgenden Jahren konnte gezeigt werden, dass das Embryonalklonen beim Rind auch rein *in vitro*, also unter Verwendung *in vitro* produzierter Embryonen und *in vitro* gereifter Eizellen, erfolgreich durchgeführt werden kann (Clement-Sengewald et al. 1990, 1992).

In einem groß angelegten Experiment zum Klonen mit *ex-vivo*-gereiften Eizellen und *ex-vivo*-gespülten Spenderembryonen erzielte Granada Genetics beim Transfer von 463 geklonten Embryonen eine Graviditätsrate von 22% und eine Kalberate von 20%. Bei tiefgefrorenen/aufgetauten Spenderembryonen lag die Graviditätsrate bei 16%

(Bondioli et al. 1990). Willadsen berichtete bei 302 Empfängertieren über eine Graviditätsrate am Tag 35 von 42% und am Tag 90 von 38%. Damit lag bei diesen Embryoklonprogrammen die Erfolgsrate deutlich unter den bei konventionellem Transfer erreichbaren Prozentsätzen. Die Abkalberate betrug 33%, wobei auffiel, dass häufig Geburtshilfe erforderlich war und Schwergeburten wegen des hohen Geburtsgewichts einzelner Kälber zu verzeichnen waren (Willadsen et al. 1991).
Bei den ersten Kerntransferexperimenten mit Rinderembryonen wurden als Ausgangsmaterial vorwiegend *in vivo* gereifte, chirurgisch oder nach Schlachtung der Tiere gewonnene Eizellen und Embryonen aus *ex vivo* Spülung verwendet. Die Qualität dieser Eizellen und Embryonen schien den *in vitro* produzierten überlegen zu sein und zu höheren Erfolgsraten beim Klonen zu führen.

### *Klonen mit embryonalen Zellen*

Wegen der besseren Praktikabilität und dem höheren Durchsatz wurde bei der BayKG von Anfang an auf die Verwendung von *in vitro* gereiften Eizellen und auch *in vitro* produzierten Embryonen gesetzt. Voraussetzung dafür war, dass am Institut bereits in den achtziger Jahren ein sehr gut funktionierendes *in vitro* Programm für Rinderembryonen auf der Basis von Schlachthofmaterial (Abb. 42) entwickelt worden war (Berg und Brem 1989), das auch mit hoher Effizienz zu Kälbern führte (Reichenbach et al. 1992).

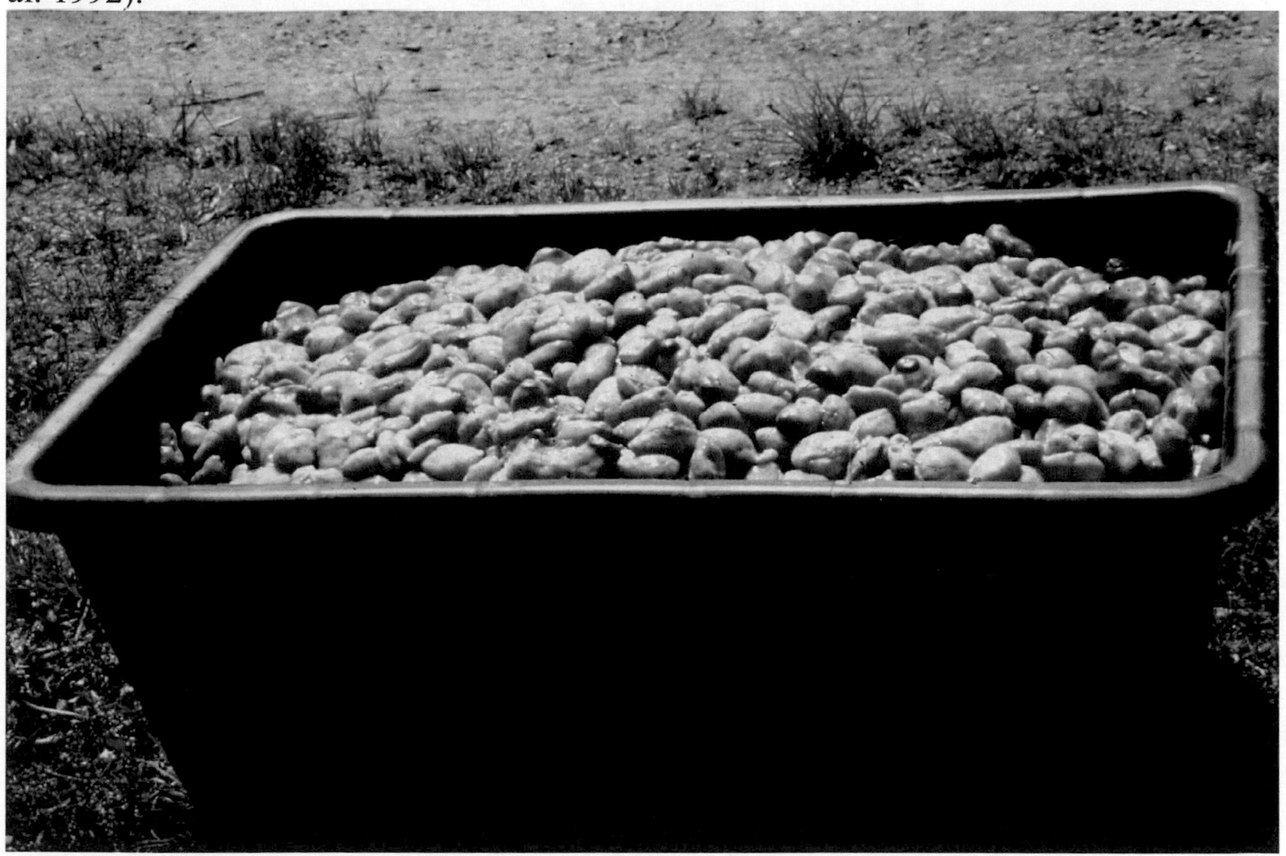

Abb. 42: Am Schlachthof gesammelte Ovarien nach Punktion zur Oozytengewinnung

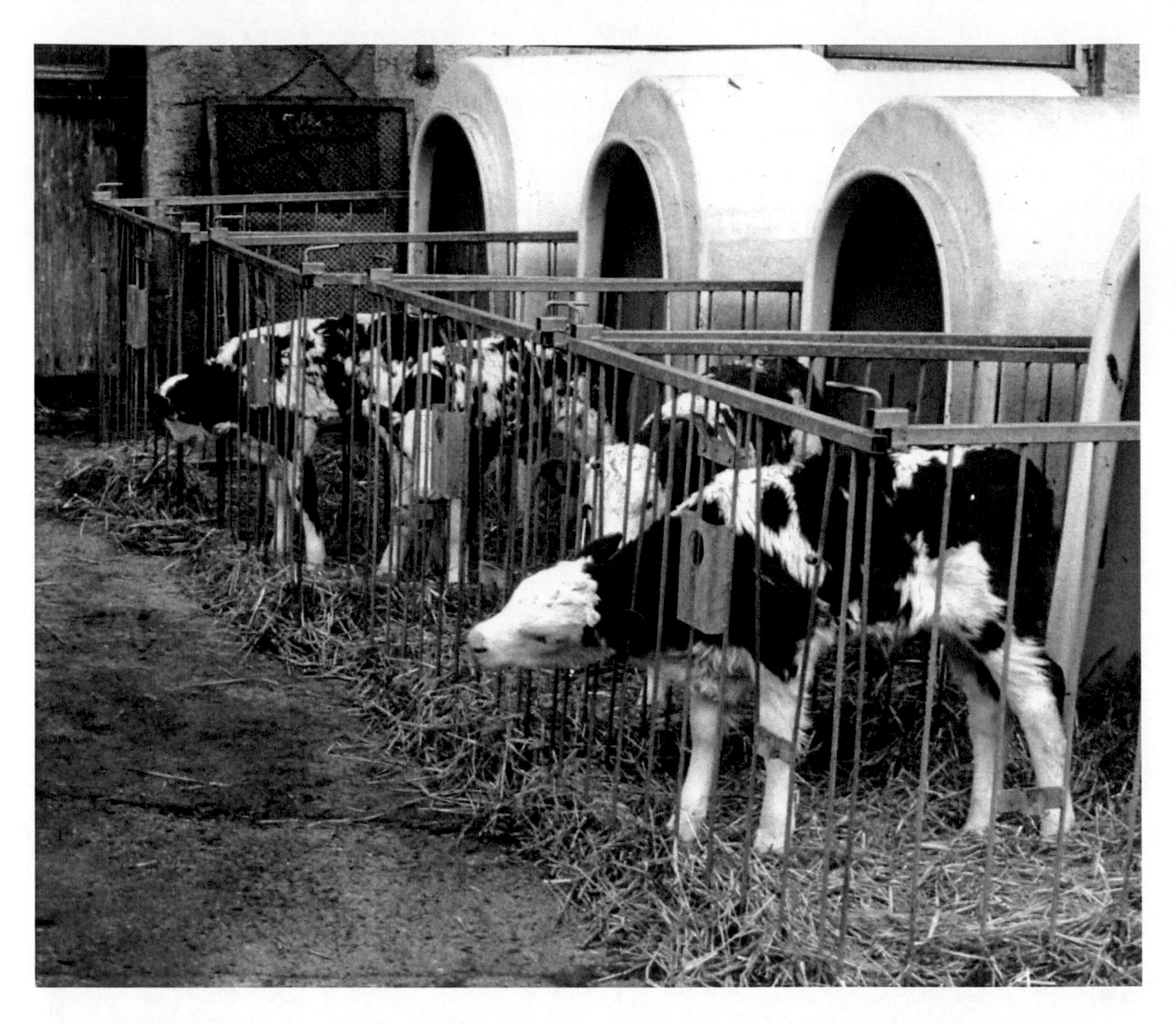

Abb. 43: Kälber aus IVP von Schlachthofovarien, in Lauterbach geboren

In eigenen Vorarbeiten (Clement-Sengewald, Berg und Brem, 1990) hatten wir zeigen können, dass sich geklonte Rinderembryonen aus *in vitro* gereiften Eizellen und *in vitro* produzierten Embryonen unter *in vitro* Bedingungen bis zum Morula/Blastozystenstadium entwickeln konnten.

Bei den Arbeiten zum Klonen von Rinderembryonen wurden am Schlachthof von geschlachteten Rindern und Kühen Ovarien entnommen und in Thermosgefäßen ins Labor transportiert. Nach Punktion der Cumulus-Oozyten-Komplexe und deren Klassifikation wurden sie in modifiziertem Parker Medium 199 (MPM) mit dem Zusatz von 20% OCS (Serum von Kühen im Östrus) und FSH (Follikel stimulierendes Hormon) in 5%iger $CO_2$ Atmosphäre bei 39° für 24 Stunden gereift. Nach der Reifung wurden die expandierten Cumuluszellen durch mehrmaliges schnelles Pipettieren der Eizellen

entfernt. Die Zwischenlagerung der Eizellen bis zur Manipulation erfolgte im MPM-Medium ohne FSH aber mit Zusatz von Gentamycin (1µg/ml).
Als Quelle für Blastomeren bzw. Kerne für den Transfer wurden 5 bis 6 Tage alte *in vitro* produzierte Embryonen verwendet (Berg und Brem, 1989). Embryonen und gereifte Oozyten im Metaphase II-Stadium der 2. Reifeteilung wurden in modifiziertem Hepes(Hydroxyethylpiperazin-Ethansulfonsäure)-gepuffertem Tyrodes-Lactat Medium mit dem Zusatz von 5,0 µg/ml Cytochalasin B für zehn Minuten behandelt. Oozyten und Embryonen wurden in die Manipulationskammer übersetzt. Jeweils eine Ooyzte wurde duch Unterdruck an einer Haltepipette fixiert. Durch Absaugen mit einer angeschliffenen spitzen Enukleations-pipette wurde der Polkörper der Oozyte und das unmittelbar benachbarte Zytoplasma mit der oozyteneigenen Kern-DNS entfernt, so dass ein Zytoplast entstand. Bei geschicktem Vorgehen gelingt dies in über 90% der Fälle, obwohl die Eizell-DNS nicht sichtbar ist und nur wegen ihrer Lokalisation in der Nähe des Polkörperchens gefunden werden kann. Die Zellmembran der Oozyte blieb bei diesem Enukleationsvorgang intakt und geschlossen.
Beim Embryoklonen kann zur Gewinnung von Blastomeren der Embryo (frühe Embryonalstadien bis hin zur Blastozyste) entweder nach dem Entfernen der Zona pellucida disaggregiert werden, so dass die Zellen einzeln aufgenommen werden können, oder die Zellen werden mit Hilfe einer Transferpipette einzeln aus dem Embryo abgesaugt. In unseren Projekten wurde mit einer Transferpipette aus dem in vitro produzierten Embryo eine Blastomere herausgesaugt und anschließend in den perivittelinen Spalt der enukleierten Ooyzte abgesetzt. Die so erstellten Oozyten-Blastomeren-Komplexe wurden mindestens eine halbe Stunde in TL Hepes kultiviert.
Zur Integration des Zellkerns der transferierten Zelle in das Zellplasma der Eizelle müssen die trennenden Zellmembranen in der Kontaktfläche von Karyoplast und Zytoplast aufgelöst werden. Am gebräuchlichsten ist dafür die sog. Elektrofusion, bei der durch kurzzeitige Gleichstrompulse Poren induziert werden, die ein Zusammenfließen des Zytoplasmas ermöglichen. Dazu wurden die Oozyten-Blastomeren-Komplexe zehn Minuten in Zimmermanns Cell Fusion Medium (+100µmol CaCl2 und MgCl2) in die Elektrofusionskammer gesetzt und für die Fusion in die richtige Position für die Fusion gebracht (Kontaktfläche der Zellen parallel zu den Fusionsdrähten). Die Fusion wurde mit ein bis drei Fusionspulsen im Abstand von 2 µs, der Dauer von 10 bis 30 µs und der Spannung von 0,8 bis 1,3 kV/cm ausgelöst. Anschließend wurden die Fusions-Komplexe in MPM oder in TL Hepes für eine Stunde kultiviert. Nach dieser Zwischenkultur wurden die fusionierten Komplexe selektiert und weiter kultiviert.
Für die in unseren Programmen ausschließlich angewandte *in vitro* Kultur wurden verschiedene Kultursysteme verwendet, bei denen entweder Eileiterepithelzellen oder Granulosazellen zur Cokultur eingesetzt wurden. Eileiterzellen wurden gewonnen, indem Eileiter von geschlachteten Rindern mit PBS durchgespült wurden, die so erhaltenen Zellen gewaschen und in MPM für 1 bis 2 Tage kultiviert wurden. Die nach der Reifung von den Ooyzten abgestreiften Cumuluszellen wurden in Zellkulturschalen ausgesät, in MPM kultiviert und nach wenigen Tagen zur Cokultur verwendet. Die Kultur erfolgte unter 5% $CO_2$, 5% $O_2$, 90% $N_2$, 95% Luftfeuchtigkeit und 39°C. Die

auf den Zellrasen kultivierten Fusionsembryonen wurden alle 24 Stunden hinsichtlich ihrer Entwicklung beurteilt.

Die Fusionsrate von Komplexen, die aus *in vitro* produzierten Embryonen entstanden waren unterschied sich nicht signifikant von denen aus Kernen von *ex vivo* gewonnenen Embryonen (74% bzw. 76%). Die Cokultivierung mit Eileiterzellen resultierte bei Fusionskomplexen mit Kernen aus *in vitro* produzierten Embryonen in signifikant besseren Aktivierungsraten (47%). Die Entwicklungsrate bis zum Morula/Blastozystenstadium unterschied sich nicht signifikant.

Im Jahr 1992 wurden bei der BayKG insgesamt 69 geklonte Embryonen auf 31 Empfängertiere übertragen. Nach sechs Wochen waren sieben Tiere gravid und am 9. und 10. April 1993 wurde ein Klon aus drei Stierkälbern geboren. Geburtsverlauf, Geburts-gewichte und Entwicklung dieser Kälber waren völlig normal. Im Jahr 1993 wurde in den Klonprogrammen eine Fusionsrate von 90%, eine Teilungsrate von 62% und eine Entwicklungsrate bis zum Morula/Blastozystenstdium von 15% bei einem Anteil von 53% Blastozysten erreicht.

Weitere Klonexperimente wurden in enger Zusammenarbeit mit Herrn Dr. Reichenbach von der Bayerischen Landesanstalt für Tierzucht in Grub im Rahmen des vom Bayerischen Staatsministeriums für Landwirtschaft und Forsten geförderten Projektes "Optimierung der Prüfung auf Mastleistung und Schlachtwert beim Rind durch Nutzung biotechnischer Methoden" durchgeführt. Dabei wurden Embryonen von Spendern, die wiederholten Superovulationsbehandlungen und Spülungen unterzogen wurden, als Ausgangszellen zum Klonen verwendet. 1996/97 resultierten aus dem Transfer von 47 geklonten Embryonen in 23 Empfängertiere elf Graviditäten (48%).

Nach dem Transfer von sieben geklonten Embryonen in zwei Empfängertiere am 16.5.1996 entwickelten sich zwei Graviditäten und fünf männliche Klon-Kälber wurden geboren. Bei diesen Embryonen war die Zona pellucida von Herrn Dr. Reichenbach geschlitzt worden, wodurch der Schlupfvorgang der Blastozysten offensichtlich effizienter möglich war. Ohne diesen zusätzlichen kleinen Eingriff lag die Graviditätsrate nur bei knapp 10%. Der Embryo, aus dem die Blastomeren für die Klonierung entnommen worden waren, stammte von der Kuh Elvira, die bereits zehnmal superovuliert worden war.

In einer anderen Versuchsreihe wurde untersucht, welches das optimlae Stadium des Spenderembryos zum Klonen ist. Deshalb wurden *ex vivo* und *in vitro* produzierte Embryonen im Morulastadium, im Stadium der beginnenden Kavitation (Blastozoelbildung) und im Blastozystenstadium als Blastomerenquelle zum Klonen eingesetzt und die Zahl der pro Ausgangsembryo erzielbaren Klonembryonen festgestellt. Bei *ex vivo* gewonnenen Embryonen konnten 16, 10 und 6 Embryonen pro Kavitationsembryo, Morula und Blastozyste erreicht werden. Die entsprechenden Zahlen bei *in vitro* produzierten Ausgangsembryonen lagen bei 12, 9 und 3 (Zakhartchenko et al. 1996).

Um zytoplasmatische Interaktionen von Karyoplasten und Zytoplasten zu untersuchen, wurden experimentell Karyoplast-Zytoplast-Komplexe mit verschiedenen zytoplasmatischen Volumenanteilen erstellt (Zakhartchenko et al. 1997). Dabei zeigte sich, dass die Entfernung einer Zytoplasmamenge aus der Oozyte, die der Menge des Zytoplasma des Karyoplasten entspricht, zu den besten Klonresultaten führt, unabhängig vom Stadium des Embryos, aus dem die Blastomeren stammen.

### *Klonen mit somatischen Zellen*

Für einen erfolgreichen Kerntransfer soll die Eizelle das Metaphasestadium der 2. Reifeteilung (Metaphase II) vollendet haben. Zu diesem Zeitpunkt liegt in den Eizellen eine hohe MPF (M-Phase-Förderfaktor) Aktivität vor. Das aktive MPF-Dimer aus katalytischer Komponente $p34^{cdc2}$ und regulatorischer Untereinheit Cyclin B wird durch CSF (Cytostatischer Faktor) stabilisiert. CSF wird normalerweise durch die Befruchtung inaktiviert, was zur Dissoziierung des MPF-Dimers führt. Die elektrischen Pulse der Elektrofusion führen zur Aktivierung der Eizelle und damit u.a. zur Destabilisierung des CSF.
Bei Kernen, die sich im Expressionsstadium befinden, wird durch Kondensation des Chromatins, wie sie in noch nicht aktivierten Zytoplasten durch die MPF-Aktivität erfolgt, die Transkription gestoppt, vorhandene mRNS wird degradiert und Translationsvorgänge werden herunterreguliert. Befinden sich die transferierten Zellkerne bereits vor der Übertragung in einem transkriptionsarmen Zustand, wie dies bei ruhenden Zellen der Fall ist, erleichtert dies die Reprogrammierung. Deshalb sind "gehungerte" Zellen, die sozusagen auf Notprogramm laufen und deshalb Teilungs- und Transkriptionsaktivität stark nach unten reguliert haben, für den Kerntransfer besonders geeignet.
Nach der erfolgten Fusion werden die Karyoplast/Zytoplast/Komplexe solange kultiviert, bis sie ein Stadium erreichen, welches in den Uterus transferiert werden kann. Während früher dazu eine *in-vivo*-Kultur im Zwischenempfänger nötig schien, stehen mittlerweile immer besser funktionierende *in-vitro*-Systeme für die Kultur dieser Fusionskomplexe zur Verfügung. Durch Reklonierung, also die Verwendung von Embryonen aus Klonierung als Kernquelle für weitere Klonierungsrunden, kann nicht nur die Zahl der geklonten Embryonen weiter erhöht, sondern auch die Entwicklungsrate gesteigert werden (Zakhartchenko et al. 1999b).
Mehr als zehn Jahre nach der Publikation von Klonnachkommen aus Schafembryonen wurde gezeigt, dass auch Zellen aus einer embryonalen Schaf-Zelllinie geeignet sind, als Kernspender verwendet zu werden (Campbell et al. 1996). Diese Zellen stammten aus einem neun Tage alten Schafembryo, hatten *in vitro* bis zu 13 Passagen hinter sich und waren vor dem Transfer in enukleierte Oozyten durch Serum Entzug in ein Ruhestadium versetzt worden. Es wurden fünf Lämmer geboren.
Die folgende Entwicklung hat dann überraschenderweise gezeigt, dass Zellen selbst dann noch als Kerndonoren verwendet werden können, wenn sie sich bereits wesentlich weiter entwickelt haben. Aus 26 Tage alten Feten und aus dem Eutergewebe eines sechs Jahre alten Schafes wurden Zellen kultiviert und nach einigen Passagen in der Kultur zur Klonierung verwendet. Kerne dieser Zellen führten in einigen Fällen zur Geburt von Lämmern. Bei einem geborenen Lamm war der Spender des Kernes eine Euterzelle von einem adulten Schaf (Wilmut et al. 1997). Nach der ersten Publikation einer erfolg-

reichen Adultklonierung am Roslin-Institut in Edinburgh wurde von verschiedenen Arbeitsgruppen gezeigt, dass nicht nur embryonale, sondern auch fetale Zellen und Zellen aus verschiedenen Geweben von adulten Individuen erfolgreich als Kernspender verwendet werden konnten und in Nachkommen resultierten. Mit der Erstellung von geklonten Säugetieren aus fetalen und adulten Zellen ist zum Ende des Jahrhunderts ein biologisches Dogma gefallen, das schon fast hundert Jahre bestanden hatte.
Beim Rind wurde 1998 publiziert, dass aus fetalen Zellen (Cibelli et al. 1998) und primordialen Keimzellen (Zakhartchenko et al. 1998a) via Kerntransfer Kälber entstehen können. Bei den primordialen Keimzellen lag die Blastozystenrate in Abhängigkeit vom Alter des Fetus zwischen 35% (50 bis 57Tage alter Fetus) und 20% (95-105 Tage alter Fetus) (Zakhartchenko et al. 1999c). Dabei konnte auch in unserer Arbeitsgruppe demonstriert werden, dass die Überführung der (fetal differenzierten) Zellen in die G0-Phase, also das Ruhestadium im Zellzyklus, zwar mitunter Vorteile im Sinne etwas höherer Effizienzen haben kann, aber keineswegs essentiell für eine erfolgreiche Klonierung ist (Zakhartchenko et al. 1999b). Bei der Reklonierung mit Morulae, die aus Klonierung mit nicht gehungerten und gehungerten Fibroblasten stammten, war die Blastozystenrate mit 55% und 52% fast gleich hoch.
Die Adultklonierung aus Euterzellen beim Rind konnten wir in eigenen Untersuchungen erstmals bestätigen (Zakhartchenko et al. 1999a). Eine japanische Arbeitsgruppe hat publiziert, dass es ihr gelungen ist, aus Eileiter- und Cumuluszellen vom Rind via Klonen mit guter Effizienz Nachkommen zu erhalten (Kato et al. 1998). Auch andere Zellen adulter Tiere können zum Klonen verwendet werden. Wells et al. (1999) erreichten aus Kerntransfer mit Granulasozellen nach Übertragung von 100 Blastozysten auf Empfängertiere einen Klon von zehn Tieren.
Zusammenfassend kann zweifelsfrei festgestellt werden, dass aus Zellen von adulten Rindern und anderen Nutztieren (Schafe, Ziegen, Schweine) via Klonen Nachkommen erstellt werden können, die den chromosomalen Genotyp der Spendertiere repräsentieren (Zusammenfassung in Kühholzer und Brem, 2001).

### *Primordiale Keimzellen*

Bereits vor Gründung des Klonierungslabors haben wir uns am Lehrstuhl für Molekulare Tierzucht und Haustiergenetik mit primordialen Keimzellen befasst. Es gelang, solche Zellen aus Feten zu isolieren und sie zu kultivieren, wobei charakteristische Eigenschaften wie die *in vitro* Bewegung beobachtet werden konnten (Leichthammer, Baunack und Brem 1990) und die Zellen auch erfolgreich eingefroren werden konnten (Leichthammer und Brem 1990). In einem einmaligen Experiment, das leider nicht erfolgreich wiederholt werden konnten erhielten wir aus der Injektion von isolierten primordialen Keimzellen der Maus in eine Blastozyste auch tatsächlich eine Chimäre. Da wir zu dieser Zeit im Labor noch nicht mit Mäuse-Stammzellen arbeiteten, schied eine Verwechslung aus, und wir hatten zumindest in diesem einen Fall gezeigt, dass primordiale Keimzellen, wie erwartet, pluripotent waren (Leichthammer, Clement-Sengewald und Brem 1990).

Im Jahr 1997 haben wir dann zeigen können, dass primordiale Keimzellen erfolgreich reprogrammierbar sind (Zakhartchenko et al. 1999c). Zur Untersuchung des Entwicklungspotentials von Keimzellen wurden von Sigi Müller aus Feten verschiedener Entwicklungsstadien (50. bis 57. Tag, 65. bis 76. Tag und 95 bis 105. Tag), die am Schlachthof gesammelt wurden, männliche und weibliche Keimzellen aus den Gonadenanlagen gewonnen und am darauf folgenden Tag für den Kerntransfer verwendet. Dabei zeigte sich, dass jüngere Keimzellen bessere *in vitro* Entwicklungsraten aufwiesen als solche von älteren Feten (38%, 23% und 20%) und dass sich männliche Keimzellen aller untersuchten Entwicklungsstadien tendenziell besser eigneten als weibliche. Bei dem in diesen Untersuchungen verwendetem "Post-Aktivierung"-Protokoll - Fusion zwei bis vier Stunden vor der Aktivierung mit Ethanol (5 min.) und anschließende fünfstündige Kultur in 10 µg/ml Cyclohexamid und 5 µg/ml Cytochalsin B - entwickelten sich die Fusionskomplexe mit Spenderzellen aus Embryonen massiv schlechter (3%) als solche mit primordialen Keimzellen (38%). Aus dem Transfer von 32 Blastozysten auf 17 Empfänger resultierten acht (47%) Tag 30 Graviditäten. Nach 60 Tagen waren noch sieben Empfänger gravid und nach 90 Tagen noch fünf. Ein männliches Kalb wurde am 277 Tag der Gravidität durch Sectio entwickelt.

***Fetale Fibroblasten***

In der Arbeitsgruppe von Wilmut und Campbell waren differenzierte Zellen Kulturbedingungen ausgesetzt worden, die ein Aushungern dieser Zellen zur Folge hatten (Campbell et al. 1996). Diese sog. "starvation" schien der entscheidende Faktor dafür zu sein, dass das Klonen mit somatischen Zellen erfolgreich war. In eigenen Untersuchungen haben wir fetale Fibroblasten, die aus der Primärkultur eines 37 Tage alten männlichen Fetus angelegt wurden, verwendet. Embryonen aus Klonierung mit Kernen aus gehungerten Fibroblastzellen (*in vitro* Kultur für 8 Tage in Medium mit nur 0,5% Serum) zeigten eine tendenziell aber nicht signifikant unterschiedliche Fusionsrate (Zakhartchenko et al. 1999b). *In vitro* entwickelten sie sich signifikant besser als Kerne von nicht ausgehungerten Fibroblasten (39% und 20%), aber offensichtlich gelang es auch **ohne Aushungern** der Zellen, eine *in vitro* Entwicklung bis zur geschlüpften Blastozyste zu erreichen (14% gegenüber 28% bei gehungerten). Bei einer Reklonierung von Zellen aus geklonten Morulae beider Gruppen zeigte sich sogar, dass sich die Spenderzellen aus Morulae, die aus dem Transfer nicht gehungerter Fibroblastenzellen entstanden waren, besser entwickelten (Blastozystenrate 55%) als solche, die sich in der ersten Klonierungsrunde aus gehungerten Fibroblastenzellen (50%) entwickelt hatten.
Nach dem Transfer von 16 Blastozysten geklonter Embryonen aus gehungerten Fibroblasten auf neun Empfängertiere entstanden sieben Graviditäten und bei Transfer von sieben Blastozysten aus nicht gehungerten Fibroblasten auf drei Empfänger resultierten eine Gravidität. Diese wurde durch Sectio am 281. Tag durch die Entwicklung von zwei Kälbern beendet. Die beiden männlichen Kälber wogen 31 und 50 kg, das schwerere

Kalb starb nach drei Tagen an insuffizienter Lungenfunktion. Aus dem leichteren Kalb, genannt "Maxl 09 744 91 001" entwickelte sich ein mittlerweile 700 kg schwerer Stier, von dem an der Prüf- und Besamungsstation München-Grub e.V. 1000 Portionen Sperma gewonnen und gelagert wurden.
Zwischenzeitlich wurden durch Fibroblastenklonierung zwei Klone etbaliert. Ein Klon besteht aus drei lebenden weiblichen Rindern und ein zweiter Klon aus bislang neun lebenden Klongeschwistern unterschiedlichen Alters (Abb. 1, 44 und 83). Weitere Graviditäten mit Zellen aus dieser Fibroblastenzelllinie bestehen, so dass erwartet werden kann, dass dieser Klon zahlenmäßig noch größer werden wird.

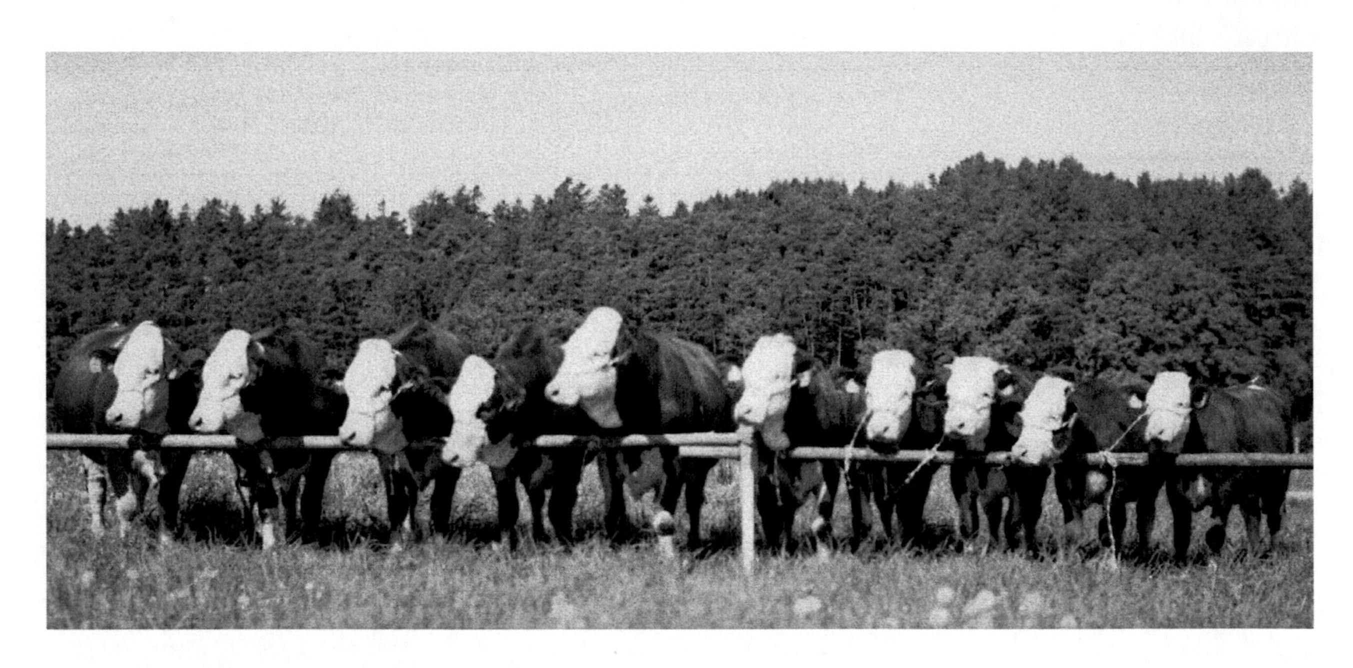

Abb. 44: „Laras“ 10 Rinder aus Fibroblastenklonierung

**Adulte Zellen**

Ausgelöst durch die Arbeit von Wilmut et al (1997) untersuchten wir das Entwicklungspotenzial von adulten Rinderzellen, indem wir Zellen aus einer spontan immortalisierten Milchdrüsenzelllinie (MECL mammary gland epithelial cell line), Primärkulturen aus der Milchdrüse (PMGC primary cultures of mammary gland cells) und aus Ohrhaut-Fibroblasten (PESF primary cultures of ear skin fibroblasts) einer drei Jahre alten geschlachteten Kuh für die Klonierung verwendeten. Dabei zeigte sich, dass die aktiv proliferierenden Zellen aus der Milchrüsenzellline MECL nicht erfolgreich geklont werden konnten, es entwickelten sich *in vitro* keine Blastozysten. Dagegen entstanden aus Klonierung der primären Mammazellen PMGC 36 Blastozysten (26% der Fusionskomplexe) und aus der Klonierung mit Ohrfibroblasten PESF sogar 49 Blastozysten (60% der Fusionskomplexe). Aus dem Transfer von vier PMGC Embryonen auf zwei Empfänger und von 16 PESF Embryonen auf 12 Empfänger entwickelten sich zwei (100%) bzw. fünf (42%) Graviditäten (Tag 42) und jeweils ein lebendes Kalb wurde geboren, das Kalb aus der PMGC Gravidität wurde per vias

naturales geboren und wog 42 kg, bei der PESF Gravidität wurde ein 57 kg schweres Kalb durch Sectio entwickelt. Dieses Kalb wurde am Tag nach der Geburt wegen schwerer Arthrogrypose euthanasiert.
Das aus der Klonierung mit Mammazellen entstandene Kalb "Uschi" (Abb. 45) entwickelte sich völlig normal. Dieses Kalb ist die erste erfolgreiche Wiederholung des "Dolly"-Experimentes (Wilmut et al. 1997) beim Rind und demonstrierte, dass die Effizienz dieser Technik beim Rind höher zu sein scheint als beim Schaf. Während beim Schaf aus 277 Fusionskomplexen *in vivo* (Eileiter-Zwischenkultur) 29 Morulae/Blastozysten entstanden (11,7%), die zu einem lebenden Lamm (3,4%) (Wilmut et al. 1997) und damit zu einer Gesamteffizienz von 0,4% führte, entstanden bei unserem Experiment aus 140 Fusionskomplexen 36 Blastozysten (26%) und aus dem Transfer von vier Blastozysten entwickelte sich ein Kalb (25%), was letztendlich rechnerisch eine Effizienz von etwa 6% bedeutete.

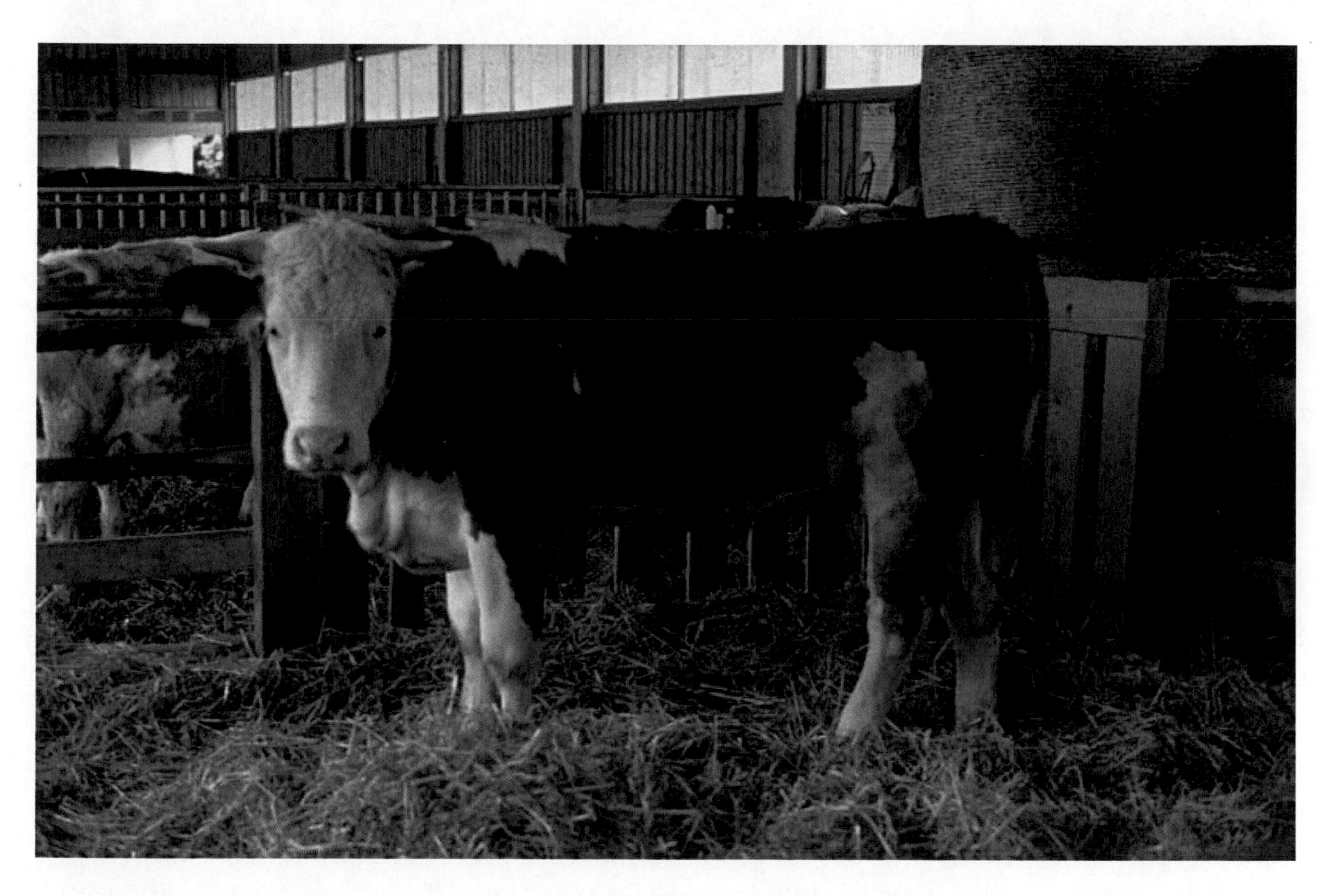

Abb. 45: Kuh „Uschi", entstanden aus Adultklonierung einer Euterzelle

Um zu demonstrieren, dass die Reproduktion der aus differenzierten und adulten geklonten Tiere ungestört ist, haben wir das weibliche Rind "Uschi" aus Mammazellklonierung mit dem Stier "Max" (Abb. 46) aus Fibroblastenklonierung besamt. Aus dieser Erstbesamung resultierte eine Gravidität die am Sonntag den 8. April 2001 durch eine Geburt per vias naturales zu einem völlig normal entwickelten gesunden weiblichen Kalb ("Udine") mit einem Geburtsgewicht von 41 kg führte (Abb. 47). Mittlerweile gibt es auch schon die F2 Generation (Abb. 48).

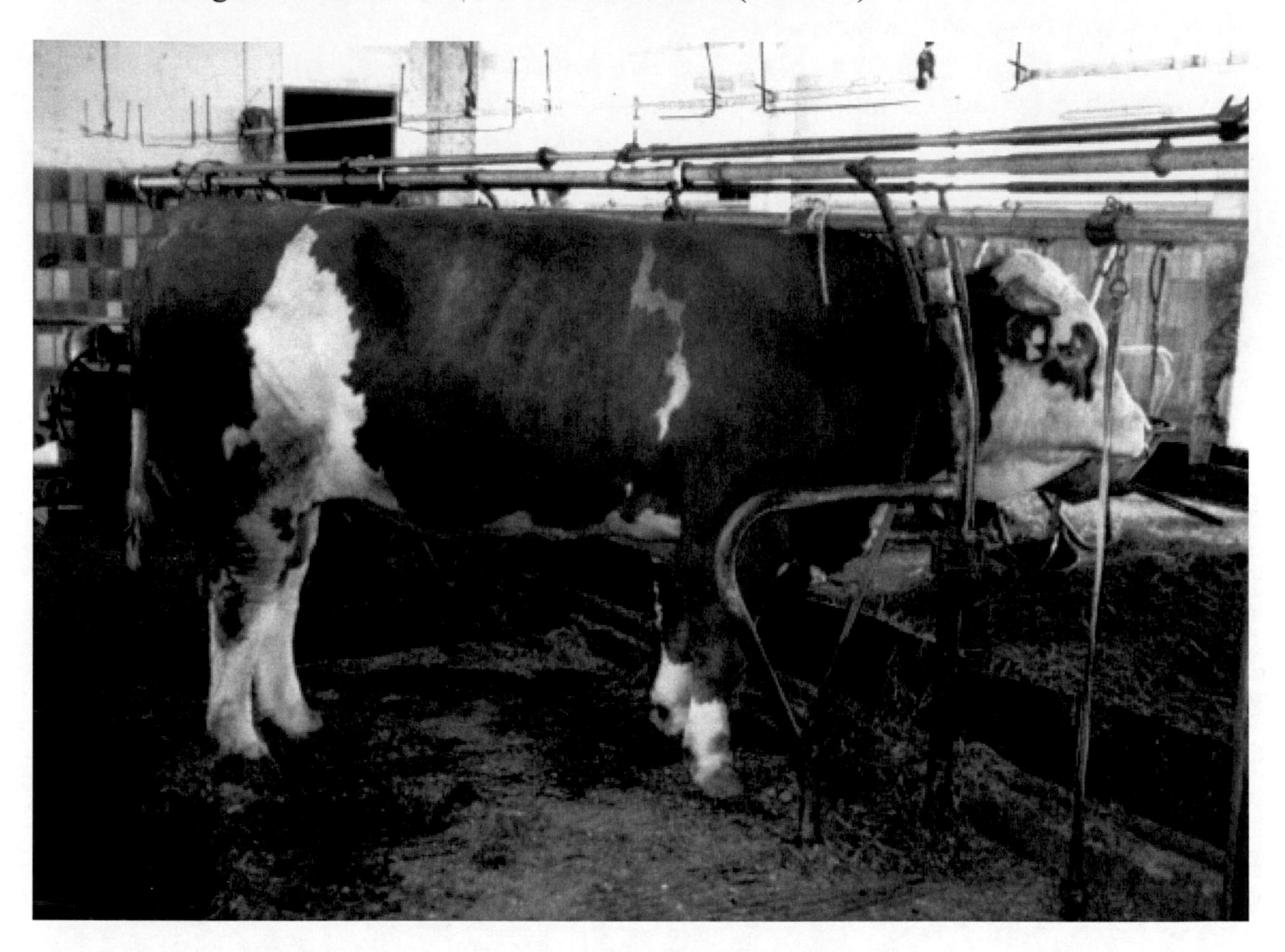

Abb. 46: Stier „Max“, entstanden aus Fibroblasten- Klonierung

***Transgene geklonte Rinder***

Ein sehr wichtiges Anwendungsgebiet des Klonens bei Nutztieren ist die Erstellung transgener Nutztiere. Durch die Möglichkeit, aus *in vitro* kultivierten Zellen via Klonen wieder Tiere zu erhalten, ergibt sich als Alternative zu konventionellen Methoden des Gentransfers die *in vitro* Transfektion von Zellen zur Erstellung transgener Zellen und die anschließende Generierung von Tieren aus diesen Zellen. Wie bei Schafen (Schnieke et al. 1997) und Rindern (Cibelli et al. 1998) gezeigt, können auf diesem Weg Transgene erzeugt werden.
In eigenen Untersuchungen (Fa. Agrobiogen GmbH, Larezhausen) wurden weibliche fetale Fibroblasten von zwei verschiedenen Feten der Rasse Deutsches Fleckvieh isoliert und *in vitro* kultiviert. Zur Transfektion kam das TransFast Transfection Reagent von Promega zum Einsatz. Die Zellen wurden mit dem Plasmid p77 (Brem et al. 1995), das das Prochymosingen unter der Kontrolle des $\alpha_{S1}$ Kasein-Promoters

enthielt und dem Selektionsmarkerkonstrukt pBabe puro transformiert. 48 Stunden nach der Transfektion wurde Puromycin in einer Konzentration von 1,2 µg/ml hinzugefügt und die Zellen wurden permanent unter diesem Selektionsdruck kultiviert.

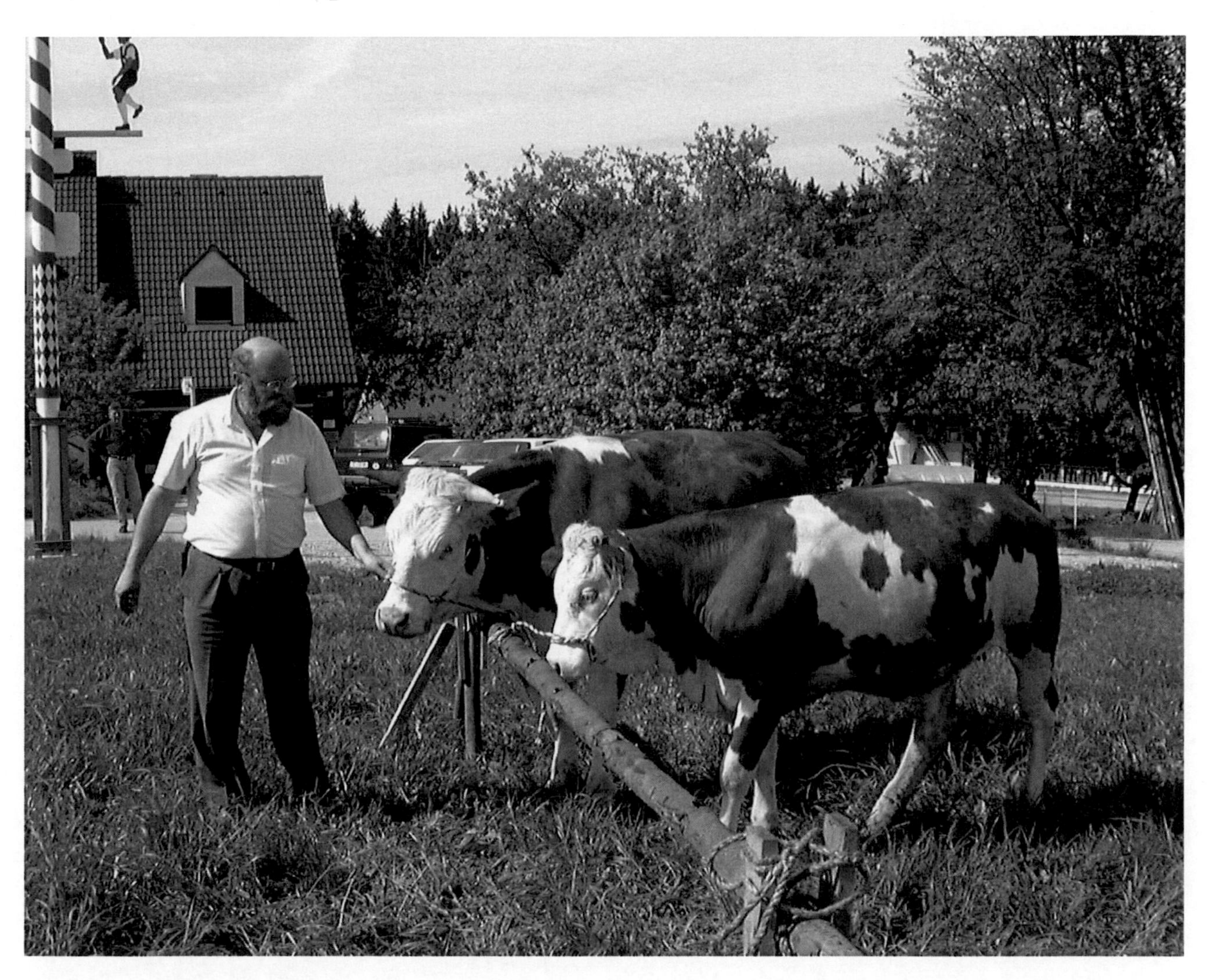

Abb. 47: „Uschi“ *23.12.1998 (hinten) und erwachsene Tochter „Udine“ *08.04.2001 (vorne im Bild)

Transfizierte und nicht transfizierte fetale Zellen wurden nach Hungern und ohne Hungern vergleichend kloniert. Fusionskomplexe aus gehungerten Zellen entwickelten sich geringfügig besser als solche aus nicht gehungerten Zellen (52% bzw. 44% und 27% bzw. 24%). Signifikat waren die Unterschiede zwischen transformierten und nicht transformierten fetalen Fibroblasten. Während nicht transformierte Zellen zu 52% (gehungert) bzw. 44% (nicht gehungert) zu Blastozysten führten, entstanden aus transformierten Zellen nur 27% bzw. 24% Blastozysten (Zakhartchenko et al. 2001). Diese Tendenz bestätigte sich tendenziell auch bei der *in vivo* Entwicklung. Aus Transfer von 44 nicht transgenen Blastozysten auf 21 Empfänger resultierten elf Graviditäten (52%) und nach vier Aborten wurden noch elf Kälber geboren (25% bezogen auf die transferierten Blastozysten). Bei den transgenen Fibroblasten wurden

45 Blastozysten auf 23 Empfänger übertragen, es resultierten ebenfalls elf Graviditäten (48%) und nach acht Aborten wurden sechs Kälber geboren (13% bezogen auf die transferierten Blastozysten).

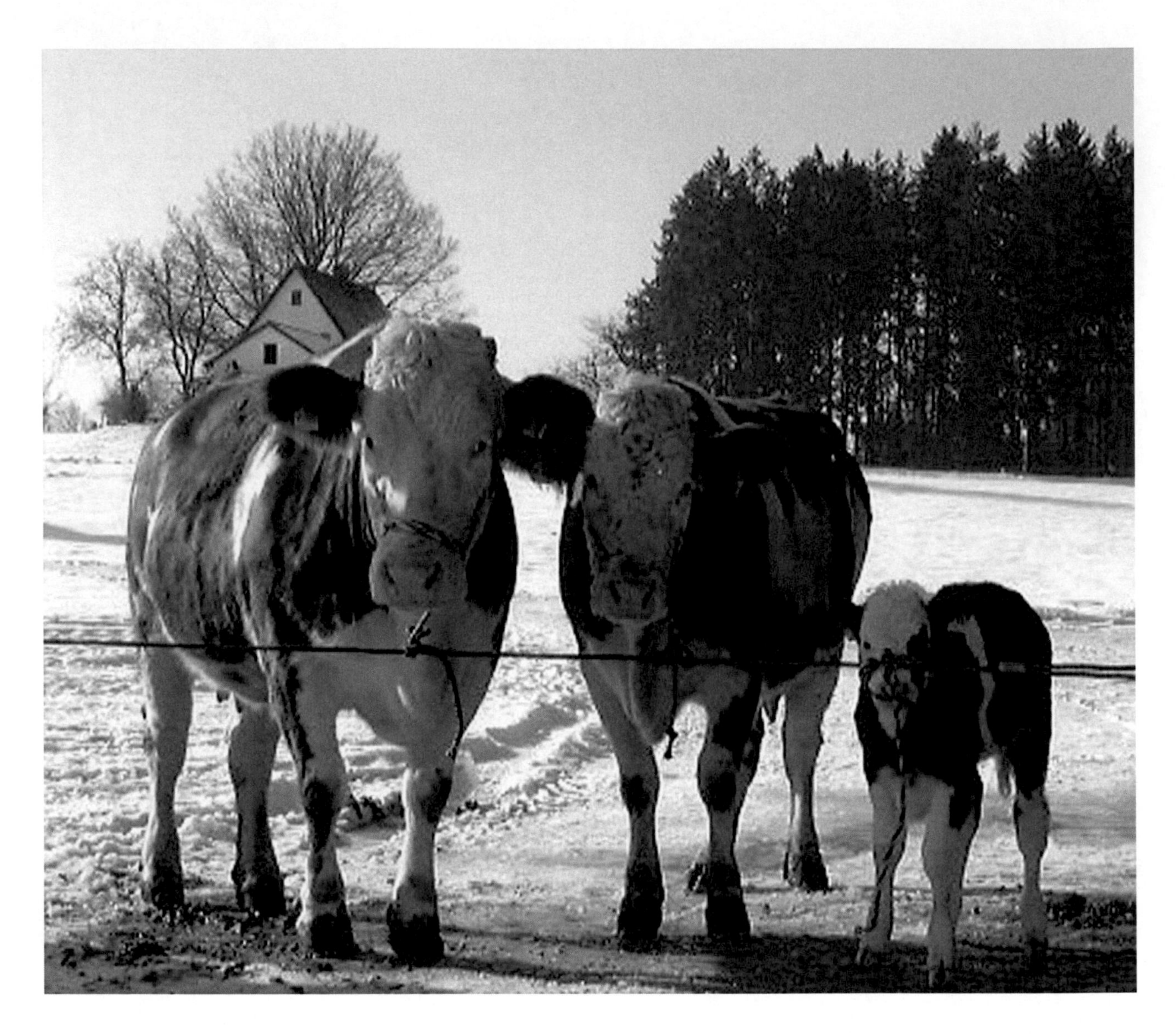

Abb. 48: „Uschi“ (links), erwachsene Tochter (Mitte) und Enkelkalb 2001 (rechts)

Zur Gewinnung von zuverlässig transgenen fetalen Fibroblasten wurden gravide Empfänger am Tag 34 der Gravidität geschlachtet und von den feten Fibroblastenkulturen angelegt. Von einem geborenen transgenen Kalb wurde im Alter von einem Monat aus einer Biopsieprobe aus Ohrhaut eine Fibroblastenkultur angelegt. Beide Zelltypen wurden erneut in Klonprogrammen eingesetzt und die durch diese Reklonierung gewonnenen Embryonen wurden transferiert. Während die Fusionsrate mit beiden Zelllinien fast gleich war (85% und 83%), entwickelten sich von den Fusionskomplexen aus fetalen Zellen 33% zu Blastozysten, während aus den transgenen Ohrfibroblasten nur 13% Blastozysten entstanden. Aus 95 reklonierten

Embryonen aus Fetalfibroblasten auf 49 Empfänger entstanden 24 Graviditäten (49%) und acht Geburten. Aus dem Transfer von 24 Ohrfibroblasten-Reklonierungen auf 10 Empfänger entstanden drei (30%) Graviditäten, die aber alle in Aborten resultierten.
Die zwei transgenen Kälber aus fetaler Reklonierung zeichnen sich auch dadurch aus, dass ihre Zellen bereits deutlich mehr Zellteilungen hinter sich haben als normale Zellen. Zu den zwei transgenen Klonrindern gibt es außerdem auch noch ein Klontier, das den gleichen Genotyp repräsentiert, aber nicht transgen ist, d.h. keine Integration des Genkonstruktes enthält. Dies wird es ermöglichen, die direkte Wirkung des Transgens auf gleichem genetischem Hintergrund untersuchen zu können. Im Einzelnen sieht die Entwicklungs-Historie dieser transgenen Klon-Kälber aus wie folgt:

| Datum | Vorgang | Geschätzte Anzahl an Zellteilungen |
|---|---|---|
| 29.11.1997 | Mikroinjektion in ex vivo gewonnene Eizellen | |
| 29.11.1997 | Embryotransfer auf synchronisierte Empfänger | 7 |
| 20.01.1998 | Schlachtung des Empfängertieres | 20 |
| | Isolation von fetalen Fibroblasten, keine Genintegration nachweisbar | 2 |
| | Transfektion und Puromycin Selektion | 5 |
| 12.02.1998 | Klonen transfizierter Fibroblasten | |
| 19.02.1998 | Transfer geklonter Embryonen | 7 |
| 25.03.1999 | Schlachtung gravider Empfänger und Fibroblastenisolation | 20 |
| | Analyse auf Genintegration und Anlage einer Fibroblastenkultur | 4 |
| 02.06.1999 | Klonen transgener Fibroblasten | |
| 09.06.1999 | Transfer von transgenen Klonembryonen | 7 |
| 13.03.1999 | Geburt des transgenen Kalbes "Frieda" durch Sectio | 40 |
| | Aufzucht, Alter 1,2 Jahre | 5 |
| | | Summe 117 |

Damit haben die beiden transgenen Kälber bereits etwa die doppelte Anzahl an Zellteilungen durchlaufen wie dies bei einem konventionellen Kalb der Fall ist. Es bestehen bislang keine Anzeichen dafür, dass die Entwicklung/Lebenserwartung verkürzt ist. Die Tatsache, dass sich die aus den Ohrfibroblasten geklonten Embryonen nach Transfer *in vivo* schlechter entwickelten und nicht bis zur Geburt gelangten, sondern vielmehr nach schätzungsweise 145 Zellteilungen abortiert wurden, muss nicht kausal mit der Zahl der Zellteilungen zusammenhängen, da bei Graviditäten aus geklonten Embryonen insgesamt eine weit höhere Abortrate als bei Normalgraviditäten beobachtet wird. Weitere Untersuchungen müssen hier folgen.

Die Effizienz von Klonprogrammen ist in Anhängigkeit von der Herkunft der Zellkerne unterschiedlich (Tab. 25), wobei sich die größten Auswirkungen nach wie vor bei der Geburt gesunder Kälber ergeben, während die Manipulationsergebnisse weniger deutlich schwanken. Das größte Problem von Klonprogrammen sind die hohen Verluste während der Garvidität, Geburt und perinatalen Phase.

Tab. 25: Effizienz in eigenen Klonierungsprogrammen beim Rind

| Zelltyp | Fusions-komplexe n | Blasto-zysten n (%) | Graviditäts-rate % | Kälber geboren (normal) n |
|---|---|---|---|---|
| Primäre fetale Fibroblasten | 379 | 115 (30%) | 67 | 2 (1) |
| Primordiale Keimzellen | 428 | 115 (27%) | 47 | 1 (1) |
| Primäre Mammazellen | 140 | 36 (26%) | 100 | 1 (1) |
| Primäre adulte Hautfibroblasten | 92 | 49 (60%) | 42 | 1 (0) |
| Primäre Granulosazellen | 93 | 20 (22%) | 33 | 2 (1) |
| Transgene Fibroblasten 1 | 436 | 144 (33%) | 49 | 8 (2) |
| Transgene Fibroblasten 2 | 167 | 87 (52%) | 52 | 13 (9) |

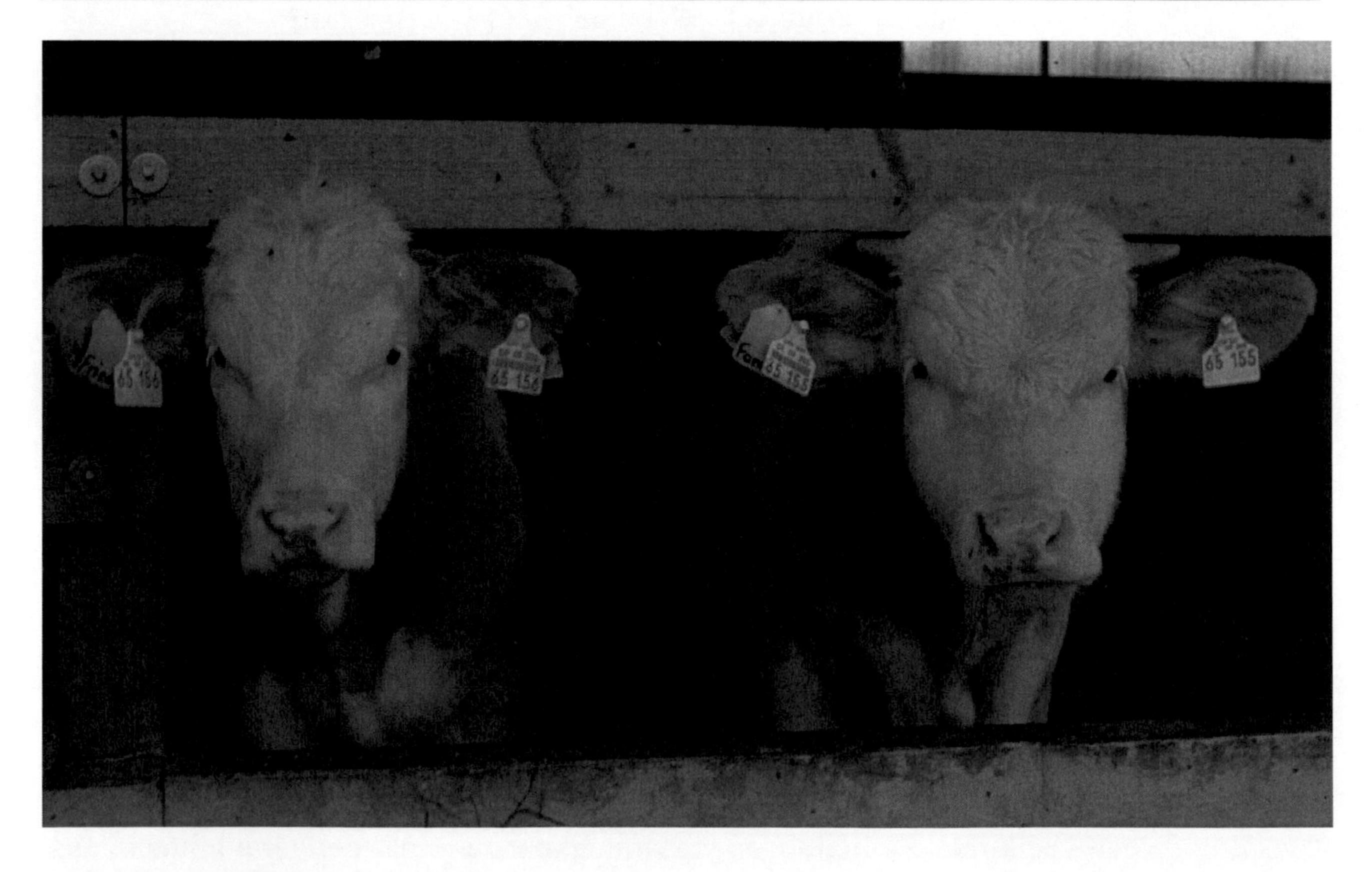

Abb. 49: „Frieda“ und „Frigga“
Chymosin Transgene klonierte Kälber (geboren im Sommer 2000)

## *Entwicklung von Klontieren*

Die erfolgreiche Adult-Klonierung war und ist ohne Zweifel ein völlig unerwartetes und auch partiell noch immer unerklärtes Ergebnis. Es gibt nach wie vor mehr Argumente, warum sie eigentlich nicht funktionieren sollte als solche, die sie hätten vorhersagen lassen. So ist bekannt und hinlänglich gezeigt, dass in somatischen Zellen zahlreiche Mutationen entstehen, die sich während des Lebens anhäufen. Die durchschnittliche Mutationsrate führt bei jeder Zellteilung pro hunderttausend Basenpaare zu einer Mutation. Dabei ist sicherlich zu berücksichtigen, dass die meisten dieser Mutationen weder für die betroffenen Zellen noch den Organismus Konsequenzen haben oder hätten. Das gilt insbesondere für Mutationen, die in einem Bereich der DNS stattfinden, der keine Funktion hat oder weil sich durch die Mutation die Aminosäuresequenz nicht ändert bzw. die Änderung keine Auswirkungen auf die Funktion des Proteins hat. Soweit diese Mutationen nicht in der Keimbahn auftreten und Gameten betreffen, haben sie im Normalfall der Reproduktion keine nachteiligen Folgen für die nächsten Generationen. Die hohe Ausfallrate beim Klonen mit adulten Zellen ist aber vielleicht eine Konsequenz von Mutationen, die sich zufällig in den betroffenen Zellen ereignet haben und die die Entwicklung unterbinden.

Im Hinblick auf den Kerntransfer mit somatischen Zellen ist von Bedeutung, dass es bei jeder Zellteilung zu einer Verkürzung der Telomeren-Regionen, also an den Enden der Chromosomen, kommt. Diesem erstmals von Hayflick beschriebenen "Alterungsprozess" der Chromosomen unterliegen alle somatischen Zellen. Noch ist nicht klar, wie sich dies auf die Lebenserwartung der aus der Klonierung entstandenen Individuen auswirkt. Aus subcutanen Gewebezellen eines greisen Brahman-Bullen (21 Jahre) konnten erfolgreich Nachkommen kloniert werden (Hill et al. 2000). Es scheint, dass die Telomerenverkürzung unter bestimmten Umständen umkehrbar bzw. aufhaltbar ist, d.h. durch Repairmechanismen die ursprüngliche Länge wieder hergestellt bzw. sogar eine Verlängerung beobachtet werden kann (Lanza et al. 2000). Dies wird aber heftig diskutiert (Glaser 2000, Wilmut, Clark und Harley, 2000) und es ist tatsächlich noch nicht klar, inwieweit Klonabkömmlinge tatsächlich eine unveränderte Entwicklungs- und Alterungskapazität haben werden.

Klongeschwister unterscheiden sich im Normalfall dadurch, dass sie in der Regel neben der Empfängermutter, die den Embryo austrägt, aber genetisch nicht beteiligt ist, zwei genetische Mütter haben. Von einer genetischen Mutter stammt die Kern-DNS und von einer zweiten, die über die Eizelle Zytoplasma beisteuert, die mitochondriale DNS . In eigenen Untersuchungen konnten wir zeigen, dass Klonnachkommen eine mitochondriale Heteroplasmie aufweisen, die als mitochondrialer Chimärismus verstanden werden kann (Steinborn et al. 1998). Der Anteil der mitochondrialen DNS der Spenderzelle im Vergleich zur Empfängerzelle ist umso geringer, je weiter die Spenderzelle sich bereits entwickelt hatte. Im Prinzip kann deshalb in fast allen Fällen anhand dieser mitochondrialen Heteroplasmie gezeigt werden, dass bzw. ob ein Tier tatsächlich das Produkt eines Klonierungsprozesses ist (Steinborn et al. 2000).

Daraus ergibt sich, dass Klongeschwister aus Kerntransfer sowohl untereinander wie auch im Vergleich zum Adult-Individuum im Normalfall weder phänotypisch noch genetisch vollständig identisch sind. Neben den angedeuteten genetischen Unterschieden (verschiedene genetische Veränderungen in den einzelnen Kernspender-Zellen vor der Klonierung und in den einzelnen geklonten Embryonen, Heteroplasmie der mitochondrialen DNS ) wirken sich insbesondere auch diverse intrauterine sowie peri- und postnatale Umweltfaktoren auf die phänotypische Ausprägung der Klongeschwister modifizierend aus. Dieses als "Entwicklungsrauschen" bezeichnete Phänomen ist seit langem bekannt und auch bei natürlicherweise entstandenen monozygoten Mehrlingen zu beobachten. Letztendlich kann also z.B. die leicht variierende Fellzeichnung von Rinderzwillingen und natürlich auch Klonen als Konsequenz von intrauterinen Umwelteffekten, die sich auf das Zellwachstum im fetalen Stadium auswirken, interpretiert werden.
In Klonprogrammen treten häufiger als üblich Aborte auf. Auffallend ist weiterhin, dass Feten aus geklonten Embryonen insbesondere auch in der zweiten Hälfte der Gravidität verloren gehen. Dabei werden signifikant häufiger Fälle von Eihautwassersucht beobachtet. Die Gründe für diese Probleme während der Gravidität sind noch nicht bekannt, aber es könnte sich um Störungen der Kommunikation zwischen fetalen und maternalen Plazentaanteilen handeln. Bekannt ist, dass die einwöchige Kultur im serumhaltigen Medium eine Bedeutung für das Auftreten der höheren Geburtsgewichte hat.
Die aus Embryo-Klonen geborenen Kälber weisen in einzelnen Fällen deutlich höhere Geburtsgewichte auf (Willadsen et al. 1991). Diese Beoachtung wird auch bei Kälbern aus der *in-vitro*-Produktion gemacht. Neben den schon genannten Poblemen und einer in einzelnen Fällen zu beobachtenden gestörten Vorbereitung und Einleitung der Geburt kann es bei Klonkälbern auch post partum mitunter zu Schwierigkeiten in der Entwicklung und zu Immunschwächen kommen (Anämie, Haemothorax, Pneumonie, Polyserositis, Omphaloarteritis, Polyarthritis, Ductus arteriosus, Omphalitits, Leberfibrose, Ödeme, dilatierter rechter Ventrikel, Anasakra. Arthrogrypose, Osteopetrose etc.), wie internationale Publikationen und eigene Beobachtungen zeigen. Diese sind zwar auch bei Normalgeburten von Kälbern zu beobachten, treten dort aber z.T. mit einer extrem geringeren Häufigkeit als bei Klongeburten auf.

### *Anwendungen des Klonens in der Biotechnologie*

In der Biotechnologie liegt die vorrangige Anwendung des Klonens in der effizienteren Generierung geklonter transgener Rinder. Beim konventionellen Gentransfer in Nutztiere wird das DNS- Konstrukt in befruchtete Eizellen injiziert (Brem et al. 1985, Hammer et al. 1985). Weniger als 10% der geborenen Jungtiere sind transgen, bis zur kommerziellen Nutzung dieser Tiere vergehen in aller Regel zwei Generationen.
Zellen können *in vitro* transformiert werden, d.h. man kann den additiven und wohl auch rekombinativen Gentransfer im Labor durchführen. Dazu werden z.B. fetale Zellen durch Elektroporation oder andere Verfahren mit Genkonstrukten und Markern behandelt und die positiven Zellen selektiert. Durch Verwendung solcher Zellen beim

Kerntransfer können dann transgene Tiere erstellt werden. Die Vorteile liegen auf der Hand:

- alle geborenenen Tiere sind transgen und haben das gewünschte Geschlecht,
- es können exzellente Genotypen als Grundlage für die Transgenität verwendet werden,
- es entstehen keine Mosaike, d.h. alle Tiere werden das Transgen vererben,
- man kann funktionelle Knock-outs generieren,
- die Zeitabläufe werden verkürzt und
- die Aussichten auf optimierte Expression verbessert.

Das Klonen wird, wenn die patentrechtlichen Probleme gelöst sein werden, die Methode der Wahl für die Generierung transgener Nutztiere sein, weil sie nicht nur besser, sondern auf lange Sicht auch kostengünstiger ist. Insofern ist Klonen und Gentransfer zu einem Methodenspektrum zusammengewachsen, das für die Zukunft der Biotechnologie sehr wichtig werden wird.

Bei Anwendung des Klonens kann dagegen die Veränderung des Genoms bereits in der Zelllinie durchgeführt werden. Nach Testung der Integration und eventuell sogar der Expression des Genkonstrukts wird via Kerntransfer bereits in einer Generation ein Klon von transgenen Tieren erstellt werden. Für die Produktion rekombinanter (pharmazeutischer) Proteine ist zum einen der Zeitvorteil von enormer Bedeutung und zum anderen haben Klongeschwister als Produzenten den Vorteil, dass das Expressionsmuster durch den Genotyp nicht modifiziert wird und deshalb bei allen Tieren, zumindest was die genetischen Wirkungen betrifft, Art und Höhe der Expression weitgehend einheitlich sein sollten.

Unter Xenotransplantation versteht man die Übertragung von Organen, Geweben oder Zellen zwischen verschiedenen Spezies. Üblicherweise erfolgt aber eine sog. hyperakute Abstoßung, weil das Immunsystem z.T. über präformierte Antikörper sofort reagiert. Man versucht nun, durch gentechnische Methoden Schweine so zu verändern, dass die hyperakute und dann auch die folgenden Formen der Abstoßung unterbleiben. Die dafür notwendigen genetischen Veränderungen durch Gentransfer können in einer Zelllinie wesentlich zuverlässiger und effizienter durchgeführt werden, insbesondere weil es bei Zellen auch möglich ist, Gene gezielt funktionell auszuschalten und damit ihre Expression zu unterbinden. Wenn eine Zelllinie etabliert wird, die die notwendigen Veränderungen aufweist, könnten anschließend durch Klonen aus dieser Zelllinie z.B. transgene Schweine erstellt werden. Wie die kürzlich erschienenen Publikationen zum Klonen von Schweinen und auch zur Erstellung geklonter transgener Schweine zeigen, wird diese Technik in Zukunft große Bedeutung erlangen können.

Es wurde auch gezeigt, dass genetisch veränderte bovine Zellen nach Kerntransfer zu Feten führten, von denen fetale Zellen gewonnen werden konnten, die ein humanes Protein exprimierten, das nach Übertragung in ein Tierversuchsmodell dort die erwarteten positiven Wirkungen auslöste (Zawada et al. 1998). Von besonderer Bedeutung für Forschung und Anwendung ist es, nicht nur Gene additiv in das Genom von Zellen zu integrieren, um damit transgene Tiere zu generieren, sondern Gene auch durch homologe Rekombination durch andere zu ersetzen. Aus diesem *in-situ-*

Austausch von endogenen Strukturgenen oder regulatorischen Elementen durch andere Sequenzen würde eine völlig neue Dimension der gewünschten Veränderung des Genoms resultieren.

***Züchterische Aspekte des Klonens***

In der Tierzuchtforschung und der tierischen Produktion kommen folgende Einsatzmöglichkeiten der Klonierung in Frage (Brem 2000):

- Einsparung von Test- und Versuchstieren durch größere statistische Aussagekraft. Klongeschwister können bei Versuchen in der Ethologie, Fütterung, Prüfung von Medikamenten etc. auf die verschiedenen Gruppen verteilt werden. Dadurch lassen sich die Behandlungs-Effekte direkt studieren, ohne von unterschiedlichen genetischen Effekten maskiert zu werden.
- Detaillierte Untersuchungen von Genotyp-Umwelt-Interaktionen. Durch Verteilung von Klongeschwistern auf verschiedene Umwelten können ihre Leistungen in der Produktion, Gesundheit, Fruchtbarkeit und Langlebigkeit direkt untersucht werden.
- Erhaltung genetischer Ressourcen. Durch Klonen der letzten verfügbaren Individuen von in ihrem Fortbestand gefährdeten Rassen oder Linien könnten diese direkt ohne Tiefgefrier-Konservierung erhalten werden.
- Einschränkung der genetischen Vielfalt, die bei bestimmten Anlässen gewünscht wird. So wäre für die Produktion in vielen Fällen erstrebenswert, bekannte Genotypen verwenden zu können, also z.B. auch nur Tiere mit dem gleichen Geschlecht zu erhalten.
- Beschleunigung des Zuchtfortschrittes. Durch Klonen der genetisch besten weiblichen Tiere, die dann mit verschiedenen herausragenden Vatertieren belegt werden, können durch Neukombination der Erbanlagen schneller optimierte Genotypen erhalten werden.
- Intensivere Nutzung herausragender Zuchttiere. Sowohl auf der männlichen wie auch auf der weiblichen Seite kann durch Klonen die Ausnutzung des genetischen Potentials massiv gesteigert werden.

Bei der Beurteilung der züchterischen Konsequenzen von Klonprogrammen ist zwischen dem allgemeinen Zuchtwert und dem Klonwert zu unterschieden. Der allgemeine Zuchtwert ist die Summe der additiven Genwirkungen, die ein Tier bei Anpaarung an zufällig ausgewählte Tiere einer Population an seine Nachkommen weitergibt. Er liegt in gängigen Besamungszuchtprogrammen der Selektion von Bullen und Kühen zugrunde. Der Klonwert hingegen umfasst die Summe aller Genwirkungen (additiv, dominant, epistatisch), und sollte folglich - bei gleicher standardisierter Umwelt - zu weitgehend gleichen Klongeschwisterleistungen führen.
Beim Einsatz des Embryoklonens kann neben der genetischen Selektion, die den Zuchtfortschritt bedingt, auch die klonale Selektion genutzt werden. Aus dem Vergleich von Klonwert und Zuchtwert ergibt sich, dass das Klonen von Embryonen allein keine anhaltende Verbesserung des Zuchtfortschrittes bewirken kann. Erst die Kombination von genetischer und klonaler Selektion mit optimaler Nutzung der Prüfkapazitäten führt

zu einem kumulativen Erfolg. Es ist deshalb wichtig, die Prüfkapazitäten gleichzeitig für die klonale Selektion und die genetische Selektion zu nutzen.
Der züchterische Erfolg der beiden Selektionsmaßnahmen ist in erster Linie von der Genauigkeit der Zucht- bzw. Klonwertschätzung und der Selektionsintensität abhängig. Das Generationsintervall kann bei Geschwisterprüfung nach dem Muster des adulten MOET-Programmes kurz gestaltet werden. Bei großer Ähnlichkeit zwischen Klongeschwistern reichen ein bis zwei Prüftiere aus, um die besten Klone herauszufinden. Eine andere Situation ergibt sich bei der Bestimmung der Zuchtwerte der Klone. Mit zunehmender Differenz zwischen Heritabilität und Ähnlichkeit der Klongeschwister nimmt die Genauigkeit der Zuchtwertschätzung ab.
Zur Untersuchung dieser Zusammenhänge haben wir in einem Modellversuch in Bayern identische Zwillinge aus Embryoteilung verwendet (Distl et al. 1990). Erwartungsgemäß ergab die Analyse, dass die Ähnlichkeit zwischen den monozygoten Zwillingen in der Mastleistung sehr hoch war. Die Ähnlichkeit zwischen den Zwillingsbullen lag in der Mastleistung zwischen 65 und 80%. Das bedeutet, dass der Test eines Tieres gute Aussagen über die genetische Veranlagung des Zwillingspaares und auch von Klongeschwistern zulässt. Die Unterschiede zwischen den Nachkommengruppen (männlich und weiblich) der jeweiligen Zwillingspaare waren in der Mast- und Schlachtleistung äußerst gering. Der statistische Test ergab, dass diese Unterschiede zwischen den Nachkommengruppen der jeweiligen Zwillingspaare nur zufallsbedingt sind und durch die Stichprobenvariation erklärt werden können. Dementsprechend hoch sind die Beziehungen zwischen den Nachkommen der jeweiligen Zwillingspaare.
Es spielt natürlich keine Rolle, welches Zwillingstier für die Zucht verwendet wird, da die Zuchtwerte aus der Nachkommenprüfung für Zwillinge dieselben Resultate erbringen müssen, auch wenn das zufallsbedingt nicht immer der Fall ist. Sehr hoch sind die Korrelationen zwischen der Eigenleistungsprüfung der Zwillinge und den Ergebnissen der Nachkommenprüfung. Aufgrund dieser Ergebnisse ist anzunehmen, dass der additiv-genetische Zuchtwert der Bullen aus der Eigenleistungsprüfung von Zwillings- oder Klongeschwistern relativ gut vorausgesagt werden kann. Dadurch können vorhandene Prüfkapazitäten zur Stationsprüfung auf Mast- und Schlachtleistung durch den Einsatz des Embryotransfers und der Klonierung wesentlich besser genutzt werden als in konventionellen Verfahren.
Die zu erwartende Leistungssteigerung bei der Embryoklonierung im Vergleich zur genetischen Selektion kann nach frühen Modellrechnungen in einer Selektionsrunde zu einem Leistungssprung von 1,8 Standardeinheiten führen (Teepker und Smith 1989). Dies würde bei der Laktationsleistung etwa 1.500 kg Milch entsprechen. Die Leistung der Tiere aus den besten Klonen läge demnach wesentlich über den Leistungen der Zuchttiere der Population. Diese Ergebnisse der Klonselektion können nicht wie die konventionellen Zuchtfortschritte über lange Zeiträume kumuliert werden. Der jährliche Zuchtfortschritt liegt in gängigen Besamungszuchtprogrammen bei etwa 1% und bei Programmen mit guter Effizienz bei bis zu 1,5%. MOET-Programme bei Bullenmüttern oder in Nukleuszuchtprogrammen können zu Zuchtfortschritten von 2 bis 2,4% führen.

Im Gegensatz dazu würde eine Klonselektion einen Zuchtfortschritt von 20 bis 25% ermöglichen.
Nicholas und Smith (1983) vergleichen den genetischen Erfolg bei der Erstellung großer Klone mit dem in Besamungszuchtprogrammen erreichbaren Erfolg. Durch die Selektion der Eltern der Klone kann ein anfänglicher genetischer Sprung von vier Jahren (gemessen am jährlichen theoretischen Zuchtfortschritt in Nachkommenprüfprogrammen) im Vergleich zu den Eltern von Bullen in Besamungszuchtprogrammen erreicht werden. Nach drei Jahren liegen die Leistungen der Klone vor und die besten Klone können für den Einsatz in der Population selektiert werden. Die im darauffolgenden Jahr geborenen Nachkommen würden dann 13 bis 17 Zuchtjahre vor der Besamungszuchtpopulation liegen. Im selben Jahr werden die besten Klone miteinander verpaart, um eine neue Klonierungsrunde im Jahr acht zur Verfügung zu haben. Nach 16 Jahren würde die Differenz zwischen der Benutzung von Klonen und dem Nachkommenprüfungssystem mehr als 30 Jahre betragen. Männliche Klone ermöglichen eine sicherere und effizientere Zuchtwertschätzung auf Mast- und Schlachtleistung bei Zweinutzungs- und Fleischrassen und eine bessere und längere Nutzung von Spitzenbullen, wenn identische Embryonen erstellt und tiefgefroren wurden. Wenn praxisrelevante Testmethoden der Testung von Krankheitsresistenz bzw. -anfälligkeit entwickelt werden, können diese Ergebnisse direkt berücksichtigt werden.
Bei weiblichen Tieren ermöglicht die Erzeugung von Klongruppen die Bildung von Herden, die unter definierten Umweltbedingungen in der Leistung um mehrere Standardeinheiten über dem Durchschnitt liegen werden. Dies würde z.B. für Holstein-Friesian bedeuten, dass eine Leistungsgarantie um 11.000 kg Milch erreicht werden könnte. Beim Fleckvieh würde dies eine Milchleistung von 9.000 kg bei guter Bemuskelung ermöglichen. In Hinkunft könnte die geschickte Kombination genetischer und klonaler Selektion zu einer deutlichen Beschleunigung des Zuchtfortschritts führen.
Die Adult-Klonierung erweitert das Spektrum um eine sehr wesentliche Möglichkeit, indem durch die Klonierung adulter Tiere an die Stelle der genetischen Selektion eine Selektion auf phänotypischer Basis treten könnte. Bei der Klonierung bleiben alle Effekte von chromosomalen Genkombinationen erhalten, d.h. nicht nur die additiven Geneffekte können genutzt werden. Bei standardisierter Umwelt, wie sie in Betrieben mit gutem Management erreicht wird, sollte sich die Leistung von Klonen nur im Rahmen der verbleibenden Umweltvarianz und der klontechnisch bedingten mitochondrialen genetischen Varianz unterscheiden. Damit wäre innerhalb einer Herde in nur einer Generation mit allen Tieren eine Produktion auf dem Niveau des besten bzw. optimalen Tieres einer Herde möglich. Von besonderer Attraktivität könnte sein, Tiere mit hoher Lebensleistung auszuwählen.
Auch zur Optimierung der markergestützten Selektion kann das Klonen essentielle Beiträge leisten. Wenn geeignete molekulargenetische Marker, die eine Optimierung der genetischen Selektion erlauben, zur Verfügung stehen, können diese Effekte durch die Klonierung noch verstärkt werden. Würden beispielsweise in absehbarer Zeit etwa ein Dutzend Marker zur Verfügung stehen, die möglicherweise simultan genutzt werden sollen, kann nach Identifikation der wenigen Tiere, die für alle Marker positiv

sind, durch Klonen eine wirklich effiziente Nutzung dieser wenigen Tiere erreicht werden. Insbesondere kann bei Embryonen, von denen nach Blastomerenentnahme mittels PCR eine Markerbestimmung durchgeführt worden ist, durch Klonen sichergestellt werden, dass aus diesen Embryonen via Generierung von Klon-Embryonen mehrere Tiere entstehen und somit der selektierte Genotyp nicht verloren geht.
Die hier genannten Anwendungen des Klonens sind nur ein Auszug aus dem Potenzial, das diese neue Technik bietet. Es muss an dieser Stelle aber auch betont werden, dass noch nicht sicher ist, ob das Klonen mit differenzierten Zellen in absehbarer Zeit so perfektioniert werden kann, dass der Aufwand für die Technik in einem angemessenen Verhältnis zum potenziellen Nutzen steht.

Literaturverzeichnis

Berg, U., Brem, G. (1989) *In vitro* production of bovine blastocysts by *in vitro* maturation and fertilization of oocytes and subsequent *in vitro* culture." Reprod. Dom. Anim 24 : 134-139.
Brem, G., Brenig, B., Goodman, H. M., Selden, R.C., Graf, F., Kruff, B., Springmann, K., Hondele, J., Meyer, J., Winnacker, E.-L., Kräusslich, H. (1985) Production of transgenic mice, rabbits and pigs by microinjection into pronuclei. Reprod. Dom. Anim. 20 : 251-252.
Brem G. (1986) Mikromanipulation an Rinderembryonen und deren Anwendungsmöglich-keiten in der Tierzucht. Enke Verlag, Stuttgart, 211 S.
Brem, G., Besenfelder, U., Zinovieva, N., Seregi, J., Solti, I., Hartl, P. (1995) Mammary gland specific expression of chymosin constructs in transgenic rabbits." Theriogenology 43 : 175.
Brem, G. (2000) Klonierung. "Biotechnologie in den Nutztierwissenschaften" Hülsenberger Gespräche 2000, Aus der Schriftenreihe der H. Wilhelm Schaumannstiftung, Hamburg, 86-97.
Bondioli, K. R., Westhusin, M. E. und Looney, C. R. (1990) Production of identical bovine offspring by nuclear transfer. Theriogenology 33, 165-174.
Briggs, R., King, T. J. (1952) Transplantation of living nuclei from blastula cells into enucleated frogs´eggs. Proc. Natl. Acad. Sci. U.S.A.. 38, 445-463.
Campbell, K. H. S., McWhir, J., Ritchie W.A., Wilmut, I. (1996) Sheep cloned by nuclear transfer from a cultured cell line. Nature 380, 64-66.
Cibelli, J. B., Stice, S. L., Golueke, P. J., Kane, J. J., Jerry, J., Blackwell, C., Abel Ponce de Leon, F., Robl, J. M. (1998) Cloned transgenic calves produced from nonquiescent fetal fiboblasts. Science 280, 1256-1258.
Clement-Sengewald, A., Berg, U., Brem, G. (1990) The use of IVM/IVF bovine embryos in nuclear transfer experiments. Proc. of the 4th Franco-Czecholovak Meeting: Through the oocyte to the embryo, Prague, CSFR, 31
Clement-Sengewald, A., Brem, G. (1992) Zur Embryoklonierung von Nutztieren. Berl. Münch. Tierärztl. Wschr. 105 : 15-21.

Clement-Sengewald, A., Palma, G. A. , Berg, U., Brem, G. (1992) Comparison between *in vitro* produced and *in vivo* flushed donor embryos for cloning experiments in cattle. Theriogenology, 37, 196.
Distl O., Brem G., Gottschalk A., Kräusslich H. (1990) Embryo-Splitting: erster Schritt zur klonalen Selektion. Der Tierzüchter, 42, 474-475.
Glaser, V. (2000) Cloned cows turn back the cellular clock. Nat. Biotechnology 18, 594.
Gurdon, J. B. (1962). Adult frogs derived from the nuclei of single somatic cell. Dev. Biol. 4, 256-273.
Hammer, R. E., Pursel, V. G., Rexroad Jr., C. E., Wall, R. J., Palmiter, R. D., Brinster, R. L. (1985) Production of transgenic rabbits, sheep and pigs by microinjection. Nature 315, 680-683.
Heymann, Y., Chesne, P., Thuard, J. M., Garnier, V., Renard, J. P. (1990) Nuclear transfer from frozen-thawed rabbit morula: *in vivo* and *in vitro* development of reconstituted eggs. 6th Meeting of the AETE, Lyo, 7.-8.9., Abstract 154.
Hiendleder, S., Schmutz, S. M., Erhardt, G., Green, R.D., Plante, Y. (1999) Transmitochondrial differences and varying levels of heteroplasmy in nuclear transfer cloned cattle. Mol. Reprod. Dev. 54, 24-31.
Hill, J. R., Winger, Q. A., Long, C. R., Looney, C. R., Thompson, J. A., Westhusin, M. E. (2000) Development rates of male bovine nuclear transfer embryos derived from adult and fetal cells. Biol. Reprod. 62, 1135-1140.
Illmensee, K., Hoppe, P. C. (1981) Nuclear transplantation in Mus musculus: developmental potential from nuclei from preimplantation embryos. Cell 23, 9-18.
Kato Y,. Tani, T., Sotomaru, Y., Kurokawa, K., Kao, J., Doguchi, H., Yasue, H., Tsunoda Y. (1998) Eight Calves Cloned from Somatic Cells of a Single Adult. Science 282, 2095-2098.
Kühholzer, B., Brem, G. (2001) Somatic nuclear transfer in livestock species. Arch. Tierzucht 44, 351-363
Leichthammer, F., Baunack, E., Brem, G. (1990a) Behaviour of living primordial germ cells of livestock *in vitro*. Theriogenology 33, 1221-1230.
Leichthammer, F., Brem, G. (1990b) *In vitro* culture and cryopreservation of farm animals´primordial germ cells. Theriogenology 33, 272.
Leichthammer, F., Clement-Sengewald, A., Brem, G. (1990c) Injection of Primordial Germ Cells into Blastocysts of Mice and Rabbits. 4th FELASA Symposium, Lyon, France, 10-15.6.1990.
Lanza, R. P., Cibelli, J. B., Blackwell, C., Cristafalo, V. J., Francis, M. K., Baerlocher, G. M., Mak, J., Schertzer, M., Chavez, E. A., Sawyer, N., Lansdorp, P. M., West, M. D. (2000) Extension of cell life-span and telomere length in animals cloned from senescent somatic cells. Science 288, 665-669.
McGrath, J., Solter, D. (1983) Nuclear transplantation in the mouse embryo by microsurgery and cell fusion. Science 220, 1300-1302.
McGrath, J., Solter, D. (1984) Inability of mouse blastomere nuclei transferred to enucleated zygotes to support development *in vitro*. Science 226, 1317-1319.
Nicholas, F. W., Smith, C. (1983) Increased rates of genetic change in dairy cattle by embryo transfer and splitting. Anim. Prod. 36, 341-353.

Prather, R. S., Barnes, F. L., Sims, M. M., Robl, J. M., Eyestone, W. H., First, N. L. (1987) Nuclear transplantation in the bovine embryo: assessment of donor nuclei and recipient oocyte. Biol. Reprod. 37, 859-866.
Prather, R. S., Sims, First, N. L. (1987) Nuclear transfer in pig embryos. 3rd Intl. Conf. on Pig Reproduction, 11-14.4., Loughborough.
Reichenbach, H.-D., Liebrich, J., Berg, U., Brem, G. (1992) Pregnancy rates and births after unilateral or bilateral transfer of bovine embryos produced *in vitro*. J. Reprod. Fert. 95, 363-370.
Robl J. M., Prather, R. S., Barnes, F., Eyestone, W., Northey, D., Gilligan, B., First, N. L. (1987) Nuclear transplantation in bovine embryos. J. Anim. Sci. 64, 642-647.
Schnieke, A. E., Kind, A. J., Ritchie, W. A., Mycock, K., Scott, A. R., Ritchie, M., Wilmut, I., Colman, A., Campbell, K. H. (1997) Human factor IX transgenic sheep produced by transfer of nuclei from transfected fetal fibroblasts. Science 278, 2130-2133.
Sims M., First, N. L. (1993) Production of calves by transfer of nuclei from cultured inner cell mass cells. Proc. Natl. Acad. Sci. U.S.A. 90, 6143-6147.
Steinborn, R., Zakhartchenko, V., Jelyazkov, J., Klein, D., Wolf, E., Müller, M., Brem, G. (1998a) Composition of parental mitochondrial DNS in cloned bovine embryos. FEBS Lett. 426, 352-356.
Steinborn, R., Zakhartchenko, V., Wolf, E., Müller, M., Brem, G. (1998b) Nonbalanced mix of mitochondrial DNS in cloned cattle produced by cytoplast-blastomere fusion. FEBS Lett. 426, 357-361.
Steinborn, R., Müller, M., Brem, G. (1998c) Genetic variation in functionally important domains of the bovine mtDNS control region. Biochim. Biophys. Acta 1397, 295-304.
Steinborn, R., Schinogl, P., Zakhartchenko, V., Achmann, R., Schernthaner, W., Stojkovic, M., Wolf, E., Müller, M., Brem, G. (2000) Mitochondrial DNS heteroplasmy in cloned cattle produced by fetal and adult cell cloning. Nat. Genet. 25, 255-257.
Teepker, G., Smith, C. (1989) Combining clonal response and genetic response in dairy cattle improvement. Anim. Prod. 49, 163-169.
Wells, D. N., Misica, P. M., Tervit, H. R. (1999) Production of cloned calves following nuclear transfer with cultured adult mural granulosa cells. Biol. Reprod. 60, 996-1005.
Willadsen, S. M. (1986) Nuclear transplantation in sheep embryos. Nature 277, 298-300.
Willadsen, S. M., Janzen, R. E., McAlister, R. J., Shea, B. F., Hamilton, G., Mc Dermand, D. (1991) The viability of late morulae and blastocysts produced by nuclear transplantation in cattle. Theriogenology 35, 161-170.
Wilmut, I, Schnieke, A. E., McWhir, J., Kind A. J. and Campbell, K. H. (1997). Viable offspring derived from fetal and adult mammalian cells, Nature 385, 810-813.
Wilmut, I., Clark, J., Harley, C. B. (2000) Laying hold on eternal life? Nat. Biotechnology 18, 599-600.
Wolf, E., Zakhartchenko, V., Brem, G. (1998) Nuclear transfer in mammals: recent developments and future perspectives. J. Biotechnol. 65, 99-110.

Zakhartchenko, V., Reichenbach, H.-D., Riedl, J., Palma, G. A., Wolf, E., Brem, G. (1996) Nuclear Transfer in Cattle Using *in Vivo*-Derived vs. *In Vitro*-Produced Donor Embryos: Effect of Developmental Stage. Mol. Reprod. Devel. 44, 493-498.

Zakhartchenko, V., Stojkovic, M., Brem, G., Wolf, E. (1997) Karyoplast-Cytoplast volume ratio in bovine nuclear transfer embryos: Effect on the developmental potential. Mol. Reprod. Dev. 48, 332-338.

Zakhartchenko, V., Alberio, R., Stojkovic, M., Prelle, K., Schernthaner, W., Stojkovic, P., Wenigerkind, H., Wanke, R., Düchler, M., Steinborn, R., Müller, M., Brem, G., Wolf, E. (1999a) Adulte cloning in Cattle: Potential of Nuclei from a Permanent Cell Line and from Primary Cultures. Mol. Reprod. Dev. 54, 264-272.

Zakhartchenko, V., Durcova-Hills, G., Stojkovic, M., Schernthaner, W., Prelle, K., Steinborn, R., Müller, M., Brem, G., Wolf, E. (1999b) Effects of serum starvation and re-cloning on the efficiency of nuclear transfer using bovine fetal fibroblasts. J. Reprod. Fertil. 115, 325-331.

Zakhartchenko, V., Durcova-Hills, G., Schernthaner, W., Stojkovic, M., Reichenbach, H.-D., Müller, S., Prelle, K., Steinborn, R., Müller, M., Wolf, E., Brem, G. (1999c) Potential of fetal germ cells for nuclear transfer in cattle. Mol. Reprod. Dev. 52, 421-426.

Zakhartchenko, V., Müller, S., Alberio, R., G., Schernthaner, W., Stojkovic, M., Wenigerkind, H., Wanke, R., Lassnig, C., Müller, M., Wolf, E., Brem, G. (2001) Nuclear transfer in cattle with non-transfected and transfected fetal or cloned transgenic fetal and postnatal fibroblasts Mol. Reprod. Dev. 60, 362-369

Zawada, W. M., Cibelli, J. B., Choi, P. K., Clarkson, E. D., Golueke, P. J., Witta, S. E., Bell, K. P., Kane, J., Abel Ponce de Leon, F., Jerry, J. D., Robl, J. M, Freed, C. R. Stice, S. L. (1998) Somatic cell cloned transgenic bovine neurons for transplantation in parkinson rats. Nat. Med. 4, 569- 574.

Rat für Forschung und Technologienentwicklung, Wien, 06.02.2002

**Stellungnahme zur Forschung mit humanen embryonalen Stammzellen**

Bei einer so grundsätzlichen Frage, wie sie der Umgang mit **h**umanen **e**mbryonalen **S**tammzellen (hES) darstellt, ist es unabdingbar, eine klare Position zu beziehen, schon um dem Eindruck entgegenzuwirken, dass letztendlich irgendwann alles irgendwie möglich ist bzw. sein wird!

Aus prinzipiellen Erwägungen kann es nur eine Entscheidung Pro oder Contra zur Verwendung von hES (humanen embryonalen Stammzellen) geben. Ein Zwischenweg, wie er letzte Woche in Deutschland politisch gewählt wurde – keine eigene Produktion aber Import unter bestimmten Auflagen – ist ein windelweicher Kompromiss, unehrlich und verlogen, weil er den kritischen Schritt der Tötung der Embryonen ins Ausland verlagert!

Entweder, die Bedeutung dieser Zellen wird so hoch eingeschätzt, dass die ethischen Bedenken überwindbar erscheinen, dann muss auch im eigenen Land eine Produktion aus (überzähligen) Embryonen zugelassen werden, oder

eine ethische Rechtfertigung für die Tötung von Embryonen zu fremdbestimmten Zwecken wird als unzulässig erachtet, dann darf natürlich auch nicht erlaubt werden, mit hES zu forschen und zu arbeiten, die im Ausland erzeugt worden sind.

Eine Embryotötung ist unter dieser Prämisse auch dann nicht – nachträglich – legitimierbar, weil der Vorgang nicht im eigenen Zugriffsbereich erfolgte oder weil sie schon in der Vergangenheit vor einem festgesetzten Stichtag stattgefunden hat. Die Erfahrung zeigt, dass in kürzester Zeit der Wunsch entstehen würde, eigene hES zu entwickeln, weil die importierten hES-Zellen nicht ausreichen. Es dürfte dann sehr schwierig werden zu begründen, warum dafür dann keine – anderweitig nicht benötigten – Embryonen verwendet werden dürfen.

Außerdem würden die derzeit verfügbaren hES-Zellen nicht für Heilversuche oder klinische Prüfungen zugelassen werden, da während ihrer Kultur bislang üblicherweise Mäusezellen zu ihrer Unterstützung eingesetzt werden. Diese Mäusezellen enthalten aber eine Vielzahl von Retroviren, die unter gewissen Bedingungen aktiv werden und dann auch menschliche Zellen infizieren können. Dies würde ein nicht tolerierbares Risiko einer Viruserkrankung für Patienten und ihr Umfeld bedeuten. Daraus ergibt sich die Notwendigkeit, für eventuelle konkrete therapeutische Ansätze neue hES-Zellen herstellen zu müssen, die nicht in Kontakt mit tierischen Zellen gekommen sind.

Auch die genetischen Konstellationen der vorhandenen hES-Zellen oder deren lange Kulturdauer/Tiefgefrierlagerung könnte sich als ungünstig bei Therapieversuchen herausstellen und damit - zumindest mittelfristig - die Herstellung neuer hES-Zellen erforderlich machen. Auch muss daran erinnert werden, dass anonyme hES für den Patienten „fremd" sind, d.h. im Therapiefall die auftretende Abstoßungsreaktion unterbunden werden muss. Nur therapeutisches Klonen würde als Individualtherapie dieses Problem vermeiden.

Die verbrauchende Embryonenforschung, also die gezielte Herstellung von Embryonen für die Forschung, wird derzeit noch weitgehend abgelehnt. Was aber, wenn es tatsächlich zu Heilerfolgen kommen sollte. Nach einer Aufweichung der Grenzziehung durch die jetzige Freigabe der Forschung an überzähligen Embryonen würde bei größer werdendem Bedarf ein Dammbruch wohl nicht mehr aufzuhalten sein.
Die Befürworter der Forschung mit hES argumentieren, man müsse die Chance nutzen, international einen vernünftigen Umgang mit diesen Zellen durchzusetzen. Das kann nur dann glaubwürdig vertreten werden, wenn diese Technologie auch im Geltungsbereich der eigenen Gesetze zugelassen wird. In diesem Fall könnten leichter strenge Rahmenbedingungen festgelegt und klare Kontrollen verlangt werden. So wird beispielsweise fixiert, dass Forschung mit hES nur dann zugelassen wird, wenn das Ziel dieser Forschung mit den ethisch unbedenklichen adulten Stammzellen nicht zu erreichen ist. Weiterhin müsse die Herstellung von hES genau nachvollziehbar sein und registriert werden:

- Nur aus künstlicher Befruchtung übriggebliebene Embryonen dürfen verwendet werden
- Die Spender der Embryonen müssen befragt werden und der Verwendung zustimmen
- Die Spender dürfen kein Geld für die Herstellung oder Freigabe der Embryonen erhalten haben

Die Herstellung und der Import von hES werden nur dann zugelassen bzw. genehmigt, wenn

- die strengen Auflagen des Ethikrates befolgt werden
- kommerzielle Interessen ausgeschlossen sind.

Die Forschung mit hES wirft sehr schwere ethische Bedenken auf, weil für ihre Entwicklung Embryonen getötet werden. Mit der Zulassung der Forschung mit hES würde das Bewusstsein für den Embryonenschutz aufgeweicht.
Der Standpunkt aller christlichen Kirchen ist:
Menschliches Leben beginnt mit der Vereinigung von Ei- und Samenzelle. Das Verfassungsprinzip der Menschenwürde gilt bereits für die früheste Form menschlichen Lebens, die befruchtete Eizelle. An dieser Stelle muss daran erinnert werden, dass auch Abtreibung Tötung menschlichen Lebens ist und Schuld bedeutet! Daran ändert auch die Tatsache nichts, dass Abtreibung in unserer Gesellschaft unter bestimmten Umständen straffrei ist.
Die Würde des menschlichen Lebens verbietet es, dass es als bloßes Material und Mittel zu anderen Zwecken genutzt wird.
Menschliches Leben ist menschliches Leben, es darf nicht grundsätzlich gegeneinander abgewägt werden. Die Tötung menschlichen Lebens kann nicht mit der Lebensverlängerung oder Leidensverminderung von Menschen gerechtfertigt werden. Ob hES-Zellen überhaupt etwas zur Heilung beitragen werden können ist ohnehin unklar.
Die Schutzwürdigkeit von Embryonen darf auch nicht mit dem Argument in Frage gestellt werden, dass „überzählige“ oder „verwaiste“ Embryonen ohnehin „dem Untergang geweiht seien“ oder dauerhaft „keine Lebensperspektive“ hätten. Schließt man sich solchen Argumenten an, begibt man sich in die Gefahr, dass diese Aussagen gemäß den Gesetzen der Logik auch für den Menschen an sich in seiner irdischen

Sterblichkeit und der zumindest temporär mitunter persönlich so empfundenen Aussichtslosigkeit (keine Lebensperspektive) gelten. Hier wird schnell klar, dass dies keine Tötung zur Folge haben darf.
Im Übrigen darf daran erinnert werden, dass es ethisch unbedenkliche Alternativen zur Forschung mit hES gibt, die sog. Adulten Stammzellen. Dabei handelt es sich um Zellen in den Organen, die für viele Anwendungen eventuell auch in Frage kommen.
Auch andere Zellformen, die unproblematisch sind, wie etwa parthenogenetische Stammzellen, wurden entwickelt. Diese Zellen stammen aus aktivierten Eizellen, bei denen das Ausschleusen des Polkörperchens verhindert wird, so dass der Chromosomensatz diploid bleibt. Aus solchen Eizellen können, wie bei der Maus und kürzlich auch bei Primaten gezeigt wurde, Zelllinien etabliert werden, die in vieler Hinsicht embryonalen Stammzellen ähnlich sind. So können sie in verschiedene Zelltypen differenziert werden, u.a. auch neuronale Zellen, wie sie für die Behandlung von Parkinson diskutiert werden. Parthenogenetische Zelllinien sind ethisch weitgehend unproblematisch, da sich aus ihnen üblicherweise kein entwicklungskompetenter Fetus entwickeln kann.

Schlussfolgerung:
Naturwissenschaft und Medizin werden weitere und letztendlich auch verbrauchende Embryonenforschung betreiben und verlangen müssen, um das Potenzial von hES umfassen erforschen und therapeutisch nutzen zu können. Jede Gesellschaft muss daher eindeutig zu den ethischen Auswirkungen dieser „naturwissenschaftlich-technischen“ Anforderungen Stellung beziehen:

- Die Zustimmung zur therapeutischen Nutzung von hES bedeutet in letzter Konsequenz eine Zustimmung zur verbrauchenden Embryonenforschung innerhalb der eigenen Gesellschaft.
- Ein nationales Verbot der verbrauchenden Embryonenforschung kann nicht das Problem der Produktion von hES ins Ausland verlagern und muss konsequenterweise auch den Import von hES verbieten und auf den potenziellen therapeutischen Nutzen von hES verzichten.

## Neue Methoden der Qualitätssicherung und Rückverfolgbarkeit

Vorrangig ausgelöst durch die mit dem Auftreten von BSE von Seiten der Konsumentinnen und Konsumenten sehr nachhaltig gestellten Fragen zur Art der Rinderzucht und zur Herkunft der geschlachteten Rinder sind Fragen der Qualitätssicherung und Rückverfolgbarkeit schon seit vielen Jahren ein Thema. Erfreulicherweise liefert die moderne Zeit nicht nur neue Fragen und Herausforderungen, sondern auch die technologischen Entwicklungen, die es erlauben, auf diese neuen Herausforderungen angemessen reagieren und sie bewältigen zu können. Die neue Querschnittstechnologie, um die es hier geht, wird landläufig als Gentechnik bezeichnet, präziser wäre die Bezeichnung Molekulargenetik.
Basis dieser Technologie ist die Erbsubstanz, die DNS. Seit mehr als einem Vierteljahrhundert ist es möglich, diese DNS mit speziellen Methoden zu isolieren und vor allem zu analysieren. Die DNS ist die Grundlage allen Lebens auf unserer Welt, sie ist in jeder einzelnen Zelle vorhanden, sie steuert die Entstehung neuen und die Ausprägung vorhandenen Lebens und sie ist, das ist hier besonders wichtig, individuell einzigartig. Ausnahmen davon sind lediglich eineiige Zwillinge und Klone. Aber selbst bei Klonen können wir, mit der entsprechenden Analytik, molekulargenetische Unterschiede zur Individualisierung und Differenzierung nutzen.
Im Rahmen der Qualitätssicherung und Rückverfolgbarkeit von Fleisch sind durch genetische Untersuchungen und durch Vergleich von Erstproben von Tieren und Zweitproben aus Schlachtkörpern und Fleischprodukten zweifelsfreie Zuordnungen möglich. Die zu lösenden Aufgaben lassen sich in folgende Gruppen aufteilen:

1. Gewinnung und Konservierung von DNS-haltigen Proben
2. Isolation der DNS
3. Analyse der DNS
4. Anwendung der gewonnenen DNS-Erkenntnisse

Eine flächendeckende Anwendung wird sich nur realisieren lassen, wenn die einzelnen Schritte hinsichtlich Praktikabilität, Zuverlässigkeit und Kostensenkung optimiert sind. Ich will mich deshalb nachfolgend auf den aktuellen Stand von Entwicklungen zu diesen Problemkreisen konzentrieren.

### *Gewinnung und Konservierung von Proben*

Eine zentrale Funktion bei der Qualitätssicherung und Herkunftsüberprüfung kommt der logistischen Organisation der Probengewinnung zu. Dies ist unschwer zu bestätigen, wenn man sich vorstellt, dass von z.B. jedem Rind in der Europäischen Union eine qualifizierte d.h. eineindeutig zuordenbare Probe vorliegen soll. Bei 80 Millionen verteilt auf fast 20 Länder und hunderttausende von Betrieben stellt dies keine triviale Aufgabe dar. Eine spezielle Probenentnahme, die sozusagen als Selbstzweck durchgeführt wird, erschien deshalb weder aus logistischen noch aus Kostengründen vernünftigerweise realisierbar. Ziel war es deshalb, die Probenentnahme mit einem Vorgang zu kombinieren, der ohnehin bei jedem Rind durchgeführt wird. Als erstes boten sich tierärztliche Massenuntersuchungen im Rahmen der Leukose oder Tbc-Untersuchungen oder bei Impfungen an. Aus verschiedenen Gründen – Unsicherheit bei der Erfassung wirklich aller Tiere, altersgebundene Verschiebungen und nicht zuletzt wegen systemimmanent nicht zu vermeidenden Fehler und der Kosten - erschien dies nicht optimal. Weit attraktiver ist die Nutzung eines Vorganges, der seit Jahrzehnten benutzt und seit einigen Jahren in der gesamten EU vorgeschrieben ist, das Einziehen von (Doppel)-Ohrmarken. Dieser Vorgang erfüllt in perfekter Weise alle Vorbedingungen für eine zuverlässige und kostengünstige Probengewinnung:

- Per Gesetz unterliegen alle Rinder in der EU ohne Ausnahme dieser Regelung, ein nicht gekennzeichnetes Tier darf und kann nicht genutzt/vermarktet werden
- Erst mit dem Einziehen der Ohrmarke erhält das Kalb seine Identität, wohlgemerkt seine Identität, nicht seine durch die DNS gegebene Individualität
- Ohrmarken und Probensammelbehälter erhalten bei der Laserbeschriftung dieselbe Identifikationsnummer und Kodierung, so dass Schreib- oder Übertragungsfehler äußerst zuverlässig vermieden werden
- Die Markierung und eine damit verbundene Probenentnahme erfolgen zeitlich so früh im Leben des Kalbes, dass eine wirtschaftliche Nutzung vor dieser Maßnahme nicht zu erwarten ist
- Das Einziehen der gängigen Kunststoffohrmarken ist ein penetrierender Vorgang, bei der die Haut des Kalbes durchstoßen wird und eine extra Traktur nicht nötig ist
- Der Personalaufwand für die Probenziehung ist sehr gering, da der Tierbesitzer/ Betreuer zum Einziehen der Ohrmarken ohnehin verpflichtet ist und die zusätzliche Tätigkeit für das automatisch durchgeführte Entnehmen der Proben sich auf das Einsammeln der Probenbehälter beschränkt

Die Probennahme beim Einziehen der Ohrmarke ist, wie gezeigt, bestechend logisch und folgerichtig. Es bedarf aber einer sehr zuverlässigen und ausgefeilten Technologie, um zu erreichen, dass die Ausfallquote in der praktischen Anwendung sehr gering ist. Das Ausstanzen der Probe, also die saubere Durchtrennung von Haut und Knorpel, erfordert eine präzise Abstimmung zwischen Stanzspitze des Ohrmarkendorns, dem Stanzboden und der Aufnahmeeinrichtung. Am besten funktioniert dieser Prozess nach unserer Erfahrung, wenn

- Der Stanzkopf durch den Metallstift der Zange stabilisiert wird
- Der Stanzkopf einen scharfen Metallschneidring trägt
- Die weibliche Ohrmarke keine Öffnung hat, sondern erst durch das Auftreffen des Stanzkopfes durchstossen wird
- Der Probensammelbehälter exakt und unverrückbar in Stanzrichtung positioniert ist
- Kein Teil der Ohrmarke (Zange), der mit der Probe in Kontakt kommt, mehrmals verwendet werden kann
- Der Probensammelbehälter luft- und feuchtigkeitsdicht verschlossen ist

Aus logistischen Gründen ist es darüber hinaus sehr leicht einsichtig, dass anzustreben ist, die Proben zur Konservierung in den Probensammelbehältern nicht gekühlt oder gar gefroren lagern und transportieren zu müssen. Um dies zu erreichen, kann man verschiedene Prinzipien nutzen. Am einfachsten und unproblematischten ist die Austrocknung der Probe durch stark hygroskopische Substanzen - wie z.B. Molekularsieb. Diese befinden sich im Sammelbehälter und entziehen nach dem Einführen der Probe die Flüssigkeit. Damit wird erreicht, dass die Probe nicht verfault. Dieses „physikalische" Prinzip der Konservierung hat darüber hinaus den Vorteil, dass sie bei der späteren Isolation und Analyse der DNS nicht stört!
Benutzte Probensammelbehälter, die Molekularsieb enthalten, können deshalb problemlos jahrelang bei Raumtemperatur gelagert werden. Dies ist dann sehr wichtig und kostensparend, wenn die Probenentnahme nur zur Gewinnung von Rückstellproben genutzt wird.
Für die Gewinnung von Proben zur Überprüfung der Herkunft gibt es eine Reihe von Möglichkeiten. Es empfiehlt sich, auch bei der Gewinnung dieser Proben das schon erläuterte Prinzip der Ausstanzung und Konservierung zu nutzen, da man damit im System bleibt und Probleme des Probenverderbs vermeiden kann.
Schwieriger ist die Gewinnung von Proben aus be- und verarbeiteten Produkten. Ein häufig andiskutiertes Thema ist die Herkunftssicherung bei Hackfleisch! Auch dafür gibt es Lösungen. So haben wir beispielsweise aus mehreren Hackfleischmischproben, die aus jeweils über 35 Tieren bestanden, mit einem von uns entwickelten Verfahren, zuverlässig individuelle Proben gewonnen und ausgewertet und das, obwohl die Durchmischung so intensiv war, dass wir in jeder gewonnenen Hackfleischprobe (<100g) jeweils über 50% aller Tiere gefunden haben, die in dieser Hackfleischcharge enthalten waren (Abb xx und xy).

### *Isolation der DNS*

Wenn die DNS untersucht werden soll, muss sie aus der Gewebe- oder Blut/ Fleischsaftprobe isoliert werden. Dafür steht eine Reihe von Standardverfahren zur Verfügung, wobei es dabei immer darum geht, die DNS in folgenden Schritten zuerst zu binden, dann zu waschen und schließlich zu eluieren:

1. Lysis (Verdau) der Probe durch Inkubation mit geeigneter Enzym/Puffer-lösung
2. Zugabe eines Bindungspuffers und Inkubation bei 70°C
3. Zugabe von Ethanol und Mischen
4. Zentrifugation
5. Zugabe von Waschpuffer 1
6. Zentrifugation
7. Zugabe von Waschpuffer 2
8. Zentrifugation
9. Erneute Zentrifugation
10. Zugabe von Eluationspuffer
11. Inkubation und Umsetzen in Mikrozentrifugenröhrchen
12. Zentrifugation zur Abtrennung der DNS

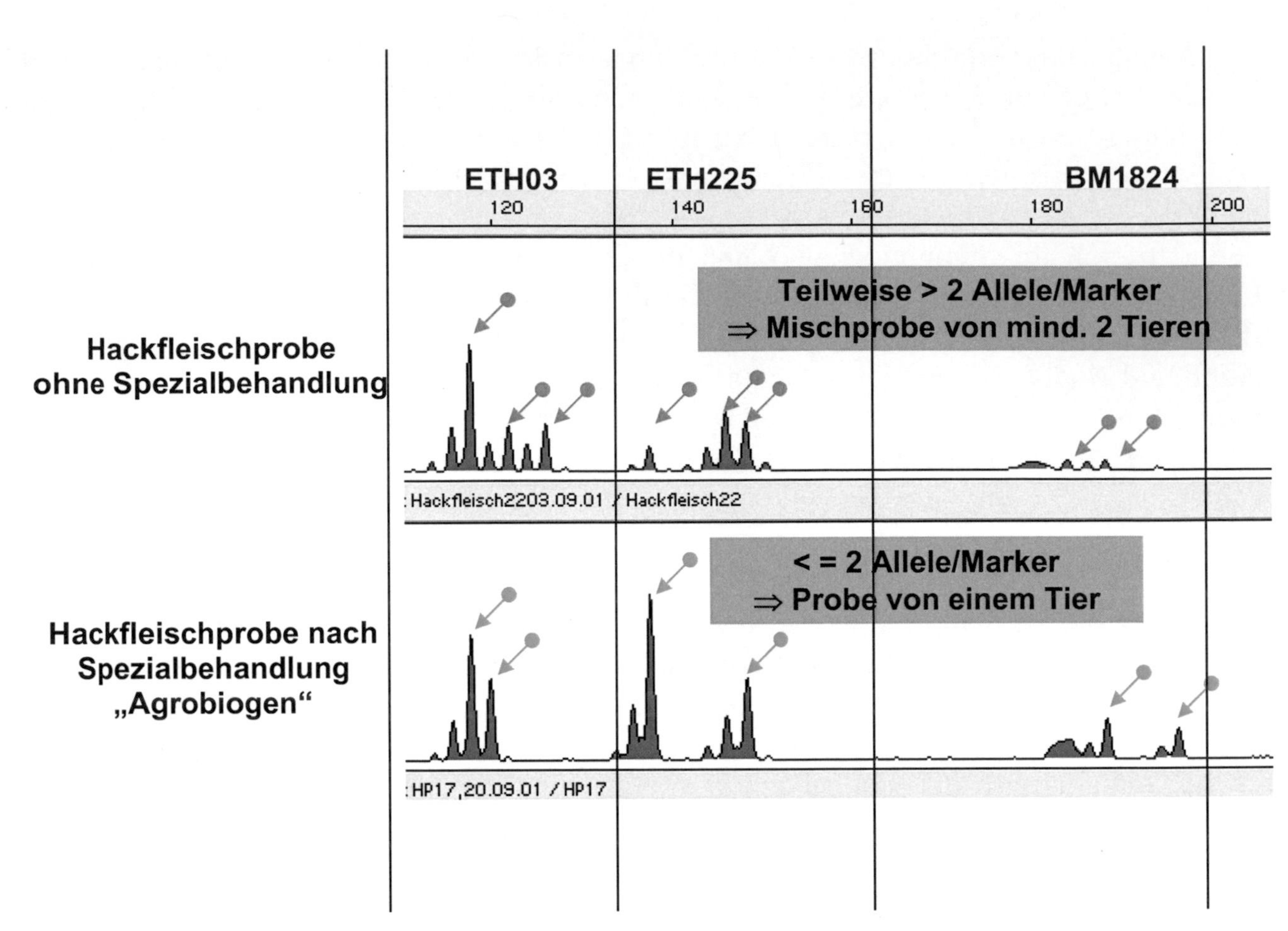


Abb. 50: Einfluss der Probenaufarbeitung auf die Analyse

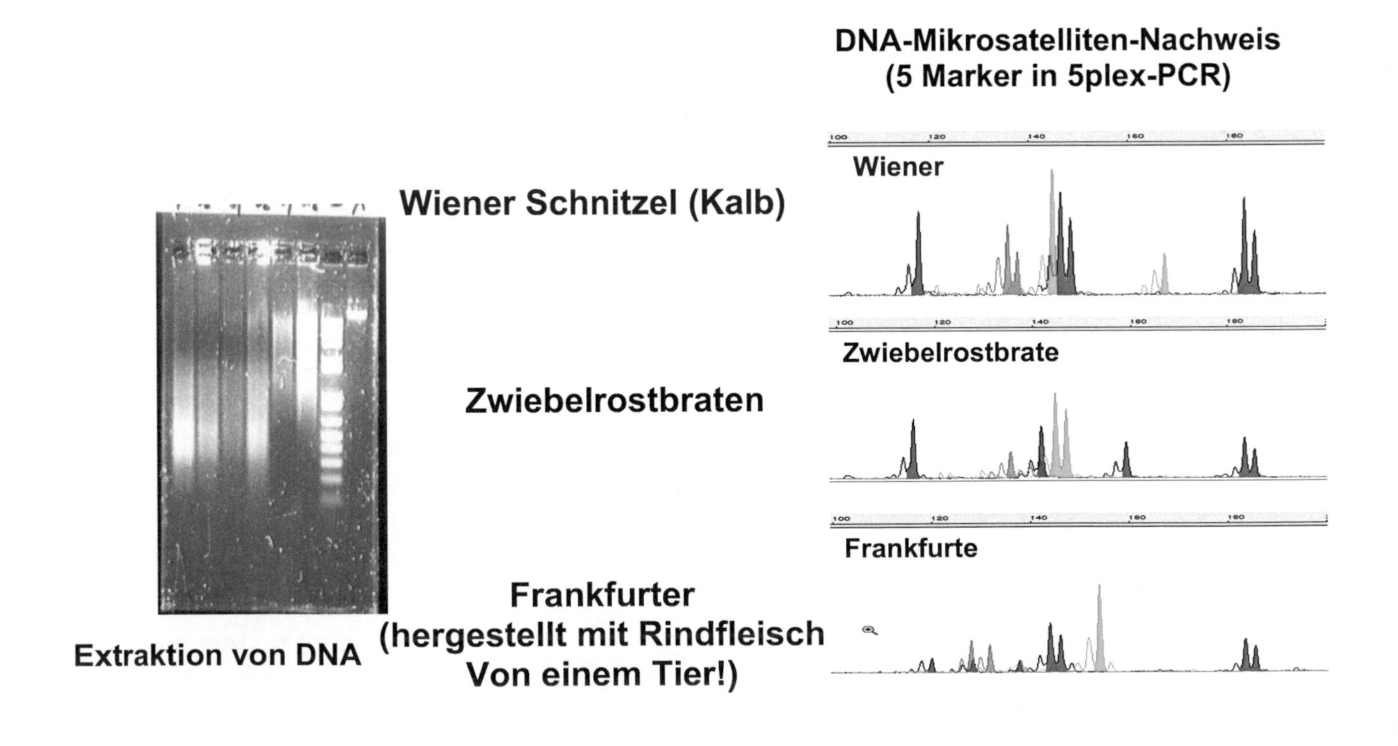


Abb. 51: Nachweis von DNA-Mikrosatelliten aus verarbeitetem Rindfleisch

Ein völlig neues Prinzip der DNS-Isolation, das wir für die Aufbereitung von Gewebeproben entwickelt haben kehrt das Prinzip um und wird dadurch extrem schnell und einfach: Nicht die DNS wird gebunden, sondern die die spätere Analyse störenden Substanzen wie Proteine und Salze. Damit reduziert sich die genannte Standardprozedur quasi auf den ersten und den letzten Schritt – spart also damit mehr als 80% der Zeit und Kosten:

1. Aufschluss der Probe im Probensammelbehälter
   (verwechslungsfrei da mit Identitätsnummer des Tieres / der Probe versehen)
2. Überführung in Clean Columns und Abtrennen der DNS
   (durch Zentrifugation oder Anwendung von Vakuum oder Druck)

Dieses Verfahren der DNS-Separation mittels „Clean Columns“ ist so einfach, dass es „in jeder Küche“ durchgeführt werden kann. Das wäre übrigens sogar zulässig, denn die Separation von DNS ist kein gentechnikrechtlich relevanter Vorgang und damit nicht reguliert. Das bedeutet, dass dieser Vorgang überall durchgeführt werden darf und zumindest nach dem geschilderten nexttec Verfahren auch überall durchgeführt werden kann!

Die auf diese Weise separierte DNS kann direkt analysiert werden ist, aber auch über ein halbes Jahr im Kühlschrank lagerfähig. In gefrorenem oder gefriergetrocknetem Zustand ist diese DNS unbegrenzt haltbar.

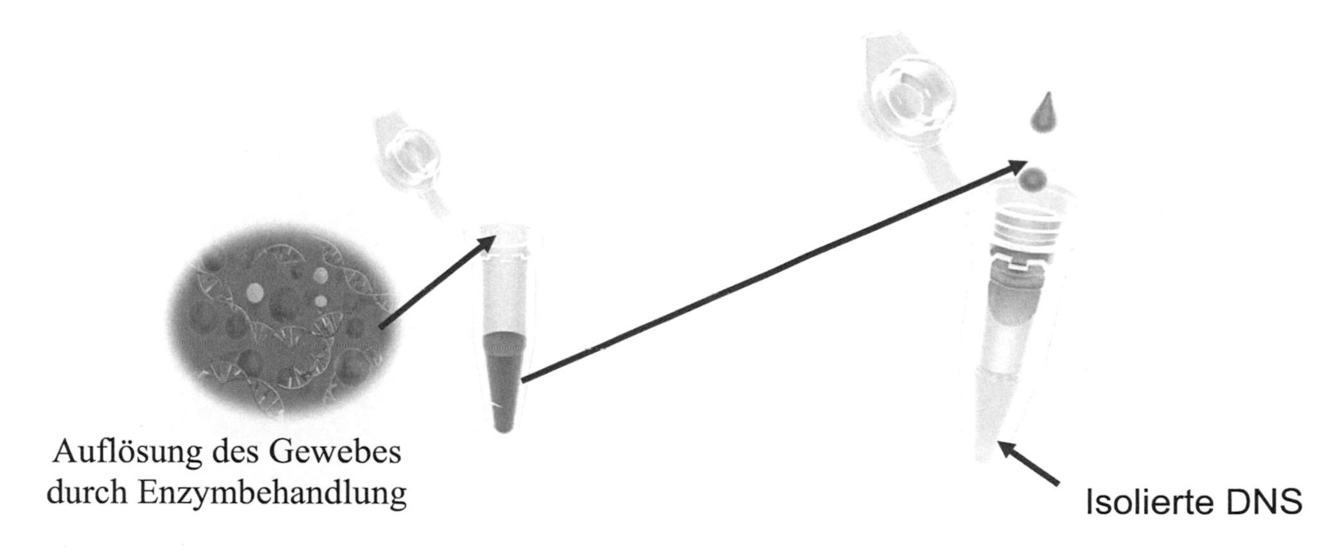


Abb. 52: Isolation der DNS im nexttec Einschrittverfahren (rechts)

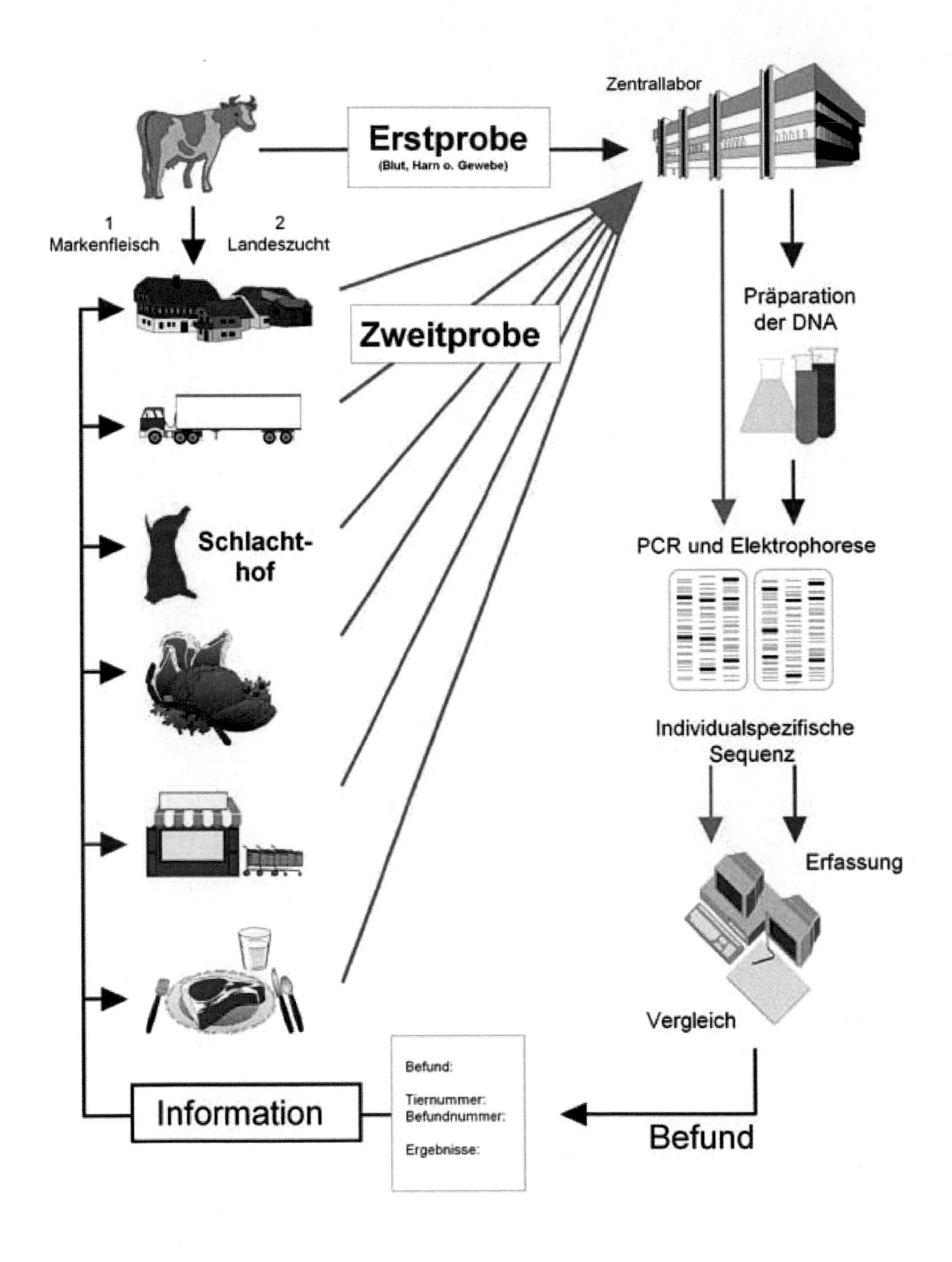


Abb. 53: Individual-Typisierung zur Herkunftssicherung

*Analyse der DNS*

Jedes Tier kann durch Untersuchung von DNS- Varianten als Individuum identifiziert werden ("genetischer Fingerabdruck"). In der Forensik und bei der Abstammungssicherung von Zuchttieren werden diese innovativen molekulargenetischen Techniken bereits analytisch genutzt. Mittels moderner Nachweisverfahren (PCR, Sequenzierung etc.) kann bereits an kleinsten Gewebeproben nachgewiesen werden, ob diese von einem bestimmten Individuum stammen oder nicht.
Derzeit werden vorrangig noch sog. Mikrosatelliten genutzt. In Zukunft werden wegen der besseren - auch internationalen - Vergleichbarkeit, der universelleren Einsetzbarkeit auch für genetische Fragestellungen, der leichteren Automatisierbarkeit und damit der niedrigeren Kosten digitale Signaturen auf Grund von SNPs (single nucelotide polymorphisms) Verwendung finden.
Bei Programmen der Qualitätssicherung und Rückverfolgbarkeit treten – bei gleicher Anforderung an die Zuverlässigkeit - unterschiedliche Anforderungen hinsichtlich der Schnelligkeit auf. Bei der extrem großen Zahl von Erstproben kommt es darauf an, sehr kostengünstig analysieren zu können, Schnelligkeit spielt hier eine untergeordnete Rolle.
Die deutlich kleinere Zahl von Stichproben/Zweitproben hingegen muss möglichst schnell untersucht und die Ergebnisse müssen zeitnah dezentral zur Verfügung stehen. Die Kosten für die Einzeluntersuchung sind in diesem Fall nicht so kritisch, weil nur Stichproben untersucht werden, die beauftragt und damit vorfinanziert sein müssen.
Für die Massenuntersuchungen im Rahmen der Erstproben bieten sich Analyseverfahren auf Chip-Basis an. Die individuellen DNS- Proben (Genotypen) werden mit Pipettier-Robotern punktförmig auf vorherbestimmte Koordinaten einer festen Matrix (Glas, Silizium, Nylon, Zellulose etc.) aufgetragen und fixiert. Dieses Auftragen der Genotypen kann auch im Duplikat bzw. Quadruplet erfolgen, um die Auswertbarkeit zu verbessern und Wiederholungsuntersuchungen zu reduzieren. Die Matrix wird so in Rastersegmente eingeteilt, dass jede individuelle DNS- Probe, die auf der Matrix fixiert wird, einem Rastersegment zugeordnet ist und damit identifiziert werden kann. Damit entsteht ein Genotypen-Array mit zigtausenden von Genotypen auf einem einzigen Träger. Durch die Verwendung mehrerer Träger können auch Populationen, die Millionen von Individuen umfassen, auf einer überschaubaren Anzahl Matrix-Einheiten zusammengestellt werden.
Neu hinzukommende Individuen werden auf zusätzlichen Matrixeinheiten (in bestimmten Zeitabständen, also z.B. monatlich) neu erfasst, so dass die Grundgesamtheit immer komplett ist. Diese Sammlung von Matrix-Einheiten (Genotypen-Arrays, Genom-Chips) repräsentiert demzufolge die Genotypen einer ganzen Population!
Von jeder Genotypen-Matrix werden 100 Replikas (Wiederholungen) hergestellt, die dann für die Analysen verwendet und gelagert werden. Zur Analyse der Individuen einer Population auf eine bestimmte genetische Variante oder Anlage wird dann ein einzelnes komplettes Set von Chips, das die Gesamtheit der Genotypen dieser Population trägt, untersucht bzw. analysiert. Dazu können die Genotypen-Chips mit einer

spezifischen Sonde behandelt werden, die hinsichtlich der Genmutation bzw. des SNPs eine spezifische Aussage zulässt. Diese Sonden können farb- oder fluoreszenzmarkiert sein. Ein Set von Genotyp-Matrizen kann aber auch dazu verwendet werden, direkt auf dem Träger eine PCR, eine TMA (Transcription Mediated Amplification), eine bDNS-Reaktion (branched DNS) oder ein anderes Verfahren für spezifische DNS- Nachweise durchzuführen und auszuwerten. Es ist offensichtlich, dass es einen enormen Kostenvorteil darstellt, wenn man Millionen von Individuen in einigen wenigen PCR-Reaktionen hinsichtlich einer Variante analysieren kann.
Die Auswertung der Genotyp-Matrizen erfolgt mit Scanner und Bildanalysesystem. Durch die Position auf der Matrix ist festgelegt, welches Individuum sich dort befindet und das Ergebnis an dieser Position wird mit der Identität des Individuums verknüpft und in einer Auswertungsdatei dargestellt. Die Ergebnisse der Matrix-Analysen können von berechtigten Personen oder Einrichtungen direkt oder auch via Internet abgefragt und genutzt werden.
Die Matrizen, die alle Genotypen einer Population enthalten, haben u.a. folgende Vorteile:

- Die Populations-Matrizen können leicht und unproblematisch mit geringem Platzbedarf lange Zeit (unbegrenzt) kostengünstig gelagert werden. Dies ist ein großer Vorteil gegenüber konventionellen Verfahren, bei denen die Lagerung von Millionen von Proben logistische Probleme und relativ hohe Kosten verursacht.
- Diese Matrizen können mit jeweils einer einzigen Sonde (z.B. durch Hybridisierung) oder mit anderen Techniken (z.B. PCR, LCR, bDNS, TMA o.ä.) auf ein bestimmtes Merkmal, eine Variante oder Mutation etc. untersucht bzw. analysiert werden. Dadurch können selbst Millionen von Individuen in sehr kurzer Zeit typisiert werden.
- Schmelztemperaturunterschiede - bei der Hybridisierung mit nicht exakt passenden Sequenzen - können hervorragend zur Detektion von Basenaustauschen genutzt werden. Da pro Chip nur eine Sonde verwendet wird, können Hybridisierungsbedingungen, wie z. B. die Temperatur für die jeweilige Sonde optimal gewählt werden.
- Nachtypisierungen mit neu entdeckten Markern z.B. für die Verbesserung der Qualität können jederzeit und sehr kostengünstig in einem einzigen Ansatz für die ganze bis dahin erfasste Population durchgeführt werden.

Voraussetzung ist, dass von der Grundgesamtheit der Individuen, also von allen Individuen einer Population, DNS- Proben vorhanden sind. Zur Zweituntersuchung können eine Reihe von konventionellen und innovativen Methoden Anwendung finden. Beispielhaft sei ein sehr attraktives Verfahren erwähnt, die Nutzung der sog. MALDI-TOF Technologie. Dies ist ein massenspektrormetisch arbeitendes Verfahren, dass bei entsprechender Automatisierung sehr schnell und effizient arbeitet.

### *Anwendung der gewonnenen Erkenntnisse*

Das im Rahmen der Herkunftssicherung auftretende Problem ist die stichprobenartig notwendige Überprüfung der Richtigkeit der das Endprodukt kennzeichnenden Angaben. DNS analytische Verfahren ermöglichen es, die von Produzenten, Ver-

arbeitern und Vermarktern gemachten Angaben unabhängig überprüfen zu können. Grundsätzlich ist so ein Nachweis über die genetische Information, die nicht nur alle Tiere sondern auch die aus Tieren erstellten Produkte bis zum Verzehr enthalten, möglich. Das Matrizen-Set einer Nutztierspezies (z.B. der EU-Rinder) kann nun z.B. mit 50 verschiedenen SNP-Markern (jeweils ein Set für einen Marker) untersucht werden. Damit kann für alle 80 Millionen Tiere ein genetischer Fingerabdruck/eine SNP-Signatur erhoben und ein einzelnes Tier eindeutig aus Milliarden von Genotypen herausgefunden bzw. die Identität gesichert werden.
Wir konnten in Untersuchungen, die wir bereits vor über 15 Jahren durchgeführt haben, zeigen, dass selbst in intensiv bearbeiteten Lebensmitteln tierischen Ursprungs (Brühwürste, Bratenfleisch, Leberkäs, Schnitzel etc.) noch speziesspezifische DNS nachweisbar ist (Abb. 54). Dadurch war es prinzipiell möglich, Kontaminationen von Lebensmitteln mit fremden Fleischanteilen nachzuweisen. Natürlich ist es auch möglich, zweifelsfrei zu beweisen, dass Lebensmittel - wie angegeben - von einem bestimmten Tier stammen. Zunehmend mehr Lebensmittelkonzerne und Vermarkter von Fleisch und Fleischprodukten garantieren mittlerweile die Herkunft ihrer Produkte, also dass es sich z.B. um im Inland geborene und aufgezogene Tiere, von diesen hergestellte Erzeugnisse handelt oder um Produkte aus bestimmten biologisch besonders wertvollen Produktionsbetrieben. Durch eindeutige und überprüfbare Herkunfts- und Identitätssicherung können Verwechslungen oder Vertauschungen geklärt werden. Auch Untersuchungen auf Freiheit von Beimengungen transgener Produkte könnten bei Tieren oder deren Produkten gewünscht und durchgeführt werden.

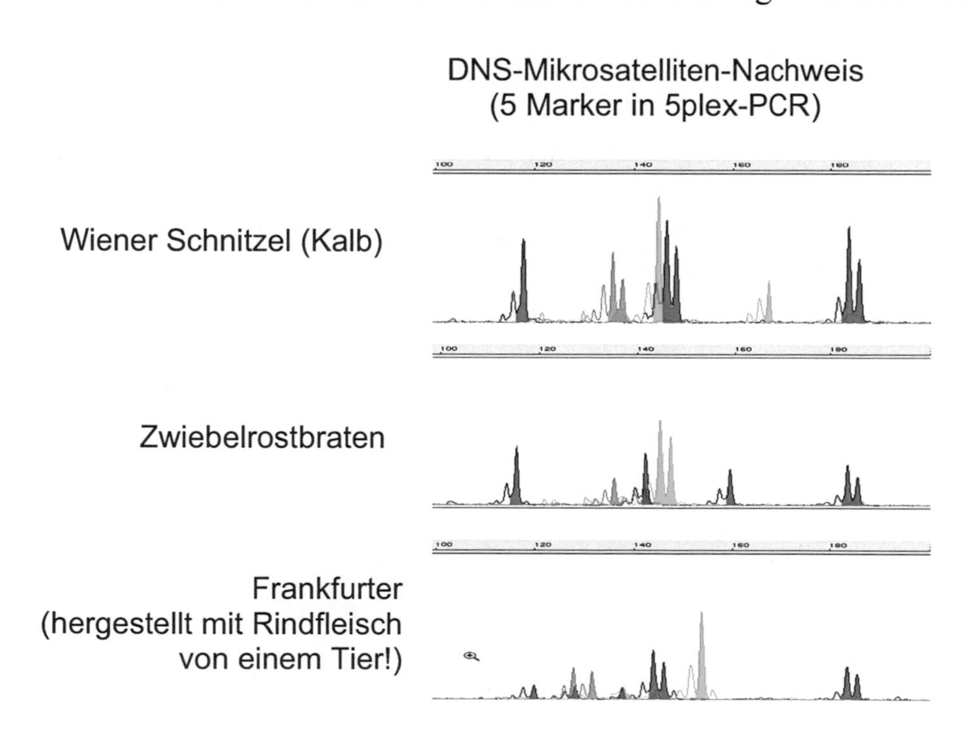


Abb. 54: Nachweis von DNS- Mikrosatelliten aus verarbeitetem Rindfleisch

Ein Problem ist, dass im Rahmen der Schlachtung und vor allem bei und nach der Zerlegung und Vermarktung das Fleisch durch mehrere Hände gegangen ist und häufig dann nicht mehr geklärt werden kann, wer für eine aufgetretene Verwechslung/Vertauschung verantwortlich ist. Dies kann dadurch gelöst werden, dass bei jedem Übergang von einem Marktteilnehmer zum nächsten Rückstellproben gezogen und konserviert werden. Durch spätere Analyse kann bei Problemen geklärt werden, wann die Identität der Probe verloren gegangen ist.

In der tierzüchterischen Anwendung kommt der Abstammungssicherung große Bedeutung zu. Es gibt ernst zunehmende Schätzungen, die besagen, dass über 10% der Abstammungen nicht stimmen. Züchterisch ist das höchst unangenehm, weil dadurch z.T. die falschen Tiere selektiert oder gemerzt werden. Bei Anwendung der genannten Techniken könnte die gesamte Population automatisch auf Richtigkeit der Abstammung überprüft werden und gleichzeitig auf genetische Merkmale wie Erbfehler, Krankheitsresistenz, Fleischqualität etc. untersucht werden.
Es steht zu vermuten, dass auch BSE beim Rind eine genetische Komponente hat, ähnlich wie Scrapie beim Schaf, wo ja schon erfolgreich Genotypisierungen zur Zucht resistenter Tiere eingesetzt werden. Sollten eines Tages genetische Einflussfaktoren auf die Resistenz oder Disposition für BSE gefunden werden, könnten diese Erkenntnisse unmittelbar genutzt werden.

### *Schlussfolgerungen*

Es ist an der Zeit, den Worten Taten folgen zu lassen. Im Rahmen der Qualitätssicherung wurde von allen Seiten unglaublich viel über Herkunftssicherung, Rückverfolgbarkeit, Rückgewinnung von Verbrauchervertrauen etc. geredet und gefordert. Wissenschaft und einschlägig aktive Biotechnolgieunternehmen haben sich dieses Problemkreises angenommen und große Anstrengungen unternommen, um ein Spektrum von höchst effizienten, praxistauglichen und auch kostengünstig anzuwendenden Verfahren zu entwickeln und zu etablieren. Nun muss es gelingen, diese auch in die praktische Umsetzung zu bringen.

Festvortrag beim Tag der offenen Tür, IZB Weihenstephan, 19.10.2002

## Rückverfolgbarkeit und Herkunftssicherung von tierischen Produkten

Tiere und tierische Produkte sind ein überaus wichtiger Teil des Menschen, also genauer gesagt, natürlich der kulturellen Entwicklung des Homo sapiens. Man kann mit Fug und Recht sagen, dass sich ohne die Domestikation von Tieren – und Pflanzen – keine Hochkulturen hätten entwickeln und halten können
Ohne Haustiere keine Sicherstellung der ganzjährigen Nahrungsversorgung und ohne zuverlässige Nahrungsquelle keine größeren festen Ansiedlungen. Die Herbeischaffung der immer weiter entfernt gesammelten oder gejagten Nahrung wird dann völlig unsinnig, wenn die transportierte Nahrung während des Transports aufgezehrt werden muss, um sicherzustellen, dass die Transporteure nicht verhungern. Gott sei Dank sind unsere heutigen Transportmittel und Brummifahrer wesentlich effizienter. Apropos Effizienz: unsere prähistorischen Vorfahren haben es vor zehntausenden von Jahren durch die Verbesserung ihrer Jagdwaffen und Jagdmethoden geschafft, in Europa und Asien und etwas später dann auch in Amerika 50% aller Großsäugerarten durch Erjagen und anschließenden Verzehr auszurotten. Menschenbeeinflusstes Artensterben ist also kein Privileg moderner Zeiten!
Zur Kompensation des Zurückgehens dieser natürlichen Ressourcen kam es dann zur Überführung von Wildpflanzen und Wildtieren in den Hausstand – ohne Zweifel die bis dahin wichtigste kulturelle Leistung des Menschen. Als vor 10.000 Jahren Pflanzenanbau und Tierhaltung zu einer Konzentration der Nahrungsdichte pro Flächeneinheit führten, brauchten die Menschen nicht mehr hinter ihrer Nahrung her zu rennen, sondern sie hatten Haustiere und diese sogar vor der Haustüre. Diese Sicherung der Nahrungsgrundlage erlaubte, dass aus dem bis dahin alles dominierenden Nahrungserwerb Zeit und Energie freigesetzt wurde. Andere Lebensbereiche konnten entstehen und weiterentwickelt, ausgedehnte feste Siedlungen, Dörfer, Kultstätten, Anlagen und Städte errichtet werden – und später wieder zerstört werden. Dabei fällt mir Michl Ehbauers Bayerische Weltgeschichte (Abb. 55) aus dem Jahr 1952 ein:

„Weil Gott statt am Instinkt zum Leben
Dem Menschen an Verstand hat gebn
Mit dem er forscht, entdeckt, erfindet,
Sich selber seine Reiche gründet.
Doch was er schafft mit viel Tamtam
Haut er sich selber wieder zsamm.
Er taucht - er fliagt - er schiaßt - er sprengt!
Wer woaß, ob net der Herrgott denkt,
Wenn er sei Weltbild heit betracht:'
Hätt ich den Menschen doch net gmacht.
Hätt Gott uns aber nicht erschaffen,
gaabs auf dera Welt no mehra Affen.-

Kunnt ja sche sein, wenn mas mecht
Der Mensch is guat, bloss d´Leit san schlecht!“

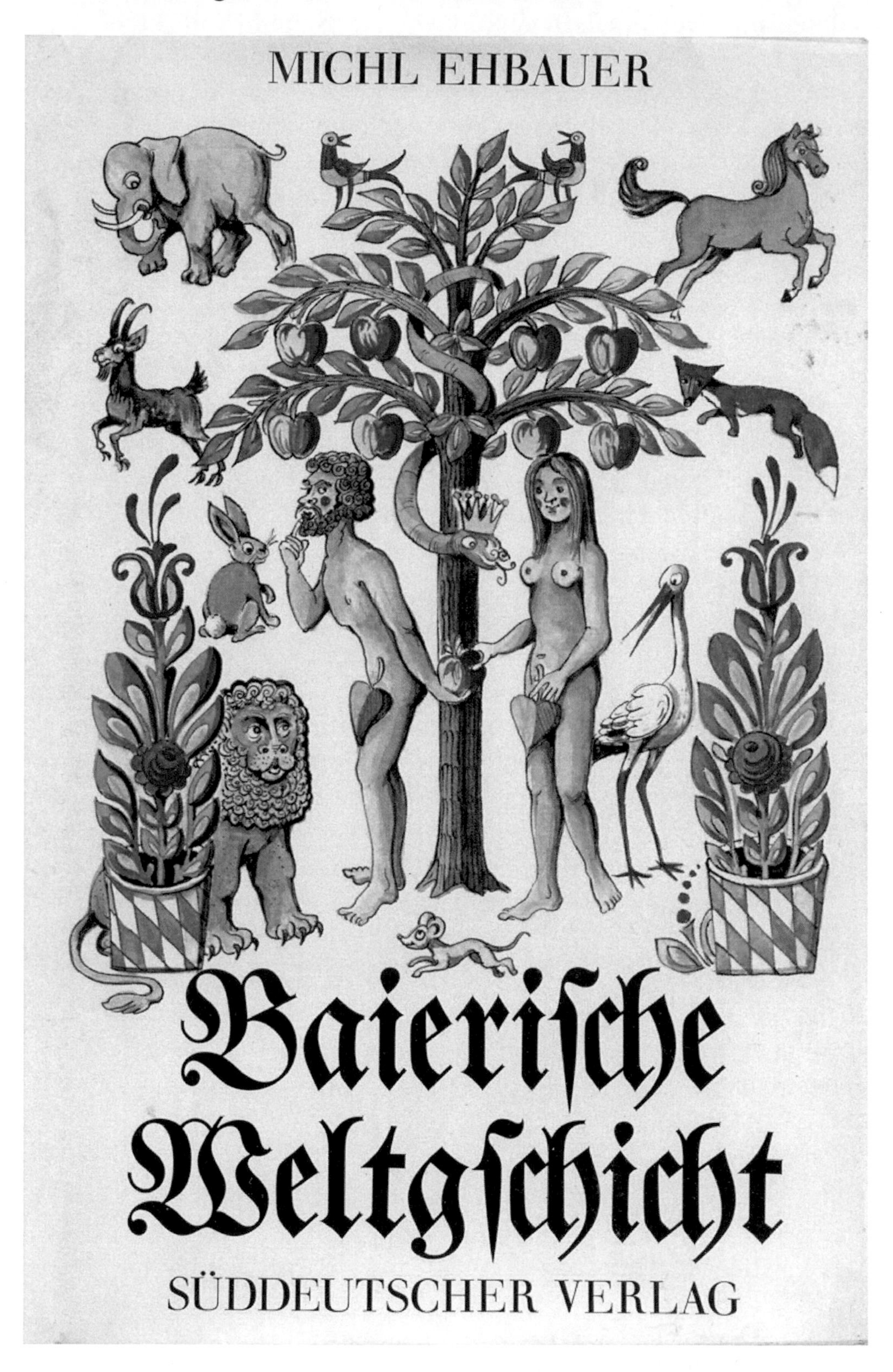


Abb. 55: Titelseite der „Baierischen Weltgschicht“ von Michl Ehbauer

Zivilisationen, Sozialsysteme und Gesellschaften entstanden und etablierten sich und über die Jahrtausende hinweg haben dadurch Bildung, Kultur, Kunst, Arbeit und Freizeit ihren heutigen Rang bekommen.
Die Ernährung des Menschen und die Sicherstellung der Nahrungsgrundlage war in der Menschheitsgeschichte immer eine essentielle, ja eine existentielle Frage und sie ist es – modifiziert - auch heute noch. Natürlich haben sich die Umstände geändert und speziell wir befassen uns heute mit ganz anderen Fragen als wir dies vor 60.000, 6000, 600 oder auch gerade mal 60 Jahren getan haben und ein erheblicher Teil der Weltbevölkerung aktuell noch leidvoll dazu gezwungen ist. Weltweit hungern mehr als 850 Millionen Menschen und jedes Jahr sterben 50 Millionen hungers. Diese chronisch Unter- und Mangel-Ernährten haben in erster Linie ein Quantitätsproblem und nicht, wie wir, ein Qualitätsproblem. Das dürfen wir bei all der uns so eigenen Nabelschau und allen berechtigten Ansprüchen an die Qualität unserer Nahrungsmittel nie vergessen, nicht um Qualitätsansprüche zu senken, sondern um sich immer daran zu erinnern, dass es zutiefst beschämend ist, zu wissen, dass wir hier im Überfluss jammern, während anderswo im Elend gelitten wird. Trotzdem muss ich mich jetzt, wie Sie das von mir hier und heute auch erwarten dürfen, nun bestimmten Fragen zur Qualität von Lebensmitteln zuwenden.

## *Qualität von Lebensmitteln*

Rückverfolgbarkeit und Herkunftssicherung von tierischen Produkten sind Komponenten der Qualität von Lebensmitteln. Die Europäische Kommission hat, wie im Internet nachzulesen, bei den Verbrauchern eine Tendenz zu gesünderen, nährstoffreicheren, schmackhafteren und umweltschonender hergestellten Lebensmitteln beobachtet und definiert in diesem Zusammenhang, dass die erste Voraussetzung für Qualität bei Lebensmitteln die Sicherheit bildet. - Hört-hört! Aus Konsumentensicht sind laut BMLF-Umfrage (das war 1997 noch das Bundes-Landwirtschaftsministerium) Frische und guter Geschmack mit 90% als Kriterium für die Qualität sehr wichtig und insgesamt 66% aller Befragten nennen die Herkunft als wichtiges Kriterium. Etwa genauso viele sagen, Lebensmittel sollen „gesundheitsförderlich" sein - novel food darfs aber nicht sein. In diesem Zusammenhang muss sicherlich auch darüber nachgedacht werden, ob es sinnvoll ist, zur Entdeckung eines BSE-Tieres einen Betrag von etwa 1 Million € aufzuwenden und dann für andere Maßnahmen, die mehr Gesundheit und Leben schützen könnten, kein Geld mehr zu haben.
Die meisten wollen alle absolut gesunde Lebensmittel, aber - sie ernähren sich absolut nicht gesund! Die Statistik hat ihre eigene Sprache: pro Jahr 100.000 Erkrankungen und über 100 Lebensmittel bedingte Todesfälle in Deutschland auf Grund von Kontaminationen der Nahrung mit Parasiten, Pilzen, Bakterien oder Viren. Weit erschreckender sind ernst zu nehmende Schätzungen, die besagen, dass die Hälfte aller unser körperlichen Beschwerden bis hin zu einem vorzeitigen Tod aus falschen Essgewohnheiten, und keineswegs aus der ungenügenden Qualität unserer Lebensmittel resultieren.
Was ist nun Qualität? Bei der ethymologischen Herleitung der Definition von Qualität werden wir wie so oft im Lateinischen fündig „qualitas, qualitatis" ist eine Ableitung

von „qualis“, was so viel bedeutet wie „welcherlei, wie beschaffen, was für ein“. So wird aus „Eigenschaft“ und „Beschaffenheit“ beim modernen Qualitätsbegriff die Bedeutung „besondere Eigenschaft“, oder gar „besonders gute Eigenschaft“, ja „Leistung“. Mit den Lateinern können die meisten von uns noch ganz gut umgehen, die offizielle ISO 9000:2000 Norm fordert da eine andere Auffassungsbereitschaft: „Qualität ist das Vermögen einer Gesamtheit inhärenter Merkmale eines Produkts, Systems oder Prozesses zur Erfüllung von Forderungen von Kunden und anderen interessierten Parteien“. Alles klar? Als kleine Entschädigung für diese Normenquälerei eine sehr eindrückliche - leicht veränderte Definition aus Volkes Mund -, der wie so oft den Nagel auf den Kopf trifft, mit der Feststellung: „Qualität ist, wenn die Kunden wiederkommen und nicht die Lebensmittel“. Die Lebensmittel sollen nun wirklich nicht zurückkommen, aber, wie schon aus dem Zitat der EU Kommission hervorgeht - die Konsumenten wollen Sicherheit. Und ein wesentlicher Teil dieser Sicherheit bedingt, dass Frau und Herr Verbraucher wissen wollen, wo die Lebensmittel herkommen, sie wollen den Weg der Lebensmittel zurückverfolgen können oder doch wenigstens die Garantie haben, dass dies jederzeit und von jeder Stelle der Nahrungskette aus für unabhängige Prüfer zweifelsfrei und zu-verlässig möglich ist. Verbraucher verlassen sich nicht mehr darauf, was sie sehen oder zu sehen glauben. Vieles im Leben ist eben nicht so, wie es auf den ersten Blick scheint! (Abb. 56).

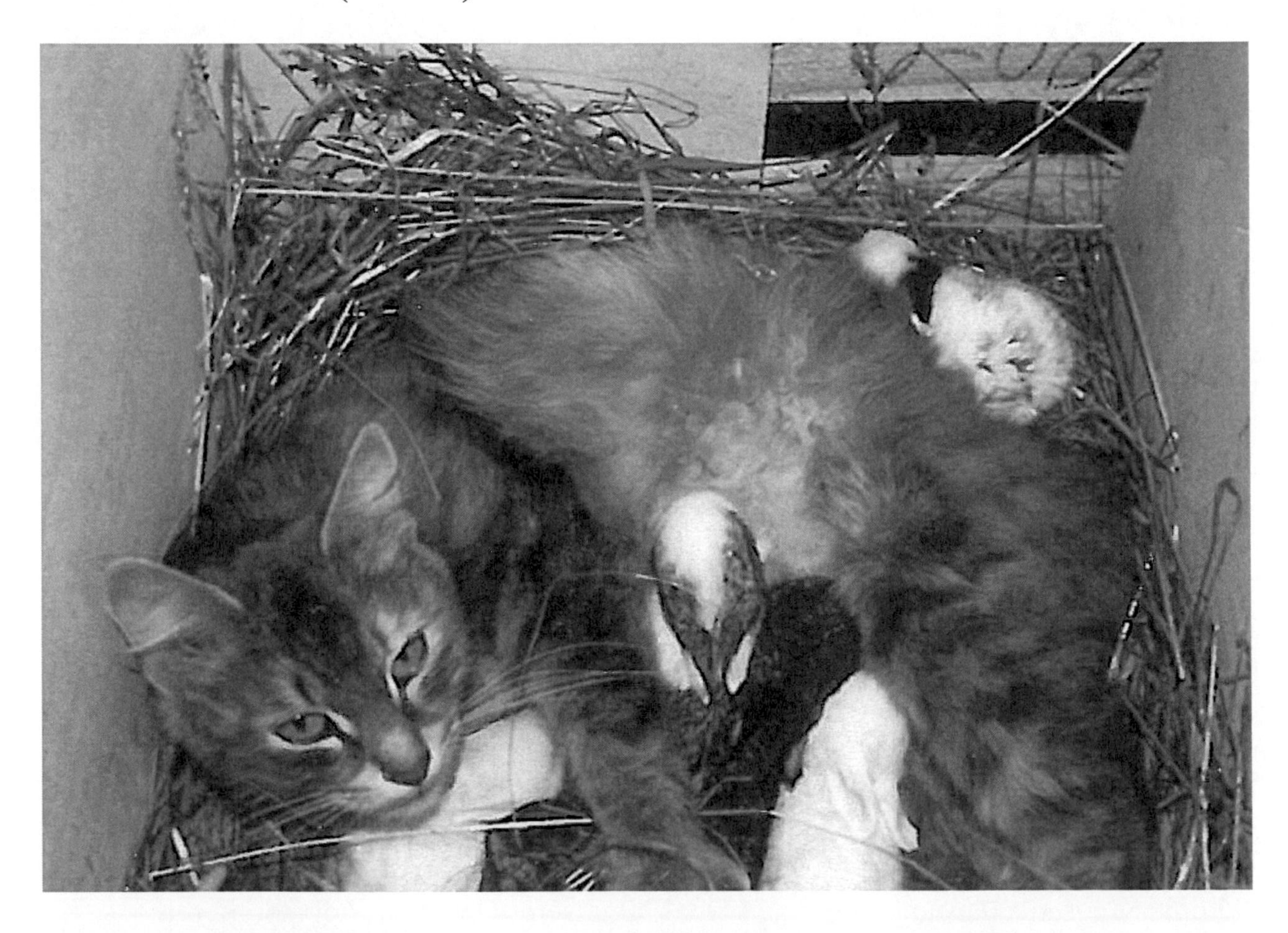

Abb. 56: Laktierende Katze mit untergeschobenen jungen Kaninchen (Foto: Natascha Zinovieva)

Der erste Eindruck ist ganz natürlich, nämlich dass diese freundliche Katze ihre jungen Kätzchen nährt, das ist selbstverständlich und nahe liegend und wird quasi unbesehen angenommen. Erst beim zweiten genaueren Hinschauen stellen wir fest, dass die Katze ganz zufrieden die untergeschobenen fremden Kaninchenjungen säugt.
Leider hilft bei Fleisch und Fleischprodukten auch das genaue Hinschauen wenig bis gar nichts, wenn es darum geht, Ungereimtheiten und Verfälschungen in der Herkunft aufzudecken.

*Probengewinnung*

Ich denke, wir können uns alle einig werden bei der Feststellung: Konsumenten wollen die unbedingte Rückverfolgbarkeit und Herkunftssicherung von tierischen Produkten, und unbestritten ist, sie haben das Recht, dieses auch zu verlangen! Die oft gescholtene Europäische Union hat sich, das sei hier keineswegs verschwiegen, deshalb schon einiges einfallen lassen. Sie hat eine „Viehverkehrsordnung" veranlasst in der u.a. fixiert ist:
Jedes Kalb muss innerhalb der ersten sieben Lebenstage mit zwei Ohrmarken gekennzeichnet werden und in Deutschland müssen die Behörden einen Rinderpass für jedes Rind ausstellen. Rinder ohne Ohrmarken und Pass dürfen nicht gehalten, transportiert, gehandelt oder geschlachtet werden. Jeder Besitzerwechsel ist im Rinderpass festzuhalten. Nach dem Schlachten müssen die Schlachtkörperhälften mittels Papierzetteln, auf denen u.a. die Informationen über die Herkunft eingetragen sind, gekennzeichnet werden. Somit sollte nach den Buchstaben des Gesetzes gewährleistet sein, dass bis zum Fleisch die Herkunftsinformationen vorliegen bzw. rückverfolgt werden können, also Sicherheit „from the stable to the table" oder genauso präzise „von der Gabel bis zum Schnabel".
So weit so gut - aber: wir alle wissen, Papier ist geduldig und viele von uns wissen, Menschen im Allgemeinen und Viehhändler und Metzger im besonderen sind erfinderisch, geschickt und kreativ, wenn es darum geht, eventuell auftretende Schwierigkeiten zu lösen. Wie in allen Lebensbereichen so gilt also auch hier: „Trau - schau wem" oder die Frage: „Wie viel ist eine Etikettierung wert, die nur durch Plausibilitätsprüfung und Papierstudium überprüft werden kann?" Lenin würde auch hier gesagt haben: „Vertrauen ist gut, Kontrolle ist besser". Dies bekommt auch aus der Analogie der Pässe von Menschen kräftige Unterstützung. Eingeweihte kolportieren, dass allein in Europa 2 Millionen falsche und gefälschte Pässe unterwegs sind. Was kann man da an Fehlern und Fälschungen bei Pässen für Rindviecher erwarten?
Wie aber effektiv kontrollieren, wenn jede neue Kennzeichnung nicht genügend neue Sicherheit, aber mit Sicherheit genügend neue Umgehungskreativität hervorbringt. Jede von Menschen gemachte artifizielle Kennzeichnung ist wegen der Unzulänglichkeit der Menschen fehleranfällig und wegen der Unzuverlässigkeit der Menschen betrugsanfällig. Klug ist es deshalb, sich in diesem Fall der Natur zu bedienen und anstelle einer neuen Kennzeichnung der Tiere und Produkte die Tiere und Produkte selbst als Kennzeichnung zu verwenden. Wie kann das Funktionieren?

Alle Tiere und die von ihnen stammenden Produkte haben eine eineindeutige naturgegebene Identität: die eigene Erbsubstanz in Form der DNS, der Desoxyribonukleinsäure. Die DNS ist die Grundlage allen Lebens auf unserer Welt, in allen Zellen vorhanden steuert sie die Entstehung neuen und die Ausprägung vorhandenen Lebens und sie ist, wie schon gesagt, individuell einzigartig. Ausnahmen davon sind lediglich eineiige Zwillinge und Klone. Aber selbst bei Klonen können wir, mit der entsprechenden Analytik, molekulargenetische Unterschiede der mitochondrialen DNS zur Individualisierung und Differenzierung nutzen.
Die individuell charakteristischen DNS-Sequenzen und die davon abgeleiteten genetischen Fingerabdrücke oder ähnliche Marker sind in jeder Zelle vorhanden, sie sind einmalig im ganzen Universum, sie sind stabil und konservierbar, sicher zu analysieren, nicht zu verfälschen und grundsätzlich in allen Produkten nachweisbar - also die ideale Kennzeichnung, die man noch dazu nicht anzubringen braucht, weil sie schon überall vorhanden ist.
Herkunftssicherung und Rückverfolgbarkeit von Tieren und Fleisch kann also durch molekulargenetische Untersuchungen zweifelsfrei vorgenommen werden. Soviel zur grauen Theorie, wie aber muss die lebendige Praxis aussehen, wenn die Herkunftssicherung nicht nur eine Nischenfunktion im mehrstufigen Handel mit Bioprodukten sein soll, sondern die gesamte Rinderproduktion in Bayern oder sogar in der gesamten EU umfassen soll?
Der wichtigste und entscheidende Schritt ist die Sammlung der Proben von allen Tieren, um daraus DNS gewinnen zu können. Eine eineindeutig zuordenbare Probe zu gewinnen ist wahrlich keine triviale Aufgabe, wenn man sich vergegenwärtigt, dass es in der Europäischen Union 80 Millionen Rinder gibt. Die wiederum stehen in 20 Ländern und hunderttausenden von Betrieben. Leicht einzusehen ist ferner, dass eine spezielle Probenentnahme, die sozusagen als Selbstzweck durchgeführt wird, weder aus logistischen noch aus Kostengründen vernünftig realisierbar ist.
Unser Ziel war es deshalb von Anfang an, die Probengewinnung mit einem Vorgang zu koppeln, der ohnehin bei jedem Rind vorgeschrieben ist und - wegen der damit verbundenen Kontrollen und Auflagen - auch zuverlässig durchgeführt wird. Dieser Vorgang ist idealerweise das Einziehen von Ohrmarken. Er erfüllt in perfekter Weise alle Bedingungen für eine zuverlässige und kostengünstige Probengewinnung. Per Gesetz unterliegen alle Rinder in der EU ohne Ausnahme dieser Auflage und ein nicht gekennzeichnetes Tier darf und kann nicht genutzt oder vermarktet werden.
Bestechend ist die Kombination mit dem Einziehen der Ohrmarken auch aus einem anderen Grund. Die biologische Individualität eines jeden Organismus wird bei der Befruchtung determiniert, aber die administrative Identität erhält ein Tier erst mit der Zuteilung einer Lebensnummer. Die wiederum wird durch das Einziehen der Ohrmarken an das Tier vergeben.
Beim Einziehen der Kunststoffohrmarken wird das Ohr des Kalbes penetriert, eine extra Traktur für die Probenziehung ist also nicht nötig. Auch der zusätzliche Aufwand für die Probengewinnung ist vernachlässigbar und beschränkt sich im Wesentlichen auf das Einsammeln der Probenbehälter. Wichtig ist, dass die Ohrmarken mit dem Proben-

sammelbehälter verbunden sind und alle Teile bei der Laserbeschriftung dieselbe Identifikationsnummer und Kodierung erhalten, damit Schreib- oder Übertragungsfehler ausgeschlossen werden.

*Probenkonservierung*

Wie geht es dann mit den Proben weiter? Die Proben bestehen aus Haut, Unterhaut, Fett, Bindegewebe und einem Stück Knorpel. Sie sind ein Stück abgetrenntes lebendes Gewebe, das unbehandelt normalerweise innerhalb von Stunden und Tagen verfault. Deshalb werden frische Proben zur Konservierung z.B. gefroren oder doch wenigstens gekühlt gelagert und transportiert. Nicht nur unsere Erfahrung zeigt aber, dass das in der Praxis oft einfach nicht funktioniert! Wenn während des Sommers für genetische Untersuchungen eingesandte Proben im Erdgeschoss ungekühlt ankommen und ausgepackt werden, überlegt sich die Sekretärin im ersten Stock, ob sie jetzt nicht doch endlich kündigen und zu einer EDV Firma wechseln soll, weil's da nicht so stinkt.
Die härter gesottenen Mitarbeiterinnen und Mitarbeiter im technischen Bereich stellen solche Überlegungen zwar meist nicht an, aber sie sind entsprechend sauer, wenn aus diesem angelieferten total vergammelten Material keine vernünftige DNS mehr gewonnen werden kann, keine Analysen mehr möglich sind und Ersatzproben beschafft werden müssen, die, wenn man Pech und heiße Witterung hat, in einem ähnlichen Zustand ankommen. Das Mysterium Erbsubstanz in all seiner individuellen Komplexheit ist in solchen Fällen nichts weiter als verdorbener und unbrauchbarer Mist.
Um dies zu vermeiden, nutzen wir ein Verfahren zur Konservierung, das schon die alten Ägypter sehr erfolgreich praktizierten, die Mumifikation. Mumifizieren ist der Entzug von Wasser. Das Fehlen von Wasser in Zellen und Geweben verdammt proteolytische Enzyme zur Inaktivität bei ihrem zerstörerischen Werk und verhindert die Vermehrung von Fäulniskeimen, die auf den gleichen Zweck gerichtet ist. Das bei Trockenfleisch und Trockenfisch genutzte Prinzip verhilft auch den Ohrproben zu einer langjährigen Trockenbeständigkeit.
Für die Gewinnung von Zweitproben aus Schlachtkörpern, Fleisch und Fleischprodukten, Braten oder ähnlichem empfiehlt sich ebenfalls, das gerade erläuterte Prinzip der Ausstanzung und Konservierung zu nutzen. Bei Hackfleisch ist die Probennahme etwas schwieriger, aber mittlerweile können wir auch hier eine Herkunftssicherung durchführen. Mit einem eigens entwickelten Verfahren konnten wir beispielsweise aus Hackfleisch, in dem 40 verschiedene Tieren verarbeitet worden waren, zuverlässig individuelle Proben gewinnen und durch genetische Analysen den Ausgangstieren zuordnen.

*DNS-Analysen*

Um genetische Analysen vornehmen zu können, muss die DNS aus den Proben isoliert werden. Sie ist ja im Zellkern der Zellen gut verpackt und entzieht sich damit weitgehend normalen Zugriffen. Diese Isolation der DNS beginnt also immer mit der

Zerstörung der Membranen von Zellen und Zellkernen, um die DNS freizusetzen. Für die Abtrennung der DNS von den nicht benötigten und störenden Zellbestandteilen stehen viele Standardverfahren zur Verfügung, bei denen es immer darum geht, die DNS zuerst zu binden, dann die übrigen Substanzen wegzuwaschen und schließlich die DNS von dem Bindungsträger wieder zu lösen. Solche „Standardprozeduren“ durchzuführen ist nicht wirklich schwierig oder kompliziert, eher schon „sterbenslangweilig“. Mit bis zu zwölf Einzelschritten ist die konventionelle Isolation von DNS arbeits-, zeit-, material- und kostenaufwändig.
Ein völlig neues Prinzip der DNS-Separation, das wir für die Aufbereitung von Gewebeproben etabliert haben, kehrt das geschilderte Prinzip einfach um: Nicht die DNS wird gebunden, sondern die störenden Substanzen wie Proteine und Salze werden von einem Sorbenten, also von einem Bindungsmaterial weg gefangen. Das macht die Sache ungemein einfach. Die genannte Prozedur reduziert sich quasi auf den letzten Schritt der sonst üblichen Verfahren und spart damit mehr als 80% der Zeit, des Verbrauchsmaterials und der Kosten.
Dieses neue Verfahren der DNS-Separation ist so einfach, dass es buchstäblich jeder von Ihnen „in seiner eigenen Küche“ durchführen könnte. Das wäre übrigens sogar zulässig. Die Gewinnung von DNS ist kein gentechnikrechtlich relevanter Vorgang, damit nicht reguliert und darf völlig legal auch im Privatbereich durchgeführt werden und - mit unserem Verfahren - kann sie auch überall durchgeführt werden. Das einzige was in der eigenen Küche nötig ist, ist ein Herd oder eine andere Wärmequelle. Denn etwas Wärme ist sehr hilfreich, um das Auflösen von Zellen in einer Enzymlösung zu unterstützen. Die so aufbereitete Zellbrühe wird in einen kleinen Zylinder eingefüllt und durch das darin befindliche Bindungsmittel gedrückt. Was unten heraus läuft ist DNS-Lösung, quasi eine Instant-DNS, denn das ganze dauert gerade mal vier Minuten. Einfacher geht's wirklich nicht. Das finden auch unsere Studenten. Seit wir unser Expressverfahren anbieten klappt die DNS-Isolation im Praktikum immer auf Anhieb. DNS geht auch nicht leicht kaputt. Im Kühlschrank hält sie sich monatelang, in gefrorenem oder gefriergetrocknetem Zustand oder in Alkohol ist sie unbegrenzt haltbar.
Hat man nun DNS-Proben von Tieren gewonnen, kann man eine DNS-Bank anlegen. Aus jeder DNS-Probe kann durch Untersuchung von Sequenz-Varianten oder die Bestimmung eines genetischen Fingerabdruckes das Herkunfts-Individuum identifiziert werden. In der Forensik und bei der Abstammungssicherung von Zuchttieren werden diese innovativen molekulargenetischen Techniken seit langem intensiv genutzt.
Zur Untersuchung genetischer Individualität werden derzeit vorrangig noch sog. Mikrosatelliten genutzt. Das sind spezifische kurze DNS-Stücke, die sich in ihrer Länge unterscheiden und dadurch ein spezifisches Muster ergeben. Die Zukunft liegt wohl in der Nutzung digitaler Signaturen auf Grund von SNPs, also einzelnen Basenaustauschen.
Die Vorteile dieser SNP-Analysen sind die viel bessere Vergleichbarkeit, die universelle Einsetzbarkeit auch für genetische Fragestellungen, die leichtere Automatisierbarkeit und damit die niedrigeren Kosten. Beispielhaft sei als modernes Verfahren die Nutzung der MALDI-TOF (Matrix-Assisted-Laser-Desorption/Ionization

- Time-Of-Flight-Mass-Spectrometry) Technologie erwähnt. Dieses massenspektrometrisch arbeitende Verfahren ist bei Vollautomatisierung sehr schnell und effizient. Die Daten werden direkt in die Datenbank übertragen und dort mit den Daten der Erstproben verglichen. Damit kann ein einzelnes Tier eindeutig aus Milliarden von Genotypen herausgefunden bzw. die Identität gesichert werden.

*Anwendung*

Neben der Herkunftssicherung eignen sich die DNS Proben auch perfekt für tierzüchterische Anwendungen, wie die Abstammungsüberprüfung. Faktum ist, dass mehr als 10% der angegebenen Eltern nicht stimmen. Unglücklicherweise gilt das übrigens nicht nur bei unseren Nutztieren, sondern auch in menschlichen Paarungsgemeinschaften. Für Familien hat dies mitunter höchst dramatische Folgen. Aber auch im Nutztierbereich ist das sehr schädlich, weil dadurch z.T. die falschen Tiere selektiert werden. Bei Anwendung der genannten Techniken könnte die gesamte Population automatisch auf Richtigkeit der Abstammung überprüft werden. Gleichzeitig können auch genetische Merkmale wie Erbfehler, Krankheitsresistenz, Qualitätsparameter etc. untersucht werden und bei der Zuchtwahl Berücksichtigung finden. Erstmals in der 10.000 jährigen Geschichte der Tierzucht hätten wir jetzt die Chance, unsere Tierbestände innerhalb einer einzigen Generation von der Anlage zu bestimmten Letalfehlern zu befreien und damit Leid, Schmerzen und Schäden bei Tieren zu verringern.
Auch beim so heftig diskutierten Rinderwahnsinn könnten diese DNS-Proben sehr hilfreich werden, wenn sich bestätigt, dass auch BSE beim Rind eine genetische Komponente hat, denn dann wäre es möglich, unter Ausnutzung der Genbank resistente Rinder zu züchten.

*Schlussfolgerungen*

Es ist nun an der Zeit, den Worten Taten folgen zu lassen. Wir müssen die richtigen Dinge tun, und wir müssen die Dinge richtig tun! Wir müssen jetzt endlich anfangen, wenigstens die Ohrmarken auf Gewebeprobenentnahme umzustellen. Es dauert ja ohnehin mehrere Jahre, bis ein Großteil der Tierbestände auf diesem effizienten, aber eben nur für die Neugeborenen tauglichen Weg, beprobt ist.
Die Kosten für die Probengewinnung sollten wirklich aufzubringen sein, pro Kalb liegen sie in einer Größenordnung von 2,5 €. Weitere Kosten entstehen erst, wenn man anfängt, DNS zu isolieren, das wären nochmals etwa 2,5€. Wenn wir das schaffen, verfügen wir aber bereits über eine Weltneuheit, einen ganz besonderen Weltrekord sozusagen: eine vollständige Genbank all unserer Rinder! Auf der Basis dieser Genbank können alle genannten Analysen durchgeführt werden. Insgesamt würden die Kosten 10ct pro kg Fleisch nicht übersteigen, das entspräche einer Preissteigerung von etwa 1,5%.
So ein System sollten wir uns wirklich leisten können, wenn wir es uns leisten wollen. Vor 100 Jahren mussten noch 60% des Familieneinkommens für Nahrung ausgegeben

werden, heute geht gerade mal jeder siebte €uro in den Kauf von Lebensmitteln, also ganze 14%.
Im Rahmen der Qualitätssicherung wurde von allen Seiten unglaublich viel über Herkunftssicherung, Rückverfolgbarkeit, Rückgewinnung von Verbrauchervertrauen etc. geredet und gefordert. Es steht uns nunmehr ein Spektrum von höchst effizienten, praxistauglichen und auch kostengünstig anzuwendenden Verfahren zur Verfügung. Nun muss es einfach gelingen, diese auch in die Praxis umzusetzen.
In diesen Tagen ist wahnsinnig oft von Ökonomie die Rede. Die wenigsten, die da so gescheit daher reden, vergegenwärtigen sich dabei die Definition von Ökonomie:
„Ökonomie ist die Lehre von der effizienten Erreichung von Zielen"! Wer effizient handelt, handelt ökonomisch, wer nicht handelt, verfehlt seine Ziele, er verliert erst Geld und dann Ansehen. Als Ersatzhandlung ist das Ankündigen von Zielen überaus populär. Das mag genügen um Wahlen zu gewinnen und Fernsehdiskussionen zu bestimmen, aber Lebensmittelsicherheit kann man damit nicht erringen.
Der nächste Lebensmittelskandal aber kommt bestimmt. Wie immer bei solchen Gelegenheiten wird dann hektisch reagiert und wild agiert, die Medien überschwemmen uns mit den gegenseitigen Schuldzuweisungen der Verantwortungsträger und Geschädigten. In Wirklichkeit hoffen die schuldhaft Beteiligten aber nur auf die Gnade des Vergessens bei den Geschädigten und Kunden, und es ist interessant, immer wieder zu erfahren, dass sie sich tatsächlich darauf verlassen können. Die Kunden kommen wieder zurück, obwohl sie eigentlich die Lebensmittel schicken sollten.
Dafür komme ich bei Gesprächen mit Verbraucherinnen und Verbrauchern regelmäßig in Erklärungsnotstände wenn ich darauf antworten muss, warum das Typi-Fix-Verfahren, das so einleuchtend geeignet wäre, Verbrauchervertrauen zu schaffen, noch nicht eingeführt wurde. Meine Standardantwort ist, dass das hoffentlich schon noch kommen wird. Bislang gilt aber leider, dass das Verhalten anstelle von ökonomischem Denken hauptsächlich geprägt ist, von der Forderung nach Herkunftssicherung und Rückverfolgbarkeit und von der Verweigerung eines eigenen finanziellen Beitrags dafür. Möge Gott uns davor schützen, eines Tages wieder ein quantitatives Problem mit unseren Lebensmitteln zu haben. Bei dem ökonomischen Ungeschick, das wir bei der Qualität an den Tag legen, würden wir verhungern!

50 Jahre unter „Spannung"
* 21.03.1953

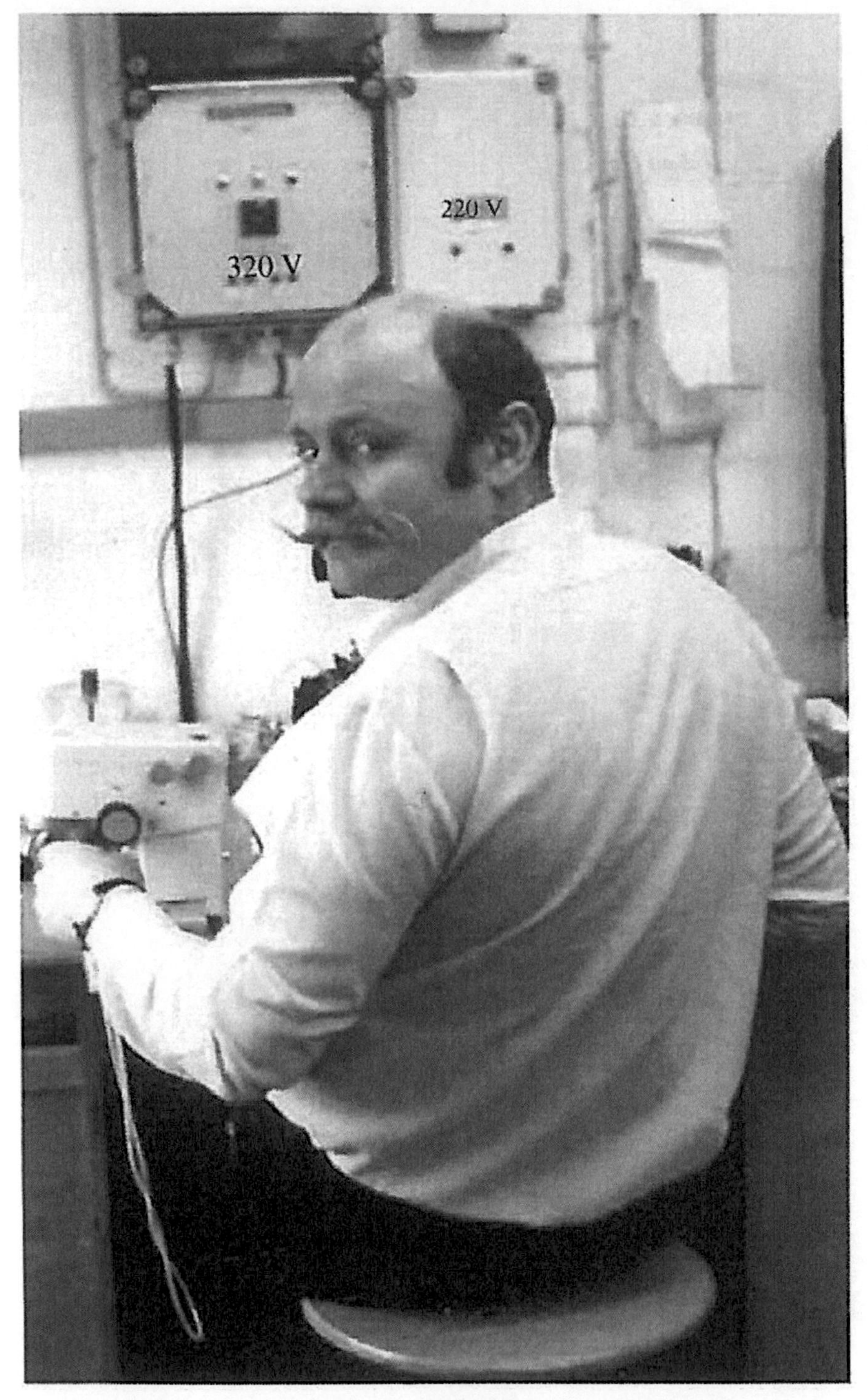


„Sic transit gloria mundi"

Abb. 57: Einladungsfoto zur 50 Jahr Geburtstagsfeier

Geburtstagsfeier, Klosterstube Scheyern, 21.03.2003

## 50 Jahre unter Spannung

Vorab nochmals ein wirklich herzliches Willkommen gemeinsam an Euch alle, die ihr gekommen seid und die ich nun auch einzeln begrüßen werde, ohne mich allerdings an die sonst übliche Begrüßungsreihung zu halten. Ich werde Euch vielmehr begrüßen, wie ihr gekommen seid, nicht in der gleichen Reihenfolge, aber in der gleichen Unordnung.
Ich wünsche uns allen einen zünftigen Abend, bei dem, wie man so sagt, jede und jeder hoffentlich auf seine Kosten kommt. Ich selbst bin jetzt schon dankbar, weil sicher, dass ich auf meine Kosten kommen werde. Unter anderem deshalb, weil ich jetzt reden darf. Alles schweigt, jeder neigt meinen Worten jetzt sein Ohr, und damit ist klar, hier geht´s nicht zu wie in einem Waldorf-Kindergarten. Applaudieren dürft ihr natürlich schon, wenn's gefällt, aber nicht dazwischenreden.
Manch einer oder eine mag sich ja gewundert haben ob der Einladung, weil der Einladende nicht sofort zu erkennen war und dann, nachdem er mich doch erkannt oder zugeordnet hatte, weil der Fünfziger klassisch nicht zu den hoch gefeierten Geburtstagen zählt.
Ich habe auch - nicht so arg lange - aber doch intensiv hin und her gerungen, wie meine liebe Frau bestätigen wird - ob ich oder ob ich nicht - heute hier stehen resp. reden sollte. Wie die Entscheidung ausgefallen ist, wissen jetzt alle, aber wie es dazu gekommen ist, soll nicht im Dunkel der Geschichte versunken bleiben.
Eines hat mich wirklich fasziniert, nämlich die Magie der runden Zahl 50. Zugegebenermaßen gegen die 0 bzw. den 1. und den 100. Geburtstag ist die 50 zahlenmäßig eine matte Sache. Jeder erlebt zwar den ersten, aber wer schon den 100. und wer kann schon den einen oder den anderen wirklich so feiern, dass er selber auch schon oder noch so recht was davon hat. Wenn wir aber den ersten und den hundertsten Geburtstag mal weglassen, dann ist als Zahl der 50. allemal attraktiver als ein 60er, 65er, 70er oder ähnliches. Deren Attraktivität resultiert halt nicht aus der Zahl an sich heraus, sondern nahe liegender weise aus dem damit verbundenen längeren Leben, das man auch erst hinter sich bringen muss. Und da bin ich beim zweiten Argument nämlich – so jung wie heute kommen wir nicht mehr zusammen oder wer weiß, welche Möglichkeiten zu feiern uns in Zukunft noch gegeben sein werden.
In Holland sagt man, wie mir Wim van Schooten beim Überreichen seiner Einladung erklärte, zu einem 50er, „er hat Abraham gesehen". Das mag nun aus heutiger Sicht übertrieben scheinen, aber wenn man bedenkt, dass die Lebenserwartung vor 100 Jahren noch um rund 30 Jahre niedriger lag als heute, war eben der Großteil der ländlichen Bevölkerung zur damaligen Zeit mit 50 mangels Überlebens nicht ein Abraham sondern beim Abraham, zumindest wenn sie ordentlich gelebt und ihre Seelen himmelwärts gewandert waren. Ich begrüße also Wim und seinen Firmenkollegen Roland von Buelow, beide von der Fa. THP, mit der uns eine nun schon fast 4-jährige intensive Kooperation verbindet.

Als Karolina, unsere Älteste, die Einladung zum heutigen Fest in die Finger bekam, stimulierte die Bildunterschrift „Sic transit gloria mundi“ – also – „so vergeht der Ruhm der Welt“ zu dem trockenen Kommentar „Hört sich morbid an“, worauf ich nicht umhin konnte zu kontern, „das sei durchaus so gewollt“, wenn auch nicht unbedingt in des direkten Wortes Bedeutung. Ich will hier gar nicht weiter darüber sinnieren, dass für einen Tiermediziner Morbidität und auch Mortalität zum täglichen Brot gehören, aber spätestens dann, wenn man die Jahrhundertmitte überschreitet, sollte man anfangen dürfen, manches, was einen 50 Jahre getrieben und unter Spannung (Abb. 57) gehalten hat, langsam zu überdenken und womöglich auch in ein anderes Blickfeld zu bringen! Jubiläen markieren nun mal Besinnungsdaten zwischen gestern und heute, aber sie sind auch Ermutigung für Morgen.
Aus dem gestern meiner Schulzeit ist der Schnitzlbaumer Hans mit seiner Frau Gabi gekommen, der Mann mit dem absoluten Gehör, der musikalischste Mensch den ich kenne und der einzige mit dem ich 9 Jahre in einer Gymnasialklasse war. Er hat bei unserer Hochzeit Orgel gespielt, wegen dieser Großtat werden ihn nur Eingeweihte kennen, aber - und dafür ist er in ganz Bayern berühmt - er ist ein großer Kämpfer für das Kreuz in bayerischen Klassenzimmern.
Fast genauso lange, aber intensiver kenne ich meinen Freund Erich, den Schindler, mit dem ich über 10 Jahre gemeinsam beim THW (Technisches Hilfswerk) Dienst geleistet habe. Er hatte genau vor einer Woche Geburtstag ist allerdings drei Jahre jünger, und im Unterschied zu mir sieht man diesem jungen Burschen seine Jahre nicht an.
Und der dritte, den ich in dieser privaten Runde herzlich begrüßen möchte, ist der Ferdinand Richter, ehemaliger Studienkollege aus der Veterinärmedizin, der dann klugerweise in die Zahnmedizin gewechselt hat. Er wird begleitet von seiner Frau Sigrid und seinen beiden Töchtern, wobei ich mich besonders freue, dass Antonia, mein Patenkind, heute da ist.
Ich freue mich wirklich sehr, dass auch mein Taufpate, mein Onkel Martl Kainz aus Loiderding, und mein Firmpate, der Heinziger Wigg aus Irschenberg mit seiner Frau Marile heute unsere Gäste sind.
Weiterhin begrüße ich ganz herzlich Dr. Ante Glibotic mit seiner Frau Helga aus Murnau, mit denen uns gemeinsame kroatische Urlaubszeiten mit unseren Kindern in enge Verbindung gebracht haben.
„Sic transit mundi gloria“ wollte ich eigentlich sinngemäß schreiben, also „wie die Welt vergeht der Ruhm“, aber dann hätten alle Lateiner gedacht, der, also ich, kanns nicht. Latein kann ich auch nicht mehr – gut hab ich's eh nie gekonnt, aber zitieren muss man als Wissenschaftler schon richtig, das ist wichtig.
Und jetzt will ich auch kurz erklären, woher das Foto (Abb. 57) stammt: es wurde einige Zeit nach meinem 25 er aufgenommen und zwar in der Nähe von Kiel, als wir dort zum Zwillinge (Abb. 58) machen gewesen sind. Wir waren damals als mobile Embryoteiler und -transferierer in halb Europa unterwegs, so wie später als Gentransferierer. Das war schon eine interessante Zeit. Anlässlich meiner Übersiedlung an die VUW (Veterinärmedizinische Universität Wien) hat Eckhard Wolf deshalb bei

der Abschiedsfeier gedichtet, “durch die Welt reist er wie ein Missionar, lehrt animal breeding al la molekular“
Also was ich mit der Bildunterschrift sagen wollte und will ist folgendes: der Zeit, also den letzten fast fünfundzwanzig Jahren, die seit dieser Aufnahme vergangen sind, trauere ich natürlich nicht hinterher, ich bin froh und dankbar dass ich sie so wie sie war durchleben durfte. Die nächsten 25 oder der Teil, den ich davon erlebe, werden zwar nicht anderen Regeln folgen, aber sollen anderen Zielen dienen eingedenk einer Aussage des dänischen Philosoph Kierkegaard, die da lautet "Das Leben wird vorwärts gelebt und rückwärts verstanden".

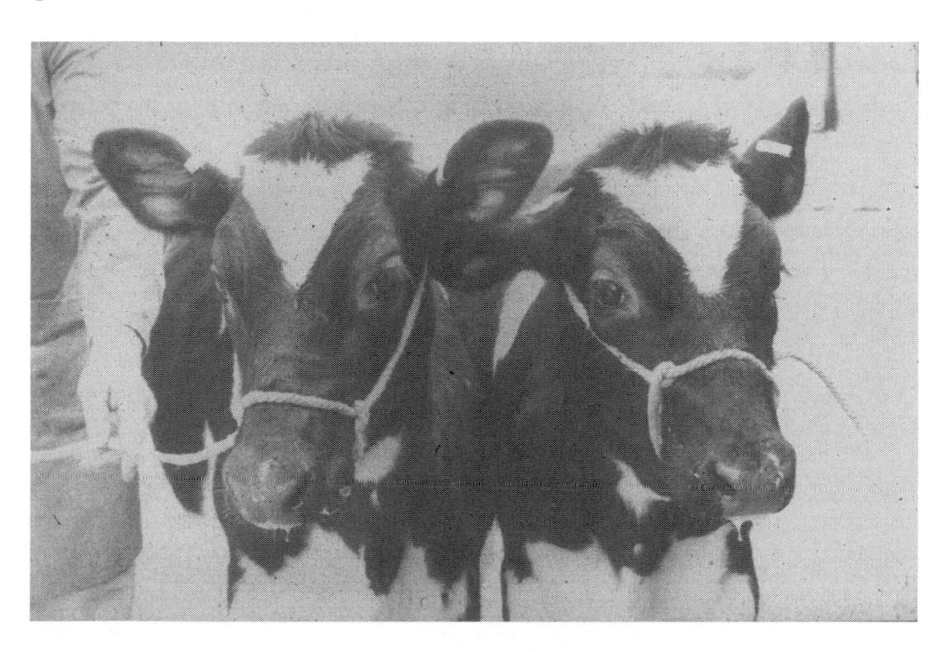

Abb. 58: Monozygotes Rinderzwillingspaar der Rasse Holstein-Friesian

Jetzt habe ich soviel von Geburtstagen geredet, dass ich neben dem Erich unbedingt noch denjenigen unter uns, die quasi innerhalb von Wochenfrist auch Geburtstag hatten oder haben, gratulieren möchte. Ebenfalls heute hat Geburtstag der Rötzer Franz, unser Versicherungsbetreuer, den ich mit seiner Frau sehr herzlich begrüße und beglückwünsche. Auch heute Geburtstag hat Katja Prelle, die viele von Euch kennen, die aber leider nicht hier sein kann. Letzten Montag (17.3.73) hat Alex Berner mit uns seinen 30sten gefeiert. Die Huberzwillinge, die am kommenden Montag (24.3.76) ihren Doppel-Geburtstag feiern, haben damit, man glaubt es kaum, zusammen ganz knapp mehr Geburtstage hinter sich als ich.
Ich begrüße und bedanke mich bei all meinen Mitarbeiterinnen und Mitarbeitern an den universitären Einrichtungen in München, Tulln und Wien und in den Firmen in Larezhausen, Weihenstephan und Leverkusen. Ich danke allen sehr herzlich, den derzeitigen besonders, aber denen aus früherer Zeit nicht weniger, den Anwesenden mehr und den Abwesenden nicht minder. Mit dem persönlich Begrüßen und Bedanken fange ich in der geographischen Nähe an, bei der Agrobiogen in Larezhausen und dort

an erster Stelle bei meinem Betriebsleiter, Freund und Nachbar Hans Schmidt mit seiner Frau Resi. Der Hans ist am längsten bei der Agrobiogen und ohne ihn würde dieser Laden nicht so da stehen wie er das tut. Vertraut mit allem was in und um Larezhausen passiert, reparierend und regulierend eingreifend und formend, Tag und Nacht bereit zu helfen, ich denke da speziell an die vielen Klongeburten und sonstigen Katastropheneinsätze. Der Schmidt Hans ist für Larezhausen THW – also technisches Hilfswerk - und Feuerwehr in einer Person - zu allem fähig und zu noch mehr zu gebrauchen. Herzlichen Dank.
Unterstützt wird er von seiner Hofmannschaft, dem Hans Schreyer und den beiden Willis und im Haus von der Gerti Griebler. Weiterhin die Getreuen der Kaninchenbetreuung, Frau Skasa und Frau Schumann. Ihnen allen an dieser Stelle ebenfalls ein sehr herzliches Danke. Hans ohne Resi, das ist nicht denkbar, und genau sowenig Resi ohne Engagement und Kreativität in und um Larezhausen und Agrobiogen.
Für die Klonierung und Mikroinjektionen ist Birgit Cabot, früher Kühholzer, zuständig und sie trägt mit Ihrem Mann Ryan Sorge für den nächsten 1. Geburtstag aus unserem Kreis schon in wenigen Tagen. Alles Gute und viel Glückwünsche von uns allen begleiten Dich.
Das molekulargenetische Labor wird regiert und geführt von der Monika Gutscher, die ihre Hilfstruppen – so da sind Christina, Marina, Katharina, Yvonne und Sulamith - ebenso gut im Griff hat wie ihre PCR-Reaktionen. Als Schwäbin hat sie das Herz und die Gosch am rechten Fleck, wie unsere Kunden in allen deutschen Ländern dankbar bestätigen. Mit viel Umsicht im technischen Bereich und Vorsicht im administrativen Agieren ist sie ein großer Habenfaktor der Firma.
Was die Schwäbin im ersten Stock ist der Franke im Kellergeschoß, der schon befeierte Alex Berner, der Werkstoffkunde studiert hat und Menschenführung praktiziert bei der Produktion von Typi-Fix-Ohrmarken, 96erPlatten und vielem mehr, immer aktiv, immer zuverlässig und immer da. Gott sei Dank! Zu seinem „D"eam gehören neben der Resi und der Helga Mair auch die Mayr Hanni.
Weil ich schon bei den Franken bin, wechsle ich zur apoGene und zu „uns Uwe", wie er in Wien liebevoll genannt wurde. Fränkisches Urgestein ist wohl eine Untertreibung dessen, was da in Weihenstephan im IZB (Innovations- und Gründerzentren für Biotechnologie in Martinsried) und mit der SOP (Standard Operating Procedure)-Keule agiert. Seine Mitarbeiter – u.a. der Gerald, Thomas und Ian - sind von ihm so getrimmt, dass sie gar nicht zu wissen bräuchten was sie tun, aber dieses trotzdem in höchster Perfektion täten. Das mag sich irritierend anhören, aber so funktioniert die hohe Schule der SOPs also der„Standardisierten organisierten Produktionsvorgänge" eben, die dem Uwe Luksch zu einem zweiten Ich geworden sind. Auch von der apoGene ist Dr. Bernhard Aigner, ein Begleiter schon aus Münchner Tagen, ab 1.April Prof. Aigner, dem ich zu seiner Berufung ganz herzlich gratulieren möchte.
Ebenfalls aus Weihenstephan vom IZB begrüße ich Herrn Dr. Riffeser von der PAKTIS GmbH und mit ihm zusammen Herrn Dr. Hochwimmer aus München. Beide sind in diesen schweren Tagen gut unterwegs bei der Suche nach Geld und Investoren.

Ein treuer Gast ist der Leo Sedlmeier mit seiner Frau, früher Raiffeisenbank jetzt fusionierter Volks-Raiffeisenbänker. Uns verbindet neben Geldgeschäften auch die Beschäftigung mit Kaninchen, wobei er ein weit bekannter Züchter und ich nur ein weiter züchtender Bekannter bin.
Martina Zanker ist unser guter Geist in der Bank und in den über zehn Jahren seit ich sie kenne, war sie nicht ein einziges Mal schlecht drauf.
Ich freue mich sehr, dass Herr Betz vom Bankhaus Metzler und Co. und seine Gemahlin heute unsere Gäste sind. Wir kennen uns noch nicht lange und gut, aber voll spontaner Sympathie.
Frau Dr. Petra Wibbe mit Freund Detlev, die ich als Studienkollegin meiner Frau kennen und schätzen gelernt habe und die als Juristin „Comme il faux“ über den rechtlichen Dingen unserer Firmen wacht, ist ein hoch verehrter Gast.
Ein kreativer Geist, und als solcher weit schwerer zu „handeln“ wie als Verwandter, ist mein Neffe Marc Potocnik, quasi unser „art director“ und das geht eben nicht ohne „direkte Art“ und gegen „Art“.
Der Reigen der Firmengäste schließt sich mit Herrn Dr. Leiser von der Nexttec in Leverkusen, der heute mit Frau und Tochter unser Gast ist. Wenn man so will ist uns die DNS- Reinigung zum gemeinsamen Schicksal geworden. Ich hoffe, dass die Doppelhelices, die wir separieren, auch für die Zukunft ein starkes Band sind.
Danken für seinen Besuch möchte ich auch Bürgermeister Zanker mit Frau Maria. Lieber Herrmann, liebe Maria ich freue mich sehr, dass ihr wieder kommen konntet und unsere Gäste seid.
Weiterhin freue ich mich über den Besuch der Familie Luegmeier aus Erdweg sowie darüber, dass der Wirts Schorsch aus Thalmannsdorf gekommen ist. Der Bernhard Häuserer mit seiner Tanja aus Hilgertshausen versorgt uns nicht nur mit den besten Weißwürsten des ganzen Bezirksamtes, zuletzt heute Vormittag, sondern auch mit allen anderen Teilen von Nutztieren die Nutztier-Biotechnologien immer so brauchen. Ferner danke ich für ihre Unterstützung über die Jahre hinweg Anni und Max Demmelmeier aus Hilgertshausen, Frau und Herr Johann Schmied und Frau aus Volkersdorf und Hans-Jürgen Schmidt aus Thalmannsdorf. Ich danke sehr herzlich fürs Kommen Herrn Stark mit Frau von der Fa. Merk aus Aichach, mit dem mich seit Jahren eine gute und fruchtbare Zusammenarbeit beim Aufbau des Standortes Larezhausen verbindet. Meine nächsten Baubabsichten werden noch in 2003 von ihm in Gestalt gebracht.
Nun aber von der Ökonomia zur Akademia, von den Firmen zu den Hochschulen! Die Ökonomie ist die Lehre von der effizienten Erreichung von Zielen. Aber nicht alles was einen Preis hat, hat auch einen Wert, und vieles, was einen Preis hat oder bekommt, hat trotzdem keinen Wert.
In der akademischen Welt ist es fast umgekehrt. Der Leitspruch der Ausstellung 350 Jahre Akademie Leopoldina lautete: „die Natur zu erforschen zum Wohle der Menschen“. Alle ordentliche Wissenschaft hat einen Wert, aber vieles was sie erforscht hat keinen Preis! Und - was in der Wissenschaft keinen Wert hat, kriegt auch keinen Preis!

Ich freue mich sehr über die Anwesenheit von Kolleginnen und Kollegen aus meinem Institut an der VUW, so da sind Dr. Simone Müller, Dr. Caro Lassnig, Dr. Uschi Reichard sowie Dr. Thomas Kolbe mit Freundin. Ich danke Ihnen, dass sie die weite Reise nicht gescheut haben und mich heute an meine Zeit in Wien seit 1993 erinnern. Schade ist, dass die Professores Müller und Günzburg und der Rektor nicht kommen konnten, aber dies ist absolut zu verzeihen, denn in Wien ist heute quasi Rektorswahl, die Erstgenannten wählen und der Letztgenannte hofft, wieder gewählt zu werden und ich, als der nicht Genannte bin froh, dass ich beurlaubt bin, sonst wär ich heut auch in Wien.

Aus Wien angereist ist aber Prof. Urban Besenfelder. Ein Ravensburger, der mich damals nach Wien begleitet hat, und mit dem ich unglaublich viel in Sachen ET und GT unterwegs war. Er ist ein treuer Begleiter und Freund, ein überaus liebenswerter Mensch und extrem komplizierter Analytiker. Ich hoffe sehr, dass es mir vergönnt sein möge, noch lange mit ihm zusammenarbeiten zu dürfen.

Nicht mehr in Wien ist Prof. Karl Schellander, der jetzt Institutsleiter in Bonn ist. Er war eine große Stütze für mich bei und nach meinem Antritt in Wien, und er war so loyal, dass es mich einige Mühe gekostet hat, ihm klarzumachen, dass seine Zukunft in der Ferne liegt.

Von meiner alten Alma Mater, der LMU München, begrüße ich sehr herzlich meinen Schüler und Nachfolger im Amt, Prof. Eckhard Wolf, mit jetzt Teilen seiner - früher meiner Truppe. Aus seinem „Wolfsrudel“, so hat es Wim gestern formuliert, sind da Tamara Holy, Wolfgang Voss, Frau Rieger, Herr Rieblinger, Frau Kammerer, Frau Dr. Kessler und Valerie Zakhartchenko. Eckhard und ich pflegen seit vielen Jahren eine intensive und beidseits für z.B. norddeutsche Konkurrenten eine furchtbar fruchtbare Zusammenarbeit auf vielen Gebieten, die wir auch hoffnungsvoll in die Zukunft tragen werden.

Damit komme ich zu einigen ehemaligen Doktoranden aus den 80er und 90er Jahren, die ich hier ganz herzlich begrüßen möchte, Herrn Dr. Horst-Dieter Reichenbach aus Grub und Dr. Herbert Lange mit seiner Frau aus Hiddenhausen. Aus der gleichen Zeit kenne und schätze ich die Doktoressas Annette Clement-Sengewald, Uli Berg und Sigi Müller. Wir alle haben eine interessante und spannende Zeit gehabt im 3. Stock der Veterinärstraße 13, aus der uns das Leben in die verschiedenen Richtungen davon gewirbelt hat. Umso schöner finde ich es, dass wir heute wieder einmal zusammen sind und alten Zeiten nachhängen können, auch wenn die Knoblauchglocke heute fehlt.

Ganz besonders freut es mich auch, dass der „Quinci“ der Münchner Tierpathologie, Prof. Rüdiger Wanke mit seiner Freundin Bettina heute da ist. Er ist ein langjähriger Weggenosse schon seit dem Studium und ein wirklich guter Freund. Ebenfalls von der LMU kommen Frau Prof. Elisabeth Weiss und ihre beiden Mitarbeiterinnen Tanja Kummer und Claudia Cavallini. Elisabeth ist eine langjährige Weggefährtin und anhaltend zuverlässige Kooperandin. Ich freue mich, dass sie da sind und danke für die gute und charmante Zusammenarbeit in der Xenotransplantation und der Milchmanipulation..

Mein erster Habilitand, Bertram Brenig, hat München am gleichen Tag verlassen wie ich, also am 1.10.1993, allerdings in Richtung Norden. Er folgte einem Ruf nach Göttingen und ist dort exzellent etabliert. Seine letzte wissenschaftliche Großtat war die Entwicklung und Etablierung eines Lebendtests für BSE. Ich bin sicher, dass wir noch viel von und über Bertram hören werden.
Eine nachhaltige Verbindung zwischen Bertram und mir ist heute auch hier, sein erster Schüler und damit mein erster wissenschaftlicher Enkel, Prof. Tosso Leeb aus Hannover, der aber heute aus Wien gekommen ist, wo er gerade ein Forschungssemester absolviert.
An dieser Stelle möchte ich unsere liebe Natascha ganz herzlich begrüßen. Frau Dr. Zinovieva, hat sicherlich die weiteste Anreise auf sich genommen, sie ist direkt aus Moskau hierher geflogen und das, obwohl sie solche Angst vorm Fliegen hat. Sie hat vor zwei Jahren den russischen Staatspreis aus den Händen von Präsident Putin überreicht bekommen und ist sicherlich die Hoffnungsträgerin der russischen Tier-Biotechnologie.
Ebenfalls ein weit angereister Gast ist Prof. Paolo Minoia aus Bari. Wir kennen uns seit über zehn Jahren, als ich von ihm zu einem Vorlesungszyklus in Süditalien eingeladen worden war. Seit fast einem Jahr freuen wir uns über seine Tochter Rosa als Kollegin in Larezhausen. Sie verkörpert was gut und schön ist in Italien, und noch einiges mehr, so ist sie z.B. Ringerin in der italienischen Nationalmannschaft und hat erst letzte Woche einen Wettkampf in Polen gewonnen. Sie lernt Deutsch, versteht aber zunehmend mehr bayerisch, jetzt weiß sie schon was „arschlings" heißt, nämlich dass ein Kalb in Hinterendlage geboren wird.
Seit ich Dr. Mattias Grün, der heute mit seiner Frau unser Gast ist, als kurativen Praktiker verpflichtet habe, ist sie wieder zufrieden mit mir, denn die Grüns haben in Perugia studiert und sind des Italienischen mächtig.
Mein Freund Janosch, Prof. Seregi aus Ungarn, hat vor knapp einem Monat seinen 60. gefeiert. Wir alle gratulieren Dir dazu nachträglich nochmals ganz herzlich. Und ich hoffe, dass es Dir heute gut schmeckt, vor allem, weil alle oppulenten Speisen, wie Du immer formulierst, natürlich Kalorienreduziert sind.
Von der Universität Tübingen begrüße ich sehr herzlich Dr. Ludger Grosse-Hovest, bei uns würde man sagen, „der vom großen Hof". Uns verbindet auf dem Gebiet der Herstellung von bispezifischen Antikörpern zur Tumortherapie eine nun schon mehr als siebenjährige Zusammenarbeit – so lang oder länger dauert so was manchmal. Er hat in dieser Zeit eine exzellente Dissertation angefertigt, die eigentlich schon eine Habilitation ist und beide haben wir in diesen Jahren viel gelernt und noch mehr erfahren.
Ich begrüße sehr herzlich Herrn Dr. Peter Heinrich, Vorstandsvorsitzender der Medigene AG mit seiner Frau aus Aichach. Eigentlich hatte ich still gehofft, auch Prof. Winnacker, der Präsident der DFG und ehemaliger Leiter des Genzentrums könnte heute bei uns sein. Leider haben ihn seine umfangreichen Verpflichtungen verhindert.
Ich freue ich mich, Herrn Hardy Härtl mit seiner Frau heute und hier begrüßen zu können. Er ist Bauherr des Münchner Genzentrums und wir durften mit ihm am 15.

Januar ein rauschendes Fest anlässlich seines 65. Geburtstages feiern. Zusammengebracht hat uns ursprünglich Peter Heinrich, der erkannte, dass Hardy Härtl und mich eine Obsession verbindet, nämlich die Vision, alle vierbeinigen Rindviecher dieser Welt durch elektronische und genetische Identisierung und Individualisierung zu erfassen und umfangreichen Analysen zugänglich zu machen. Ich bin sicher, wir sind hierbei auf einem guten Weg.
In Zusammenhang mit dieser Zusammenarbeit habe ich einen Mitarbeiter von Herrn Härtl kennen und schätzen gelernt, einen Tierarztkollegen aus Paraguay, Herrn Dr. Mario Balmelli. Er kann heute nicht hier sein, aber er ist präsent, weil er mich auf der gerade erwähnten Feier im Januar mit folgender Bemerkung überraschte: „Herr Professor, in Südamerika wir brauchen einen Mann mit Ihre Karosserie, das wird uns enorm helfen". Während ich noch damit beschäftigt war, darüber nachzudenken wann mir das letzte Mal ein so ansprechendes Kompliment über meine bayerisch-barocke Leibesfülle zuteil geworden ist, brachte mich der neben mir stehende Alex Berner zurück auf den Boden der Realität mit der Bemerkung „charmant, das Wort Karosserie für Charisma zu verwenden".
Die globale Situation ist nicht dazu angetan, uns ein Besseres zu lehren. George Bernhard Shaw hat in Vorahnung auf unsere heutige Situation zynisch, aber treffend formuliert: „Demokratie ist ein Verfahren, das garantiert, dass wir nicht besser regiert werden, als wir es verdienen.
Ich wollte und will meinen 50er auch und vor allem deshalb mit Euch allen feiern, weil ich dankbar bin für das große Glück, dass meine Eltern heute mit uns feiern. Vor knapp einem Jahr haben wir gemeinsam ihre Goldene Hochzeit erleben dürfen und ich hoffe sehr auf ihre anhaltende Gesundheit und die nächsten Jubiläen. Die Erkenntnis der eigenen Herkunft ist vor allem auch die Erkenntnis, zu wissen, wo man herkommt und wem man zu danken hat, was man werden konnte. Ich danke die Richtungsvorgabe meiner Lebenslinie der fürsorglichen und weit schauenden Initiative meiner geliebten Eltern. In diesen Dank mit einschließen will ich meine Geschwister, zuerst meinen Bruder Sepp mit seiner Frau Marianne und seinen vier trachtlerischen gewandeten und gewandten Kindern und dann meine Schwester Sissi, die leider heute nicht da sein kann. In Trauer bitte ich Euch, mit mir meiner Schwiegereltern zu gedenken, die leider nicht mehr unter uns weilen, aber doch bei und in uns sind und schließe in dieses stille Gedenken alle Jenen ein, die wir alle in den Jahren unseres Lebens verloren haben und so sehr vermissen.
Von der Herkunft zur Zukunft, von den Eltern zu den Kindern. Ich danke Gott für unsere drei prächtigen Kinder, Karolina, mit ihrem Freund Marinus, die bald Hebamme sein wird und sich damit den reproduktivsten Teil der Medizin ausgesucht hat, Gottfried mit seiner Freundin Sonja, der über die Ausbildung zum Werkzeugmacher seinen Weg gefunden hat zur BOS hier in Scheyern, Fachabitur und weiterführenden Ambitionen und unserem Herzkäfer Helene, die ganz ruhig auf dem Weg zum Abitur ist, ohne schon genau fixiert zu haben, womit sie uns dann erfreuen, oder hätte ich sagen sollen, überraschen wird.

Von den Kindern zur Mutter, von der Alma mater zu Monika, der Mutter meiner Kinder, meiner geliebten Frau, der ich danke für bald ein Vierteljahrhundert Gemeinsamkeit und Glück. Ich ziehe sie bei fast allen Entscheidungen zu Rate und meist mach ich, was sie sagt. Sie war ja nicht unerheblich an der positiven Entscheidung für die heutige Veranstaltung beteiligt. Meine Hin- und Herüberlegungen über die Sinnhaftigkeit einer großen Feier hat sie abgewürgt mit der Bemerkung: „Jetzt hab Dich nicht so mit Deiner Geburtstagsfeier, Hältst halt a launige Rede dann werden sie – das seid ´s ihr - schon zufrieden sein.“ „Nu ja, hab ich mich schon Miehe gegeben aber weiß ich noch nicht ob ist sich gelungen die Sache“. Zumindest dem Ende geht meine Rede jetzt zu. Ganz bin ich aber noch nicht fertig.
Danken will ich noch Herrn Prälat Haas und Herrn Pfarrer Riesinger, dass sie beide uns die Ehre geben und uns ihren geistlichen Beistand gewähren. Geistlichkeit und Geist sind in Bayern immer schon ein traditioneller Zusammenstand gewesen. Ein schönes Beispiel dafür ist der Ort, wo wir heute versammelt sind, das Benediktiner-Kloster Scheyern mit seinen alten und neuen Schulen, zu denen einige von uns enge Beziehungen haben.
Als ich Herrn Dr. Huber eingeladen habe, hat er mir freudestrahlend erzählt, dass sein Vater hier in Scheyern studiert hat. Worauf ich nicht weniger stolz erwidern konnte, dass unser Sohn zu eben dieser Zeit hier zur Schule geht. Und zumindest noch von einem unserer Gäste, dem Dr. Schorsch Wolf vom Institut für Mikrobiologie der LMU München weiß ich, dass er ebenfalls hier aufs Gymnasium gegangen ist und er hat mir gesagt, dass es hier immer noch so riecht wie zu seiner Zeit. Der Schnitzlbaumer Hans, mein Schulkamerad steht in nachhaltigem Gedankenaustausch mit dem hiesigen Abt in Kreuzesangelegenheiten. Der Eckhard Wolf, der zweite höchst musikalische Mensch den ich kenne, hat hier schon mit seinem Ensemble Musik nach alten Noten aus der Klosterbibliothek aufgenommen. Mein Freund Prof. Janos Seregi, heute aus Budapest angereist, ist ein großer Verehrer der Gräfin Gisela aus Scheyern, weil die, wie man weiß, hier König Stephan von Ungarn geheiratet hat.
Ich selbst habe meinen 40. Geburtstag ein paar Meter von hier verbracht im hiesigen Klosterbiergarten, wo wir bei strahlendem Sonnenschein sehr gut aufgehoben waren. Zufällig sonst noch jemand mit Wurzeln irgendwelcher Art hier in Scheyern? Spätestens seit heute werdet ihr alle eine Erinnerung an diesen nahrhaften Ort haben.
An dieser Stelle möchte ich mich bei Euch allen sozusagen in cumulo nochmals ganz herzlich für Eure Geschenke bedanken. Meine Frau beschwert sich oft, dass ich ein so schlechter Geschenkeannehmer bin, da hat sie wohl leider Recht. Auch wenn ich diesen Vorwurf leichter aushalten kann als wenn sie mir vorhalten könnte, ich wäre ein schlechter Geschenkemacher. Um wenigstens heute auf der sicheren Seite zu sein, mach ich’s jetzt nochmals ganz hochoffiziell und es kommt wirklich von Herzen, ich danke für Alles was ihr mir getan, vor allem aber, das ihr mir zugetan.
Jetzt ist es auch Zeit, den Wirtsleuten und den Bedienungen zu danken für die köstliche Zubereitung und Bewirtung, mit dem klösterlichen Scheyerer Festtags Menue. Meine Frau und ich waren mit unseren Kindern mehrmals hier Probe essen und immer waren

wir sehr angetan, aber was uns heute geboten wurde, erfüllt mich – und hoffentlich auch Euch - mit tiefster Zufriedenheit und Dankbarkeit.
Was wäre Bayern ohne das Spannungsfeld zwischen Tradition und Innovation? Bayern ist liebenswert wegen seiner Traditionen und lebenswert wegen seiner Innovationen. Für Innovation ist u.a. die Biotechnologie zuständig, ein Repräsentant der Tradition ist u.a. die Blasmusik im Allgemeinen und die Langenpettenbacher Blasmusik im Speziellen. Dass die „Bembecker“ erst unter der Leitung von Schorsch Kroll und dann unter seiner Tochter Sigrid, heute spielen, war nun wirklich ein lang gehegter Geburtstagswunsch meinerseits.
Ich bin begeistert vom bayerischen Blech und wenn es so gekonnt dargeboten wird wie von den „Bembeckern“, ist es sicherlich nicht nur für mich ein Genuss. Und natürlich danke ich der Familie Kroll - und dem Hans und der Resi, die sich das ausgedacht haben -, dass sie mich heute in aller Früh völlig überraschend mit einem Ständchen quasi aus dem Bett geblasen haben. Dank auch an die Böllerschützen von heut Mittag und für`s Krachen lassen.
Jetzt bin ich aber wirklich am Ende angelangt. Getreu dem alten Wahlspruch "Extram Bavariae nullam vita est, et si est vita, non est ita" „Ausserhalb Bayern gibt es kein Leben und wenn dann doch nicht dieses“ wünsche ich weiterhin guten Appetit und herzhaften Trunk.

Ehrenpromotion, Ludwig-Maximilians-Universität, 18.07.2003, München

Ich habe Sie als Promovierende als Letzte begrüßt, möchte mich an sie als Erste wenden. Ich beglückwünsche sie sehr zu ihrem Promotionserfolg und erbitte gleichzeitig ihre Nachsicht dafür, dass ich den Vollzug eben dieses Erfolges etwas hinauszögere aber ich tu dies nur und ausschließlich nur, um meinen Dank zu übermitteln. – Auch wenn s noch so pressiert, zum Danken soll man sich die Zeit nehmen - und es werden aber wirklich nur vier Minuten sein.
Spektabilität, Sigmund Freud aus Wien hat so sinnig formuliert„Gegen Angriffe kann man sich wehren, gegen Lob ist man machtlos“ und so bleibt mir nur ein großer Dank für die freundliche Laudatio.
Mein herzlicher Dank für diese außergewöhnliche Ehrung richtet sich an die hohe Fakultät, das geschätzte Kollegium, an Sie Spektabilität Stolla und vor allem an die professoralen Proponenten Eckhard Wolf, Rüdiger Wanke und Bernhard Aigner.
Ebenfalls sehr nachhaltig bedanken möchte ich mich aber bei jenen, die mich in meinen jungen Jahren angeleitet haben, bei jenen, die mich lange Jahre begleitet haben und bei jenen, die sich von mir haben leiten lassen. Sie alle haben einen höchst dankeswürdigen Beitrag an dieser hohen Ehrung. An erster Stelle richte ich meinen Dank natürlich an meine Eltern. Es ist eine große Gnade, dass es ihnen und mir vergönnt ist, den heutigen Tag gemeinsam zu verbringen. Weiterhin bin ich sehr glücklich, dass meine liebe Frau Monika und unsere drei Kinder heute hier sind. Sie haben viel aushalten müssen und leider wohl oft zu wenig erhalten, aber sie haben trotzdem immer voller Liebe zu mir gehalten und dafür möchte ich mich von ganzem Herzen bedanken.
Ohne meine Eltern wäre ich nicht zum Studium gekommen und ohne meine akademischen Lehrer nicht zur Wissenschaft. Ich freue mich sehr, dass Prof. Kräußlich, übrigens ebenfalls Ehrendoktor dieser Universität, heute da ist. Prof. Kräußlich hat mich durch Promotion und Habilitation geführt und mit allem nötigen tierzüchterischen, genetischen und menschlichen Rüstzeug für eine universitäre Laufbahn ausgestattet. Prof. Winacker, der soeben zum dritten mal zum Präsidenten der DFG gewählt worden ist, danke ich, dass er mir die Molekulargenetik nahe gebracht und unsere Arbeiten zu Erfolgen hat werden lassen.
Als junger Ordinarius hatte ich das große Glück, ein Handvoll enthusiastischer Doktoranden zu bekommen. Ihnen habe ich es zu danken, dass aus Ideen greifbare Realitäten geworden sind. Es freut mich außerordentlich, dass alle mittlerweile selbst zu höchst renommierten Professoren geworden sind. Bei zweien, den Professores Wolf und Aigner, habe ich mich schon eingangs bedankt und stellvertretend für die anderen bedanke ich mich nun noch beim Vorsitzenden des Senats der Veterinärmedizinischen Universität Wien, Herr Prof. Müller.
Weiterhin bedanken möchte ich mich noch bei meinem Bruder Sepp und meinem nachbarlichen Freund Hans, stets hilfsbereite Begleiter in vielen Jahren.
So wie ich begonnen habe möchte ich schließen, indem ich mich an sie wende, liebe Promovierende, ihnen für ihre Geduld danke und Ihnen viel Erfolg wünsche in ihrem weiteren beruflichen und privatem Leben, das oft so eng miteinander verwoben ist. Ich hoffe, dass bei allem Wissen, das sie sich erworben haben und noch ausbauen werden,

ihre Phantasie nicht zu kurz kommt, denn die Phantasie ist, im Gegensatz zum Wissen, nicht begrenzt.

Gemeinsames Abendessen mit Kolleginnen und Kollegen anlässlich der Ehrenpromtion

Ich freue mich, dass Sie und Ihr heute gekommen seid, ich begrüße - in cumulo - Sie und Euch alle sehr herzlich und hoffe, es möge uns vergönnt sein, gemeinsam hier beim Mozartwirt in Langwaid weiterhin einen netten Abend zu verbringen. Hoffentlich verläuft er so zu Ihrer Zufriedenstellung, dass Sie mir die Anreise in den Landkreis Pfaffenhofen nicht nachtragen. Ich konnte und wollte der Versuchung nicht widerstehen, Sie hierher zu locken, weil es mir und meiner Frau hier sehr gefällt und schon des Öfteren sehr gut geschmeckt hat.
Ich freue mich, Herrn Prodekan Stolla hier begrüßen zu können und danke Ihnen für Ihr Kommen. An dieser Stelle darf ich den Rektor der VUW entschuldigen, der sehr gerne gekommen wäre, aber leider durch dringende Amtsgeschäfte verhindert ist. Gekommen ist Prof. Müller, der Vorsitzende des Senats und Prof. Besenfelder, beide aus Wien, und vielen von Ihnen bekannt, da beide an der Münchner Fakultät studiert und promoviert haben. Vielen Dank, dass Ihr den weiten Weg auf Euch genommen habt.
Mit großer Freude begrüße ich meinen hochgeschätzten akademischen Lehrer, Herrn Kollegen Kräußlich, der mir unmittelbar nach meiner Tierzuchtprüfung eine Doktorarbeit angeboten und damit meinem akademischen Weg die Richtung gegeben hat. Seiner stets uneingeschränkten Unterstützung und Leitung verdanke ich, dass ich, obwohl dies ursprünglich nie mein Ziel war, statt der kurativen Rinderpraxis im Chiemgau die Universitätslaufbahn einschlug, die am 18. Juli einen so großartigen Höhepunkt gefunden hat.
Damit bin ich beim Anlass des heutigen Abends. Mir ist selbstverständlich bewusst, dass eine Einladung zum Abendessen kein adäquater Dank sein kann, aber ich hoffe doch, dass dadurch meine Ehrerbietung gegenüber dem Kollegium der Veterinärmedizinischen Fakultät der LMU und ganz besonders den Proponenten Eckhard Wolf, Rüdiger Wanke und Bernhard Aigner zum Ausdruck gebracht wird, dafür dass sie mich so überaus ehrenvoll behandelt haben. Ich danke Ihnen allen für Ihr wohlwollendes und freundliches Votum, das mir ein völlig unerwartetes und unverdientes Glück zuteil werden ließ.
Im Rahmen der Promotion benutzen wir ja mit dem Begriff Doktorvater eine sehr familiäre Ausdrucksweise. Ich bin mir jetzt nicht ganz sicher, was das Pedant bei einem h.c. Doktor wäre, aber wenn ich's mir aussuchen dürfte, würde ich die Alma mater bemühen, das ist zumindest semantisch sehr charmant. Ich wäre dann in der überaus glücklichen und wohl eher seltenen Situation, beide akademischen Eltern an derselben Universität zu haben.
Und besonders freue ich mich, dass heute die wesentlichen Mitglieder meiner paternalen akademische Familie anwesend sind. Meinen Doktorvater, Herrn Kräußlich, habe

ich schon begrüßt, meine professoralen Doktoranden Eckhard Wolf, Mathias Müller, Urban Besenfelder und Bernhard Aigner und den nicht anwesenden Bertram Brenig – er weilt forschungsbedingt in Brasilien – grüße ich jetzt ebenfalls sehr herzlich. Ich gebe freimütig zu, dass es angesichts dieser Familie einen gewissen Reiz hätte, mich jetzt in eine Abhandlung über epigenetische Effekte in akademischen Pedigrees zu verlieren, aber ich habe die Einsicht siegen lassen, Ihnen das nicht zuzumuten.
Keine Sorge also, ich werde jetzt nicht mehr lange reden. Mit Bedacht habe ich ja die Begrüßungsrede nach den dritten Gang gelegt. Ich weiß um die ärgerliche Qual, wenn die Nase von lieblichen Düften aus der Küche umschmeichelt, aber der Genuss am Gaumen von dürren Worten des Einladenden versperrt wird.
Aber ein paar Worte zum Essen müssen sein. Sicherlich wäre es höflicher gewesen, wenn ich selber Hand anlegt und Sie alle persönlich bekocht hätte, aber, seien Sie versichert, ich habe auf diese Idee nicht aus irgendwelchen zweitrangigen Gründen verzichtet. Im Gegenteil, Sie dürfen mir glauben, dass ich es mit diesem Verzicht vor allem gut mit Ihnen meine. Sie sollen dieses Essen als kulinarischen Genuss und nicht als kollegialen Anschlag in Erinnerung behalten. Meine Kochkünste sind so unterentwickelt wie meine Gesangskünste. Wenn ich singe, können selbst mitsingende Sangeskundige keinen Ton mehr halten, wie ich aus Jugenderfahrungen weiß. Wenn ich kochen würde, wäre der Effekt sicherlich noch dramatischer. Gott segne den Erhalt Ihrer Gesundheit.
Wenn ich mich anhaltend selbst versorgen müsste, würde ich nur überleben, wenn man sich mit aufgewärmten Weisswürsten und gekühltem Bier, soweit reicht´s, am Leben halten kann. Man muss sich aber, wie man sieht, keine dergestalten Sorgen machen. Seit fast einem Vierteljahrhundert werde ich von meiner lieben Frau Monika so gut bekocht, dass ich meine Ehejahre auf der Waage ablesen kann - ein Kilo pro Jahr. Nicht nur dafür, sondern auch für alle Liebe und Geduld danke ich ihr auch an dieser Stelle.
Ums Kulinarische habe ich aus genannten Gründen heute unsere Wirtsleute, Bettina Mittelstätt und Wilfried Alt, gebeten. Sie haben und werden uns weiterhin liebevoll und kongenial bekochen und insgesamt 7 köstliche Gänge aus der Küche zaubern. Da-für möchte ich mich, und ich denke, wenn ich in die zufriedenen Gesichter ringsum schaue, auch im Namen aller Gäste, sehr herzlich bedanken.
Es heißt so treffend „Essen und Trinken hält Leib und Seele zusammen". Mitunter geht der Leib etwas mehr in die Breite als die Seele, aber in aller Regel schlägt sich gutes Essen, das älteste Sedativum der Welt, auch positiv aufs Gemüt und ist wesentliche Voraussetzung für eine *grüabigen* Abend, der durch geeignetes Trinken zu optimieren ist.
Das wünsche ich Ihnen und Euch allen
Vielen Dank, dass Sie mir Ihre weiß Gott so knapp bemessene Zeit geschenkt haben.

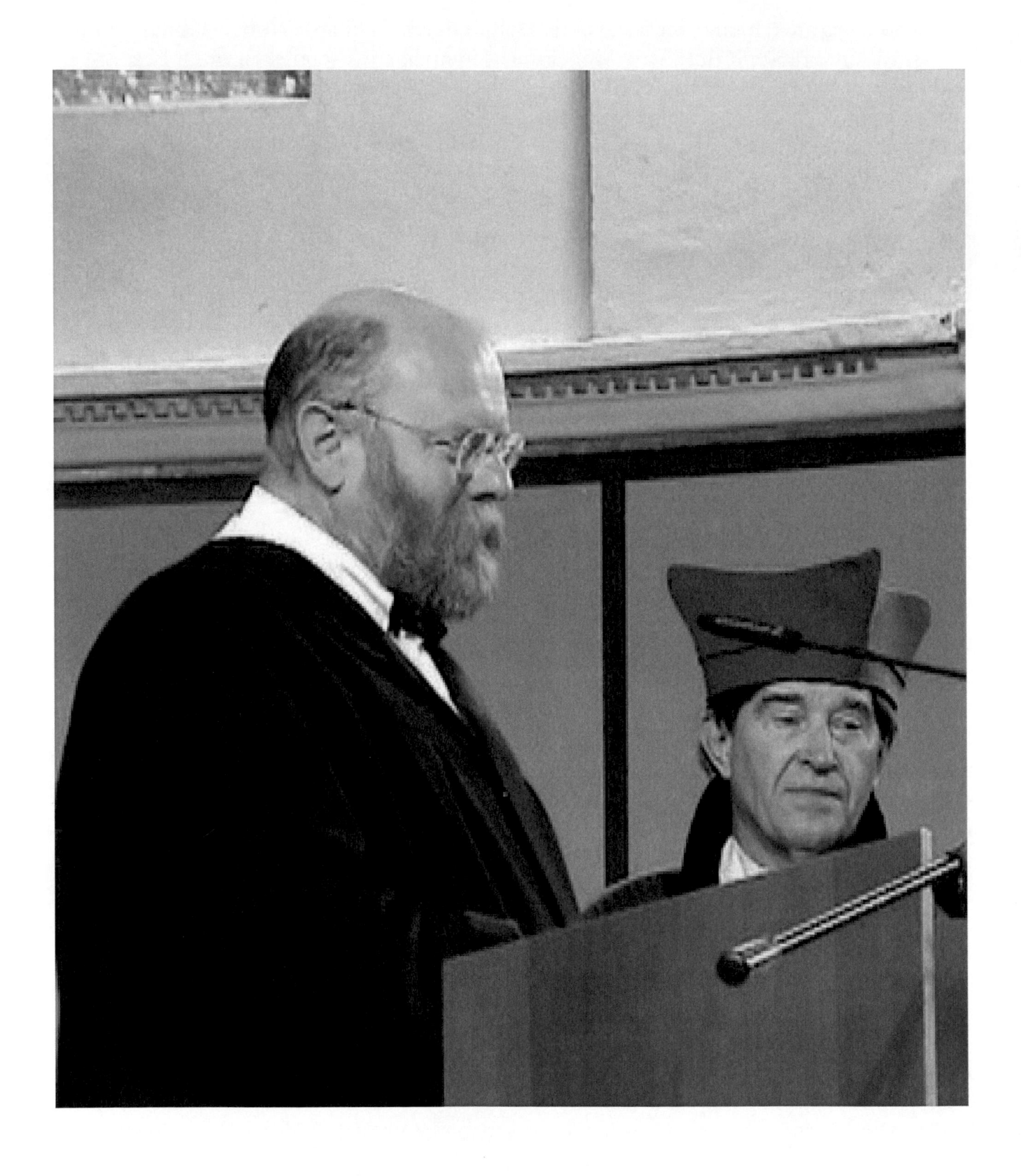

Abb. 59 : Ehrenpromotion an der Ludwig-Maximilians-Universität München, 18.7.2003
Dekan Prof. Stolla (rechts)

75 Jahre Steirische Landwirtschaftskammer Land- und Forstwirtschaft 2020 –
Entwicklungsperspektiven in Mitteleuropa. Graz 21.-22.10.2004

# Innovative Methoden in der Tierzucht

Meine Prognose für die Landwirtschaft 2020 – und die weitere Zukunft:
„Die Tierzucht des 21. Jahrhunderts wird geprägt sein von der Umsetzung molekulargenetischer und zellbiologischer Erkenntnisse und Techniken."
Die Molekulargenetik erlaubt uns, den Genotyp von Tieren direkt zu erkennen und zu kontrollieren. Die neuen zellbiologischen Technologien der Klonierung durch Kerntransfer ermöglichen uns, die Genome von Tieren identisch zu replizieren und – durch Gentransfer - gezielt zu verändern. Niemals zuvor in der über zehntausendjährigen Geschichte der Tierzucht hatten wir so umfassende und konkrete Möglichkeiten, die genetische Konstellation unserer Nutztierpopulationen zu beeinflussen.
Diese große Chance impliziert auch eine große Verantwortung. Gerade in der heutigen Zeit und ihrer überbordenden Angstdiskussion muss erlaubt sein, auch daran zu erinnern, dass Verantwortung nicht teilbar ist: „Verantwortung muss man nicht nur dafür tragen, was man tut, sondern und auch dafür, was man unterlässt!"
Nachfolgend will ich aufgezeigen, welche Chancen uns die neuen Technologien der Molekulargenetik und Zellbiologie in der Tierzucht eröffnen. Meine Bitte ist, diese wahrzunehmen, sie zu bewerten und dann über eine zeitnahe praktische Umsetzung zu entscheiden.

## Zellbiologie - Klonierung durch Kerntransfer

Bei Säugetieren subsummiert man unter "Klonieren" in der Reproduktion die Erstellung von Embryonen mit chromosomal identischem Genotyp. Klonierung durch Kerntransfer ist die Übertragung von Kernen bzw. kernhaltigen Zellen verschiedenen Ursprungs in enukleierte Eizellen zur Erstellung einer größeren Anzahl von Embryonen und Individuen mit identischem chromosomalem Genotyp, die theoretisch nahezu unbegrenzt oft durchgeführt werden kann. Die entstehenden Tiere unterscheiden sich hinsichtlich ihres mitochondrialen Genotyps und weisen auch eine mitochondriale Heteroplasmie auf, außer wenn bei der Klonierung bei Zellen und Zytoplasma herkunftsgleiche Mutterlinien verwendet werden.
Zur Integration des Zellkerns der transferierten Zelle in das Zellplasma der Eizelle müssen die trennenden Zellmembranen in der Kontaktfläche von Karyoplast und Zytoplast durch Fusion aufgelöst werden. Am gebräuchlichsten ist dafür die sog. Elektrofusion, bei der durch kurzzeitige Gleichstrompulse Poren induziert werden, die ein Zusammenfließen des Zytoplasmas ermöglichen. Die elektrischen Pulse führen außerdem zur Aktivierung der Eizelle.
Nach der erfolgten Fusion werden die Karyoplast/Zytoplast/Komplexe solange kultiviert, bis sie ein Stadium erreichen, welches in den Uterus transferiert werden kann. Während früher dazu eine *in-vivo-* Kultur im Zwischenempfänger nötig schien, stehen

mittlerweile immer besser funktionierende *in-vitro-* Systeme für die Kultur dieser Fusionskomplexe zur Verfügung. Durch Reklonierung, also die Verwendung von Embryonen aus Klonierung als Kernquelle für weitere Klonierungsrunden, kann nicht nur die Zahl der klonierten Embryonen weiter erhöht, sondern auch die Entwicklungsrate gesteigert werden.
Zellen können in-vitro transformiert werden, d.h. man kann den additiven und wohl auch rekombinativen Gentransfer im Labor durchführen. Dazu werden z.B. fetale Zellen durch Elektroporation oder andere Verfahren mit Genkonstrukten und Markern behandelt und die positiven Zellen selektiert. Durch Verwendung solcher Zellen beim Kerntransfer können dann transgene Tiere erstellt werden.
Die Klonierung wird die Methode der Wahl für die Generierung transgener Nutztiere sein, weil sie effizienter und kostengünstiger ist. Insofern ist Klonierung und Gentransfer zu einem Methodenspektrum zusammengewachsen, das für die Zukunft der Tierzucht sehr wichtig werden kann.

## Klonierung bei landwirtschaftlichen Nutztieren

Mehr als zehn Jahre nach der Publikation von Klonnachkommen aus Schafembryonen wurde gezeigt, dass auch Zellen aus einer embryonalen Schaf-Zelllinie geeignet sind, als Kernspender verwendet zu werden. Diese Zellen stammten aus einem neun Tage alten Schafembryo, hatten *in vitro* bis zu 13 Passagen hinter sich und waren vor dem Transfer in enukleierte Oozyten durch Serumentzug in ein Ruhestadium versetzt worden.
Die folgende Entwicklung hat dann überraschenderweise gezeigt, dass Zellen selbst dann noch als Kerndonoren verwendet werden können, wenn sie sich bereits wesentlich weiter entwickelt haben. Aus 26 Tage alten Feten und aus dem Eutergewebe eines sechs Jahre alten Schafes wurden Zellen kultiviert und nach einigen Passagen in der Kultur zur Klonierung verwendet. Kerne dieser Zellen führten in einigen Fällen zur Geburt von Lämmern. Bei einem geborenen Lamm war der Spender des Kernes eine Euterzelle von einem adulten Schaf. Nach der ersten Publikation einer erfolgreichen Adult- Klonierung der Arbeitsgruppe am Roslin Institut in Edinburgh wurde von verschiedenen Arbeitsgruppen gezeigt, dass nicht nur embryonale, sondern auch fetale Zellen und Zellen aus verschiedenen Geweben von adulten Individuen erfolgreich als Kernspender verwendet werden konnten und in Nachkommen resultierten.
Die Adult-Klonierung aus Euterzellen beim Rind konnten wir in eigenen Untersuchungen erstmals bestätigen. Auch die Verwendung einer Vielzahl anderer Zellen adulter Tiere zur Klonierung funktioniert. Zusammenfassend kann festgestellt werden, dass aus Zellen von adulten Rindern und anderen Nutztieren (Schafe, Ziegen, Schweine) via Klonierung Nachkommen erstellt werden können, die den chromosomalen Genotyp der Spendertiere repräsentieren.

## Entwicklung von Klontieren

Klongeschwister unterscheiden sich im Normalfall dadurch, dass sie in der Regel neben der Empfängermutter, die den Embryo austrägt, aber genetisch nicht beteiligt ist, zwei genetische Mütter haben. Von einer genetischen Mutter stammt die Kern-DNS und von einer zweiten, die über die Eizelle Zytoplasma beisteuert, die mitochondriale DNS . In eigenen Untersuchungen konnten wir zeigen, dass Klonnachkommen eine mitochondriale Heteroplasmie aufweisen, die als mitochondrialer Chimärismus verstanden werden kann.

Daraus ergibt sich, dass Klongeschwister aus Kerntransfer sowohl untereinander wie auch im Vergleich zum Adult-Individuum im Normalfall weder phänotypisch noch genetisch vollständig identisch sind. Neben den angedeuteten genetischen Unterschieden (verschiedene genetische Veränderungen in den einzelnen Kernspender-Zellen vor der Klonierung und in den einzelnen klonierten Embryonen, Heteroplasmie der mitochondrialen DNS ) wirken sich insbesondere auch diverse intrauterine und postnatale Umweltfaktoren auf die phänotypische Ausprägung der Klongeschwister modifizierend aus.

In Klonierungsprogrammen treten häufiger als üblich Aborte auf. Auffallend ist weiterhin, dass Feten aus klonierten Embryonen insbesondere auch in der zweiten Hälfte der Gravidität verloren gehen. Dabei werden signifikant mehr Fälle von Eihautwassersucht beobachtet. Die Gründe für diese Probleme während der Gravidität sind noch nicht bekannt, aber es könnte sich um Störungen der Kommunikation zwischen fetalen und maternalen Plazentaanteilen handeln.

Die aus Embryo-Klonierung geborenen Kälber weisen in einzelnen Fällen deutlich höhere Geburtsgewichte auf. Diese Beobachtung wird auch bei Kälbern aus der *in-vitro*-Produktion gemacht. Neben den schon genannten Problemen und einer in einzelnen Fällen zu beobachtenden gestörten Vorbereitung und Einleitung der Geburt kann es bei Klonkälbern auch post partum mitunter zu Schwierigkeiten in der Entwicklung und zu Immunschwächen kommen, wie internationale Publikationen und eigene Beobachtungen zeigen.

## Mögliche Anwendungen der Klonierung in der Biotechnologie

In der Biotechnologie liegt die vorrangige Anwendung der Klonierung in der effizienteren Generierung geklonter transgener Rinder. Beim konventionellen Gentransfer in Nutztiere wird das DNS- Konstrukt in befruchtete Eizellen injiziert. Weniger als 10% der geborenen Jungtiere sind transgen, bis zur kommerziellen Nutzung dieser Tiere vergehen in aller Regel zwei Generationen. Bei Anwendung der Klonierung kann dagegen die Veränderung des Genoms bereits in der Zelllinie durchgeführt werden.

Nach Testung der Integration und eventuell sogar der Expression des Genkonstruktes wird via Kerntransfer bereits in einer Generation ein Klon von transgenen Tieren erstellt. Für die Produktion rekombinanter (pharmazeutischer) Proteine ist zum einen

der Zeitvorteil von enormer Bedeutung und zum anderen haben Klongeschwister als Produzenten den Vorteil, dass das Expressionsmuster durch den Genotyp nicht modifiziert wird und deshalb bei allen Tieren, zumindest was die genetischen Wirkungen betrifft, Art und Höhe der Expression weitgehend einheitlich sein sollten.
Von besonderer Bedeutung für Forschung und Anwendung ist es, nicht nur Gene additiv in das Genom von Zellen zu integrieren, um damit transgene Tiere zu generieren, sondern Gene auch funktionell zu deletieren. Aus dem *in-situ*-Ersatz von endogenen Strukturgenen oder regulatorischen Elementen durch andere Sequenzen würde eine völlig neue Dimension der gewünschten Veränderung des Genoms resultieren.

## Züchterische Aspekte der Klonierung

In der Tierzuchtforschung und der tierischen Produktion kommen folgende Einsatzmöglichkeiten der Klonierung in Frage:

- Einsparung von Test- und Versuchstieren durch größere statistische Aussagekraft.
- Detaillierte Untersuchungen von Genotyp- Umwelt- Interaktionen.
- Erhaltung genetischer Ressourcen.
- Einschränkung der genetischen Vielfalt, die bei bestimmten Anlässen gewünscht wird.
- Beschleunigung des Zuchtfortschrittes.
- Intensivere Nutzung herausragender Zuchttiere.

Der allgemeine Zuchtwert, der in den gängigen Besamungszuchtprogrammen der Selektion von Bullen und Kühen zugrunde liegt, ist die Summe der additiven Genwirkungen, die ein Tier bei Anpaarung an zufällig ausgewählte Tiere einer Population an seine Nachkommen weitergibt. Im Gegensatz dazu ist der Klonwert die Summe aller Genwirkungen (additiv, dominant, epistatisch), die folglich bei gleicher Umwelt zu weitgehend gleichen Klongeschwisterleistungen führen müsste.
Der züchterische Erfolg der beiden Selektionsmaßnahmen ist in erster Linie von der Genauigkeit der Zucht- bzw. Klonwertschätzung und der Selektionsintensität abhängig. Das Generationsintervall kann bei Geschwisterprüfung nach dem Muster des adulten MOET- Programmes kurz gestaltet werden. Bei großer Ähnlichkeit zwischen Klongeschwistern reichen ein bis zwei Prüftiere aus, um die besten Klone herauszufinden. Eine andere Situation ergibt sich bei der Bestimmung der Zuchtwerte der Klone. Mit zunehmender Differenz zwischen Heritabilität und Ähnlichkeit der Klongeschwister nimmt die Genauigkeit der Zuchtwertschätzung ab.
Die züchterischen Vorteile von Klonierungsprogrammen sind bei männlichen und weiblichen Klonen unterschiedlich. Männliche Klone ermöglichen eine sicherere und effizientere Zuchtwertschätzung auf Mast- und Schlachtleistung bei Zweinutzungs- und Fleischrassen und eine bessere und längere Nutzung von Spitzenbullen, wenn identische Embryonen erstellt und tiefgefroren wurden. Wenn praxisrelevante Testmethoden der Testung von Krankheitsresistenz bzw. -anfälligkeit entwickelt werden, können diese Ergebnisse direkt berücksichtigt werden.

Bei weiblichen Tieren ermöglicht die Erzeugung von Klongruppen die Bildung von Herden, die unter definierten Umweltbedingungen in der Leistung um mehrere Standardeinheiten über dem Durchschnitt liegen werden. Beim Fleckvieh würde dies eine Milchleistung von 9.000 kg bei guter Bemuskelung ermöglichen. In Hinkunft könnte die geschickte Kombination genetischer und klonaler Selektion zu einer deutlichen Beschleunigung des Zuchtfortschritts führen.
Durch die Klonierung adulter Tiere könnte an die Stelle der genetischen Selektion eine Selektion auf phänotypischer Basis treten. Bei der Klonierung bleiben alle Effekte von Genkombinationen erhalten, d.h. nicht nur die additiven Geneffekte können genutzt werden. Bei ähnlicher Umwelt, wie sie in aller Regel in Betrieben mit gutem Management erwartet werden kann, sollte die Leistung von Klonen sich nur im Rahmen der verbleibenden Effekte der Umwelt und der mitochondrialen genetischen Varianz unterscheiden. Damit wäre innerhalb einer Herde in nur einer Generation mit allen Tieren eine Produktion auf dem Niveau des besten bzw. optimalen Tieres einer Herde möglich. Von besonderer Attraktivität könnte sein, Tiere mit hoher Lebensleistung auszuwählen.
Ein weiterer sehr wichtiger Vorteil der Klonierung ergibt sich aus der möglichen Unterstützung der weltweiten Anstrengungen, die seit einigen Jahren in Richtung markergestützter Selektion unternommen werden. Sobald geeignete molekulargenetische Marker identifiziert werden, die eine Optimierung der genetischen Selektion erlauben, können diese Effekte durch die Klonierung noch verstärkt werden. Würden in absehbarer Zeit etwa ein Dutzend Marker zur Verfügung stehen, die möglicherweise simultan genutzt werden sollen, kann nach Identifikation der wenigen Tiere, die für alle Marker positiv sind, durch Klonierung eine effiziente Nutzung dieser Tiere erreicht werden.
Bei Embryonen, von denen nach Blastomerenentnahme mittels PCR eine Markerbestimmung durchgeführt worden ist, kann durch Klonierung sichergestellt werden, dass aus diesen Embryonen via Generierung von geklonten Embryonen tatsächlich zumindest einige Tiere entstehen und somit der selektierte Genotyp nicht verloren geht. Die genannten Anwendungen der Klonierung sind nur ein kleiner Auszug aus dem Potential, das diese neue Technik bietet. Es muss an dieser Stelle aber auch betont werden, dass noch nicht sicher ist, ob die Klonierung in absehbarer Zeit so perfektioniert werden kann, dass der Aufwand für die Technik in einem angemessenen Verhältnis zum möglichen Nutzen steht.

**Ethische Bewertung der Klonierung**

Nur kurz zur Frage: "Wieso Klonen bei Tieren, nicht aber beim Menschen?" Ein Tier kann nicht erkennen, dass ein anderes Tier ein Klon von ihm ist, und kann demzufolge auch nicht darunter leiden. Ein Mensch kann und würde sehr wohl unter diesem Umstand leiden. Nur der Mensch hat die Fähigkeit der Einsicht seiner Herkunft und Zukunft, also ein Bewusstsein und die Voraussicht des eigenen Todes. Tiere können, darüber besteht weitestgehende Übereinkunft, zwar Schmerzen und Leiden empfinden und sie können wohl auch Furcht oder ähnliche Gefühle wie Angst entwickeln bzw. haben, aber die genannte Einsicht fehlt ihnen.

## Molekulargenetik

Die Entschlüsselung des humanen Genoms ist erreicht. Diese Sequenzierung ist aber erst einmal nichts anderes als der Abschluss einer kostspieligen und langweiligen Fleißarbeit. Sie ist eine sehr wichtige handwerkliche Meisterleistung, aber keine intellektuelle Spitzenleistung. Die für das Projekt nötigen neuen technischen Entwicklungen traten weit in den Hintergrund im Vergleich zur Lösung der logistischen Probleme und Sicherung der pekuniären Voraussetzungen. Zurzeit können wir noch nicht einmal die Zahl der Gene des menschlichen Genoms genau beziffern. Wir müssen uns immer noch mit Näherungswerten begnügen, allerdings jetzt nur noch in einem Bereich von 32 bis 40 Tausend Genen und nicht mehr wie früher von 50 bis zu 100 Tausend Genen.

Die eigentlich spannende Aufgabe beginnt erst jetzt, in der post- genomischen Ära. Sie besteht darin, herauszufinden, wie das Proteom, also die Gesamtheit der in einem Organismus vorhandenen Eiweiße, gebildet und gesteuert wird, welche Interaktionen zwischen Genen bestehen, wie sie wirken und wie man sie beeinflussen kann. Man kann sich ein funktionelles Genom ähnlich vorstellen wie ein funktionelles Gehirn. Wie im Gehirn die Nervenzellen miteinander in Kontakt stehen und komplex funktionieren, gibt es zwischen den Genorten und primären und sekundären Genprodukten vielfältigste gegenseitige Kontakte, Querverbindungen, Stimulationen, Depressionen und sonstige Beeinflussungen. Dieses Geflecht an Genwirkungen zu analysieren erscheint heute zu Recht als Sisyphusarbeit.

Die Nutzung molekulargenetischer Techniken ist, kann, muss und wird hoffentlich auch ein extrem wichtiger Pfeiler der Rinderzucht sein! Das Spektrum der möglichen Nutzung molekulargenetischer Techniken umfasst u.a.:

- zweifelsfreie Herkunfts-, Identitäts- und Abstammungssicherungen,
- Analyse von Einzelgenen und deren Wirkungen, z.B. bei Erbfehlern und Erbdefekten, Leistungsgenen, Rassemerkmalen etc. und die
- Analyse des Zusammenwirkens mehrerer Gene, also z.B. Selektion auf QTLs - sog. quantitative Merkmale - zur züchterischen Verbesserung.

## Beprobung von Tierpopulationen

Der Arbeitsausschuss für genetisch-statistische Methoden in der Tierzucht hat in seiner Empfehlung zur Nutzung molekulargenetischer Informationen die Einlagerung von Gewebeproben in ausreichender Menge und über einen ausreichenden Zeitraum empfohlen. Er fordert weiter, von Tieren mit großem Einfluss auf die Population, also von Elterntieren auf dem männlichen Pfad, auf alle Fälle Proben in ausreichender Menge zu gewinnen und zu lagern.

Ich gehe sowohl bei der Art der Probe, als auch bei der Form der Lagerung einen Schritt weiter. Wir müssen schneller vorankommen und deshalb fixieren, dass wir Ohrgewebe-Stanzproben gewinnen und DNS von allen Tieren der Population lagern. An der Gewinnung von Gewebeproben mit fehlerfreier Zuordnung der Identität des Tieres, aus der ausreichend viel DNS kostengünstig gewonnen werden kann, führt kein Weg vorbei!

Eine Gewebeprobenbank hat den Vorteil, dass sie billiger anzulegen ist als eine DNS-Bank. Die Kosten für die Isolation der Erbsubstanz aus den Proben müssen nicht diskontiert werden, da sie erst bei der Analyse anfallen. Obwohl wir selbst ein Verfahren entwickelt haben, das es erlaubt, Gewebeproben jahrelang bei Raumtemperatur und damit praktisch ohne Kosten zu lagern, votiere ich sehr dafür, zeitnah mit der Probengewinnung auch die DNS zu isolieren. Dadurch kann die DNS - zumindest für bestimmte Anwendungen, wie die Herkunfts-, Identitäts- und Abstammungssicherung - sofort analysiert werden. Für weitere Analysen kann die DNS nach klassischen Verfahren problemlos eingelagert und zur Verfügung gehalten werden.

Eine zentrale Funktion kommt der Art der Probengewinnung zu. Eine Probenentnahme, die sozusagen als Selbstzweck durchgeführt wird, erscheint weder aus logistischen noch aus Kostengründen realisierbar. Ziel muss es deshalb sein, die Probenentnahme mit einem Vorgang zu kombinieren, der ohnehin bei jedem Rind durchgeführt wird. Das Einziehen von Ohrmarken erfüllt in perfekter Weise alle Vorbedingungen für eine damit kombinierte zuverlässige und kostengünstige Probengewinnung.

Die Probennahme beim Einziehen der Ohrmarke ist bestechend logisch und folgerichtig. Es bedarf aber einer sehr zuverlässigen und ausgefeilten Technologie, um zu erreichen, dass die Ausfallquote in der praktischen Anwendung sehr gering ist. Das Ausstanzen der Probe, also die saubere Durchtrennung von Haut und Knorpel, erfordert eine präzise Abstimmung von Geometrie und Materialien zwischen Spitze des Ohrmarkendorns, dem Stanzboden der „weiblichen" Ohrmarke und dem Probenbehälter.

Aus logistischen Gründen ist notwendig, dass die Proben mit den Probensammelbehältern nicht gekühlt oder gar gefroren gelagert und transportiert werden müssen. Um dies zu erreichen, gibt es grundsätzlich Möglichkeiten, aber die spätere Verwendung der isolierten DNS schränkt diese ein. Am einfachsten und für die spätere Nutzung unproblematisch ist die von uns entwickelte Austrocknung der Probe durch stark hygroskopische Substanzen. Diese werden im Sammelbehälter versiegelt vorgehalten und entziehen nach dem Einführen der Probe dieser die Flüssigkeit. Durch die Dehydrierung wird erreicht, dass in der Probe sowohl enzymatische zelluläre Aktivitäten stark reduziert werden sowie auch bakterielles Wachstum gehemmt wird. So wird verhindert, dass die Probe autolytisch zersetzt wird, also „verfault" und die DNS dabei zerstört wird. Dieses „physikalische" Prinzip der Konservierung hat darüber hinaus den großen Vorteil, dass bei der späteren Isolation und Analyse der DNS keine störenden Substanzen entfernt werden müssen!

**Anwendungen populationsweiter Probengewinnung**
**Tierzucht**

Unterschiede zwischen einzelnen Genomen manifestieren sich in SNPs, sog. Single Nukleotid Polymorphismen. Zwei nicht verwandte Rinder unterscheiden sich in etwa 3 Millionen solcher Basenaustausche, also im Durchschnitt gibt es alle 1000 Basenpaare einen Unterschied. Damit sind SNP Marker etwa dreihundertmal häufiger als Mikrosatellitenmarker. Sie erfüllen damit die notwendige Maschenweite für Feinkartierungen.
Für gängige Herkunfts- und Abstammungsanalysen reicht es, etwa 40 bis 60 SNPs zu analysieren. Eine SNP- Signatur mit 40 Loci und Allelfrequenzen von 0,3 bis 0,7 tritt alle 10 Billiarden Tiere nur einmal auf. Das ist selten genug, wenn man bedenkt, dass es derzeit 10 000mal weniger Rinder auf dieser Welt gibt. Zukünftige Methoden werden Kosten von 5 EURO pro typisiertem Tier zulassen. SNP- Signaturen werden also um ein Mehrfaches billiger sein als Mikrosatellitenanalysen und dabei den Vorteil bieten, dass sie vollautomatisch analysierbar und global vergleichbar sein werden.
Ein weiterer Vorteil der SNP- Analyse ist, dass man letztendlich jeden Erbfehler oder QTL auf einen oder mehrere SNPs zurückführen kann. Das bedeutet, wenn für ein Merkmal ein SNP identifiziert ist, verfügt man bei der Analyse über einen direkten Marker, der in vielen Fällen sogar die kausale Mutation ist. Mikrosatelliten hingegen sind in aller Regel nur indirekte Marker. Deshalb ist ihre Aussagekraft mitunter eingeschränkt und in manchen Fällen gibt es überhaupt keinen geeigneten Marker.
Beim Menschen sind etwa 4000 genetische Defekte bekannt, die die Lebenserwartung von Merkmalsträgern signifikant reduzieren. Auch beim Rind sind einige bereits molekulargenetisch charakterisiert, von denen hier nur beispielhaft genannt werden:

- das zum fetalen Tod führende DUMPS, eine Defizienz der Uridinmonophosphatsynthase
- die zum perinatalen Tod führende Citrullinämie, ein Defekt im ASS-Gen, der Argininsuccinatsynthetase
- der zu chronischen Infektionen und Kümmerern führende BLAD-Defekt, die sog. Bovine Lymphozytendefizienz
- die zur Muskelhypertrophie führende Deletion im Myostatingen (Weißblaue Belgier)

Weitere für eine molekulargenetische Analyse in Frage kommende Erbfehler beim Rind sind u.a. die Bovine progressive degenerative Myeloencephalopathie (Weaver), White Heifer Disease, Generalisierte Glyconeogenese (eine Glycogenspeicherkrankheit), Chondrodysplasie, α-oder ß-Mannosidose, kongenitale Hypothyreose (Kropf), Syndactylie usw.. Diese Aufzählung ließe sich zwar noch nicht beliebig fortführen, aber eine stattliche Anzahl käme heute schon zusammen. Und die Zahl wird in den nächsten Monaten und Jahren kontinuierlich steigen. Alle in ihrer Gensequenz bekannten Erbfehler können auf SNPs zurückgeführt und somit analysiert werden. Damit können Anlageträger, die keinen Phänotyp zeigen, zuverlässig identifiziert werden. Diese Identifikation ist auch schon bei Embryonen, Feten oder neugeborenen Kälbern möglich, also unabhängig von Alter und Geschlecht. Erstmals in der zehntausendjährigen Geschichte der Tierzucht ist es damit möglich, Populationen ohne drastische und dramatische Maßnahmen gänzlich von bestimmten Erbfehlern zu befreien. Das ist eine wunderbare Vorstellung.

Bei Markern von leistungsrelevanten Genen oder QTLs unterscheiden wir zwischen positionellen und funktionellen Kandidatengenen. Funktionelle Gene sind solche, deren Genprodukte selbst an der Merkmalsausprägung beteiligt sind, während positionelle Marker oder Kandidatengene zwar physisch im Bereich kartierter, also lokalisierter chromosomaler Regionen liegen, aber in der Regel selbst nicht an der Merkmalsausprägung beteiligt sind. Bestimmte Allele dieser Marker sind aber mit einer gewissen Wahrscheinlichkeit mit bestimmten Allelen in funktionellen Genen gekoppelt und geben so, je nach Kopplungsbeziehung, einen mehr oder weniger starken Hinweis auf das Vorliegen positiver oder auch negativer Genvarianten im QTL. Bei QTLs ist zu beachten, und dies steht für die ersten entdeckten Marker an, dass eine Bestätigung der Existenz eines in einer Population gefundenen QTLs in der Zielpopulation notwendig ist, speziell wenn es sich um unterschiedliche Rassen handelt. Es muss durch solche Untersuchungen auch so weit wie möglich sichergestellt werden, dass durch die Markerselektion möglichst keine ungünstigen pleiotropen Geneffekte, also negative, selektive Entwicklungen an anderen Genorten resultieren können.

International werden QTL- Projekte, welche die Milchleistung, die Zellzahl, das Exterieur, die Fruchtbarkeit, die Gesundheit oder die Krankheitsresistenz zum Ziel haben, bearbeitet. Die ADR hat in einem eigenen Genomanalyseprojekt aus der Familienanalyse des ersten Projektteils QTLs für Zellzahl, Eiweißmenge, Fettmenge und Milchmenge auf verschiedenen Chromosomen lokalisieren können. Drei verschiedene genetische Marker werden zur Verbesserung des intramuskulären Fettanteiles (Marbling) genutzt.

Markergestützte Selektion erfordert solide Kenntnisse ursächlicher Genvarianten, die Merkmale beeinflussen. Nur wenn es uns gelingt, herauszufinden wie in Frage kommende Allele sich in bestimmten Umwelt- und Expressionsituationen verhalten, können wir anhaltende Fortschritte in Merkmalen erzielen, die wir mit konventioneller Zucht nicht erfolgreich bearbeiten konnten. Ich denke hier an Merkmale mit niedriger Heritabilität, alters- oder geschlechtsbegrenzter Ausprägung, schwieriger Erhebung von Leistungsdaten etc.. Die Anwendung molekulargenetischer Techniken im Sinne einer Marker-gestützten Selektion kann hier zu bisher nicht realisierbaren Zuchtfortschritten führen. Das kann insgesamt schwere Verwerfungen in den Strategien der konventionellen Rinderzucht zur Folge haben. Prof. Kräußlich folgerte bei seinem Vortrag "Optimierung der genetischen Grundlagen tierischer Leistungen durch Genomveränderung" bei den Hülsenberger Gesprächen in Weimar, dass "das ganzheitlich populationsgenetische Modell der Tierzucht von einem ganzheitlich molekularbiologischen Modell abgelöst wird".

## Tierseuchenbekämpfung

*Bovine Spongioforme Encephalopathie (BSE)*

Eine relativ neue Tierseuche, die Bovine Spongioforme Encephalopathie (BSE oder auch Rinderwahnsinn genannt), hat allein Europa in den letzten zehn Jahren zu Verlusten und Schäden in zweistelliger Milliardenhöhe geführt. Weltweit bewegen sich die Zahlen in der gleichen Größenordnung. So hatte der erste BSE-Fall in Kanada im letzten Jahr wirtschaftliche Verluste von 5 Milliarden $ zur Folge. Der am 23.12.03 bekannt gewordene erste BSE-Fall in den USA wird zu ähnlich hohen Schäden führen.
Die finanziellen Auswirkungen von BSE resultieren in erster Linie aus der Angst der Konsumenten. BSE ist durch die Aufnahme von kontaminiertem Fleisch auf den Menschen übertragbar, für Erkrankte gibt es keine wirksame Therapie. Durch den temporären Verzicht auf Fleischkonsum brechen die Märkte ein. Export/Import von Rindern und deren Produkten kommen nach einem neuen BSE-Fall völlig zum Erliegen.Der Stand der Technik bei BSE ist, dass erkrankte Tiere und Tiere aus deren Umfeld getötet und vernichtet werden. Um BSE- Fälle zu identifizieren, werden die Gehirne aller geschlachteten Tiere, die älter als 24 oder 30 Monate sind, auf BSE untersucht.
Scrapie, die am längsten bekannte Krankheit aus der Gruppe der transmissiblen spongioformen Enzephalopathien (TSE), ist eine übertragbare neurodegenerative Erkrankung bei Schaf und Ziege und stellt ein erhebliches Problem der Tiergesundheit dar.
Für die Scrapie- Empfänglichkeit bzw. Resistenz wurden bestimmte Allele gefunden. Mutationen an bestimmten Stellen des Prionprotein- Gens eines Tieres führen zum Austausch von einzelnen Aminosäuren im natürlichen Prionprotein. Diese sind beim Schaf mit einer erhöhten Resistenz oder Empfänglichkeit gegenüber dem infektiösen Scrapie- Prionprotein verbunden. Die Aminosäurenaustausche an den Codons 136, 154 und 171 gelten als am wichtigsten.

ARR hohe Resistenz
AHQ
ARH
ARQ (Wildtyp) ↓
VRQ hohe Empfänglichkeit

Durch genetische Analysen kann festgestellt werden, welche Allele des Prionprotein-Gens vorliegen und somit das individuelle Risiko eines Schafes bestimmt werden, durch infektiöses Prionprotein an Scrapie zu erkranken. Bislang wurden 15 verschiedene Kombinationen und damit Genotypen rasseabhängig in unterschiedlicher Verbreitung oder Frequenz festgestellt.
In der Entscheidung der Kommission der Europäischen Union 2002/100/EG vom 14.02.2003 werden die Mitgliedsstaaten verpflichtet, Programme zur Züchtung von Schafen auf Resistenz gegen TSE aufzustellen. Diese Entscheidung der EU wurde aus

Gründen des vorbeugenden Verbraucherschutzes getroffen, weil vermutet wird, dass BSE auf Schafe übertragen werden kann.
Die Zuchtprogramme konzentrieren sich auf Bestände mit „hohem genetischem Wert" und berücksichtigen die Genfrequenz, die Seltenheit der Rasse und die Problematik von Inzucht und genetischer Drift. Zweck der Zuchtprogramme ist es, den Anteil des ARR Allels zu erhöhen und gleichzeitig den Anteil derjenigen Allele zu reduzieren, die mit einer erhöhten Empfänglichkeit assoziiert sind. Auf Empfehlung der Projektgruppe der Deutschen Gesellschaft für Züchtungskunde zur Züchtung auf TSE- Resistenz wurde bei Schafen eine Einstufung der Genotypen vorgenommen, womit die Genotypklassen züchterisch bewertet werden.
Für BSE beim Rind gibt es solche Untersuchungen noch nicht.Auch beim Rind wird aber seit langem vermutet, dass es für BSE, ähnlich wie bei der Scrapie- Resistenz bzw. -Disposition beim Schaf, genetische Konstellationen geben muss, welche die Anfälligkeit gegenüber BSE beeinflussen. Eine Reihe von Kandidaten-Genen wird derzeit auf ihre Bedeutung für die Anfälligkeit gegenüber BSE untersucht (HEXA, HEXB, HSC70, LAMR1, PLG, PRNP, PRND, TFSp1, ßNAHAA). Erste konkrete wissenschaftliche Ergebnisse bestätigen die Vermutung, dass auch BSE eine genetische Grundlage hat.
Bei Kenntnis resistenter Genotypen kann diese Information bei züchterischen Entscheidungen genutzt werden. Die Ergebnisse können weiters für Entscheidungen über Schlachtalter, Verwertung der Tiere, BSE-Untersuchungen an Gehirnen und die weitere Verwendung der Tiere genutzt werden. Dies wäre von enormem Vorteil für den Schutz der Verbraucher.
Durch SNP- Signaturen kann beim Auftreten eines BSE-Falles hundertprozentig gesichert werden, dass der Schlachtkörper tatsächlich zu dem BSE- Gehirn gehört, indem die SNP- Signatur aus der bei der Schlachtung untersuchten Gehirnprobe mit der SNP-Signatur der Identifikationsnummer des Tieres verglichen wird. Sind diese beiden Signaturen nicht identisch, bedeutet dies, dass bei der Probenentnahme, -zuordnung oder - untersuchung eine Verwechslung aufgetreten ist. Solche Fälle sind in der Praxis aufgetreten, mit der Konsequenz, dass der falsche Schlachtkörper und die falschen Tiere getötet werden und der falsche Betrieb betroffen ist, und - was noch schlimmer wiegt - der tatsächliche BSE-Schlachtkörper zum Verzehr gelangt.

*Bovine Virus Diarrhoe*

In der Öffentlichkeit fast nicht wahrgenommen – weil keine Zoonose - aber für die Landwirte von ähnlich hoher Bedeutung ist eine andere Tierseuche, die Bovine Virusdiarrhoe (BVD). Die wirtschaftlichen Verluste durch BVD werden auf 25.- EURO pro Geburt geschätzt und führen allein in Deutschland zu Schäden in Höhe von über 200 Millionen EURO pro Jahr! Weltweit beträgt der jährliche Schaden durch diesen Virus mehr als zwei Milliarden.
BVD (Bovine Virus Diarrhoe) ist weltweit verbreitet, in Deutschland finden sich in vier von fünf Betrieben in der Tankmilch Antikörper gegen BVD-Virus (BVDV). Im

Durchschnitt ist jedes 100. geborene Kalb persistent infiziert (und damit eine permanente Infektionsquelle), jedes zweite Rind infiziert sich im Laufe seines Lebens mit BVDV. Oft verläuft die Infektion ohne deutliche Erscheinungen, aber in vielen Fällen werden Erkrankungen der Atmungs- und Verdauungsorgane und Fruchtbarkeitsstörungen beobachtet mit allen gesundheitlichen und vor allem wirtschaftlichen Konsequenzen. Schwere Verlaufsformen führen überdies zu hoher Sterblichkeit.
Die Folgen von BVDV- Erkrankungen sind u.a. Fruchtbarkeitsstörungen (Umrindern, Verwerfen, Missbildungen), erhöhte Kälbersterblichkeit und Kümmern sowie Todesfälle durch Mucosal Disease (Erosionen der Schleimhäute im Verdauungstrakt, unstillbarer Durchfall).
Das spezielle Problem bei BVD ist, dass sich das Virus bei einer Infektion trächtiger Tiere in Embryonen und Feten festsetzt. Auf Grund der noch fehlenden Immunabwehr kann es von diesen nicht attackiert werden. Bei der Entwicklung des Immunsystems werden die dann schon vorhandenen BVD-Viren nicht mehr als fremd erkannt mit der Folge, dass diese Individuen Zeit ihres Lebens keine Antikörper gegen BVDV bilden können.
Diese persistent infizierten (PI) Tiere, die mit der Virusbelastung geboren werden, sind eine anhaltende Infektionsquelle für andere Tiere und haben außerdem ein hohes Risiko, später in ihrem Leben auch an dieser Infektion zu sterben. Mit Ausnahme der ersten Lebenswochen ("diagnostische Lücke durch maternale Antiköper") scheiden PI-Tiere das BVDV lebenslang in großen Mengen aus. Impfstoffe stehen zwar zur Verfügung, aber Impfungen müssen regelmäßig wiederholt werden und bieten trotzdem insgesamt keinen zuverlässigen Schutz.
Die von uns vorgeschlagene Bekämpfungsstrategie zur BVDV- Sanierung setzt bei der Identifizierung dieser PI-Kälber an! Der erste Schritt zur Identifikation von PI-Kälbern ist, zuverlässig von allen neugeborenen Kälbern geeignete Proben für die Virusdiagnostik zu erhalten. Diese Proben können sehr leicht und zuverlässig beim Einziehen von Ohrmarken gewonnen werden und ermöglichen eine verwechslungsfreie Probenentnahme. Die automatisch ausgestanzten und sicher verpackten Haut- und Knorpelproben sind durch unsere innovative Konservierungstechnologie auch im Prinzip auch noch nach Lagerung und Transport für eine BVD-Diagnostik geeignet, obwohl es sich beim BVDV um ein RNS- Virus handelt.
Wir haben gezeigt, dass aus unseren TFS- Proben von persistent infizierten Kälbern ein Antigennachweis bestimmter Proteine der Virushülle mit einem marktüblichen und zugelassenen ELISA- Test möglich ist. In allen PI Tieren konnte bislang aus Proben vom Tag der Geburt dieser Nachweis zuverlässig geführt werden.
Die BVDV-Seuchenbekämpfung besteht darin, dass die in der TFS-Diagnostik identifizierten PI-Tiere umgehend telefonisch/via Internet an den Tierbesitzer, an den LKV und die zuständigen Amtstiersärzte gemeldet werden. Das PI-Tier und dessen Mutter (die im Nachgang ebenfalls auf BVDV untersucht werden muss, um festzustellen, ob es sich um ein PI-Tier handelt) werden aus dem Bestand isoliert und einer Verwertung durch Schlachtung zugeführt. Nach zwei bis drei Jahren ist der Betrieb BVDV frei. Wenn es

zur landesweiten Anwendung kommt, kann das ganze Land in wenigen Jahren von dieser Seuche saniert werden!

**Verbraucherschutz**

Von Seiten der Konsumentinnen und Konsumenten werden Fragen zur Herkunft des Fleisches und von Fleischprodukten sehr nachhaltig gestellt und damit Qualitätssicherung und Rückverfolgbarkeit hinterfragt. Von der EU wurden in den letzten Jahren mehrere Verordnungen erlassen, die sicherstellen sollen, dass von jedem lebenden Rind und in Zukunft auch anderen Nutztierspezies, feststellbar sein muss, wo es geboren, aufgezogen und geschlachtet wurde. Weiterhin müssen auch Schlachtkörper einen Herkunftsnachweis in Form von Etiketten mit den entsprechenden Angaben tragen. So hilfreich diese Maßnahmen als erste Schritte sein mögen, so zweifelhaft bleibt ihr Wert, so lange es nicht möglich ist, den Wahrheitsgehalt dieser Angaben zuverlässig zu überprüfen. Bislang kann sich die Überprüfung nur auf Plausibilitätskriterien stützen. Eine objektive und zuverlässige, weil unabhängig von den vorliegenden Angaben, durchführbare Überprüfbarkeit ist in praxi bislang nicht verfügbar.
Elektronische Kennzeichnungsmittel sind dafür nicht geeignet. Sie sind zwar ein hervorragendes Instrument im Betriebs- und Herdenmanagement, aber für offizielle Überprüfungen sind sie u.a. deshalb wertlos, weil sie erstens ebenso wie alle anderen artifiziellen Kennzeichnungsmittel nicht fälschungssicher sind und zweitens mit der Schlachtung vom Tierkörper getrennt werden und dadurch für die weitere Herkunftssicherung nicht mehr zur Verfügung stehen.
Die Entwicklung der Molekulargenetik eröffnet aber eine unverwechselbare und zuverlässige Möglichkeit, die Herkunft von Tieren und tierischen Produkten direkt aus gewonnenen Proben überprüfen zu können, ohne auf die Angaben zur Kennzeichnung zurückgreifen zu müssen. Voraussetzung ist, dass von jedem geborenen Tier eine Erstprobe genommen, individualtypische Kennzeichen (genetischer Fingerabdruck, SNP(single nucelotide polymorphisms)-Signatur durch DNS- Analytik gewonnen und in Datenbanken gespeichert werden. Im Rahmen der Herkunftssicherung von Fleisch sind durch genetische Untersuchungen und durch Vergleich von Zweitproben aus Schlachtkörpern und Fleischprodukten mit den Erstproben von Tieren zweifelsfreie Zuordnungen möglich.
Das bei der Herkunftssicherung auftretende Problem ist die stichprobenartig notwendige Überprüfung der Richtigkeit der das Produkt kennzeichnenden Angaben. DNS-analytische Verfahren ermöglichen es, die von Produzenten, Verarbeitern und Vermarktern gemachten Angaben unabhängig überprüfen zu können. Grundsätzlich ist ein Nachweis über die genetische Information, die nicht nur alle Tiere, sondern auch die aus Tieren erstellten Produkte bis zum Verzehr enthalten, möglich. Für alle Tiere kann ein genetischer Fingerabdruck/eine SNP-Signatur erhoben und in einer Datenbank gespeichert werden. Damit kann ein einzelnes Tier oder eine Probe eindeutig aus Milliarden von Genotypen herausgefunden bzw. die Identität gesichert werden.
Zunehmend mehr Lebensmittelkonzerne und Vermarkter von Fleisch und Fleischprodukten garantieren mittlerweile die Herkunft ihrer Produkte. Sie versichern

beispielsweise, dass es sich um im Inland geborene und aufgezogene Tiere, oder von diesen Tieren hergestellte Erzeugnisse handelt oder um Produkte aus bestimmten biologisch besonders wertvollen Produktionsbetrieben handelt. Durch eindeutige und überprüfbare Herkunftssicherung können Verwechselungen, Vertauschungen oder Missbrauch geklärt werden.
Die für eine umfassende Herkunftssicherung notwendigen Techniken und Verfahren stehen zur Verfügung. Mit dem geschilderten Verfahren der Ohrprobengewinnung könnte sukzessive (nach 5 Jahren wären bereits über 90% aller Tiere systematisch erfasst, die restlichen über 5 Jahre alten Tiere könnten nach beprobt werden, so dass dann die gesamte Population erfasst wäre) für einen Betrag von zusätzlich etwa 1,5 EURO eine Gewebebank aller Nutztiere angelegt werden.
Auch die DNS-Separation ist durch Kombination effizienter Verfahren und Laborrobotik bei großem Durchsatz zum Preis von 1,5 EURO realisierbar. Diese 3 EURO pro Tier für die Anlage von DNS-Banken sind etwa 0,5 % des Wertes des Tieres, das für die menschliche Ernährung genutzt wird. Der durchschnittliche Verbraucherpreis für Rinderkochfleisch mit Knochen liegt etwa bei 5 EURO, für Schmorfleisch ohne Knochen betrug er etwa 8,5 EURO. Die Anlage von DNS- Banken - noch ohne Analyse der Proben - würde also nur etwas mehr als 0,15 % der Verkaufserlöse ausmachen.
Die Analysekosten, die derzeit noch, in Abhängigkeit von der verwendeten Methode zwischen 10 EURO und 20 EURO betragen, werden in den kommenden Jahren sehr stark sinken. Die Kosten für die Analytik von 40 SNPs (diese Zahl benötigt man für die Individualnachweise) einer Probe lagen im Jahr 1998 noch bei knapp 40 EURO und werden im Jahr 2004 deutlich weniger als 10 EURO betragen. Bei einer angenommenen weiteren Kostensenkung von 20% pro Jahr, die bei Fortschreibung der technologischen Entwicklung und vermehrten Einsatz von Laborrobotik durchaus realistisch ist, werden sich diese Kosten bis zum Jahr 2007 mindestens halbieren. Im Jahr 2014 werden sie vermutlich nur noch gut 1,5 € EURO betragen. Somit wird die Analytik, die heute noch den größten Kostenfaktor darstellt, in Zukunft ebenso wenig kosten wie die Probengewinnung und die DNS Separation.
Voraussetzung für die Nutzung molekulargenetischer Verfahren ist aber immer, Proben von den Tieren zu gewinnen und sie eindeutig zuordenbar also qualifiziert zu konservieren. Es ist dringend angebracht, jetzt mit der Probengewinnung bei der Kälbermarkierung zu beginnen, damit unsere Populationen nach 5 Jahren in die Gewebe- bzw. DNS-Banken eingelagert sind.
Die Kosten für Einzel-Überprüfungen (Zweitproben) sind in die Kosten für die Etablierung eines Systems zur Überprüfung der Herkunft nicht mit eingerechnet, da diese Anzahl und der Anfall dieser Einzeluntersuchungen von den überprüfenden Einrichtungen und Personen abhängig ist.
Wenn Verbraucherschutz beim Fleisch ernst genommen wird, ist es unverantwortlich, jetzt nicht damit zu beginnen, Erstproben zu sammeln und DNS zu archivieren. Erst bei flächendeckender Verfügbarkeit von DNS-Proben kann die überprüfbare Rückverfolgbarkeit konsequent genutzt werden. Bei den derzeitigen Kosten würde die Gewinnung,

Aufbereitung und Analyse der Erstproben für eine Herkunftssicherung auf DNS-Basis pro verkauften Kilogramm Fleisch etwa 5 ct kosten. Im Jahr 2007 werden diese Kosten noch gerade mal 3 ct pro Kilogramm verkauftem Fleisch betragen und in den folgenden Jahren weiter sinken.
Man muss sich wirklich ernsthaft der Frage stellen, ob es unter diesen Umständen noch verantwortet werden kann, dieses System aus Kostengründen abzulehnen.

**Schlussbemerkung**

Die vornehmste Aufgabe für Tierärzte und Tierzüchter ist die Bekämpfung von Tierseuchen und Erbfehlern. Von Konsumenten und Konsumentinnen wird eine zuverlässige und sichere Produktion und deren zweifelsfreie Überprüfbarkeit erwartet. Die Wissenschaft bietet für beide Bereiche neue und innovative Werkzeuge an, mit deren Hilfe sich diese Problemkreise lösen lassen und die unsere Rinderzucht international an der Spitze positionieren. Lösen Sie sich von den Kalamitäten der Vergangenheit und geben sie sich ein anspruchsvolles, aber erreichbares, ehrgeiziges und konkretes Ziel:
"Typisierung der gesamten Rinderpopulation in den nächsten fünf Jahren mit lückenloser Herkunfts- und Abstammungssicherung und Integration der Nutzung molekulargene-tischer Marker bei Zuchtentscheidungen und gleichzeitige Eradikation der BVD!"
Nur wer ein Ziel hat, kann es auch erreichen. Es wird ein anspruchsvoller Weg, bis die molekulargenetischen Verfahren Früchte tragen. Dieser lange Weg muss jetzt begonnen werden mit der Organisation der Sammlung von DNS- Proben aller Rinder, denn für alle praktischen molekulargenetischen Anwendungen braucht es Gewebe, um daraus DNS isolieren zu können. Das ist die unbedingte Voraussetzung für alles Weitere und muss vorrangig umgesetzt werden.
Neues entsteht nur aus Vision und Kraft. Ich wünsche Ihnen beides, in der Hoffnung, dass Sie damit auch den ersten erfolgreichen Schritt hin zur 100 Jahrfeier der Landeskammer für Land- und Forstwirtschaft Steiermark tun. Zum Jubiläumsjahr möchte ich Ihnen allen ein Zitat von Friedrich dem Großen (1712-1786) in Erinnerung rufen:
"Die Landwirtschaft ist die Erste aller Künste. Ohne sie gäbe es keine Kaufleute, Dichter und Philosophen".

„After Dinner Talk", AfT Frühjahrssymposium, Akademie für Tiergesundheit, Wiesbaden-Naurod, 10.-11.03.2005

## Nutzung transgener Tiere – eine vergebene Chance?

Den „After Dinner Talk" über Gentransfer soll ich halten, hat Kollege Hoffmann gesagt, als er mich eingeladen hat und ich wisse schon, dass ich da nicht aus könne. So habe ich die Ehre, versuchen zu dürfen, Sie heute Abend - nach dem Essen - bei „Laune zu halten" und auf das anschließende gemütliche Beisammensein einzustimmen. Das hat Kollege Hoffmann zwar nicht so gesagt, aber ich habe mir überlegt, wenn man an so einer Stelle zum Reden kommt, was soll man da sonst schon Vernünftiges versuchen? Heute Nachmittag Tagung und morgen wieder Tagung und nach dem Abendessen auch noch eine Power Point Präsentation? Nein Danke! Wenn er harte wissenschaftliche Daten gewollt hätte, hätte er mich wohl ins Tages-Programm genommen. Nach dem Essen und vor dem eventuell verstärkten Trinken aufzutreten, bedeutet für mich deshalb, sozusagen ex cathedra zu reden über das, was mich in Zusammenhang mit dem Gentransfer bewegt hat und bewegt und was ich bewegen will, und weniger über das, was ich meine Mitarbeiterinnen und Mitarbeiter experimentell habe machen lassen!
Das Thema Gentransfer ist vom Kollegen Hoffmann wohl mit Bedacht aus der Überlegung heraus gewählt, dass es nach 20 bzw. 25 Jahren ein guter Zeitpunkt ist, Rückschau zu halten und Perspektiven zu überdenken.

*„Historische" Entwicklung des Gentransfers*

Was die Übertragung von fremder DNS in neu entstehende Organismen betrifft, gebührt Brackett der Ruhm, bereits 1971 nach spermienvermitteltem Gentransfer Kaninchen erhalten zu haben. Die Technik der Übertragung fremder DNS in Säuger-genome mittels retroviraler Vektoren wurde von Jaenisch bei der Maus mit SV40 DNS im Jahr 1976 erstmals durchgeführt (Jaenisch 1988). Aber erst die Erstellung transgener Mäuse durch DNS- Mikroinjektion von Gordon im Jahr 1980 und vor allem die Publikation von transgenen Riesenmäusen der Arbeitsgruppe Brinster, Palmiter und Co. 1981 machte eine breitere Schicht von Wissenschaftlern anderer Disziplinen und auch die Öffentlich-keit auf diese Technik aufmerksam.
Die gelungene Ausweitung des Gentransfers auf landwirtschaftliche Nutztiere in den USA und in Deutschland im Jahre 1985 war weit weniger spektakulär - für die Wissenschaftler nicht, weil die ohnehin nicht wirklich daran gezweifelt hatten, dass sich diese Technik von der Maus auf andere Säugetiere übertragen lassen würde und für die Öffentlichkeit nicht, weil die ersten erstellten transgenen Nutztiere keinen auffallenden, sprich medial attraktiven Phänotyp aufwiesen und ohnehin nur Wenige wirklich erahnten, welche Auswirkungen diese neue Züchtungstechnik auf lange Sicht haben könnte. Die Generierung von transgenen Kaninchen, Schweinen und Schafen aber war eine

tatsächliche Innovation, die mit der Zeit zu weit reichenden Spekulationen, Visionen und wissenschaftlichen Arbeiten stimulierte.
Es zeigte sich dann übrigens auch bald, dass die Konsequenzen der Transgen-Expression in Nutztieren durchaus recht unterschiedlich zu der Situation in Mäusen waren, was eigentlich nur die alte Erkenntnis wieder bestätigte, dass ein Schwein eben mehr ist als eine Maus mit Rüssel und Ringelschwanz. Mäuse mit zusätzlichen Wachstumshormon-Genkonstrukten zeigten eine bis zu vierfach höhere Wachstumsgeschwindigkeit und erreichten ein mehr als doppelt so großes Körperendgewicht. Bei den Nutztieren waren solche Effekte nicht zu beobachten, aber morphologisch, strukturell und organisch veränderte sich durchaus eine Menge. Depression der Futteraufnahme, trockenes Muskelfleisch und pathomorphologische Veränderungen an mehreren Organsystemen, Fruchtbarkeitsstörungen und Skeletterkrankungen waren sehr unerwünschte Folgen der Überexpression von Wachstumshormonen. Damit war dann auch der medial verwertbare Phänotyp gegeben, mit all den negativen Konsequenzen, die man sich vorstellen kann.
Übrigens traten bei näherem Hinsehen – und Herr Kollege Wanke von der Tierpathologie der Ludwig-Maximilians-Universität hat da über viele Jahre hinweg sehr genau hingesehen - unerwartete Effekte nicht nur bei den transgenen Nutztieren sondern auch bei den transgenen Riesenmäusen (Abb. 60) auf.

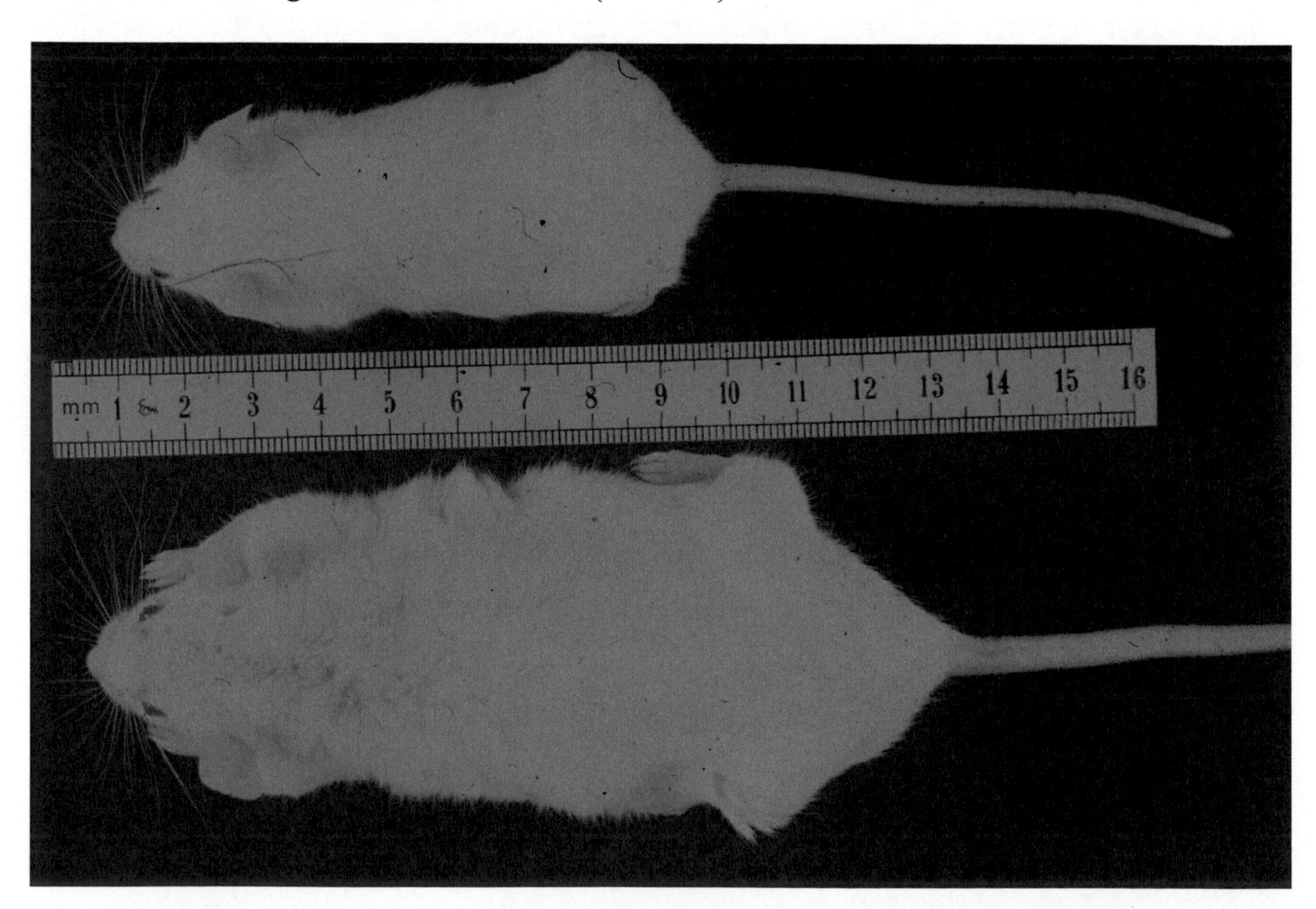


Abb. 60: Nicht transgene Maus (oben), Vergleich dazu eine transgene „Riesenmaus“ (unten), geb. 1985 im Labor in unserem Labor an der LMU München

Trotzdem und zum Teil auch deswegen bot und bietet der Gentransfer, insbesondere durch die Weiterentwicklung hin zur homologen Rekombination von Genen und in Kombination mit der Klonierung, faszinierende Möglichkeiten zu neuen Erkenntnissen über grundlegende Fragen der Expression, Funktion und Wirkung von Genen und Genkombinationen zu kommen.

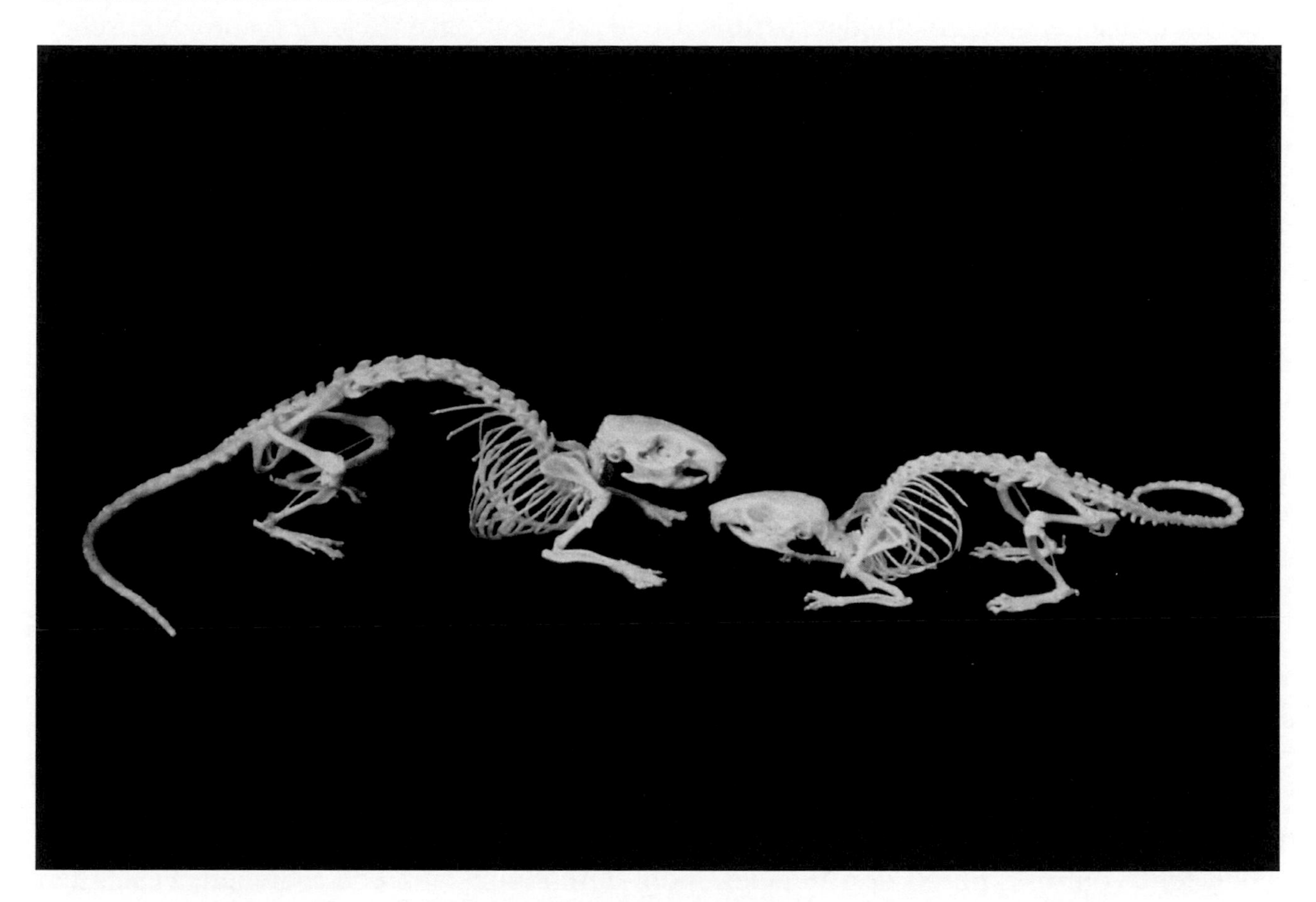

Abb. 61: Skelette einer transgenen (links) und eine nicht transgenen (rechts) Maus (Foto E. Wolf)

**Entwicklung der Tierzucht bis zum Gentransfer**

Die direkte Übertragung von neuen Gen/Regulationseinheiten ist ein schier unglaublicher Entwicklungsschritt in der über 10.000 jährigen Geschichte der Domestikation und Tierzucht. Die vom Menschen geschaffene Kultur, wie wir sie heute verstehen, begann mit dem Übergang vom Jäger und Sammler zum Viehzüchter und Ackerbauern. Mit der Domestikation der Haustiere entwickelte sich ein Hirtennomadentum, das von Anfang an mit sesshaften Ackerbauern im Streit lag. Die biblische Kain und Abel-Auseinandersetzung im alten Testament zeugt vom gespannten Verhältnis zwischen Hirten und sesshaften Bauern. Sie endete damit, dass der Ackerbauer Kain seinen schafzüchtenden Bruder aus Neid erschlagen hat (Gen 4,8). In den heutigen Streitereien

zwischen Vegetariern und „Fleischfressern“ leben diese Auseinandersetzungen munter fort - Gott sei Dank selten mit alttestamentarischem Ausgang.
Eine entscheidende Voraussetzung für die Domestikation war die Zuchtwahl oder Selektion. Über viele Generationen kam es zu genetisch fixierten Veränderungen des Verhaltens und anderer Merkmale unserer Haustiere. Die Domestikation war nur möglich, da die phänotypischen Unterschiede zwischen den Tieren zumindest zum Teil auf genotypischen Unterschieden beruhten und es dadurch mittels der vom Menschen kontrollierten Paarung zur Vermehrung der von ihm gewünschten Phänotypen und damit indirekt zur Fixierung entsprechender Genotypen gekommen ist. Die Veränderungen des Genpools unserer Nutztiere durch die Domestikation waren weit umfassender und gravierender als alle weiteren züchterischen Maßnahmen, einschließlich gentechnischer Verfahren, die wir in den letzten zweihundert Jahren genutzt haben.
Bis zum Beginn des 20. Jahrhunderts erfolgte die Zuchtwahl fast ausschließlich auf rein phänotypischer Grundlage. Bei dieser phänotypischen Ausrichtung der Zuchtentscheidungen konnte den Umwelteinflüssen nicht genügend Bedeutung beigemessen werden. Das ist vergleichbar mit der Zeit, in der die Möglichkeit des Vaterschaftstests auf genetischer Basis noch nicht gegeben war und in der es deshalb hieß: Wenn die Kinder dem Vater ähneln, sind es die Erbanlagen, wenn sie dem Nachbar ähneln, Umwelteinflüsse. So leicht und so schwer ist Genetik.
Moderne Tierzucht ist die Anwendung wissenschaftlicher Erkenntnisse zur züchterischen Veränderung von Tieren. Daraus ergibt sich eine immer enger werdende Verknüpfung zwischen Theorie, Technik und tierzüchterischer Praxis. Die Entwicklungen der Molekulargenetik eröffnen der Tierzucht neue Möglichkeiten, den Genotyp von Zuchttieren direkt zu erkennen und zu kontrollieren, um daraus eine Optimierung von Zuchtmaßnahmen ableiten zu können. Dazu werden Sie im Laufe des morgigen Tages noch eine Fülle kompetenter Information erhalten.
Leben lebt vom und durch den Wandel, nicht durch Konstanz und Starrheit. Festhalten am Vorhandenen mag als politischer Konservativismus seine Vorzüge haben, in der Biologie ist die Veränderung Trumpf. Uns gibt es nur, weil ungezählte Vorgängergenerationen vergangen sind, und eine Zukunft gibt es nur, weil wir vergehen. Das ist, ob es uns gefällt oder nicht, nun mal der Lauf der Welt und philosophisch betrachtet ist es nur folgerichtig, dass wir in unserer so schnelllebigen Zeit auch bei den genetischen Veränderungen einen Gang zugelegt haben.
Die Anwendungen gentechnischer Methoden bei Tieren waren und sind speziell in Deutschland sehr umstritten. Die einen sehen darin einen unerlaubten Eingriff in die Tierwelt, mit der Tendenz einer noch hemmungsloseren Instrumentalisierung des Tieres für mögliche kommerzielle Zwecke und die anderen sehen darin eine legitime Möglichkeit, gesündere und leistungssicherere Tiere zu züchten, was langfristig nicht nur zu einer Verbesserung der Tiergerechtheit führen, sondern sowohl für den Menschen wie auch für die Umwelt von Vorteil sein könnte, man denke nur an die Phytase transgenen Schweine.

Natürlich ist das, was damals von erbitterten Gegnern an Horrorszenarien wider besseres bzw. ohne wirkliches Wissen skizziert worden ist, nicht eingetreten. Die Landwirte mussten ihre Ställe nicht umbauen, die Biodiversität ist nicht vor dem Gentransfer in die Knie gegangen, die Tiere haben nicht durch Überspringen von Fortpflanzungsbarrieren wild neue Spezies entstehen lassen etc.. Auf der anderen Seite bleibt aber auch festzuhalten, dass viele Erwartungen ebenfalls - noch - nicht erfüllt wurden. Die Frage, ob zu viel erwartet oder zu wenig Mögliches erreicht wurde, muss für die verschiedenen Anwendungsbereiche einzeln betrachtet und sehr differenziert und kritisch beurteilt werden. Das ist ja der ganze Jammer, dass die Dummen so sicher und die Gescheiten so voller Zweifel sind. Wenn wir keine Fehler machen, heißt das nur, dass wir nicht genug neue Dinge ausprobieren.
In Deutschland kam es Ende der achtziger Jahre insbesondere mit der Diskussion des neuen Gentechnikgesetzes und den damit verbundenen Rechtsverordnungen zu einer heftigen Diskussion über den Gentransfer. Bei den in diesem Spannungsfeld geführten Diskussionen war vor allem erschreckend, mit welcher Vehemenz die gegenteiligen Meinungen aufeinander prallten. Die Auseinandersetzungen waren derart von Unversöhnlichkeit geprägt und losgelöst von Fakten orientierter Argumentation, dass sich unwillkürlich der Vergleich mit Glaubenskriegen aufdrängte. Das mag jetzt überzogen erscheinen, aber auch bei der Diskussion über das pro und contra der Gentechnik in der Tierzucht treffen eben oft genug nicht Fakten, sondern Weltanschauungen aufeinander. Wobei gerne am Für und Wider der Anwendung gentechnischer Methoden gleich noch die grundsätzliche Ablehnung der heutigen Formen der Tierproduktion festgemacht wird.
Für einen Einsatz des Gentransfers in Zuchtpopulationen, also bei Tieren, die der Lebensmittelgewinnung dienen sollen, gab es Anfang der neunziger Jahre deshalb nicht die geringste Chance für eine Akzeptanz in der Bevölkerung. Die Folge war, dass der Gentransfer bei Nutztieren in Deutschland in dieser Zeit praktisch keine Rolle mehr spielte - er war chancenlos.
Persönlich erinnert mich die gesamte Entwicklung des Gentransfers beim Nutztier in Deutschland an eine Weisheit Schopenhauers: „Jede richtige wissenschaftliche Erkenntnis durchschreitet drei Phasen. Zunächst wird sie lächerlich gemacht, dann wird sie vehement bekämpft und schließlich als selbstverständlich und offensichtlich akzeptiert". Ich hoffe, wir erleben diese letzte Phase im Lande Schopenhauers noch.
Zu Beginn der 90er Jahre wurden Gentransfers nur noch bei Versuchstieren, also in der biomedizinischen Grundlagenforschung und zur Entwicklung der Produktion rekombinanter Proteine im Rahmen des Gene Farmings unternommen.
Daran hat sich im Prinzip bis heute nicht viel geändert, außer dass seit einigen Jahren nun auch in Deutschland daran gearbeitet wird, transgene Schweine für die Xenotransplantation zu generieren. Dieses Prinzip, das wir bereits 1988 mit Münchner Transplantationsmedizinern diskutiert haben, hatte damals als Forschungsprojekt bei uns keine Chance. Erst nachdem mehrere Arbeitsgruppen in England und den USA gezeigt hatten, dass das Prinzip funktionieren könnte, erwachte auch bei potenziellen öffentlichen und privaten Geldgebern in Deutschland ein Interesse. Bei den Investoren

hielt dieses nicht lange an, da die Frage nach dem Vorhandensein relevanter Patente negativ ausfallen musste. Woher sollten die auch kommen, nachdem in der Zeit, in der diese Idee noch nicht bekannt war, für eine so verrückte Forschung kein Geld aufzutreiben war. An der Förderung von Forschung, die seinerzeit patentfähige Ergebnisse hätte hervorbringen können, bestand wegen des zwangsläufig höheren Risikos nicht wirklich Interesse.
Die Arbeiten auf dem Gebiet des Gene Farmings waren von einem anderen "deutschen" Schicksal verfolgt. Hier fanden im Lande zwar erfolgreiche Entwicklungen statt, aber kein deutscher Konzern wollte in die Anwendung dieser Technik einsteigen. Nach Aussage von Vertretern der einschlägigen Industrie bestand die Sorge, dass ein eigenes Engagement in Deutschland auf diesem Gebiet ein starkes negatives Image zur Folge haben würde, welches sich auch auf die anderen Aktivitäten auswirken könnte. Erst drei bis vier Jahre später wurden dann z.B. von Bayer und Fresenius - mit ausländischen Gene Farming Firmen -Projekte zur Produktion von Proteinen in der Milch gestartet.

## Gentransfer - aktive Veränderung von Genomen

Die Zukunft der Nutzung transgener Tiere wird maßgeblich von zwei Entwicklungen beeinflusst werden, und beide haben – wen wundert´s – mit Effizienz zu tun, nämlich der Verbesserung
- der Effizienz des Gentransfers also der Generierung transgener Tiere und
- der Effizienz der Modulation der Transgen-Expression.

Im Laufe der Jahrzehnte wurde eine Reihe von Techniken zur Übertragung genetischer Information in funktionelle Genome entwickelt:

- Nutzung retroviraler Vektoren
- DNS- Injektion in Vorkerne von Zygoten
- Injektion von genetisch transformierten embryonalen Stammzellen oder Keimzellen ins Blastozoel,
- Verwendung von Spermien als Carrier für externe DNS ,
- Liposomen-vermittelter Gentransfer in Zellen und Embryonen,
- Elektroporation in Spermien, Eizellen und Embryonen,
- biolistische Verfahren und letztendlich
- Klonierung mit *in vitro* gentechnisch transformierten differenzierten Zellen.

Über 15 Jahre hinweg war bei Nutztieren die DNS- Mikroinjektion die Methode der Wahl. Der Gentransfer war damit nicht zur züchterischen Routine geworden, aber doch zu einem mehr oder weniger zuverlässig einsetzbarem Verfahren, mit dem auch große Genkonstrukte transferiert werden konnten. Klonierungsvektoren mit großer Kapazität erlaubten uns z.B. Kaninchen zu generieren, die über siebenhunderttausend Basenpaare an YAC-DNS enthielten und diese auch exprimierten und stabil an die Nachkommen vererbten.
Seit einigen Jahren öffnet die Klonierung ganz neue Perspektiven. Aus *in vitro* mit Genkonstrukten transfizierten Zellen entstehen durch Kerntransfer genetisch modifizierte Tiere. Obwohl die Effizienz bei den verschiedenen Tierarten z.T. stark zu

wünschen übrig lässt, ist der Kerntransfer z.B. beim Rind hervorragend geeignet zu genetisch homogene Gruppen von transgenen Tieren, alle mit dem gleichen - richtigen - Geschlecht und mit einer vereinheitlichten Expressionsleistung zu kommen. So ist es uns mit dieser Technik gelungen, klonierte transgene Rinder zu erhalten, die das Prochymosingen in die Milch exprimieren.

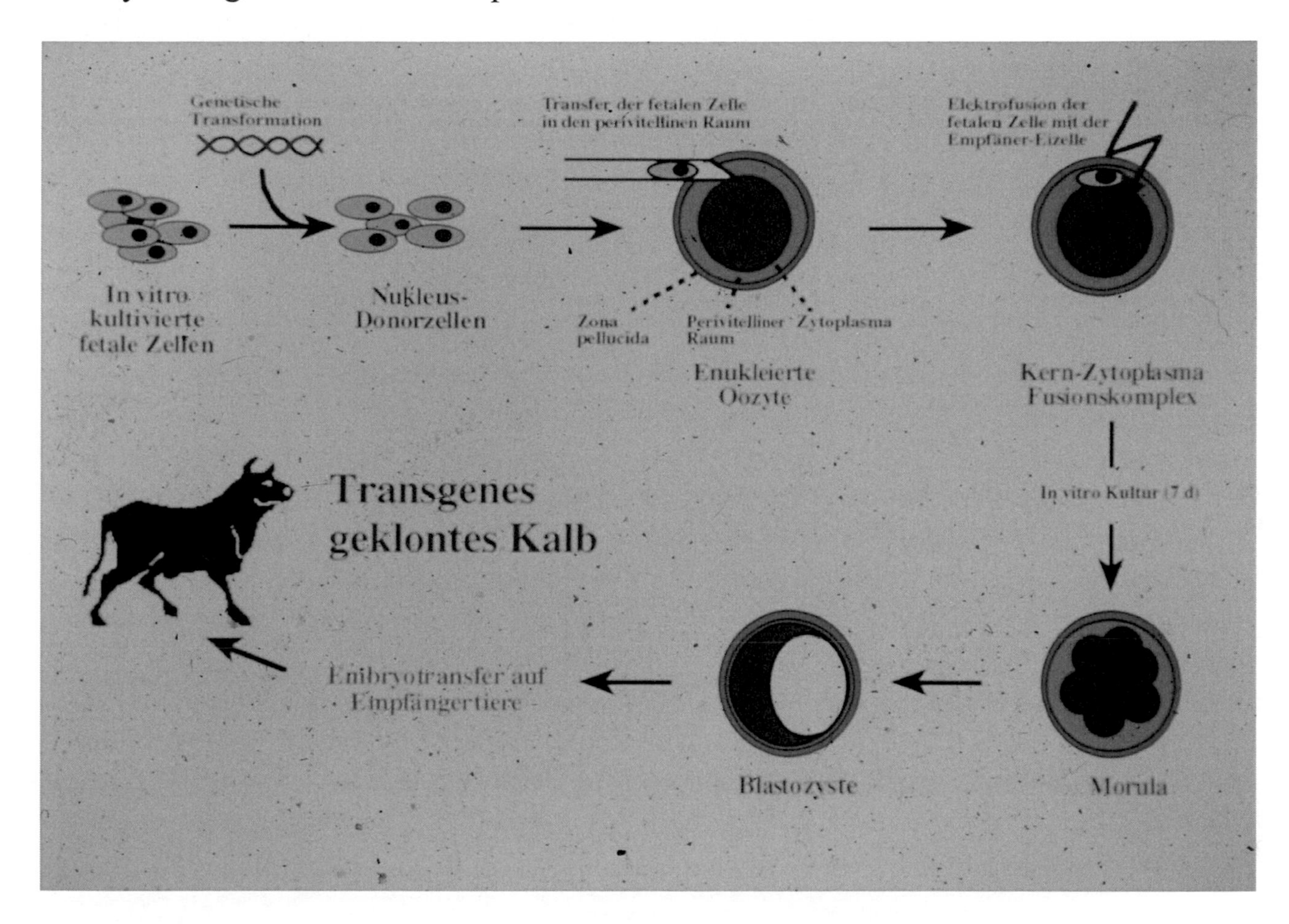


Abb. 62: Generierung transgener Rinder durch Nukleustransfer von fetalen Zellen nach genetischer *in vitro* Transformation mit einem Genkonstrukt

Ein neues sehr attraktives Gentransferverfahren, die Verwendung lentiviraler Vektoren, überwindet die geringe Effizienz der klassischen Mikroinjektion. Lentiviren gehören zur Familie der Retroviren, haben aber anders als die klassischen Oncoretroviren u.a. den entscheidenden Vorteil, dass sie intakte Kernmembranen passieren, und damit auch Zellen infizieren können, die nicht in Teilung sind, weshalb sie ein sehr viel effizienteres Vektorsystem sind. Außerdem wird die übertragene und ins Wirtsgenom eingebaute genetische Information nicht durch epigenetische Faktoren inaktiviert. Vor zwei Jahren wurde in Versuchen der Arbeitsgruppen Pfeiffer und Wolf in München gezeigt, dass fast 20% der mit lentiviralen Vektoren behandelten Schweineembryonen in Ferkeln resultierten, dass eine Transgenitätsrate von 70%, eine Expressionsrate von über 90% und eine stabile Transmission an die Nachkommen erreicht wurde. Damit ist der lentivirale Gentransfer um mehr als den Faktor 10 effizienter als die Erstellung

transgener Schweine mittels DNS- Mikroinjektion. Auch beim Rind haben wir den lentiviralen Gentransfer bereits erfolgreich eingesetzt.
Bei der Transgenexpression werden zwei Strategien verfolgt, entweder die zusätzliche Expression von Genen oder die Unterdrückung einer vorhandenen Genaktivität. Die zusätzlichen Geneffekte werden durch Übertragung von Genkonstrukten erreicht, bei denen Strukturgene anderer Spezies oder spezieseigene Gene mit anderer Regulation verwendet werden.
Die zuverlässigste Unterdrückung der Funktion eines bestimmten Gens wird durch homologe Rekombination mittels eines Knock-out-Konstruktes in embryonalen Stammzellen erreicht. Homozygot funktionslose Genorte zeigen aber nicht immer den erwarteten Phänotyp. Die Kompensationsleistung des Genoms ist überraschend hoch, d.h. andere, durch den Knock-out nicht betroffene Gene können das ausgefallene Genprodukt völlig oder partiell ersetzen und damit den Funktionsausfall kompensieren. Beim Nutztier ist der Kerntransfer ein wertvolles technisches Hilfsverfahren, mit dem das Fehlen von embryonalen Stammzellen überwunden werden kann. Durch genetische Veränderung können Zellen *in vitro* so umgestaltet werden, dass nicht nur neue genetische Kombinationen integriert, sondern vorhandene Gene in ihrer Aktivität reduziert und ausgeknockt werden können. Aktuelle Beispiele sind die homozygoten „α1,3 Galactosyltransferase Knock-out Schweine“ mehrerer Arbeitsgruppen oder die 2004 von der Arbeitsgruppe um James Robl publizierten Doppelt-Knock-out Kälber, bei denen nicht nur das bovine Gen für das Immunglobulin-μ, sondern auch das Prion-Gen nicht mehr funktionell ist.
Im Gegensatz zur technisch aufwändigen homologen Rekombination kann auch durch die Expression eines additiv eingefügten Genkonstruktes eine Down-Regulierung eines bestimmten Genortes erreicht werden, indem z.B. Antisense RNS exprimiert wird, welche die Sense RNS neutralisiert. Nachteilig ist, dass dieses Verfahren selten zu einer kompletten Stilllegung des Gens führt.

## RNS Interferenz

Weit reichende Konsequenzen für das Niederregulieren und Ausschalten von Genen wird eine revolutionierende Technik haben, die auf der Verwendung von RNS Interferenz beruht. Anders als beim Antisense-Phänomen, bei dem sich komplementäre Nukleinsäure-Einzelstränge mit mRNS vereinigen und dadurch das Ablesen dieser unterbinden, funktioniert die RNS- Interferenz über doppelsträngige RNS! Verantwortlich sind kleine doppelsträngige RNS- Fragmente mit einer Länge zwischen 21 und 28 Oligonukleotiden, die so genannten small interfering RNSs (siRNSs). Diese siRNAs entstehen aus längeren doppelsträngigen RNS- Molekülen durch die Aktivität einer Nuclease (Dicer genannt). siRNS- Moleküle assoziieren mit einem Protein-komplex zum sog. RNS induced Silencing Komplex (RISC). Dieser RNS- Protein-Komplex erkennt komplementäre mRNS Sequenzen und führt zu deren Spaltung. Unter Nutzung dieses Prinzips kann man nun relativ einfach und vor allem höchst effi-zient die Aktivität einzelner Gene abschalten, sprich diese funktionell ausknocken. Dieser

Knock-out-Prozess ist wesentlich einfacher und vor allem schneller zu erreichen und in seinen Konsequenzen zu studieren als genetische Knock-outs mittels homologer Rekombination in Stammzellen und den daraus erzeugten Knock-out-Mäusen.
Kombiniert man die Effizienz des lentiviralen Gentransfers mit der Effizienz des Knock-outs durch RNS- Interferenz, zeigt sich unmittelbar, dass jetzt eine Methodenkombination zur Verfügung steht, die ein gewaltiges Potenzial aufweist. Wir werden damit in den nächsten Jahren enorm viel über die Funktion von Genen lernen und außerdem die Möglichkeit haben, diese funktionellen Knock-outs auch in Anwendungsprojekten zum Einsatz bringen zu können. Diese Kombination aus effizienter Generierung und effizienter Expressionsmodulation ist m. E. der spannendste Aspekt für die Nutzung transgener Tiere in der näheren Zukunft und eine große Chance.

## Anwendungsbereiche für gentechnisch veränderte Nutztiere

Die Weltbevölkerung wächst unaufhörlich. Pro Jahr bevölkern 77 Millionen Menschen mehr unseren Globus, im Jahr 2025 werden schätzungsweise 8,5 Milliarden Menschen leben. Der exponentielle Zuwachs der menschlichen Weltbevölkerung führt zu einem sich immer mehr verschärfenden Bedarf an Nahrungsmitteln. Sicherlich wird in Zukunft der Anteil der Pflanzenproduktion an der menschlichen Ernährung größeren Anteil haben müssen. Die anhaltende Reduzierung der für die landwirtschaftliche Nutzung verfügbaren Flächen erzwingt geradezu den Versuch, die Produktionssicherheit durch Gentechnik bei Pflanzen zu steigern. Aber auch die tierische Produktion wird mit einem dramatischen Anstieg der Anforderungen an Quantität und Qualität konfrontiert werden. Die sozio-ökonomischen Veränderungen im asiatischen Raum werden zu einer Erhöhung des Fleischkonsums in den nächsten 25 Jahren von mehr als 50% führen, weil sich der Fleischverbrauch pro Kopf auf dann 60 Kilogramm in China und sechs Kilogramm in Indien verdoppeln wird. Der Welt-Jahresbedarf wird mehr als 320 Milliarden Kilogramm betragen.
Dem ist durch intensive konventionelle Bestrebungen alleine nicht hinreichend zu begegnen, da die Effekte der Haltungs- und Fütterungsoptimierung ein Plateau erreichen. Dem Gentransfer und der direkten aktiven Veränderung von Genotypen kommt möglicherweise eine große Bedeutung zu.
Hinsichtlich der Anwendungsmöglichkeiten des Gentransfers beim Nutztier unterscheidet man zwischen zwei Bereichen, einerseits der Optimierung und Modifikation von Produktionsleistungen in Nutztier-Populationen und andererseits der Einsatz in biotechnologischen Produktionssystemen. Grundsätzlich können alle Bereiche der tierischen Erzeugung von der Produktion über die Reproduktion, Gesundheit, Qualität und Verarbeitungseignung tierischer Produkte durch Gentransfer verändert werden.
Auch und gerade weil Wachstum ein sehr komplexer Vorgang ist, kann der Gentransfer langfristig hier vielleicht doch zum Erfolg führen, auch wenn die ursprünglichen Arbeiten wenig aussichtsreich waren. Die Entdeckung, dass Muskel- und Fettzellen Hormone sezernieren, die Futteraufnahme, Energie- Metabolismus und Körperzusam-

mensetzung beeinflussen sowie die Erkenntnisse über das Leptin-, Adiponectin, Callipyge und Myostatingen sind Grundlage neuer transgener Konzepte.
Der Kampf und Krampf gegen und um das Fett ist noch nicht entschieden. Schöne Hinterbacken bei Tieren führen mitunter zum gegenteiligen Empfinden bei Konsumentinnen und Konsumenten.

**Erhöhung der Krankheitsresistenz**

Die Kranken sterben halt leider nicht aus - und die Krankheiten sowieso nicht. Was beim Menschen gilt, ist hier beim Tier nicht falsch. Bei Tieren haben wir jedoch eine zusätzliche Option, die Resistenzzucht. Sie kann nach wie vor als die Königsdisziplin gelten, aber wie jeder echte Himmelsweg ist auch dieser steinig. „Per aspera ad astra" über die Steine zum Licht. Sicherlich ein guter Wahlspruch für ehrgeizige Projekte, die durch genetische Veränderungen die Gesundheit von Tieren stabilisieren und die Resistenzeigenschaften verbessern wollen. Die Steine der Biologie sind schwer genug, aber die Steine von ideologisierten Aktivisten wiegen schwerer. Die Unterstellung, wir würden nur deshalb versuchen, Tiere gesünder zu züchten, weil wir sie dann noch schlechter halten und behandeln könnten, empfinde ich als perfide. Wir sind vor 15 Jahren nicht erfolgreich gewesen, mittels Gentransfer Influenzaresistente Schweine zu züchten, obwohl wir nach wie vor denken, dass dies möglich sein muss. Eingestellt haben wir unsere Arbeiten damals nicht weil wir biologisch, sondern weil wir gesellschaftspolitisch gescheitert sind.
Mit den neuen Möglichkeiten der Reduktion von Geneffekten durch interferierende RNS die transgen exprimiert wird, erscheinen viele Ideen zur Reduktion mikrobieller Belastungen von Tieren wieder in einem neuen Licht. Auch die Ansätze zur genetischen Immunisierung, zur Entfernung ungünstiger Gene und zur Abwehr viraler Krankheiten sind jede Anstrengung wert.
Die weltweit in mehreren Arbeitsgruppen verfolgte Strategie, durch Knock-out des Priongens BSE-freie Rinder zu züchten, wird uns viel lehren über diese Krankheit, und wir werden mehr darüber lernen, wie sie entsteht, sich verändert, sich ausbreitet und verbreitet. Ich habe meine eigene Lektion dazu schon vor über zehn Jahren gelernt - also schon lange vor der deutschen BSE-Krise, als mir der Landwirtschaftsminister ein Projekt zur Generierung Prion-freier Rinder abgelehnt hat. Das an sich ist ja kein ungewöhnlicher Vorgang, wir kennen das - denke ich - alle, dass uns Projekte abgelehnt werden und können damit auch umgehen. Die begründende Bemerkung jedoch hat mich verblüfft: BSE wäre doch wohl ein Problem der Engländer, die sollten sich darum kümmern, wir geben dafür kein Geld aus. Soviel zur Weitsicht von Entscheidungsträgern.

**Verbesserung der Qualität tierischer Produkte**

Es ist ein weit verbreiteter Irrtum, natürliche Produkte als qualitativ hochwertig anzusehen, nur weil sie natürlich sind, bzw. vermeintlich natürlich entstanden sind. Ich will mich hier gar nicht darüber auslassen, inwieweit Produkte unserer Nutztiere im

engeren Sinne als „natürlich“ anzusehen sind. Man braucht sich nur den Unterschied zwischen den Leistungen von Wildformen und domestizierten Arten in Erinnerung zu rufen, um hier die ja durchaus gewollte und mühsam erzüchteten - enormen Unterschiede festzustellen. Der Begriff „natürlich“ sagt überhaupt nichts über die Eignung als Nahrungsmittel aus. Das gilt auch deswegen, weil sich unser Lebenswandel und unsere Lebensumstände massiv geändert haben. So wundert es nicht, dass sich auch unsere Ansprüche an die Ernährung und Lebensmittel verändert haben. Lebensmittel werden heute in großem Umfang durch technische Bearbeitung so getrimmt, wie wir sie haben wollen.
Nutraceuticals (abgeleitet von *Nutr*ition and pharm*aceutical*) sind Lebensmittel, die neben den üblichen Nährstoffen auch pharmakologische Wirkungen vermitteln sollen. So könnte beispielsweise durch Antikörper oder Antigene in tierischen Produkten eine passive oder aktive Immunität gegen bestimmte Erreger vermittelt werden. Ein anderer Ansatz wurde von der Arbeitsgruppe Iritani in Japan realisiert, die 2004 berichtete, dass sie transgene Schweine generiert habe, die eine ungesättigte Fettsäure aus dem Spinat funktionell exprimieren, wodurch im Fettgewebe 20% mehr Linolsäure nachweisbar war.
Via Gentechnik wird versucht, eine Veränderung der Milchzusammensetzung zu erreichen, um physiochemische, ernährungsphysiologische oder technische Eigenschaften der Milch zu verändern. Die Erhöhung des kappa- oder ß- Kasein-Gehaltes oder die Produktion ß-Laktoglobulin freier Milch sind attraktive Ansätze. Grundsätzlich könnte auch die biologische Wertigkeit des Milchproteins für den menschlichen Verzehr weiter optimiert werden indem z.B. humanes□ α□Lactalbumin oder Phenylalanin freies Lactalbumin in der Milch exprimiert oder der Laktosegehalt der Milch verändert wird.
Beim Schwein ist die Milchproduktion der Sauen ein limitierender Faktor für die Entwicklung der Ferkel. Die Arbeitsgruppe von Bob Wheeler (2002) hat durch die transgene Expression von α-Laktalbumin des Rindes in der Milch von Schweinen die Milchleistung gesteigert und die Wachstumsleistung und Überlebensrate der Ferkel verbessert. Diese Arbeiten demonstrierten nach Ansicht der Autoren erstmalig, dass die Transgen-Technologie erfolgreich zur Steigerung eines Produktionsmerkmals einer Nutztierspezies eingesetzt worden ist. Ein anderes Gebiet der Produktivitätsbeeinflussung ist die Veränderung von meta-bolischen Stoffwechselwegen. Das Interesse konzentrierte sich hier auf die Einführung von Biosyntheseverfahren für essentielle Bestandteile, wie das Cystein für die Wollsynthese oder die Etablierung des Glyoxylat-Stoffwechselweges, der es Wieder-käuern erlauben würde, Glukose aus Azetat zu synthetisieren.
Allen genannten Anwendungsbereichen ist gemein, das hier das Transgen in die Population eingebracht werden muss. Diese Introgression eines Transgens in große Populationen ist wegen der zu berücksichtigenden Inzuchtprobleme nicht mit einem oder einigen wenigen Foundertieren möglich. Deshalb ist die Verbesserung der Effizienz des Gentransferverfahrens so wichtig.

Das grundsätzliche Problem der langen Zeitabläufe in der Tierzucht kann natürlich auch der Gentransfer nicht lösen, nur reduzieren. Landwirtschaftliche Nutztiere haben Generationsintervalle, die im Vergleich zur Maus in Jahren und nicht in Wochen gerechnet werden. Dadurch ist der erforderliche Zeitraum vom Start eines Programms bis zur potenziellen Nutzung der transgenen Tiere entsprechend lang. Andererseits ist gerade wegen der langen Generationsintervalle die Chance, durch Gentransfer in einer bzw. wenigen Generationen eine Veränderung zu erzielen, die mit konventionellen Zuchtverfahren viele Generationen und damit Jahrzehnte in Anspruch nehmen würde, attraktiv.

**Produzenten spezieller Proteine (Gene Farming)**

Der Gentransfer erlaubt auch völlig neue Bereiche der Nutzung großer Säugetiere für den Menschen. So können im Rahmen des Gene Farmings von Nutztieren Proteine gewonnen werden, deren Herstellung bislang nicht, nur unzureichend oder nicht in der entsprechenden Qualität möglich war. Diese Proteine können als Arzneimittel, Rohstoffe für industrielle Weiterverarbeitung, Enzyme oder direkt als Nahrungsmittel zum Einsatz kommen.
Durch die Kombination von Strukturgenen mit spezifischen Regulationselementen kann erreicht werden, dass die Genexpression nur in einem bestimmten Organ erfolgt. So können Strukturgene, die mit Promotoren von Milchproteinen verbunden sind, in den Zellen der Mamma exprimiert werden. Mittlerweile wurden und werden sicherlich an die 50 rekombinante Proteine in Gene Farming- Projekten in den Milchdrüsen von Kaninchen, Schafen, Ziegen, Schweinen und Rindern exprimiert. Es sind dies u.a. diverse Blutgerinnungsfaktoren, humanes Antithrombin III, $\alpha$-1 Antitrypsin, Protein C, humanes Serumalbumin, Hepatitits-Antigene, Wachstumshormone, Interferone, Antikörper und viele andere. Ein besonderer Ansatz in Kanada ist die Produktion von Spinnenfäden in der Milch transgener Ziegen. Diese Fäden haben spezielle mechanische Eigenschaften, für die es eine Vielzahl von Anwendungsmöglichkeiten gibt. Neben der Milchdrüse werden auch andere Körperflüssigkeiten als Quelle für transgen exprimierte rekombinate Proteine genutzt: Blut, Speichel, Urin, Seminalplasma.
In einem eigenen Projekt haben wir versucht, bispezifische Antikörper in transgenen Tieren zu produzieren. Bispezifische Antikörper sind höchst attraktive Biomoleküle mit sehr aussichtsreicher Potenz für tumortherapeutische Ansätze. Das Prinzip besteht darin, dass in einem Antikörpermolekül zwei verschiedene Bindungsstellen kombiniert sind. Die eine Bindungsstelle erkennt ein spezifisches Antigen auf der Tumorzelle und die andere aktiviert über den CD28 Rezeptor körpereigene T-Zellen. Diese T-Zellen werden über den CD28 Rezeptor getriggert zu proliferieren und die Tumorzellen zu erkennen bzw. zu attackieren und zu zerstören.
Leider lassen sich diese single chain Moleküle in Bioreaktoren nur in sehr unzureichender Quantität und Qualität herstellen. Auch der Versuch, die Milchdrüse von Kaninchen dafür zu nutzen, war nicht erfolgreich. Ein Wechsel des Produktionsortes hin zu den B-Zellen, deren natürliche Aufgabe die Herstellung von Antikörpern ist, führte

dann zu einem ersten Teilerfolg, indem im Plasma immerhin genau soviel bispezifische Antikörper nachweisbar waren wie in *in-vitro*-Systemen. Eine große Überraschung war es, herauszufinden, dass allein durch Umstellen des Konstruktes, also ohne das Einfügen zusätzlicher regulatorischer Elemente, die Expressionsleistung um den Faktor 100 gesteigert werden konnte. Auch die funktionelle Prüfung dieser in den B-Zellen transgener Kaninchen produzierten bispezifischen Antikörper war sehr erfolgreich. Bei einer Kokultur von menschlichen Melanomzellen und T-Zellen war durch die Vermittlung der rekombinanten Antikörper in drei Tagen ein 100% iger Kill der Tumorzellen zu beobachten. Davon beflügelt haben wir mittels transformierten fetalen Fibroblasten einen transgenen 10er-Rinderklon generiert, der jetzt - wie erwartet – ebenfalls 100 mg rekombinante bispezifische Antikörper produziert (Abb. 63).
Ein anderer attraktiver Ansatz ist es, in transgenen Kaninchen oder Rindern humane polyklonale Antikörper zu produzieren. Polyklonale Antikörper haben gegenüber monoklonalen Antikörpern den entscheidenden Vorteil, mehrere Epitope und sogar Antigene parallel zu binden und dadurch wesentlich effizienter in der Therapie vieler Krankheiten einsetzbar zu sein. Die Schwierigkeit war bislang, solche polyklonalen Antikörper in ausreichender Menge und Zuverlässigkeit in humanisierter Form herstellen zu können. Im Gegensatz zu monoklonalen Antikörpern, von denen es mittlerweile eine ganze Reihe humanisierter Formen gibt, ist dies bei polyklonalen Antikörper.
Die Strategie der amerikanischen Firma THP ist es, in transgenen Kaninchen humane polyklonale Antikörper zu produzieren. Dazu müssen die noch nicht rearrangierten Gene für die leichte und schwere Immunglobulin-Kette transferiert werden. Die Arbeitsgruppe um James Robl von der Fa. Hematech hat sich als Produktionsspezies das Rind gewählt und ein artifizielles humanes Chromosom mit 10 Millionen Basenpaaren in fetale Fibroblasten gebracht und aus diesen dann mittels Klonierung transchromosomale Kälber erzeugt, bei denen im Serum humane Immunglobuline gefunden wurden.
Eine Weiterentwicklung der Idee, transgene Tiere als Bioreaktoren zu nutzen, ist der Versuch, Nutztiere genetisch/gentechnisch so zu verändern, dass Zellen, Gewebe oder ganze Organe dieser Tiere im Rahmen einer Xenotransplantation in menschlichen Patienten funktionieren könnten. Dass dies einfach sein würde, durfte niemand ernsthaft erwarten. Unser Immunsystem hat sich schließlich 200 Millionen Jahre darauf vorbereitet, genau dieses zu verhindern und dazu wenigstens vier Barrieren errichtet. Ausgehend von der hyperakuten, über die akute und vaskuläre bis hin zur chronischen Abstoßung bietet das Immunsystem eine gestaffelte Verteidigungsstrategie auf, die - wie so oft bei Auseinandersetzungen - das vermeintlich Richtige tut und gerade dadurch dem Organismus schadet. Wenn es aber überhaupt eine Chance gibt, die überaus konservative Phallanx des Immunsystems bei Xenotransplantationen zu überlisten, dann nur mit der Technologie, auf die das Immunsystem sich nicht einstellen konnte, die genetische Maskierung fremder Herkünfte. Diese Maskierung wird durch additiven und/oder rekombinativen Gentransfer erreicht. Die hyperakute Abstoßung durch präformierte Antikörper verpufft, wenn durch den Knock-out der $\alpha$1-3 Galactosyl-

transferase die auslösenden Zuckerreste nicht in den Zellen verankert worden sind und dadurch die Antigene fehlen. Die vaskuläre Abstoßung hoffen wir durch Kontrolle der Aktivität der NK-Zellen des Empfängers in den Griff zu bekommen. Dies soll durch die Expression von HLA-E, humanem ß2-Mikroglubulin und TRAIL in unseren multitransgenen Schweinen erreicht werden.

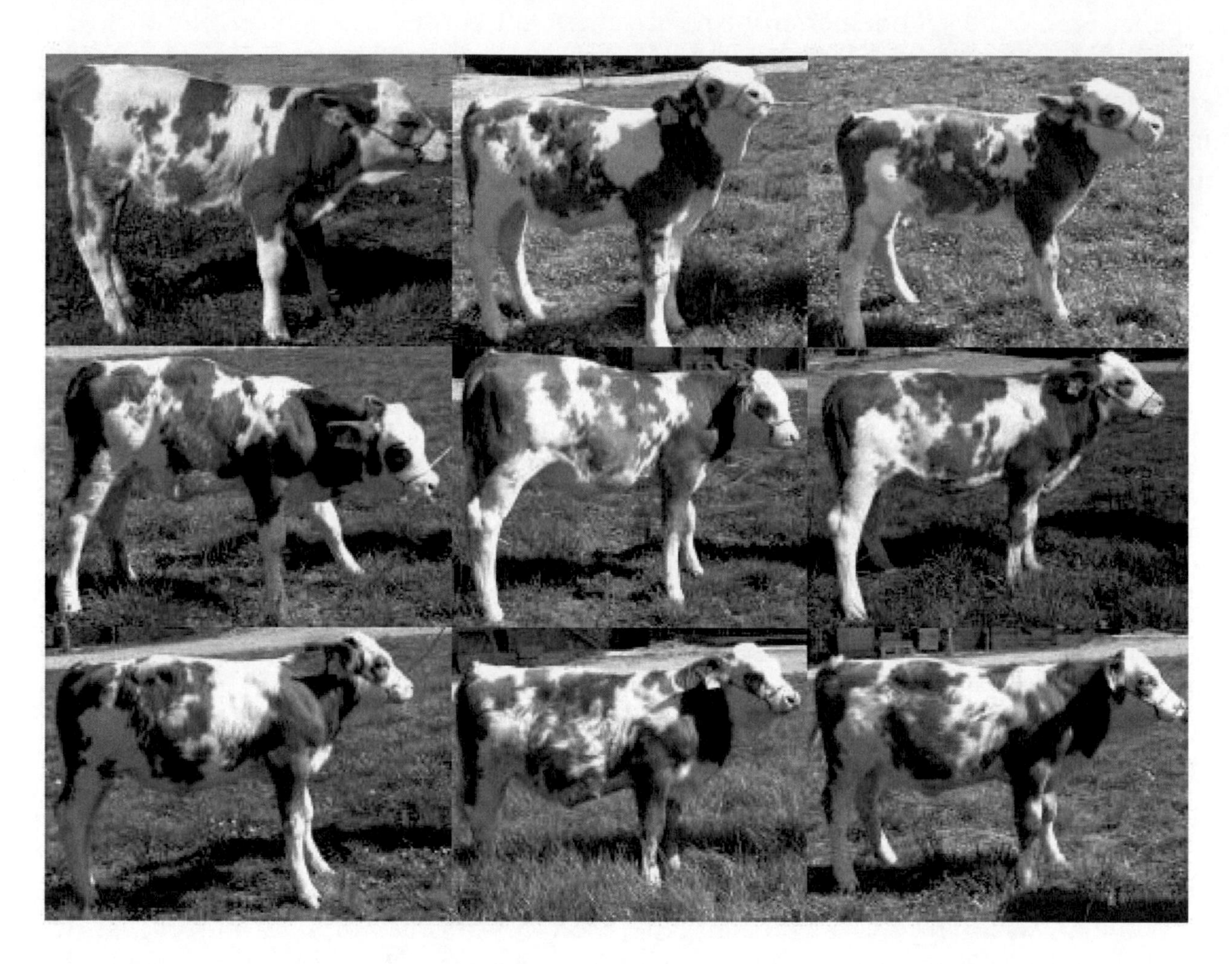

Abb. 63: r28M transgener Rinderklon („Rosa"klon, geboren ab Sommer 2002) aus Klonierung fetaler Fibroblasten

Alles in allem wird man sicherlich bis zu zehn verschiedene genetische Veränderungen vornehmen müssen, um eine vernünftige Chance zu haben, für transplantierte Organe eine Überlebenszeit von mehr als einem Jahr zu erreichen. Auch wenn dieser Weg lang und wegen der Rückschläge mitunter frustrierend ist, er rechtfertigt jede Anstrengung in Anbetracht der zigtausenden von unschuldigen Patienten, die auf den diversen Wartelisten oder noch bevor sie dorthin gelangen, hoffungslos und teilweise qualvoll versterben. Wenn man weit in die Zukunft schaut, könnte nach Xenotransplantationen möglicherweise sogar die Dauer-Immunsuppression entfallen.

Die Produktion von rekombinanten Biowirkstoffen oder Xeno-Organen ist zweifelsohne die edelste Anwendung des Gentransfers, auch wenn dafür Tiere genau zu diesem Zweck und alleine dafür gezüchtet werden müssen. Selbst wenn man nicht wie ich ein anthropozentrisches Weltbild hat, kann man angesichts von hundertmillionenfachen Schweineschlachtungen pro Jahr für den Verzehr nicht die Nutzung von Tieren zur Wiedererlangung der Gesundheit von Menschen ernsthaft ablehnen.

**Schlussbetrachtung**

Unsere Politiker und sonstige Meinungsbildner behaupten gebetsmühlenartig, unser Land bräuchte Innovationen - und sie implizieren damit, wir hätten keine oder zu wenige. Das stimmt so nicht! Uns fehlt es nicht an Innovationen, Ideen oder kreativen Köpfen, die solche gebären. In diesem Land wurde und wird exzellente Wissenschaft auf höchstem internationalem Niveau gemacht und zwar sowohl in der Grundlagenforschung als auch in der angewandten Forschung. Grundlagenforschung will die Welt verstehen, und angewandte Forschung will die Welt gestalten. Wir brauchen und haben beides. Was wir viel zu wenig machen ist, etwas aus den Ergebnissen unserer Wissenschaft zu machen! In unserer Jammergesellschaft mangelt es an Initiativen und Strategien, an Mut und Risikobereitschaft, Wissenschaft in Wirtschaft umzusetzen. Viele der Entscheider sind eben zu allem fähig, aber zu nichts zu gebrauchen!
Dabei fehlt in unserem Land noch nicht einmal das Geld an sich. Unsummen an Liquidität aus Deutschland vagabundieren um den ganzen Globus auf der Suche nach lukrativen Investments. Francis Bacon (1561-1626), der englische Philosoph, Wissenschaftler und Staatsmann hat einst so treffend formuliert: „Geld gleicht dem Dünger, der wertlos ist, wenn man ihn nicht ausbreitet.“ In Deutschland wird nichts mehr ausgebreitet. Zukunft wird so nicht gestaltet und Chancen werden so nicht genutzt, sondern vergeben – andere freuen sich!

Literaturverzeichnis

Jaenisch, R. (1988) Transgenic Animals, Science 240, 1468-1474

Festvortrag, 240-Jahrfeier der Veterinärmedizinischen Universität Wien, 24.03.2005

## Nutztier Tiermedizin – Status quo und Quo vadis.

Man muss unseren Rektor loben. Er hat die heutige Veranstaltung exakt auf den Tag genau 240 Jahre nach dem denkwürdigen Handschreiben der Kaiserin Maria Theresia gelegt. Am 24. März 1765 hat sie die Gründung einer „Lehrschule zur Heilung der Viehkrankheiten" angeordnet.
Da mag man gern verzeihen, dass noch zehn Jahre zum wirklich runden Jubiläum fehlen. Andererseits sind es möglicherweise gerade diese zehn Jahre, die für die Zukunft unserer Universität entscheidend sein werden. Wo werden wir in zehn Jahren sein, oder was müssen wir jetzt tun, um in zehn Jahren dort zu sein, wo wir hinwollen und müssen. So ähnlich lautete die Frage, die mir der Rektor sozusagen als Thema vorgegeben hat, nämlich „Was sollte die Universität bei der Struktur von Forschung und Lehre bedenken, damit ihre Absolventen auch in zehn Jahren noch (wieder) in zahlreichen Berufsfeldern gefragte Experten sind?" und „Chancen und Risiken für Absolventen, die nicht eine tierärztliche Praxis aufmachen wollen".
Was es zu diesen Fragen aktuell Vernünftiges und Richtiges zu sagen gibt, haben Sie gestern und heute hören und erleben können. Ich selbst gestehe freimütig, dass ich hier überfordert bin und stütze mich auf Mark Twain der gesagt hat: „Es ist viel leichter, ein Prophet zu sein, als die Zukunft vorherzusagen." Diese Aussage wird eigentlich nur noch durch die Erkenntnis von Karl Valentin, dem Münchner Querdenker übertroffen, der so sinnig meinte: „Prognosen sind schwierig, besonders wenn sie die Zukunft betreffen" und noch hinzufügte „Die Zukunft war früher auch besser". Also - Quintessenz: „nix gwiss woaß ma eh net" und darüber, was ich nicht weiß, weil man es nicht wissen kann, möchte ich auch nicht reden.
Ein Faktum, das mich möglicherweise für eine Prognose über Berufsaussichten prädestiniert, ist etwas, was der Rektor eigentlich gar nicht wissen kann, nämlich, dass ich für meine eigenen Kommilitonen gewissermaßen eine gescheiterte tierärztliche Existenz bin. Aus mir ist nicht, wie während des gesamten Studiums unverrückbar fixiert, ein zünftiger Großtierpraktiker geworden, sondern ich bin, wider alle eigenen und fremden Erwartungen und Einschätzungen, an der Uni hängen geblieben. Das, was mich zum Studium gebracht hat, übe ich beruflich nicht aus, und das, was mir völlig fremd war, ist mir jetzt Heimat geworden.
Deshalb möchte ich Ihnen, den heutigen Studierenden ans Herz legen, sich nicht zu früh fest zu legen, sondern offen zu bleiben für das, was das Leben und seine oft unerwarteten und unerwartbaren Entwicklungen an Überraschungen bietet. Ich lege Ihnen dies auch deshalb so sehr ans Herz, weil ich weiß, dass Sie sehr dazu neigen, genau das Gegenteil zu tun - also sich festzulegen. Ich weiß es, nicht weil ich eine Prognose wage, sondern weil ich Sie gefragt habe. In meinen Erstsemesterbefragungen, die ich nach Einführung der Eingangsphase hier durchgeführt habe, hatte ich Ihnen genau eine solche Frage gestellt.

Nehmen Sie also alles an und mit, was Ihnen unsere Universität geistig und intellektuell an Bildung und Ausbildung bietet, versperren Sie sich keiner Option. Das Leben verläuft nicht so geradlinig, wie man sich das wünschen mag. Wir alle kennen unsere Zukunft nicht, deshalb ist es so wichtig, in der Jugend möglichst viel zu verstehen und zu erfahren, um als Adulter davon zehren zu können. Nie wieder im Leben ist man so aufnahmefähig und so leistungsfähig wie in der Jugend. Wir Älteren und Alten können uns da nur für Sie freuen.

**Domestikation**

Nun aber in die Vergangenheit. Die vom Menschen geschaffene Kultur, so wie wir sie heute verstehen, begann vor über 10.000 Jahren mit der Domestikation und dem Übergang vom Jäger und Sammler zum Viehzüchter und Ackerbauern. Das Überführen von Wildarten in den Haustierstand wird als eine der ersten und wichtigsten kulturellen Leistungen des Menschen bezeichnet. Mit der Domestikation der Haustiere entwickelte sich ein Hirtennomadentum, das von Anfang an mit sesshaften Ackerbauern im Streit lag. Die biblische Kain-und-Abel-Auseinandersetzung im alten Testament zeugt vom gespannten Verhältnis zwischen Tierhaltern und Bauern. Sie endete, wie Sie alle wissen, damit, dass der Ackerbauer Kain seinen Schaf züchtenden Bruder Abel aus Neid erschlagen hat (Genesis 4,8). Hier liegt möglicherweise auch der Ursprung des selbst heute noch nicht ganz reibungsfreien Verhältnisses zwischen der Veterinärmedizinischen Universität und der - viel jüngeren - Universität für Bodenkultur. Ich werde zum Schluss noch mal darauf kommen. Auch in den heutigen Streitereien zwischen Vegetariern und „Fleischfressern" leben diese Auseinandersetzungen munter fort - Gott sei Dank selten mit alttestamentarischem Ausgang.
Lassen Sie uns vor einem Sprung direkt in die Neuzeit einen kurzen Zwischenstopp beim großen Gegenspieler von Kaiserin Maria Theresia, bei Friedrich dem Großen machen, der voll Hochachtung von ihr sprach und sich über die Landwirtschaft wie folgt geäußert hat: „Die Landwirtschaft ist die Erste aller Künste! Ohne sie gäbe es keine Kaufleute, Dichter und Philosophen."
Die veterinärmedizinische Berufsausübung der letzten Jahrzehnte und Jahre hat einen signifikanten Wandel erlebt und durchlebt. Gründe für diesen Wandel sind u.a.:

- die Konzentration der Tierhaltung mit abnehmender Betreuungsfrequenz für das Einzeltier,
- die stark gestiegenen Erwartungen von Verbraucherinnen und Verbraucher im Hinblick auf die Unbedenklichkeit und Gesundheit und Lebensmitteln,
- die zunehmend restriktiven Vorschriften zur Anwendung von Arzneimitteln bei Tieren, die der Lebensmittelerzeugung dienen,
- die enorm angestiegene und schier nicht mehr überblickbare und umsetzbare gesetzliche Regelungsdichte.

Der primäre Auslöser für diese Veränderungen in der jüngsten Zeit war die BSE- Krise - begleitet von einigen Lebensmittelskandalen - und die daraus politisch gezogenen Konsequenzen. Noch nie in neuerer Zeit hat eine Tierseuche derartig gravierende und

weit reichende Auswirkungen für die tierärztliche Tätigkeit zur Folge gehabt, noch nie wurden die therapeutischen Möglichkeiten durch gesetzliche Maßnahmen dermaßen stringent eingeschränkt.
Die Frage steht im Raum: Wo könnten sich in so einem Umfeld neue Aufgaben im Großtierbereich herauskristallisieren?

## Molekulargenetik

Wenn man einen Tierzüchter reden lässt, wird man sich nicht wundern, wenn Tierzucht herauskommt. Und hier, auf meinem ureigensten Gebiet, wage ich eine Prognose, ja hier will ich, wenigstens einmal, Ihr Prophet sein: Dieses 21. Jahrhundert wird das Jahrhundert der Anwendung molekulargenetischer Technologien und Techniken in der Nutztierproduktion.
Entscheidende Voraussetzung für die umfassende Nutzung aller molekulargenetischen Analysen ist, dass wir möglichst von allen Tieren unserer Populationen qualifizierte DNS- Proben zur Verfügung haben. Stehen solche Proben zur Verfügung, sind sie eine perfekte Basis für eine umfassende Herkunftssicherung und Rückverfolgbarkeit von Tieren und von Produkten dieser Tiere durch die Verwendung der DNS als Signum einer individuell einzigartigen Identität. Wir erinnern uns, die biologische Individualität wird bei der Befruchtung durch Syngamie von Spermium und Eizelle fixiert, aber die administrative Identität erhält das Individuum erst mit einer Kennzeichnung. Die Kombination der Probengewinnung mit der Kennzeichnung mittels Ohrmarken erlaubt, dass die Proben

- zuverlässig,
- eindeutig zuordenbar,
- fehlerfrei gewonnen werden.

Durch die zusätzliche stabile Konservierung per Mumifikation sind diese Proben auch noch faktisch unbegrenzt haltbar. Damit ist die Probengewinnung von allen Tieren eines Landes logistisch kein Problem. Da auch für die DNS- Isolation und -Analyse Hochdurchsatzverfahren zur Verfügung stehen, können mit geringem finanziellem Aufwand für alle Nutztiere individuelle genetische Merkmale charakterisiert werden.
Was wir molekulargenetisch in der Untersuchung und Beurteilung genetischer Konstellationen beim Tier schon können ist beachtlich, aber es ist vergleichsweise vernachlässigbar in Relation zu dem, was wir hier in einigen Jahren und Jahrzehnten können werden. Hunderte von Arbeitsgruppen auf der ganzen Welt arbeiten hier intensivst an neuen Tests. Jeden Monat, ja teilweise jede Woche, werden neue molekulargenetische Analysen

- zur Diagnose von Erbfehlern,
- zur Erkennung von Krankheitsdispositionen und -resistenzen,
- für qualitative Merkmalseigenschaften und zunehmend auch
- für quantitativen Produktionsmerkmale

entwickelt und publiziert.

Und in nicht zu ferner Zukunft werden wir auch Kenntnisse haben über Zusammenhänge und Wechselwirkungen zwischen Medikamenten und genetischer Veranlagung. Das Fach Pharmakogenomik, das es heute so noch nicht gibt, kann in 10 Jahren zum Standard gehören. In nicht zu ferner Zeit werden wir von neuen Medikamenten wissen, wie sie in Abhängigkeit vom Genotyp des Patienten einzusetzen sind, ob sie bei diesem Individuum wirken und in welcher Dosierung sie genotypisch individuell zu applizieren sind.

**Transgene**

Wir halten weltweit über vier Milliarden Nutztiere, weil wir uns einen Nutzen davon versprechen, in erster Linie für die Ernährung aber auch als Arbeitstiere. Und wir entwickeln neue Nutzungen z.B. in Richtung Medizin, hin zur Nutzung von Tieren als Produzenten von therapeutisch attraktiven Proteinen und in Zukunft auch Organen für die Transplantation. Im Gegensatz zur Nutzung embryonaler Stammzellen und Arbeiten zu therapeutischem Klonen sehe ich für die Anwendung dieser Techniken beim Tier keine unlösbaren ethischen Probleme.
Wer ist berufener als Veterinärmedizinerinnen oder Veterinärmediziner, um für die Generierung und Betreuung dieser Nutztiere mit ihren neuen Nutzungsvarianten Sorge zu tragen! Dieser Bereich ist ein Qualitäts- und kein Quantitätsmarkt. Je höher die qualitativen Anforderungen an ein Produkt, umso höher der Arbeitsanteil der Veterinärmedizin als Kontroll- und Optimierungsorgan. Insbesondere bei Reproduktionstechniken, wie Embryotransfer und Embryomanipulation bis hin zur Klonierung durch Kerntransfer ist der tierärztliche Beitrag unersetzbar.
Eine Weiterentwicklung der Idee, transgene Tiere als Bioreaktoren zu nutzen, ist der Versuch, Nutztiere genetisch/gentechnisch so zu verändern, dass Zellen, Gewebe oder ganze Organe dieser Tiere im Rahmen einer Xenotransplantation in menschlichen Patienten funktionieren könnten. Dass dies einfach sein würde, durfte niemand ernsthaft erwarten. Unser Immunsystem hat sich schließlich 200 Millionen Jahre darauf vorbereitet, genau dieses zu verhindern und dazu wenigstens 4 Barrieren errichtet. Ausgehend von der hyperakuten, über die akute und vaskuläre bis hin zur chronischen Abstoßung bietet das Immunsystem eine gestaffelte Verteidigungsstrategie auf, die - wie so oft bei Auseinandersetzungen - das vermeintlich Richtige tut und gerade dadurch dem Organismus schadet. Wenn es aber überhaupt eine Chance gibt, die überaus konservative Phallanx des Immunsystems bei Xenotransplantationen zu überlisten, dann nur mit der Technologie, auf die das Immunsystem sich nicht einstellen konnte, die genetische Maskierung fremder Herkünfte. Diese Maskierung wird durch additiven und/oder rekombinativen Gentransfer erreicht.
Ich war immer ein Gegner der Anbiederung der Veterinärmedizin an die Humanmedizin, aber ich denke, wir sollten uns mit großem Nachdruck in den Bereichen der humanmedizinischen Forschung engagieren, in denen die Tiermedizin einen originären und unverzichtbaren Beitrag leisten kann.

## Lebensmittel

Ähnliches gilt auch für die Kontrollaufgaben der Veterinärmedizin im Bereich Lebensmittel. Unser Berufstand ist hier gefragt, und gut beraten sich dieser Aufgaben in Konkurrenz zu verwandten Berufen anzunehmen. Die Fachkompetenz am und um das Tier wird uns nicht streitig gemacht, aber die nachfolgenden Bereiche bedürfen eines aktiven Auftretens. Die Anwendung molekulargenetischer Analysen wird enorme Vorteile für die Tiergesundheit und die Versorgung des Menschen mit gesunden Lebensmitteln tierischer Herkunft haben. Herkunftssicherung und Rückverfolgbarkeit sind zuverlässig überprüfbar. „Food safety" kann so kostengünstig realisiert werden.

## Krankheitsresistenz

Die Kranken sterben halt nicht aus – und die Krankheiten sowieso nicht. Was beim Menschen gilt, ist hier beim Tier nicht falsch. Und es entstehen immer wieder neue Krankheiten. Vieles von dem, was uns heute so beschäftigt und mit Sorge erfüllt, kannte die Generation vor uns nicht.
Bei Tieren haben wir jedoch eine zusätzliche Option, die Resistenzzucht. Sie kann nach wie vor als die Königsdisziplin gelten, aber wie jeder echte Himmelsweg ist auch dieser steinig. „Per aspera ad astra", über die Steine zum Licht. Sicherlich ein guter Wahlspruch für ehrgeizige Projekte, die durch genetische Veränderungen die Gesundheit von Tieren stabilisieren und die Resistenzeigenschaften verbessern wollen. Die Steine der Biologie sind schwer genug, aber die Steine von ideologisierten Aktivisten wiegen schwerer. Die von dieser Seite kommende Unterstellung, wir würden nur deshalb versuchen, Tiere gesünder zu züchten, weil wir sie dann noch schlechter halten und behandeln könnten, empfinde ich als perfide.

## Tierseuchenbekämpfung

Tierseuchen sind eine Geißel der Menschheit! Seit Beginn der Haustierhaltung haben immer wieder Seuchen die Gesundheit und sogar das Leben von Menschen bedroht und die wirtschaftliche Grundlage ganzer Gesellschaften gefährdet oder gar ruiniert. Auch in unserer Zeit sind Tierseuchen - wieder - ein großes Problem und das nicht nur, weil diverse Tierseuchenerreger wie Milzbrand etc. als biologische Kampfstoffe oder zu terroristischen Zwecken missbraucht werden.
Was wir auf dem Gebiet der Bekämpfung konventioneller Tierseuchen, also von Tierseuchen, deren Erreger keine Zoonosen und somit für den Menschen nicht gefährlich sind, in der EU in den letzten Jahren erlebt haben, entbehrt eigentlich jeglicher Vorstellungskraft und war aus meiner Sicht mit das deprimierendste, womit die tiermedizinische Wissenschaft konfrontiert worden ist. Dass man hier andere Wege gehen kann und muss ist klar. Die Industrie hat durch Entwicklung von Markerimpfstoffen einen Teil getan.
Gefangen in den Fallstricken eigener Gesetze und Verordnungen aber hat der

Eurokratismus Nutztiere millionenfach töten und vernichten lassen und das ohne wirkliche tierärztliche Indikation. Das ist ein erbarmungswürdiges, ja mehr noch, ein verabscheuungswürdiges Vorgehen. Hier hole ich aus Goethes Faust Mephisto zu Hilfe „Er nennt's Vernunft und braucht's allein, nur tierischer als jedes Tier zu sein!"
Eine Tierseuche, die keine Zoonose ist, für die wir ein intelligentes Bekämpfungsverfahren sehen, ist die BVD, die Bovine Rinder Diarrhoe. BVD äussert sich mit Fruchtbarkeitsstörungen, Missbildungen, erhöhte Kälbersterblichkeit, Kümmern und Todesfällen aufgrund unstillbaren Durchfalls. Weltweit beträgt der jährliche Schaden durch dieses Virus mehr als zwei Milliarden Euro. In vielen Ländern wurden oder werden deshalb Bekämpfungsstrategien initiiert, die entweder auf Impfungen basieren oder auf Isolation betroffener Tiere - soweit sie erkannt werden. Eine zuverlässige landesweite Sanierung ist damit bislang nicht gelungen!
Einen innovativen Weg der Bekämpfung dieser Seuche beschreiten jetzt aktuell Tirol und Südtirol. Dort werden in den nächsten Monaten von Tierärzten bei über 100.000 Kälbern im Rahmen der Tierkennzeichnung Ohrstanzproben gewonnen, die dann auf BVD Virusantigen untersucht werden. Die dabei identifizierten persistent infizierten Kälber, die als permanentes Virusreservoir fungieren, können vor dem Auftreten ernsthafter Symptome aus der Population genommen werden. Wir hoffen, damit das Virus zuverlässig aus den Beständen zu entfernen. Bei den ersten 4000 Proben haben wir 14 PI Tiere gefunden. Das ist dreimal soviel, wie wir auf Grund epidemiologischer Schätzungen erwartet hatten und zeigt, dass wir hier auf einem richtigen tierärztlichen Weg sind.
So hoffen wir, dieses Vorgehen auf ganz Österreich ausdehnen zu können um es anschließend als nationalen Pilot für die EU vorweisen können. Mein eigenes Heimatland Bayern hat diesen Schritt nicht geschafft. Dort paralysieren sich seit fast zwei Jahren diverse ministerielle Verantwortlichkeiten und Verantwortungslosigkeiten gepaart mit behördlichen Eifersüchteleien und Inkompetenzen.

## Kurative Praxis

Es ist offenbar, dass die Bedeutung der Einzeltiertherapie im Groß-Nutztierbereich weiter rückläufig sein wird. Sie sollen mir bitte nicht unterstellen, ich rede hier dem Ende der kurativen Praxis das Wort, aber den Realitäten muss man ins Auge sehen. Ich erinnere an Ovid, den römische Epiker, der uns sagt: „Ein Tier in Not ist ein heiliges Objekt". Wer Veterinärmedizin nicht nur als Beruf sondern als Berufung versteht, wird diesen Auftrag nie aus den Augen und dem Herzen verlieren.
Das Schönste in unserem Beruf sind die Augenblicke, in denen tierärztliches Handeln neuem Tierleben in die Welt hilft, und das Wichtigste die Aktionen, in denen Qualen und Leid gelindert oder gestoppt werden können. Diese Entscheidungen dienen oft mehr der Erlösung denn der Heilung. Aber auch das haben wir uns zur Aufgabe genommen und diesem Auftrag müssen wir gerecht bleiben. In diesem Zusammenhang verstehe ich den Vers im Alten Testament (Prediger 3.19): „Der Mensch hat vor dem Tier keinen Vorzug ... alle werden sie wieder zu Staub" indem ich ihn dahin wende

„Das Tier hat vor dem Menschen den Vorzug, dass es seinem Leiden, wenn es denn keine Heilung gibt, nicht hilflos ausgeliefert bleiben muss“. Solche Entscheidungen fallen nicht leicht, aber dass sie gefällt werden können, erleichtert Tieren manches, was Menschen nicht erspart bleibt.

**Struktur von Forschung und Lehre**

Nun aber zur zweiten Frage, der Struktur unserer Universität in Forschung und Lehre. Die Universität hat das ihrige getan, und durch Umgestaltung des Diplomstudienganges auf das Curriculum 2002, die Gliederung in drei Studienabschnitte und die Einbeziehung von wählbaren Vertiefungsfächern die Voraussetzungen für die Studierenden optimiert. Das neue Bakkalaureatstudium „Biomedizin und Biotechnologie“ trägt den neuen Bedürfnissen nach innovativen Ausbildungskonzepten Rechnung. Ich hege keinen Zweifel, dass hier eine Berufsrichtung etabliert wird, für die in den nächsten Jahren und Jahrzehnten große Nachfrage vorhanden sein wird.
Das neue Bakkalaureatstudium Pferdewissenschaften hat von der Bezeichnung her eigentlich am meisten mit dem *veterinarius* zu tun, heißt *veterinarius* doch direkt übersetzt „der zu den Zugpferden gehörige“. Es bleibt nur zu hoffen, dass es für die Absolventinnen und Absolventen einen anhaltend aufnahmebereiten Arbeitsmarkt geben wird.

**Frauenanteil**

Der attraktivste Wandel in den veterinärmedizinischen Bildungsstätten in den letzten Jahrzehnten ist ein Wandel, für den die Universitäten nichts können. Zumindest ist es kein Wandel, worauf sie sich etwas einbilden dürfen, weil sie nichts dafür getan haben, außer vielleicht, dass sie klugerweise nicht versucht haben, es zu verhindern. Ich spreche von der Dominanz der Frauen. Vielleicht sind Frauen wirklich die besseren Tierärzte, mittlerweile sind sie auf jeden Fall die häufigeren. Susanne Westphal vom deutschen Zukunftsinstitut sagt, das 21. Jahrhundert wird das Jahrhundert der Frauen. Bei den Studierenden unserer Universität ist diese Aussage übererfüllt. Dass wir angesichts eines Frauenanteils von 90% in unserem Fach noch keine Männerbeauftragten brauchen, liegt nur daran, dass die Frauen uns durchgehend besser behandeln, als sie es offensichtlich üblicherweise von uns erwarten.

**Herkunft**

Auch hinsichtlich der Herkunft unserer Studierenden registriere ich eine große Veränderung. Nur mehr etwas weniger als 15% unserer Studierenden kommen aus dem Umfeld der Landwirtschaft und der tierärztlichen Praxis, die überwiegende Mehrheit rekrutiert sich aus der Stadt. Damit mag auch zusammenhängen der starke Wandel im Hinblick auf das Berufsbild hin zum spezialisierten Kleintier- oder Pferdefachtierarzt bzw. zur Tierärztin.

## Forschung

Grundlagenforschung will die Welt verstehen, und angewandte Forschung will die Welt gestalten. Wir brauchen und haben beides an unserer Universität. Forschung ist der einzige Bereich menschlichen Strebens und Arbeitens, in dem es keine Sättigung gibt, der nicht von Überproduktion gefährdet ist. Man kann nie zuviel forschen, Erkenntnis an sich ist ein Wert an sich. Neue Erkenntnisse gebären neue Fragen und je intensiver wir forschen, um so mehr lernen wir und erkennen wir, was wir in Zukunft noch forschen können. So sind wir gut beraten, uns den Wahlspruch der Deutschen Akademie der Naturforscher Leopoldina, der weltweit ältesten dauerhaft existierenden naturwissenschaftlichen Gelehrtengesellschaft zu eigen zu machen „Numquam otiosus", Nimmer müßig. Nimmer müßig im Streben nach neuen Erkenntnissen. Allerdings haben wir auch darauf zu achten, wie dies der ehemalige Präsident der Österreichischen Akademie der Wissenschaften Prof. Welzig so zielsicher charakterisiert hatte, dass manchmal „die Muße fehlt". Wissenschaft, will sie im Dienste des Gemeinswesens sein, will sie fähig sein „unser Land zu zieren" und „zum Wohle der Menschen" beizutragen, bedarf auch der Muße.

## Wien

Und wo könnte man diese besser finden als in Wien. „Wien ist anders", intoniert die hiesige Fremdenverkehrswerbung. Mein Credo lautet „Kommen Sie nach Wien, Ihre Seele ist schon da!"
Wir feiern den 240. Geburtstag unserer Universität, wobei wir genau genommen erst seit 1897 eine „Thierärztliche Hochschule" sind. So oder so, Geburtstag feiern, erinnert an eine persönliche Vita, so als wäre die VUW eine Frau. Eine Schwierigkeit bei derartigen Vergleichen ist die Fixierung des analogen Lebensalters. Unsere geliebte Alma Mater ist wohl kein junges Mädchen mehr, aber auch noch keine gereifte Frau, obwohl sie schon viel Bewegendes und Aufregendes hinter sich hat. Zweimal in 240 Jahren war das Ende schon zum Greifen nahe.
Irgendwie menschelnd ist, dass sie sich, wie das manchmal so passiert, zwischendurch ein wenig vernachlässigt hat. Wie bei unsereinem hatten sich da und dort Pölsterchen oder mehr gebildet. Sie hatte sich daran gewöhnt, sich in Schönheit und Ruhm zu sonnen und war dem süßen Gift der Eitelkeit erlegen. Nun wäre es extrem unhöflich, ja flegelhaft, sich so auszudrücken, würde es sich um aktuelle Kritik handeln. Dem ist am heutigen Tag aber eben nicht mehr so. Die Universität hat sich erfolgreich runderneuert. Im Gegensatz zum individuellen Femininum hat sich die Alma mater nicht nur einem Face lifting unterzogen, sie hat sich gleich mit einem ganz neuen Organismus ausgestattet, sozusagen eine Erneuerung an Kopf und Gliedern. Der Charme der Linken Bahngasse hat sich der damaligen Ministerin Firnberg nicht erschlossen, als sie bei einem Besuch der hinteren Stallgasse entsetzt als „Klein-Sibirien" bezeichnet hat. Der Entschluss, nach Planungen, die vor dem ersten Weltkrieg angefangen wurden, nun tatsächlich neu zu bauen, hat uns dann diesen modernsten und weltweit größten

Standort einer Veterinärmedizin beschert. In dem nunmehr völlig erneuerten Körper wurde auch der Geist saniert. Ein Blick ins Vorlesungsverzeichnis und ins Tagungsprogramm zeigt, was sich alles verändert hat. Die klassische „Wiener Schule" mündet in die „Neue Wiener Schule" und unsere VUW ist attraktiver denn je.

So schön und attraktiv, dass es nicht wundert, wenn alte Verehrer wieder aktiv wurden. Die BOKU hat schon mal um die VUW gefreit, und heute ist die Mitgift ja noch wesentlich anziehender. Bislang ist es zwar zu einem gemeinsamen Ableger in Form des IFA Tulln und zu gemeinsamen Anbandlereien in Lehre und Forschung gekommen, aber für einen Ehestand hat es noch nicht gereicht. Eine Prognose ist schwierig, Sie erinnern sich, weil es die Zukunft betrifft. Man wird sehen, wie es im Jahr 2015 aussehen wird.

**Schlussbetrachtung**

Damit beginnt der Kreis sich zu schließen. Ich komme zurück zum heutigen Anlass, der 240 Jahrfeier. Das Feiern ist und soll auch nicht zu kurz kommen und ich möchte zum Schluss Ihr Augenmerk auf einen interessanten neuen Aspekt des Feierns richten, wozu ich aber ein bisschen ausholen muss. Bedingt durch meine berufliche Tätigkeit bin ich in den letzten 25 Jahren oft in Diskussionen und Interviews mit der Frage konfrontiert worden, was denn nun den Menschen so grundlegend vom Tier unterscheide. Ich hatte damals noch nie näher darüber reflektiert, warum ein Rindviech ein Rindviech und ein Mensch ein Mensch ist, höchstens manchmal darüber, warum sich manche Menschen wie Rindviecher benehmen. Wie erklärt man, was klar ist, wenn man undurchsichtig gefragt wird. Mit der christlichen Schöpfungsgeschichte kommt man bei Journalisten nicht weit, weil sie das immer als eine unzulässige Einengung und falsche Präjudizierung ansehen, Gott wird von der Journaille gern ins Feld geführt, wenn es um die Ablehnung der Gentechnik geht. Diejenigen, die sonst nichts glauben, glauben in Zusammenhang mit gentechnischen Eingriffen bei Tieren sich auf Gott und seine Schöpfung berufen zu müssen!
Nun ein Unterschied und etwas zutiefst menschliches ist es, miteinander zu feiern, Tiere feiern nicht miteinander, zumindest nicht Geburtstage. Ich gebe zu, dass ich in diesen Gedanken verliebt bin, denn ich finde es schön, dass die Tatsache, dass ich gerne feiere quasi im Umkehr Schluss beweist, dass ich kein Rindvieh bin!
Ein zweiter, etwas ernsthafterer Unterschied zwischen Mensch und Tier muss jetzt schon noch her, nämlich der, dass ein Tier im Gegensatz zum Mensch keine Erkenntnis der eigenen Herkunft und Zukunft hat. Das „Carpe diem", also „Nutze den Tag" und „Bedenke dass Du sterblich bist" ist zutiefst menschlich und einem Tier weder zu vermitteln noch von diesem erkennend zu durchleben. Wir aber leben aus unserer Vergangenheit und erwarten unsere Zukunft, die in vielem, ja allem unsicher ist, nur nicht in ihrer Finalität "Mors certa hora incerta" - „Der Tod ist gewiss, nur die Stunde ist ungewiss".

Deshalb kann man nicht zu früh feiern, aber es kann leicht zu spät sein und auch deshalb war und ist es richtig, den 240sten Geburtstag unserer Universität zu feiern. So wünsche ich unserer Alma mater und mit Ihr Ihnen Allen zugleich ein
„Vivat Crescat Floreat in Aeternum“
und, um das nächstliegende nicht außer Acht zu lassen
„Fröhliche Ostern“.
Herzlichen Dank für Ihre geschätzte Aufmerksamkeit!

Promotionsfeier Fachbereich Veterinärmedizin Justus Liebig Universität Giessen 14.07.2005

**Von Genomen und Genen**
**oder**
**Von Transgenen und Klonen zu transgenen Klonen**

Mein herzlicher Dank gilt Kollegen Hoffmann, der mich vorgeschlagen hat, dem Kuratorium, das mir den Schunk- Preis zuerkannt hat und dem Fachbereich Veterinärmedizin, der mir den Preis verliehen hat. Ich fühle mich außerordentlich geehrt und bin sehr glücklich, dass ich diesen hoch renommierten Preis heute entgegennehmen durfte. Danken möchte ich aber auch jenen Kollegen Ihrer hochgeschätzten Alma Mater, die ich z.T. schon seit Jahrzehnten kenne. Im Besonderen denke ich dabei an den Kollegen Bostedt. Er hat damals in München meine Dissertationsschrift begutachtet und mich im Rigorosum geprüft. Herrn Kollegen Petzinger kenne ich durch das Graduiertenkolleg und ich vermute mal, dass einige von Ihnen in diesem Kolleg gewesen sind.

Danken möchte ich aber vor allem all jenen, die mich auf den Weg gebracht und begleitet haben, zuerst meinen Eltern, dann meinen Lehrern und Mentoren, meinen Mitarbeiterinnen und Mitarbeitern, den Studierenden und Promovierenden, mit denen ich arbeiten durfte und natürlich meiner Familie und vor allem meiner lieben Frau Monika. Denken Sie immer daran, wenn die Heimatfront wackelt, bringt man beruflich auch nichts wirklich Vernünftiges zu Stande.

Ich wurde aufgefordert, etwas über meine Arbeiten zu sagen und das will ich gerne tun. Erlauben Sie mir also, Sie mit meinem Brem'schen Tierleben bekannt zu machen. Schon als Student hat mich die Genetik fasziniert, obwohl und weil meine Faszination unendlich viel größer war als mein Wissen. Die Tatsache, dass ein so komplexes Geschehen wie die Entwicklung eines neues Lebewesens von einer so einfachen Informationsquelle gesteuert wird, wie es die DNS mit ihren nur vier verschiedenen Basen nun mal ist, ist unglaublich beeindruckend. Ich will versuchen, Ihnen die Dimension der DNS mit einigen Zahlenspielereien vor Augen zu führen. Die drei Milliarden Basen eines durchschnittlichen Säugergenoms in einer einzigen Zelle haben hintereinander gereiht eine Länge von etwa 1,5 m. Das diploide Genom muss, ausgehend von einer befruchteten Eizelle, etwa fünf Billionen mal fehlerfrei kopiert werden, damit ein ausgewachsenes Säugetier entsteht. Aus den ersten 1,5 Metern DNS-Faden werden so etwa 7,5 Billionen Meter. Diese Länge entspricht ungefähr der 20.000 fachen Entfernung Erde - Mond. Ein Lichtstrahl bräuchte, um vom einen Ende dieses DNS- Fadens bis zum anderen Ende zu kommen, knapp sieben Stunden! Die Länge der DNS aller auf unserem Globus lebenden Organismen habe ich gar nicht erst versucht zu schätzen, aber ich bin sicher, sie lässt die Dimensionen unseres Universums mikrig erscheinen. Sie sehen, die wirklich großen Zahlen gibt es in der Biologie, nicht in der Astronomie.

Die Genetik hat mich in die Tierzucht geführt und dort habe mit einer Arbeit über die Kosten-Nutzen-Analyse des Embryotransfers beim Rind promoviert. Als junger

Assistent habe ich das gemacht, was damals in der Tierzucht eben gemacht wurde, nämlich Populationsgenetik. Mein Mentor, Prof. Kräußlich, hat mich dann, aus einer institutionellen Notwendigkeit heraus, zur Embryomanipulation gebracht.
Durch die Etablierung der Technik des Embryotransfers bei landwirtschaftlichen Nutztieren ergab sich die Möglichkeit, nicht nur mit, sondern auch an diesen Embryonen zu arbeiten. Anfangs konzentrierte sich das darauf, das, was uns die Natur vormachte, artifiziell nachzuahmen und zu versuchen, monozygote Zwillinge durch Teilung von Embryonen zu erzeugen. Klar war, dass diese spontane natürliche Teilung relativ früh erfolgen musste und internationale Experimente hatten auch gezeigt, dass durch Separation von frühen embryonalen Zellen und deren anschließenden Transfer tatsächlich Zwillinge erzeugt werden konnten.
Mein Einstieg in die Welt der Mikromanipulation war etwas abenteuerlich. Mikromanipulatoren und Mikroschmiede waren vorhanden, aber keiner wusste damit umzugehen und einschlägige Erfahrungen gab es am Institut nicht. So stand am Anfang das Handwerk. Experimente mit Glaskapillaren am Bunsenbrenner zum Herstellen von Haltepipetten und Mikroinstrumenten, Zerkleinerung von Rasierklingen zu Mikromessern und vor allem die Versuche, einen erschütterungsfreien Arbeitsplatz am Mikroskop aufzubauen. „Panta trei“, „Alles zittert“, habe ich in Anlehnung an das bekannte „Panta rei“ damals in meiner Verzweiflung an die Tafel meines ersten Labors geschrieben. Dieses Labor war ein notdürftig umfunktionierter Seminarraum, unglücklicherweise im dritten Stock, am Hauptdurchgangang und direkt neben dem Lift gelegen - und damit alles andere als erschütterungsfrei.
Frustration und Misserfolge haben mein pseudo-akademisches Werkeln an Embryonen geprägt und bis heute weiß ich nicht wirklich, warum wir Erfolg hatten, aber als es dann funktioniert hat, hat es sehr gut funktioniert und so wurden diese Zwillingspaare und die Entwicklung züchterischr Anwendungsmöglichkeiten zur Basis meiner Habilitationsschrift (Brem 1985).
Ein kleiner Exkurs war der quasi umgekehrte Weg, nämlich zwei Embryonen zu einem zu aggregieren. Die hinlänglich bekannten Chimären der griechischen Mythologie waren Namensgeber auch für unsere Rinderchimären mit zwei Elternpaaren. Der Bulle „Mix-Max“ (Abb. 64), phänotypisch und genetisch eine Mischung aus Brown-Swiss und Holstein-Friesian, war die erste Rinder-Chimäre aus der Aggregation von uterinen Embryonalstadien.
Jetzt aber zurück zur Erzeugung genetisch identer Tiere. Die fortgesetzte Teilung von Embryonen war nicht geeignet, um Gruppen von Mehrlingen zu erhalten. Dazu musste ein grundsätzlich anderer Weg eingeschlagen werden, die Klonierung durch Kerntransfer. Anfang der neunziger Jahre haben wir begonnen, aus totipotenten embryonalen Zellen Rinderklone zu generieren. Ein männlicher 3er Klon, geboren 1993, war der erste sichtbare Erfolg. Im Jahr1997 fiel mit den Bahn brechenden Publikationen aus dem Rosslin- Institut in Schottland ein biologisches Dogma. Das somatische Klonieren, also das Klonen mit schon differenzierten fetalen und adulten Zellen, war doch möglich.

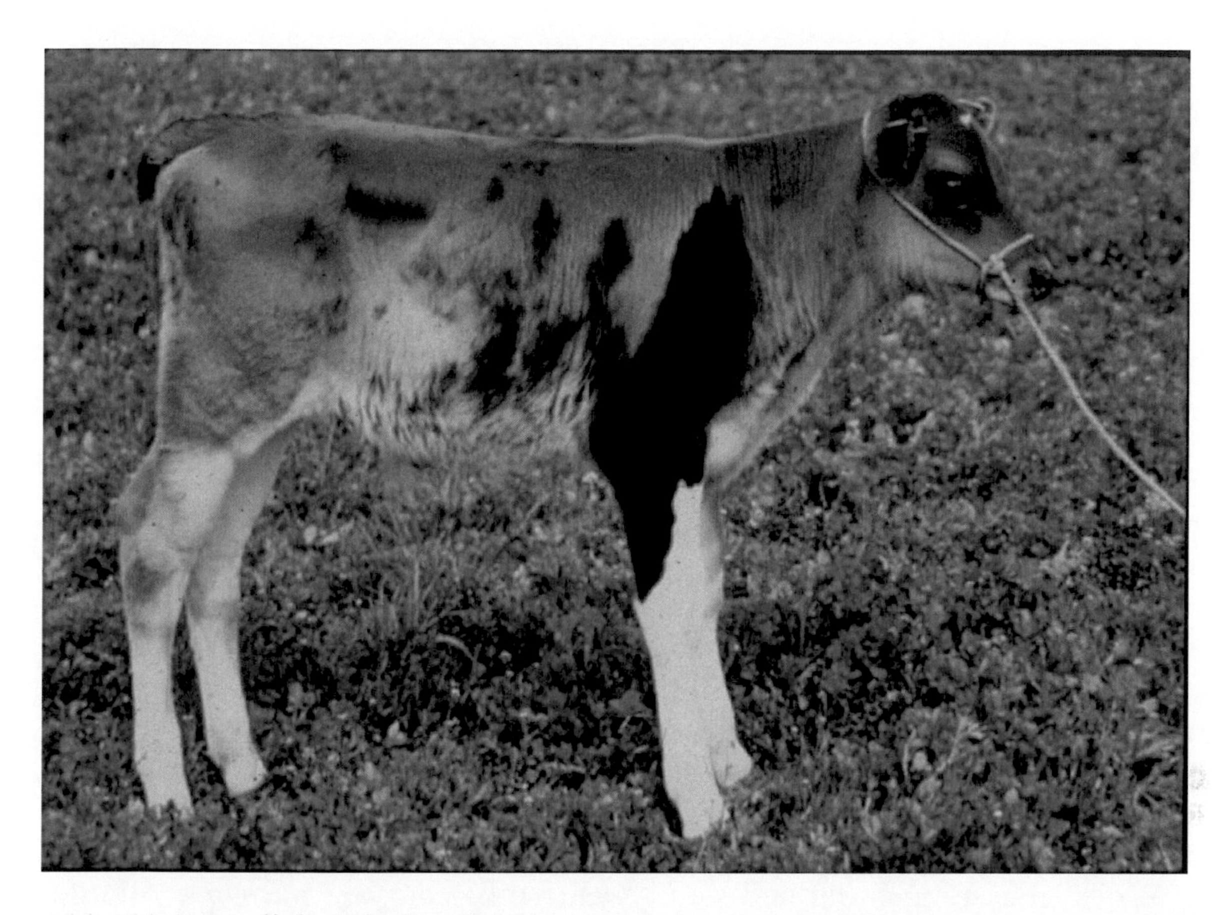

Abb. 64: Männliche Rinder-Chimäre aus Aggregation unblutig gewonnener Morulae als Kalb (oben), geb. 31.3.1984

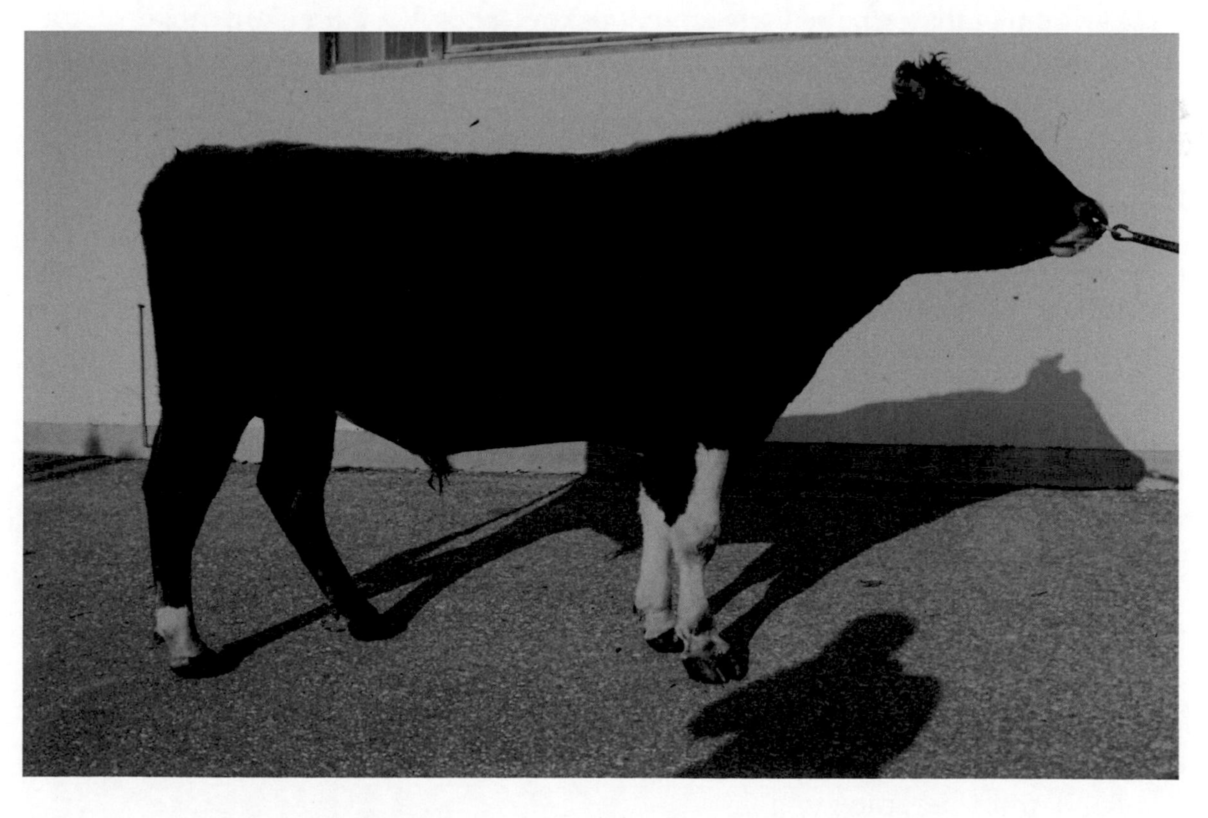

Abb. 65: Adultes Tier (unten)

Unser erster Ansatz war, *in vitro* kultivierte fetale Bindegewebszellen in entkernte Rindereizellen zu übertragen. Zehn dunkelbraun gefärbte Rinder- Klonlinge in schönster phänotypischer Ausprägung, demonstrieren das Potenzial dieser Technik.
Auch mit Zellen von ausgewachsenen Rindern haben wir kloniert. Die Kuh „Uschi", geboren am 23.12.1998, ist aus einer klonierten Euterzelle herangewachsen und somit das Rinder-Pendant zu „Dolly", dem klonierten Schaf. Aus der Belegung mit dem Klonstier Max hat sie nacheinander zwei Kälber geboren und mittlerweile ist sie bereits Großmutter. Sie erfreut sich bester Gesundheit und abgesehen davon, dass sie der Medienrummel zu einer ausgesprochenen Diva mit entsprechenden Allüren hat werden lassen, ist alles in Ordnung. Für die Biotechnologie ist die Klonierung von Adulten nicht besonders attraktiv. Spannendere Anwendungen ergeben sich aus der Möglichkeit, Zellen vor der Klonierung genetisch zu verändern. Damit komme ich von der Manipulation von Genomen zur Manipulation von Genen und zu transgenen Tieren.
„Transgene" sind Tiere, in deren Erbgut ein zusätzliches Genkonstrukt verankert ist, das zur Wirkung gelangt und an die Nachkommen vererbt wird. Anfang der achtziger Jahre war in den USA gezeigt worden, dass durch Mikroinjektion von DNS in den Vorkern von befruchteten Eizellen transgene Mäuse erzeugt werden können. Unsere eigenen „transgenen Riesenmäuse" stammen aus dem Jahr 1985. und ziemlich genau vor 20 Jahren gelang es uns auch, transgene Kaninchen und Schweine zu generieren. Die Technik funktionierte, aber sie war und blieb immer sehr aufwändig, weil mit Eizellen gearbeitet werden musste und war und sie ist wenig effizient, weil nur etwa 10% der geborenen Tiere transgen sind.
Am zuverlässigsten funktioniert diese Art des Gentransfers in unseren Händen beim Kaninchen. Für den Transfer haben wir ein endoskopisches Verfahren entwickelt (Abb. 66 und 67) und so konnten wir eine Reihe von interessanten Proteinen im Serum oder in der Milch transgener Kaninchen produzieren.
Die Milchgewinnung beim Kaninchen (Abb. 68 und 69) ist zwar etwas ungewohnt, aber wie alle anderen Säugetiere auch, geben sie bereitwillig und in überraschend großer Menge jeden zweiten Tag bis zu etwa 0,3 Liter und im Jahr, wegen der kurzen Laktationszeiten, immerhin beachtliche zehn Liter!
Ein methodischer Durchbruch für den Gentransfer war die Kombination mit der Klonierung. Fetale Zellen können *in vitro*, also in der Zellkultur, genetisch verändert werden, indem neue Genkonstrukte hinzugefügt, oder auch die Funktion vorhandener Gene ausgeschaltet wird. Aus diesen genetisch veränderten Zellen können dann durch Kern- und Embryotransfer wieder Tiere entstehen.
Wir haben in einem ersten Versuch transgene klonierte Kühe generiert, die in ihrer Milch Pro- Chymosin, die inaktive Vorstufe des Labfermentes sezernieren. Dieses Enzym ist so effizient, dass man nach der Aktivierung mit einem Liter transgener Milch in zehn Tonnen Kuhmilch die Kaseinfällung für die Käseproduktion einleiten kann.
Eine weitere Anwendung, an der wir seit mehr als sieben Jahren arbeiten, ist die Produktion bispezifischer Antiköper für die Tumortherapie. Bispezifische Antiköper haben, wie der Name sagt, zwei verschiedene Bindungsstellen. Man traut ihnen großes Potenzial in der Tumortherapie zu.

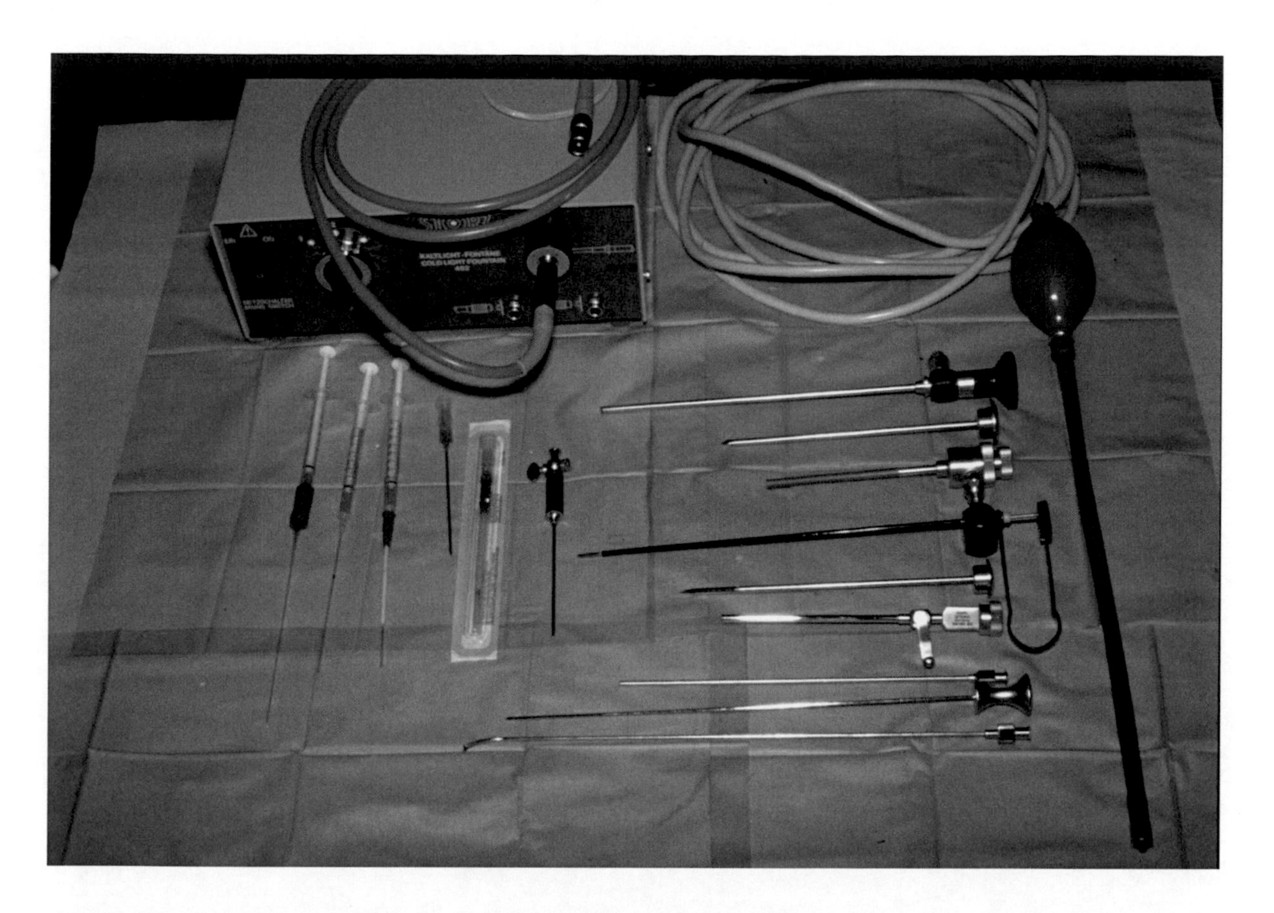

Abb. 66: Instrumentenbesteck für den endoskopischen Embryotransfer beim Kaninchen nach Besenfelder

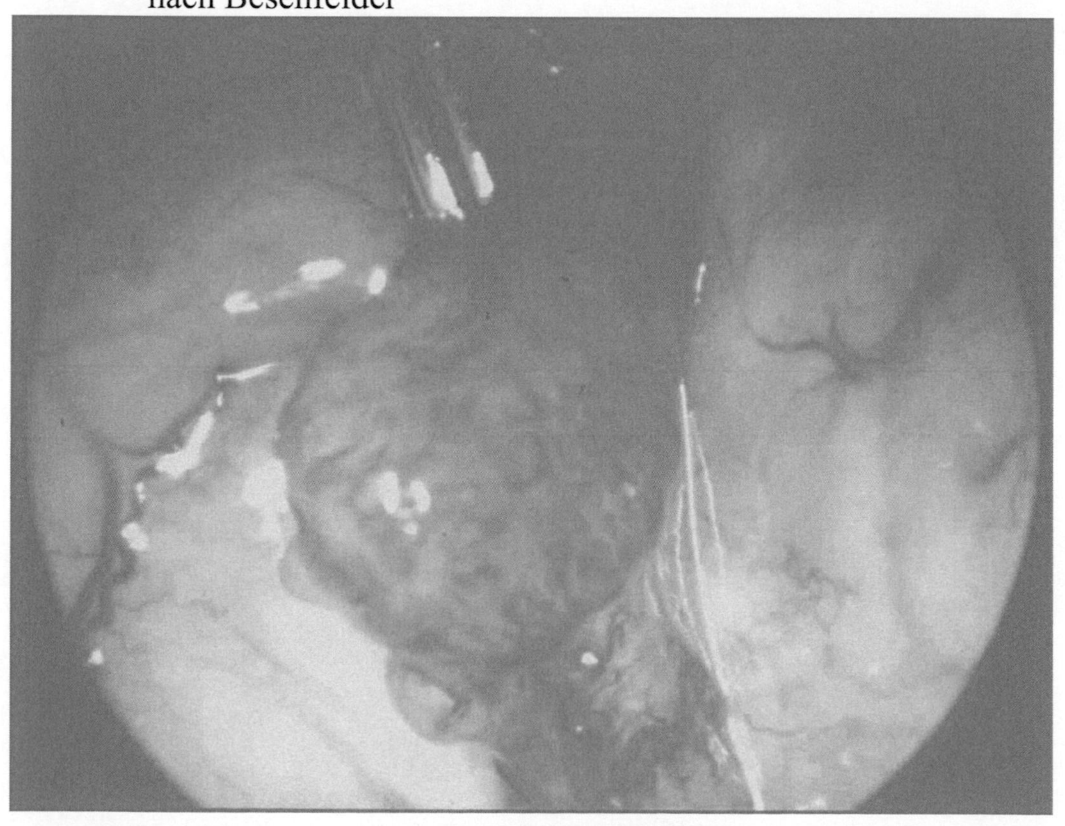

Abb. 67: Glaspipette mit Embryonen im Kanincheneileiter (Foto: Urban Besenfelder)

Durch ihre Bispezifität veranlassen sie T-Zellen, markierte Tumorzellen zu zerstören. Der einzige Nachteil war, dass sich solche bispezifischen Antikörper in Zellkultursystemen nur mit geringer Ausbeute produzieren lassen: pro Liter Medium gerade mal ein Milligramm. Deshalb haben wir an eine Produktion in transgenen Tieren gedacht.

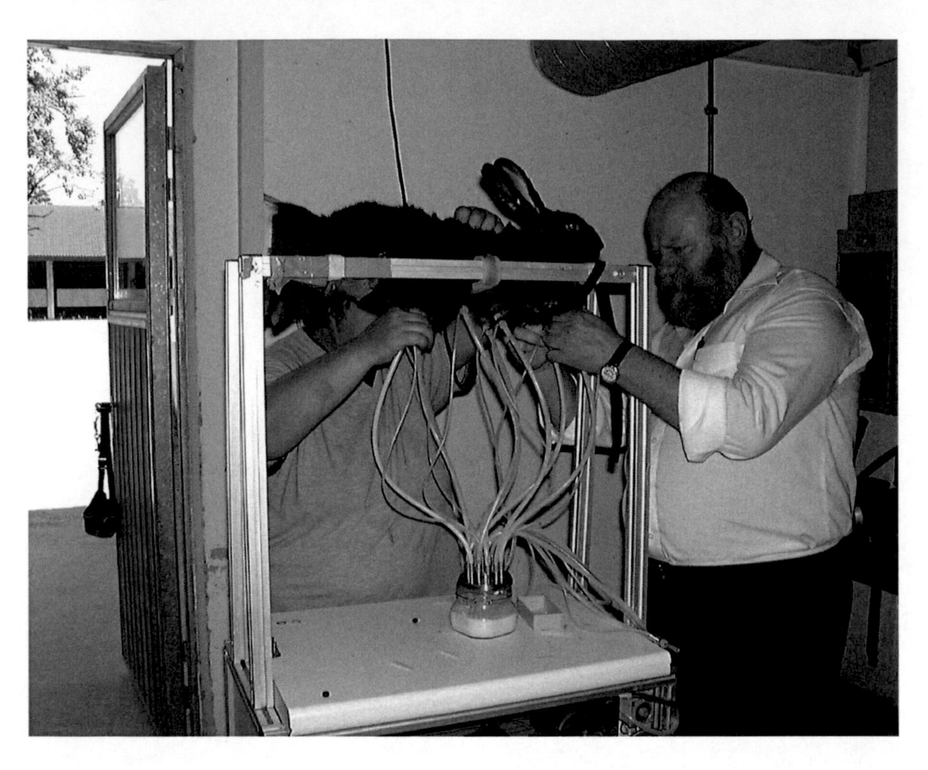

Abb. 68: Kaninchen auf dem Melkstand beim Melkvorgang

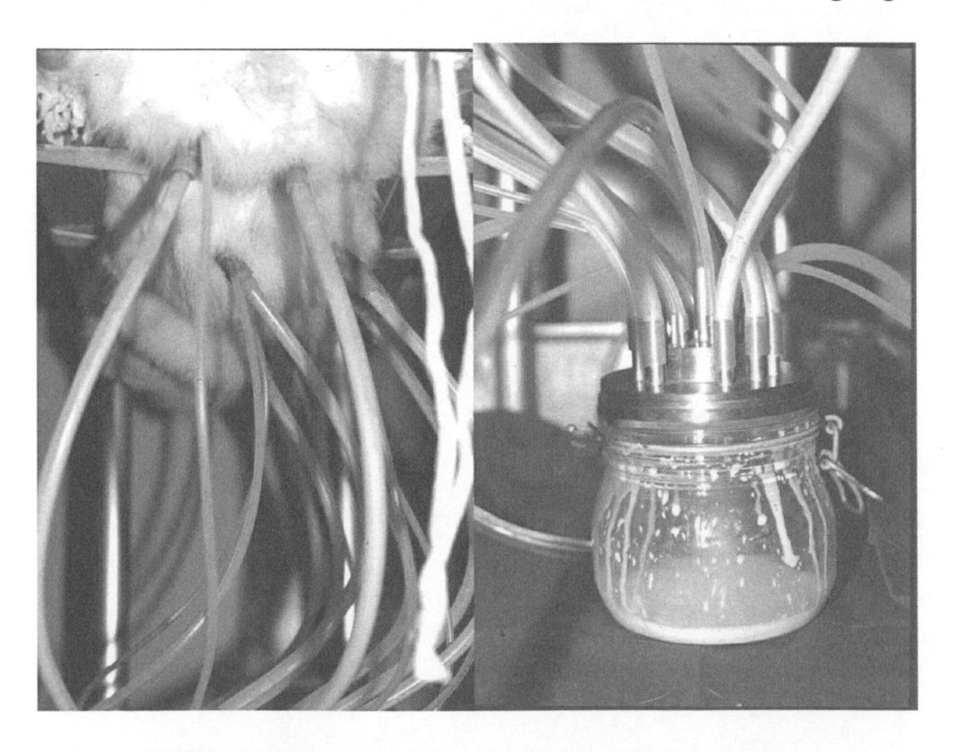

Abb. 69: Detailaufnahme der angelegten Melkbecher beim Kaninchen (links) und Milchsammelbehälter (rechts)

Nachdem wir bei dem Versuch einer Expression in der Milch keinen Erfolg hatten, haben wir die körpereigenen Antikörperproduzenten, also die B-Zellen, angepeilt. Die ersten transgenen Kaninchen sezernierten auch tatsächlich bispezifische Antikörper, aber leider auch nur in der schon genannten Konzentration. Auch zwei weitere Konstrukte mit zusätzlichen genetischen Elementen brachten keine wesentliche Verbesserung. Erst mit dem vierten Konstrukt, das sich übrigens vom dritten nicht in der genetischen Information, sondern nur in der Reihenfolge der Funktionselemente unterschied, gelang der Durchbruch.
Diese transgenen Kaninchen hatten 100mal mehr bispezifische Antikörper in ihrem Serum. Und diese Antiköper funktionierten! In der Zellkultur führten sie im Beisein von menschlichen T-Zellen innerhalb von drei Tagen zur Zerstörung der Tumorzellen.
Als wir diesen Stand erreicht hatten, entschied ich, das Rind als Produzent ins Auge zu fassen. Also haben wir fetale Fibroblasten mit dem erfolgreichen Konstrukt transfiziert. Aus diesen Zellen konnten wir eine Gruppe transgener Klonrinder generieren (Abb. 70), die bis zu 140 mg bispezifische Antikörper pro Liter Serum produzieren. Wenn das Konzept, wie erhofft, auch *in vivo*, also im Patienten funktioniert, steht uns damit ein sehr effizientes Produktionssystem zur Verfügung. Die Ethikkommission hat zugestimmt. Erste Heilversuche werden von Prof. Jung an der Universität Tübingen noch in diesem Sommer durchgeführt.
Wir wollen nun dieses Konzept auch auf andere Tumorarten ausdehnen und werden uns dazu zunächst auf das Prostatakarzinom fokussieren, weil es für diese Tumorzellen schon geeignete monoklonale Antikörper gibt, aus denen wir die Gensequenzen für die Konstruktion der bispezifischen Antikörper isolieren können.

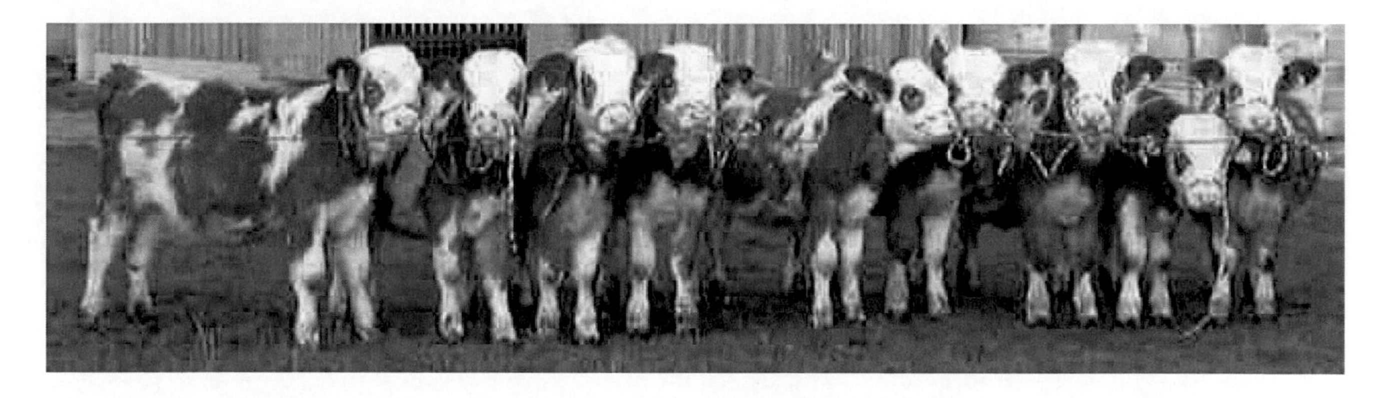

Abb. 70: Kälber des Rosa-Klons

So wie ich begonnen habe möchte ich schließen, indem ich mich an Sie wende, die Promovierenden. Erst mal danke ich Ihnen für Ihre Geduld und wünsche Ihnen nochmals für Ihr weiteres berufliches und privates Leben, das gerade in unserem Beruf oft so eng miteinander verwoben ist, viel Erfolg und Zufriedenheit.

Ovid, der römische Epiker, sagt uns: „Ein Tier in Not ist ein heiliges Objekt“. Als junger Mensch entscheidet man sich für das Studium der Veterinärmedizin, weil man tun will, was man kann, um Tieren in ihrer Not zu helfen. So wichtig und ehrenvoll

dieser Wille ist, so ist er allein doch nicht genug. Es reicht eben nicht, zu tun, was man kann, sondern - man muss auch können, was man tut. Weil Ihnen das klar war, haben Sie mit die schönsten Jahre ihres Lebens in Ihr Studium und Ihre Promotion investiert.
Sie wissen es längst: Patienten wird nicht wirklich geholfen durch tierliebendes Todstreicheln oder perfektionistisches Technokratentum, man braucht von beidem. Wer Veterinärmedizin nicht nur als Beruf sondern als Berufung versteht, wird dies nie aus den Augen und dem Herzen verlieren.
Das aber macht die gute Tierärztin und den guten Tierarzt aus: der unbedingte Wille, dem Patienten – und den Menschen – helfen zu wollen und die Fähigkeit, dies auch zu können. Deshalb wünsche ich Ihnen von ganzem Herzen, dass Ihnen dies gelingen möge. Bleiben Sie sich und Ihrem Beruf treu. Und ich hoffe, dass bei all Ihrem Wissen Ihre Phantasie nicht zu kurz kommt, denn im Gegensatz zum Wissen, ist die Phantasie nicht begrenzt.
Im richtigen Leben läuft nicht immer alles rund. Selbst wenn Sie all ihren Willen einbringen und all Ihre Fähigkeiten anbringen, wird es nicht immer gelingen, den Patienten durchzubringen. Deshalb kann man nicht zu früh feiern, aber es kann schnell zu spät sein. Also - feiern Sie schön und - lassen sie sich feiern. Sie haben es sich wahrlich verdient.

Promotionsfeier Fachbereich Veterinärmedizin FU Berlin
Berlin, 15.07 2005

**„Quo vaditis doctores medicinae veterinariae?"**

Ich habe Sie als Promovierende zuerst begrüßt, weil ich keinen Zweifel daran lassen will, wer hier und heute am Wichtigsten ist. Sie sind es und Ihre Promotion. Sie haben ihr „Opus magnum" ihr „großes Werk" vollendet und erfolgreich verteidigt. Aus meiner eigenen Erinnerung empfinde ich: Nichts im beruflichen Werdegang gleicht diesem einschneidenden Ereignis und Erlebnis er Promotion. Ich beglückwünsche sie sehr zu ihrem Erfolg, gratuliere Ihren Eltern und Angehörigen sehr herzlich und wünsche Ihnen für Ihre Zukunft berufliche Erfüllung und privates Glück. Gleichzeitig erbitte ich ihre Nachsicht dafür, dass ich den Vollzug eben dieses Erfolges etwas hinauszögere. Schuld ist Ihr Dekan Prof. Brunnberg, der mir diese ehrenvolle Aufgabe übertragen hat - wofür ich mich aber gerne herzlich bedanke. Seien Sie unbesorgt, ich werde versuchen, es so kurz wie möglich zu machen.
„Quo vaditis doctores medicinae veterinariae"? Wo geht es jetzt hin, was kommt nun? Diese Frage haben Sie sich sicherlich alle persönlich gestellt. Sie drängt sich ja geradezu auf, wenn nach 20 Jahren Schul- und Hochschulzeit endlich der ersehnte Abschluss erreicht ist. Aber nicht nur für Sie, auch für die Universität ist so eine Promotionsfeier immer wieder Anlass, sich die „Quo vadis" Frage zu stellen und darüber zu reflektieren, welche Entwicklungstendenzen sich in der Tiermedizin abzeichnen.
Wenn Sie jetzt eine zuverlässige Antwort von mir auf diese Frage erwarten, so gestehe ich freimütig, dass ich mich damit überfordert fühle. Ich bin nun wirklich kein Experte, nicht einmal im Sinne von Winston Churchill, der gesagt hat: „Ein Experte ist ein Mann, der hinterher genau sagen kann, warum seine Prognose nicht gestimmt hat". Mit Prognosen hat es ohnehin eine eigene Bewandtnis, wie schon Mark Twain erkannt hat und deswegen formulierte: „Es ist viel leichter, ein Prophet zu sein, als die Zukunft vorherzusagen."
Nun also ein paar Gedanken und Reflexionen aus meiner eigenen Sicht über die Nutztier-Tiermedizin. Jede Zeit gebiert ihre eigenen Probleme und meist türmen sich die neuen Probleme schon auf, bevor die alten gelöst sind. Im Nutztierbereich hat die veterinärmedizinische Berufsausübung in den letzten Jahrzehnten und Jahren einen signifikanten Wandel er- und durchlebt. Die Ursachen liegen u.a. in:

- der Konzentration der Tierhaltung in immer größer werdenden Beständen gekoppelt mit abnehmender Betreuungsfrequenz für das Einzeltier,
- den stark gestiegenen Erwartungen von Verbraucherinnen und Verbraucher im Hinblick auf die absolute Unbedenklichkeit und Gesundheit von Lebensmitteln,
- den zunehmend restriktiven Vorschriften zur Anwendung von Arzneimitteln bei Tieren, die der Lebensmittelerzeugung dienen und
- der enorm angestiegenen und kaum mehr überblickbaren und umsetzbaren gesetzlichen Regelungsdichte.

Die Frage steht im Raum: Wo gibt es also neue Aufgaben im Großtierbereich?
Wenn man einen Tierzüchter, der ich nun mal bin, reden lässt, wird man sich nicht wundern, wenn Tierzucht herauskommt. Und hier, auf meinem ureigensten Gebiet, wage ich eine Prognose, ja hier will ich, wenigstens einmal, Ihr „Prophet“ sein:
„Das 21. Jahrhundert wird das Jahrhundert der populationsweiten Anwendung molekulargenetischer Technologien und Techniken bei Nutztieren.“
Aus meiner Sicht ist die entscheidende Voraussetzung für die umfassende Nutzung von molekulargenetischen Analysemöglichkeiten die Gewinnung qualifizierter DNS-Proben. Das mag banal klingen, aber wie so oft sind die Schwierigkeiten dort am größten, wo man sie nicht erwartet bzw. wo sich keiner um eine Lösung kümmert. Bei der Einzelbeprobung von Patienten gibt es keine nennenswerten Unwägbarkeiten, damit haben wir lange und zuverlässige Erfahrung. Aber stellen Sie sich vor, wir möchten von allen Tieren unserer Landes ein qualifizierte DNS- Probe zur Verfügung haben.
Warum wollen wir solche Proben? Diese Proben sind unerlässlich für den Verbraucherschutz um eine umfassende Herkunftssicherung und zuverlässige Rückverfolgbarkeit von Tieren und von Produkten dieser Tiere realisieren zu können. Nur die Verwendung der DNS als Signum einer individuell einzigartigen Identität ermöglicht umfassende und manipulationsresistente Kontroll- und Überwachungsmöglichkeiten.
Was wir molekulargenetisch heute schon können in der Untersuchung und Beurteilung genetischer Konstellationen beim Tier ist zwar beachtlich, aber es ist vergleichsweise vernachlässigbar, in Relation zu dem, was wir hier in einigen Jahren und Jahrzehnten können werden. Hunderte von Arbeitsgruppen auf der ganzen Welt arbeiten intensiv an neuen Tests. Laufend werden neue molekulargenetische Analysen entwickelt und publiziert:

- zur Diagnose von Erbfehler-Anlageträgern
- zur Erkennung von Krankheitsdispositionen und –Resistenzen,
- für qualitative Merkmalseigenschaften und
- für quantitative Produktionsmerkmale.

In nicht ferner Zukunft werden wir auch Kenntnisse haben über Zusammenhänge und Wechselwirkungen zwischen Medikamenten und genetischer Veranlagung. Die Pharmakogenomik beim Nutztier, die es heute so bei uns noch nicht gibt, kann in 10 Jahren zum Standard gehören. Wir werden dann von neuen Medikamenten wissen, wie sie in Abhängigkeit vom Genotyp des Patienten einzusetzen sind, bei welchen Individuen sprich bei welchen Genotypen sie wirken und wie sie individuell zu applizieren sind.
Das wird sich auf Ihre praktische Berufsausübung auswirken. Es wird Ihnen nicht die Aufgabe abnehmen, eine ordentliche Diagnose zu stellen, aber es kann und wird Ihnen helfen, Ihre Therapiemaßnahmen zu optimieren. An ihrem zukünftigen Arbeitsplatz werden Sie online mit einer Datenbank verbunden sein, in der die pharmakologisch relevanten Genotypen aller Nutztiere gespeichert sind. Vor der Anwendung eines Medikamentes können Sie dann über die Eingabe der Identitätsnummer des Tieres auf

elektronischem Weg in Echtzeit erfahren, ob dieses Medikament für Ihren Patienten geeignet ist und welche Dosierung beim vorliegenden Genotyp empfehlenswert ist. Vereinfacht ausgedrückt entspricht dies einem individuellen elektronischen Beipackzettel für jeden potenziellen Patienten. Die Pharmakogenomik wird helfen, den Arzneimitteleinsatz zu optimieren und Nebenwirkungen zu reduzieren oder ganz zu vermeiden. Patienten, bei denen das Medikament wirken wird, werden sie eine genotypisch optimale Dosis applizieren und empfindliche Tiere, bei denen das vorgesehene Medikament auf Grund der genetischen Konstellation gar nicht wirken kann, werden Sie nicht damit behandeln sondern auf eine Alternative ausweichen.
Wir halten weltweit über 4 Milliarden Nutztiere, weil wir einen Nutzen davon haben, in erster Linie für die Ernährung aber auch als Arbeitstiere. Und wir entwickeln in der „roten Biotechnologie" neue Nutzungen z.B. hin zur Nutzung von Tieren als Produzenten von therapeutisch attraktiven Proteinen, die in der Humanmedizin zur Anwendung gelangen. Oder auch in der weißen Biotechnologie als Produzenten von innovativen Enzymen für die Bearbeitung von Lebensmitteln. Im Gegensatz zur Nutzung embryonaler Stammzellen und Arbeiten zum therapeutischen Klonen bei Menschen sehe ich für die Anwendung dieser Techniken beim Tier keine unlösbaren ethischen Probleme.
Was wir auf dem Gebiet der Bekämpfung konventioneller Tierseuchen, also von Tierseuchen, deren Erreger keine Zoonosen und somit für den Menschen nicht gefährlich sind, in der EU in den letzten Jahren erlebt haben, entbehrt eigentlich jeglicher Vorstellungskraft. Es war aus meiner Sicht mit das deprimierenste, womit die Tiermedizin in dieser Zeit konfrontiert worden ist. Gefangen in den Fallstricken eigener Gesetze und Verordnungen hat der Eurokratismus wegen Maul und Klauenseuche und Schweinepest in England und in Mitteleuropa millionenfach Nutztiere töten und vernichten lassen und das ohne wirkliche tierärztliche Indikation. Das ist ein erbarmungs- ja ein verabscheuungswürdiges Vorgehen. Hier hole ich aus Goethes Faust Mephisto zu Hilfe „Er nennt's Vernunft und braucht's allein, nur tierischer als jedes Tier zu sein!" Dass man hier auch andere Wege gehen kann und muss ist klar.
Man muss den Realitäten ins Auge sehen Es ist offenbar, dass die Bedeutung der Einzeltiertherapie im Nutztierbereich weiter rückläufig sein wird. Damit will ich nicht dem Ende der kurativen Praxis das Wort reden. Ich erinnere vielmehr an Ovid, den römische Epiker, der uns sagt: „Ein Tier in Not ist ein heiliges Objekt". Wer Veterinärmedizin nicht nur als Beruf sondern als Berufung versteht, wird dies bei aller ökonomischen Notwendigkeit nie aus den Augen und dem Herzen verlieren. Das Schönste in unserem Beruf sind die Augenblicke, in denen tierärztliches Handeln neuem Tierleben in die Welt hilft, und das Wichtigste sind Aktionen, in denen Schmerzen und Leiden gelindert oder beendet werden. Manche Entscheidungen dienen der Erlösung nicht der Heilung. Und auch das haben wir uns zur Aufgabe genommen. In diesem Zusammenhang interpretiere ich einen Vers im Alten Testament um. Bei den Predigern heißt es in 3.19 „Der Mensch hat vor dem Tier keinen Vorzug ... alle werden sie wieder zu Staub". Ich möchte dies umwidmen zu „Das Tier hat vor dem Menschen den Vorzug, dass es seinem Leiden, wenn es denn keine Heilung gibt, nicht hilflos

ausgeliefert bleiben muss". Solche Entscheidungen zu treffen fällt schwer, aber dass sie gefällt werden können, erleichtert Tieren manches, was Menschen nicht erspart bleibt.

Die Universität Humboldt' scher Prägung ist die Einheit von Lehre und Forschung. Grundlagenforschung will die Welt verstehen und angewandte Forschung will die Welt gestalten. Wir brauchen und haben beides an unseren Universitäten. Forschung ist der einzige Bereich menschlichen Strebens und Arbeitens, in dem es keine Sättigung gibt, der nicht von Überproduktion gefährdet ist. Man kann nie zuviel forschen, Erkenntnis an sich ist ein Wert an sich. Neue Erkenntnisse gebären neue Fragen und je intensiver wir forschen, um so mehr lernen wir und erkennen wir, was wir in Zukunft noch forschen müssen.
Unsere Politiker und Medien behaupten gebetsmühlenartig, unser Land bräuchte Innovationen - und implizieren damit, wir hätten zu wenige davon. Das stimmt so nicht! Uns fehlt es nicht an Innovationen, Ideen oder kreativen Köpfen, die solche gebären. In unserem Land wurde und wird exzellente Wissenschaft auf höchstem internationalem Niveau gemacht und zwar sowohl in der Grundlagenforschung als auch in der angewandten Forschung. Aber was wir viel zu wenig machen ist, etwas aus den Ergebnissen unserer Wissenschaft zu machen! In unserer Jammergesellschaft mangelt es an Initiativen und Strategien, an Mut und Risikobereitschaft, Wissenschaft in Wirtschaft umzusetzen. Viele Entscheider sind eben zu allem fähig, aber zu nichts zu gebrauchen!
So wie ich begonnen habe möchte ich schließen, indem ich mich noch mal an sie wende, die Promovierenden. Erst mal danke Ihnen für ihre Geduld und wünsche Ihnen nochmals für ihr weiteres berufliches und privates Leben, das gerade in unserem Fach oft so eng miteinander verwoben ist, viel Erfolg und Zufriedenheit.
Als junger Mensch entscheidet man sich für das Studium der Veterinärmedizin, weil man tun will, was man kann, um Tieren in Ihrer Not zu helfen. So wichtig und ehrenvoll dieser Wille ist, so ist er allein doch nicht genug. Es reicht eben nicht, zu tun, was man kann, sondern man muss auch können, was man tut. Weil Ihnen das klar war, haben Sie mit die schönsten Jahre ihres Lebens in Ihr Studium und Ihre Promotion investiert.
Sie wissen es längst: Patienten wird nicht wirklich geholfen durch tierliebendes Todstreicheln oder perfektionistisches Technokratentum, man braucht von beidem.
Das aber macht die gute Tierärztin und den guten Tierarzt aus: der unbedingte Wille, dem Patienten – und den Menschen – helfen zu wollen und die Fähigkeit, dies auch zu können. Deshalb wünsche ich Ihnen von ganzem Herzen, dass Ihnen dies gelingen möge. Bleiben Sie sich und Ihrem Beruf treu. Und ich hoffe, dass bei all Ihrem Wissen, Ihre Phantasie nicht zu kurz kommt, denn im Gegensatz zum Wissen, ist die Phantasie nicht begrenzt.
Im richtigen Leben läuft nicht immer alles rund. Selbst wenn Sie all ihren Willen einbringen und all Ihre Fähigkeiten anbringen, gelingt es nicht immer, den Patienten durchzubringen. Und für diese schweren Momente möchte ich Ihnen einen Spruch mitgeben, der mir damals zu meiner eigenen Promotion - aufgemalt auf eine Flasche Obstschnaps - von einer es gut meinenden Kommilitonin überreicht worden ist.

„Wenn Du auch noch so gut chirurgst,
es kommt der Fall, den Du vermurkst,
darum zum Trost, ein Prost.“

Ich hoffe sehr, dass Sie diese Form der Seelen-Stärkung selten benötigen, und dass es Ihnen vielmehr vergönnt sein möge, so wie heute, noch viele Gelegenheiten zum Feiern zu erleben.

Das Feiern darf im Leben nicht zu kurz kommen und so möchte ich zum Schluss Ihr Augenmerk auf einen interessanten Aspekt des Feierns richten, wozu ich ein bisschen ausholen muss. Bedingt durch meine Arbeit bin ich in den letzten 25 Jahren oft gefragt worden, was denn eigentlich den Menschen so Grund legend vom Tier unterscheide. Ich hatte damals noch nicht näher darüber reflektiert, warum ein Rindvieh ein Rindvieh und ein Mensch ein Mensch ist, höchstens manchmal darüber, warum sich manche Menschen wie Rindviecher benehmen. Deshalb kann man nicht zu früh feiern, aber es kann schnell zu spät sein. Also -feiern Sie schön und - lassen sie sich feiern. Sie haben es sich wahrlich verdient.

Gemeinsames Symposium der Leopoldina und der ÖAW, Wien25.-26. 07.2005
Nova Acta Leopoldina NF 94, Nr. 347, 15-18 (2006)

**Einleitung**
**BSE Status Quo und Quo vadis?**

Der gemeine Rinderwahnsinn oder wissenschaftlich ausgedrückt die TSEs, also die **t**ransmissiblen **s**pongiformen **E**ncephalopathien und die neue Variante der Kreuzfeld-Jacob Erkrankung beim Menschen haben weit mehr Aufmerksamkeit erfahren als alles andere was mit der tierischen Produktion zu tun hat. Ein Abruf in der Internet-Suchmaschine Google fördert an die 3 Millionen Hits zu Tage. Schweinepest, Maul- und Klauenseuche oder die Bovine Virusdiarrhoe, die Millionen von Nutztieren in Europa betroffen haben und nach wie vor ein großes Problem in unserer Nutztierhaltung sind, werden von der Öffentlichkeit weit weniger wahrgenommen.
Warum also diese große mediale Aufmerksamkeit für BSE, die 2001 zum Titel des letzten Symposiums „BSE- Wahnsinn und Wirklichkeit“ inspiriert hatte. Der wirtschaftliche Schaden, der sich mit 2,8 Milliarden EURO pro Jahr allein in der EU berechnen lässt, scheint es nicht zu sein. Ein Beispiel aus einem anderen Bereich mag uns die wahre Ursache näher bringen. AIDS führt zu hundertmal mehr Internethits als die Grippe, obwohl der Influenza deutlich mehr Menschen zum Opfer fallen. Ist es die relative Neuheit dieser Erkrankungen, die anfangs große Unkenntnis über Infektionsmechanismen und biologisch/pathologische Zusammenhänge? Ich denke, es ist ein anderer Grund, der den Schrecken dieser neuen Krankheiten und die Angst davor ausmacht. Es ist die Unausweichlichkeit, wenn man betroffen ist, der nicht abzuwendende Tod mangels echter therapeutischer Möglichkeiten. Und es ist der Wunsch nach absoluter Sicherheit, einer Sicherheit die es in dieser Form aber nicht gibt und niemals wird geben können. Terroristische Anschläge und Naturkatastrophen führen uns dies immer wieder in ihrer schrecklichen Realität vor Augen.
Interessanterweise wollen viele von uns gerne einen Blick in die eigene Zukunft tun. Das nach wie vor boomende Interesse an der sinnlosen Astrologie verdeutlicht diesen Wunsch, und es ist, wen wundert’s, die Hoffnung auf gute Voraussagen. Wehe aber, wenn wir die Zukunft in Einzelfällen tatsächlich kennen, was leider eben in der Regel nur im negativen Fall gegeben ist. Die Vorstellung, auf Grund einer bestimmten Erkrankung plötzlich zu wissen, dass das Ende unvermeidbar nahe ist, wirft viele begreiflicherweise völlig aus der Bahn. Und die Angst, in diese Situation zu geraten, macht den Schrecken und die Panik auch vor BSE aus. Wahrscheinlichkeiten spielen in diesem Szenario keine Rolle. Dass es um vieles wahrscheinlicher ist, durch einen Haushalts-, Sport- oder Autounfall zu Schaden oder zu Tode zu kommen wird nicht wirklich wahrgenommen. Wir leben in dem Gefühl, dass wir ja auf aufpassen und es wird schon gut gehen und wenn nicht, dann wird’s die moderne Medizin schon richten. Bei BSE ist es das Gefühl, unverschuldet und unbewusst einem letalen Risiko ausgesetzt zu sein.
Vielleicht stehen wir ja jetzt an der Schwelle zur Überwindung dieser fatalen Todesangst. Neue Entwicklungen über therapeutische Ansätze beim Menschen und auf dem

Gebiet der Immunisierung gegen pathogene Prionen lassen diese Hoffnung keimen. Ein internationales Forscherteam hat einen bei Mäusen wirksamen Impfstoff gegen pathogene Prionen entwickelt. Er besteht aus einer Kombination eines genetisch veränderten Bakteriums und eines Prionen-Bestandteiles, kann oral verabreicht werden und ist offensichtlich zumindest bei Mäusen frei von Nebenwirkungen. Jetzt wird an einem Impfstoff für Rinder gearbeitet.
Aus einer EU-Studie geht hervor, dass 86% der Europäer meinen, Wissenschaft sollte ihre Ergebnisse besser vermitteln. Genau dies ist ein Ziel unseres Symposiums, das internationale Spezialisten über BSE zusammengerufen hat, um aus der Sicht verschiedener Fachdisziplinen neue Aspekte dieser Krankheit einer wissenschaftlich interessierten Öffentlichkeit zu präsentieren. Wir haben ein Symposium angekündigt, auch wenn wir die Reihenfolge des antiken "Trinkgelages bei heiterem Tafelgespräch" umdrehen und uns erst durch eifriges Diskutieren den Zugang zum Wein verdienen müssen.
Wien ist Wein und Wein ist Wien! Ich kenne keine schönere und sinnigere Lautverschiebung und ich hoffe, dass Sie mir darin nach dem heutigen Heurigenabend zustimmen werden. Wien ist die einzige Kulturstadt der Welt, in der in nennenswertem Umfang Wein angebaut wird, und das seit über 2500 Jahren. Der „Heurige“, den sie heute Abend genießen werden, ist der junge Wein, gekeltert aus einem gemischten Satz, ein erfrischender, spritziger und bekömmlicher Wein, also genau das, was wir brauchen, um unsere Diskussionen weiter zu treiben
Ich danke allen Referentinnen und Referenten und den Moderatoren nochmals sehr herzlich, dass Sie sich die Zeit genommen haben, nach Wien zu kommen. Ich hoffe, Sie fühlen sich wohl hier und behalten diese Tage in guter Erinnerung und ich wünsche, es möge gelingen, einen breiten Erfahrungs- und Informationsaustausch zu erreichen, so dass am Ende alle bereichert heimkehren. Beim letzten Symposium wurde das Auditorium zu einer so überaus regen Diskussion stimuliert, dass es schwer war, den Zeitplan einzuhalten. Wir haben deshalb diesesmal durchgängig nach jedem Beitrag eine viertelstündige Diskussionszeit vorgesehen. Nutzen Sie also diese Zeit um zu fragen und zu hinterfragen.
Es ist mir eine ehrenvolle Pflicht, mich beim Sponsor unseres Symposiums, dem Bundesministerium für Gesundheit und Frauen und Frau Bundesminister Rauch- Kallat, sowie dem zuständigen Abteilungsleiter Herrn Diplomtierarzt Mag. Herzog sehr herzlich zu bedanken. Unserem Rektor Dr. Fircks danke ich sehr herzlich dafür, dass er uns die Durchführung dieser Veranstaltung in den Räumen der VUW ermöglicht hat und uns durch Herrn Gruber und sein Team unterstützen lässt. Scheuen Sie sich nicht, sich an Herrn Gruber zu wenden, wenn Sie irgendein Problem haben. Er ist für nahezu alles Organisatorische verantwortlich und nach eigener Einschätzung im Zweifelsfall an fast allem schuld.
Für die Hilfe bei der Vorbereitung und Durchführung unseres Symposiums danke ich der Leopoldina, an Ihrer Spitze Herrn Präsident Prof. ter Meulen und der Generalsekretärin Frau Prof. Schnitzer-Ungefug, sowie den Brüdern Dr. Kaasch. Mein besonderer Dank gilt Herrn Kollegen Prof. Hiepe von der Leopoldina, der uns bei der

Konzeption des Programms geholfen hat. Weiterhin danke ich der Österreichischen Akademie der Wissenschaften und Ihrem Präsidenten Prof. Mang, die diese erste gemeinsame Veranstaltung mit der Leopoldina ermöglicht haben.
Ein Grund für die zeitliche Planung dieser Veranstaltung war, dass Bruno Oesch im Labor von Charles Weissmann in Zürich das Prion Gen entdeckt und vor 1985 in Cell publiziert hat und dass, ebenfalls vor zwanzig Jahren, die ersten Fälle des Auftretens von BSE in England beschrieben wurden. Der eigentliche Anlass aber war, dass in der EU im nächsten Jahr eine neue Regelung zu BSE ansteht. Im EU-Parlament und der EU-Kommission muss nächstes Jahr entschieden werden, wie es mit der BSE-Überwachung weitergehen soll. Zurzeit läuft eine Verlängerung der ursprünglichen Regelung, die aber nicht weiter verlängert werden kann. Da Österreich im ersten Halbjahr 2006 die Präsidentschaft in der EU innehaben wird, schien uns als Tagungsort Wien prädestiniert.
Die Europäische Kommission hat vergangene Woche veröffentlicht, wie sie die Schutzmaßnahmen gegen BSE modifizieren möchte. Es wird eine kurzfristig anstehende Aufhebung des Exportverbots für britisches Rindfleisch diskutiert, die Pflicht zur Keulung der ganzen Kohorte bei einem BSE-Fall soll abgeschafft, das Mindestalter für BSE-Tests und die Entfernung bestimmter Risikogewebe soll angehoben werden. So soll die Wirbelsäule nur mehr bei Tieren über 24 Monaten entfernt werden, derzeit ist dies noch bei über zwölf Monate alten Tieren vorgeschrieben. Ich erwarte, dass in den nächsten zwei Tagen im Lichte fundierter wissenschaftliche Erkenntnisse klarer wird, ob diese Änderungen angemessen und vertretbar sein können oder nicht.
Ich selbst kann dazu wenig eigenes Fachwissen beitragen, die Tierzucht wird von der eigentlichen BSE-Problematik wissenschaftlich nur indirekt berührt. Mein Interesse gilt der Herkunftssicherung und Rückverfolgbarkeit von Tieren und Produkten tierischen Ursprungs. Schon der Apostel Paulus setzt sich in seinem ersten Brief an die Korinther mit alltäglichen Gewohnheiten, u.a. mit dem Essen und Trinken, auseinander und schreibt: „Alles, was ihr auf dem Fleischmarkt kauft, das esst, und forscht nicht nach, damit ihr das Gewissen nicht beschwert“ (1. Kor. 10,25). Ich denke, das ist ein Ausdruck eines sehr stabilen Gottvertrauens. Leider ist dem Menschen und seinem Tun nicht in gleicher Weise zu trauen. Die Tatsache, dass nach dem Bericht des Präsidenten des Deutschen Bundesamtes für den Verbraucherschutz bei zwölf Prozent der untersuchten Fleischproben die Herkunftsangaben nicht korrekt waren, stimmt aus Sicht der Verbraucher äußerst bedenklich. Dies ist umso ärgerlicher, als es innovative Konzepte gibt, die eine sehr hohe Sicherheit und hundertprozentige Überprüfbarkeit erlauben würden. Die immer noch fehlende politische Durchsetzungskraft, dieses europaweit zu reali-sieren, ist nicht nachvollziehbar.
„The good, the bad, and the mad cow“. Seit unserem letzten Symposium hat BSE auch den nordamerikanischen Kontinent erreicht. Eigentlich ist diese Formulierung nicht korrekt, denn da war BSE auf jeden Fall schon vorher, im Mai 2003 wurde nur der erste Fall offenbar. Wer suchet, der findet und wer nicht sucht oder nicht ernsthaft sucht, der findet eben auch nichts. Das sei allen Ländern ins Stammbuch geschrieben, die sich heute noch sicher fühlen, BSE frei zu sein. Sie mögen sich dabei an das Deutschland

vor dem ersten eigenem BSE Fall erinnern und auch im Herzen Österreichs sage ich dies nicht ohne Grund. Unser Land hat seit Juni seinen zweiten BSE-Fall, eine elfjährige gefallene Kuh eines Almbauern im kleinen Walsertal, die auf dem Hof geboren wurde. Böse Zungen behaupten ja, dass diese unerwartete aber zeitlich so passende Aktualität für unser Symposium, nicht mit rechten Dingen zugeht, aber ich versichere Ihnen, dem ist nicht so.
In Büchners Lustspiel "Leonce und Lena" sagt Valerio: "Das Gras steht so schön, dass man ein Ochs sein möchte, um es fressen zu können, und dann wieder ein Mensch, um den Ochsen zu essen, der solches Gras gefressen". Wer könnte dem näher stehen als wir hier in Wien. Die Wiener Küche ist eine Rindfleischküche. Nirgendwo auf der Welt wird ein Rind in so viele einzeln bezeichnete Teile zerlegt und meist gekocht zubereitet wie hier. Ein Blick in die Speisekarte eines guten Gasthauses lehrt Sie vieles, was Sie bisher vom Rind nicht wussten. Auch dies ist ein Grund, warum uns hier in Wien alles, was das Rind betrifft, so sehr bewegt.
Die meisten von uns essen gerne Fleisch. Ich erlaube mir hier nochmals Paulus zu zitieren und sowohl den Fleischessern wie auch den Nicht- Fleischessern einen Vers aus dem Römerbrief 14,3 mitzugeben, der auf den persönlichen Gewissensentscheid verweist: „Wer isst, der verachte nicht den, der nicht isst, und wer nicht isst, der richte nicht den, der isst.“ In diesem Sinne wünsche ich Ihnen allen für die bevorstehenden Mahlzeiten einen guten Appetit.
Wir wollen die Ergebnisse der Expertenrunde und der Diskussionen nach Abschluss des Symposiums, wie der Titel schon impliziert, zu einem kleinen Status quo Bericht zusammenfassen und auch versuchen, das „Quo vadis“ mit Empfehlungen zu unterlegen. Dabei sind wir für jede Anregung offen und für jede Hilfe dankbar. Beides, Bericht und Empfehlungen werden u.a. auch in dem Tagungsband, den die Leopoldina und die ÖAW (Österreichische Akademie der Wissenschaften) herausgeben werden, erscheinen. An dieser Stelle geht mein Dank nochmals an die Referenten für die Manuskripte, die wir, soweit sie nicht schon vorliegen, bald erhalten zu hoffen. Auch danke ich hier bereits den Brüdern Doktores Kaasch nachträglich für die in gewohnter Souveränität bewerkstelligte redaktionelle Betreuung des ersten Symposiumsbandes und im Voraus für Ihre Zusage, dies wieder zu tun.
Nun aber frisch ans Werk!

Gemeinsames Symposium der Deutschen Akademie der Naturforscher Leopoldina und der Österreichischen Akademie der Wissenschaften: BSE – Status quo und quo vadis?
Wien, 25.-26.07.2005
Leopoldina Informationen 62, 55-56 und 68-69

## Symposium BSE – Status quo und Quo vadis?

Wohl noch nie in der Geschichte der Menschheit hat eine Rinderkrankheit derart massive und umfassende Reaktionen in der Gesellschaft ausgelöst wie BSE (Bovine Spongiforme Enzephalopathie). Dabei haben Seuchenzüge bei Nutztieren in den letzten Jahrhunderten durch die damit verbundene Mortalität bei den Tieren schon öfters zu viel weitreichenderen und teilweise wesentlich dramatischeren Folgen für die Ernährungs- und damit Überlebenssituation des Menschen geführt. Auch kennen wir viele Fälle von Erkrankungen und Todesfällen bei Konsumenten, die durch Zoonosen oder mikrobielle Kontaminationen von tierischen Produkten verursacht wurden und werden.
Ein Grund für die teilweise panikartigen Reaktionen nach dem Auftreten von BSE kann darin vermutet werden, dass diese Krankheit trotz intensiver Beforschung in zentralen Punkten immer noch unverstanden ist und dass sie wegen des unerwarteten Übertragungswegs und der langen Inkubationszeit und wegen des Fehlens einer Therapie als sehr heimtückisch empfunden wird. Bei der Ätiologie und Epidemiologie der Transmissiblen Spongiformen Encephalopathien (TSEs) sind noch viele Fragen unbeantwortet, auch wenn es zunehmend gelingt, die Pathomechanismen der Erkrankungen langsam zu verstehen. Das Vertrauen der Bevölkerung in die Sicherheit von Rindfleisch und -produkte kann nur durch wissenschaftlich korrekte und verständliche Information und die Glaubwürdigkeit der eingeleiteten prophylaktischen bzw. hygienischen Maßnahmen wieder hergestellt werden.
Ziel des Leopoldina-Symposiums „BSE – Wahnsinn und Wirklichkeit“ an der Veterinärmedizinischen Universität in Wien war es, der Wissenschaft, den Medien und der Öffentlichkeit einen Überblick über das gegenwärtig verfügbare Wissen und den Stand der Forschung in einer interdisziplinär ausgerichteten Veranstaltung vorzustellen und ein hoch qualifiziertes Forum für die Diskussion drängender Fragen zu bieten. Der Vortragsteil war in 6 Blöcke gegliedert, die Molekularen Mechanismen, Modellen, Nicht-Prion-Theorien, Nachweisverfahren, Infektion und Epidemiologie und Genetischen Komponenten gewidmet waren.
Der wissenschaftliche Vortragsreigen wurde von CHARLES WEISSMANN (London) mit einem Überblick der Molekulargenetik der transmissiblen spongiformen Enzephalopathien (TSE) eröffnet. Bei TSE handelt es sich um degenerative Erkrankungen des zentralen Nervensystems. Die bovine Form wurde erstmals 1986 in England beschrieben, und seit 1996 wurden über 100 Fälle einer neuen Variante der Creutzfeldt-Jacob Krankheit (CJD = Creutzfeld Jacob Disease), die vermutlich auf Verzehr von BSE kontaminierten Produkten zurückzuführen ist, bekannt.
Die Protein-only Hypothese, erstmals von Griffith formuliert und später von Prusiner aufgegriffen und ausgebaut, geht davon aus, dass die Proteaseresistenten umgefalteten

Prionmoleküle frei von Nukleinsäuren sind und das einzige infektiöse Agens ($PrP^{Sc}$) sind, das sich im Gehirn anhäuft und die Krankheit auslöst. Mäuse mit einem Knockout des Priongens entwickeln sich normal und sind resistent gegen TSE. Bislang gibt es keine Therapie gegen TSE, aber es ist denkbar, dass in Zukunft passive und aktive Immunisierungen Optionen für einen Schutz sein könnten. Die weitere Klärung der Pathogenese von TSEs ist unabdingbare Voraussetzung für die Entwicklung von präventiven und therapeutischen Konzepten. Neben dem endogenen Prionprotein ($PrP^{C}$) ist die Bedeutung von Komponenten des Immunsystems bei der Ausprägung der Pathomechanismen unbestritten. Beeindruckende Studien mit ‚Knockout'-Mäusen, mit Modellen zur Proteinfaltung und zu Protein-Protein-Interaktionen führen zunehmend zu einem vollständigeren Bild.
RUDI GLOCKSHUBER (Zürich) verglich in seinem Beitrag die Strukturen der Prionproteine mit den biochemischen Eigenschaften und zeigte, dass für den Übergang des normalen zum veränderten Prionprotein als minimale Konformationsänderung angenommen werden muss, dass das in $PrP^{c}$ umstrukturierte Segment 90-120 $PrP^{Sc}$ eine definierte Struktur einnimmt. Es muss davon ausgegangen werden, dass es verschiedene Mechanismen für die spontane Entstehung von Prionen bei erblichen TSEs geben kann, etwa eine höhere Tendenz zu Bildung von Keimen des $PrP^{Sc}$-Oligomers oder eine erhöhte Stabilität von $PrP^{Sc}$.
Verschiedene *In-Vivo-* und *In-Vitro*-Modelle helfen die Transmission des infektiösen Agens innerhalb der Spezies und über Speziesgrenzen hinweg zu untersuchen. Transgene Mausmodelle sind ein entscheidendes Werkzeug für die Entwicklung von Tests (Bioassays), für die Untersuchung von Verdachtsmaterial auf Infektiosität und für die Klärung der Patho- und Infektionsmechanismen.
Eine wichtige Frage ist die der Ausbreitung von Prionen im Organismus. MICHAEL KLEIN (Basel) belegte in seinen Ausführungen, dass für die „Wanderung" der Prionen im infizierten Organismus die Anwesenheit des normalen zellulären $PrP^{c}$ auf peripheren Nervenzellen unbedingt erforderlich ist. Auch die B-Zellen haben eine entscheidende Rolle für die periphere Ausbreitung der Prionen – ohne jedoch als trojanische Pferde Prionen zum Nervensystem zu bringen - indem B-Zellen mit follikulär dendritischen Zellen in einem Netzwerk zusammenspielen. Bisher wurden bei keinem Übertragungsexperiment in Tiermodellen Prionen im Blut gefunden. Aus diesen Ergebnissen können Ansätze für diagnostische und therapeutische Strategien abgeleitet werden, die eine Vermehrung und Ausbreitung des infektiösen Agens im Organismus verhindern könnten.
Wie gelangt nun das Prionprotein in die Zelle? STEFAN WEISS (München) und seine Arbeitsgruppe konnten zeigen, dass das 37 kDa Laminin Rezeptorprotein hierbei eine entscheidende Rolle spielt. Wahrscheinlich ist dieses Protein auch in der Pathogenese von Prionerkrankungen mitbeteiligt, denn Organe von erkrankten Tieren zeigen einen erhöhten Gehalt des Laminin-Rezeptorproteins. Therapeutische Ansätze zur Behandlung von TSEs könnten aus viel versprechenden *In-Vitro*-Versuchen entwickelt werden. Sie beruhen auf Reparation der gesetzten Läsionen im zentralen Nervensystem oder auf der Verhinderung der Krankheitsentstehung durch die Blockade der Aggregation von

fehlgefaltetem Prionprotein. HERMANN SCHÄTZL (München) referierte über eine Vielzahl von experimentellen Ansätzen in *In-Vitro-* und *In-Vivo-*Testsystemen. Substanzen mit dedizierten Anti-Prion-Effekten gibt es, aber sie weisen eine Vielzahl unerwünschter Nebenwirkungen auf und sind z.T. nicht in der Lage, die Blut-Hirn-Schranke zu überwinden. Immunisierungsansätze erscheinen dagegen sehr interessant und erfolgversprechend für eine aktive oder passive Immunisierung gegen Prion-Erkrankungen.

Die Frage nach der Ursache der TSEs ist noch offen und wird weiter für spannende und wissenschaftliche Diskussionen zwischen Vertretern der Prionen- und Nicht-Protein-Theorien sorgen. Der experimentelle Nachweis, dass das missgefaltete Prionprotein alleine die infektiöse Einheit ist, steht noch aus. Immerhin ist es aber schon gelungen, Prionprotein *in vitro* umzufalten. Sollte dieses artifiziell hergestellte Agens in der Lage sein, nach Applikation TSE auszulösen, wäre die Prion-only Hypothese endgültig bewiesen. Bis dahin hat das virale Konzept, wie es von HEINO DIERINGER (Rastede) vertreten wird, seine Berechtigung. Im Zusammenhang mit nicht übertragbaren Amyloidosen und degenerativen Erkrankungen des ZNS führt die Weiterentwicklung des viralen Konzeptes zu transmissiblen spongiformen Enzephalopathien konsequenterweise zu einer Suche nach Beziehungen zwischen TSEs beim Mensch und Tier, die sich bei Anwendung virologischer Erfahrungen auf TSEs offenbaren.

LAURA MANUELIDIS (Yale) ist von der Bedeutung des Prionproteins in Zusammenhang mit der Empfänglichkeit für die Infektion und die Pathologie bei TSE überzeugt, hält es aber nicht für die Ursache dieser Erkrankungen. Vieles spricht, wie bei Dieringer, auch aus ihrer Sicht für ein Virus mit geschützter Nukleinsäure. Der experimentelle Nachweis des Vorhandenseins von infektiösen Virus-Partikeln bzw. von Nukleinsäuren muss jedoch noch erbracht werden. Auch andere ungewöhnliche Hypothesen zur Ursache der Pathogenese, wie sie in der Diskussion immer wieder vorgebracht wurden, blieben nicht unerwähnt und ausgeklammert, aber sie müssten sich natürlich nach naturwissenschaftlich anerkannten Kriterien evaluieren lassen.

Beim Thema Nachweisverfahren der BSE-Erkrankung wurden Sinn oder Unsinn von Schnelltests und die Folgen von positiven oder negativen Testergebnissen von Grundlagenforschern, Industrievertretern, Konsumentenschützern, Agrarvertretern, Politikern und Konsumenten höchst kontrovers diskutiert. ERIC KÜBLER (Zürich) referierte über immunologische Screening-Methoden für die Diagnostik von BSE. HERWIG REICHL (Wien) ging auf die Schwierigkeiten der Validierung eines Prionennachweises aus Blut ein.

Angewandte Methodenentwicklung im Bereich der BSE-Tests versucht die verständlichen Wünsche der Öffentlichkeit nach Lebensmittelsicherheit zu erfüllen. Auf der anderen Seite ist die Validität und Seriosität der Tests zum Teil zu bemängeln und die Aussage „frei von BSE" ist solange nicht wirklich seriös möglich, solange die Übertragungswege und die Infektionsdosen nicht hinreichend erforscht sind. Der Umgang mit den BSE-Tests und die Interpretation der Ergebnisse bedürfen einer dringenden Regelung, die aufbauend auf soliden Erkenntnissen der Grundlagenforschung von den entsprechenden Behörden EU-weit umgesetzt werden sollte.

DAGMAR HEIM (Bern) stützte sich in ihren Ausführungen auf die umfangreichen Erfahrungen, die in der Schweiz mit BSE vorliegen. Als Vorsorgemaßnahme bei BSE reicht die rein passive Überwachung, die sich auf Verdachtsmeldungen von klinisch auffälligen Tieren stützt, nicht aus. Aktive und gezielte Überwachung von Risikopopulationen stellt einen wichtigen Faktor und Fortschritt in der Erfolgskontrolle der BSE-Bekämpfung dar. Das BSE-Management in der Schweiz scheint ein gangbarer Weg zu sein, der das notwendige Vertrauen der Bevölkerung in die Lebensmittelsicherheit wiederherstellt und gleichzeitig die Ansprüche der Behörden, der Lebensmittelindustrie und der Urproduktion befriedigt. Wie für die BSE-Tests muss auch für das BSE-Management ein internationaler Konsens gefunden werden.
Über die Epidemiologie und Diagnostik der BSE in Deutschland wurde von MARTIN GROSCHUP (Tübingen) berichtet. Dieses Gebiet ist natürlich sehr sensitiv, da neben den sowieso schwierigen Aussagen zur Entstehung und weiteren Verbreitung der Krankheit subnationale, nationale und internationale Interessen eine grosse Rolle spielen.
Die humanen TSE Erkrankungen wurden in ihren Variationen und verschiedenen Entstehungsmöglichkeiten eindrücklich geschildert. HERBERT BUDKA (Wien) demonstrierte Daten zur Pathogenese, Klinik und Epidemiologie der humanen Prionerkrankungen. Über Genetik, Pathologie und Diagnostik referierte HANS KRETSCHMAR (München). Wie er eindrucksvoll zeigte, beeinflusst das Kodon 129 des Prioproteingens die Pathologie der CJD entscheidend. Auch die neue Variante der CJD wurde bislang nur bei Individuen festgestellt, die homozygot für die Aminosäure Methionin am Kodon 129 waren. Neue diagnostische Werkzeuge führen zur weiteren Differenzierung der ver-schiedenen Varianten der Erkrankung und tragen wesentlich zum Verständnis der Krankheit bei. Eine seriöse Voraussage über die Verbreitung und die Häufigkeit des zukünftigen Auftretens der neuen Variante der CJD, die in Zusammenhang mit BSE gebracht wird, kann wegen der unzureichenden Kenntnis der Inkubationszeiten noch nicht gemacht werden.
Bei Mensch, Schaf und Maus gibt es klare Zusammenhänge zwischen genetischen Konstellationen und der Manifestation von TSEs. Wie JÖRG SCHLÄPFER (Bern) ausführte, ist beim Rind eine genetische Disposition für den Krankheitsausbruch noch nicht nachgewiesen worden. Die Beobachtung, dass nur einzelne Tiere eines Bestands BSE-Symptome aufweisen, obwohl alle das gleiche Futter - nach gegenwärtigem Stand des Wissens die (Haupt-) Infektionsquelle – bekamen, weist aber auf die Existenz von Resistenz- oder Dispositionsgenen hin, die noch nicht entdeckt worden sind. Nationale und internationale Forschungsschwerpunkte konzentrieren sich deshalb auf das Auffinden von genetischen Konstellationen beim Rind, die es - wie beim Schaf – zulassen würden, auf erhöhte Resistenz bzw. Unempfindlichkeit gegenüber der Infektion mit dem BSE-verursachenden Agens zu züchten. Dies wiederum würde erlauben, die Anfälligkeit für diese Krankheit entscheidend zu reduzieren, wenn es dann gelingt, von allen Tieren einer Rinderpopulation DNS- Proben zu gewinnen, zu analysieren und die züchterischen Konsequenzen zu realisieren.
Ein anderer, zumindest für die Aufklärung der physiologischen Bedeutung von $PrP^c$ beim Rind, höchst interessanter Ansatz ist die Zucht von Rindern, die keine

Prionproteine haben, weil das entsprechende Gen ausgeknockt worden ist. ECKHARD WOLF (München) erläuterte, wie mit Hilfe der homologen Rekombination und der Technik des Klonens solche Rinder generiert werden könnten. Prion-freie Rinder wären nicht nur für die weitere Untersuchung von BSE höchst wertvoll, sie könnten in der Biotechnologie einen sehr attraktiven Einsatz finden, weil sie ein unangezweifelt sicherer Produktionsorganismus für (rekombinante) Proteine wären.

Als Folge der BSE-Krise wurden die nationalen und internationalen Förderungen zur Erforschung der Prionenerkrankungen intensiviert. Fast täglich erscheinen neue aufschlussreiche Fachpublikationen auf dem Gebiet der TSEs. Die erwähnten Anstrengungen sollten in Zukunft dazu führen, diese aussergewöhnlichen Erkrankungen besser verstehen und hoffentlich vermeiden und therapieren zu können.

In der Tierproduktion ist auf Grund des derzeitigen Wissensstandes die Lebensmittelsicherheit gewährt, solange das Verbot der Beimengung von Tierkörpermehl und anderen tierischen Ausgangsstoffen im Futtermittel für Rinder konsequent befolgt wird und sichergestellt ist, dass Risikomaterial (Gehirn, Rückenmark, Kopf und Augen, Darm) zuverlässig aus der Lebensmittelkette ferngehalten wird. Europaweit werden die Kontrollen zur Sicherung der Futtermittel-Qualität und der Herkunft der Tiere verstärkt.

Der zahlreiche Besuch des Symposiums und die regen Dispute bestätigten die Richtigkeit und Notwendigkeit der Veranstaltung. Nach vielen anregenden Diskussionen konnte Mitorganisator MATHIAS MÜLLER (Wien) mit einer zusammenfassenden Darstellung und einem Ausblick ein gelungenes Meeting – übrigens das erste Leopoldina Meeting in Wien – abschließen.

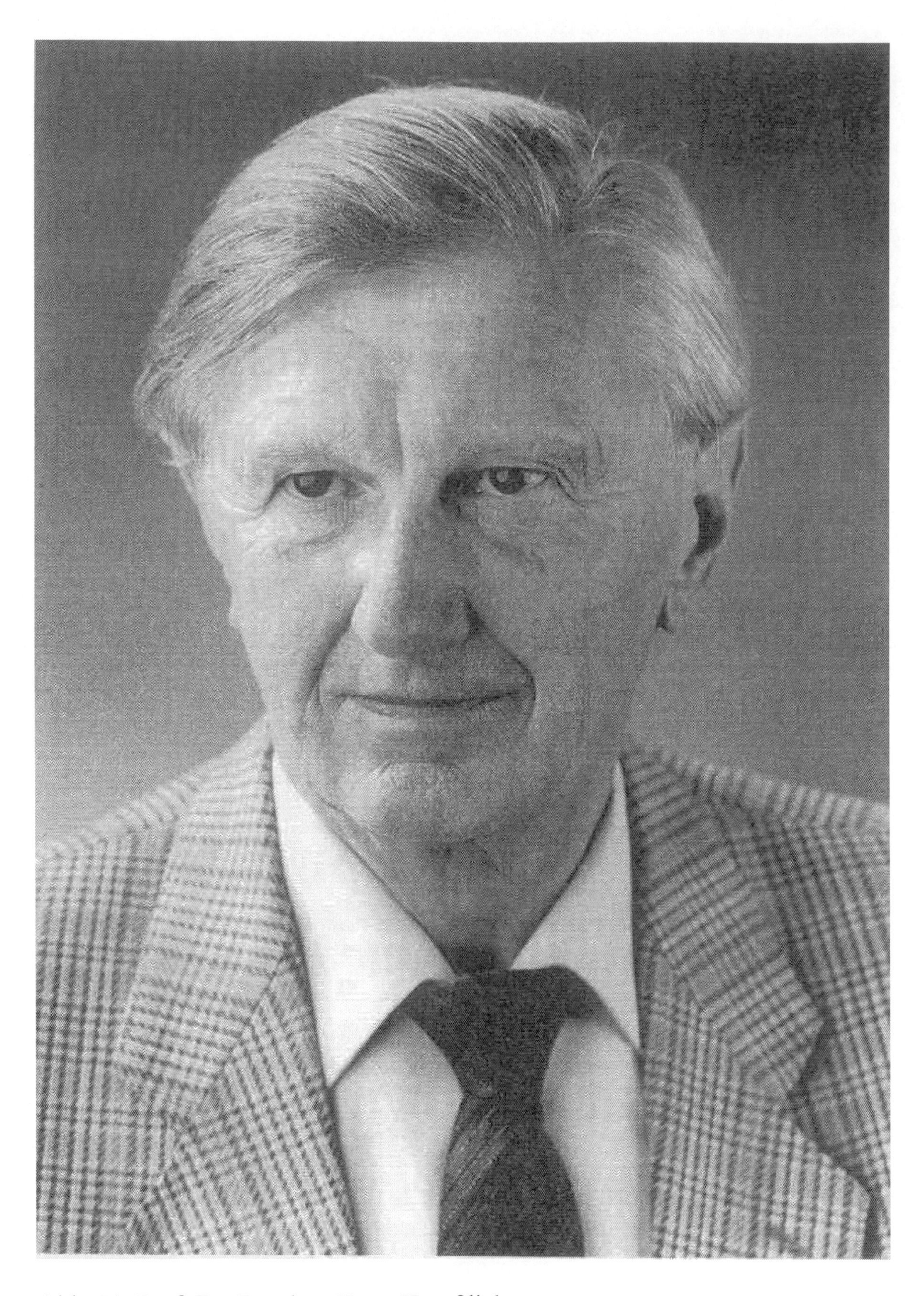

Abb. 71: Prof. Dr. Drs. h.c. Horst Kräußlich

80. Geburtstag von Prof. Kräußlich. Feier zum 50jährigen Bestehen des LVG Oberschleißeim, 20.10.2006

## Laudatio

Es ist ein schöner Zufall, dass wir heute Ihren 80sten Geburtstag vom 2. August nachfeiern und dass wir das im Rahmen der 50-Jahrfeier des Lehr- und Versuchsgutes der Ludwig-Maximilians Universität tun können. Diese Koinzidenz der gemeinsamen Feier danken wir einer Idee ihres Nachfolgers im Amt, Kollegen Martin Förster. Wir alle wissen, mit welch unermüdlichem Engagement Sie sich in Ihrer Zeit als Vorstand des Institutes für Tierzucht in der Funktion als Leiter des Lehr- und Versuchsgutes der Universität gerade dieser Einrichtung mit großer Hingabe gewidmet haben. Dass Ihr persönliches Jubiläum und das des Lehr- und Versuchsgutes Jahres mäßig so treffend zusammenfallen ist geradezu eine schicksalhafte Fügung.
Ihr Lebenswerk als Tierzüchter haben wir vor 15 Jahren anlässlich Ihrer Emeritierung auch hier am Lehr- und Versuchsgut Revue passieren lassen. Zur Erinnerung: Sie haben erstmals in Deutschland, aufbauend auf eigenen Untersuchungen und den Erfahrungen von Alan Robertson, den Sie besucht hatten, eine Zuchtwertschätzung auf Milchleistungsmerkmale mit einem abgewandelten Contemporary – Comparison – Verfahren entwickelt. Daraus entstand das Bayerische Besamungszuchtprogramm mit gezielten Paarungen, das in seinen Grundfesten bis heute, also seit bald einem halben Jahrhundert Bestand hat.
Von außerordentlicher Bedeutung war Ihr Beitrag zum Zusammenführen von Tiermedizin und Tierzucht. Sie haben es in außergewöhnlicher Weise geschafft, beide Disziplinen in fruchtbarer Zusammenarbeit zu vereinen. Dabei war die Reproduktion ein zentrales Thema, nicht als Selbstzweck sondern in ihrer Bedeutung für die gegenwärtige und zukünftige Förderung der Tierzuchtwissenschaft und züchterischen Praxis. Die Entwicklung des Embryotransfers und dessen assoziierter Techniken waren Ihnen ein besonderes Anliegen. Niemand sonst bei uns hat die Bedeutung der Reproduktionstechniken für die Tierzuchtwissenschaften so frühzeitig und umfassend erkannt wie Sie. Eine chronologische Zeittafel der Erfolge auf diesem Gebiet belegt in unnachahmlicher Wiese die Bedeutung dieser Initiative.
Die Zeit ist nicht stehen geblieben und nahezu alles, was wir auf diesem Gebiet heute in Deutschland beobachten können, findet seinen Ursprung in Ihrer weit blickenden Entscheidung, dieses Thema, lange bevor es ein Thema war, aufzugreifen und auszubauen. Neben der Reproduktion waren Sie aber auch allen anderen Aspekten der Tiergesundheit verbunden und haben Wegweisendes gestartet. Ob es sich um Klauengesundheit, Fitness, Stoffwechselkrankheiten, Mastitits, Resistenz und vieles andere handelte, Ihr Ansatz für die züchterische Beeinflussung dieser Merkmale war immer konsequent und folgerichtig und deshalb am Ende auch erfolgreich.
Ihr Credo war es, theoretische Weiterentwicklungen zur Grundlage praktischer Anwendungen in der Nutztierzucht zu machen. Das hat auch viele Zweifler und Ungläubige auf den richtigen Weg gebracht. Die Deutsche Tierzucht, insbesondere aber

die Bayerische Tierzucht, wäre ohne Ihr Wirken nicht zu dem geworden, was sie ist. Ihnen zu Ehren sind deshalb die Beiträge im Heft 6 der Züchtungskunde des Jahrganges 2006 als Geburtstagsheft erschienen.
Ihr Lebenswerk hat die allgemeine Denkschule der Tierzucht in herausragender Weise geprägt. Sie, lieber Herr Kräußlich, waren und sind ohne Zweifel, der Doyen der deutschsprachigen Tierzucht. Sie haben es aus Ihrer Berufung heraus zu Ihrem Beruf gemacht, entscheidende Themen lange vor anderen zu erkennen und zu fördern, sie trotz Widerständen zu verfolgen und zum Erfolg zu führen.
Ihr Weitblick war auch für mich persönlich enorm hilfreich, Sie haben mich – genauso wie meine Kollegen – auf den Weg gebracht ohne uns zu tragen. Einer Ihrer Leitsprüche ist mir unvergesslich: einen Jagdhund kann man nicht auf die Jagd tragen, er muss selber laufen – aber wenn er läuft, soll man ihn richtig anleiten und führen! Das haben Sie in perfekter Weise umgesetzt.
Auch mit Eintritt in Ihren beruflichen Ruhestand haben Sie weiter wissenschaftlich publiziert, insgesamt fast 30 Arbeiten, und damit genau so viel wie mancher noch im Berufsleben stehende Kollege. Die Themen dieser Ruhestands-Arbeiten waren einerseits begründet im Umfeld Ihrer früheren Arbeit als Institutsvorstand, aber Sie haben sich auch mit neuen Entwicklungen wie Rechtsschutz und Patentierung auseinandergesetzt. Wir freuen uns für Sie – und ich denke Sie sind stolz darauf – dass Ihr Sohn seit mehr als 10 Jahren ebenfalls Ordinarius ist und derzeit als Ärztlicher Direktor der Abteilung Virologie am Hygiene-Institut der Ruprechts-Karls-Universtität Heidelberg forscht.
Eine überaus vorteilhafte Fügung war es auch für Ihre Mitarbeiterinnen und Mitarbeiter und vor allem für uns, Ihre akademischen Schüler, das Glück zu haben, in Ihrem Institut aufgenommen und unter Ihrer fürsorglichen Anleitung arbeiten und forschen zu dürfen. Sehr dankbar aber sind wir, Ihre Schüler, Ihnen, dass Sie uns auf unseren eigenen wissenschaftlich akademischen Weg gebracht haben. Ohne Ihre Förderung und Unterstützung, Ihre allzeit gewährte freundliche Hingabe für unsere Sorgen und Nöten, Ihre beispiellose Bereitschaft, uns auf unserem Weg an- und weiterzuleiten, wären wir nicht geworden, was wir sind. Sie waren uns ein wirklicher akademischer Vater, ein Lehrer im guten Sinn, kein Besserwisser-Lehrmeister sondern ein ruhiger, gütiger und verständiger und vor allem verständnisvoller Betreuer im besten Sinn, wie man ihn sich nur wünschen und vorstellen kann.
Wir haben von Ihnen gelernt, wie wichtig es ist, den Nachwuchs - beinahe hätte ich gesagt die Nachzucht - zu fördern. Sie als Tierzüchter ordnen diesen Beinahe-Absichts-Versprecher sicherlich so ein wie er gemeint ist, als eine Verbeugung vor Ihrem selbstlosen Eintreten für unsere Karrieren. Deshalb bin ich auf die für einen von Ihnen ausgebildeten Tierzüchter nicht abwegige Idee gekommen, einmal quasi Ihr wissenschaftliches Pedigree aufzustellen. Sie haben 6 Schüler, 12 akademische Enkel und elf akademische Urenkel. Diese arbeiten und lehren an fast allen wichtigen einschlägigen Universitäten in Deutschland, Österreich und der Schweiz oder hatten Rufe dorthin.
In den Sprüchen Salomons 17.6 heißt es so treffend:

„Der Alten Krone sind Kindeskinder, der Kinder Ehre sind ihre Väter".

Dieses Pedigree unterscheidet sich in zwei wesentlichen Punkten von einem normalen Pedigree: Erstens, es beginnt mit nur einem Vater, also nicht klassisch mit zwei Eltern, es ist sozusagen ein androgenetisches Pedigree. Das ist für ein akademisches Pedigree überhaupt nicht ungewöhnlich sondern bislang eigentlich der Regelfall. Der zweite Unterschied aber ist schon ungewöhnlich, speziell für dieses Pedigree und zwar auch für ein akademisches. Es beginnt nämlich absolut nur mit einem Vater, d.h. vorher gab's da nichts. Fast alle in unserem Hochschulsystem nachgezogenen Ordinarien haben einen Habilvater oder eine Habilmutter – Sie nicht!
Ich erinnere mich gut an die Schilderung Ihres akademischen Werdeganges. Sie wollten habilitieren, aber unsere Fakultät, an die Sie sich deshalb gewandt hatten, wollte das nicht. Das hatte nichts mit Ihnen persönlich zu tun, sondern war – wie nicht ungewöhnlich – eine hochschulpolische Aktion. In diesem Fall hatte das mit Ihrem Vorgänger, Ihrem potenziellen Habilvater zu tun. Dass man Sie persönlich durchaus wollte, zeigte sich unmittelbar. Nachdem das Ordinariat altersbedingt frei und neu besetzbar geworden war, hat unsere Fakultät Sie sozusagen freihändig aus Ihrer Position als Referent für Rinderzucht am Bayerischen Staatsministerium für Ernährung, Landwirtschaft und Forsten - damals hieß das erfreulicherweise noch so - direkt an die Ludwig-Maximilians Universität berufen. Ein absoluter Glücksfall. Unsere Alma Mater hat das ebenfalls so gesehen und Sie in Wertschätzung Ihrer wissenschaftlichen Arbeit 1991 zum Dr. honoris causa veterinariae promoviert. Ihr zweiter „h.c", nach dem Ehrendoktorat der Agrarwissenschaftlichen Fakultät in Gödöllö in Ungarn im Jahr 1990.
Dem Glücksfall Ihrer Berufung verdanken wir unser Glück. Unser Glück war, einen Vorstand zu bekommen, der unbelastet von überstandenen fakultären und universitären Grabenkämpfen sich ganz auf seine Vision fokussierte: durch Forschung und Entwicklung neue Grundlagen für die Tierzucht zu erarbeiten. Und in diesem Sinne ließen Sie uns arbeiten, Sie haben uns angeleitet und begleitet, Sie waren offen für unsere Sorgen und Nöte, Sie haben für uns finanzielle Mitte und administrative Wege gesucht und gefunden, Sie haben uns unterstützt ohne uns zu protegieren, kurz und gut, Sie haben alles für uns und nicht nur wegen der Sache sonder auch wegen uns im Übermaß getan.
Ich möchte gerne noch ein wenig beim Bild des Vaters verweilen. Mein genetischer Vater war und ist für mich enorm wichtig. Ich habe so viel von ihm und durch ihn erfahren und gelernt, ich schätze, achte und liebe ihn, wie man einen Vater nur lieben kann. Trotzdem sind Sie mir ein als mein wissenschaftlicher „Vater" ebenfalls ungemein ans Herz gewachsen. Sie beide haben mein Leben geprägt, mich gefordert und gefördert, uneigennützig vorangetrieben und dabei unterstützt. Die Japaner sagen so treffend: „Die Wohltaten des Vaters übersteigen die Berge."
Was ich persönlich besonders geschätzt habe, waren Ihre Ruhe und Ausgeglichenheit. Selbst wenn's ganz arg kam, kam von Ihnen höchstens ein erstauntes bis erschrockenes „Ach Du grüne Neune". Nie ein lautes Wort, kein Streit, kein Angriff. Ich weiß

natürlich nicht, wie es bei manchen Problemen in Ihnen aussah, aber ich weiß, dass Sie es uns nie spüren ließen. Wenn wir in schwieriges Fahrwasser geraten oder gar mal Mist gebaut hatten, wir hatten immer das Gefühl, geborgen zu sein, Hilfe zu erhalten und auch aus misslichen Situationen wie durch ein Wunder gerettet zu werden. Sie sind, nicht wegen Ihres Alters, ein wirklich weiser Mensch. Georg Christoph Lichtenberg, der große Aphoristiker, formulierte wie kein zweiter: „Alles, was der eigentlich weise Mensch tun kann ist, alles zu einem guten Zweck zu leiten, und dennoch die Menschen zu nehmen, wie sie sind“. Das haben Sie stets getan und wir alle haben davon profitiert. Ich weiß, dass Sie den Philosophen Immanuel Kant schätzen, deshalb hier auch ein Zitat von ihm:

„Die Weisheit geht auf das Gute, die Klugheit auf das Nützliche“.

In Ihrer Person – in der Wissenschaft und im Menschsein – sind beide Merkmale in wunderbarer Weise vereint.

Sie fahren gerne mit dem Rad und machen mit Ihren Enkeln lange Touren. Wir wünschen Ihnen noch viele solcher Gelegenheiten, aber da das gefährlich sein kann, wünschen wir Ihnen allzeit Gute Fahrt und vor allem ein unfallfreies Vergnügen. Ihrer Frau, die heute krankheitsbedingt leider nicht bei uns sein kann, wünschen wir von ganzem Herzen gute Besserung. Was uns bleibt ist, Ihnen zu danken für all das, was sie uns angedeihen ließen.

„Leider lässt sich eine wahrhafte Dankbarkeit mit Worten nicht ausdrücken“

hilft mir Johann Wolfgang von Goethe und in einem anderen Zitat wendet er sich an Sie mit den Worten

“Die Dankbarkeit ist ein Laster, das man ertragen muss“.

Also bitte, ertragen Sie bei all Ihrer Bescheidenheit unsere Dankbarkeit, auch wenn ich sie in Worten nicht hinreichend auszudrücken vermochte. Wir gratulieren Ihnen zu Ihrem Jubiläum und wünschen Ihnen von ganzem Herzen Alles erdenklich Gute und das „Ad multos annos“.

Walter Frei Vorlesung Vetsuisse Fakultät, Universität Zürich, 26.04.2008

## Innovative BVDV Eradikation als Gemeinschaftsaufgabe von Tiermedizin, Tierzucht und Landwirtschaft

Albert Schweizer (1875-1965), sagte: „Vergiss den Anfang nicht, den Dank!" Das trifft genau, was ich machen möchte. So bedanke ich mich als erstes bei der Vetsuisse Fakultät ganz herzlich für die hohe Ehre, den Walter Frei Preis zu erhalten und zum Vortrag an Ihre hochgeschätzte Fakultät geladen worden zu sein. Ich weiß nicht, welchen Umständen ich diese überaus ehrenvolle Auszeichnung letztendlich zu verdanken habe, aber ich versichere Ihnen, dass ich mir der großen Ehre sehr bewußt bin und glauben Sie mir bitte, dass die Freude darüber ebenso groß ist wie die Ehre. Die Freude ist so umfassend, dass ich gleich meine ganze Familie mitgebracht habe, einschließlich meiner Enkeltochter Afra. Bitte tolerieren Sie, sollte sie, mit ihren 15 Monten die zweifellos jüngste Hörerin, zwischendurch ihren Opa lauthals kommentieren. Einfacher ist es, meinen erfreulicherweise anwesenden wissenschaftlichen Enkel, Prof. Tosso Leeb aus Bern, herzlich zu begrüßen.

In Österreich und Deutschland blicken wir voller Hochachtung, ja Bewunderung auf den Wissenschaftsstandort Schweiz. Die Schweiz hat mit Abstand die höchste Wissenschaftsdichte der Welt. So ist es nicht weiter überraschend, dass auch das von mir gewählte Thema wissenschaftlich hier in Zürich beginnt. Und auch der aktuelle Höhepunkt des Themas findet wieder hier in der Schweiz statt, im Rahmen einer neudeutsch häufig so genannten „Translational Research" Anwendung. Meine Freude ist auch deswegen groß, weil Sie diese veterinärmedizinische Auszeichnung einem Tierzüchter zu Teil werden lassen.

Die Formulierung des Vortragstitels ist etwas sperrig, dafür entschuldige ich mich gerne, aber ich konnte der Versuchung nicht widerstehen, mein Credo als Universitätslehrer hier einzubringen. Tiermedizin, Tierzucht und Landwirtschaft müssen durch interdisziplinären Gedankenaustausch und praktische Zusammenarbeit zum gegenseitigen Vorteil miteinander vernetzt werden.

Die **BVD, also die Bovine Virus Diarrhoe** wurde 1946 erstmals in Kanada beschrieben und die letale Variante der BVD, die Mucosal Disease 1953. BVD ist keine Seuche, die dem Menschen als Konsumenten Angst machen muss. BVD ist keine Zoonose und für den Mensch an sich ungefährlich. Der normale Konsument kennt BVD nicht und hat, soweit er regelmäßig dem Genusse von Rindfleisch frönt, wohl auch schon ohne es zu wissen BVD Viren mitverzehrt. Das hört sich vielleicht unappetitlich an, ist aber völlig harmlos. Der Konsument würde sich wohl höchstens dann ängstigen, wenn er auf Grund der lautmalerischen Ähnlichkeit BVD mit BSE verwechselte. Die einzigen, die vor BVD direkt Angst hätten, wenn sie es denn verstünden, sind unsere Rinder und indirekt natürlich die Rinderhalter und -züchter.

Für die Rinderzucht ist BVD von großer Bedeutung. Die jährlichen wirtschaftlichen Verluste durch diese Rinderseuche werden weltweit auf mehr als zwei Milliarden Euro geschätzt. Das Virus ist weit verbreitet, in Deutschland ist im Durchschnitt jedes hundertste neugeborene Kalb persistent infiziert, jedes zweite Rind infiziert sich im Laufe seines Lebens mit BVDV. Nach Mitteilung des Institutes für Veterinär-Virologie in Bern wurden in der Schweiz eine Prävalenz an Antikörper-positiven Tieren von 58% und eine Prävalenz an PI (persistent infizierten) Tieren von 0,64% festgestellt. Der Gesamtbetrag der direkten wirtschaftlichen Schäden, die die BVD hier zu Lande verursacht, wird auf 9 Millionen Schweizer Franken geschätzt.

Oft verläuft die Infektion ohne deutliche Erscheinungen. In offenkundigen Fällen werden Erkrankungen der Atmungs- und Verdauungsorgane und Fruchtbarkeitsstörungen beobachtet Die wichtigsten Symptome sind Durchfall, Grippe, Umrindern, Kümmern, Verwerfen, Missbildungen und erhöhte Kälbersterblichkeit. Die Mucosal Disease führt durch Erosionen der Schleimhäute im Verdauungstrakt und unstillbarem Durchfall zum Tod. Das spezielle Problem bei BVD ist, dass sich das Virus bei einer Infektion gravider Tiere in den Föten festsetzen kann. Auf Grund der in diesem Entwicklungsstadium noch fehlenden Immunabwehr wird das Virus nicht attackiert. Bei der Entwicklung des Immunsystems werden die schon vorhandenen BVD-Viren nicht als fremd erkannt. Die Folge ist, dass diese Tiere auch keine Antikörper gegen BVDV bilden können. Persistent infizierte Tiere, die mit der Virusbelastung geboren werden, sind im wahrsten Sinne bis über die Ohren voll mit Virus. Sie sind eine anhaltende Infektionsquelle für andere Tiere und tragen außerdem ein hohes Risiko, später auch an dieser Infektion zu sterben.

Das BVD-Virus an sich ist ein höchst raffinierter Organismus, der sich geradezu perfider Strategien bedient. Was die Hinterhältigkeit betrifft, kann sich BVDV mit HIV durchaus messen. Beide Viren sichern ihr Überleben, indem sie das Immunsystem des Wirtes überlisten: HIV überwindet bei der Infektion die Immunabwehr und zerstört anschließend konsequent die zelluläre Abwehr. BVDV nutzt für seine Weiterverbreitung den noch ungeschützten fetalen Organismus als Eintrittspforte. Da es damit sozusagen zum „Ich“ des Kalbes gehört, wird es nicht als Feind erkannt und lebt auf Kosten des Wirtes, ohne diesem irgendeine Chance zu lassen, sich von ihm zu befreien. Lediglich in einer kurzen Phase des jungen Lebens eines PU-Kalbes kommt es zu einem temporären Zurückdrängen der Virusbelastung. Das ist der Zeitraum, in dem die mit dem Kolostrum aufgenommenen maternalen BVD-Antikörper der Mutter den Kampf gegen die Viren aufnehmen. Dies ist erfolgreich genug, um die Viren soweit zurückzudrängen, dass sie im Blut des Kalbes nicht mehr nachzuweisen sind, aber nicht erfolgreich genug, um den Organismus von den Viren zu befreien. Nach dem Abklingen dieses maternalen Schutzes vermehrt sich das Virus wieder ungestört und überschwemmt den ganzen Organismus. Aber dieser gut gemeinte Versuch erschwert die Bekämpfung der Seuche ungemein, indem Kälber, die durch maternale Antikörper zeitweise geschützt werden, unerkannt durch die Maschen der Blutproben-Diagnostik schlüpfen.

Die einzige Befreiung ist die endgültige, die dann erfolgt, wenn das Virus zur letalen Variante mutiert oder der Wirt mit einer solchen Letalvariante superinfiziert wird. Dann endet das Leben des Wirts und gleichzeitig mit ihm endet auch das Virus in diesem Organismus. Salopp gesagt handelt es sich in diesen Fällen um ein für alle Beteiligten

fatales Ereignis: nahe liegender weise für das sterbende Rind aber letztendlich auch für das Virus. Und ein toter Wirt ist auch für das Virus der absolut schlechteste Wirt.
Im Frühjahr 1966 hat Prof. Dr.Dr.h.c. Walter Frei, damals Direktor des Veterinär-Pathologischen Instituts der Universität Zürich beim Parey Verlag seine „Allgemeine Pathophysiologie der Infektionskrankheiten" veröffentlicht. Im Vorwort dieses Buches, das sich glücklicherweise in meiner Studiumsbibliothek befindet, schreibt er:
„Der Kliniker soll die anatomischen Veränderungen und die funktionellen Störungen mit dem pathogenen Agens verknüpfen. Die Grundlage des Geschehens ist das Zusammenspiel der Stoffwechselprozesse der beiden Beteiligten, des Mikroorganismus und des infizierten Wirtes." Diesem Satz glaube ich entnehmen zu können, dass Walter Frei sich mit großem Interesse dem BVD-Virus gewidmet hätte.
Als Genetiker weiß ich, dass meine Interdisziplinaritäts-Ambitionen nicht in meinen Genen fixiert sind, aber sicher ist, dass die Komponente Umwelt eine große Rolle gespielt hat. Aus einem kleinen Bauernhof in Oberbayern stammend war die Wahl des Studiums Tiermedizin und Landwirtschaft umweltbedingt. Der weitere Weg über Promotion und Habilitation in die Tierzucht hatte dagegen sehr viel mit Genen zu tun, wenn auch nicht mit meinen, sondern mit denen von Nutztieren. Und letztendlich schließt sich hier auch ein Kreis zu BVD. BVD ist eine der wenigen Krankheiten, die sich - zwar nicht chromosomal integriert wie beispielsweise Retroviren - aber hinsichtlich der Weitergabe wie eine genetische Komponente verhält: Der PI-Status eines Tieres bleibt diesem sein Leben lang erhalten und er wird nach dem Grundsatz „Einmal PI, immer PI" auch an alle Nachkommen weitergegeben. Die Weitergabe von der Mutter auf die Nachkommen glaube ich mit einigem Recht als Art matrokliner Vererbung bezeichnen zu dürfen. Diesen speziellen Erbgang kennen wir sonst nur bei der mitochondrialen DNS .
Nach diesem kleinen tierzüchterischen Exkurs möchte ich nochmals auf die im Titel genannten drei Berufsgruppen zurückkommen. Die im Rahmen meines eigenen Werdeganges gemachten mehr oder weniger intensiven Erfahrungen haben mich leider gelehrt, dass das gegenseitige Verständnis zwischen Tiermedizin, Tierzucht und Landwirtschaft nicht immer durchgängig herzlich ist. Reibung erzeugt zwar Wärme, aber nicht zwingend Herzlichkeit und gemeinsame Ziele mitunter umso heftigere Konkurrenz. Insofern ist gerade die BVD-Eradikation, so wie wir sie heutzutage angehen, eine perfekte Klammer zwischen diesen drei Disziplinen:

- die wissenschaftlichen Grundlagen zum Verständnis des Erregers und seiner Nachweise lieferte die Tiermedizin,
- die Praktikabilität der populationsweiten Beprobung die Tierzucht und
- die Proben die Landwirtschaft, die auch die Eradikation umsetzt.

Für mich persönlich hat das Thema außerdem noch den Charme, dass es auch die drei Länder, mit denen ich mich persönlich am meisten verbunden fühle, nämlich Bayern vulgo Deutschland, Österreich und die Schweiz in sehr spezieller Weise verbindet:

- die wissenschaftliche Grundlage für diese Eradikationsprogramme stammt aus der Schweiz,
- die Entwicklung der Bekämpfungsstrategie aus Deutschland und

- die erste populationsweite Erprobung erfolgte in Österreich.

Auch dieser Kreis schließt sich insofern folgerichtig, als die erste landesweite Anwendung wieder hier in der Schweiz stattfindet. Dazu möchte ich Ihnen und Ihrem Land gratulieren!

Soweit sind das wohl durchaus logische und nachvollziehbare Zusammenhänge. Das einzig unlogische in dieser doppelten „Triade" ist eigentlich nur mein Auftreten, denn als gelernter Tierzüchter ist man in alles Mögliche involviert aber nicht per se mit BVD be- oder vertraut. Deshalb sei mir gestattet, kurz auf meine persönliche BVD-Affäre einzugehen. Sie hat sich, wie das Leben so spielt, nur peu a peu entwickelt. Begon-nen hat alles vor über 15 Jahren in einer Zusammenarbeit mit Dr. Georg Wolf vom Institut für Medizinische Mikrobiologie der Tierärztlichen Fakultät der LMU. Ich habe damals, quasi als Zuarbeit für die Entwicklung eines BVD Impfstoffes versucht, BVD Antigene in transgenen Kaninchen zu produzieren. Das erwies sich leider als kein sehr prosperierendes Geplänkel. Mitte der neunziger Jahre kam es dann immerhin zu früh-reproduktiven Erscheinungsformen, weil wir uns damals im Rahmen von Embryo-transfer-Programmen mit BVD- Infektionen in Rinderembryonen befasst haben.

Vor 8 Jahren begann mein wirkliches Involvement in die Entwicklung einer neuen Strategie zur BVD Bekämpfung. Wie schon erwähnt, wurde die zugrunde liegende entscheidende wissenschaftliche Entdeckung in Zürich gemacht, als Kollege Ehrensperger 1996 publizierte, dass die Immunhistologie an Hautbiopsien eine zuverlässige und effiziente Methode für die Diagnose von BVDV- Infektionen ist. Ich selbst beschäftigte mich damals in Bayern mit einem ganz anderen Gebiet, nämlich der Entwicklung einer Methode zur populationsweiten Beprobung von Rindern durch die Gewinnung, Kennzeichnung und Konservierung von Gewebestanzproben mittels Ohrmarken.

Das hatte primär überhaupt nichts mit BVD zu tun, sondern war als tierzüchterisches Werkzeug konzipiert. Ausgangspunkt war die Überlegung, dass die Erkenntnisse und Entwicklungen der Molekulargenetik in der Tierzucht zu epochalen Veränderungen führen werden, wenn es gelingt, das dafür notwendige Probenmaterial populationsweit zu gewinnen, um die Applikationen tatsächlich auf alle Tiere ausdehnen zu können.

Probengewinnung

Grundsätzlich eignet sich die Gewinnung aller DNS- haltigen Zellen eines Organismus für die Durchführung genetischer Analysen. So wurden und werden von Nutztieren verschiedenste Quellen bzw. Probenmaterialien wie Blut, Haarwurzeln, Milch, Sperma, Schleimhaut, Hautgeschabsel und Biopsien gewonnen und genotypisiert. Für Einzeluntersuchungen sind diese Probenmaterialien auch mehr oder weniger geeignet. Ist das Ziel aber die qualifizierte Beprobung von Populationen, spielen ganz andere Kriterien wie

- Arbeitsaufwand für die Probengewinnung,
- Sicherheit gegen Verwechslung,
- Proben-Haltbarkeit bei Raumtemperatur,
- Geschlechts-Abhängigkeit,

- Alters-Abhängigkeit,
- Hochdurchsatz- Eignung im Labor,
- Menge und Qualität der DNS und
- Ausfallrate
- Gesamtkosten der Proben-Gewinnung,

eine wichtige Rolle.

Eine separate Probennahme als reiner Selbstzweck ist zu kompliziert, zu fehleranfällig, zu arbeitsaufwändig und zu teuer. Deshalb ist eine Kombination mit anderen tierzüchterischen oder tierärztlichen Maßnahmen, die ohnehin durchgeführt werden, wünschenswert, ja geradezu notwendig.

Eine nach der Gewinnung am Tier durch den Probennehmer mögliche oder gar notwendige Handhabung der Probe zum Verpacken erfüllt diese Bedingung in keiner Weise. Hierbei kann es zu Verwechslungen kommen und Manipulationen sind nicht auszuschließen. Außerdem besteht die Gefahr der Kontamination der Probe durch Kontakt mit Material, das direkt oder indirekt von anderen Tieren stammt.

Grundsätzlich ist eine absolut sichere und zuverlässige Möglichkeit der Probengewinnung nur dann gegeben, wenn die Probennahme am Tier simultan mit einer Kennzeichnung des beprobten Tieres erfolgt, wenn also Probenbehälter und Kennzeichnungsmittel vorab identisch beschriftet oder elektronisch markiert sind. Deshalb ist die Probennahme beim Einziehen der Ohrmarke auch so logisch und folgerichtig.

Die biologische Individualität und genetische Einzigartigkeit eines Organismus wird bei der Syngamie von Eizelle und Spermium und der Bildung des diploiden Chromosomensatzes fixiert. Die administrative Identität dagegen erhält ein Individuum erst nach seiner Geburt mittels artifizieller Kennzeichnung. Bei unseren Rindern wird das heutzutage durch das Anbringen von zwei Ohrmarken erreicht. Die dazugehörigen Tierdaten werden in einer Datenbank dokumentiert.

Der Zeitpunkt der Tierkennzeichnung ist für eine Beprobung auch deswegen ideal, weil

- ungekennzeichnete Tiere nicht in den Handel gebracht oder verwertet werden dürfen.
- das Einziehen der Kennzeichnungsohrmarke durch das Ohrgewebe ein penetrierender Vorgang und deshalb per se hervorragend geeignet zum Ausstanzen einer Biopsieprobe ist

Vor einer solchen „Kennzeichnungs-Beprobung“ gibt es keine legale wirtschaftliche Nutzung. Nach der Beprobung sind Individualität und Identität untrennbar miteinander gekoppelt.

Das Ausstanzen der Probe an sich, also die saubere Durchtrennung von Haut und Knorpel, ist fast klassische Mechanik. Die ausgestanzte Probe wird dann automatisch in den vorbeschrifteten Sammelbehälter transportiert und dort versiegelt. Dadurch werden nachträgliche Kontaminationen oder Verunreinigungen der Proben sowie Manipulationen verhindert.

Ein weiterer wichtiger Aspekt ist die Konservierung der Probe. Dies wird üblicherweise durch Kühlen oder Einfrieren erreicht. Das aber ist für landesweite Programme wegen des enormen logistischen Aufwands und des Risikos von Pannen nicht realistisch

umzusetzen. Eine Konservierung mit klassischen Materialien wie z.B. Salz wäre möglich, würde aber bei der späteren Isolation und Analyse der Nukleinsäuren stören.
Wir nutzen deshalb eines der ältesten Prinzipien des Gewebeerhaltes, die Mumifizierung. Ohne Feuchtigkeit arbeiten die zellulären Enzyme nicht und es wachsen keine zerstörerisch wirkenden Mikroorganismen, d.h. die Probe bzw. die enthaltenen Nukleinsäuren werden nicht oder zumindest nicht wesentlich durch Abbau zerstört. Natürlich nutzen wir nur das Prinzip der Mumifizierung, nicht die althergebrachten Techniken. Schließlich kann man schwerlich ausreichend befähigte Ägypter für diese Arbeit engagieren. Aber durch Kontakt mit Molekularsieb, einer stark hygroskopischen Substanz, wird die Probe ebenfalls zuverlässig ausgetrocknet. Die DNS ist in getrockneten Proben nahezu unbeschränkt haltbar. Bei eigenen Versuchen fanden wir auch noch nach zehn Jahren uneingeschränkte Analysierbarkeit. Die Technologie der Gewinnung von Ohrstanzen beim Einziehen von Ohrproben wird mittlerweile von der Prionics AG hier in Schlieren weltweit vertrieben.
Wie entstand nun aber die Verknüpfung mit BVD. Hier kommt die eingangs angemahnte Interdisziplinarität, praktiziert zwischen Seuchenbekämpfer und Tierzüchter, ins Spiel. Alles begann in München – nein, leider nicht bei einer zünftigen Maß Bier im Englischen Garten, obwohl das so schön zu erzählen wäre. Ort des Geschehens war vielmehr ein Laborbüro an der Ludwig-Maximilians-Universität und inspirationsunterstützend ein guter Kaffee.
Georg Wolf war begeistert von meinem TypiFix Probenentnahmesystem und ich von seinen Ausführungen über die Arbeit von Kollegen Ehrensperger – aus der sich quasi eine „Persistenz“ von BVD Viren in unseren Ohrstanzproben ableiten ließ. Daraus gebaren wir die Idee, Ohrstanzprobengewinnung und BVD-Diagnostik zu verbinden.
Die zentrale Frage am Anfang war, wie wir die ausgestanzten Proben konservieren müssen, damit nicht nur die DNS, sondern auch Proteine, wie Antigene oder Antikörper und RNS vor Verderb geschützt werden. Nach einigen aufwändigen Vorversuchen z.B. mit „RNAlater“ fanden wir dann überraschenderweise, dass die gerade beschriebene Austrocknung der Probe ausreichte.
Somit waren die grundsätzlichen Rahmenbedingungen für eine BVD-Eradikation mittels Ohrstanzproben eigentlich schnell zusammengetragen. Trotzdem vergingen mehrere Jahre, bis dieses Prinzip in der Praxis ankam. Der Idee, die BVD Diagnostik auf Ohrstanzproben aufzubauen, erging es ähnlich wie vielen neuen Ideen. Die Umsetzung der Innovation in die praktische Nutzanwendung nahm viel mehr Zeit in Anspruch als erwartet und es war auch weit schwieriger als gedacht.
Thomas Alva Edison wird die Aussage zugeschrieben: "Genie ist ein Prozent Inspiration und neunundneunzig Prozent Transpiration." Nadja Schnetzler, Vorstandsmitglied der Schweizer BrainStore AG, der Ideenfabrik, sagt, „Ideenfindung ist zu 99% Handwerk, also das Wissen um die richtigen Werkzeuge und Vorgehensweisen und zu 1% Glück“. In beiden Aussagen steckt Wahrheit. Ich betrachte die Idee der BVD-Eradikation mittels diagnostischer Ohrstanzproben nicht als Geniestreich. Sie war einfach die Folge eines freien und offenen interdisziplinären Gedankenaustausches zwischen Tiermedizin und Landwirtschaft.

Uns war aber schon klar, dass das, was wir uns da ausgedacht hatten, die Methode der Wahl war. Heute weiß ich, dass ich mich besser an den Philosophen Schopenhauer hätte erinnern sollen: "Jede neue Idee durchläuft drei Entwicklungsstufen: In der ersten wird sie belacht, in der zweiten bekämpft, in der dritten ist sie selbstverständlich." Gott sei Dank sind wir doch noch in dieser dritten Stufe angekommen.
Die Bekämpfung der BVD wird grundsätzlich über zwei Wege angegangen:

- entweder die Verhinderung der Neuansteckung trächtiger Tiere oder
- die Identifikation und Elimination von PI- Tieren.

Der Erfolg einer Bekämpfung der BVD durch Elimination von PI- Tieren auf Populationsebene ist entscheidend von der zuverlässigen Identifikation der untersuchten Tiere abhängig. Gerade dies ist bei konventionell genommenen Proben kritisch. Fehlermöglichkeiten gibt es insbesondere bei der Gewinnung der Probe, der Erfassung und der Übertragung der Identität und beim Einbringen dieser Daten in das Labordatensystem. Da Tierärzte und vor allem Landwirte nicht grundsätzlich leserlicher schreiben als die meisten von uns, liegt ein Problem bei handschriftlichen Aufzeichnungen und deren „händischer“ Übernahme in EDV- Dateien. Durch missverständliches oder falsches Aufschreiben, Ablesen oder Eingeben entstehen geradezu zwangsläufig Fehler. Identitäts-fehler sind aber systemimmanent sehr schwer zu finden und wenn überhaupt, nur mit enormem Aufwand zu bereinigen. Die geschilderte Identitätssicherung auf molekularer Ebene ermöglicht dagegen eine bislang nicht vorhandene Präzision bei der Zuordnung von individuellen Daten zu eben diesen Individuen.

Probenaufarbeitung

Hinsichtlich der Konservierung von viraler RNS und von Antigenen haben wir innerhalb der ersten drei Monate keine nennenswerte Beeinträchtigung festgestellt. Längere Lagerungszeiten wären kritisch, sind aber bei BVDV nicht relevant, da ohnehin ein schnelles und zeitnahes Erkennen der Virusträger das Gebot einer wirksamen Eradikation ist.
Zur Untersuchung der Ohrstanzproben müssen diese unter sicherer Übertragung ihrer Identität aus den Sammelbehältern extrahiert werden. Bei Hochdurchsatz-Untersuchungen werden die Proben mittels Laborroboter direkt in 96er Platten extrahiert. Ein solcher Roboter erlaubt die Extraktion von bis zu zwei Million Proben pro Jahr.

Analyse der Ohrstanzproben auf BVDV

Die extrahierten Ohrgewebeproben können sowohl mittels ELISA (Enzyme Linked Immunosorbent Assay) auf BVDV Antigen oder mittels RT-PCR (Reverse Transkriptase-Polymerase-Kettenreaktion) auf BVD Virusgenom untersucht werden. Werden die BVDV- Proben mittels ELISA untersucht, können die Platten unmittelbar nach der Proben-extraktion mit Puffer beladen werden. ELISA Untersuchungen sind robust, einfach, schnell und kostengünstig durchzuführen, aber selbst bei Untersuchung des löslichen, stabilen $E^{rns}$ Antigens nicht hundertprozentig zuverlässig. In Einzelfällen treten falsch negative und auch falsch positive Ergebnisse auf. Insbesondere ELISAs, die auf den Nachweis des p80 Antigens gerichtet sind, werden zudem stark durch maternale Anti-körper, die die Kälber mit dem Kolostrum aufgenommen haben, verfälscht. Die gleich-zeitige Untersuchung auf das Vorhandensein dieser Antikörper erlaubt zwar eine Verifizierung der Ergebnisse. Wenn aber bei zu vielen Kälbern maternale Antikörper nachgewiesen werden, ist die Aussagekraft des Tests wenig hilfreich, weil diese Tiere nachuntersucht werden müssen.

Ein direkter Nachweis des BVDV ist molekulargenetisch möglich. Dieser Nachweis hat eine Reihe von Vorteilen:

- PCR Analysen sind um Größenordnungen sensitiver als ELISA Untersuchungen
- PCR Analysen können nicht durch maternale Antikörper verfälscht werden
- Umfassende Spezifizierung der BVD Viren sind grundsätzlich möglich

Für RT-PCR Untersuchung der Proben ist vor der eigentlichen Analyse eine Isolation bzw. Freisetzung der RNS erforderlich. Aus Kostengründen scheint eine individuelle Analytik der Einzelproben nicht vertretbar und wegen der niedrigen Prävalenz von unter 1% oder auch wenig sinnvoll. Da die große Mehrzahl der Proben ohnehin ein negatives Ergebnis liefert und wegen der deutlich höheren Sensitivität der RT-PCR Untersuchung werden die Proben gepoolt.

Proben können entweder vor oder nach der Isolation der RNS gepoolt werden. Da die Kosten für einen Kit zur RNS- Isolation aus Gewebe relativ hoch sind, wird von den meisten Untersuchern eine Poolung der Gewebelysate vor der RNS- Isolation präferiert. Es werden auch sog. „quick and dirty“ Methoden vorgeschlagen, bei denen die RNS nicht isoliert, sondern das Lysat direkt gepoolt und analysiert wird. Allerdings scheint dieses Vorgehen nicht unproblematisch zu sein. Die gängigen PCR- Kits für BVDV sind für Pools aus 12 bis 20 Proben zugelassen. Bei der Untersuchung von 100 Proben muss im Durchschnitt ein Pool aufgelöst werden.

Bei noch niedriger Prävalenz von 0,1% oder weniger kann durch ein entsprechendes Pool-Design auf das Auflösen von Pools verzichtet werden, indem jede Probe im „Platten-Quadrat“ zweimal untersucht wird. Dabei unterscheiden sich jeweils zwei Pools immer nur in einer einzigen Probe. Die Zahl der notwendigen PCR- Analysen ist dabei zwar insgesamt etwa gleich hoch, aber beim Platten-Quadrat-Pool wird jede Probe zweimal untersucht, was zu einer höheren Sicherheit führt und weil kein Pool aufgelöst werden muß, wird Zeit eingespart.

Ausgangssituation

Im Jahr 2002 und 2003 haben wir mit Unterstützung des Verbraucherschutzministeriums des Freistaates Bayern in ausgewählten BVDV verdächtigen Betrieben Blut- und TypiFix®- Ohrstanzproben gewonnen. Für diese Probengewinnung gilt mein Dank den Allgäuer Amtstierärzten Dr. Hans Ludwig und Dr. Franz Götz, die die ersten praktischen Erfahrungen mit der BVD- Bekämpfung durch Gewinnung von Ohrstanzen bei 665 Kälbern gemacht haben. Die Untersuchung der Blut und Gewebeproben erfolgte unabhängig voneinander durch Dr. Wolf an der LMU mittels ELISA,

RT-PCR und FACS- Analyse und von Frau Dr. Veit im Labor der Fa. Agrobiogen mittels ELISA. Insgesamt wurden 40 PI- Tiere entdeckt. In 40 Ohrgewebeproben in 39 Blutuntersuchungen konnten BVDV Antigene nachgewiesen werden. In einem Fall stimmten das Ergebnis der Blut- und das Ohrgewebeuntersuchung nicht überein: die Gewebeprobe war positiv, die Blutprobe negativ. Bei der Nachuntersuchung einer umgehend durchgeführten Zweitprobe war diese positiv. Es musste also bei der ersten Blutprobengewinnung zu einer Verwechslung gekommen sein.
Der nächste Test unter praxisnahen Bedingungen erfolgte in einem Feldversuch im Jahr 2004 in Tirol unter der dankenswerten Leitung von Veterinärdirektor Dr. Wallnöfer und Dipl. Tierarzt Josef Oettl. Von 80 BVDV verdächtigen Tieren und deren Nachkommen wurden sowohl Blut als auch TypiFix®- Ohrgewebeproben gewonnen. 52 Tiere dieser Auswahlgruppe waren in der Ohrgewebeprobe und 50 in der Blutprobe BVDV positiv. Die Nachuntersuchung einer zweiten Blutprobe der beiden Tiere bestätigte das positive BVDV Ergebnis der Erstuntersuchung der Stanzprobe. Auch hier war es offensichtlich bei der ersten Blutprobengewinnung zu einer wie auch immer entstandenen Verwechslung gekommen.
Zusammenfassend zeigten diese Feldstudien, was zu vermuten bzw. zu befürchten war. Bei insgesamt 92 PI-Tieren hatte in drei Fällen das Ergebnis der Blutuntersuchung auf Grund von Verwechslungen zu einer falsch negativen BVDV- Diagnose geführt hatte. Selbst wenn der Anteil an falsch negativen Ergebnissen nicht immer so hoch sein sollte, ist dies für eine umfassende und zielgerichtete Eradikation von BVDV nicht hinnehmbar. Denken Sie nur daran, dass allein in der Schweiz pro Jahr 9000 neue PI-Tiere geboren werden.
Neben der einfacheren Probengewinnung und der zuverlässigeren Diagnostik ist zweifellos auch die hohe Zuverlässigkeit der Probenidentität der Grund dafür, dass moderne Eradikationsprogramme auf Ohrstanzproben als diagnostisches Material setzen.

**Landesweite Bekämpfungsprogramme**

Deutschland

In Deutschland ist die BVD Eradikation mit Abstand am wenigsten weit fortgeschritten, obwohl oder vielleicht auch gerade weil wir es erfunden haben. Grund ist die noch immer fehlende Bundes-Verordnung, in der das Vorgehen geregelt werden muss. Der entsprechende Entwurf ist seit über drei Jahren fertig. Aus den verschiedensten politischen Gründen, die hier zu erläutern nicht die Zeit und Gelegenheit ist, wurde und wird die Verabschiedung, die durch den Bundesrat erfolgen muß, immer wieder verschoben. Viele deutsche Bundesländer haben im Vorgriff bereits Pilotprojekte durchgeführt, um für spätere Ausschreibungen der Probengewinnung und -Analyse ausreichende praxisnahe Prüfungsergebnisse zur Verfügung zu haben. Aber derzeit muss davon ausgegangen werden, dass es in Deutschland frühestens 2009 zu den ersten flächendeckenden Beprobungen kommen kann. Mit einiger Mühe haben wir es so weit gebracht, dass man in Österreich und der Schweiz - zu Recht - nur noch lacht über diese Stümperei in Deutschland.

Österreich, Südtirol

In Tirol und Südtirol werden seit dem 1. Januar 2005 alle nachgeborenen Kälber mittels Ohrstanzprobe untersucht. In Tirol wurde bei der Probenentnahme durch beauftragte Tierärzte eine Kennzeichnung des beprobten Tieres mit einer dritten Ohrmarke vorgenommen. In Südtirol wurden von den beauftragten Tierkennzeichnern Probensammelbehälter verwendet, die mit den gleichen Nummern wie die offiziellen Ohrmarken beschriftet waren. In beiden Systemen gibt es eine geringe aber doch vorstellbare Restunsicherheit im Hinblick auf die Identitätssicherung. Außerdem ist der Arbeitsaufwand für diese Art der Probengewinnung höher. Deshalb wurde in den Bundesländern Tirol und in Salzburg zum 1. Januar 2008 auf eine simultane Probenentnahme während des Einziehens der offiziellen Kennzeichnungsohrmarken umgestellt.
Als kurzes Zwischenergebnis sei berichtet, dass in Tirol von 2005 bis 2007 die Zahl der infizierten Betriebe von 0,7% auf 0,1% und die der PI-Tiere von 0,2% auf 0,03% gesunken ist.

Schweiz

Das neue Schweizer Bekämpfungsprogramm ist dreiteilig und beginnt mit der Initialphase 2008, in der durch populationsweite Gewinnung von Ohrstanz- oder Blutproben aller Rinder die lebenden PI-Tiere erkannt und eliminiert werden. In der Kälberphase im Jahr 2009 werden alle bis zum 1. Oktober geborenen Kälber mittels Ohrstanzprobe im Rahmen der obligatorischen Markierung in den ersten fünf Lebenstagen beprobt und unter-sucht. An diese Ausrottung der Virusträger schliesst sich bis zum Ende 2010 die Überwachungsphase mit anhaltender Ohrstanzbeprobung aller Kälber an. Ab Ende 2010 werden dann nur noch Milchproben von Kühen untersucht, die das erste Mal laktieren, um die Abwesenheit von Antikörpern gegen BVD nachzuweisen.
Wunderlin und Preisig vom BVET – Schweiz führen aus, dass eine landesweite BVD-Bekämpfung in der Schweiz sich selbst bei konservativer Schadensberechnung bereits nach fünf Jahren finanziell auszahlen dürfte.

Tierverkehr während laufender BVDV Eradikationsprogramme

In erfolgreichen Bekämpfungsprogrammen nimmt die Zahl von Tieren mit BVD-Antikörpern schnell ab. Ein freier Betrieb, der eine Reinfektion erlebt, hat aber wesentlich höhere Verluste und Schadensfälle. Mit anderen Worten: Je weiter fortgeschritten ein Eradikationsprogramm in einer Population ist, um so gefährlicher sind falsch negative Diagnosen!
Das größte Risiko für Re-Infektionen von Beständen stellen Handel und Transport von Tieren dar. Gleichwohl können diese nicht einfach gänzlich unterbunden werden.

Auf Almen oder Gemeinschaftsweiden reicht ein einziges PI-Tier, um eine Vielzahl von Neuinfektionen in mehreren Betrieben auszulösen. Erst wenn die unauffälligen aber infizierten Tiere in ihre Ausgangsbetriebe zurückkommen und dort abkalben, wird das neu entfachte Seuchengeschehen offenkundig. Nur die Untersuchung aller neugeborenen Kälber auf PI-Status ermöglicht, solche Reinfektionen zuverlässig zu unterbinden!

Anlegen von DNS- Banken im Rahmen der BVD Eradikation

Als Tierzüchter bin ich in großer Sorge um einen wesentlichen Punkt, den ich bislang in landesweiten Programmen schmerzlich vermisse. Das ist die parallele Nutzung der für die BVD-Eradikation gewonnenen Proben zur Isolation und Einlagerung von DNS-Proben. Durch Beprobung aller neu geborenen Kälber mit Ohrstanzen kann eine Rinderpopulation innerhalb von einer Generation molekulargenetisch erfasst werden! Dies ermöglicht dann durch Resistenzzucht und Erbfehlerbekämpfung eine weitreichende Verbesserung der Tiergesundheit.

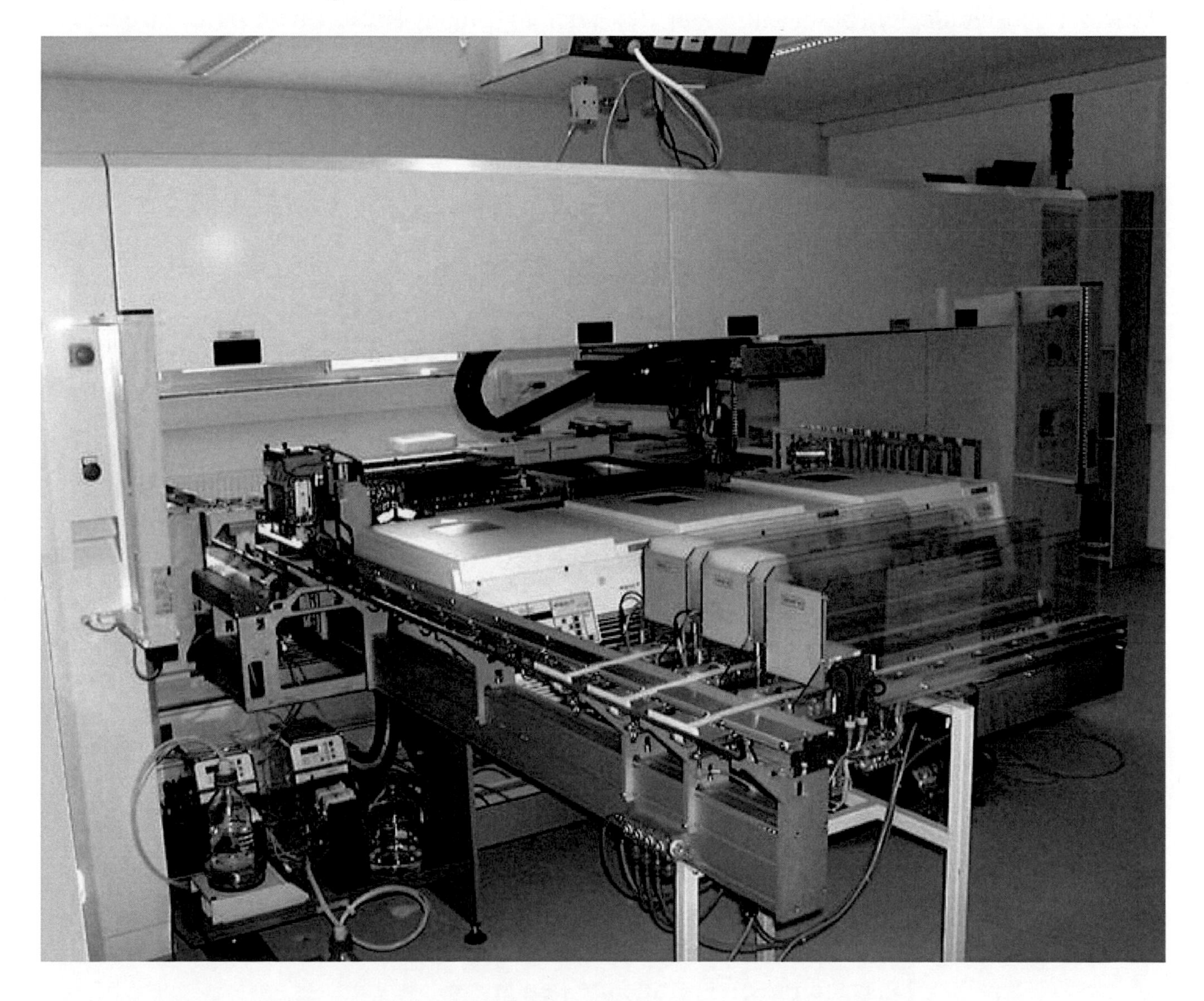

Abb. 72: DNS Isolationsroboter für 20.000 Isolationen pro Tag im 24-Stundenbetrieb

Methodisch ist die gleichzeitige Isolation von DNS kein Problem. Ich erinnere daran, dass die Ohrstanzprobengewinnung ursprünglich ja als züchterisches Werkzeug entwickelt wurde. Natürlich müssen die diagnostischen Verfahren, ob nun ELISA oder RT-PCR, an die parallele DNS- Probengewinnung angepasst werden, aber dies ist problemlos möglich. So haben wir ein Isolationssystem entwickelt, bei dem in jedem Labor mit einem 1-Schritt Verfahren RNS und DNS aus Ohrproben isoliert werden können. Auch stehen Isolationsroboter zur Verfügung, mit denen vollautomatisiert im 24 Stundenbetrieb bis zu 7 Millionen DNS Isolationen pro Jahr realisiert werden können (Abb. 72). Ich glaube nicht, dass die Tierzucht in absehbarer Zeit noch einmal eine Gelegenheit bekommt, auf so simple Weise an populationsweite genetische Proben heranzukommen. Diese Chance darf nicht ungenutzt verstreichen. Ich kann nur appellieren, diese Kombination von Seuchenbekämpfung und genetischer Analytik unbedingt zu realisieren.
Nach all den Problemen um das Rind, seine BVD und deren Bekämpfung möchte ich Sie zum Schluss mit einer gänzlich anderen Betrachtungsweise unseres Hornviehs und seiner Eigenschaften versöhnen, indem ich aus einem Tierleben zitiere. Nein, nicht aus Brehms Tierleben. Ich bevorzuge hier den Dichter Eugen Roth. Er ist berühmt geworden durch seine „Ein Mensch“ Gedichte, aber er hat auch ein großes Tierleben in Versform geschrieben, eine liebe- und humorvolle Betrachtung der Tiere. Hier seine Anmerkungen zum Hornvieh:

„Vom Horntier haben wir gelernt,
Schon in der Schul, dass es gehörnt.
Leicht bietet wer der Welt die Stirn
Hat er darunter nicht viel Hirn.
Grad die, die von Begriffe stutzen,
Sind oft von ungemeinem Nutzen.
Wie würden wir uns kleiden, nähren,
Wenn nicht die braven Horntier’ wären?
Sie sind´s, die Ochsen, Kühe, Kälber,
Die ihre Metzger wählen selber.
Und ohne Klassenkampf und Rassen-
Sich geduldig schlachten lassen.
Die Stimmvieh-Zucht ist vorteilhaft,
Viel mehr oft als die Landwirtschaft…“
Das brave Rind hat selbst zwar nie
Bedürfnis nach der Poesie.
Doch wirkt´s poetisch seinerseits
Am Nordseestrand wie in der Schweiz.
Den Dichter aus der Großstadt freut
Das wunderschöne Almgeläut.
Lebfrisches Volk der Alpenkinder!
Lang warn Dein einziges Glück die Rinder,
Denn spät erst lerntest Du erfassen,
Dass sich auch Fremde melken lassen.

Mit diesem Abgesang auf den Nutzen des Rindes und den Interdisziplinaritäten zwischen Mensch und Rind bedanke ich mich sehr für Ihre geschätzte Aufmerksamkeit.

Literaturverzeichnis

Brem G. (1998) Verfahren zur Entnahme und Erstaufbereitung von Gewebeproben für die molekulargenetische Diagnostik im Rahmen der Identifikationsmarkierung von Tieren. PCT-Anmeldung PCT/EP98/03075.

Brem G. (2004) Verfahren und Möglichkeiten der Herkunftssicherung bei Lebensmittel: Genotypisierung von Nutztierpopulationen als innovativer Beitrag zur Lebensmittelsicherheit. Dtsch. Tierärztl. Wschr. 111, 273-276.

Brem, G. (2006) Technologische Entwicklungen für die Beprobung von Nutztierpopulationen zum landesweiten Einsatz molekularbiologischer Analysen. Züchtungskunde 78, 401-414.

Childs, T. (1946) "X disease in cattle - Saskatchewan." Can J Comp Med 10, 316-319. Quoted by: Goens, D. “The evolution of bovine viral diarrhea: a review.” Can Vet J. 2002 Dec;43(12), 946-54

Edison, T. A. (1932) Harpers Monthly

Hoffmann, B., Gall, A., Schirrmeier, H., Beer, M. (2007) Nukleinsäure-basierte diagnostische Untersuchungen zum Nachweis von Pestiviren

Holmquist, G., Kühne, S., Ballagi, A., Wolf, G., Horner, S., Brem, G., Valente, N., Manso, A., Schroeder, C. (2004) Testing mini ear notsch tissue samples, a reliable and economic way for the detection of persistently BVDV infected cattle. Second European Symposium on BVDV Control, Proto, Portugal, 20.-22.10.2004. Revista Portuguesa de Cencias Veterinarias, Suppl. 128, 56-66.

Kapustin, D.V., Yagudaeva, E.Y., Zubov, V.P., Muydinov, M.R., Yaroshevskaja, E.M., Plobner, L., Leiser, R.-M, Brem, G. (2006) New Polymer-coated mateials for one-step separation of nucleic acids. 113-136.

Kühne, S., Holmquist, G., Ballagi, B., Wolf, G., Horner, S., Brem, G., Shoberg, R., Goetz, C., Schroeder, C. (2004) Untersuchung von Ohrstanzproben im modifizierten HerdCheck Antigen-Elisa – eine zuverlässige und ökonomische Methode zur Detektion von PI-Tieren. 23. Arbeits- und Fortbildungstagung des AVID - Virologie, Banz 15.-17.09.2004.

Kühne, S., Schroeder, C., Holquist G., Wolf G., Brem G., Ballagi, A. - Detection of bovine viral diarrhoe virus infected cattle – testing tissue samples derived from ear tagging using an e capture ELISA. J. Vet. Med. B, 6, 272-227.

Kühne, S., Schroeder, C., Holmquist, G., Wolf, G., Horner, S., Brem, G., Ballagi, A. (2005b) Detection of Bovine Viral Diarrhoea Virus Infected Cattle – Testing Tissue Samples Derived from Ear Tagging Using an Erns Capture ELISA. J. Vet. Med. Series B, 52, 272-277.

Mödl, J., Wolf, G., Plama, G., Brem, G. (1995) Ausschluss von BVD-Virus beim Einsatz moderner Reproduktionstechniken: Kontrolle von Schlachthofovarien. Tagung der Arbeitsgemeinschaft Embryo-Transfer Deutschland (AET-d), Kleve, 2.6.1995.

Mödl, J., Palma, G. A. , Wolf, G., Beer, M., Brem, G. (1997) Screening for BVD virus in the *in vitro* production of bovine embryos and the improve of the production conditions. Reprod. Dom. Anim. 32 : 32

Oettl, J. (2007) Landesweite BVD-Sanierung durch populationsweite Beprobung in Tirol. Nova Acta Leopoldina. N.F.Bd.95, Nr. 350,

Olafson, P., MacCallum, A.D., Fox, A. (1946) An apparently new transmissible disease of cattle." Cornell Vet 36, 205-213. Quoted by: Goens, D. "The evolution of bovine viral diarrhea: a review." Can Vet J. 2002 Dec;43(12):946-54

Ramsey, F. K., Chivers, W.H. (1953) Mucosal disease of cattle. North American Veterinarian: 629-633. Quoted by: Goens, D. "The evolution of bovine viral diarrhea: a review." Can Vet J. 2002 Dec;43(12):946-54

Schroeder, C., Nieper, H., Obritzhauser, W., Obritzhauser, G., Brem, G., Veit, C., Kühne, S., Hilbe, M., Ehrensperger, F. (2005) Weitergehende Untersuchungen zum Nachweis von BVDV-Antigen aus Ohrstanzproben. Stendal (5. Internationales Symposium zur BHV 1-, BVD- und Paratuberkulose-Bekämpfung, Stendal, 9.-11. März 2005, Tagungsband

Tavella, A., Zambotto, P., Stifter, E., Fugatti, A., Lombardo, D., Rabini, M., Robatscher, E., Brem, G. (2007) Rückblick über die Umsetzung eines flächendeckenden BVD-Bekämpfungsprogramms mittels Ohrgewebsprobe in der Autonomen Provinz Bozen-Südtirol Nova Acta Leopoldina. N.F.Bd.95, Nr. 350,

Thür, B., Zlinszky, K., Ehrensperger, F. (1996) Immunohistochemical Detection of Bovine Viral Diarrhea Virus in Skin Biopsies: a Reliable and Fast Diagnostic Tool, J. Vet Med B43, 163-166.

Thür, B., Zlinszky, K., Ehrensperger, F. (1996) Immunhistologie als zuverlässige und effiziente Methode für die Diagnose von BVDV-Infektionen. Schweiz. Arch. Tierheilk. 138, 476-482

Wolf, G. (2007) Klinische und wirtschaftliche Folgen einer BVDV-Herdeninfektion Nova Acta Leopoldina. N.F.Bd.95, Nr. 350.

Gemeinsames Symposium der Leopoldina und der ÖAW, Wien, 30-31.10.2008
Nova Acta Leopoldina NF 108, Nr. 374, 13-19 (2010)

**Einleitung Ernährungssymposium**
**Individuelle und globale Ernährungssituation – gibt es (noch) eine Lösung?**

Ich begrüße Sie alle zu unserem kleinen aber feinen Symposium. Wenn Sie sich wundern sollten, das Sie sich trotzdem im größten Hörsaal unserer Universität befinden, sei zur Entschuldigung angemerkt, selten, aber manchmal doch ist es so, dass man große Dinge leichter bekommt als kleine - zumindest temporär.
Was den Ablauf betrifft, muss ich zwei Änderungen bekannt geben: Herr Kollege Kreil ist leider so schwer erkrankt, dass er nicht kommen kann. Es ist das erstemal seit 35 Jahren, dass er eine gegebene Zusage zurücknehmen muß und er wäre wirklich sehr gerne gekommen. Wir wünschen ihm von ganzem Herzem eine gute Verbesserung seiner Gesundheit. Kollege Denk hat sich freundlicherweise bereit erklärt, an seiner Stelle die Moderierung der ersten Sitzung zu übernehmen. Die zweite Änderung betrifft den Vortrag von Kollegen Schurr heute Nachmittag. Herr Schurr musste leider aus internen dienstlichen Gründen kurzfristig absagen. Wir werden also den Vortrag von Kollegen Wenzel vorziehen. Ich hoffe, Sie werden mir gestatten, dass ich von der freiwerdenden Zeit einige Minuten für eine verlängerte Einleitung verwende. Wir werden Sie aber auf alle Fälle früher entlassen. Die anwesenden Studierenden wird das sowieso freuen und unsren Gästen wird es sicher nicht schwerfallen, dieses herrliche Wetter - Magnifizenz besten Dank für diese perfekte Planung - in unserer traumhaften Stadt zu genießen und dabei an den braven Soldat Schwejk zu denken und seinen Ausspruch „Es hat alles einen tiefen Sinn“.
Ziel unseres Symposiums ist es, wissenschaftliche Daten und Untersuchungen zu diesen Phänomenen in ihrer Ursächlichkeit und Gegensätzlichkeit aufzuzeigen. Wir wollen versuchen zu hinterfragen, welche globalen und individuellen Handlungsalternativen wir haben, und aufzuzeigen, was wir tun können, um den globalen Hunger zu bekämpfen und was wir tun müssen, um die individuelle Situation in den Griff zu bekommen. In den letzten Jahrzehnten war der Nahrungsmangel in vielen Ländern dieser Welt ein Problem der Nahrungsmittelverteilung. Insgesamt gab es genug Nahrungsmittel, aber sie waren nicht so verteilt bzw. verteilbar, dass sie den Bedarf hätten decken können. Zur Zeit ändert sich die ohnehin schon schwierige Nahrungsmittel-Situation dahingehend dramatisch, dass wir mit der Nutzung von Ackerböden für den Non-Food Bereich Entwicklungen sehen, die dazu führen können, die globale Nahrungsmittelverfügbarkeit rasant zu gefährden. Subventionierte Eingriffe in Nahrungsmittelmärkte führen zur Destabilisation und Vernichtung von lokalen Produktionsformen in Entwicklungsländern und verstärken die genannten Effekte. Man könnte dies auch auf die zynische Kurzformel bringen, „Früher hatten wir Schwierigkeiten bei der Verteilung, heute haben wir Probleme bei der Produktion“.
Abraham Maslow (1908 bis 1970), ein amerikanischer Psychologe, ordnete die menschlichen Bedürfnisse nach einer bestimmten Rangordnung in einer Bedürfnis-

pyramide. Erst wenn die Bedürfnisse einer Stufe gestillt sind, strebt der Mensch nach Bedürfnissen der nächst höheren Stufe. Die größten Leistungen erbringt der Mensch dort, wo er seine größte Bedürfnisbefriedigung erfährt. Primäre Bedürfnisse wie Wasser, Luft, Nahrung, Unterkunft, Schlaf sind gegebene biologische Grundbedürfnisse. Sekundäre Bedürfnisse beginnen mit dem Streben nach Sicherheit und reichen über soziale und Ich-Bedürfnisse bis hin zur Selbstverwirklichung. Sie sind psychischen bzw. sozialen Ursprungs und werden im Lauf der Entwicklung erlernt.
Die Bedürfnisse der Menschen unserer Zeit haben sich gewandelt, aber mit diesem Wandel kann sich nur der Teil der Weltbevölkerung wirklich auseinandersetzen, der seine biologischen Grundbedürfnisse zu decken vermag. Die Bereitschaft, zum Erreichen eines bestimmten Zieles einer höheren Stufe eine Zeitlang Hunger, Durst oder Schlafmangel zu ertragen, ist sehr limitiert, weil unter biologischen Beeinträch-tigungen nur sehr eingeschränkt soziologischen Prämissen Folge geleistet werden kann. Was sind die Ursachen für unsere globale Ernährungsmisere?
Der britische Ökonom Thomas Malthus (1766-1834) war der erste, der nachweislich eine Bevölkerungstheorie formulierte. In seinem 1798 veröffentlichtem Buch „Essay on the Principle of Population“ steht die Überbevölkerung als Problem einer sich entwickelnden Ökonomie und Gesellschaft im Zentrum seiner Überlegungen. Malthus ging davon aus, dass die Bevölkerungszahl exponentiell steige, die Nahrungsmittelproduktion in derselben Zeit aber nur linear. Vor Malthus ging man generell davon aus, dass mit wachsender Bevölkerung eine größere wirtschaftliche Leistungsfähigkeit eines Landes erreicht wird. Aus der malthusianischen Bevölkerungstheorie ergibt sich allerdings, dass das Bevölkerungswachstum stärker als das wirtschaftliche Wachstum ist und es somit zu Verarmung und Verelendung des Landes kommt. Diese wirtschaftswissenschaftliche Betrachtung der Bevölkerungstheorie von Malthus wird auch als Bevölkerungsfalle interpretiert. Der Biologe Charles Darwin wurde übrigens sehr stark von Malthus beeinflusst. Er übernahm viele Aspekte für die Entwicklung seiner Evolutionstheorie. Ausgehend von der auch heute gültigen Annahme, dass die Hebung des allgemeinen Bildungsstandards zu einem Geburtenrückgang führen werde, empfahl Malthus eine Bildungsoffensive für die unteren Schichten. Er behielt, wenn wir die europäische Ernährungssituation betrachten, insofern recht. Die Hebung des Bildungsniveaus in Europa hat wesentlichen Anteil an der Reduktion von Armut und Hunger in unseren Breitengraden. Wie aber steht die Chance, diesen Prozess erfolgreich zu globalisieren?
Und zeigen uns die Industrieländer nicht schon den Trend zur nächsten Phase? Oder können wir Effekte der Bildung einfach ignorieren, wenn wir über die individuelle Ernährungssituation diskutieren. Ist unser Umgang mit dem „Zuviel“ an Nahrungsmitteln nicht auch ein Bildungsproblem?Malthus unterschätzte die Geschwindigkeit des technischen Fortschritts, die vor allem in der Landwirtschaft die Produktivität erheblich erhöhte. Die erhöhte Effizienz der Produktivität ging im Wesentlichen auf drei Mechanismen zurück:
1. Arbeitsteilung und Massenproduktion
2. Innovationen und

3. sozial institutionalisierte Regeln, welche die ersten beiden Punkte unterstützten.
Diese Mechanismen wurden durch eine anwachsende Bevölkerung erst ermöglicht und notwendig. Durch die Erhöhung der Produktivität wurde der beschränkte Ressourcenspielraum enorm erweitert. Auch ging das Bevölkerungswachstum der Industrieländer in Folge steigender Einkommen und Bildung zurück. Man darf nicht übersehen, dass die Produktivitätssteigerung der Landwirtschaft in den Industriestaaten auch durch den vermehrten Import billigen Viehfutters aus Entwicklungsländern bewirkt wurde und wird.
Wie lange wird sich das Credo des anhaltenden Wachstums fortsetzen lassen? Was können wir tun, um unsere landwirtschaftliche Nahrungsmittel-Produktionsleistung nachhaltig zu erhöhen? Ich denke hier insbesondere an den Reizbegriff Gentechnik und die sich daran entzündenden Fragen und die dazugehörige Verantwortung: Was können und müssen wir tun und was dürfen wir unterlassen oder verhindern. Verantwortung ist nicht teilbar! Man muss nicht nur verantworten, was man tut, man muss auch das verantworten was man unterlässt und wenn man dadurch anderen Schaden zufügt. Von uns als Akteuren wird Verantwortung - zu Recht - eingefordert, wo aber bleibt die Verantwortung der Verhinderer!
Joseph Alois Schumpeter (1883-1950), international bekannter österreichischer Ökonom und Politiker, studierte Anfang des vorigen Jahrhunderts hier in Wien Rechtswissenschaften und arbeitetete u.a. über lange Wellen in der ökonomischen Entwicklung. Er benutzte dazu die Bezeichnung Kondratjew-Zyklus. Nikolai Dmitrijewitsch Kondratjew (1892-1938), ein russischer Wirtschaftswissenschaftler, war einer der ersten Vertreter der zyklischen Konjunkturtheorie. Basisinnovationen und ihre wichtigsten Anwendungsfelder wie die Entwicklung der Dampfmaschine, der Eisenbahn und Stahlindustrie, der Elektrotechnik und Chemie, des Automobils und der Petrochemie bis hin zur Informationstechnik haben die ersten fünf Kondratjew Zyklen angetrieben und jeweils fast 50 Jahre getragen.
Leo A. Nefiodow (* 1939), ein deutscher Wirtschaftstheoretiker sieht den Gesundheitsbereich als den neuen Megamarkt des 21. Jahrhunderts und 6. Kondratjew-Zyklus, der auf den Basisinnovationen 'psychosoziale Gesundheit', Biotechnologie und Umwelttechnologien beruhen soll. Er sieht insbesondere in der Verbesserung der psychosozialen Gesundheit erhebliche Produktivitätsreserven für Wirtschaft und Gesellschaft. Die psychische Gesundheit erweise sich gerade in der Informationsgesellschaft als eine unabdingbare Voraussetzung für eine produktive Nutzung von Informationen. Jeder, den sein Computer schon an den Rand des Irrsinns getrieben hat, wird das akzeptieren. Ich sehe die Verbesserung der individuellen Ernährungssituation als konketen Teil dieser psychosozialen Gesundheit.
Die Idee zu dieser Veranstaltung entstand Anfang Juli dieses Jahres auf meiner Reise nach Halle zum Festakt der Leoplodina anlässlich ihrer Ernennung zur Nationalen Akademie. Lange eintönige Reisen machen den Kopf frei und lassen Gedanken schweifen - sogar bis hin zur Sektion für Agrar- und Ernährungswissenschaften. Ich selbst bin nun, wie Sie meiner Einleitung sicherlich schon entnommen haben, wahrlich kein Ernährungsexperte - eher ein eingeschränkt geeignetes Studienobjekt. Aber ich

habe das Glück, dass ich höchst renommierte Referentinnen und Referenten mit hochrangiger Expertise in Sachen Ernährung aus den Akademien und ihrem Umfeld nach Wien einladen konnte. Ich danke Ihnen allen sehr herzlich, dass Sie sich die Zeit genommen haben und zu uns gekommen sind. Ich hoffe, Sie fühlen sich wohl hier und behalten diese beiden Tage in guter Erinnerung und ich wünsche, es möge gelingen, einen breiten Erfahrungs- und Informationsaustausch zu erreichen, so dass am Ende alle bereichert heimkehren.
Dazu beitragen soll unser gemeinsamer Heuriger heute Abend. Wir werden ihn verbringen im Melker Stiftskeller in der Schottengasse. Sie müssen in den Hinterhof gehen und 43 Stufen hinabsteigen. Dann befinden sie sich in historischen Gemäuern, wo seinerzeit schon die Verteidiger Wiens gegen die Türken sich Kraft und Mut angetrunken haben. Vielleicht haben die Krieger dabei auch beherzigt, dass römischen Legionären der Konsum von Wein ausdrücklich vorgeschrieben war, da dieser wegen des Alkoholgehaltes weniger Keime als Wasser enthielt. Das bayerische Reinheitsgebot, das älteste aktive Lebensmittelgesetz der Welt, darf hier natürlich nicht fehlen und das dazugehörige Getränk auch nicht. Im Melker Stiftskeller herrscht Liberalitas, es wird auch Bier ausgeschenkt.
Es ist mir eine ehrenvolle Pflicht, mich bei den Sponsoren unseres Symposiums zu bedanken. Insbesondere Herrn Ulrich Herzog vom Bundesministerium Gesundheit, Familie und Jugend danke ich sehr herzlich dafür, dass uns aus seinem Hause finanziell wohlwollende Unterstützung gewährt wird.
Ich verneige mich vor der Leopoldina und der Österreichischen Akademie der Wissenschaften für ihre Zustimmung zur Durchführung dieses Symposiums und bedanke mich bei allen, die uns bei der Vorbereitung und Durchführung unseres Symposiums tatkräftig unterstützt haben.
Ich komme zurück zum Thema der Verantaltung und schließe mit den eindringlichen Worten von Phil Bosmans, (*1922), einem belgischen Ordenspriester, der oft als der »moderne Franziskus« betitelt wird. Er sagt: „Jeder weiß es: Millionen von Menschen leiden an Hunger. Sie können nicht arbeiten, weil sie nichts zu essen haben. Sie werden krank, weil sie nichts zu essen haben. Sie sterben jung, weil sie nichts zu essen haben. Was machen wir, wir Menschen mit wohlgedecktem Tisch, vollem Büfett und einem weichen Bett? Haben wir uns mit dem größten Skandal des zwanzigsten Jahrhunderts abgefunden? Bewegt uns das Mitleid? Reden wir darüber? Schieben wir die Schuld auf andere? Erschrecken hilft nicht. Mitleid hilft nicht. Darüber reden hilft nicht. Schuld abschieben ist Flucht. Wir müssen teilen!“

Festvortrag Studienabschluss, Agrarwissenschaftliche Fakultät, Georg-August-Universität Göttingen, 21.11.2008

## Lebensmittel – Leben "im Mittel" zwischen Überfluss und Mangel

Ich freue mich sehr, heute hier sprechen zu dürfen, denn seit über zwanzig Jahren verbindet mich mit einigen Ihrer Lehrenden nachhaltende wissenschaftliche Zusammenarbeit und anhaltende Freundschaft. Ich war oft hier und das können Sie mir glauben, wir haben nicht nur nachhaltig miteinander gearbeitet, sondern auch anhaltend zusammen gefeiert. Deshalb erbitte ich ihre Nachsicht dafür, dass ausgerechnet ich den Beginn Ihres Feierns noch etwas hinauszögere. Seien Sie versichert, ich werde versuchen, es kürzer und hoffentlich auch kurzweiliger als eine Vorlesung zu machen. Sie brauchen auch keinen Fachvortrag im engeren Sinn zu befürchten. Man kann zwar nie genug lernen, aber ich weiß, dass man temporär genug haben kann vom Lernen, speziell nach Abschluss eines Studiums.
„Wir leben nicht, um zu essen, wir essen, um zu leben“ sagte schon Sokrates (470-399 v. Chr.). Nebenbei bemerkt, diese tiefe Weisheit wurde ihm damals nicht zum Verhängnis. Sondern sein Einfluss auf die Jugend. Man sieht daran, dass es einen mitunter den Kopf kosten kann, die Jugend zu bilden, aber es würde uns alle die Zukunft kosten, wenn wir die Jugend nicht so gut wie irgend möglich ausbilden würden.
Eine Gesellschaft kann in Bezug auf ihre Jugend nur einen Fehler machen - sich zu wenig um sie zu kümmern. Kinder und Jugendliche sind ganz offensichtlich Teil unserer Gegenwart. Selten offenbart sich das schöner als bei Veranstaltungen wie dieser, wo ein ganzer Jahrgang gemeinsam zusammen mit den Eltern einen wichtigen Lebensabschnitt feiert. Sie sind aber natürlich auch Teil unserer biologischen Vergangenheit. Über Vergangenheit und Gegenwart hinaus sind Sie vor allem unsere Zukunft. Für mich als Genetiker sind Nachkommen sowieso quasi ex scientia das Wichtigste überhaupt. Seien Sie also beruhigt, wenn wir uns um Sie gekümmert haben und weiter kümmern. Das ist nicht nur reiner Altruismus, sondern auch handfester Pragmatismus. Indem sie ihre Zukunft gestalten sind sie unsere. Sie sind die Zukunft, packen Sie zu und machen Sie es besser als wir. Es ist das Recht der Jugend, Nein zu sagen und es die Pflicht der Jugend, Neues zu denken und umzusetzen.
Als mir Ihr Dekan die Ehre zukommen ließ, heute zu Ihnen sprechen zu dürfen, hat er mir freundlicherweise die Wahl des Themas überlassen. Das hat ihn in seiner charmanten Art aber nicht daran gehindert, diese Freiheit gleich wieder einzuschränken mit der Bemerkung, das Thema solle Sie alle irgendwie ansprechen und das Themenspektrum Ihrer Arbeiten reflektieren. Nahe liegender weise kann ich das schon deshalb nicht umsetzen, weil ich ja Sie und Ihre Arbeiten gar nicht kenne. Da in einer Agrarwissenschaftlichen Fakultät die Wahrscheinlichkeit hoch ist, dass die meisten sich direkt oder indirekt mit Lebensmitteln beschäftigt haben, ist meine Wahl dann auf dieses Thema gefallen. Aufgewachsen auf einem sehr kleinen Bauernhof in Oberbayern und unterstützt durch meine berufliche Entwicklung habe ich Zeit meines Lebens von, mit und für Tiere gelebt. Deshalb mögen Sie mir bitte verzeihen, wenn in meinen Aus-

führungen ein gewisser Schwerpunkt im „Tierischen“ liegen wird. Das Botanische wird insofern subsummiert, denn: „Alles Fleisch war Gras“.
Was konkrete Fragen der Produktion, Be- und Verarbeitung und Analyse von Lebensmitteln betrifft, verstehen viele von Ihnen darüber weit mehr als ich. Darum erweitere ich den Themenkomplex über die Lebensmittel hinaus zu Aspekten der globalen und individuellen Ernährung.
Ab einem gewissen Alter neigen auch Nicht-Historiker dazu, in die Vergangenheit zu blicken. Folgen sie mir also weit zurück bis in unsere Urzeit. Zigtausende von Jahren lebten Mensch und Tier in einer Welt unausgeschöpfter Reserven, geprägt vom gegenseitigen Existenzkampf. Schauen wir zurück zum Homo erectus, den „aufgerichteten Menschen“, der bis vor etwa 40.000 Jahren lebte und über eine Gehirnmasse von etwa 1 Kilogramm verfügte. Bereits dieser Urahn war in der Beschaffung von Nahrung so aktiv und erfolgreich, dass er 30% der Großfauna in Afrika und Asien ausgerottet hat. Der Homo sapiens, der „kluge Mensch“, mit einem etwa 1400 Gramm schweren Gehirn, hat dann durch weitere Verbesserung der Jagdwaffen und -methoden 50% aller Großsäuger vernichtet respektive verzehrt.
Die Natur war nicht in der Lage, das nachzuliefern, was der Mensch entnahm. Ein Problem, das uns heute durchaus wieder geläufig ist. Was aber war die Alterative des prähistorischen Menschen? Entweder hungern bzw. verhungern oder sich was einfallen lassen. Homo sapiens war durch sein dreimal größeres und leistungsfähigeres Gehirn und die damit verbundene intellektuelle Weiterentwicklung im Gegensatz zum „nur“ Homo erectus dazu auch in der Lage. Wir können nur erahnen, was sich vor über zehntausend Jahren abgespielt hat, wie die Idee entstand, zum Ausgleich des Rückgangs der natürlichen Ressourcen mit der Domestikation eine aktive Gegenstrategie zu entwicklen und umzusetzen.
Sicher ist, dass die Domestikation eine spezifisch menschliche Leistung und nur auf Grund der besonderen Fähigkeiten des Menschen zu verstehen ist. Das Überführen von Tieren und Pflanzen in den Hausstand ist die wohl wichtigste kulturelle Leistung des Menschen. Ohne Haustiere und Kulturpflanzen und die dadurch ermöglichte Befreiung von den Zwängen der Nahrungsbeschaffung aus der Wildnis würde es nichts geben, keine Städte, keine Hochkulturen, keine Zivilisationen, keine Welt, wie wir sie heute kennen. Die Domestikation ist in ihrer Bedeutung für die Entwicklung der Menschheit höchstens mit der technischen Revolution der letzten beiden Jahrhunderte vergleichbar. Eins ist sicher, keine Industriegesellschaft kann ohne gute Landwirtschaft funktionieren. Das wird heute oft vergessen oder verdrängt, aber glauben Sie mir, unsere Gesellschaften werden wieder sehr nachdrücklich begreifen, wie wichtig die Landwirtschaft für den Menschen ist. Ich gratuliere Ihnen dazu, aus dieser Sicht das absolut richtige Studium gewählt zu haben!
Nun aber wieder 10.000 Jahre zurück. Wie kam es zu dieser für die Entwicklung der für die Menschheit so entscheidenden Domestikation? „Nix gwis woaß ma ned“ wie wir Bayern in unserer typischen doppelten Verneinung gerne sagen. Für diejenigen, denen unser Idiom nicht so geläufig ist, in Untertiteln: „Nichts bestimmtes ist nicht bekannt“. Wenn also nichts bekannt ist, weil keiner mehr lebt, der berichten könnte und weil die

Spurenlage zu mager ist, um konkrete Auskunft zu geben, kann jeder spekulieren - also auch ich. Meine Spekulation ist, dass die entscheidenen Schritte für die Domestikation von Nahrungslieferanten vor allem die Frauen getan haben. Der prähistorische Mann war als Jäger in seiner Tradition verhaftet, die Hundertausende von Jahren wirklich gut funktioniert hat. So gut, dass die Ausdünnung der jagdbaren Tierwelt dazu führte, dass die Jäger immer länger unterwegs waren und weiter herumstreifen mussten, um genug tierisches Eiweiß nach Hause zu bringen.
Die Frauen saßen zu Hause mit einer Schar hungriger Kinder und waren sauer, sauer weil es zu wenig zu essen gab und sauer weil die Männer dauernd unterwegs waren. Die von den Frauen praktizierte Sammlerei von Wildpflanzen und Kleingetier brachte auch zu wenig ein, weil die Umgebung des Lagers sozusagen bald abgegrast war. Durch die anhaltende Präsenz der Frauen im Lager, also an einem fixen Ort, kam es zu einer Art von Beschäftigung mit geschwächten, hilflosen oder jungen Tieren. Erleichtert wurde diese Annäherung dadurch, dass Frauen keinen so ausgeprägten Drang hatten, diese unmittelbar zu töten. Primäre Instinkte von Frauen sind auf Fürsorge und Zuwendung gerichtet. Schauen Sie sich an, wie Frauen auf neugeborenes oder schutzbedürftiges Leben reagieren. Natürlich haben auch wir Männer unseren Jagdinstinkt mittlerweile weitestgehend zurückgedrängt.
Irgendwann wurden die in die Obhut der Frauen aufgenommenen Tiere oder deren Nach-kommen zur Nahrungsgewinnung herangezogen. Da war Idee geboren! Das ist an ver-schiedenen Plätzen der Erde unabhängig voneinander geschehen. Domestikation war kein singuläres Ereignis, sie war sozusagen ein Ergebnis ihrer Zeit. Der Erfolg lässt sich ermessen, wenn man bedenkt, dass in unserer Zeit weltweit mehr als vier Milliarden Nutztiere gehalten werden. Weltweit wurden nur etwa 50 Tierarten domestiziert, aus denen mehr als 5000 Rassen gezüchtet worden sind. Die meisten von ihnen sind in ihrem Bestand gefährdet, viele sind schon ausgestorben oder ihr Verlust steht bevor. Deshalb wird viel über die Biodiversität bei landwirtschaftlichen Nutztieren diskutiert (Abb. 73).
Genreserven in Form von Haustierzoos und die Anlage von Genom- und Genbanken sind Maßnahmen, die diesen Verlust verringern oder verzögern sollen. Apropos Aussterben. Wir machen uns große Sorgen um die Verringerung der Artenvielfalt. Ich will gar nicht dagegen argumentieren, aber ein Hinweis sei gestattet. Nach ernstzunehmenden Schätzungen sind in der „evolutionären Historie“ über 500 Millionen Tierarten ausgestorben. Das sind 99% aller jemals auf unserer Erde entstandenen Tierarten.
Der Domestikation folgte die Tierzucht. Sie wird seit zehntausend Jahren in tradierter Weise genutzt. Wissenschaftliche Fundamente gibt es erst seit 250 Jahren. Der Beginn lag in England, wo Bakewell (1725-1795) mit Ahnenbewertung und Inzuchtpaarungen begann. Der entscheidende große Durchbruch kam mit den von Gregor Mendel (1822-1884) formulierten Gesetzmäßigkeiten der qualitativen Vererbung. In den zwanziger Jahren des vorigen Jahrhunderts folgten mit der Populationsgenetik die Grundlagen für die Nutzung der quantitiven Vererbung. Ab Mitte des letzten Jahrhunderts kamen Re-

produktionstechniken als Hilfsmittel der Züchtung dazu. Gentransfer und Klonierung durch Kerntransfer haben in den letzten 25 Jahren den vorläufigen Höhepunkt markiert.

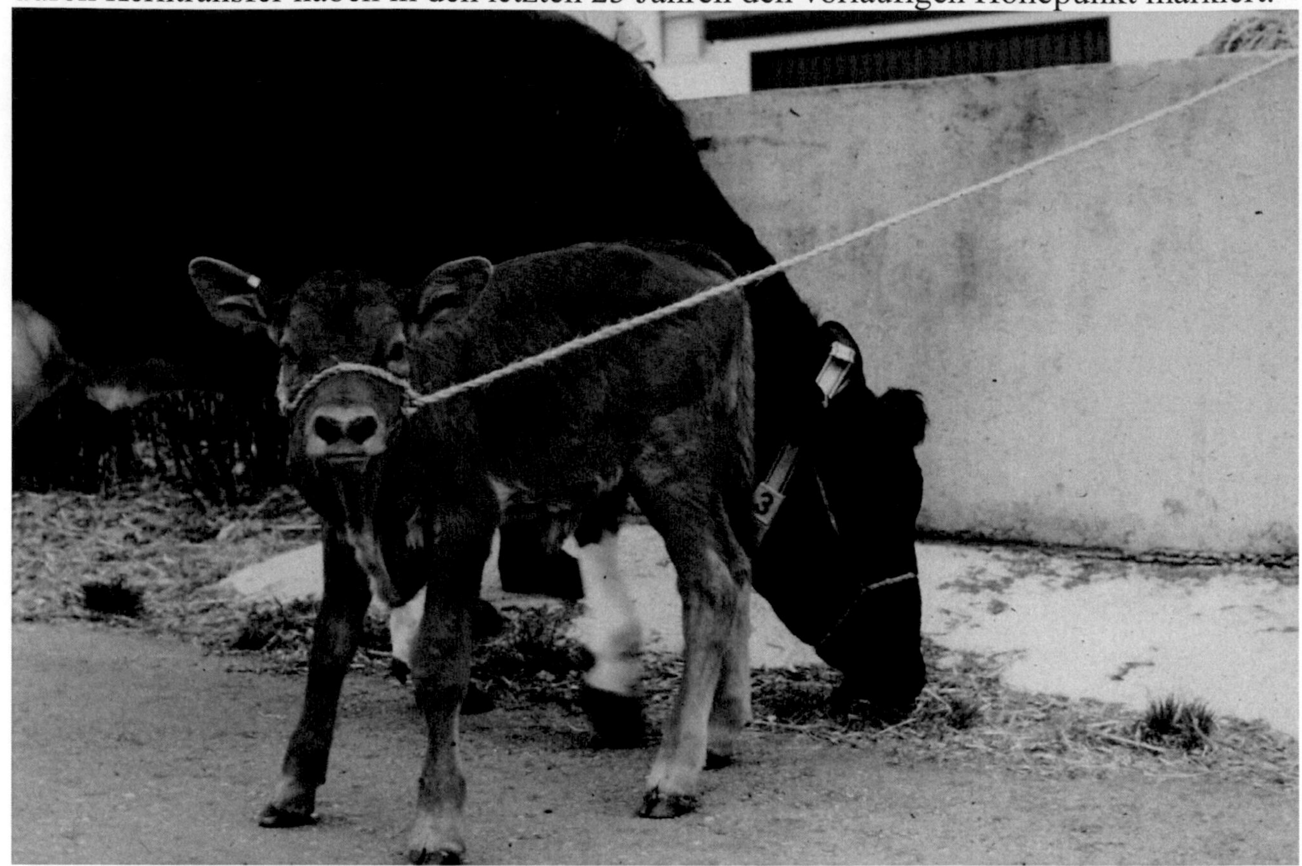

Abb. 73: Kalb der gefährdeten Rasse Murnau-Werdenfelser geboren aus Embryotransfer auf eine Empfängerin der Rasse Holstein-Friesian

Der Tierzüchter braucht genetische Vielfalt, der Tierproduzent schätzt Uniformität. Zucht ist ohne Vielfalt nicht möglich, Produktion wird durch Vielfalt erschwert. Die Herstellung von Lebensmitteln tierischer Herkunft wünscht sich uniforme Tiere, die qualitativ hochwertige Lebensmittel in optimierter Quantität produzieren. Dieses Spannungsfeld zwischen Vielfalt und Uniformität wurde bei Schweinen und Hühnern durch die Entwicklung und Etablierung von Hybridzuchtprogrammen auf einen hohen Standard gebracht, beim Rind hoffen wir auf die Ergebnisse der Reproduktionstechniken und molekulargenetischen Analysen.

Heute wissen wir unvorstellbar viel mehr als zu Zeiten der Domestikation. Die Frage ist, ob wir weiser geworden sind. Wissen ist Macht. Schön und gut, aber wer macht was für wen? Die Domestikation lehrt uns, Ideen sind mitunter wesentlicher als Wissen. Ideen bringen uns neue Verfahren, neue Technologien, neue Produkte. Ideen entstehen häufig aus Visionen. Lassen sie sich nicht abschrecken von Sprüchen wie "Wer Visionen hat, sollte zum Arzt gehen". Wer Visionen hat, muss überlegen. Überlegen, wie er mittels Wissen Ideen zur Realität machen kann.

Ich komme zurück zum Sokrates-Zitat: „Wir leben nicht, um zu essen, wir essen, um zu leben". Heutzutage empfinden wir so eine Sentenz auch in den diversen abgewandelten

Formulierungen als Allgemeinplatz. Wir tun uns eben leicht in unserem allgegenwärtigen Überfluß an Nahrungs- und Genussmitteln. Was aber sagen wir denjenigen, die gerne essen würden, um zu überleben und denjenigen die essen, und damit nicht leben können.
Deshalb spreche ich jetzt – endlich - über Lebensmittel.
Zivilisation ist ein Lebensmittel, Kultur ein „Über"-Lebensmittel (Fritz P. Rinnhofer, *1939). Für Hungernde sind Lebensmittel vor allem „Überlebens"- Mittel. Das Mittel zwischen Überfluß und Mangel ist nicht das Mittelmaß. Unser Leben im Mittel zwischen Überfluss und Mangel ist keine Mitte und kein Mittel, es ist gelinde gesagt eine Schande für die Menschheit. Die Politik sucht die Mitte und findet sie nicht. Mittelmäßigkeit ist eben kein Weg zur Mitte, Mäßigkeit schon eher. Was sehen wir: der Mensch als Mittel. Punkt.
Welche globalen und individuellen Handlungsalternativen haben wir, was können wir zusammen tun, um den globalen Hunger zu bekämpfen und was müssen wir als Einzelne tun, um die individuelle Ernährungssituation in den Griff zu bekommen. Vor zwei Generationen war die Erklärung zur globalen Situation noch simpel. In einer vom späteren deutschen Bundeskanzler Willi Brandt in den sechziger Jahren organisierten Tagung reduzierte sich dies auf die Kurzformel: „Reicher Norden – armer Süden". Die globale Ernährungssituation war geprägt von Fragen zur Nahrungsmittelproduktion und den Nahrungsmittelströmen, also den regionalen Verfügbarkeiten von Nahrungsmitteln. Das hat sich gewandelt, aber das grundsätzliche Problem hat sich verschärft.
In den letzten Jahrzehnten gab es genug Nahrungsmittel, aber sie waren nicht so verteilt bzw. verteilbar, dass sie den Bedarf hätten decken können. Diese Erkenntnis wurde von einem unbekannten Autor wie folgt präzisiert: „Erst wenn der letzte Hunger auf der Welt gestillt ist, haben wir gelernt, alles, was gewachsen ist, richtig zu verteilen."

Beim Millenniumsgipfel in New York wurde vor acht Jahren als Ziel formuliert, bis 2015 den Anteil der hungernden Menschen auf dieser Welt zu halbieren. Halbzeit ist jetzt, das Ziel halb erreicht haben wir bei weitem nicht, wir sind offensichtlich weiter davon entfernt als je zuvor!
Der Schweizer Soziologe Jean Ziegler (*1934) führte aus: „Der Hunger tötet weltweit täglich ungefähr 100.000 Menschen. Kaum jemand spricht über diesen Völkermord, von Abhilfe ganz zu schweigen. Vor diesem Hintergrund und angesichts des zügellosen Neoliberalismus der Finanzmärkte entlarvt sich das Reden der Mächtigen von christlichen Werten, von Solidarität und Gerechtigkeit als pure Heuchelei". Als Herr Ziegler diesen in Bezug auf den Neoliberalismus der Finanzmärkte prophetischen Satz in seinem 2003 veröffentlichtem Buch niedergelegt hat, konnte er sich das Ausmaß der Erschütterungen des Banken- und Finanzsystems der letzten Wochen wohl auch nicht vorstellen.
Zur Zeit ändert sich die ohnehin schon schwierige globale Nahrungsmittel-Situation dahingehend dramatisch, dass wir mit der Nutzung von Ackerböden für den Non-Food Bereich Entwicklungen sehen, die dazu führen können, die globale Nahrungsmittelproduktion rasant zu gefährden. Man könnte dies auch auf die Kurzformel

bringen, „Früher hatten wir Schwierigkeiten bei der Verteilung, heute haben wir Probleme bei der Produktion“. Was also können und müssen wir tun und was dürfen wir unterlassen oder verhindern. Bei den Antworten, wie immer sie ausfallen, muss man bedenken: Verantwortung ist nicht teilbar! Man muss nicht nur verantworten, was man tut, man muss auch das verantworten, was man unterläßt und dadurch anderen Schaden zufügt.
Was sind die Ursachen für unsere globale Ernährungsmisere? Die Zeiten, als Hunger quasi als „Gott gegeben“ hingenommen werden konnte, sind vorbei, so leicht dürfen wir es uns nicht machen. Schauen wir uns kurz schlaglichtartig an, was die Wissenschaft zu diesem Thema zu sagen hat, bzw. gesagt hat. Die ausgewählten Beispiele machen die globale Ernährungssituation direkt an der Bevölkerungsentwicklung fest.
Der britische Ökonom Thomas Malthus (1766-1834) war der erste, der nachweislich eine Bevölkerungstheorie formulierte. In seinem 1798 veröffentlichtem Buch „Essay on the Principle of Population“ steht die Überbevölkerung als Problem einer sich entwickelnden Ökonomie und Gesellschaft im Zentrum seiner Überlegungen. Malthus ging davon aus, dass die Bevölkerungszahl exponentiell steige, die Nahrungsmittelproduktion in derselben Zeit aber nur linear. Aus der malthusianischen Bevölkerungstheorie ergibt sich allerdings, dass das Bevölkerungswachstum stärker als das wirtschaftliche Wachstum ist und es somit zu Verarmung und Verelendung des Landes kommt. Diese wirtschaftswissenschaftliche Betrachtung der Bevölkerungstheorie von Malthus wird auch als Bevölkerungsfalle interpretiert. Der Biologe Charles Darwin wurde übrigens sehr stark von Malthus beeinflusst. Er übernahm viele Aspekte für die Entwicklung seiner Evolutionstheorie.
Ausgehend von der auch heute gültigen Annahme, dass die Hebung des allgemeinen Bildungsstandards zu einem Geburtenrückgang führen werde, empfahl Malthus eine Bildungsoffensive für die unteren Schichten. Er behielt, wenn wir die europäische Ernährungssituation betrachten, insofern recht. Die Hebung des Bildungsniveaus in Europa hatte wesentlichen Anteil an der Reduktion von Armut und Hunger in unseren Breitengraden. Wie aber steht die Chance, diesen Prozess erfolgreich zu globalisieren? Und selbst wenn wir dies schaffen sollten, zeigt uns die Entwicklung in den Industrieländern nicht schon den Trend zur nächsten Phase? Oder können wir die Bedeutung der Bildung einfach ignorieren, wenn wir über die individuelle Ernährungssituation diskutieren. Ist unser Umgang mit dem „Zuviel“ an Nahrungsmitteln nicht vor allem auch ein Bildungsproblem? Malthus unterschätzte die Geschwindigkeit des technischen Fortschritts, der vor allem in der Landwirtschaft die Produktivität erheblich erhöhte. Aber wie lange wird sich das Credo des anhaltenden Wachstums fortsetzen lassen?
Im Jahr 1972 erschien die Studie „Die Grenzen des Wachstums“ (engl. Originaltitel: The Limits to Growth) zur Zukunft der Weltwirtschaft. Das im Auftrag des Club of Rome benutzte Weltmodell wurde mit unterschiedlichen Szenarien gerechnet. Die zentralen Schlussfolgerungen des Berichtes waren 1972: wenn die gegenwärtige Zunahme der Weltbevölkerung, der Industrialisierung, der Umweltverschmutzung, der Nahrungsmittelproduktion und der Ausbeutung von natürlichen Rohstoffen unverändert anhält, werden die absoluten Wachstumsgrenzen auf der Erde im Laufe der nächsten

hundert Jahre erreicht. Das 30-Jahre Update der Studie im Jahre 2004 geht auch auf die Entwicklung von 1972 bis 2002 ein. Die Autoren nehmen an, dass die Kapazität der Erde, Rohstoffe zur Verfügung zu stellen und Schadstoffe zu absorbieren bereits im Jahr 1980 überschritten worden war.

Unter dem „Ökologischen Fußabdruck“ wird die Fläche verstanden, die notwendig ist, um den Lebensstil und Lebensstandard eines Menschen bei heutigen Produktionsbedingungen dauerhaft zu ermöglichen. Danach werden beim gegenwärtigen Verbrauch pro Person 2,2 ha benötigt - es stehen aber lediglich 1,8 ha zur Verfügung. Europa benötigt 4,7 ha pro Person, hat aber nur 2,3 ha selber zur Verfügung. Dies bedeutet eine Überbeanspruchung der europäischen Biokapazität um über 100 %. Die Volksrepublik China und Indien beanspruchen derzeit erst 1,6 ha bzw. 0,7 ha für eine Person. Nur die Simulation einer überaus ambitionierten Mischung aus Einschränkung des Konsums, Kontrolle des Bevölkerungswachstums, Reduktion des Schadstoffausstoßes und zahlreichen weiteren Maßnahmen ergibt eine nachhaltige Gesellschaft bei knapp 8 Mrd. Menschen.

Wie vielschichtig die Problematik ist, will ich an einem Beispiel am Rande aufzeigen. Laut Welternährungsorganisation FAO arbeiten zur Zeit weltweit ungefähr 500 Millionen Arbeitstiere im Dienste des Menschen. Zur Erhöhung der Produktivität der Landwirtschaft könnte man versucht sein zu überlegen, diese tierische Arbeitskraft durch Maschinen zu ersetzen, wie wir das in den Industrieländern erfolgreich praktiziert haben. Diese Zug- und Tragtiere haben eine gemeinsame Leistung von etwa 250 Millionen PS und einen Wert von 150 Milliarden Dollar. Um diese Tiere durch Traktoren zu ersetzen, wäre eine Investition in der Höhe von mindestens 350 Milliarden Dollar nötig. Dabei sind die jährlichen laufenden Betriebskosten nicht miteingerechnet und Umweltauswirkungen nicht berücksichtigt.

Apropos Umwelt. Thema Nummer eins in letzten Jahren war und ist der Klimawandel, doch der globale Mangel an Trinkwasser und Nahrungsmitteln ist aktuell viel bedrohlicher. Unsere Welt befindet sich im Klimakterium, und das meine ich nicht in semantischer Verballhornung des Begriffs Klimawandel. Der Befund Klimakterium leitet sich aus dem griechischen *klimaktér* „Stufenleiter, kritischer Zeitpunkt im Leben“ her. Im Gegensatz zum Körper einer Frau in den Wechseljahren, die nach dieser Stufe wieder in ein ruhigeres Leben gleitet, müssen wir bei unserer Welt im ursprünglichen Sinn des Begriffes damit rechnen, dass hier die Krisis direkt in die Katastrophe führt.

Wir aber leben völlig ungeniert nach dem Prinzip Hoffnung:

Keiner glaubt an Wunder, aber alle hoffen darauf.

Die bereits erwähnte individuelle Ernährungssituation führt uns zu Fragen über die Folgen der individuellen Über- und Fehlernährung. Essen spielt im Leben eine gewichtige Rolle. Die sprichwörtliche Weisheit „zwischen Essen und Ernähren können Welten liegen“ bestätigt sich hier in besonderer Weise. Ja, es liegen Welten dazwischen, tatsächliche global und fiktive individuell. Pointiert brachte es der polnische Aphoristiker Andrzej Majewski (+1966) auf den Punkt : „Gutes Essen tötet mehr Menschen als der Hunger“. Wir leben in einer Zeit, in welcher der Anteil der Menschen, die übergewichtig bis fettleibig sind, genauso groß ist wie der Anteil derjenigen, die an

Hunger leiden, jeweils fast eine Milliarde. Wir leben also in einer Welt, die parallel verhungert und verfettet!
Im Gegensatz zur globalen ist die individuelle Ernährungssituation unserer direkten persönlichen Einflussnahme prinzipiell zugänglich, leider ohne dass dies aber zu einer wirklich günstigeren Prognose Anlass geben würde. Heutzutage ist für viele Menschen in Industrieländern ausreichende Bewegung und körperliche Arbeit kein vorrangiges Kennzeichen ihrer Lebenssituation mehr. Sport und Bewegung wird allenthalben empfohlen. Leider auch mit der Folge, dass sich beim Sport mehr Menschen verletzen als bei der Arbeit. China scheint uns da voraus, dort wird allen Ernstes als ungefährliche Aktion zum Abspecken Wiener-Walzer-Tanzen empfohlen. In unseren Breiten versucht man z.B. mit Slow Food Aktionen ein Gegengewicht aufzubauen.
Der ohnehin schwierige Umgang mit dem freien Zugang zum überreichlichen Angebot an Lebensmitteln wird erschwert durch Entwicklungen der Nahrungsmittel-Industrie mit Convenience-, Fast-Food- und Genußprodukten. Viele dieser Nahrungsprodukte haben eine Energiedichte, die der des allgemein verpönten Fetts entspricht. Fettleibigkeit und Übergewicht sind kein ästhetisches Problem! Sie führen vielmehr über das „metabolische Syndrom“ zu den bekannten Folgen der Überernährung wie Herz-Kreislauferkrankungen, Diabetes Typ II und Stoffwechselstörungen.
Wenden wir uns nun den Ländern zu, die auf dem Weg vom Entwicklungsland zum Industrieland schon ein gutes Stück zurückgelegt haben, den sog. Schwellenländern. Dort gibt es für einen großen Bevölkerungsanteil genug Einkommen, um sich mit Nahrungsmitteln versorgen zu können. Hier sollte man erwarten, eine ausgeglichene Ernährungssituation vorzufinden - genug Geld um sich satt zu essen, aber noch nicht viel genug, um sich zu überessen. Weit gefehlt. Was dort passsiert, gleicht dem, was in unseren Breiten nach dem zweiten Weltkrieg mit „Fresswelle“ tituliert wurde. Das lange Darben verlangt zwar geradezu vom Körper, dass er sein Primärbedürfnis der Nahrungsaufnahme endlich ausreichend bedient. Das überbordende Bedürfnis nach Nahrung wird aber nicht von Magen und Verdauungstrakt getrieben, hier kommt es relativ schnell zu einer Einregulierung. Das Problem liegt in den Köpfen, die nicht mit dem Angebot umzugehen wissen. Offensichtlich auch nicht mit den Folgen. Oder was sind Sprüche wie „Dick ist chic“ oder „Schönheit braucht Platz“ anderes als Ausdruck trotziger Hilflosigkeit.
Diese Zusammenhänge treten, wie schon angedeutet, nicht mehr ausschließlich in Populationen von Industrieländern auf, sondern zeigen sich in sehr ähnlicher Form und zunehmender Ausprägung auch in Schwellenländern wie China, Ägypten oder Mexiko. Apropos Mexiko, nur eine kleine Randbemerkung. Der dickste Mensch der Welt lebte nicht wie vermutet in den USA, sondern war ein Mexikaner mit 560 kg. Nachdem dieser zwangsbedingt 200 kg abgenommen hat, ist nun ein mexikanischer Kollege mit 500 kg der Schwerste. Früher hieß es nicht unzutreffend: Alt ist, wer der Erlösung näher ist als der Versuchung. Heute macht uns das der Versuchung nachgeben krank und alt, ohne uns der Erlösung näher zu bringen.
Alte Männer sind gefährlich - nein nicht wegen der Versuchung - sie sind gefährlich, weil sie nach dem Überschreiten ihres Zenits keine Angst mehr haben, die Wahrheit zu

sagen. Und das haben sie in gewisser Weise wieder mit der Jugend gemeinsam. Jugend hat noch keine Angst und Alter hat keine Angst mehr zu sagen, was sie denkt.
Wer keine Angst hat, dessen Rat ist zwar nicht zwingend besser, aber man kann ihm unbesorgter glauben. Angst ist immer ein schlechter Ratgeber! Und es gibt viel zu viel Angst in unserem Land. Zu viel Angst und zu wenig „Vor„-Sicht, wie man gerade in den letzten Wochen so nachdrücklich erleben konnte. Angst hatte evolutionär eine wichtige Bedeutung als ein die Sinne schärfender Schutzmechanismus. Sie half unseren Vorvorfahren, tatsächlich oder vermeintlich gefährlichen Situationen durch Flucht zu entkommen. Die evolutionär entwickelte Angst ist uns geblieben. Da wir den Fluchtreflex nicht mehr ausleben können, leben wir unsere Angst! Der Philosph Arthur Schopenhauer, der an der Universität Göttingen ein Studium der Medizin begonnen hatte, hat zumindest uns Männern gezeigt was uns hilft: „Ohne die Frauen würde der Anfang unseres Lebens der Hilfe, die Mitte des Genusses, das Ende des Trostes entbehren“.
Damit beginnt der Kreis sich zu schließen. Ich komme zurück zum heutigen Anlass, dem Feiern Ihres Abschlusses. Man kann nie zu früh feiern, aber es kann leicht zu spät sein und auch deshalb war und ist es richtig, dass Sie und wir heute feiern. Und vielleicht erinnern Sie dabei sich daran, dass römischen Legionären der Konsum von Wein ausdrücklich vorgeschrieben war, da dieser wegen des Alkoholgehaltes weniger Keime als Wasser enthielt. Das bayerische Reinheitsgebot, das älteste aktive Lebensmittelgesetz der Welt, hat in diesem Sinne viel Wertvolles bewirkt. So wünsche ich Ihnen und Ihrer Alma mater ein
„Vivat Crescat Floreat in Aeternum Scientia et Studiosi.”

Festvortrag Neujahrsempfang der Veterinärmedizinischen Universität Wien, Wien, 23.01.2009

## Die Veterinärmedizinische Universität als Bildungsstätte

Wenn Sie überrascht sind, mich hier zu sehen, kann ich das verstehen. Ich bin schließlich zum erstenmal auf dem Neujahrsempfang der VUW. Wenn Sie überrascht sind, mich hier als Redner zu sehen, dann geht es Ihnen wie mir. Vor gut einer Woche rief mich der Rektor an um zu fragen, ob ich auf den Neujahrsempfang käme. Meine zaghafte „Weiß ich noch nicht definitiv" - Bejahung brachte mich in diese Situation. Nicht in Vertretung aber an Stelle von Kollegen Pechlaner, der heute leider nicht bei uns sein kann, habe ich deshalb die Ehre, zu Ihnen sprechen zu dürfen.
„Back on board again", wie Magnifizenz formuliert, gilt für mich und auch wieder nicht. Erstens war ich zwar zu 100% beurlaubt, aber nicht wirklich weg und zweitens bin ich jetzt reaktiviert aber trotzdem nicht dauernd da. Weil eben nur zu 25% reaktiviert. Aber natürlich freue ich mich - wie meine Frau passenderweise zu sagen pflegt „wie ein Schnitzel" - wieder ad personam in meiner Alma mater verankert zu sein. Und ich bedanke mich bei der Leitung und der ganzen Universität für die Gnade, mich nach meinen späten Lehr- und Wanderjahren wieder in ihren Kreis zurückgenommen zu haben.
Meine Beurlaubung zum 1.Oktober 1998, die auf Grund der Generosität des Ministeriums möglich war, hatte ich aus drei Gründen beantragt:
1. Trotz intensiver Ansätze gelang es nicht, meine Familie nach Wien zu übersiedeln und ich wollte den Kontakt mit meinen drei halbwüchsigen Kindern nicht permanent auf ein väterliches Wochenende-Freigänger-Dasein reduzieren.
2. Tierzüchter, insbesondere an veterinärmedizinischen Bildungsstätten, wollen sehen, was aus dem, was sie forschen, in der Anwendung für Mensch und Tier entstehen kann. Das war damals an der Universität direkt nicht umsetzbar.
3. Aus der Landwirtschaft stammend war ich nicht zum Beamten geboren. Dem Ökonomen liegt eigentlich die Ökonomie näher als die Akademie. Und frei nach dem Motto: besser unternehmen als unterlassen, wollte ich es wissen.
Dass ich nun an der VUW reaktiviert bin, hängt wieder mit diesen drei Gründen zusammen.
1. Unsere Kinder sind, wie man so sagt, aus dem Haus,
2. die Umsetzung der diversen Technologien in die Praxis ist erfolgt und
3. die gewährten 10 Jahre waren um - und auch der Ökonom wollte nicht ad finitum auf die Alma mater verzichten müssen!
Alma mater heißt ja direkt übersetzt „nährende Mutter", weil sie die Studierenden metaphorisch mit Bildung und Wissen nährt. In den frühen Zeiten der Universitäten, also im 11. und 12. Jahrhundert, bestimmten die Studenten selbst Teile der Lehre und wählten den Rektor. Bevor hier überschwängliche neue Begehrlichkeiten aufkommen, sei daran erinnert, dass damals Professoren und Rektoren auch von den Studenten

bezahlt wurden. Man hatte sich, obwohl außerhalb Bayern lokalisiert, an ein urbayrisches Prinzip gehalten:
„Wer zoit, schafft o"!
Für die räumliche Großzügigkeit an unserer Universität werden wir - zu Recht - weltweit beneidet. Wir verfügen über Ressourcen, die unseren Wurzeln in der K&K Doppel-Monarchie würdig sind und haben das Glück, über diese demokratisch verfügen zu können. Überdimensioniert sind wir nicht, auch nicht im Vergleich mit anderen EU-Staaten oder Regionen, privilegiert sind wir, weil einzige österreichische Bildungsstätte für Tiermedizin, schon ein wenig. In Zusammenhang mit unserer Universität kommt aber immer mal wieder die Frage auf,
- ob wir denn nicht zu viele Veterinärmedizinerinnen und Veterinärmediziner fürs Berufsleben vorbereiten?
- und dann gleich verschärfend hinterher die Frage,
ob wir sie denn richtig für den Arbeitsmarkt vorbereiten?
Auf die erste Frage antworte ich sofort und uneingeschränkt mit Nein. Das Studium der Veterinärmedizin ist einer der wohl vielseitigsten Studiengänge überhaupt und befähigt die Absolvierenden, neben der kurativen Tätigkeit, in einer Vielzahl von verwandten oder naheliegenden Berufsumfeldern heimisch zu werden. Wir könnten weit mehr Absolvierende unterbringen, wenn wir sie denn hätten. Und damit sind wir bei der zweiten Frage. Natürlich ist die universitäre Bildung richtig, alles andere wäre ja eine komplette Bankrotterklärung - und von denen gibt es in diesen Zeiten ohnehin zu viele. Aber auch universitäre Bildung kann man immer besser machen - und auch besser nutzen. Universitas magistrorum et scholarium, das ist die Gemeinschaft der Lehrenden und Lernenden, das Prinzip unseres höchsten Bildungssystems. Die Studierenden mögen es als Bitte ansehen, die Angebote der Universität wirklich umfassend zu nutzen. Nur so bleiben sie auch erhalten.
Mein Vater, der fast auf Tag und Stunde genau heute vor einem Jahr gestorben ist, hat mir, als Pragmatiker der er war, zum Lernen zwei bayerische Lehrsätze mit auf den Weg gegeben:
„Was Du gelernt hast, das kann Dir niemand mehr wegnehmen."
Ich habe versucht, das zu beherzigen und bin nicht schlecht damit gefahren. Einen zweiten Spruch meines Vaters zum Thema möchte ich den Jungen kommentarlos auch noch weitergeben:
„Niemand ist so dumm, dass man von ihm nicht noch etwas lernen könnte."
Forschung und Entwicklung sind neben der Kunst die einzigen Bereiche menschlichen Strebens und Arbeitens, in denen es keine Sättigung gibt, die nicht von Überproduktion gefährdet sind und in die man deshalb nie zuviel Geld investieren kann - zu wenig investieren kann man sehr leicht, wie wir gerade leidvoll erfahren, aber es ist auch eine elendige Schande! Erkenntnis an sich ist ein Wert an sich. Neue Erkenntnisse gebären neue Fragen und je intensiver wir forschen, umso mehr erkennen wir, was in Zukunft noch zu erforschen ist.
Die Universität muss die richtigen Dinge tun, und sie muss die Dinge richtig tun! Hier nur ein Wort zur Praxisorientierung. Sie ist sehr wichtig, klar. Kurativ tätige

PraktikerInnen arbeiten viel mit den Händen und deshalb müssen sie das auch können. Aber müssen sie diese „handwerklichen" Fähigkeiten auch an der Universität erlernen und perfektionieren? Hier denke ich „nein" und argumentiere auch aus pragmatischen Gründen mit „nein". Die Universität kann das nicht leisten und sie muss das auch nicht leisten. Unsere Universität ist keine Berufsfachschule, keine Berufsakademie und auch keine Veterinärschule im engeren Sinn. Wir sind eine universitäre Bildungsstätte und haben einen entsprechenden Auftrag.
Nur zur Erinnerung: Ausbildung umfasst die Vermittlung von Fähigkeiten und Kenntnissen an einen Auszubildenden durch eine ausbildende Stelle. Die Ausbildung verfolgt praktische Absichten. Ihre pädagogische Zielsetzung liegt in der standardisierten Vermittlung von anwendbaren Fertigkeiten, die zumeist der gewerblichen Berufsausübung dienen. Hinsichtlich Bildung sei hier lediglich an das zentrale Humboldtsche Bildungsideal, also die Einheit von Forschung und Lehre erinnert. Frau Bundesministerin Dr. Claudia Schmied ging in ihrer Festrede anlässlich der Gründungsfeier der Pädagogischen Hochschulen in der österreichischen Nationalbibliothek sehr detailliert darauf ein.
Wir bilden Akademiker aus und keine Handwerker, auch wenn in unserem Berufsbild handwerkliches Geschick von großer Bedeutung ist. Aber Geschick kann man sowieso nicht lehren, man kann lediglich dazu anleiten, sich durch Übung händische Fertigkeiten anzueignen.
Hier taucht eine Parallele zu einem Bereich auf, die man primär nicht erwarten würde, zur Kunst. Techniken kann man lehren und erlernen, Kunst nicht und Kunstfertigkeit auch nur sehr begrenzt. Und was man praktisch lernen kann, lernt man in der persönlichen fallbezogenen Anleitung und durch hingebungsvolle, immer wiederholte Übung! Für eine gute Tierärztin und einen guten Tierarzt reicht es nicht, zu tun, was man kann, sondern - man muss können und vor allem verstehen, was man tut. Und für dieses Verstehen studieren sie mehr als 5 Jahre. Sie studieren, um neben dem Wunsch, den Patienten helfen zu wollen, auch über das Wissen zu verfügen, um dies auch zu können.
Was im Berufsleben auch sehr wichtig ist und was man auch nicht lehren und lernen kann ist Kreativität. Kreativität ist noch nicht mal vernünftig messbar und auch nicht wirklich trainierbar. Wichtig ist der gewährte Freiraum. Ich wünsche mir, man möge sich endlich verabschieden von der Vorstellung des Gruppen-Brainstormings und dessen angeblicher Effizienz für die Hervorbringung neuer Ideen. Rudel-Denken ist nicht kreativ. Eine Idee entsteht immer in einem Kopf, nicht in einem Kollektiv von Köpfen. Hier ist Individualität einfach unschlagbar.
Ganz anders liegt die Situation, wenn es darum geht, aus einer Idee ein funktionierendes Verfahren oder ein Produkt zu entwickeln. Da ist das qualifizierte Kollektiv jedem noch so kreativen Individualisten haushoch überlegen. Was einer denkt, braucht viele, um es umzusetzen. Umgekehrt funktioniert das nicht. Nichts ist so effizient wie eine hierarchische Struktur, und nichts ist so anfällig für persönliches Versagen. Wir haben quasi die Wahl zwischen langweiligen Kollektiven oder kreativen Individualisten. Kreative Kollektive sind Wunschvorstellungen, langweilige Individualisten durchaus vorstellbar.

Die deutsche Max-Planck Gesellschaft hat sich von Anfang an auf diesen interessanten Weg eingelassen. Sie sucht die exzellentesten Köpfe und baut um sie herum ad personam ein Institut. Das Institut beginnt mit dem Kopf und vergeht mit diesem wieder. Ein riskantes Konzept - aber der Erfolg gibt ihm absolut Recht. An den Universitäten haben wir viel Sozialität und oft zu wenig Individualität. Das ist sehr sicher aber auch sicher sehr fad und ineffizient. Ist es das, was wir wirklich wollen?
Hier sehe ich den großen Vorteil der forschenden Wirtschaft und insbesondere der innovativen Start-ups und deren finanzieller Förderung durch Investoren und Venture Kapital. Hier erleben wir sozusagen das lebenslange Max Planck Grundlagenforschungs-Prinzip angewandt auf den short term Kapitalismus mit Translational Research. Beides hat wirklich Großes und Neues hervorgebracht, beides war und ist gefährlich, weil es neben riesigen Erfolgen beachtliche Flops und Pleiten zur Folge gehabt hat. Aber wenn man die Quotienten errechnet, ist es überhaupt keine Frage, welches Prinzip insgesamt besser abschneidet.
Die Wirtschaft tut sich in der Verarbeitung solcher Pleiten schon deshalb leichter, weil sie sie von vornherein als systemimmanent einbezieht. Universitäten dagegen sind immer sehr erschüttert, wenn ihnen ein einzelnes Ordinariat qualitativ absäuft und erkenen dann vor lauter Nabelschau nicht, dass sich Außenstehende herzlich wenig um unseren Bauchnabel kümmern und selbst den übrigen Körperteilen der Universität kann der Nabel vergleichsweise wurscht sein.
In den letzten 10 Jahren unternehmerischer Tätigkeit habe ich viel gelernt und manches war dabei, was ich gar nicht hätte lernen wollen. Klar ist, wenn man in der Küche arbeiten will, darf man die Hitze nicht fürchten. Aber nicht klar war mir, was das da draußen mitunter für ein Haifischbecken voller Gier und Hinterfotzigkeit, Verrat und Lügen existiert. Träumen Sie von ehrbaren Kaufleuten und deren Handschlagqualität. Früher hieß es mal, der Begriff Vertrag käme von vertragen. Heute macht eine Armada von Winkeladvokaten dicke Verträge über alles und jeden, oft genug mit dem Ziel, aus einem Vertrag auch unabhängig vom Erfolg einen Ertrag um seiner selbst willen zu erschwindeln. Da wird das vertragen durch vertrügen ersetzt. In dieser Welt muss man durchhalten und sich durchbeißen, diese Welt ist ohne Gnade und voller Egomanie.
Auch deshalb hat sich für mich eine Erkenntnis in den letzten 10 Jahren sehr nachdrücklich bestätigt: wir nehmen uns viel zu wichtig. Eigentlich hat unsere Altersklasse nur noch eine einzige wirkliche Verpflichtung, nämlich die, sich um die nächste Generation zu kümmern. Eine Gesellschaft kann in Bezug auf ihre Jugend nur einen Fehler machen: sich zuwenig um sie zu kümmern. Die Jugend kann ganz beruhigt sein, wenn wir uns um Sie gekümmert haben und weiter kümmern. Das ist nicht nur reiner Altruismus sondern auch handfester Pragmatismus. Indem die Jugend ihre Zukunft gestalten kann, ist sie auch die unsere. Es ist das Recht der Jugend, Nein zu sagen, aber es ist die Pflicht der Jugend, Neues zu denken und umzusetzen.
Für mich als bodenständigen Genetiker gibt es quasi ex scientia ohnehin keinen Zweifel: entscheidend ist immer die nächste Generation. Die gegenwärtige, also die Eltern-Generationen, ist interessant und spannend für uns, zukunftsrelevant sind wir nicht mehr. Die Jugend ist die Zukunft, wir sind schon Teil der Vergangenheit.

Frauen verstehen das viel leichter, schneller und früher als Männer. Mutter Natur hilft ihren menschlichen Geschlechts-Genossinnen. Das einzige, was uns Männern hilft, sind unsere Frauen. Für uns Männer gilt, was der Philosph Arthur Schopenhauer, der immerhin mal ein Studium der Medizin begonnen hatte, so schön formulierte:
„Ohne die Frauen würde der Anfang unseres Lebens der Hilfe, die Mitte des Genusses, das Ende des Trostes entbehren".
In der Genetik erleben wir überaus spannende Zeiten. Dass wir weit mehr sind als die Summe unserer Gene ist eine Trivialität. Bislang war dieses *mehr* in erster Linie der Einfluss der Umwelt. Umwelteinflüsse prägen im Zusammenspiel mit der genetischen Ausstattung den Phänotyp, also das Erscheinungsbild eines Individuums. Zunehmend zeigt sich nun, dass zwischen Genotyp und Umwelt noch eine weitere Komponente liegt. Sie gehört zum Genom, weil sie letztendlich an der DNS fixiert ist, und sie stammt aus der Umwelt, weil sie von ihr geprägt ist. Man spricht von einer Über-Genetik, von Epi-Genetik, und meint damit vererbbare Veränderungen der Genexpression. Sie werden nicht über Sequenzänderungen der Basen kodiert, sondern auf Chromatinebene nach einem eigenen epigenetischen Code kontrolliert. Die Sensation ist, dass dieser Code offenbar vererbt wird. Wie sich epigenetische Vererbung auf Selektion und Evolution auswirkt bzw. ausgewirkt hat, weiß niemand wirklich zu erklären. Wieder einmal ist ein Dogma ins Wanken zu geraten. Diesmal ist es das zentrale Dogma der Molekularbiologie, das die Ausschließlichkeit genetischer Vererbung postuliert.
Die neuen Forschungen zur epigenetischen Formung von DNS und Genen über Generationen hinweg lassen alte Fragen zur Vererbung von erworbenen Eigenschaften wieder fröhliche Urstände feiern und der Lamarckismus erscheint wie ein Menetekel an der Wand. Jean-Baptiste Lamarck war ein französischer Botaniker und Zoologe und einer der bedeutendsten Biologen Anfang des 19. Jahrhunderts. Er war es, der z.B. den Begriff Biologie geprägt hat und er erdachte eine eigene Evolutionstheorie, die eben auf die Vererbung erworbener Eigenschaften hinauslief. Lamarcksche Ideen wurden teilweise von Charles Darwin in dessen grundlegenden Arbeiten zur Evolutionstheorie weiterentwickelt. Lamarcks Thesen wurden jedoch bereits vor hundert Jahren, zumindest in der westlichen Hemisphäre, unhaltbar.
Nicht so im kommunistischen Teil der Welt. Die Kommunisten in der Sowjetunion lehnten die Vorstellung der Vererbung durch Gene ab. Im Sinne der marxistischen Theorie negierte der Biologe Lyssenko die Existenz von Genen als unsozialistisch und deshalb als falsch. Er ging davon aus, dass für die Vererbung der gesamte Organismus zuständig ist und vertrat in einer Art Nachfolge Lamarcks die Ansicht, dass auch erworbene Fähigkeiten vererbt werden. Die Entstehung der Arten erfolgte also nicht, wie Charles Darwin herausfand, durch Mutation und Selektion, sondern durch Vererbung erworbener Eigenschaften. Seine Theorien prüfte er in groß angelegten Landwirtschaftsprojekten. Er ließ u.a. Weizen unter ungünstigen klimatischen Bedingungen säen und verursachte dadurch verheerende Hungersnöte.
Bis in die sechziger Jahre durfte in der Sowjetunion keine Mendel-Genetik gelehrt werden. Wer jetzt hämisch gen Osten blickt, sei daran erinnert, dass in mehreren US

amerikanischen Bundesstaaten der Kreationismus gilt und bis heute keine Evolution gelehrt werden darf. Und nun ein vererbbarer epigenetischer Code? Noch versteht man nicht, ob oder wie der vererbte epigenetische Code in einer evolutiven Änderung des genetischen Codes resultieren kann. Es gibt u.a. Daten darüber, dass das, was wir essen, die Aktivität von Genen beeinflusst. Nahrung bzw. Hunger kann Gene dauerhaft ein- und ausschalten. Doch wie können sich diese Schalterstellungen über Generationen hinaus auswirken?

Wenn sie das tun, und es gibt sehr ernst zunehmende Hinweise darauf, dass sie es tun, können wir anfangen darüber nachzudenken, ob unsere Aktionen vielleicht nicht nur als temporäre Umwelteffekte auf unsere Kinder- und Kindeskinder einwirken, sondern - weil vererbt - permanent fortwirken. Findet das, was wir heute tun oder unterlassen, bis zu einem gewissen Grad, also für ein bis mehrere Generationen auch eine epigenetische Fixierung und damit Weitergabe an folgende Generationen? Müssen wir erwarten, dass unsere Zuwendung oder deren Fehlen an unsere Kinder ebenfalls genetische Spuren hinterlässt und was ergibt sich daraus für unsere Nachfahren?

Ludwig Wittgenstein hat gesagt: Auch Gedanken fallen manchmal unreif vom Baum. Ich habe heute etwas von diesem Fallobst aufgesammelt. Damit es nicht ganz so sauer wurde, habe ich reifes Fallobst dazugefügt, um eine verträgliche Mischung zu servieren. Wir wissen, was sich aus Fallobst-Äpfeln alles machen lässt, nicht nur herrlicher Wiener Apfelstrudel. Die nächste Generation wird aus dem Obst, das wir zur Gärung ansetzen, etwas herrlich Klares und hochprozentiges destillieren und neue Erkenntnisse erlangen. Hauptsache, sie studieren und forschen ohne Unterlass, denn wie schon gesagt, davon kann man per se nie zu viel haben.

In dieser Hoffnung wünsche ich Ihnen allen ein gutes Neues Jahr, voller Spannung und Zuversicht, eingebettet in ein erfülltes Arbeits- und Familienleben und mit der Aussicht, am Ende des Jahres zufrieden und gesund zurückblicken zu können.

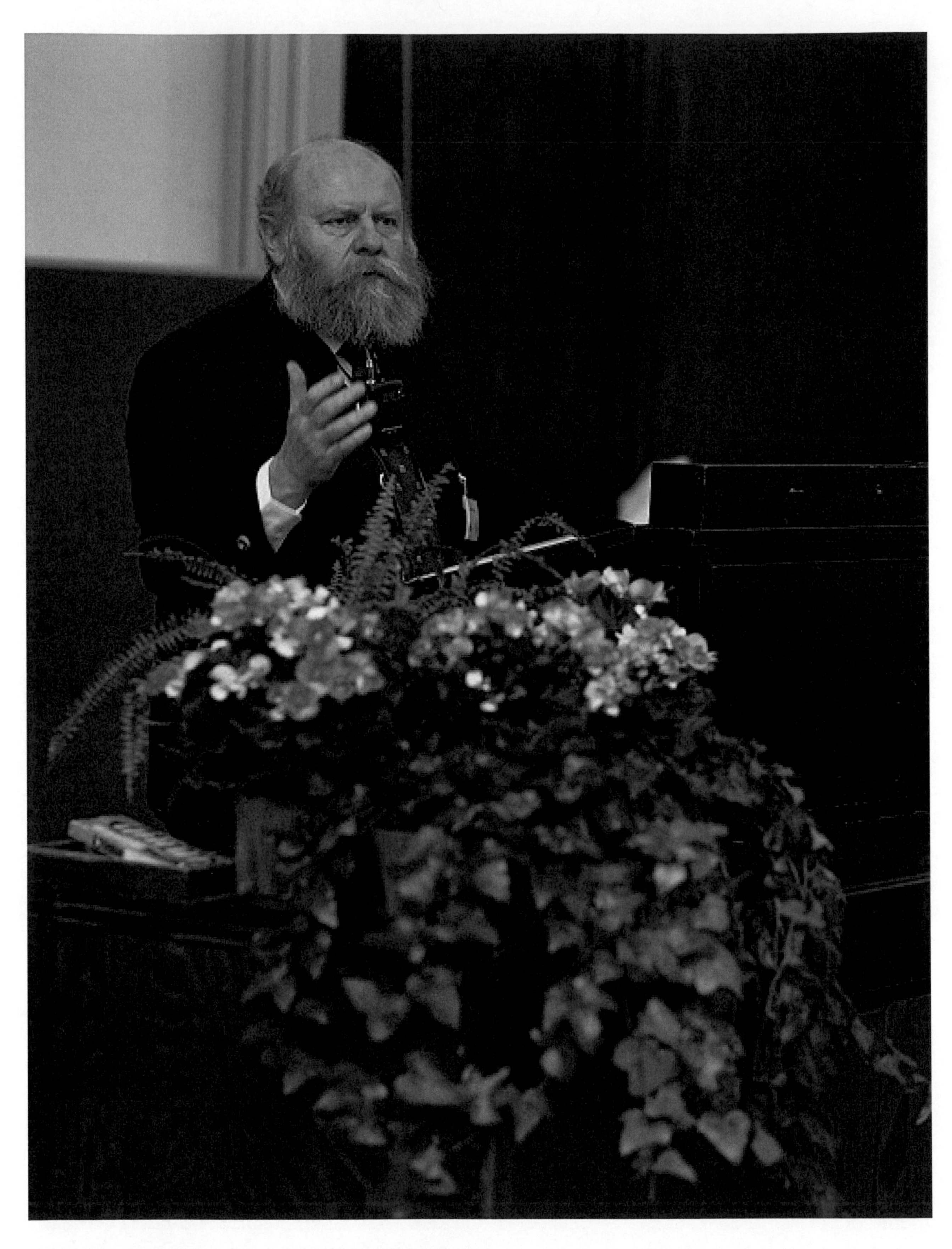

Abb. 74: Festvortrag DVG Tagung Hannover

## Festvortrag DVG Tagung Hannover, 15.02.2010

## "Warum die Tiermedizin Grundlagenforschung braucht"

Ich freue mich, zu Ihrem Symposium eingeladen worden zu sein und danke für die große Ehre, den Festvortrag halten zu dürfen (Abb. 74). Das Rahmenthema Grundlagenforschung hat mir Kollege Breves vorgegeben, den Titel durfte ich selber formulieren. Erst als ich zugesagt und meinen Flug gebucht hatte, habe ich bemerkt, dass der Termin der Rosenmontag-Abend ist. Eine Schrecksekunde lang dachte ich, der Breves schickt mich in die Bütt. Womöglich wird er mich mit dem Spruch „Wolle mer ihn reilosse?“ einer bangen Antwort aussetzen. Das ist mir erspart geblieben. Es gewann auch die Einsicht Oberhand, dass Hannover nicht Kölle oder Menz ist.
Vollblut-Narren und eingefleischte Karnevalisten sind fanatisch wie Fußballfans, beide verlassen zu zentralen Terminen ihre jeweiligen Hochburgen nicht. Daraus folgt, Veterinäre auf Tagungsbesuch sind keine Jecken oder Narren und deshalb - keine Büttenrede. Aber absolut bierernst soll es am Rosenmontag auch nicht werden, schließlich ist das jetzt auch irgendwie der Übergang zur anschließenden Abendveranstaltung im Zoo.
Warum also braucht die Tiermedizin Grundlagenforschung? Oder manche fragen gar: braucht die Tiermedizin Grundlagenforschung? Ich bin sicher, Sie würden - wie ich - diese Frage so nicht gestellt haben wollen, aber wir müssen uns auch damit auseinandersetzen. Weiter gefasst stellen sich Menschen Fragen wie: Brauchen wir überhaupt Grundlagenforschung, oder gar: Wozu brauchen wir Forschung und Wissenschaft. Der Mann auf der Straße hadert mit uns: „die erfinden sowieso nichts, was ich brauchen kann!“ Also reine Zweckorientiertheit, Ich-Bezogenheit und schiere Merkantilität. Was darauf antworten. Ich kenne keine wirklich erschöpfende kurze Antwort. Mit Kollegen Breves habe ich mich deshalb auf eine dreiviertel Stunde geeinigt.
Grundlagenforschung ist erkenntnisorientierte und zweckfreie Forschung, der reine Erkenntnisgewinn steht im Vordergrund. Sie ist in allen Wissenschaften vertreten. Wissenschaftlicher Fortschritt beruht auf Erkenntnissen über grundlegende Zusammenhänge in der Natur und den Menschen. Aristoteles sagt: „Der Anfang aller Erkenntnis ist Staunen“ und laut Einstein ist „Fantasie wichtiger als Wissen, denn Wissen ist begrenzt.“ Hauptziel der Wissenschaft ist rationale, nachvollziehbare Erkenntnis der Zusammenhänge, Abläufe, Ursachen und Gesctzmäßigkeiten der natürlichen wie der historischen und kulturell geschaffenen Wirklichkeit.
Wissenschaft, also die Neugier und das Streben nach Erkenntnis, ist Teil des Kulturguts der Menschheit. Grundlagenforschung macht Menschen zu denkenden Geschöpfen, die ihre Rolle in der Welt begreifen. Ihre Bedeutung erschließt sich am leichtesten durch Blicke in die Vergangenheit, also darauf, wie Dinge, die heute wichtig sind, - meist mehr oder weniger zufällig - entdeckt wurden. Natürlich wurde bewusst in dem bestimmten Gebiet geforscht, aber im Moment der Erkenntnis war oft nicht erahnbar, was daraus folgen könnte bzw. würde. Schopenhauer beklagt: „Wohin das Denken ohne

Experimentieren führt, hat uns das Mittelalter gezeigt, aber das 19 Jahrhundert lässt uns sehen, wohin experimentieren ohne Denken führt".

Ein handliches Beispiel aus dem Gebiet der Gentechnik mag die Bedeutung der Grundlagenforschung verdeutlichen. Restriktionsenzyme, wurden ursprünglich als ein Phänomen entdeckt, wie Bakterienzellen Phagen-DNS abbauen. Dies war nicht verstanden, aber über die Frage „Wer oder was zerstückelt wie die DNS ?" wurde die Restriktion aufgeklärt und letztendlich das Klonieren von Genen und alles was sich daraus entwickelt hat, ermöglicht.

Aber Wahrheit ist nie bloß theoretisch. Augustinus, der große Kirchenvater meint: „Bloßes Wissen macht traurig". Und in der Tat - wer nur alles ansieht und erfährt, was in der Welt geschieht, wird traurig. Wahrheit aber meint mehr als Wissen: Die Erkenntnis der Wahrheit zielt auf die Erkenntnis des Guten. Der Korinther-Brief (13,9) und das Hohe Lied der Liebe sind weithin bekannt und bei Hochzeiten beliebt. Weniger bekannt heißt es dort auch: „Die Liebe höret nimmer auf, so doch die Weissagungen aufhören werden und die Sprachen aufhören werden und die Erkenntnis aufhören wird. Denn unser Wissen ist Stückwerk, und unser Weissagen ist Stückwerk." Und Max von Pettenkofer, der Begründer der naturwissenschaftlich-experimentellen Hygiene sagt über Wissen und Wissenschaft: Bloßes Wissen, bloße Kenntnis von Dingen und Tatsachen allein ist noch keine Wissenschaft, erst wer etwas über Entwicklung und ursächlichen Zusammenhang der Dinge erforscht, was bisher unbekannt war, treibt Wissenschaft.

Der Mensch will erkennen - er will Wahrheit. Wahrheit ist zunächst eine Sache des Sehens, Naturwissenschaftler müssen gute Beobachter sein, die unerklärte Phänomene oder Probleme untersuchen. Naturwissenschaftler stellen an Hand von Beobachtungen eine *theoría* auf, wie die griechische Tradition es nennt, die sie mit Experimenten überprüfen. Aber man muss immer auf der Hut sein, Modell und Realität nicht zu verwechseln. Das wäre, wie wenn man hungrig ins Gasthaus geht und die Speisekarte verzehrt oder wenn man bei Kopfschmerzen die Strukturformel für Aspirin einwerfen würde.

Max Planck erkannte vor 90 Jahren „Dem Anwenden muss das Erkennen vorausgehen". So kommen wir folgerichtig von der Grundlagenforschung über die orientierte Grundlagenforschung, heute häufig auch als „Translational Research" bezeichnet zur angewandten Forschung. Die Übergänge sind mitunter fließend und der Erkenntnisgewinn nimmt in dieser Reihe ab. Es gibt aber auch Fälle, in denen aus der Anwendung Impulse in die Grundlagenforschung gelangen. Grundlagenforschung will die Welt verstehen, und angewandte Forschung will die Welt gestalten. Wir brauchen und haben beides – noch - an unseren Universitäten.

Angewandte Forschung ist, wie der Begriff schon verdeutlicht, auf praktische Anwendung ihrer Ergebnisse ausgerichtet und hat mittel- und langfristig eine wichtige z.B. tiermedizinische Bedeutung. Was aber bleibt ist, dass nur ein verbessertes Verständnis der Grundlagen spätere auch medizinische Anwendungen ermöglicht haben und ermöglichen werden. Innovative Therapiemöglichkeiten basieren auf der interdisziplinären biomedizinischen Grundlagenforschung. Auch für eine signifikante Verbesserung der Prophylaxe oder Metaphylaxe und vor allem der Diagnostik bei immer neuen und wieder erstehenden Krankheiten brauchen wir neue Erkenntnisse - und Methoden. Und wir brauchen sie und müssen sie uns jetzt erarbeiten. Nicht erst dann, wenn uns die Probleme schon über den Kopf gewachsen sind.

Wie war und ist es denn nun bestellt mit der Grundlagenforschung in der Tiermedizin? Ich will zu den unzähligen und mittlerweile wirklich unsäglich vielen Evaluierungen keine neue hinzufügen. Lassen Sie mich nur zwei Bereiche kurz ansprechen - Nobelpreise und Akademien. Der ohne Zweifel renommierteste Wissenschaftspreis, der Nobelpreis, ist kein angemessener Maßstab für die Bedeutung der Tiermedizinischen Grundlagenforschung, aber durchaus für die Grundlagenforschung in der Tiermedizin.

Eine Reihe von Nobelpreisen ist für Entdeckungen vergeben worden, die tiermedizinische Themen betrafen. Den ersten Nobelpreis für Medizin und Physiologie erhielt Emil von Behring 1901 für seine Arbeiten über das Zustandekommen der Diphtherieimmunität und der Tetanusimmunität bei Thieren". Ihm folgten 1904 der russische Mediziner und Physiologe Iwan Petrowitsch Pawlow für seine Arbeiten über die Verdauungsdrüsen und 1905 der Mediziner und Physiologe Robert Koch für seine Untersuchungen und Entdeckungen auf dem Gebiet der Tuberkulose.

Die Liste ließe sich fortsetzen mit vielen Forschungsarbeiten, die an und mit Tieren durchgeführt worden sind. Genannt sei aber lediglich noch die klassische vergleichende Verhaltensforschung, bis Mitte des letzten Jahrhunderts noch als „Tierpsychologie" bezeichnet. Konrad Lorenz, Nikolaas Tinbergen und Karl von Frisch erhielten 1973 den Nobelpreis für ihre Entdeckungen betreffend den Aufbau und die Auslösung von individuellen und sozialen Verhaltensmustern bei Tieren. Aber es gibt tatsächlich auch einen ausgebildeten Tiermediziner, den Australier Peter Doherty, der 1996 - zusammen mit dem Mediziner Rolf Zinkernagel - den Nobelpreis für Medizin erhalten hat und zwar für die Entdeckung, wie das Immunsystem virusinfizierte Zellen erkennt.

Die Deutsche Akademie der Naturforscher Leopoldina ist die älteste naturwissenschaftlich-medizinische Gelehrtengesellschaft in Deutschland. Sie wurde im Jahr 1652 in Schweinfurt gegründet und hat seit 1878 ihren Sitz in Halle an der Saale. Zu Mitgliedern werden hervorragende Wissenschaftlerinnen und Wissenschaftler aus aller Welt gewählt. Seit 2008 ist die Leopoldina auch die Nationale Akademie der Wissenschaften in Deutschland. Die Leopoldina führt unter ihren 28 Sektionen eine Sektion für Ernährung und Landwirtschaft und eine Sektion für Veterinärmedizin. Die Leopoldina veranstaltet übrigens vom 10. bis 12. März in Wien zusammen mit der Österreichischen Akademie der Wissenschaften ein gemeinsames Symposium mit dem Thema: Das „gläserne" Tier: Ein- und Ausblicke in Genome und Gene von Haustieren. Ich lade Sie herzlich ein, uns in Wien zu besuchen!

Der Gründungs-Wahlspruch der Leopoldina lautet „Numquam otiosus" Nimmer müßig. Nimmer müßig im Streben nach neuen Erkenntnissen, denn - Faulheit ist ein großer Feind der Wissenschaft. Erfolgreiche Forschung braucht Innovation, Leidenschaft und Fleiß.

Geradezu ein Lieblingswort unserer heutigen Zeit ist Vernetzung. Als Suchbegriff im WWW eingegeben, werden über 3 Millionen Hits gemeldet. Was ist und wird in unseren Tagen nicht alles vernetzt. Aber Cave! Letztendlich ist Vernetzung häufig nichts anderes als Nepotismus ohne Verwandtschaft. An die Stelle von Blutsverwandtschaft tritt die „Seelen“ Verwandtschaft. Das Ziel ist das gleiche: übermäßige Vorteilsbeschaffung in eigenen Zirkeln. Das ist nun beileibe kein neues Phänomen, es gibt vielmehr eine lange Tradition. Eine Gruppe von einander verbundenen Personen, die sich unabhängig von der Leistung gegenseitig fördern, häufig als „Seilschaften“ bezeichnet, hat ein „Grücherl“, Netzwerk klingt doch viel eleganter. Scherzhaft hat man sich manchmal mit dem Begriff Vitamin beholfen. Der Begriff Vitamin ist ja durchaus Positiv besetzt, und Vitamin B für Beziehungen oder Vitamin P für Protektion klang gut, war aber bald abgegriffen und noch zu deutlich.

Nun haben wir also Netzwerke, und alle möglichen Einrichtungen etablieren solche oder bemühen sich, solche zu etablieren. Alumni Vereine und Vereinigungen sind das noch vielleicht harmloseste, aber bei weitem nicht das einzige Beispiel im wissenschaftlichen Bereich. Publikationszirkel, Berufungskreise, Peer Review Gruppen etc. dominieren viele Entscheidungen. Das wäre und ist so lange nicht wirklich schlecht, so lange die Qualität der daraus resultierenden Entscheidungen und Handlungen nicht leidet. Aber gerade das ist das Problem und wird von den Zirkulanern selbst auch durchaus als solches erkannt. Warum sonst der wortsemantische attraktive Ersatz von Seilschaft durch Netzwerk. Von Netzwerken kann man Beifall heischend öffentlich reden, von Seilschaften reden nur die anderen.

Der Klassiker für ein eindeutig positiv besetzt wirkliches Netzwerk ist unser eigenes Gehirn. Ein wahrlich phänomenales Organ, unser zerebrales neuronales Netzwerk. Dieses Gehirn verleiht uns spezifisch menschliche Fähigkeiten, etwa das Sprachvermögen, das Selbstbewusstsein oder auch die durch das Denken mögliche Transzendenz, also das, was uns zum Menschen macht. Nur zwei Prozent unseres Körpergewichts entfallen auf das Gehirn, aber es verbraucht 20 Prozent des Sauerstoffs und ein Viertel der Energie. Das Gehirn als Hauptenergieverbraucher steuert - durchaus egoistisch - auch die Verteilung der Energie, denn erst deckt es seinen Bedarf. Trotz seines großen Energiehungers besitzt das Hirn aber keine großen Speicher, es muss diese gewissermaßen on demand dem Körper aktiv entziehen. Bei einem Mangel wird der Mensch wacher, sein Belohnung suchendes Verhalten angeregt und der Appetit gesteigert, sodass Nahrungssuche und Nahrungsaufnahme erfolgen.

Eine schöne Anwendung drängt sich auf: Denken als Diät! Die Realität straft das Lügen. Viele denken, sie machen eine Diät, manche denken an Diäten, die meisten machen Denk-Diäten, Endstadium Gehirn-Bulimie.

Die Informationsverarbeitung in funktionierenden Gehirnen ist hochgradig parallel und basiert auf einem komplizierten Netz von *Neuronen*. Neuronale Netze sind untereinander durch Synapsen verbundene Nervenzellen, die parallel Informationen austauschen können. Das menschliche Gehirn hat mindestens 100 Milliarden Neuronen, welche jeweils durchschnittlich über 10.000 Verbindungen mit benachbarten Zellen verfügen. Pro $mm^3$ Gehirn verlaufen 4 km Nervenbahnen, die Gesamtlänge aller Nervenbahnen unseres Gehirns beträgt 5,8 Millionen Kilometer. Diese Länge entspricht etwa 145 Erdumfängen. Schlussendlich soll die Zahl der in und zwischen den Neuronen und deren Modulen möglichen Verbindungen 10 hoch 70 Billiarden ($10^{70\,000\,000\,000\,000}$) betragen. Dies gibt eine Idee von der Anzahl der einem Menschen möglichen Gedanken und Ideen. Noch ein letztes Zahlenpaar: Die Anzahl der Elementarteilchen im Universum ist 10 hoch 79. Eine relativ kleine Zahl im Vergleich zur Anzahl der Wahrnehmungs- und Bedeutungsinhalte, die das menschliche Gehirn speichern kann, nämlich 10 hoch 150. Die wirklich großen Zahlen gibt es eben nicht in der Astronomie sonder in der Biologie! Bei all diesen irrsinnig großen Dimensionen bleibt, dass ein Gehirn, selbst das genialste, für sich allein nicht viel erreichen könnte. Selbst Einstein wäre ohne seine Vorgänger als Forscher nicht viel wert gewesen. Forschung ist die methodische Suche nach neuen Erkenntnissen sowie deren systematische Dokumentation und Veröffentlichung in Form von wissenschaftlichen Arbeiten in Fachzeitschriften und Diskussion mit anderen Wissenschaftlern auf Kongressen. Diese Veröffentlichungen und Präsentationen dienen auch als Gradmesser für die Qualität der Forschung und Forscher. Deshalb ist es auch so schwer, nicht gelungene Experimente zu publizieren, obwohl das so wichtig und hilfreich wäre, denn alles Misslingen hat seine Gründe, so wie alles Gelingen seine Geheimnisse hat.Die Entwicklung der heutigen Menschheit ist gewissermaßen das Resultat der „Verschaltung von Gehirnen" vieler Menschen. Basierend auf der Evulotion ist die Kultivation der eigentliche Schritt der Menschwerdung.

Forschung und Entwicklung sind - neben der Kunst und Religion - die einzigen Bereiche menschlichen Strebens und Arbeitens, in denen es keine Sättigung gibt. Sie sind nicht von Übcrproduktion gefährdet und können nicht an die Grenzen des Wachstums stoßen. Erkenntnis an sich ist ein Wert an sich. Neue Erkenntnisse gebären neue Fragen und je intensiver wir forschen, umso mehr erkennen wir, was in Zukunft noch zu erforschen ist. Deshalb kann man in diesen Bereich nie zu viel Geld investieren. Zu wenig investieren kann man offensichtlich sehr leicht, aber es ist eine wirkliche Schande!

Ich will hier nicht darüber reden, wo bzw. wer in unserer Gesellschaft das Geld verdient und wo bzw. wofür es ausgegeben wird. Wofür es meiner Meinung nach ausgegeben werden sollte, habe ich angedeutet. Eine kurze Betrachtung des Wandels der wirtschaftlichen Tätigkeit zeigt die Entwicklung. Nach der volkswirtschaftlichen Theorie der Drei-Sektoren Hypothese, die von Sir William Petty 1690 aufgestellt und durch Jean Fourastie im letzten Jahrhundert bekannt gemacht wurde, verlagern sich die Aktivitäten in Volkswirtschaften. Vom primären Sektor, der die Rohstoffgewinnung und Landwirtschaft umfasst, über den sekundären Sektor mit der Rohstoffverarbeitung hin zum tertiären Sektor, der Dienstleistung.

In der ersten Phase, also in traditionellen Gesellschaften wie sie beispielsweise im Europa des Mittelalters oder heute noch in Entwicklungsländern gegeben waren und sind, arbeiten drei Viertel der Beschäftigten im primären Sektor. In der zweiten Phase, den entwickelten Übergangsgesellschaften, sinkt dieser Anteil auf unter ein Viertel, die Hälfte der Beschäftigten sind jetzt dem sekundären Sektor, dem Verarbeitungssektor, zuzuordnen. In der dritten Phase, den tertiären Zivilisationen, steigt dann durch zunehmende Mechanisierung und Automatisierung der Anteil der Beschäftigten im

Dienstleistungssektor auf bis zu drei Viertel, also eine totale Umkehrung der traditionellen Gesellschaft. Der Anteil der in der Landwirtschaft, also der in der Primärproduktion der Lebensmittel Tätigen, ist bereits auf unter 1% gesunken.

In aktuellen Dienstleistungsgesellschaften wird produktive Arbeit immer weiter durch tertiäre Arbeit – in vielen Fällen eine Art soziale Arbeit - ersetzt. Der überwiegende Teil der Bevölkerung arbeitet in den Bereichen Gesundheitswesen, Bildung, Freizeit, Service, Planung, Bankwesen, Administration, Bewachung usw. bis hin zu den einfachen direkten Dienstleistungen, die Schuhputzer, Straßenkehrer, Liftboys usw. erbringen.
Ihnen ist sicherlich aufgefallen, dass der Bereich Wissenschaft und Forschung unerwähnt blieb. Das soll nun speziell nachgeholt werden. In traditionellen Gesellschaften ist Wissenschaft mehr oder weniger eine Art Individualisten- Beschäftigung wie für Philosophen in der Antike oder wissenschaftliche Koryphäen im Mittelalter. Erst mit dem Übergang in die sekundäre Phase entstehen Schulen, Universitäten und Akademien. Die momentan letzte Periode ist geprägt durch die Gründung von Technologie-, Forschungs- und Gründerzentren. Wie könnte es weitergehen, wenn wir immer mehr produktive und teilweise auch tertiäre Arbeit ersetzen. Alles Freizeit oder was? Die überbordende Freizeitindustrie stößt auch an ihre Grenzen, individuell durch weitgehende Sinnentleerung und global durch die auf die Mobilität durch schlagenenden Folgen des Klimawandels.
Hier ein Vorschlag! Es gibt ernsthafte Schätzungen, dass 6 bis 8% der Menschen das Zeug zum Wissenschaftler haben, d.h. mehrere hundert Millionen der Weltbevölkerung. Verknüpfen wir nun diese denkbare Zahl mit der vorhin genannten Zahl der möglichen Gedanken und Ideen eines Menschen, dann bekommen wir eine Vorstellung, welches Potenzial in der Wissenschaft steckt. Zurück zur Drei-Sektoren Hypothese. Unterstellen wir, dass im Durchschnitt ein Wissenschaftler etwa drei Nicht-Wissenschaftler mit sinnvollen Arbeiten beschäftigen kann. Dann könnte etwa ein Viertel der Menschheit in Wissenschaft und Forschung eingebunden werden. Wir bräuchten uns also keine Sorgen darüber machen, wie wir die Weltbevölkerung beschäftigen könnten, sollte die Arbeit tatsächlich soweit von Maschinen ersetzt werden. Wir würden in einer Gesellschaft des Vierten Sektors leben. Das wäre eine Dienstleistungs-Gesellschaft im besten Sinne, denn sie würde der Gesellschaft einen echten Dienst leisten. Und wir würden über den Wandel in die Informationsgesellschaft in eine wirkliche Wissensgesellschaft münden. Eine schöne neue Welt!
Die Tiermedizin beschäftigt sich originär mit den Krankheiten von Tieren. Ursprünglich war der Veterīnārius der zum Zugvieh gehörige. Daraus entstand die ars veterinaria, die Tierarzneikunde und ein Veterīnārium war ein Pflegeort für krankes Vieh. Platon konstatierte: Es ist keine Schande, nichts zu wissen, wohl aber nichts lernen zu wollen. (Platon, gr. Philosoph, 427-347 v. Chr.). Um lernen zu können, entstanden auch in der Tiermedizin einschlägige Bildungsstätten. Die älteste tiermedizinische Hochschule im deutschen Sprachraum ist die 1765 als *Lehrschule zur Heilung der Viehkrankheiten* gegründete Veterinärmedizinische Universität Wien. Auf dem Gebiet der heutigen

Bundesrepublik Deutschland beginnt die akademische Ausbildung in der Tiermedizin bereits 6 Jahre später und hat ihre Wurzeln an der Universität Göttingen. Zu dieser Zeit erhielt der Göttinger Universalgelehrte Johann Christian Erxleben die Genehmigung, das Vieharzney-Institut an der Universität zu gründen. Die älteste, noch bestehende, eigenständige tiermedizinische Hochschule ist die 1778 unter der Regentschaft von Georg III. als *Roßarzney-Schule* gegründete Tierärztliche Hochschule Hannover, die seit 2003 als Stiftung Tierärztliche Hochschule Hannover geführt wird. Weltweit gibt es inzwischen 187 tiermedizinische Bildungsstätten in 53 Ländern, in Europa sind es 69 in 27 Ländern.

Die Deutsche Veterinärmedizinische Gesellschaft (DVG) ist die wissenschaftliche Gesellschaft der Veterinärmedizin und die älteste Organisation der Veterinärmedizin in der Bundesrepublik und auch Veranstalter dieses Symposiums. Mit mehr als 5100 Mitgliedern, die in 35 Fachgruppen und sieben Arbeitskreisen organisiert sind, umfasst die DVG nahezu die komplette Veterinärmedizin, und sie gilt damit als die wissenschaftlich orientierte veterinärmedizinische Dachorganisation. Sie hat als Hauptziel die Förderung von Forschung, Lehre und Wissenschaft in der Veterinärmedizin formuliert und kann heuer Ihre 60 jährige Gründung feiern.

Das Studium der Tiermedizin ist einer der wohl vielseitigsten Studiengänge überhaupt und befähigt die Absolvierenden, neben der kurativen Tätigkeit, in einer Vielzahl von verwandten oder nahe liegenden Berufsumfeldern heimisch zu werden. Aber auch universitäre Bildung kann man immer besser machen und auch besser nutzen. Denken Sie daran, Humboldt wollte soviel Welt wie möglich mit sich verknüpfen.

Die nicht erst seit den Studentenprotesten offensichtlichen Probleme des sog. Bologna-Prozesses richten enormen Schaden in unserer Bildungslandschaft an. Das humboldtschen Bildungsideal als zentrale Idee der *Einheit von Forschung und Lehre* an Universitäten und verschiedenen anderen Hochschulen wurde ohne Not auf dem Altar der EU-Konformität geopfert. Aber, wichtiger als die Einheit von Lehre und Forschung wäre aber die Reinheit von Lehre und Forschung. Ein Bildungssystem, für das uns ein Großteil der Welt, wenn auch mitunter unter vorgehaltener Hand beneidet hat, wurde ersetzt durch ein stümperhaft gemachtes und dümmlich umgesetztes System, das in seiner jetzigen Form als gescheitert betrachtet werden muß.

Karl Kraus ein österreichischer Aphoristiker war ein weitsichtiger Mann, der vor fast hundert Jahren schon spöttelte: Vielwisserei ist der Glaube, dass es bei der Tischlerarbeit auf die Gewinnung von Hobelspänen ankommt. Und es wurden wahrlich extrem viele Hobelspäne produziert. Bologna musste aber schon deshalb scheitern, weil der Auftrag lautete, es kostenneutral umsetzen zu müssen. Der Bologna Prozess ist in der praktischen Umsetzung ein Chaos. Was ist aus dem viel besungenen Bachelor Studiengängen geworden. Nicht einmal eine Lachnummer, denn dafür ist das, was in unseren Universitäten abläuft und was wir unseren Studierenden damit antun viel zu ernst.

Bachelor und Master sind völlig verfehlt, z.T. können selbst die besten Bachelor Absolvierenden nicht einmal weiterstudieren und einen Master machen. Hier stimmt, was Kollege Kohlmayer aus Mainz, Professor für interkulturelle Germanistik, so

treffend formulierte „Je forscher die Lehre, desto leerer die Forschung“! Und wozu? Das Studium ist überlastet und noch mehr bürokratisiert, Auslandsemester nehmen ab anstatt dass sie zu nehmen, es gibt mehr Studienabbrecher wie vorher, die Wirtschaft kennt keinen Bachelor bzw. nimmt ihn nicht für voll.
Als Büttenredner würde ich sagen:Bildungspolitiker sind zu nichts zu gebrauchen, aber zu allem fähig!
Unsere Universitäten sind keine Berufsfachschulen, keine Berufsakademien und auch keine Veterinär- Schulen im engeren Sinn. Wir sind universitäre Bildungsstätten und haben einen entsprechenden Auftrag. Wissenschaft, die nur unmittelbar der Praxis dient, wird zum Handwerk. Nichts gegen Handwerker, aber wir bilden Akademiker, keine Handwerker, auch wenn in unserem Berufsbild handwerkliches Geschick von großer Bedeutung ist. Aber Geschick kann man sowieso nicht lehren, man kann lediglich dazu anleiten, sich durch Übung händische Fertigkeiten anzueignen.
Hier taucht eine Parallele zu einem Bereich auf, die man primär nicht erwarten würde, zur Kunst. Techniken kann man lehren und erlernen, Kunst nicht und Kunstfertigkeit auch nur sehr begrenzt. Und was man praktisch lernen kann, lernt man in der persönlichen fallbezogenen Anleitung und durch hingebungsvolle immer wiederholte Übung! Für gute Tierärzte reicht es nicht, zu tun, was sie können, sondern sie müssen können und vor allem verstehen, was sie tun. Und für dieses Verstehen studieren sie mehr als 5 Jahre. Sie studieren, um neben dem Wunsch, den Patienten helfen zu wollen auch über das Wissen zu verfügen, um dies auch zu können.
Was im Berufsleben auch sehr wichtig ist und was man auch nicht lehren und lernen kann ist Kreativität. Kreativität ist noch nicht mal vernünftig messbar und auch nicht wirklich trainierbar. Wichtig ist der gewährte Freiraum. Ich wünsche mir, man möge sich endlich verabschieden von der Vorstellung des Gruppen-Brainstormings und dessen angeblicher Effizienz für die Hervorbringung neuer Ideen. Rudel-Denken ist nicht kreativ. Eine Idee entsteht immer in einem Kopf, nicht in einem Kollektiv von Köpfen. Hier ist Individualität einfach unschlagbar.
Ganz anders liegt die Situation, wenn es darum geht, aus einer Idee ein funktionierendes Verfahren oder ein Produkt zu entwickeln. Da ist das qualifizierte Kollektiv jedem noch so kreativen Individualisten haushoch überlegen. Was einer denkt, braucht viele, um es umzusetzen. Umgekehrt funktioniert das nicht. Nichts ist so effizient wie eine hierarchische Struktur, und nichts ist so anfällig für persönliches Versagen. Wir haben quasi die Wahl zwischen langweiligen Kollektiven oder kreativen Individualisten. Dazu kommt, dass kreative Kollektive Wunschvorstellungen sind, aber langweilige Individualisten durchaus vorstellbar bleiben. An den Universitäten haben wir viel Sozialität und oft zu wenig Individualität. Das ist sehr sicher, aber auch sicher sehr fad. Ist es das, was wir wirklich wollen?
Das ist ein großer Vorteil der forschenden Wirtschaft. Die Wirtschaft tut sich in der Verarbeitung von Pleiten leichter, weil sie sie von vornherein als systemimmanent einbezieht. Universitäten dagegen sind immer sehr erschüttert, wenn ihnen ein einzelnes Ordinariat qualitativ absäuft und erkennen dann vor lauter Nabelschau nicht, dass sich Außenstehende herzlich wenig um unseren Bauchnabel kümmern und selbst den

übrigen Körperteilen der Universität kann der Nabel vergleichsweise wurscht sein. Im Übrigen gilt die klassische Gauss'sche Verteilung halt nicht nur bei der Notengebung für Studierende, sondern auch dort und dann, wo sie einem nicht gefällt. Eine symmetrische Gauß'sche Normalverteilung hat mit abnehmender Dichtigkeit Abweichungen auf beiden Seiten. Ohne Licht kein Schatten. Oder glaubt jemand wirklich, in den viel besungenen amerikanischen Elite-Universitäten, wie Harvard, Stanford etc. gäbe es keine Versager? Gelingt es, den Mittelwert einer Gauss'schen Verteilung in die gewünschte Richtung zu verschieben, blieben die relativen Abweichungen bestehen, aber die absoluten Werte verbessern sich. Dann sind die eigenen Besten im Vergleich mit anderen eben die Allerbesten und die eigenen Versager möglicherweise immer noch besser als die Besten der Anderen!

Noch mal zurück zur Eingangs-Frage: Warum braucht die Tiermedizin Grundlagenforschung? Bleiben wir bei der Rolle der Tiermedizin in der Landwirtschaft. Was in der Nutztier-Medizin schon lange ein Entscheidungskriterium war, gewinnt nun auch auf die Medizin immer mehr Raum, die Wirtschaftlichkeit?! Die Medizin hat sich geändert und ändert sich weiter und die Tiermedizin natürlich auch. Bei über 13 Millionen Klinikaufenthalten pro Jahr allein in Deutschland darf das nicht wundern.

Die Rolle unseres Berufsstandes im Bereich Lebensmittel und Sicherung der Lebensmittelhygiene beschränkt sich längst nicht mehr auf die Schlachttier- und Fleischuntersuchungen. Unser Berufstand ist hier gefragt, und gut beraten, sich dieser Aufgaben in Konkurrenz zu verwandten Berufen weiter anzunehmen. Die Fachkompetenz am und um das Tier wird uns nicht streitig gemacht, aber die nachfolgenden Bereiche bedürfen eines aktiven Auftretens. Und solides aktives Auftreten braucht wissenschaftliche Grundlagen. Die weitere Entwicklung und Anwendung molekulargenetischer Analysen wird für die Tiergesundheit und die Versorgung des Menschen mit gesunden Lebensmitteln tierischer Herkunft enorme Vorteile bringen. Herkunftssicherung und Rückverfolgbarkeit werden zuverlässig überprüfbar. „Food safety" kann, wenn es denn wirklich gewollt ist, kostengünstig realisiert werden.

Ein altes Thema mit immer wieder neuen Herausforderung ist die Tierseuchenbekämpfung. Tierseuchen sind eine Geißel der Menschheit! Seit Beginn der Haustierhaltung haben Tierseuchen immer wieder die wirtschaftliche Grundlage ganzer Gesellschaften gefährdet oder gar ruiniert, Gesundheit und Leben von Menschen bedroht. Auch in unserer Zeit sind Tierseuchen wieder ein großes Problem und das nicht nur, weil diverse Tierseuchenerreger wie Milzbrand etc. als biologische Kampfstoffe oder zu terroristischen Zwecken missbraucht werden.

Was wir auf dem Gebiet der Bekämpfung konventioneller Tierseuchen, also von Tierseuchen, deren Erreger keine Zoonosen und somit für den Menschen nicht gefährlich sind, in der EU in den letzten Jahren erlebt haben und immer wieder erleben, entbehrt eigentlich jeglicher Vorstellungskraft und erfüllt mich wirklich mit großem Zorn! Es ist aus meiner Sicht mit das deprimierendste, womit die Tiermedizin konfrontiert worden ist. Gefangen in den Fallstricken eigener Gesetze und Verord-

nungen hat der Eurokratismus wegen MKS und Schweinepest in England und in Mitteleuropa Nutztiere millionenfach getötet und vernichtet und das ohne wirkliche tierärztliche Indikation. Das ist ein verabscheuungswürdiges Vorgehen. Hier hole ich aus Goethes Faust Mephisto zu Hilfe „Er nennt's Vernunft und braucht's allein, nur tierischer als jedes Tier zu sein!"
Wir müssen aber auch bei Zoonosen definitiv andere Wege finden und gehen. Es kann doch nicht sein, dass „Totschlagen" unsere einzige Antwort bleibt. Neue und wieder erwachte alte Seuchen, ob sie nun Vogel- oder Schweinegrippe heißen oder die alte Tbc wieder fröhliche Urstände feiert, all das wirft neue Fragen auf. Das aktuellste Beispiel, der fälschlich als Ziegengrippe bezeichnete Q-Fieberausbruch in den Niederlanden, hat zur Keulung von zehntausenden Ziegen geführt.
Das markanteste Beispiel aus der jüngeren Vergangenheit ist sicherlich BSE (bovine spongiforme Encephalopathie). BSE versinkt zwar medial gerade unter dem Mantel des Vergessens, aber was hat BSE mit unseren Tieren, mit unserer Landwirtschaft, mit unserem Beruf und unserer Kultur gemacht? Und warum ist das alles passiert? Weil wir keine Ahnung hatten. Unser Wissen war völlig unzureichend. Ohne Intensivierung der Grundlagenforschung werden wir in Ahnungslosigkeit verharren. Wie werden wir also reagieren können, wenn das nächste Problem auftaucht?
Die Biotechnologie wird in Zukunft vielleicht dort eine Rolle spielen, wo wir es jetzt noch gar nicht erwarten. Aber woher sollen wir das wissen, wenn wir uns das Wissen dazu nicht heute schon zu erarbeiten beginnen? Wenn Begriffe wie Biotechnologie und Gentechnologie fallen, höre ich schon wieder den medial geführten Protest aufbrausen. Also noch ein Wort zum Umgang mit Forschungsergebnissen. Forschungseinschränkung ist der absolut falsche Weg. Forschung ist - zu Recht - ohnehin dahingehend eingeschränkt, dass sie andere Grundrechte nicht verletzen darf, also z.B. die Menschenwürde. Eine freie Gesellschaft darf sich natürlich von Forschungsergebnissen distanzieren, aber niemals von der freien Forschung als solcher (Gabriel Michael Triebstein, *1937).
Ein eindrucksvolles literarisches Beispiel für die Grenzen und die Verantwortung wissenschaftlichen Handelns beleuchtet Friedrich Dürrenmatt ist seinem Werk "Die Physiker". Die letzte Frage beantwortet der Protagonist Möbius lapidar so: "Nein, denn alles, was einmal gedacht wurde, wird wieder gedacht werden." Mit anderen Worten: Wenn die Zeit für eine wissenschaftliche Entdeckung reif ist, wird sie auch gemacht werden. Und: Jede wissenschaftliche Entdeckung kann zu einem moralisch bedenklichen Zweck verwendet werden. Es liegt aber in der Verantwortung der Wissenschaftler und der Gesellschaft, dass es nicht zu einer negativen Entwicklung und einem Missbrauch der Wissenschaft kommt. Es bleibt die Hoffnung, nicht nur auf die Klugheit, sondern auch auf die Vernunft der Menschheit. Schon Immanuel Kant hat erkannt: Klugheit geht auf das Nützliche, die Weisheit auf das Gute. Und Wissenschaft allein ist noch lange keine Weisheit. Wissen kann man einem Menschen beibringen, Weisheit nicht.
Am Ende noch ein weiteres Zitat aus einem Korinther-Brief, diesmal 11,6: „Und ob ich nicht kundig bin der Rede, so bin ich doch nicht unkundig der Erkenntnis". Mein Credo

ist: Wir brauchen die Grundlagenforschung in der Tiermedizin nicht nur, ohne sie würde unsere ganze tiermedizinische Kunst vergehen. Eine Spruchweisheit lautet: Wissen spricht – Weisheit lauscht. Und wie gesagt:
Die Welt ist groß und Erkenntnis lauert überall.

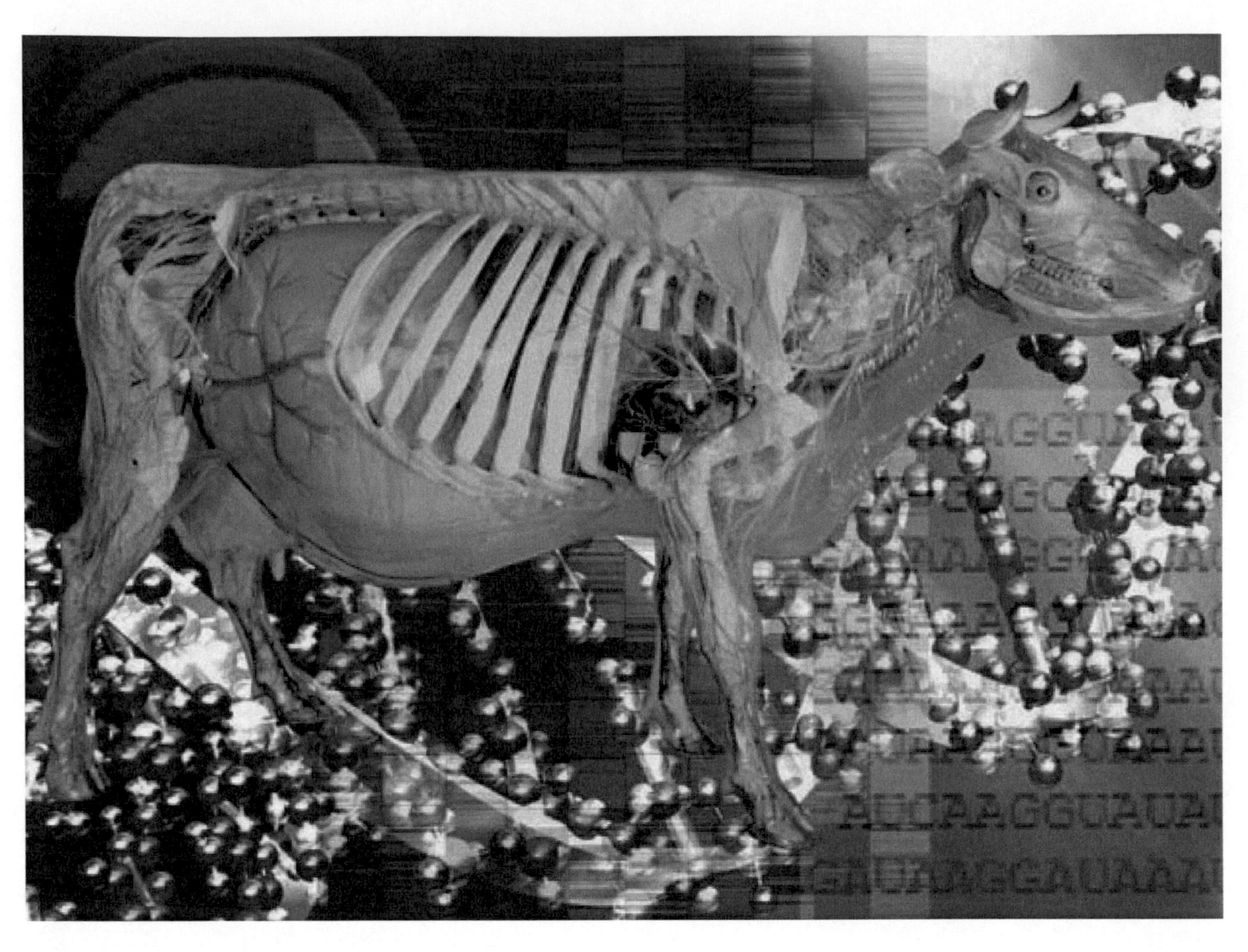

Abb. 75: Modell einer gläsernen Kuh
Umschlagsbild: Nova Acta Leopoldina, N.F., Band 113, Nr. 388

Gemeinsames Symposium der Leopoldina und der ÖAW,
Das „gläserne" Tier: Ein- und Ausblicke in Genome und Gene von Haustieren.
Nova Acta Leopoldina, N.F. Band 113, Nr. 388, 19-26.

## Zur Entwicklung der Tierzucht

Viribus unitis - mit vereinten Kräften wollen wir uns in den nächsten drei Tagen wieder einmal bei einem gemeinsamen Symposium der Leopoldina und der Österreichischen Akademie der Wissenschaften einem neuen Thema zuwenden. Was mich besonders freut ist, dass sich dieses Symposium erstmals in der Reihe mit tierzüchterischen Themen im engsten Sinn befasst. Die Vorläuferveranstaltungen hatten sich BSE, BVD und der globalen und individuellen Ernährungssituation gewidmet. Die Ernährung ist ja der eigentliche Antrieb für unsere Arbeit und BSE und BVD hatten und haben weitreichende Auswirkungen auf die Tierproduktion. Alle Symposien befassten sich also mit Themen, die von großer Bedeutung für die Landwirtschaft und auch die Tierzucht sind, aber jetzt in den nächsten Tagen werden wir uns gewissermaßen im Fokus moderner und innovativer Tierzüchtungsforschung bewegen. Innovationen entstehen aus Erkenntnissen und Methoden der Grundlagenforschung, die in der angewandten Forschung zielgerichtet weiterentwickelt und für die Praxis vorbereitet werden. Zu allen drei Bereichen werden Sie in den nächsten Tagen Neues und Überraschendes hören.
Ein Blick ins Programm zeigt, dass dieses Symposium auch eine Leistungsschau der DNS basierten deutschsprachigen Tierzuchtwissenschaften ist. Fast alle einschlägigen Institute an agrarwissenschaftlichen und veterinärmedizinischen Universitäten sind mit ihren zentralen Arbeitsbereichen vertreten. Diese drei Tage und Abende sollen auch Möglichkeiten bieten, in bi- und multilateralen Gesprächen, Neues zu diskutieren und das dann vielleicht auch gemeinsam zu bearbeiten.
Noch einige Bemerkungen zur Wahl des Titels unseres Symposiums (Abb. 75), insbesondere zum ersten Teil des Titels, der ja nun zwar nicht wirklich irritierend, aber doch vielleicht Aufmerksamkeit erregend ist. Wir kennen alle das Adjektiv „gläsern" - von dem es nebenbei bemerkt keine Steigerung gibt - in seiner direkten Bedeutung „aus Glas bestehend oder gefertigt". Im direkten übertragenen Sinn meint gläsern auch noch „so beschaffen wie Glas" oder „ähnlich wie Glas" und impliziert damit auch Eigenschaften wie durchsichtig oder zerbrechlich.
Bei intensiver Suche findet man zum Begriff „gläsern" vereinzelt Metaphern auch in der Belletristik, so etwa im Abenteuer-Roman „Zeitverlust" von Andreas Kirchgäßner, der als gelernter Landwirt und jetzt Schriftsteller schreibt: "Für mich ist meine Uhr ein gläsernes Tier, dessen Augen unablässig im Kreis kriechen". Auch im Roman von Bianca Blessing „Nur Himmel noch und das Meer" findet sich ein einschlägiges Zitat: "Wie eine zarte Blume schien sie aus dem Boden zu entwachsen, ein gläsernes Tier, das zu zerbrechlich war für einen Kampf."
Nochmal zurück zum gläsernen Tier und jetzt in zunehmend engeren Sinn. Eine Fotosession über die Entwicklung einer Eintagsfliegenlarve bringt uns ebenso dem Begriff

näher wie die als gläsernes Tier apostrophierten neuen Erkenntnisse durch die Computertomographie. Aber wenn wir das Archiv der Berliner Zeitung aus dem Jahr 2004 bemühen, treffen wir in einem Artikel über die erstmalige Analyse des Erbgutes eines Vogels endlich auf „Gläsernes Federvieh“ und sind nun endlich da, wo ich seit einer Viertelstunde hin will: bei der Genomanalyse und der genomischen Selektion.
Interessant fand ich nebenbei bemerkt eine Pressenotiz, dass die Tierschutzorganisation Peta die Kastration des Eisbären Knut fordert, mit der Begründung, wegen eines gemeinsamen Großvaters würden eventuell entstehende Nachkommen Erbfehlerschädigungen und Depressionen aufweisen können. Da soll sich bitte jetzt jeder selber seinen Reim darauf machen.
Der Titel „Das gläserne Tier“ löst eine eindeutig Assoziation zum ähnlichen und sehr geläufigen Begriff des „Gläsernen Menschen“ aus. Gemeint ist die Analogie zu dem - in früher ungeahntem Umfang - durchsichtigen und überwachten Menschen. Das Adjektiv gläsern ist in Internet-Zeiten mit fast allen Mensch-Subjektiven kombiniert worden, ob nun der gläserne Bürger, Wähler, Konsument, Politiker, Unternehmer, Patient und was weiß ich nicht noch alles. Übrigens, 71 Prozent der Bevölkerung nutzen das Internet. Interessant erscheint, dass progressive Internet-Nutzer offenbar nicht die geringste Scheu haben, gläsern zu werden. Sie stellen als ungehemmte Selbstdarsteller alles ins Netz, je privater und intimer, umso lieber, schlimmer geht's nimmer, wohl auch nicht dümmer. Empörung flammt nämlich auf, wenn dann Personalbüros, Aufnahmeeinrichtungen, trennungs- oder scheidungswillige Partner, Finanzbehörden und Strafverfolger, Medienvertreter oder wer auch immer sich dieser Informationsquelle bedienen. Sobald das ruchbar wird, passiert etwas geradezu grotesk Schizophrenes. Es wird nach dem Staat gerufen, er möge das unterbinden. Ausgerechnet Vater Staat, der sonst als Überwachungsstaat apostrophierte, soll die Privatsphäre jetzt schützen - im Internet? Was soll er denn wie unterbinden? Den persönlichen Internet-Exhibitionismus oder die allumfassende menschliche Neugier?
Die aus der Datenschutzdiskussion stammende Metapher des gläsernen Menschen wird auch benutzt, um die zunehmenden Möglichkeiten der DNS- Analytik beim Menschen vor Augen zu führen, die ungeahnten Aufschluss über körperliche und geistige Eigenschaften geben können. Das führt und muss zu Recht zu intensiven Diskussionen führen, denn hier geht es um persönliche Unversehrtheit, um individuelle Daten und um Selbstbestimmung. Hier hat es die Tierzucht eindeutig einfacher und das sollte durch die Titelwahl auch zum Ausdruck kommen. Tierzucht will Tiere so gläsern wie irgend möglich und sie darf das auch wollen. Der Begriff „gläsernes Tier“ ist - noch - nicht negativ besetzt.
Ein im Sinne des Wortes gläserner Mensch als Menschenmodell aus Kunststoff wurde 1930, dem Jahr der Eröffnung des Deutschen Hygiene Museums in Dresden, präsentiert. Um präzise zu sein, es handelte sich um eine „Gläserne Frau“, erst später kamen auch der "Gläserne Mann" und dann auch die "Gläserne Kuh" in die Ausstellung. Als kleine Randnotiz sei erwähnt, dass der DDR-Ministerrat 1956 bei den Dresdner Spezialisten eine gläserne Kuh orderte, die 1959 zur Sensation auf der Landwirtschaftsaus-

stellung in Neu-Delhi wurde - was wegen der dortigen „Kuh-Heiligkeit“ nicht wirklich überrascht.
Im Fachbereich Veterinärmedizin Berlin können Sie sich am Standort Dahlem übrigens detailliert über Entstehung, Formen und Folgen von BSE informieren. Farbig beleuchtete Röhren zeigen im Inneren einer "Gläsernen Kuh" die Krankheitsherde und den -verlauf nach. Diese gläserne Kuh hätte zwar in unseren beiden BSE-Symposien nicht zu neuen Erkenntnissen geführt, bietet aber Laien eindrucksvolle Einsichten in den ansonsten zwar erkennbaren, aber nicht sichtbaren Wahnsinn.
Von der BSE-Krise ist es nicht weit zur gläsernen Kuh des Arbeitskreises Stadt-Land Ökologie. Hier ist „gläsern“ die Metapher für offene Information über Herkunft und Schicksal des Lebensmittels Rindfleisch. Rückverfolgbarkeit und Herkunftssicherung sind nun zugegebenermaßen ein Steckenpferd von mir. Die Idee war, den Konsumentenschutz einzuspannen, um mit diesem Vehikel eine populationsweite Beprobung unserer Nutztierbestände zu realisieren, die dann auch für züchterische Zwecke verfügbar wäre. Schon vor über zehn Jahren ist es gelungen, die technischen Probleme der zuverlässigen und qualifizierten Ohrstanzproben-Gewinnung beim Einziehen der Ohrmarken zu lösen und für die Extraktion der Proben sowie die Isolation der DNS effiziente und sehr kostengünstige Hochdurchsatzverfahren zu etablieren. Mich erinnert das an den Ausspruch: „Das ist keine neue Technologie – das habe ich selber erfunden!“ Völlig misslungen ist die politische Umsetzung dieses Vorhabens. So sammelt man seine Erfahrungen und wird doch nicht wirklich gescheiter, wenn man scheitert. Apropos gescheit: Das ist ja der alte Jammer, dass sich die Dummen so unglaublich sicher und die Gescheiten so anhaltend voller Zweifel sind.
Einen Aspekt, den der pharmakogenomischen Nutzung solcher DNS- Proben, will ich hier selbst kurz ansprechen, weil wir dazu - mangels fortgeschrittener tiermedizinischer und tierzüchterischer Forschung - keinen Vortrag haben werden. Arzneimittelwirkungen schwanken - wie man weiß - in Abhängigkeit von der genetischen Konstellation des individuellen Patienten von unwirksam bzw. nutzlos über die gewünschte ideale therapeutische Wirkung bis hin zum Auftreten von hoch toxischen Nebenwirkungen. Hippokrates hatte noch formuliert: "Was Krankheiten betrifft, so hat man zwei Möglichkeiten: zu heilen oder wenigstens nicht zu schaden." Heute gibt es ernstzunehmende Schätzungen, wonach allein in Deutschland jährlich etwa 17.000 Menschen an Nebenwirkungen von Arzneimitteln sterben. Verantwortlich dafür gemacht wird u.a. der Genotyp des Patienten, der den Abbau von Medikamenten beschleunigt, verlangsamt oder verhindert. Und dafür wieder ursächlich sind Mutationen oder Polymorphismen in den Genen der für die das Medikament verstoffwechselnden Enzyme.
Mit Hilfe der Pharmakogenomik wird also eine „individualisierte Medizin“ angestrebt, bei der ein Patient das für sein Genmaterial maßgeschneiderte Medikament in der vorhergesagt wirksamen Dosierung erhält. Im Februar wurde vom deutschen Bundesministerium für Forschung der Münchner Cluster „$M^4$ Personalisierte Medizin - Eine neue Dimension der Medikamentenentwicklung“ für die nächsten drei Jahre mit 40 Millionen Euro Fördermitteln ausgestattet.

Über den Umfang von nutzlos applizierten Medikamenten habe ich keine Daten. Aber in der Humanmedizin gibt es bereits konkrete praktische Anwendungen. In der Tumortherapie bei Brustkrebs erfolgt z.B. die Applikation des Antikörper Herceptin erst nach einer spezifischen Genotypisierung der Patientin, weil etwa die Hälfte der Patientinnen auf diesen Antikörper nicht anspricht. Dadurch wird die Belastung des Patienten mit einem nutzlosen Therapeutikum vermieden, die weit über zehntausend Euro betragenden Kosten eingespart und wertvolle Zeit für die Anwendung alternativer Arzneimittel gewonnen.
In der Nutztiermedizinischen Praxis kennen wir bislang noch kein Beispiel. Aber selbst wenn, wäre die Umsetzung vor Ort extrem aufwändig und würde viel zu viel Zeit in Anspruch nehmen. Das müsste nicht so bleiben.
Begleiten Sie mich bei einem Blick in die Zukunft. Unterstellen wir, dass bis zum Jahr 2030 die veterinärmedizinische Pharmakogenetik herausgefunden hat, welche Genotypen wie auf Medikamente reagieren. Die Bereitstellung solcher Informationen könnte bis dahin sogar als Zulassungsvoraussetzung für neue Medikamente festgeschrieben sein. Bei vorliegenden populationsumfassenden DNS- Proben wäre dann eine entsprechende Typisierung möglich. Sie werden in mehreren Beiträgen hören, dass das nötige SNP-Typisierungspotenzial bereits heute zur Verfügung steht und in zwanzig Jahren wird das auch keine nennenswerten Kosten mehr verursachen. Codiert über die HIT-Identifikationsnummer der Tiere werden die pharmakogenetischen Daten aus dem SNP-Screening für alle in Frage kommenden Medikamente und Tiere in der Datenbank abgelegt. Auch die elektronische Datenverfügbarkeit ist im Prinzip über ein entsprechend ausgestattetes Handy heute schon kein Problem mehr.
In zwei Jahrzehnten könnte ein kurativer Besuch in der Nutztierpraxis etwa so ablaufen:

- die Kollegin/der Kollege im Stall erfasst über den Barcode auf der Ohrmarke oder den elektronischen Chip die Identität des Tieres
- stellt eine Diagnose
- überlegt sich ein therapeutisches Medikament
- kontaktiert per Handy die entsprechende Datenbank und
- erhält innerhalb von Sekunden die dort vorgehaltene Information über die genetische Verträglichkeit und Informationen darüber, ob und in welcher Dosierung das gewählte Medikament für den Patienten geeignet ist oder nicht bzw. welche Genotyp gestützte medikamentelle Alternative es gibt.

Letztendlich wird bei dieser Entwicklung der konventionelle Beipackzettel ersetzt durch einen individuellen, elektronisch verfügbaren Beipackzettel, für jeden potenziellen Patienten!
Damit ließen sich arzneimittelbedingte Todesfälle und Nebenwirkungen vermeiden, unwirksame Arzneimittel gezielt einsparen und durch die optimierte Behandlung Heilungsaussichten verbessern und Arzneimittelrückstände reduzieren. Im Gegensatz zur Humanmedizin, wo Datenschutzfragen und eine Fülle von ethischen und rechtlichen Problemen beim Umgang mit belastenden genetischen Informationen gelöst werden müssen, haben wir es hier in der Tiermedizin leichter.

Dass noch Probleme kommen könnten, kann man nicht ausschließen. Ich denke an den seinerzeit, während der überbordenden Gentechnikdiskussion von Kollegen Winnacker geprägten Begriff der „Tomaten-Seelsorge“. Der Eindruck drängt sich auf, dass die Abnahme der Inanspruchnahme christlicher Seelsorge einhergeht mit zunehmender Verirrung in abwegige Bereiche. Noch regt sich aber niemand ernsthaft darüber auf, wir würden die individuellen Persönlichkeitsrechte von Tieren verletzen, wenn wir uns deren genetische Konstellation anschauen. Über die Konsequenzen tierzüchterischen Handelns wird aber ohnehin viel lamentiert.
Die Tierzucht ist mit den neuen Techniken quasi auf den Punkt gekommen, genauer gesagt, auf Punktwolken, wenn man sich die Datenmenge bei der SNP- Genotypisierung vergegenwärtigt. Die erwartete Entwicklung auf der Kostenseite ist erfreulicherweise eingetreten. Bei der derzeit üblichen Verwendung eines 50 K Chips kostet die Typisierung pro SNP gerade noch mal 0,002 € Cent. Sollen aber in der Anwendung für Abstammungssicherung oder Identitätsüberprüfungen lediglich 40 SNPs untersucht werden, liegt der Betrag pro SNP noch beim etwa 250 fachen. Aber auch hier werden wir in den nächsten Jahren durch technologische Neuentwicklungen weitere Kostensenkungen erleben.
Die Tierzucht unterliegt wie jede aktive Wissenschaft einem starken Wandel. Stillstand ist nicht Bewahren, sondern Rückschritt. Tierzüchter müssen in Generationen denken, wenn sie Erfolg haben wollen. Das Symposium wird deutlich machen, was heutzutage und in naher Zukunft möglich ist und ich habe gerade mit der Pharmakogenomik einen weiteren Bogen der Tierzucht in die Zukunft der Tiermedizin gespannt.
So wie es aussieht bin ich mittlerweile einer der ältesten anwesenden universitären Tierzüchter. Ein gewisses Alter verführt auch Nicht-Historiker dazu, in die Vergangenheit zu blicken - zurück zu unseren Anfängen. Vor etwa 700.000 Jahren tritt der Mensch in Mitteleuropa auf, erste nachgewiesene Siedlungen stammen aus der Zeit vor ca. 300.000 Jahren. Vor etwa 36.000 Jahren treffen wir in Europa auf den Homo sapiens. Zigtausende von Jahren hatten Mensch und Tier - geprägt vom gegenseitigen Existenzkampf - in einer Welt unausgeschöpfter Reserven gelebt. Aber für den Homo sapiens lieferte die Natur nicht mehr ausreichend nach, was der Mensch entnahm. Ein Problem das uns heute immer noch bzw. wieder geläufig ist.
Was war die Alternative des Prähistorischen Menschen? Entweder hungern bzw. verhungern oder sich etwas einfallen lassen. Homo sapiens war durch sein leistungsfähigeres Gehirn und intellektuelle Weiterentwicklung dazu auch in der Lage. Der Wandel von der aneignenden Lebensweise der Sammler und Jäger zur erzeugenden Wirtschaftsweise von Bauern und Hirten ging einher mit gesellschaftlichen Veränderungen sowie mit veränderten Ritualen und Vorstellungen. Eine Hypothese geht noch weiter, indem sie religiöse Kulte und die Errichtung von Tempelanlagen, die über 11.000 Jahre zurückreichen, als wesentlichen Grund für das Aufkommen der Sesshaftigkeit im Neolithikum sieht. Das Aufkommen produzierender Wirtschaftsweisen in der Jungsteinzeit wird gerne als Neolithische Revolution bezeichnet. Der Terminus Evolution wäre angemessener, denn für die wichtigsten

Erfindungen wie Sesshaftigkeit, Keramik und die Tier- und Pflanzenzucht waren über 5000 Jahre nötig.
Die Domestikation aber war der erste und wichtigste Umbruch in der Geschichte der Menschheit, natürlich nicht die einzige, aber die bis dahin wohl wichtigste kulturelle Leistung des Menschen. Ohne Kulturpflanzen und Haustiere und die dadurch ermöglichte Befreiung von den Zwängen der Nahrungsbeschaffung aus der Wildnis würde es nichts geben: keine Städte, keine Hochkulturen, keine Zivilisationen, keine Welt, wie wir sie heute kennen. Die Domestikation ist in ihrer Bedeutung für die Entwicklung der Menschheit höchstens mit der technischen Revolution der letzten beiden Jahrhunderte vergleichbar. Eins ist sicher, keine Industriegesellschaft kann ohne gute Landwirtschaft funktionieren. Das wird oft vergessen oder verdrängt, aber die globale Ernährungssituation macht nachdrücklich deutlich, wie wichtig die Landwirtschaft auch heute für die Menschheit ist.
Wie aber kam es zu dieser für die Entwicklung der Menschheit so entscheidenden Domestikation? Wir können nur erahnen, was sich vor über zehntausend Jahren abgespielt hat. Wie entstand die Idee, zum Ausgleich des allmählichen Zusammenbruchs der Wildtierbestände und des Rückgangs der natürlichen Ressourcen mit der Domestikation eine aktive Gegenstrategie zu entwickeln und umzusetzen. Die Erfindung des Ackerbaus war offenbar kein singuläres Ereignis war. Unabhängig voneinander entstand er nachgewiesen weltweit dreimal: im Fruchtbaren Halbmond des Nahen Ostens, in Südchina und in Mittelamerika. Als eine wesentliche Ursache für den Beginn des Ackerbaus und der Vorratshaltung im Vorderen Orient wird auch der Klimawandel zu Beginn der Warmzeit angesehen.
Meine Spekulation ist, dass die entscheidenden Schritte für die Domestikation von Nahrungslieferanten vor allem die Frauen getan haben. Die Frauen saßen zu Hause mit einer Schar hungriger Kinder und waren sauer. Sauer, weil es zu wenig zu essen gab und sauer, weil die Männer dauernd unterwegs waren. Die von den Frauen praktizierte Sammlerei von Wildpflanzen und Kleingetier brachte auch zu wenig ein, weil die Umgebung des Lagers im wahrsten Sinne des Wortes bald abgegrast war. Durch die anhaltende Präsenz der Frauen an einem fixen Ort kam es zur Beschäftigung mit geschwächten, hilflosen oder jungen Tieren. Erleichtert wurde diese Annäherung dadurch, dass Frauen keinen so ausgeprägten Drang hatten, diese Tiere unmittelbar zu töten. Primäre Instinkte von Frauen sind auf Fürsorge und Zuwendung gerichtet. Schauen Sie sich an, wie Frauen auf neugeborenes oder schutzbedürftiges Leben reagieren. Natürlich haben auch wir Männer unseren Jagdinstinkt mittlerweile weitestgehend zurückgedrängt.
Irgendwann wurden dann die von den Frauen in ihre Obhut aufgenommenen Tiere bzw. deren Nachkommen zur Nahrungsgewinnung herangezogen. Die Idee war geboren! Auch Domestikation war kein singuläres Ereignis, sie war sozusagen ein Ergebnis ihrer Zeit. Schon die Domestikation lehrt uns, dass Ideen mitunter wesentlicher als Wissen sind. Aus Ideen wird mittels Forschung Realität. Dabei entstehen systemimmanent auch Fehler. Wer keine Fehler macht, hat nicht genug neue Dinge ausprobiert.

Etwa 7000 v. Chr. finden sich in Zentraleuropa Anzeichen für einen beginnenden Ackerbau. Mittels Y-chromosomaler Marker fand man heraus, dass etwa 20 Prozent der neolithischen Einwanderer aus dem Nahen Osten nach Mitteleuropa migriert sind. Sie brachten Ackerbau und Viehhaltung zu uns. Bauern mit den Nutztierarten Rind, Schwein, Schaf und Ziege, die Korn anbauten, traten an die Stelle der mesolithischen Jäger, Sammler und Fischer. Die Paläoanthropologie belegt, dass die Bevölkerung nach der Einführung des Ackerbaus stark anwuchs; ihre ausreichende Versorgung wäre durch Jagen und Sammeln nicht möglich gewesen.
Die Schattenseiten sollen nicht unerwähnt bleiben. Nachweislich erkrankten wesentlich mehr Menschen als vorher, vor allem an Infektionen. Die meisten dürften durch häufigen und engen Kontakt mit Vieh nach Einführung der Viehzucht entstanden sein. Innerhalb größerer Populationen vermehrten sich Erreger wie Rinderpest und sie verschwanden nicht so schnell wieder wie bei frei lebenden Tieren. Zoonosen, die heute immer noch einer der gefährlichsten Aspekte der Nutztierhaltung sind, haben demnach bereits in prähistorischer Zeit eine Rolle gespielt.
Das Sesshaftwerden hatte auch zur Folge, dass Konflikten nicht mehr ausgewichen werden konnte. Die Bevorratung von Nahrung, Saatgut und Viehherden war eine Art früher Kapitalbildung, die den Raub attraktiv machte. Der Krieg wurde erfunden! Kriege zwischen Siedlungsgesellschaften und marodierenden Banden traten an die Stelle der Scharmützel zwischen Jägergruppen. Raubzüge wiederum erzwangen erste Vorkehrungsmaßnahmen, wie die Stadtmauer von Jericho eindrucksvoll zeigt.
Mit der Domestikation der Haustiere begann auch der Streit zwischen Hirten und Ackerbauern. In Genesis (4,8) heißt es: „Und es geschah nach einiger Zeit, da brachte Kain von den Früchten des Ackerbodens dem HERRN eine Opfergabe. Und Abel auch, er brachte von den Erstlingen seiner Herde und von ihrem Fett. Und der HERR blickte auf Abel und auf seine Opfergabe; aber auf Kain und auf seine Opfergabe blickte er nicht. ...Da erhob sich Kain gegen seinen Bruder Abel und erschlug ihn.“ Der Ackerbauer Kain erschlug also aus Neid seinen Schafe züchtenden Bruder. Manchmal drängt sich der Eindruck auf, in den heutigen Streitereien zwischen Vegetariern und „Fleischfressern“ würden diese Auseinandersetzungen munter fortleben - Gott sei Dank selten mit alttestamentarischem Ausgang.
Schon bei der Domestikation wurde intuitiv selektiert. Über viele Generationen kam es zu genetisch fixierten Veränderungen des Verhaltens und anderer Merkmale unserer Haustiere. Die vom Menschen kontrollierte Paarung resultierte in der Vermehrung der von ihm gewünschten Phänotypen und damit indirekt der Fixierung entsprechender Genotypen. Die Veränderungen des Genpools unserer Nutztiere durch die Domestikation waren weit umfassender und gravierender als alle züchterischen Maßnahmen, einschließlich gentechnischer Verfahren, die wir in den letzten zweihundert Jahren nutzen.
Insgesamt wurden nur etwa 50 Tierarten, aus denen mehr als 5000 Rassen gezüchtet worden sind, domestiziert. Die meisten von ihnen sind in ihrem Bestand gefährdet, viele sind schon ausgestorben oder ihr Verlust steht bevor. Deshalb wird viel über die Biodiversität bei landwirtschaftlichen Nutztieren diskutiert. Neue Methoden zur Quanti-

fizierung genetischer Variation erlauben auch eine gezieltere Auswahl der zu erhaltenden Rassen.

Der Domestikation folgte die Zucht, die seit Jahrtausenden in tradierter Weise genutzt wird. Wissenschaftliche Fundamente gibt es erst seit 250 Jahren. Am Beginn stand Robert Bakewell (1725-1795), der mit Ahnenbewertung und Inzuchtpaarungen begann. Der entscheidende große Durchbruch kam mit den von Gregor Mendel (1822-1884) formulierten Gesetzmäßigkeiten der qualitativen Vererbung.

In den zwanziger Jahren des vorigen Jahrhunderts folgten mit der Populationsgenetik die Grundlagen für die Nutzung der quantitativen Vererbung. Mit der künstlichen Besamung und dem Embryotransfer kamen Reproduktionstechniken als Hilfsmittel der Züchtung dazu, in den letzten 25 Jahren wurden Gentransfer und Klonierung durch Kerntransfer und jetzt die genomische Selektion entwickelt.

Der Tierzüchter braucht genetische Vielfalt, der Tierproduzent schätzt Uniformität. Zucht ist ohne Vielfalt nicht möglich, Produktion wird durch Vielfalt erschwert. Dieses Spannungsfeld zwischen Vielfalt und Uniformität wurde bei Schweinen und Hühnern durch die Entwicklung und Etablierung von Hybridzuchtprogrammen auf einen hohen Standard gebracht.

Aber auch die Mikroelektronik sei an dieser Stelle erwähnt. Sie ermöglicht nicht zuletzt eine Anpassung der Tierhaltung an den Lebensrythmus der Nutztiere an Stelle der Anpassung der Tiere an den Arbeitsrythmus des Menschen. Von enormer Bedeutung für die moderne Tierzucht ist die elektronische Datenverarbeitung. Schon bei der Optimierung der Zuchtwertschätzung waren moderne Computerprogramme für die anerkannt hohe Aussagekraft der Zuchtwerte von entscheidender Bedeutung. Jetzt, mit den schier unfassbar großen Datenmengen, die uns Genom- und Genanalysen in immer größer werdendem Umfang liefern, werden Computerkapazitäten und Verarbeitungsprogramme fast zum limitierenden Faktor.

In der Genetik erleben wir überaus spannende Zeiten. Zunehmend zeigt sich, dass zwischen Genotyp und Umwelt noch eine weitere Komponente liegt. Sie gehört zum Genom, weil sie letztendlich an der DNS fixiert ist, und sie stammt aus der Umwelt, von der sie geprägt wird. Man spricht von Epi-Genetik, einer Über-Genetik, und meint damit vererbbare Veränderungen der Genexpression.

Sie werden nicht über Sequenzänderungen der Basen kodiert, sondern auf Chromatinebene nach einem eigenen epigenetischen Code kontrolliert. Die Sensation ist, dass dieser Code offenbar vererbt wird. Wie sich epigenetische Vererbung auf Selektion und Evolution auswirkt bzw. ausgewirkt hat, weiß noch niemand wirklich zu erklären. Wieder einmal ist ein Dogma, das der Ausschließlichkeit genetischer Vererbung, ins Wanken geraten.

Die neuen Forschungen zur epigenetischen Formung von DNS und Genen über Generationen hinweg lassen alte Fragen zur Vererbung von erworbenen Eigenschaften wieder fröhliche Urständ feiern und der Lamarckismus erscheint wie ein Menetekel an der Wand. Ich möchte in diesem Zusammenhang in Erinnerung rufen, dass in der Sowjetunion bis vor sechzig Jahren aus ideologischen Gründen keine Mendel-Genetik gelehrt werden durfte. Wer dabei hämisch gen Osten blickt, sei daran erinnert, dass in

mehreren US amerikanischen Bundesstaaten bis heute keine Evolution gelehrt werden darf.
Der altgriechische Ausdruck Symposion, heute in der latinisierten Form als Symposium bezeichnet, steht sinngemäß seit dem 6. Jhdt. v. Chr. für „gemeinsames, geselliges Trinken", bei dem Reden zu bestimmten Themen gehalten wurden. Die Übersetzung als Gastmahl führte dazu, im Symposion fälschlich nur ein ausgelassenes Trink- und Essgelage zu sehen. Für die Griechen der Antike stand aber die ritualisierte Geselligkeit im Mittelpunkt.
Wir haben das offizielle Reden und das ritualisierte Trinken tageszeitlich getrennt. Heute Abend führen wir Sie zu Speis und Trank quasi in den Himmel, genauer gesagt ins Café Restaurant OKTOGON AM HIMMEL in der Himmelstraße. Damit dies niemand zu Kopfe steigt, geht es am Donnerstagabend zwar nicht in die Hölle, aber doch in einen tiefen Keller. Im Esterházy-Keller befinden sie sich in historischen Gemäuern, wo sich seiner Zeit schon die Verteidiger Wiens bei freiem Wein gegen die Türken Kraft und Mut angetrunken haben. Ich wünsche uns vom Genuss angeregte und die fachliche Disputatio anregende Gespräche. Bei Prätorius heißt es schon 1669: „sie finden sich als brüder ein bey wein und bier ... Gläserne Brüderschaft bricht so leicht als das glas selbst". So hoffen wir, dass alles heil bleibt, Gläser und Freundschaften und mögen Himmel und Keller zur Weiterentwicklung der Freundschaften beitragen.
Es ist mir eine ehrenvolle Pflicht, mich bei Herrn Herzog vom Bundesministerium für Gesundheit, Familie und Jugend sehr herzlich dafür zu bedanken, dass uns aus seinem Hause finanziell wohlwollende Unterstützung gewährt wird.
Ich danke der Leopoldina und der Österreichischen Akademie der Wissenschaften für ihre Zustimmung zur Durchführung dieses Symposiums und bedanke mich bei allen, die uns bei der Vorbereitung und Durchführung tatkräftig unterstützt haben. Das gilt an erster Stelle für Herrn Christian Gruber und seine MitstreiterInnen. Unserer Universität, ihrer Leitung und dem Personal danke ich für die Bereitstellung der Räumlichkeiten und die Hilfe bei der technischen Durchführung. Ihnen allen danke ich, dass Sie gekommen sind und unserer Thematik die Ehre Ihrer Aufmerksamkeit schenken.

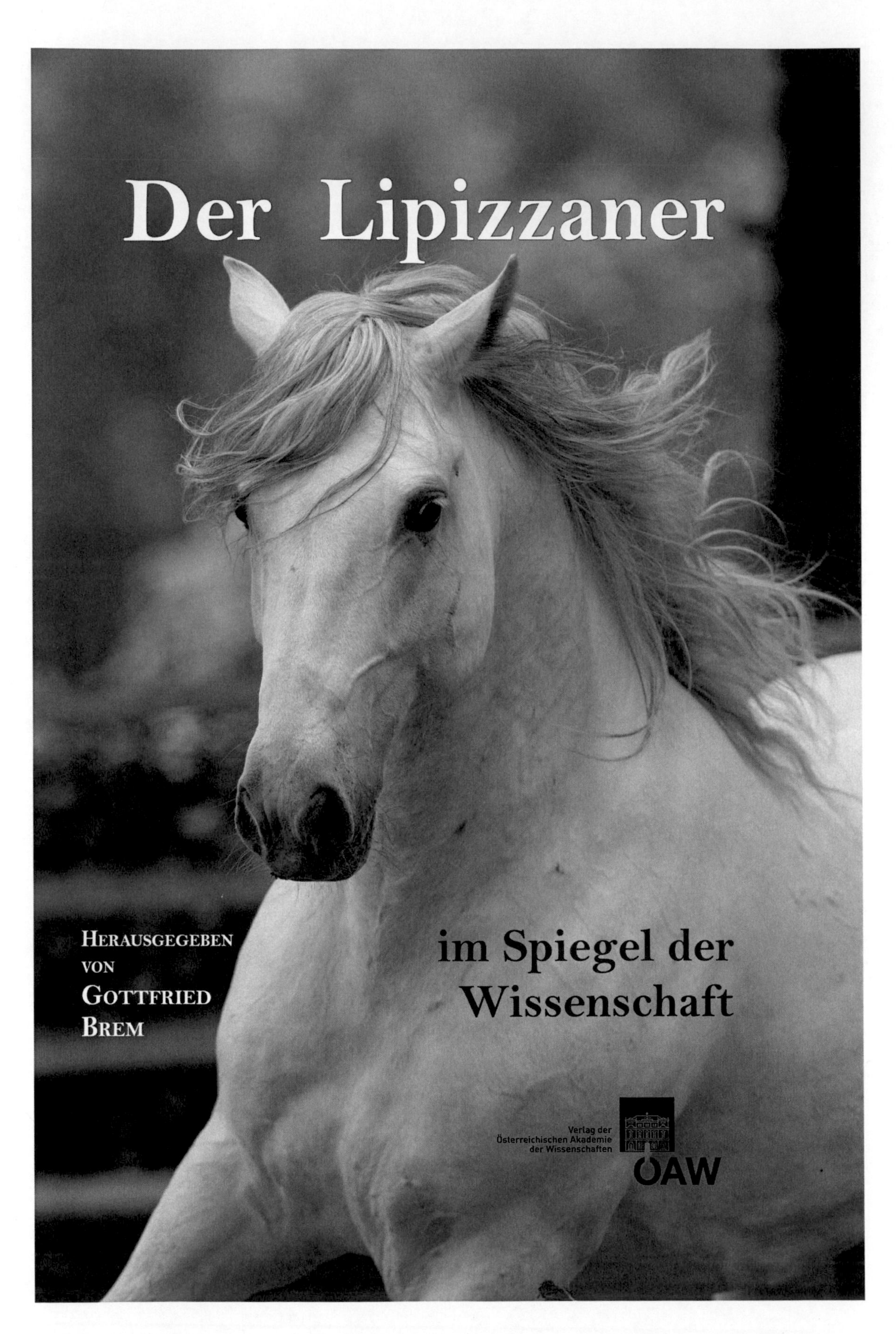


Abb. 76: Buchumschlag „Der Lipizzaner im Spiegel der Wissenschaft“

Präsentation des ÖAW-Buches, Spanische Hofreitschule, Wien, 11.4.2011

## Der Lipizzaner im Spiegel der Wissenschaft

Wir als Beteiligte freuen uns, Ihnen heute unser Werk „Der Lipizzaner im Spiegel der Wissenschaft" vorstellen zu dürfen (Abb. 76). Ich tue dass mit Gefühlen der Erleichterung und Dankbarkeit. Erleichtert bin ich, weil eine fast 15 jährige Arbeit nun abgeschlossen ist. Die bei der Bewilligung des Projektes eingegangene Selbst-Verpflichtung, die Ergebnisse als Buch der Öffentlichkeit vorzustellen, wird heute erfüllt. Dankbar bin ich Ihnen, weil Sie alle gekommen sind und uns die Ehre ihres Interesses zuteil werden lassen.

„Klassische Reitkunst ist Kunst und Wissenschaft". Dieser Ausspruch von Hans Handler, einem ehemaligen langjährigen Leiter der Spanischen Hofreitschule, ist in gewisser Weise zum Motto des vorliegenden Buches geworden.

Beginnend mit reich illustrierten Kapiteln über die historischen Wurzeln der Lipizzaner und die Wechselfälle ihrer Geschichte, sowie der Entwicklung der Gestüte, Hengststämme und Stutenfamilien und bis hin zur Spanischen Reitschule werden wichtige Grundlagen der Zucht und Dressur aufgezeigt.

Der Hauptteil des Buches ist eine Zusammenstellung der Ergebnisse wissenschaftlicher Untersuchungen, die im Rahmen eines von der EU geförderten „Inco-Copernicus" Projektes erarbeitet worden sind. Der Initiative von Prof. Bodo, damals Präsident der Lipizzan International Federation (LIF), ist es zu danken, dass es zur Bildung des Konsortiums kam. Das Projekt „Analyse der genetischen Variabilität der Lipizzaner-Rasse mittels molekular- und zytogenetischer Methoden" wurde als Auftragnehmerin vom damaligen Ludwig Boltzmann Institut für immuno, zyto- und molekulargenetische Forschung durchgeführt. Ziel war eine umfassende Analyse und Dokumentation der genetischen Variabilität der Lipizzaner. Um so ein Vorhaben realisieren zu können, braucht es Engagement und Unterstützung von vielen Seiten. Wenn es dann fertig ist, gilt es, alle jenen zu danken, die dazu beigetragen haben.

Wirklich loslegen konnten wir erst, als die Finanzierung gesichert war. Deshalb geht der erste Dank an die Europäische Union für die finanzielle Unterstützung und Förderung unseres Projektes. Die Förderung begann am 1.Feber 1997 und endete am 31. Jenner 2000. Die Förderung endete, die Forschungen endeten natürlich nicht.

Wir danken dem österreichischen Bundesministerium für Land- und Forstwirtschaft, Umwelt und Wasserwirtschaft, dem Österreichischen Austauschdienst, der Ludwig-Boltzmann-Gesellschaft, dem Schweizer Nationalfond, dem Schweizer Bundesamt für Forschung und Technologie und dem Ministerium für Wissenschaft und Technologie der Republik Slowenien für die Unterstützung unseres Vorhabens.

Als die Arbeit dann begann, waren wir angewiesen auf die Kooperationsbereitschaft der Gestüte. Diese war enorm und dafür danke ich den Leitern der Gestüte und ihren Mitarbeiterinnen und Mitarbeitern ganz herzlich. Wir danken für den gewährten Zugang zu den Gestütsarchiven, die Bereitstellung ihrer Lipizzaner, die Hilfe bei der Arbeit mit und an den Pferden und, das darf nicht unerwähnt bleiben, für ihre Gastfreundschaft.

Auch unseren beteiligten Heimat-Universitäten, der Universität für Veterinärmedizin Budapest, der Universität Zagreb, der Universität Ljubljana, der Universität Bern, der Universität Debrecen, der Universität für Bodenkultur und der Veterinärmedizinischen Universität Wien sei herzlich gedankt für all die gewährte Unterstützung und Hilfe bei der Durchführung des Projektes. Einen besonderen Dank schulden wir Herrn Brabenetz. Er hat uns aus seinem einzigartigen Privatarchiv uneigennützig viele historische Fotos und Bilder zur Verfügung gestellt und darüber hinaus wertvolle Ratschläge gegeben. Ebenso bedanke ich mich bei Frau Boiselle für das wirklich wunderbare Titelbild: Conversano Sessano, ein klassischer Lipizzaner, voller Leben, Kraft und Ausdruck.
Mein persönlicher Dank gilt all meinen Kolleginnen und Kollegen für die Bearbeitung des Projektes und den Autorinnen und Autoren der einzelnen Buchkapitel. Besonders hervorheben möchte ich an dieser Stelle Herrn Dr. Thomas Druml. Er ist insofern ein Sonderfall, als er im eigentlichen EU-Projekt noch gar nicht dabei war, sich aber dann um die Verfassung des historischen und entwicklungsgeschichtlichen Teils und die Abfassung weiterer Kapitel sehr verdient gemacht hat. Für mich war und ist es ein Glücksfall, mit Herrn Dr. Thomas Druml einen so hervorragenden Hippologen an Bord zu haben, der mir immer bereitwillig mit Rat und Tat zur Seite stand. Dafür ganz herzlichen Dank.

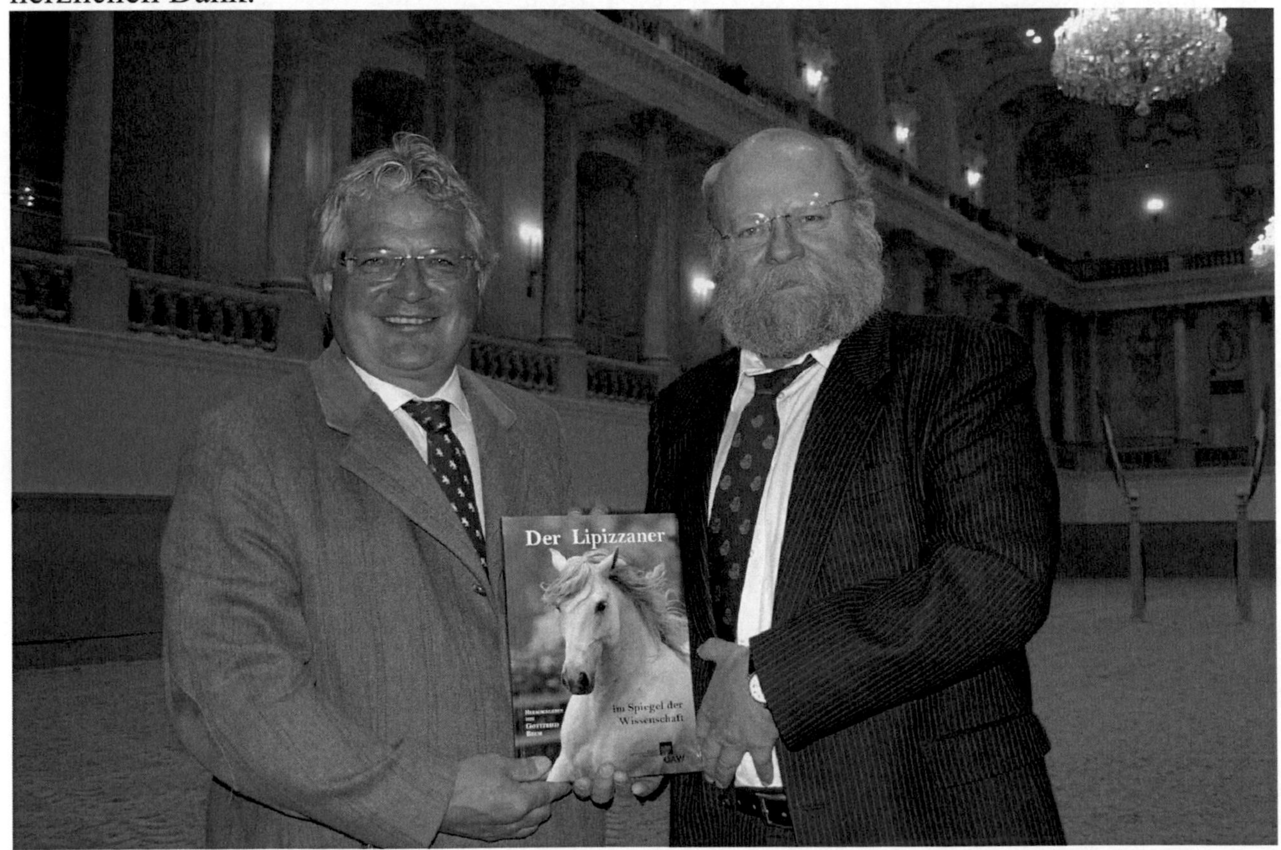


Abb. 77: Dr. Max Dobretsberger (links) bei der Präsentationsveranstaltung in der Spanischen Hofreitschule

Weiterhin gilt mein Dank der Österreichischen Akademie der Wissenschaften und der mathematisch naturwissenschaftlichen Klasse, die der Veröffentlichung des Buches zugestimmt haben, sowie dem Verlag der Österreichischen Akademie der Wissenschaften und seinen Mitarbeiterinnen und Mitarbeitern. Ich verneige mich vor Frau Diplomkaufmann Elisabeth Gürtler und danke ihr sehr, dass Sie uns für die heutige Präsentation die historischen Räume der Spanischen Reitschule zur Verfügung stellt. Ebenso danke ich Herrn Dr. Max Dobretsberger (Abb. 77), dem Leiter des Bundesgestütes Piber für seine stets gewährte Hilfe und Unterstützung.
Das Buch ist dem Lipizzaner und seiner neueren wissenschaftlichen Analyse gewidmet. Wir hoffen, dass Ihnen die anschließenden Impulsreferate zu ausgewählten Themen einen Gusto auf die Lektüre machen werden.
Die Entwicklung, die die Lipizzaner genommen haben, teilt sich in einem weit geschlagenen Bogen in drei Phasen:

die Evolution, die Domestikation und die Kultivation

und überspannt damit Zeiträume von 50 Millionen, 5000 Tausend und 500 Jahren! Gehen wir also gedanklich mal zurück in die **Evolution**, also in die Zeit vor mehr als 50 Millionen Jahren. Keine Sorge, wir werden uns dort nicht lange aufhalten. Nur so lange um zu sehen, dass auch das Pferd und damit der Lipizzaner einmal klein angefangen haben. Im Eozän bevölkerten die Urahnen unserer Pferde als kleine laubfressende Waldtiere Nordamerika und Eurasien. Sie sahen nicht wirklich aus wie Pferde, sie hatten einen gewölbten Rücken und liefen auf mehrzehigen Pfoten wie Hunde, allerdings mit kleinen Hufen an den Zehen. Die Größe entsprach in etwa der Größe heutiger Feldhasen. Früher wurde dieses Urpferdchen *Eohippus* (Abb. 78) genannt, übersetzt „das Pferd der Morgenröte", später dann *Hyracotherium*. **Pferde** oder **Einhufer** sind unter der Bezeichnung *Equidae* eine Familie der Säugetiere und die Gattung *Equus* ist die einzige aus einer Vielzahl von evolutionären Seitenlinien, die überlebt hat.

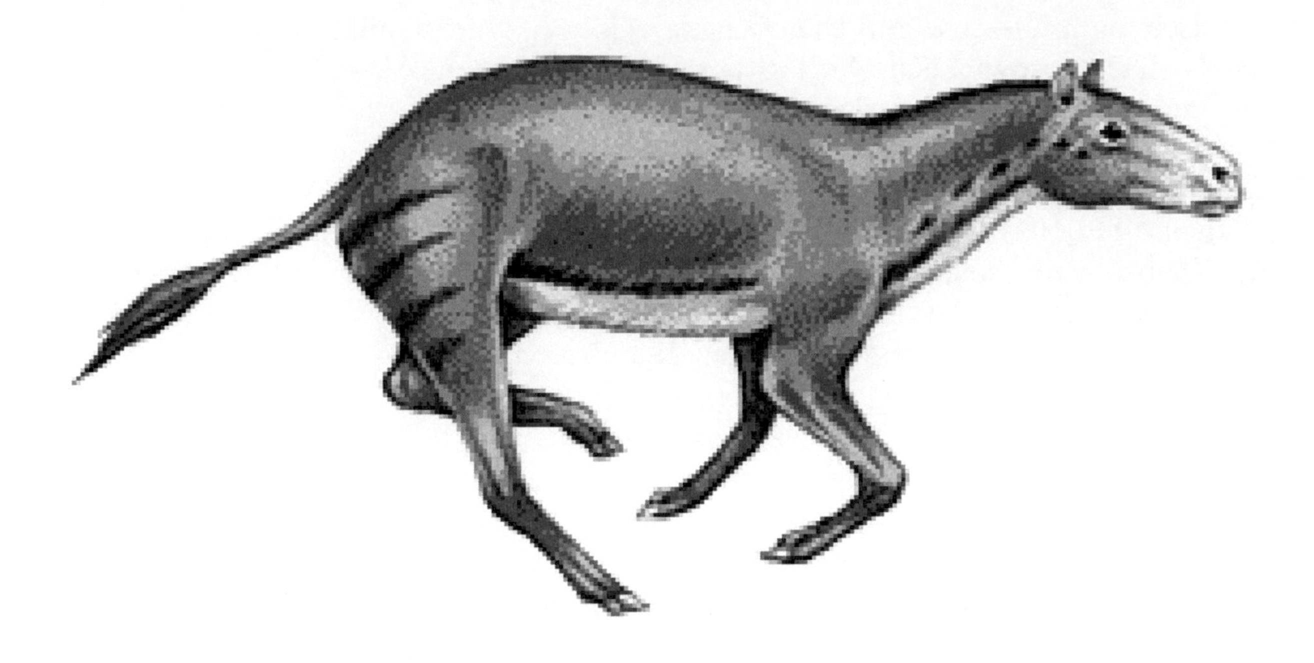

Abb. 78: Eohippos (http://horses.ludalo.de/?page_id=27)

Der nächste Rückblick, der in die **Domestikation**, liegt uns schon sehr viel näher. Die Domestikation des Pferdes begann vor etwa 5500 Jahren in den südosteuropäischen und sibirischen Waldsteppen und in Mitteleuropa. Mittlerweile geht man davon aus, dass die Domestikation kein singuläres Ereignis war. Hier ergeben sich spannende Fragen aus dem Vergleich mitochondrialer Linien und Y-chromosomaler Variablität. Eine direkte Folge der Domestikation ist bekannterweise die Variabilität der Fellfarben bei Pferden.
Pferde haben seit ihrer Domestikation eine entscheidende Rolle gespielt als Nahrungslieferanten, Transport- und Fortbewegungsmittel, als kriegsentscheidende Waffe, als Arbeitstier, als Repräsentationsobjekt mit Kultcharakter oder als Ausdrucksmittel eines Lebensstils. Mehr noch: über all diese Funktionen hinaus war die Beziehung zum Pferd immer auch eine emotionale, und das Pferd ein Symbol für Schönheit, Freiheit, Kraft und Macht.
Das erste schriftliche Zeugnis über Pferde wird auf das 14. Jahrhundert v. Chr. datiert. Es ist das Werk des nordsyrischen Stallmeisters und Pferdetrainers Kikkuli, in dem u.a. ausführlich die Zucht, Haltung, Fütterung und das Training von Pferden, die vor dem Streitwagen eingesetzt werden, beschrieben wurde. Etwa tausend Jahre später erschienen die Werke von Xenophon, einem Schüler von Sokrates, der als erster abendländischer Hippologe gesehen wird. Sein Hauptwerk „Peri hippikes“ (Über die Reitkunst) dokumentiert zugleich auch den Wechsel des Interesses vom Pferd als Zugtier des Streitwagens hin zum Reitpferd in der Schlacht.
Nun aber zur **Kultivation** des Lipizzaners. Im Jahr 1580 wurde durch Erzherzog Karl II. von Innerösterreich das “Dörffl Lipitza“ im slowenischen Karst erworben und das "K&K Hofgestüt“ zu Lipica gegründet. Dies geschah, weil Importe für den kaiserlichen

Pferdebestand zu unsicher, zu verlustreich und damit zu teuer wurden. Seit dieser Zeit teilen Wien und die Lipizzaner eine prunkvolle, wenn auch mitunter wechselhafte Geschichte. Die Spanische Reitschule in Wien ist die einzige Stätte der Welt, in der die klassische Reitkunst der „Hohen Schule“ in ihrer klassischen Form seit damals bis auf den heutigen Tag gepflegt wird. Die Lipizzaner sind ein Kulturgut ersten Ranges und werden außer in Piber und Lipica auch in den Staatsgestüten von Djakovo, Monterotondo, Fogaras, Topol'cianky und Szilvasvarad gezüchtet. Die Pferde dieser Gestüte gehen zum größten Teil auf die Gründerpopulation des kaiserlichen Hofgestüts Lipizza zurück.

Im Rahmen des EU-Projektes wurde diese Lipizzanerpopulation von einem internationalen Consortium eingehend untersucht. Es wurden zuchtgeschichtliche Studien, Stammbaumanalysen, veterinärmedizinische Fragestellungen, morphometrische Charakterisierungen, Studien zur Farbvererbung, populationsgenetische Auswertungen und molekulargenetische Typisierungen durchgeführt, um die Einzigartigkeit der Lipizzaner zu erfassen und wissenschaftlich fundiert darzustellen.

Ein Thema möchte ich exemplarisch kurz anschneiden: während einer Copernicus-Mission ins Sommerquartier der Lipizzaner wurde die Idee geboren, die Genetik des Melanoms beim Lipizzaner näher zu untersuchen und auch den Prozess des Ergrauens mit einzubeziehen. So ist der Lipizzaner dann im Jahr 2008 auch quasi im Olymp der Wissenschaft angekommen. In einer Publikation in Nature Genetics, dem weltweit renommiertesten Journal für genetische Untersuchungen, wurde, auf Basis von Lipizzanerdaten und -proben, das Geheimnis des Grau-Gens entschlüsselt. Seither steht ein molekulargenetischer Gentest zur Verfügung, der eine eindeutige Identifizierung von homo- und heterozygoten Tieren ermöglicht.

Sollten Sie mich fragen, und Journalisten fragen mitunter genau das, was denn das Überraschendste an unserem Buch ist, so würde ich antworten, dass wir uns freuen, keine negativen Überraschungen erlebt zu haben. Wir sind dankbar, dass wir viel Bekanntes wissenschaftlich bestätigen und untermauern und manch Neues entdecken und beweisen konnten! Einiges davon werden Sie gleich hören und sehen.

Zum Schluss sei mir - mit Hinweis auf die Webseite des Verbandes der Lipizzanerzüchter in Österreich - gestattet, ein dem Propheten Mohammed zugeschriebenes Zitat wiederzugeben:

Als Gott das Pferd erschaffen hatte, sprach er zu dem prächtigen Geschöpf:

"Dich habe ich gemacht ohne gleichen. Alle Schätze dieser Welt liegen zwischen deinen Augen. Du sollst fliegen ohne Flügel und siegen ohne Schwert.“

Und in freier Weiterführung füge ich hinzu:

„und überzeugen ohne Worte!“

Ich sage dies heute, wo wir ein 337 seitiges Buch, gefüllt mit fast 100.000 Worten und über 300 Bildern und Tabellen über den Lipizzaner vorlegen. Aber alle, die mit Lipizzanern zu tun haben, empfinden, dass kein Buch auch nur annähernd so überzeugt wie diese wunderbaren Pferde selbst, die in ihrer Schönheit, Ausdrucksstärke und Kraft als Gottes herrliche Geschöpfe so vielen Menschen Freude bereiten.

Symposium der Österreichischen Akademie der Wissenschaften, Wien, den 20.7.2011

## Das Melanom – der „schwarze Tod" der Neuzeit

Ihnen allen ein herzliches Grüß Gott. Ich freue mich, dass so Viele zu unserem kleinen aber feinen Symposium gekommen sind und hoffe, dass Sie am Ende Ihre Erwartungen erfüllt sehen werden. Es ist schön, dass wir ein so großes Auditorium haben und ich bin insbesondere dankbar für die große Anzahl an Studierenden, die trotz Semesterferien heute teilnehmen. Seien Sie alle willkommen.
Anlass des Symposiums ist die offizielle Eröffnung des Christian Doppler Labors für innovative Immuntherapie (CDIIT) hier an der Veterinärmedizinischen Universität Wien. Was aus dem Namen des Labors nicht expressis verbis hervorgeht ist, dass sich die Arbeiten des Labors auf das Melanom - und auch bestimmte Formen des Glioblastoms - richten. Deshalb wollen wir uns heute, quasi als Einstimmung und Start, einen gemeinsamen Überblick zum Stand bei Auftreten, Ursachen, Diagnostik und Therapie von Melanomen verschaffen und, weil wir ja hier an einer Veterinärmedizinischen Bildungsstätte sind, eine eigene Sitzung über Melanome bei Tieren und im Tiermodell abhalten.
Wir leben in spannenden Zeiten. Mit dem Termin für unser Melanom-Symposium fallen wir in eine Zeit, in der sich nach Jahrzehnten der Stagnation ein gewisser Wendepunkt für eine erfolgreiche Behandlung metastasierender Formen des Melanoms abzeichnet.
Doch bevor wir dazu kommen, noch eine kurze Anmerkung zum Symposium selbst und seiner Ankündigung. Die Formulierung „der schwarze Tod der Neuzeit" mag mitunter etwas irritiert haben. Ich bekenne, dass ich ein gewisses Faible für etwas aus der Reihe fallende Themenformulierungen habe und der Versuchung dieses Wortspiels konnte ich nicht widerstehen. Darum bin ich Ihnen auch schuldig, Zusammenhang und Gegensatz im Titel kurz zu reflektieren.
Keine Sorge, auf parteipolitische Anspielungen werde ich verzichten. Wir sind ja im roten Wien und nicht im schwarzen Bayern, das übrigens mit München auch eine rot geführte Landeshauptstadt mit einem in der Wolle gefärbten roten Oberbürgermeister hat. In Bayern also hätte ich mir wohl nicht verkniffen, etwas unpassend Passendes zur politischen Schwarz-Landschaft und ihren Turbulenzen zu sagen.
Das Verbindende zwischen der Pest des Mittelalters - und die wird mit dem schwarzen Tod ja allenthalben apostrophiert - und dem Melanom der Neuzeit ist die Farbe „Schwarz" bzw. der Ausdruck „schwarz". Dies ist notabene inhaltlich keineswegs so verbindend, wie es im ersten Moment scheint.
Beim schwarzen Tod des Mittelalters ist ein farblicher Zusammenhang nicht zwingend gegeben, aber die Pest führt bei der Pestsepsis durch Einblutungen in die Haut dann auch zu schwarzen Hautveränderungen. Wenn Sie da Unsicherheit heraus hören, dann liegt das daran, dass heutzutage mitunter nicht mehr als sicher gilt, dass tatsächlich das Bakterium Yersinia pestis Ursache dieser verheerenden Seuche war. Mittlerweile sind

auch andere Krankheitserreger zur zweifelhaften Ehre gekommen, Auslöser dieser Heimsuchung gewesen zu sein. Vielleicht hat also das Bakterium, das die gleichnamige Seuche ja im Namen führt, seinen Namen von der Seuche bekommen und nicht die Seuche vom Bakterium.
Was wir aber nachlesen können ist, dass der Begriff „schwarzer Tod" im Mittelalter gar nicht verwendet wurde. Als die Pest-Pandemie allein in Europa 25 Millionen Todesopfer forderte und damit in den Jahren 1347 bis 1353, also innerhalb von sechs Jahren, wohl mehr als ein Drittel der damaligen Bevölkerung hinwegraffte, sprach man vom großen Sterben oder der großen Pestilenz. Das aber leitet sich vom lateinischen Begriff *pestilentia* ab und der bedeutet nichts anderes als „Seuche" oder „ansteckende Krankheit". Die Ursache dieser Pestilenz war nicht bekannt, sie wurde als Strafgericht Gottes verstanden.
Vom „schwarzen" Tod schrieben erst Chronisten im 16. Jahrhundert. Und dies hatte nichts mit der Farbe schwarz zu tun, sondern charakterisierte Schrecken und Panik, die diese Seuche ausgelöst hatte. Gerade weil die Ursachen der Seuche unverstanden waren, wurde sie als so schrecklich und furchtbar empfunden, dass die Farbe schwarz als Synonym dafür herhalten musste. Weithin bekannt machte den Begriff des schwarzen Todes dann der deutsche Arzt und Medizinhistoriker Justus Hecker, der Begründer der Historischen Pathologie und Seuchengeschichte. Er publizierte 1832 unter dem Eindruck einer Choleraepidemie den Beitrag „Der schwarze Tod im 14. Jahrhundert". In der englischen Übersetzung wurde daraus „Black death" und so war der Begriff fixiert.
Schwarz, im physikalischen Sinn als Abwesenheit von Licht jeglicher Wellenlänge definiert, ist im eigentlichen Sinn keine Farbe, sondern die Abwesenheit von Farbe. Landläufig gilt schwarz aber als dunkelste aller Farben. Schwarz steht symbolisch für Okkultes, für Einsamkeit, Leere, Tod und Trauer. Der Brauch der schwarzen Trauerkleidung geht allerdings auf den Glauben zurück, Geister könnten schwarz nicht sehen und so würden die Geister Verstorbener von den schwarz gekleideten Angehörigen ablenkt werden. Da schwarz auch Ausdruck für besondere Bedrücktheit ist, wurde der „Schwarze Tod" zum Synonym für die Pest.
Nun aber von der Pest zum Krebs. Zufälligerweise findet unser Symposium gerade noch im Tierkreiszeichen Krebs, das vom 22. Juni bis zum 22. Juli dauert, statt. Sucht man nach den Wurzeln für den Ursprung des Begriffes Krebs wird man vor 2400 Jahren bei Hippokrates fündig. Der Vater der wissenschaftlich begründeten Medizin verwendete das griechische Wort „karkinos" - also Krebs - zur Bezeichnung von oberflächlich feststellbaren infiltrierenden Geschwülsten wie Brustgeschwüren - und vielleicht auch für fortgeschrittenen Hautkrebs. Krebs nannte er das, weil ihn die den Tumor umgebenden Venen optisch an die den Seiten eines Krebses anliegenden Beine erinnerten. Den ersten nachgewiesenen chirurgischen Eingriff bei einem metastasierenden Melanom der Neuzeit führte übrigens der Begründer der chirurgischen Onkologie, der Brite John Hunter, im Jahr 1787 durch.
Das maligne Melanom, wegen seiner überwiegend dunklen Färbung auch „schwarzer Hautkrebs" genannt, geht aus den Pigment bildenden Zellen, den Melanozyten, hervor

und ist die bösartigste Form des Hautkrebses. 90 Prozent aller durch Hautkrebs verursachten Todesfälle gehen auf das Konto metastasierender Melanome. Weltweit kommt es pro Jahr zu etwa 160.000 Neuerkrankungen und zu über 40.000 Todesfällen. Es gibt erschreckende Schätzungen, die besagen, dass von 75 im Jahr 2000 geborenen hellhäutigen Menschen einer im Laufe seines Lebens irgendwann an einem Melanom leiden wird.
Wegen ihrer meist sichtbaren Entstehung auf der Körperoberfläche sind Melanome prinzipiell gut und früh diagnostizierbar. Wenn dies geschieht und bei der Excision des Primärtumors das gesamte veränderte Gewebe entfernt werden kann, ist die Prognose gut. Melanome beginnen aber relativ früh Fernmetastasen in anderen Organen zu bilden. Eine Therapie, die das Überleben im metastasierenden Stadium zuverlässig über ein Jahr hinaus verlängert bzw. ein Langzeitüberleben ermöglicht, steht nicht zur Verfügung, so dass die Prognose in diesen Fällen - bis auf wenige Ausnahmen - infaust ist.
Melanome sind natürlich keine Seuche wie die Pest, aber in ihrer finalen Form eben auch eine quasi „todsichere“ Krankheit. Hinsichtlich der populationsweiten Erkrankungsgefahr ist das Melanom erfreulicherweise weit von der damaligen Erkrankungsgefahr für die Pest entfernt. Hinsichtlich der Lebensgefahr bzw. Todesgefahr gilt bei fortgeschrittenen Stadien aber Vergleichbares wie bei der Pest.
Und das ist es, was Menschen früher bei der Pest so erschreckt hat und heute beim Melanom so erschreckt. Es ist das Gefühl der „Unausweichlichkeit“ was den Menschen so zusetzt, das panische Angst auslöst bzw. auslösen kann und das Leben lähmt. Wir alle wissen: nichts ist letztendlich unausweichlicher als der Tod, aber das erschreckt uns im täglichen Leben kaum. Anders sieht es aus, wenn man den Tod sozusagen vor Augen hat, wenn zur grundsätzlichen Unausweichlichkeit des Todes die zeitliche Unmittelbarkeit der Unausweichlichkeit kommt. Deshalb war die Pest so gefürchtet und das befördert heutzutage die Dramatik von Krebserkrankungen.
Killer Nummer 1 in unserer Zeit sind Herz-Kreislauferkrankungen, Schreckensweltmeister aber ist das zweitplazierte Risiko, das an Krebs zu erkranken und zu sterben, zumindest bekommt man das häufig zu hören. Herz-Kreislauf-Attacken treten oft so überfallartig plötzlich auf, dass keine Zeit mehr bleibt, über das zu Ende gehende Leben nachzudenken und den bevorstehenden Tod zu reflektieren. Im Gegensatz dazu liegt die Dramatik vieler Krebserkrankungen genau darin, Zeit zu haben dafür, sich das zu erwartende Siechtum, die Folgen von schmerzhaften Eingriffen und den nahen Tod vorzustellen. Diese akute Bedrohung der körperlichen Unversehrtheit und des Lebens hinterlässt immer Spuren. Angst, Niedergeschlagenheit, Verzweiflung packen Betroffene und Angehörige und resultieren in seelischen Erschütterungen. Und auch dann, wenn Krankheitsverläufe Hoffnung entstehen lassen, bleiben individuell massive Beeinträchtigungen der Lebensfreude und Handlungsfähigkeit, die Auswirkungen auf das familiäre und soziale Umfeld haben. Dies gilt verstärkt dann, wenn es in Phasen des Abwartens zu Rezidiven oder unerwarteten Verschlechterungen kommt. Dass diese Angst tatsächlich krank machen kann – nicht nur im Sinne von Hypochondrie - wurde kürzlich in einer norwegischen Studie gezeigt. Patienten mit hohen Angst-Scores

wiesen mit einer 25% höheren Wahrscheinlichkeit z.B. bei Melanomen prämaligne Veränderungen auf.

Die Angst vor metastasierenden Melanomen ist durchaus berechtigt. Dieser Tumor ist sehr aggressiv und lange Zeit betrug die mediane Überlebenszeit gerade mal acht Monate. Auf die gängige Behandlung mit hohen Dosen von Interleukin-2 oder Dacarbazin reagierten nur wenige Behandelte.
Seit letztem Jahr zeichnet sich ein anderer Behandlungsweg ab. Ausgangspunkt war die Entdeckung, dass etwa die Hälfte der Melanompatienten eine Mutation im MAP Kinase Signalübertragungsweg aufweist, die zu einer konstitutiven Aktivierung von B-RAF führt. Diese Aktivierung von B-RAF wiederum resultiert in einer Beschleunigung des Tumorwachstums. Insofern war es nahe liegend, zu versuchen, durch Inhibierung des mutierten B-RAFs das Tumorwachstum spezifisch zu blockieren. Oral applizierbare Substanzen wie PLX 4032 und PLX 4720 wurden getestet und bei 90% aller behandelten Patienten, bei denen sich die Mutation fand, kam es zu einer dosisabhängigen Inhibierung und auch Regression des Tumorwachstums bei gleichzeitig geringen Nebenwirkungen. Der Wermutstropfen ist, dass die Wirkung nicht stabil ist: einige Monate nach der ersten Applikation entwickeln Melanomzellen Resistenzen gegen die Droge. Derzeit wird versucht, Mittel und Wege gegen dieses Phänomen zu entwickeln.
Es gibt eine weitere Hoffnung, dass sich die Situation bei der Therapie von Melanomen ändert. In der dritten Sitzung, also heute Nachmittag, werden Sie vom Kollegen Stingl u.a. über immuntherapeutische Ansätze und vom Kollegen Höller über molekular gezielte Therapien Spannendes und Hoffnung spendendes zu hören bekommen. Nur so viel vorweg: Melanome sprechen als immunogene Tumore weit besser als andere Tumoren auf Tumor-reaktive T-Zellen an. Dendritische Zellen können durch Präsentierung der Antigene über den MH Complex T-Zellen aktivieren und zur Proliferation anregen. Oberflächenantigene auf Melanomzellen können von T-Zellen erkannt und dann die Tumorzellen durch das Immunsystem zerstört werden. Leider bewirkt u.a. das zytotoxische T-Lymphozytenantigen 4 (CTLA-4 Cytotoxic T-lymphocyte-associated antigen 4) durch hoch affine Bindung an das B7 der T-Zelle eine Gegenregulation. Deshalb schien es attraktiv, die T-Zell-Antwort und Generierung von spezifischen T-Lymphozyten durch Verabreichung von CTLA-4-Antikörpern zu verbessern.
Am 25. März diesen Jahres hat die US-amerikanische Food and Drug Administration (FDA) den monoklonalen CTLA-4- Antikörper Ipilimumab, zugelassen (Abb. 79). Welche Bedeutung von Seiten der Pharmaindustrie diesem neuen Wirkstoff zugetraut wird, lässt sich am Umfang des in Frage kommenden weltweiten Marktvolumens von 3 Milliarden Dollar pro Jahr ablesen.
Dieser Antikörper steigert das mediane Überleben um über vier Monate und auch Langzeitüberleben einzelner Patienten wurde erreicht. Das Arzneimittel ist somit das erste, das in der Klinik zu einer Erhöhung der Lebenserwartung von Patienten mit dieser Indikation führte, auch wenn in den bisherigen Versuchen je nach Studie nur 10 bis

30% der Patienten einen Vorteil aus der Behandlung zogen. Allerdings zeigten über 10% der Behandelten schwere Nebenwirkungen. Autoimmunphänomene und klinisch manifeste Autoimmunerkrankungen wurden beobachtet und in den USA wurden außerdem 2% behandlungsbedingte Todesfälle registriert.

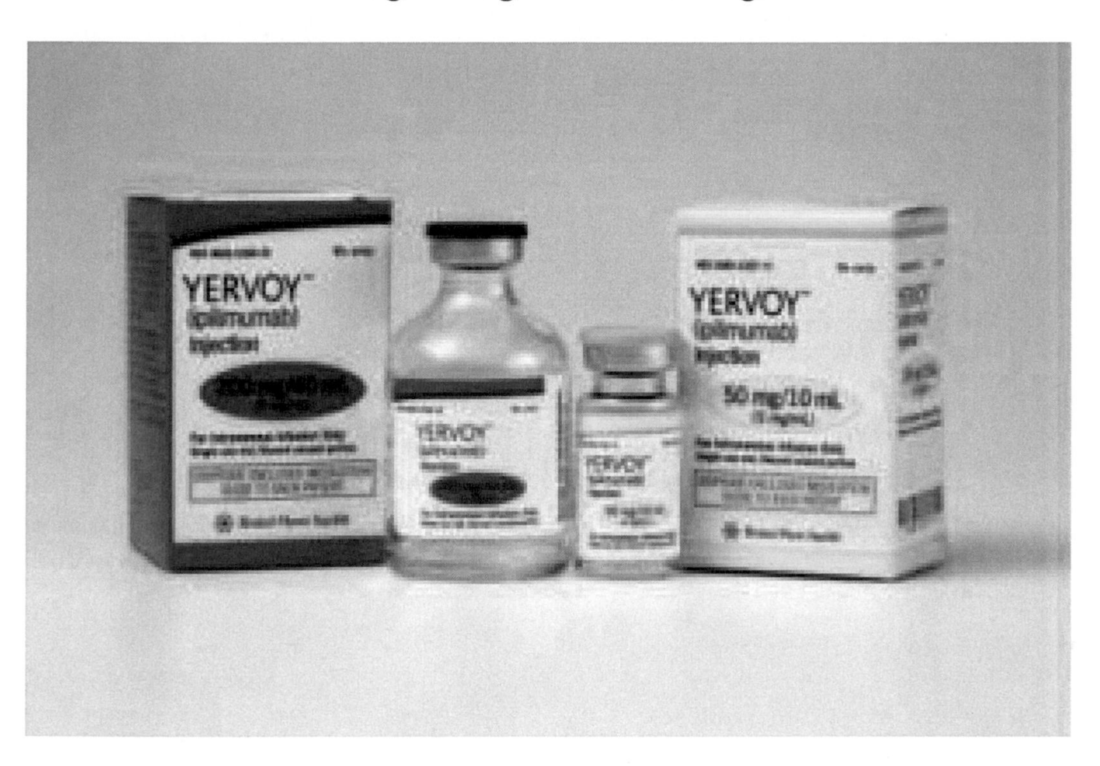


Abb. 79: Antikörper Ipilimumab unter dem Handelsnamen Yervoy

Betrachtet man die durchaus erfreulichen Behandlungserfolge und -aussichten jedoch unter dem Gesichtspunkt der Gesundheitsökonomie, drängt sich die ernüchternde Erkenntnis auf, dass die Verbesserung der Überlebenschancen eines Patienten, der das Glück hat, dass ihm diese Behandlung hilft, letztendlich in Summe etwa 1 Million US$ kostet, weil dazu 10 Patienten behandelt werden müssen. Für B-RAF kann man grundsätzlich eine vergleichbare Rechnung aufmachen. Auch daraus ergibt sich, dass eine Alternative dringend notwendig ist.
Im CD-Labor versuchen wir nun herauszufinden, wie Kollege Grosse-Hovest, mit dem ich seit über zwölf Jahren zusammenarbeite, in der dritten Sitzung erläutern wird, inwieweit sich durch Aktivierung von körpereigenen T-Zellen mittels bispezifischer Antikörper eine Reduktion oder gar Entfernung von Metastasen erreichen lässt, und inwieweit die von uns prognostizierte gute Tumorrestriktion der T-Zellaktivierung Nebenwirkungen reduzieren bzw. beherrschbar machen kann. Sollte beides gelingen, könnte dieser Weg über eine Lebenszeitverlängerung hinaus ein wichtiger Schritt in Richtung einer echten Therapie - sprich tatsächlichen Heilung - sein.
Ich möchte schließen mit einem Bild, das sich Bezug nehmend auf die Sitzung zwei, in der wir über Tiermodelle hören werden, anbietet. Lipizzaner, die wir alle als Schimmel kennen, werden schwarz geboren und dann im Laufe ihres Lebens weiß. Dass dieser

Vorgang, wie wir heute wissen, eine Art Ergrauen ist, soll uns dabei nicht stören. Halten wir uns lieber daran, dass eben auch natürlicherweise aus Schwarz ein sehr schönes Weiß werden kann und lassen sie uns das als Bild nehmen, nicht schwarz zu sehen für die Zukunft des Kampfes gegen das schwarze Melanom als Geißel der Menschheit.

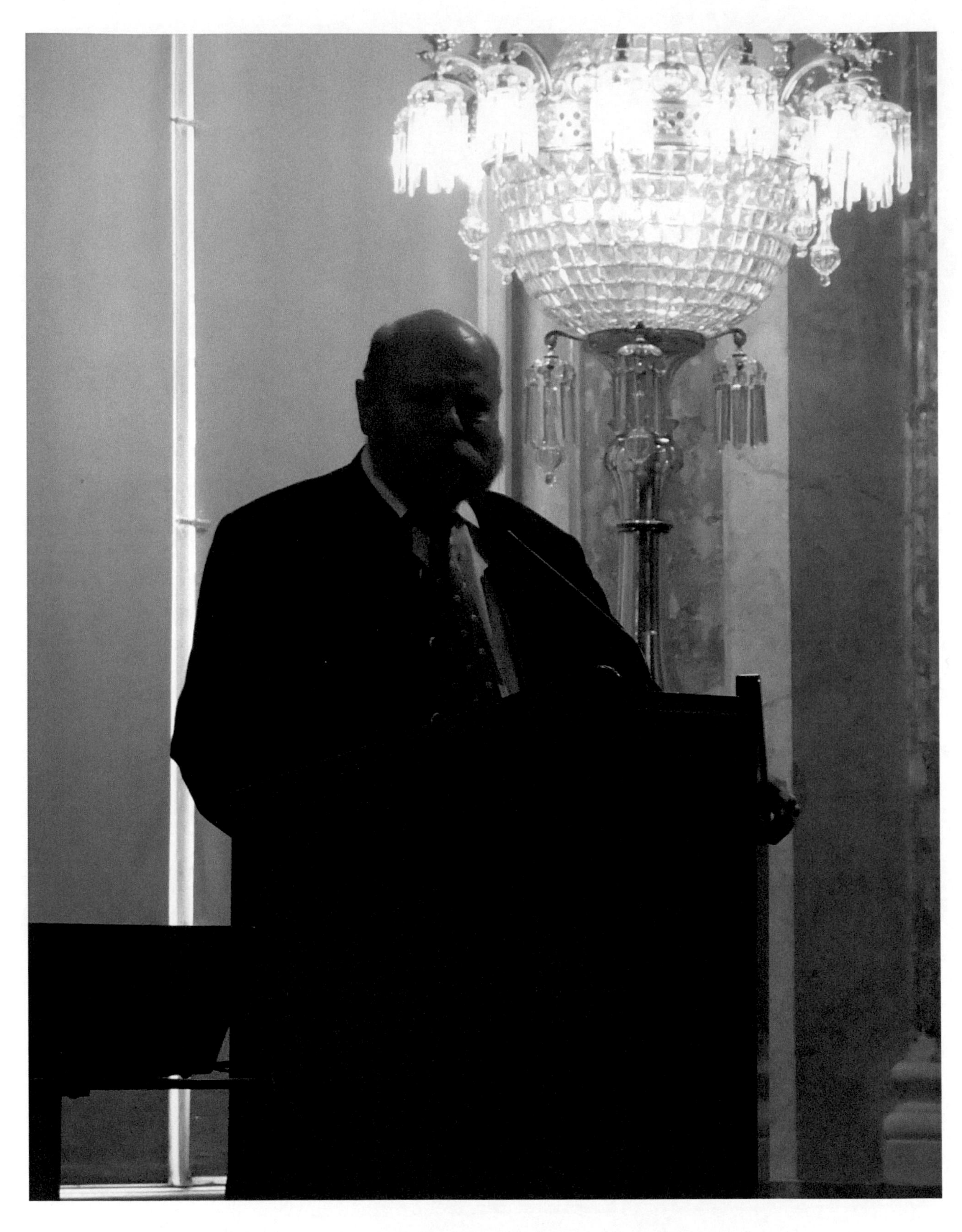

Abb. 80: Einleitungsreferat zum Symposium Zoonotische Influenzaviren

Symposium der Österreichischen Akademie der Wissenschaften (ÖAW),
Zoonotische Influenzaviren –Erreger zwischen Banalität und globaler Bedrohung
Wien, 29./30.03.2012.(EV)

**Zur (Tier)Medizin- und Pandemiegeschichte**

Ich freue mich sehr, Sie alle heute und hier begrüßen zu dürfen. Insbesondere gilt mein herzlicher Gruß und Dank den Vortragenden und Moderatoren der nächsten zwei Tage. Ich bin glücklich, ein so zahlreich besetztes – und überwiegend jugendliches - Auditorium willkommen heißen zu können. Für Insider ist es offensichtlich: hier handelt es sich um unsere Studierenden, um die Blüte der veterinärmedizinischen Universität. Unsere Studierenden haben sich trotz laufender Studienverpflichtung fast in Semesterstärke entschieden, für zwei Tage in die Akademie der Wissenschaft zu wechseln. Ich bin sicher, sie werden es nicht bereuen, ich verspreche interessante und lehrreiche Vorträge und erwarte gute Gespräche in den Sitzungen und Pausen. Haben Sie keine Hemmungen, nutzen Sie beherzt die rare Gelegenheit des herdenhaften Auftretens von Koryphäen auf dem Gebiet der Virologie im Allgemeinen und der Influenza im Besonderen, Fragen zu stellen und zwanglos Antworten bekommen zu können. Die vorgesehenen Diskussionszeiten, die Kaffee- und Teepausen und vor allem der Heurige heute Abend, zu dem Sie alle herzlich eingeladen sind, eignen sich dafür besonders. Und erinnern Sie sich: Wien ist die einzige Hauptstadt der Welt, innerhalb derer Grenzen nennenswert Wein nicht nur getrunken, sondern auch an- und ausgebaut wird. Insofern haben wir im wahrsten Sinn alles originär für ein zünftiges Symposium im engeren und weiteren Sinn.
Der altgriechische Ausdruck Symposion, heute in der latinisierten Form als Symposium bezeichnet, steht sinngemäß seit dem 6. Jhdt. v. Chr. für „gemeinsames, geselliges Trinken“, bei dem Reden zu bestimmten Themen, diesmal über „Influenza“, gehalten werden. Für die Griechen der Antike stand die ritualisierte Geselligkeit im Mittelpunkt. Wir haben das offizielle Reden und das ritualisierte Trinken tageszeitlich getrennt, aber keins von beiden soll zu kurz kommen. Den Heurigen werden wir genießen in den historischen Katakomben des 12-Apostel-Kellers, die auf das Jahr 1100 zurückgehen. Man wird Ihnen Grünen Veltliner und Zweigelt kredenzen, aber es herrscht Liberalitas Viennensis, d.h. es werden auch Bier und nichtalkoholische Getränke geboten.
Fast alle von Ihnen sind heute zum ersten Mal bei der Österreichischen Akademie der Wissenschaften und in diesen Räumen zu Gast. Deshalb sei mir ein kurzer historischer Exkurs über Einrichtung und Tagungsort gestattet. Gottfried Wilhelm Leibniz, der universale wissenschaftliche Geist des ausgehenden 17. und beginnenden 18. Jahrhunderts und einer der wichtigsten Vordenker der frühen Aufklärung, besuchte 1688 und 1713 Wien. Bei seinen kaiserlichen Audienzen trug er weitreichende Pläne vor und regte auch die Errichtung einer Akademie der Wissenschaften in Wien nach dem Vorbild der Royal Society (ab 1660) in England und der Académie des Sciences (1666) in Frankreich an. Wie der Chronist berichtet, wurde ihm wohlwollende Aufmerksamkeit zuteil. Im Klartext: man hat ihn nicht für voll genommen bzw. seine Anregungen

ignoriert. Wenn dem nicht so gewesen wäre, wäre die ÖAW heute 150 Jahre älter. Es hat sich nichts geändert. Das Schicksal, ignoriert zu werden, bleibt Vertretern der Wissenschaft bei Gesprächen mit heutigen Bildungspolitikern über Budgetfragen auch nicht erspart.Dass es übrigens nicht an Leibniz gelegen hat zeigen seine Verhandlungen mit dem späteren König Friedrich I. zur Gründung einer Preußischen Akademie der Wissenschaften, die im Jahr 1700 in Berlin gegründet wurde und deren erster Präsident er wurde.

Die Entstehungsgeschichte der ÖAW hatte leider selbst unter Maria Theresia (1717 - 1780), der auf dem Bildungssektor sonst so viel glückte, kein Glück. Ab 1810 hat sich dann der berühmte Orientalist Joseph Freiherr von Hammer-Purgstall um die Gründung einer Akademie bemüht. Hammer-Purgstall könnte einigen bekannt sein als derjenige, der die Geschichten aus Tausend und eine Nacht übersetzt hat. Aber erst eine Bittschrift von zwölf namhaften Gelehrten aus dem Jahr 1837 führte nach zehn Jahre langen Beratungen zur Gründung der "Kaiserlichen Akademie der Wissenschaften in Wien" durch ein kaiserliches Patent vom 14. Mai 1847. Hammer-Purgstall wurde der erste Präsident der Akademie und im Jahr 1857 erhielt die als Gelehrtengesellschaft und Hort wissenschaftlicher Freiheit geschaffene Institution als ständigen Sitz die alte Universitätsaula im Zentrum von Wien, also den Ort, an dem Sie sich jetzt befinden. An dieser Stelle umweht uns der Hauch der Geschichte. Nachdem dieses Haus über 100 Jahre die Wiener Universität beherbergt hatte, ging von diesem Viertel 1848 die Revolution aus.

Das Gebäude war 1753-1755 nach den Plänen des französischen Architekten Jean Nicolas Jadot erbaut worden und ist somit mehr als 100 Jahre älter als die Institution, die es jetzt beherbergt. Ursprünglich ausgemalt hat den Saal der Italiener Gregorio Guglielmi nach dem Programm eines anderen Italieners, Pietro Metastasio. Das Programm hatte die ikonographische Darstellung der vier Fakultäten gefordert. Das heutige Aussehen des Deckenfreskos ist eine Rekonstruktion, notwendig geworden nachdem ein Brand am 6. Feber 1961 das Original zerstört hatte.

Im Zentrum des Freskos steht die Verherrlichung des Kaiserpaares (Franz I. Stephan von Lothringen und Maria Theresia), auf dessen Zuwendung die Wissenschaft angewiesen war. Von den vier Fakultäten interessiert uns besonders die Medizin und ihr Motto „Ars tuendae et reparandae valetudinis", also „die Kunst, die „Lebenskraft' zu erhalten, zu bewahren und wiederherzustellen", sprich die Medizin als Reparaturkunst. Spontan mag irritieren, dass bei der Medizin nichts zu lesen ist von scientia und investigatio, zwei Kernbegriffen heutiger Medizin-Auffassung. Zur damaligen Zeit wurde vielmehr die Wissenschaft der Justiz (Iusti atque iniusti scientia) und die Erforschung der Philosophie (Causarum investigatio) zugeordnet (Abb. 81).

Was den ersten Teil betrifft, die Erhaltung der Lebenskraft sprich Gesundheit, ist das durchaus eine sehr moderne Auffassung von der Heilkunst, auch der tierärztlichen, deren moderner Primat an Stelle der Wiederherstellung die Erhaltung der Gesundheit von Tieren ist. Der zweite Teil des Wahlspruches, die Wiederherstellung der Lebenskraft durch Reparatur, findet sich heute perfekt repräsentiert in der Transplantationsmedizin. Vermissen dürfen wir alles, was heutzutage sonst noch der Medizin zugeordnet wird, aber letztendlich ist unter der „Ars tuendae et reparandae valetudinis" alles schön zusammengefasst, wenn wir die Betonung auf die Kunst legen und Kunst von Können herleiten.

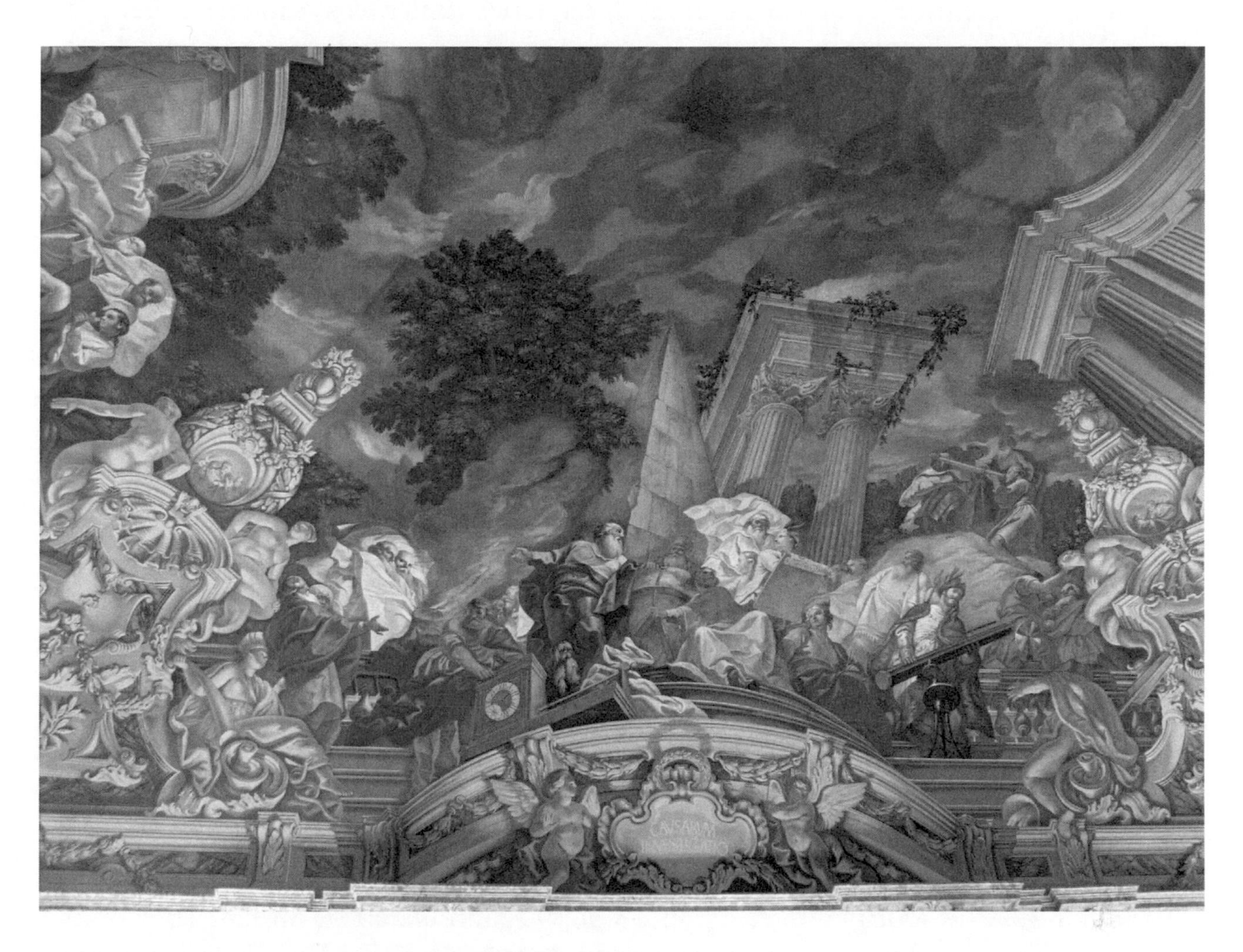

Abb. 81: Ausschnitt aus dem Deckengemälde des Festsaales im Gebäude der Österreichischen Akademie der Wissenschaften

Die Humanmedizin, ältere und gewichtigere Schwester der Veterinärmedizin, ist auch historisch von weit größerer Bedeutung. Als Gründungsmitglied der Alma Mater Rudolphina, der zweitältesten Universität im ehemaligen Heiligen Römischen Reich, ist die am 12. März 1365 gegründete medizinische Fakultät bereits im Mittelalter eine weithin anerkannte Instanz in Fragen des Gesundheitswesens, die bei Streitigkeiten zwischen Badern, Hebammen und Grundherren als Schlichtungsstelle angerufen wurde.
Zu Zeiten Maria Theresias erlangte die Wiener Medizin durch die Berufung des Holländers Gerard van Swieten internationale Bedeutung. Van Swieten legte den Grundstein zur "Ersten Wiener Medizinischen Schule" in der auch Maximilian Stoll, Anton von Störck oder Leopold Auenbrugger, der Entdecker der Perkussion, lehrten und forschten. Basierend auf weit zurückreichenden Traditionen wurde die Medizinische Ausbildung am Krankenbett, heute als „bedside teaching" neu erfunden, schon damals zur pragmatisierten Methode.

Im Jahre 1784 übersiedelten die Mediziner ins Allgemeine Krankenhaus, das sich zu einem wichtigen Forschungszentrum entwickelte. Im Laufe des 19. Jahrhunderts begründeten Ärzte wie Ignaz Semmelweis, der Überwinder des Kindbettfiebers, die Zweite Wiener Medizinische Schule. Grundlagenwissenschaften in der Medizin und Spezialisierung wurden vorangetrieben, es entstanden die weltweit ersten Haut-, Augen- und Hals-Nasen-Ohren-Kliniken, in denen wohl auch schon Influenza behandelt und Virologie betrieben wurde.
Neben der altwürdigen und erfolgreichen Medizin stand die Viechdoktorei wie ein nachgeborener kleiner schmuddeliger Bruder, der einen typischen leichten Geruch verströmte. Das Wissen um die Heilung kranker Tiere war zwar schon seit der Antike gesammelt und mündlich weitergegeben worden, aber die ersten tiermedizinischen Schulen entstanden - im Vergleich zur Medizin - relativ spät. Begonnen hatte es vor gut 250 Jahren im absolutistischen Frankreich: 1762 in Lyon und 1765 in Alfort.
Wie für alle anderen Veterinärschulen gilt auch für die Veterinärmedizin in Wien, dass quasi der Krieg der Vater ist. Die damaligen Armeen waren nichts ohne gesunde Pferde und anhaltend gesunde Pferde konnte man nur haben, wenn es genügend qualifizierte Veterinäre gab. Gleichzeitig waren diese auch nötig um gegen die bedrohende Tierseuchen zu kämpfen, die die landwirtschaftliche Produktion und damit auch die Ernährungsgrundlage der Armeen gefährdeten.
Der erwähnte Mediziner Gerard van Swieten, der Begründer der Ersten Wiener Medizinischen Schule war es denn auch, der zusammen mit zwei Feldmarschallen, die Gründung einer k.k. Pferde- Curen- und Operationsschule anregte. Wie so vieles in Österreich geht auch die Gründungsgeschichte unserer Universität zurück auf Maria Theresia. Am 24. März 1765 ordnete sie die Gründung der, wie wir heute wissen, weltweit dritten aber ersten Veterinärschule im deutschsprachigen Raum an. Das Gründungsdatum liegt genau 400 Jahre nach der Gründung der ersten medizinischen Fakultät in der Alma Mater Rudolfina im Jahr 1365. Vor 200 Jahrhunderten, im Jahr 1812 drohte der neuen Schule als Folge der napoleonischen Kriege das Aus. Das Ende konnte nur abgewendet werden durch Angliederung an die Universität Wien und insofern waren dann für ein halbes Jahrhundert beide medizinischen Fakultäten an derselben Universität in Wien beheimatet, so wie sie heutzutage beide selbständige Universitäten sind.
Zur Hochschule wurde unsere Veterinärschule, die über 200 Jahre im 3. Wiener Bezirk beheimatet war, erst 1897, ihre Unabhängigkeit erhielt sie 1905 und das Promotionsrecht 1908. Die Planungen, unsere Alma mater zu übersiedeln, reichen zurück in die letzten Jahre des Kaiserreichs vor den ersten Weltkrieg. Zumindest wurde die Übersiedelung immerhin dann im Jahr 1996, also noch im letzten Jahrhundert abgeschlossen. Aber es hat sich rentiert: ausgestattet mit der modernsten und größten veterinärmedizinischen Bildungsstätte in Europa verfügt die Veterinärmedizinische Universität Wien über Ressourcen, um die sie nicht nur in Deutschland beneidet wird.
Der Begriff Virus leitet sich vom lateinischen virus = das Gift ab und wurde zum ersten Mal von Medizinschriftsteller Cornelius Aulus Celsus im ersten Jahrhundert vor Christus verwendet. Er bezeichnete den Speichel, durch den Tollwut übertragen wurde,

als ‚giftig‘ und hat damit intuitiv absolut richtig gelegen, sowohl was das krankmachende Agens, das Tollwutvirus, wie auch den Übertragungsweg, den virusbehafteten Speicheleintrag beim Biss, angeht. Seit Ende des 19. Jahrhunderts wurde der Terminus Virus dann für Krankheitserreger benutzt die kleiner sind als Bakterien.

Viren stehen bekanntlich zwischen belebter und unbelebter Materie, sie verfügen nicht über die nötigen Enzyme und Stoffwechselprodukte für eine eigenständige Vermehrung, außerhalb lebender Zellen existieren Viren nur als inaktive Makromoleküle. Viren müssen Wirtszellen infizieren, um sich zu vermehren. Aus einem infizierenden Virus können mit dem Eindringen des Virus Tausende von Nachkommen entstehen. Erstmals nachgewiesen wurden Viren 1892 von Dmitrij I. Iwanowsky, der Tabakmosaikviren als mikroskopisch kleine Teilchen entdeckte, die der amerikanische Biochemiker Wendell Stanley dann 1935 kristallisierte und von denen er nachwies, dass sie nur aus RNS und einem Proteinmantel bestehen. RNS- Viren besitzen ein einzigartiges Vermehrungssystem, denn ihre RNS kann sich unabhängig von einer DNS verdoppeln.

Neue Krankheitsfälle entstehen, wenn Viren von Mensch zu Mensch oder von Tier zu Mensch übertragen werden. Viele Viren, wie auch die Erreger von Grippe, werden durch Tröpfcheninfektion übertragen. Viruserkrankungen sind endemisch oder epidemisch, d. h., sie treten in großen Wellen auf und befallen dann Tausende von Menschen. Ein klassisches Beispiel für eine epidemische Viruserkrankung ist das alljährliche weltweite Vorkommen von Grippeerkrankungen.

Die Bekämpfung viraler Infektionskrankheiten stellt eine große Herausforderung für dic medizinische Wissenschaft dar. Derzeit gibt es für Virusinfektionen keine völlig zufrieden stellenden Behandlungsmöglichkeiten, da die meisten Arzneimittel, die Viren zerstören, auch die Zellen schädigen.

Insgesamt haben Viren mehr Menschen das Leben gekostet als alle diversen Kriege. Manchmal wurden durch Kriegseinwirkung geschwächte Populationen Opfer von Pandemien, manchmal haben Pandemien die Folgen der Kriegshandlungen potenziert. Die spanische Grippe hat weit mehr Todesopfer gefordert als der 1. Weltkrieg, Kriegs- und Infektionsgeschehen haben sich gegenseitig in furchtbarer Weise befördert.

Die einzig wirksame Möglichkeit, einer Virusinfektion vorzubeugen, ist die Schutzimpfung. Es wurden zahlreiche antivirale Impfstoffe für Mensch und Tier entwickelt. Die Immunisierung mit einem Virusimpfstoff regt das körpereigene Immunsystem zur Bildung von Antikörpern an.

Der Begriff Pandemie setzt sich aus den griechischen Wortteilen (Transliteration pān) ‚alles‘ und dēmos ‚Volk‘ zusammen und bezeichnet demnach etwas, pan demos, ‘das das ganze Volk‘ trifft. Unter Pandemie versteht man eine länder- und kontingentübergreifende Ausbreitung einer Krankheit, die im Gegensatz zur Epidemie, der zeitlichen und örtlichen Häufung einer Krankheit in einer menschlichen Population, nicht beschränkt ist.

Bei historischen Pandemien trifft man weniger schnell auf Influenza, aber sehr schnell auf Pest, Cholera und Pocken. Influenza hatte in frühen Jahrhunderten nicht den Schrecken wie die Pest. Ein Blick auf die großen historischen Pestpandemien

- Antoninische Pest (165–180), die aber vielleicht auch eine Pockenpandemie war und im Römischen Reich etwa fünf Millionen Tote forderte
- die erste Justinianische Pestpandemie ausgebrochen 541 und bis ins 8. Jahrhundert im Mittelmeerraum forderte in den 2 Jahrhunderten Millionen Todesopfer
- die zweite Pestpandemie (Schwarzer Tod, 1347–1352) kam aus Zentralasien, breitete sich über ganz Europa aus und forderte ein Drittel der damaligen Bevölkerung, also etwa 25 Millionen Tote
- die dritte Pestpandemie von 1896 bis etwa 1945, weltweit rund 12 Millionen Tote,

verdeutlicht deren Bedeutung.
Ab dem 18. Jahrhundert hatten dann die Virus-Pocken die Bakterien-Pest als schlimmste Krankheit abgelöst und galten als Leitseuche dieser Zeit. Jedes neunte Kind starb noch vor dem zehnten Lebensjahr an dieser Infektion, insgesamt wird geschätzt, dass jedes Jahr 400.000 Menschen an Pocken starben.
Maria Theresia, die von 1717 bis 1780 gelebt hat, gebar 16 Kinder. Nur 10 haben sie überlebt, zwei starben an Pocken und sie selbst erkrankte an Pocken und wäre beinahe daran gestorben. Gerettet hat Maria Theresia jener van Swieten, den sie 1745 als Leibarzt nach Wien geholt hatte. Er soll für seine erfolgreichen Bemühungen u.a. das durchaus fürstliche Gehalt von umgerechnet 200.000 € erhalten haben. Das Pockenvirus hat auch die seit dem Mittelalter berühmte Habsburger Heiratspolitik durcheinander gebracht. "Bella gerant alii, tu felix Austria nube." („Mögen andere Kriege führen, du glückliches Österreich heirate"). Maria Theresia, die mit der Verheiratung ihrer Töchter Allianzpolitik betrieb, musste mehrfach ihre Pläne ändern, weil zwei ihrer Töchter an den Pocken starben und eine dritte durch diese völlig verunstaltet wurde.
Die Schutzimpfung gegen Pocken reicht weit in die Vergangenheit zurück. Bereits im zehnten Jahrhundert und früher gab es in China Erkenntnisse über eine mögliche Pockenimpfung: Ihre Geschichte begann dort mit der Erfahrung, dass bei gesunden Menschen, in deren Haut oder Nasenschleimhaut man Sekret aus den Hautveränderungen von Pockenkranken einbrachte, Pocken einen weniger starken Verlauf zeigten. Diese Form der als Variolisation bezeichneten Schutzimpfung hielt 1674 auch in Europa Einzug.
Maria Theresia wurde zu einer Vorkämpferin dieser umstrittenen Impfung gegen die Pocken. Entgegen der Hoffnungen blieb in der Monarchie und vor allem in den Provinzen das Impfverfahren der Variolation – eine Impfung mit menschlichen Blatternsekret – äußerst unpopulär. Nachlässigkeit und Dilettantismus führten hier häufig zum Scheitern der nicht ungefährlichen Pockenprävention.
Die Grundlage für die heute erreichte weltweite Ausrottung der Pocken bildet die Entdeckung des Engländers Edward Jenner, dem es 1796 gelang, eine wirksame Schutzimpfung gegen die Pocken zu entwickeln. Er beobachtete die Pockenerkrankung bei Rindern (Kuhpocken) und verwendete die aus den Kuhpockenblasen gewonnene Flüssigkeit zur Impfung. Jenner bezeichnete sein Verfahren als „vaccination" (abgeleitet von lateinisch vacca = „die Kuh"). Die erste weltweit öffentliche Impfstation

gegen die Pocken eröffneten im Jahr 1802 in Berlin der preußische König Friedrich-Wilhelm III. (1777 bis 1840) und seine Frau Luise (1777 bis 1813) unter dem Namen Königlich-Preußisches Schutzblattern-Impfinstitut. Durch die weltweite Einführung der Pockenschutzimpfung konnte diese Krankheit in den siebziger Jahren des letzten Jahrhunderts ausgerottet werden.

Nach diesem Erfolgsmodell der Bekämpfung und Ausrottung der viralen bedingten Pocken nun zur Influenza. Eine ansteckende, akute Erkrankung der Atemwege wurde schon 412 v. Chr. von Hippokrates, dem griechischen Begründer der Medizin, beschrieben. Eine erste bezeugte Pandemie stammt aus dem Jahr 1173 (Grube 1997). Die nächste gut beschriebene Pandemie trat 1580 auf. Sie verbreitete sich als eine «newe» schreckliche Krankheit mit großer Geschwindigkeit. Von Osten her - aus Asien über Russland kommend - streckte das rätselhafte epidemische Fieber europaweit Arm und Reich, Jung und Alt, Stark und Schwach binnen Tagen oder gar Stunden nieder. Die Zeitgenossen, deren Erinnerung an immer wieder aufkeimende Pestepidemien frisch war, wissen die Krankheit nicht einzuordnen, fühlen sich aber in höchster Gefahr. «Das plötzliche hohe Fieber und die enorme Schwäche jagte den Menschen großen Schrecken ein», sagt der Saarbrücker Historiker Behringer, dem zufolge es im Schnitt drei bis sechs weltweite Grippe-Ausbrüche pro Jahrhundert gab.

Der heutige Name „Influenza“ stammt aus dem italienischen und bedeutet: „Einfluss“. Er hat nichts zu tun mit fließenden Nasen - sonst wäre ja ital. Beccuccio = Ausfluss zutreffender. Influenza leitet sich vielmehr ab von der bis ins Mittelalter vorherrschenden medizinisch-astrologischen Vorstellung, alle Krankheiten seien durch bestimmte Planetenstellungen beeinflusst (also coeli influencia: Einfluss der Gestirne, himmlische Einflüsse). Später wurde auch der Kälte ein Einfluss zugeschrieben ("Influenza di fredo") da man die Krankheit in der Regel in den kalten Jahreszeiten auftreten sah (Kilbourne 1987).

Etwa zur gleichen Zeit nannten die Franzosen die Krankheit "la grippe". Das Wort ist seit dem 18. Jahrhundert bezeugt und eine volkssprachliche Bezeichnung, die wörtliche Bedeutung ist „Grille, Laune“. In der Schweiz ist bereits im 16. Jahrhundert „Grüppi“ für einen epidemischen Schnupfen belegt, dann 1788 in München ‚Kryps’ und 1789 und im russischen ‚chrip’, was so viel bedeutet wie „Heiserkeit“. Als Grippe zog sie in den deutschen Sprachraum ein, bis dahin hatte sie weit mehr als 30 verschiedene Namen und Bezeichnungen, u.a. „hirntobendes Fieber“ (1580), „neue Brustkrankheit“ (1602), „Spanischer Ziep“ (1580), „Galanterie-Krankheit“ und – wegen der heftigen Kopfschmerzen „Kürbiskrankheit“.

Ein Bericht aus einer österreichischen Tageszeitung aus dem Jahre 1889 stellt anschaulich dar, wie man sich so ein Grippegeschehen Ende des 19. Jahrhunderts vorzustellen hat und welche Vorstellungen über das Wesen der Krankheit damals vorlagen:

„Die Influenza breitet sich aus. In Wien, wo der erste Fall Ende des vorigen Monats auftrat, soll die Krankheit bereits den Charakter einer rapid um sich greifenden Infektionskrankheit angenommen haben. Im Wiener Allgemeinen Krankenhause gibt es keine Klinik und Abteilung, wo das Wartepersonal von Influenzafällen frei wäre....In

Russland hat sich die Influenza über das ganze Reich ausgebreitet. In Petersburg und Moskau wurden über 300000 Menschen davon befallen. Die Influenza greift überaus rapid um sich, wie dies von keiner anderen Krankheit, selbst Cholera und gelbes Fieber gesagt werden kann. Sie gibt sich, wie der russische Professor Dr. Filatoff schildert, vor allem durch das Fiebern des Körpers, durch heftige Kopfschmerzen, vorzüglich im Schädel und im Bereiche des sinus frontalis und durch die Steigerung der Körperwärme kund. Als eines der besten Mittel gegen die Influenza empfiehlt ein russischer Arzt den Absud vom Salbei, welcher glasweise, unter Beimischung einiger Tropfen des stärksten Cognacs getrunken wird. Die Krankheit ist nach Prof. Nothnagel in Wien unzweifelhaft eine Bakterienkrankheit (das Inflenzavirus wurde erstmal 1930 in den USA isoliert); sie verbreitet sich nicht durch ein Contagium, sondern mittels Miasmen durch die Luft.“
Bei einer Influenzaepidemie oder „Grippewelle“ werden 10 bis 20 Prozent einer Bevölkerung infiziert, aber die Ausbrüche bleiben lokal begrenzt. Auch in Grippejahren ohne Pandemie stirbt jährlich eine Vielzahl von Menschen an dieser Krankheit oder ihren Folgen. Bei Pandemien verbreiten sich die Viren rasch und mit Infektionsraten von bis zu 50 Prozent über den ganzen Globus. Auslöser ist immer ein neuer Subtyp des Influenza-A-Virus, der auch durch eine Antigenshift, also eine Durchmischung von humanen und aviären Gen-Segmenten, entstehen kann. Eine solche Durchmischung von Vogelgrippe- und humanen Influenzaviren kann beispielsweise im Schwein stattfinden („Schweinegrippe“), wenn diese Tiere Träger beider Viren sind.
In den letzten hundert Jahren ereigneten sich folgende große Influenzapandemien:

- Spanische Grippe (1918–1920), weltweit 500 Millionen Kranke und 25 bis 50 Millionen Tote,[2] Subtyp A/H1N1
- Asiatische Grippe (1957), eine Million Tote, Subtyp A/H2N2
- Hongkong-Grippe (1968), 700.000 Tote, Subtyp A/H3N2
- Russische Grippe (1977/78), 700.000 Tote, Subtyp A/H1N1 (Fallzahlen und Klassifikation als Pandemie umstritten)
- Schweinegrippe (2009), 18.000 Tote, Subtyp A/H1N1 (als Pandemie umstritten)

Hinsichtlich der Zahl der Opfer war allerdings die Pandemie zum Ende des 1. Weltkrieges ohne gleichen. In den Jahren 1918 und 1919 starben weltweit 20 - 40 Millionen, vielleicht sogar 50 Mio. Menschen an der so genannten Spanischen Grippe.
Als Erregerreservoir wurde schon sehr früh über das Schwein spekuliert, der wissenschaftliche Nachweis gelang aber erst sehr viel später, als in asservierten Gewebeproben von Grippeopfern das Hämagglutinin dieses "Spanish-Flu-Virus" frühen Schweineinfluenza-Stämmen zugeordnet werden konnte (Taubenberger et al. 1997). Bei der "Asiatischen Grippe" von 1957/1958 und der „Hongkong-Grippe“ von 1968-1970 war es vermutlich Wirtschaftsgeflügel. Es starben weltweit jeweils ca. eine Million Menschen. Nach dem Auftreten einer Pandemie kommt es häufig zu Epidemien, die durch in ihren Oberflächenstrukturen veränderte Nachkommen (Antigen-Drift) des Pandemie-Virus ausgelöst werden. Verwandte "Nachfolge-Viren" der letzten Pandemie-Viren (z. B. seit 1968 "Hongkong" (Influenza-A-Virus Subtyp H3N2) und seit 1977 "USSR" (Influenza-A-Virus Subtyp H1N1) zirkulieren daher heute noch.

Besondere Brisanz könnte die so genannte Vogelgrippe vom Subtyp Influenza A/H5N1 Influenza A, Hämagglutinin Subtyp 5 - und Neuraminidase Subtyp1) gewinnen, die ohne jedes Zutun des Menschen von Zugvögeln verbreitet werden kann. Sollten die A/H5N1-Viren so mutieren, dass sie von Mensch zu Mensch übertragen werden können, erwarten einige Experten ein Schreckens-Szenario.

Auf einem Influenza-Fachkongress in Wien wurde im Oktober 2006 berichtet, dass mehr als 95 Prozent aller Impfstoffe in nur neun Ländern produziert werden, was bedeutet, dass 86 Prozent aller Menschen in Ländern leben, die selbst keine Produktionskapazitäten besitzen. In der Folge begannen elf weitere Länder mit dem Aufbau oder der Inbetriebnahme entsprechender Fertigungsanlagen.

Influenza hat viele Gesichter und alle sind in der einen oder anderen Weise erschreckend. Hier nur drei Beispiele aus dem Umfeld der Influenza der jüngeren Vergangenheit:

- Es gibt Diskussionen darüber, ob ein Experiment, bei dem das für Menschen sehr gefährliche H5N1 Virus *in vitro* so verändert worden ist, dass es - auf dem Luftweg - hoch ansteckend zwischen Menschen übertragbar ist, publiziert werden darf
- Laut finnischer Gesundheitsbehörde soll es einen Zusammenhang zwischen der Applikation des Impfstoffes Pandemrix und einer Erkrankung an Narkolepsie geben.
- Impfstoffe aus der letzten Schweine-Pandemie im Wert von mehreren hundert Millionen Euro, die in Europa nicht zum Einsatz kamen, wurden wegen Ablauf der Haltbarkeit vernichtet.

Wenn man zum Zynismus neigt könnte man konstatieren, dass Influenza die erste Pandemie ist, die sich über Medien und Internet verbreitet hat. Hierbei moderierte und publizierte Szenarien haben sich mehr oder weniger verselbständigt. Die Angst vor der Pandemie war ebenso ansteckend wie der Erreger selbst. Aber es wird auch daran gearbeitet, das Internet für die Seuchenbeobachtung einzusetzen. Im Rahmen einer Art digitaler Rasterfahndung, konzipiert und entwickelt vom und für das US Heimatschutzministerium, werden täglich 250 Millionen Tweets (Nachrichten, die über den Twitter veröffentlicht werden) auf verdächtige Inhalte untersucht, öffentliche Facebook Nachrichten und Blogs kommen noch dazu. Nigel Collier am Nationalen Institut für Informatik in Japan sucht nach diesem Prinzip nicht nach Terroristen, sondern versucht die Ausbreitung von Krankheiten zu verfolgen. Google registriert bereits seit Jahren, wer, wann, wie oft und wo nach Grippe oder Grippesymptomen googelt und leitet daraus eine Karte möglicher Epidemieherde ab. Collier will in seinem Biocaster-Projekt dem Problem mit linguistischer Ontologie zu Leibe rücken. Die Schweinegrippe erwies sich als schwieriger Kandidat, weil sich die Krankheit langsam von Land zu Land ausbreitete, aber insgesamt hatten die von Biocaster errechneten Warnungen ermutigende Übereinstimmungen mit Daten der US-Seuchenbehörde geliefert (Stirn 2012).

Als zünftiger Tierzüchter und Biotechnologe bin ich kein Influenza Spezialist. Abgesehen von banalen persönlichen Kontakten mit dem Virus, die Menschen in

meinem Alter im Laufe ihres Lebens nun mal hinter sich haben, gab es für mich zwei wissenschaftliche Kontakte mit dem Phänomen Influenza. Der erste liegt ein Vierteljahrhundert zurück. 1985 hatten wir in München mit einem Wachstumshormon-Genkonstrukt gezeigt, dass man auch bei Nutztieren durch DNS Mikroinjektion Transgene generieren kann. Die parallel erzeugten Riesenmäuse haben uns noch lange beschäftigt, im Nutztierbereich haben wir ein Thema gesucht, die Verbesserung von Krankheitsresistenz, bei dem die konventionelle Tierzucht nichts zustande gebracht hatte. Für den Gentransfer erschien uns sehr spannend, die Mx Gen vermittelte Influenzaresistenz von Mäusen auf Schweine zu übertragen. Auf Vermittlung von Kollegen Winnacker kamen wir in Kontakt mit Charles Weissmann und seiner Arbeitsgruppe in Zürich und damit mit dem Mx Gen!
Als ich Weissmann in seinem Labor besuchte, war er durchaus inspiriert von der Idee, transgene Schweine zu machen. Er hat den jungen Tierzüchter aus München mit der Bemerkung „der macht Gentransfer beim Schwein" in seinem Labor herumgereicht wie einen Exoten und uns mit allen Klonen und Genen versorgt, die wir brauchten. Was wir im Einzelnen damals angestellt haben, darüber wird heute Nachmittag Kollege Müller, der in München einer meiner ersten Doktoranden war, sprechen. Vorwegnehmend sei hier nur gesagt, dass wir es zwar geschafft haben, eine Reihe von verschiedenen Mx transgenen Schweinen zu generieren, aber influenzaresistente Schweine haben wir nicht erreicht. Damals war unsere Frustration groß, heute wissen wir wenigstens, warum es nicht funktionieren konnte und - wie es vielleicht doch gehen könnte. Aber, und das sage ich vor allem, weil wir so viele Studierende im Auditorium haben, der fehlende Mx Erfolg hat uns langfristig nicht geschadet!
Etwas mehr als 20 Jahre später habe ich dieses vermaledeite Virus nochmals „angefasst". Diesesmal verfolgten wir ein gänzlich anderen Ansatz, der darauf abzielte, mit einem völlig neuen Nachweisprinzip einen POC (Point of Care) Test für einen schnellen und unkomplizierten Nachweis im Feld zu entwickeln. Grundlage des neuen Testprinzips sind die beiden Glykoproteine auf der Aussenseite der Influenza-viruspartikel, das Hämagglutinin und die Neuraminidase. Synthetisch hergestellte Rezeptorstrukturen sollen - quasi im Nachbau zellulärer Situationen - über spezifische Sialoglycostrukturen zur Bindung und Detektion von Influenzaviren Verwendung finden und sowohl den Nachweis aviärer und humaner wie auch die Differenzierung von niedrig- und hochpathogenen Influenzaviren ermöglichen. Kollege Leiser wird heute Nachmittag über den Stand dieser Entwicklungen berichten.
Bevor wir uns aber den Vorträgen zuwenden, habe ich die ehrenvolle Pflicht zu erfüllen, mich bei Herrn Dr. Ulrich Herzog vom Bundesministerium für Gesundheit sehr herzlich dafür zu bedanken, dass uns aus seinem Hause finanziell wohlwollende Unterstützung gewährt wird. Ich danke weiterhin den Sponsoren aus der Wirtschaft, an vorderster Stelle den großen Spendern und Firmen Böhringer Ingelheim und IDT, den kleineren Firmen marinomed, savira, eBioscience, agrobiogen, Xenogenetik, der ÖAW und der Vetmeduni.
Der Österreichischen Akademie der Wissenschaften und ihrem Präsidenten Prof. Denk danke ich sehr herzlich für die Zustimmung zur Durchführung dieses Symposiums.

Weiterhin bedanke ich mich bei allen, die bei der Vorbereitung und Durchführung tatkräftig mitgeholfen haben, an erster Stelle gilt dies für Frau Mag. Kathrin Spiesberger. Ihnen allen danke ich, dass Sie gekommen sind und uns und unserer Thematik die Ehre Ihrer Aufmerksamkeit schenken.

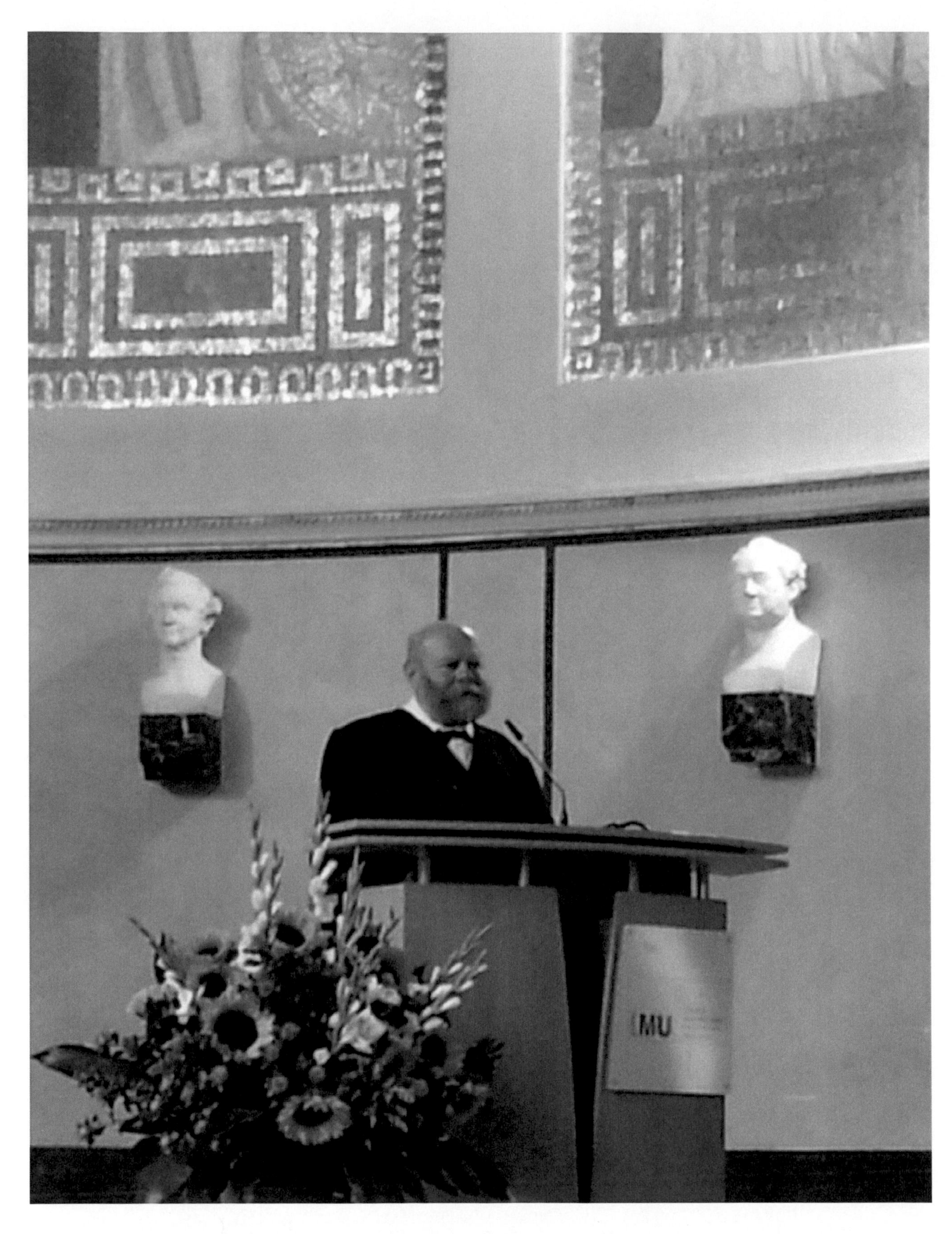


Abb. 82: Promotionsfeier der Tierärztlichen Fakultät München in der großen Aula (Foto: Eckhard Wolf)

Festvortrag Promotionsfeier der Tierärztlichen Fakultät, Ludwig-Maximilians-Universität München, 21.07.2012

## Geschlechtsabhängige Vererbung zwischen Kuriosität und Essentialität

Salve promovendi! Seid gegrüßt, Promovierende!
Spektabilität, sehr verehrte Damen, sehr geehrte Herren, hohe Festversammlung!
Vor 80 Semestern begann ich an der Ludwig-Maximilians-Universität München mein Studium der Tiermedizin, das mich dann über Promotion, Habilitation, Berufung und Wegberufung 1993 an die Veterinärmedizinische Universität in Wien geführt hat, unterbrochen von einer zehnjährigen familienbedingten Karenz in Larezhausen. Die Aufforderung von Spektabilität Prof. Braun, ausgesprochen bei der Maifeier am 1.5.2012 in Larezhausen (Abb. 83), heute die Festrede zu halten, ehrt und freut mich sehr. Ich danke ihm, dass ich sprechen darf und Ihnen, dass Sie mir zuhören.
Wenn man - als vergleichsweise alter Mann - Rückschau auf die Entwicklung in den tiermedizinischen Bildungsstätten während der letzten Jahrzehnte hält, gibt es ein Phänomen, das diese mehr als alle anderen Entwicklungen geprägt hat – die Dominanz der Frauen! Frei nach Nietzsche, allgemein als Vertreter des "Männlichkeitswahns" gehandelt, ist das gut für uns Männer, denn: „Durch Frauen werden die Höhepunkte des Lebens bereichert und die Tiefpunkte vermehrt“ - eine in Studien- und Prüfungssituationen höchst interessante Bivalenz.
Ich gestehe, nicht mutig genug zu sein, die Dominanz der Frauen direkt zum Thema meines Vortrages zu machen. Ich verstecke mich vielmehr im eigenen Themenrahmen und spreche über Kuriositäten und Essentialitäten im genetischen Umfeld geschlechtsgebundener Vererbung. Zu Ihrer Erbauung werde ich im Zuge dieser Ausführungen – völlig unangemessen für einen Tierzüchter – die genetische Situation beim Menschen mitreflektieren.
Geschlechtsabhängige Vererbung umfasst in erster Linie die Vererbung von

- Merkmalen, deren Gene auf den Geschlechtschromosomen lokalisiert sind oder von
- Merkmalen, die nur in jeweils einem Geschlecht auftreten, und von
- Erbgängen, die nur über ein Geschlecht laufen bzw. vom Geschlecht direkt beeinflusst werden.

Wir erinnern wir uns, dass Chromosomen, wie aus chroma = Farbe und soma = Körper ableitbar, anfärbbare Körperchen sind, die im Zellkern die in Eiweißpaketen verschnürten Erbinformationen enthalten. Es gibt zwei Arten von Chromosomen, die sog. Autosomen, die in normalen Zellen diploid, also zweifach vorliegen und die Geschlechtschromosomen oder Gonosomen, die das genetische Geschlecht eines Individuums bestimmen.

Ein Großteil dessen, was im Tierreich kreucht und fleucht, also Vögel, Schlangen, Eidechsen, Fische, Amphibien, Schmetterlinge, Köcherfliegen und vieles mehr folgt beim Geschlecht einem ZZ/ZW-System, d.h. die Männchen haben zwei Z-

Chromosomen und sind homozygot reinerbig. Bei Plazentatieren dagegen haben männliche Individuen im Normalfall ein X- und ein Y-Chromosom, weibliche dagegen zwei X-Chromosomen, was z. B. bei geschlechtsgebunden vererbten Krankheiten durchaus Vorteile mit sich bringt. Wir erkennen hier auch einen ersten essentiellen Unterschied zwischen Mann und Frau, nein, nicht dass Frauen weiblich und Männer männlich sind, sondern dass sie sich auf Grund ihrer Ausstattung mit Geschlechtschromosomen insofern unterscheiden, als dem X-Chromosom bei Frauen ein homologes Chromosom gegenüber steht, sprich dass Frauen zwei X-Chromosomen besitzen und Männer eben nur eines. Chromosomal gesehen ist also die Aussage, in jedem Mann steckt eine (halbe) (X) Frau, aber nicht in jeder Frau ein (ganzer) Mann nicht falsch. Oscar Wilde präzisiert in seinem Stück „Bunburry or *The importance of being Earnest*" gekonnt: "Alle Frauen werden wie ihre Mütter, das ist ihre Tragödie, aber kein Mann wird je so, das ist seine."

Das Geschlecht des Kindes wird durch das Geschlechtschromosom festgelegt, das die befruchtende Spermienzelle mitbringt. Dieses Prinzip chromosomaler Geschlechtsfixierung begann sich vor über 300 Millionen Jahren zu entwickeln. Seit jener Zeit ist es gröbstes Unrecht, wie von Despoten und adligen Herrscherhäusern oft praktiziert, von der werdenden Mutter die Geburt eines Sohnes zu erwarten oder gar erzwingen zu wollen, da nicht die Frau, sondern der Mann - zwar nicht Verursacher - aber doch Ursache für das Kindsgeschlecht ist. Mittlerweile hat in unseren Breitengraden erfreulicherweise die Einsicht Platz gefunden, dass es sinnvoller ist, die Regeln zu ändern für die Familiennamensgebung, oder für Thron- oder Erbfolge, als männliche Nachkommen erzwingen zu wollen.

Ganz überwunden ist dieser Männlichkeitswahn nicht: in Asien wird moderne Ultraschall-Technik während der Schwangerschaft zur Differenzierung von sekundären Geschlechtsmerkmalen genutzt, um Feten mit ungewünschtem Geschlecht zu identifizieren und sie dann abzutreiben. Da heutzutage mittels molekulargenetischer Methoden aus einer Blutprobe der Mutter genetische Merkmale incl. das Geschlecht des Fetus erkannt werden können, steht zu befürchten, dass dies ebenfalls entsprechende drastische Konsequenzen haben kann. Dabei können sich Eltern - auch aus genetischer Sicht - durchaus glücklich schätzen, eine Tochter zu bekommen, wie noch zu zeigen sein wird.

X- und Y-Chromosomen unterscheiden sich deutlich in Größe und Inhalt. Beim Menschen und seinen Haustieren ist das Y-Chromosom deutlich kleiner als das X-Chromosom. Während auf dem X-Chromosom rund 2000 Gene liegen, trägt das Y-Chromosom - je nach Spezies - nur ein paar kümmerliche Dutzend Gene. Nun, klein aber fein, diese wenigen Gene machen den Mann zum Mann, sie entscheiden, ob sich der Embryo männlich entwickelt. Viele Biologen schienen übrigens allen Ernstes die Befürchtung gehegt zu haben, das Y-Chromosom könnte - in Fortsetzung des seit 300 Millionen Jahren laufenden Verkleinerungsprozesses - irgendwann gänzlich verschwinden, wodurch die Männer sozusagen aussterben würden. Nicht für alle Frauen lustig, die verbleibenden Kinderwünsche müssten dann durch geschlechtslos erreichbare Jungfernschwangerschaften erfüllt werden. Bevor hier allerlei spaßige oder gar schlüpfrige Spekulationen um sich greifen, sei aus männlicher - und hoffentlich auch aus weiblicher - Sicht Entwarnung gegeben. Eine Arbeitsgruppe vom renommierten Whitehead Institute in Boston hat in der Zeitschrift Nature im Februar unter der Leitung von Jennifer Hughes eine Studie publiziert, die durch Vergleich des Y-Chromosoms von Mann und Rhesus Affe zeigt, dass der Genverlust auf dem Y-Chromosom bereits vor über 20 Millionen Jahren zu Ende gegangen ist und demnach erwartet werden kann, dass die Männer der Welt erhalten bleiben bzw. zumindest nicht auf Grund eines schleichenden Verlustes des Y- Chromosoms verschwinden werden. Die Erleichterung darüber war der New York Times einen Leitartikel wert.

Der Grund der Verlust-Diskussionen war naheliegend: wenn ein Y- Chromosom fehlt, entsteht auf jeden Fall ein weibliches Individuum. Die umgekehrte Aussage ist auch korrekt: ein vorhandenes Y-Chromosom führt immer zu einem männlichen Phänotyp. In der Rinderpraxis gibt es eine wohl bekannte Erscheinung, die das eindrücklich demonstriert. Bei verschieden geschlechtlichen, also zweieiigen Rinderzwillingen, sind 95% der weiblichen Zwillinge unfruchtbar, die männlichen Zwillinge dagegen sind weitgehend unbeeinträchtigt. Das liegt am Y-Chromosom des männlichen Zwillings und an einer plazentären Besonderheit des Rindes. Bei einer Zwillingsträchtigkeit kommt es in der Plazenta zur Bildung von Anastomosen, also zu Verbindungen der fetalen Blutgefäße, über die Blut zwischen den beiden Feten ausgetauscht werden kann. Wegen Immuntoleranz werden die Blutzellen des anderen Feten nicht als fremd erkannt, sie überleben und die Feten werden zu Chimären. Bei anderen Säugerspezies tritt so etwas glücklicherweise extrem selten auf.

Das für die Geschlechtsausprägung, also die Ausbildung eines männlichen Phänotyps, wichtigste molekulare Ereignis im Fetus ist die Bildung des männlichen Sexualhormons Testosteron, das die weitere Ausdifferenzierung der primären und sekundären Geschlechtsmerkmale beeinflusst. Beim Fehlen dieses Hormons entwickelt der Embryo einen weiblichen Phänotyp. Durch plazentären Blutaustausch wird dieses männliche Hormon aber plötzlich auch in genetisch weiblichen Feten wirksam. Das führt zu einer Unterentwicklung der weiblichen Geschlechtsorgane, denn diese werden quasi maskulinisiert. Es kommt zur Unterentwicklung der Ovarien. Eileiter, Gebärmutter und Vagina sind verkürzt oder fehlen sogar ganz. Betroffene genetisch weibliche Kälber werden als Zwicken oder Free Martins bezeichnet. Zytogenetisch handelt es sich um XX/XY-Chimären.

Von Chimären nun zu Mosaiken. Im Unterschied zu Chimären, die Zelllinien aus verschiedenen befruchteten Eizellen enthalten, bestehen Mosaike aus verschiedenen Zelllinien, die aus einer einzigen befruchteten Eizelle stammen. Meine Studentinnen provoziere ich gerne mit der Aussage, sie alle seien genetische Mosaike – das ist zwar völlig harmlos, klingt aber leicht anrüchig und hat deshalb einen hohen Erinnerungswert! Wichtig ist, dass genetischer Mosaizismus evolutionär sehr wohl von Vorteil ist.

Die englische Genetikerin Mary Frances Lyon hat 1961 die Hypothese aufgestellt, dass Plazentatiere zur „Dosiskompensation“ kurzerhand eines der beiden weiblichen X-Chromosomen inaktivieren. Mehr ist ja bekanntlich nicht immer besser und mehr

Chromosomen führen oft, denken Sie nur an Trisomien, zu mehr Problemen. Um zu verhindern, dass das doppelte X-Chromosom im Weibchen doppelt soviel Genprodukt wie das einfache X-Chromosom im Männchen erzeugt, wird jeweils ein X-Chromosom inaktiviert. Dabei wird es so verändert, dass es zum lichtmikroskopisch nachweisbaren Barr- Körperchen wird. Der *Barr*-Test, bei dem Haare, Mundschleimhaut oder Blut benutzt werden, gehörte deshalb in vor-molekulargenetischen Zeiten bei großen Sportwettkämpfen zum Pflichtprogramm der medizinischen Untersuchungen. Er ersetzte für Teilnehmerinnen die vorher übliche entwürdigende Untersuchung mit der sichergestellt wurde, dass in Frauenwettkämpfen tatsächlich nur „genetische", also XX-chromosomale, Frauen antraten.

Die Tatsache, dass Männer nur ein X-Chromosom haben, kann für sie genetisch nachteilig sein. X-chromosomal lokalisierte Erbkrankheiten treten vor allem bei Männern auf. Bekannte Beispiele sind Bluterkrankheit, Duchenne- Muskeldystrophie oder Rot-Grün-Blindheit. Im weiblichen Organismus stehen durch die Zufälligkeit der Inaktivierung des X-Chromosoms simultan beide Varianten zur Verfügung und somit können sich störende Geneffekte des einen Allels dann durch das andere - intakte - Allel ausgleichen. Das soll auch der Grund sein für die bei weiblichen Individuen besseren Immunreaktionen und die effizientere Abwehr von Krankheitserregern.

Harmlose Fälle von Mosaizismus haben sie alle schon gesehen. Gemeint sind hier nicht Frauen, die zwar gerne artifiziell aufgetragene Farbauffrischungen tragen, im Normalfall aber keine X-chromosomal vererbten Farbzeichnungen zeigen. Täten sie dies, wäre der Mosaizismus in der Tat leicht zu erkennen, so leicht wie bei dreifarbigen Kätzinnen, den sog. Glückskatzen. Diese charakteristische Färbung entsteht, weil die Gene für schwarz und rot X-chromosomal lokalisiert sind. Wenn nun eine Katze an dem einen X Chromosom das Gen für schwarz und an dem anderen das Gen für rot hat, dann ist die Fellfarbe je nach Inaktivierungsstatus des jeweiligen X Chromosoms schwarz oder rot. Da die Auswahl des zu inaktivierden X-Chromosoms in der frühen Embryonalentwicklung zufällig erfolgt und an alle Tochterzellen weitergegeben wird, entstehen charakteristische schildpattfarbige Fellflecken.

Mit diesem Wissen kann man als aufmerksamer Tierarzt auch mal eine Mär entlarven. Auf der ausschließlich Männern bzw. Mönchen vorbehaltenen griechischen Halbinsel Athos geht es angeblich so streng orthodox zu, dass es nicht einmal weibliche Haustiere geben soll. Als ich vor 10 Jahren dort war, tummelten sich am Strand zwei muntere Mäusefänger, die sich auf Grund ihrer Dreifarbigkeit als weibliche Katzen auswiesen. Mein Hinweis an die Mönche, dass da zwei Weibchen in die Männerdomäne Einlass gefunden hätten, scheiterte nicht nur an der Sprachbarriere, sondern auch daran, dass diese Orthodoxen mich als Heterodoxen ohnehin nicht für voll nahmen, Glückskatzen hin oder her.

Dabei ist mein beinahe Namensvetter Alfred Brehm wohl mitverantwortlich für den Glückskatzen-Nimbus, weil er 1893 in Brehms Tierleben niederschrieb: (ich zitiere) „Eine dreifarbige Katze schützt das Haus vor Feuer und anderem Unglück, die Menschen vor dem Fieber, löscht auch das Feuer, wenn man sie in dasselbe wirft und heißt deshalb „Feuerkatze". Wer sie ertränkt, hat kein Glück mehr oder ist sieben Jahre lang unglücklich; wer sie totschlägt, hat fernerhin kein Glück; wer sie schlägt, muss es von hinten tun."

Ich bin sicher, der alte Brehm hat hier nicht doziert, sondern ausschließlich Volksglauben zitiert. Er und wir hofften und hoffen, dass derartige Ansichten und Vorgehensweisen nachhaltig überwunden sind.

Nun aber vom Volksglauben hin zu einem schier unglaublichem Faktum. Die weltweit erste geklonte Katze, die im Jahr 2001 in den USA geborene „Copycat", sah überhaupt nicht aus wie eine Kopie der dreifarbigen Kernspenderin namens Rainbow. Ursache war die Inaktivierung des X-Chromosoms, die auch bei Klonen und eineiigen Zwillingen unterschiedlich ist. Zwillinge haben, trotz gleicher genetischer Ausstattung – z.B. beim Menschen unterschiedliche Fingerabdrücke – und X- chromosomale Färbungen führen zu massiven phänotypischen Unterschieden. Gleich ist also nicht immer gleich und Eineiige oder Klone sind zwar kerngenetisch gleich aber deshalb noch lange keine identischen Kopien.

In der Genetik erleben wir überaus spannende Zeiten. Dass wir weit mehr sind als die Summe unserer Gene ist nicht erst seit dem Klonieren eine Trivialität. Bislang war dieses *mehr* in erster Linie der Einfluss der Umwelt. Heute wissen wir, dass zwischen Genotyp und Umwelt noch eine weitere Komponente liegt. Sie gehört zum Genom, weil sie an der DNS fixiert ist, und sie stammt aus der Umwelt, weil sie von ihr geprägt ist. Man spricht von Epi-Genetik, von einer Art Über-Genetik, und meint damit vererbbare Veränderungen der Genexpression, die nicht über Sequenzänderungen der Basen kodiert, sondern auf Chromatinebene nach einem eigenen epigenetischen Code kontrolliert werden. Wie sich epigenetische Vererbung auf Selektion und Evolution auswirkt bzw. ausgewirkt hat, weiß noch niemand wirklich zu erklären. Aber wieder einmal ist ein Dogma ins Wanken zu geraten. Diesmal ein zentrales Dogma der Molekularbiologie, das die Ausschließlichkeit genetischer Vererbung postuliert. Die neuen Forschungen zur epigenetischen Formung von DNS und Genen über Generationen hinweg lassen alte Fragen zur Vererbung von erworbenen Eigenschaften wieder fröhliche Urstände feiern und der Lamarckismus erscheint wie ein Menetekel an der Wand.

Eine Sensation ist auch, dass dieser epigenetische Code geschlechtsabhängig vererbt werden kann. So gibt es Daten aus Skandinavien, die eindrücklich belegen, dass, je nachdem was Großvater oder -mutter gegessen bzw. in Hungerperioden vermisst hat, die Aktivität der Gene der Enkelgeneration unterschiedlich beeinflusst. Nahrung bzw. Hunger kann also Gene in der ungeborenen Enkelgeneration ein- und ausschalten. Da dem so ist, müssen wir darüber nachzudenken, ob auch andere Aktionen nicht nur als zeitlich begrenzte Umwelteffekte auf unsere Kinder einwirken, sondern genetisch nachwirken. Oder anders ausgedrückt: findet das, was wir heute tun oder unterlassen, epigenetisch eine Weitergabe an noch ungeborene folgende Generationen? Müssen wir erwarten, dass etwa Zuwendung zu unseren Kindern oder deren Fehlen eventuell genetische Spuren in noch ungeborenen Enkelgeneration hinterlässt? Wie gesagt, spannende Zeiten und aufregende Ideen.

Genomische oder gametische Prägung sind epigenetische Prozesse, bei denen einzelne Chromosomenabschnitte durch die weibliche oder männliche Keimbahn so markiert werden, dass in Körperzellen nur eine Version des Gens aktiv ist, d.h. die beiden Allele eines Gens sind unterschiedlich aktiv in Abhängigkeit davon, ob das Allel vom Vater oder der Mutter geerbt worden ist.
Ein besonders eindrucksvolles Beispiel aus der Tierzucht ist Callipyge. Callipyge heißt, sie entschuldigen, „schöner Hintern". Etwas despektierlich wurde dieses Phänomen nach dem Abbild der Aphrodite von Kallipygus bezeichnet. Diese Aphrodite hat wirklich einen schönen Hintern – an dieser Stelle bedaure ich ausdrücklich, auf Bilder verzichtet zu haben - beim Schaf mag das Geschmacksache sein, aber vor über 20 Jahren wurde ein Bock geboren, der auf Grund einer Mutation einen sehr wohlgeformten und das heißt für denTierzüchter „fleischigen Hintern - und Rücken –„ hatte. Das Besondere war und ist, dass das mutierte Gen zwar wie ein Mendelsches Gen vererbt wird, aber bei den Nachkommen wirkt es nur, wenn es vom Vater ererbt worden ist. Mutierte Gene, die von der Mutter weitervererbt werden, zeigen bei den Nachkommen keinerlei einschlägigen Effekt, selbst wenn die Mutter Callipyge ist, also einen schönen Hintern hat.
Ein anderes Beispiel, nun bei Mäusen, zeigt, dass das vom Vater ererbte IGF2-Allel exprimiert wird, also aktiv ist, das von der Mutter geerbte Allel dagegen nicht. Beim Wachstumsinhibitor Igf2r Gen ist es umgekehrt, das maternale Allel ist aktiv, das paternale nicht. Schätzungsweise 1% aller unserer Gene unterliegen der Prägung, Imprinting genannt. Die 30 Jahre alte Geschlechterkonflikt-Hypothese (Moore und Haig, 1991) besagt, dass Imprinting Mechanismen die unterschiedlichen elterlichen Interessen bezüglich der Bereitstellung von maternalen Ressourcen für den Fetus regulieren sollen. Exprimierte Gene des Vaters tendieren dazu, das Embryowachstum auf Kosten der Mutter zu steigern, wohingegen exprimierte Gene der Mutter das Embryowachstum begrenzen, um Ressourcen für weitere Schwangerschaften (eventuell mit anderen Vätern) zu schonen.

Eine sehr spezielle und ganz anders geartete Form der Vererbung ist die 1963 entdeckte plasmatische oder matroklin extrachromosomale Vererbung, eine Vererbung, die außerhalb der Chromosomen und ausschließlich über die Mutter läuft. Wir alle haben nur Mitochondrien unserer Mutter, denn Mitochondrien und ihre DNS werden nur über die Eizelle der Mutter, nicht über das Sperma des Vaters weitergegeben. Bei dieser matroklinen Vererbung ist der Vater außen vor und völlig unbeteiligt, denn die ohnehin wenigen Mitochondrien im Spermienmittelstück werden nach der Befruchtung gezielt und vollständig abgebaut. Mitochondrien, quasi die Kraftwerke der Zelle, haben ein eigenes ringförmiges DNS- Molekül von etwa 17.000 Basenpaaren Länge mit einem eigenen genetischen Code, das für 13 Schlüsselproteine der Atmungskette und eigene Ribonukleinsäuren codiert. Sie werden mit Leistungsfaktoren und dem Alterungsprozess in Zusammenhang gebracht und können Ursache für Erbkrankheiten sein.

Die rein maternale Vererbung der Mitochondrien und ihrer DNS erlaubt es Humangenetikern zu errechnen, dass die mitochondriale Eva vor etwa 150.000 Jahren gelebt haben muss. Das Pendant zur mitochondrialen Eva ist der Y-chromosomale Adam. Das Y-Chromosom landet im Normalfall nie in einem weiblichen Soma und wird ausschließlich vom Vater auf den Sohn im Sinne einer holandrischen Vererbung weitergegeben. Der Großteil des Y-Chromosoms unterliegt nicht der Rekombination, so dass der Adam, auf den sich sämtliche heute noch existierenden Varianten des Y Chromosoms zurückführen lassen, vor etwa 80.000 Jahren gelebt haben muss. Glücklicherweise haben beide, also sowohl die mitochondriale Eva als auch der Y-chromosomale Adam, wenn schon zu unterschiedlichen Zeiten, so doch wenigstens in der gleichen Gegend gelebt, in Afrika. Alttestamentarisch ist die im Vergleich zu Adam doppelt so alte Eva eingefleischten Kreationisten nicht zu erklären.

In der Tierzucht wichtig ist die geschlechtsbegrenzte Wirkung autosomaler Gene. Prägnante Beispiele beim weiblichen Tier sind die Milchleistung oder bestimmte Fruchtbarkeitsmerkmale. Um männliche Tiere für solche Merkmale vernünftig selektieren zu können, greifen Tierzüchter zu dem Trick, Vatertiere an Hand der Leistungen ihrer Töchter zu selektieren, frei nach dem Motto, zeige mir Deine Töchter, dann sage ich Dir, was Du wert bist. Diese Selektionsmethode wird seit Jahrzehnten höchst erfolgreich praktiziert, auch wenn sie den nicht unerheblichen Nachteil des relativ hohen Alters der so selektierten Vatertiere und die daraus resultierende Verlängerung des Generationsintervalls hat. Die genomische Selektion mit der Möglichkeit, schon bei jungen Vätern oder sogar schon bei männlichen Embryonen väterliche Gene für weiblich begrenzte Merkmale potenzieller Töchter direkt aus der Genomsequenz ableiten zu können, wird in Zukunft Jahre an Zeit einsparen.

Männer haben neben den verhaltensbedingten Risiken nicht unerhebliche geschlechtsbedingte Gesundheitsrisiken. Außer den Folgen des ursprünglich dem Fortpflanzungserfolg geschuldeten männlichen Imponiergehabes, ist so etwas wie die Prostata mit all ihren Beschwerden und Risiken weit unangenehmer. Frei nach John Irvings „Gottes Werk und Teufels Beitrag“ konstatiere ich: „Wenn die Erschaffung des Mannes Gottes Werk ist, dann ist die Prostata Teufels Beitrag. Für gestandene Männer unseres Alters ist die Prostata nicht nur überflüssig wie ein Kropf, sondern gefährlich wie ein Blindgänger mit defektem Zeitzünder. Man weiß nie, wann sie hochgeht und wie das ausgeht - ein kluger Mann vermutet zu recht, meistens schlecht“.

Soviel also für heute zur geschlechtsgebundenen Vererbung und zu einigen Phänomenen, die entstehen, wenn Gott sich langweilt und seine Schöpfung kreativ aufmischt. In Summe haben homogametische weibliche Individuen ohne Frage die günstigere Erblichkeitssituation, herzlichen Glückwunsch! Verbalen Gynozentrismus können und sollten sie sich versagen: das Konzept, die Frau in den Mittelpunkt zu stellen, indem sie den Mann diskriminiert, hat sich die Natur ohnehin längst zum Prinzip gemacht.

Annuntio vobis gaudium magnum – conficio. Freut Euch, ich komme zum Ende. Ich wünsche allen Promovierenden „Glück auf“, einen zünftigen Start in eine verheißungvolle Zukunft „Ad multos annos“ und Ihnen allen, zugleich mit unserer geliebten Alma mater, ein „Vivat Crescat Floreat in Aeternum“.

Herzlichen Dank für Ihre geschätzte Aufmerksamkeit!

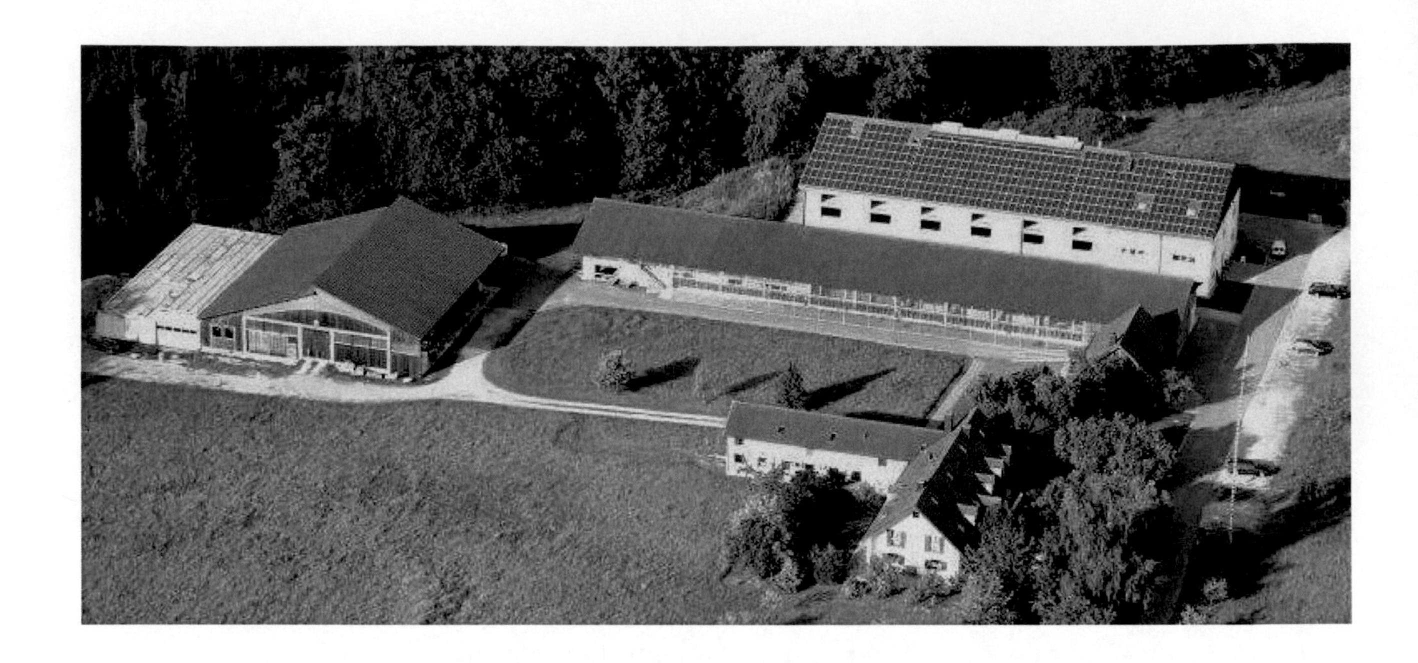

Abb. 83: Biotechnologie-Standort Larezhausen im Jahr 2012

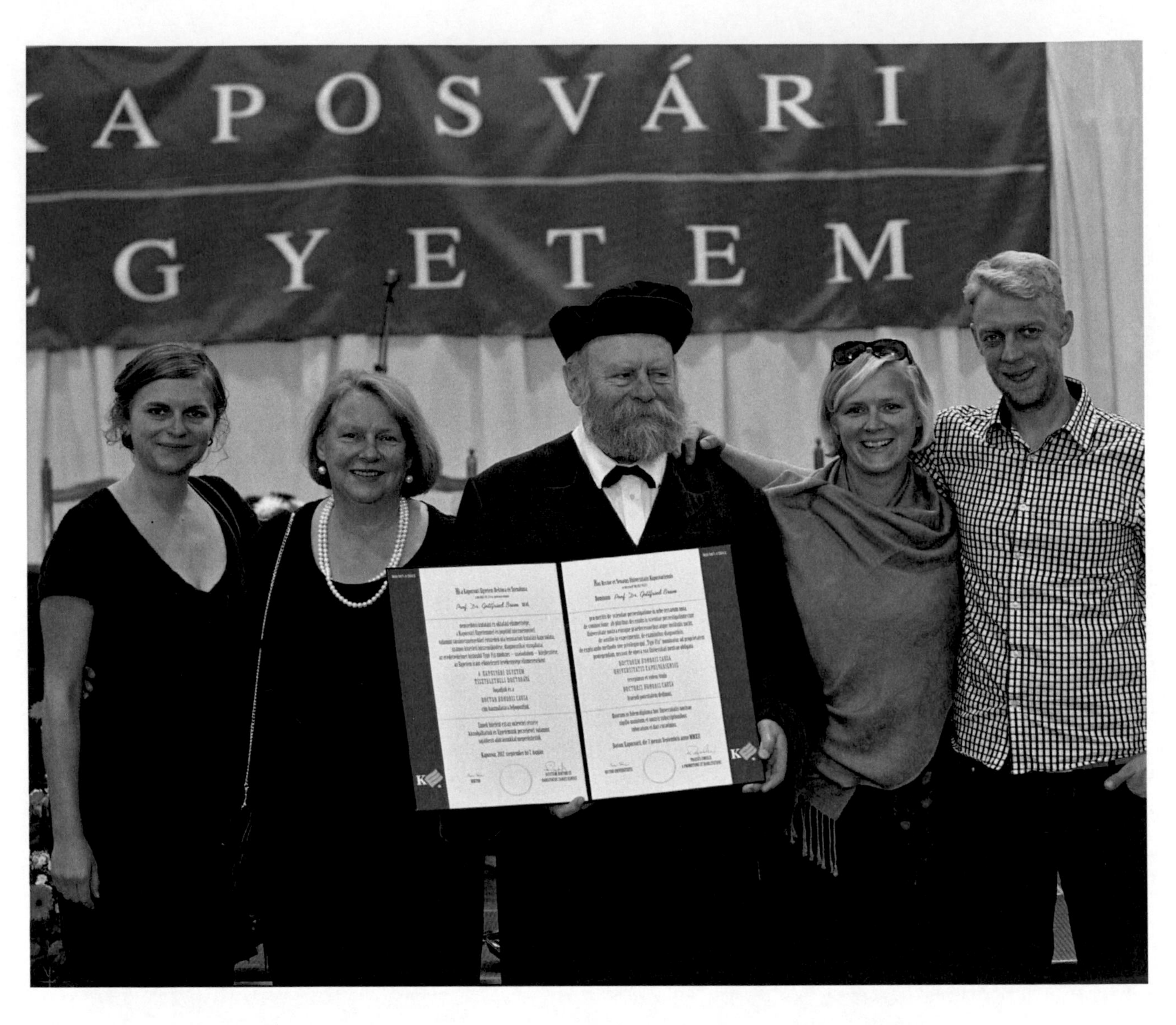


Abb. 84: Ehrenpromotion Universität Kaposvar, Kaposvar, 07.09.2012
(von links Helene, Moni, Gottfried sen., Karolina, Gottfried jun.)

Ehrenpromotion an der Universität Kaposvar, 07.09.2012

## Deo Gratias. Gott sei Dank

Bitte erlauben Sie mir, dass ich meine Dankesworte so beginne, denn ich meine sie auch so. Ich danke wahrlich Gott, dass ich heute hier stehen kann und das ist keine Floskel. Am 26. Juli, also vor gut sechs Wochen sah es nicht danach aus. Ein massiver Angina Pektoris Anfall und schwerer Herzinfarkt brachten mich dem Tod näher als dem Leben und im Laufe der folgenden 24 Stunden bedurfte es dreier klinischer Reanimationen mittels Defibrillation und Elektroschockbehandlung, um mich am und im Leben zu halten. Dank der modernen Medizin und engagierten Ärzten und Pflegerinnen geht es mir heute wieder gut.

Ich bin zwar noch krankgeschrieben aber in der Rekonvaleszenz und freue mich sehr, nun meinen herzlichen Dank für die hohe Auszeichnung der Verleihung der Ehrendoktorwürde an die Universität Kaposvár, den Senat der Universität, den Rektor der Universität Kaposvár, Prof. Dr. Szávai Ferenc und den Proponenten Prof. Dr. Repa Imre richten zu können. Ich fühle mich überaus geehrt und bin sehr glücklich. Mein besonderer Dank gilt auch dem Laudator, Herrn Prof. Dr. Seregi János. Ich danke ihm nicht nur für seine herzliche und zu Herzen gehende Laudatio, sondern auch für seine über ein Vierteljahrhundert währende Freundschaft, die, beginnend in kommunistischen über folgende stürmische postkommunistische Zeiten gehalten hat bis zum heutigen Tag. Persönlich sind wir alt geworden, unsere Freundschaft ist es nicht, deshalb hoffe ich sehr, dass unsere Gesundheit es zulassen wird, dass wir weitere gemeinsame wissenschaftliche und wissenschaftspolitische Projekte realisieren werden können.

Meine ersten Kontakte mit Ungarn reichen bald drei Jahrzehnte zurück. Als junger Assistent am Institut für Tierzucht und Tierhygiene der Ludwig-Maximilians-Universität München wurde ich von János anlässlich seines Studienaufenthaltes 1984 in Bayern besucht. Daraus entstand der Plan, ein gemeinsames Forschungsprojekt in Ungarn zu realisieren. Dieses wäre allerdings beinahe durch die Katastrophe von Tschernobyl verhindert worden, aber János hat uns trotz des radioaktiven Fall-outs überredet, nach Ungarn zu kommen mit den tröstenden Worten, man würde uns ohnehin mit Salami und Gulasch bzw. Pörkölt füttern und beides wäre definitiv nicht kontaminiert. So sind wir denn gefahren und für mich war das die erste von mittlerweile über hundert Reisen zu Forschungsprojekten und Vorträgen und ich habe dabei nicht nur die Kultur Ungarns und seine vielfältigen Gemeinsamkeiten mit Bayern und Österreich näher kennen gelernt, sondern auch höchst geschätzte Kollegen.

Neben vielfältigen persönlichen Kontakten mit Ungarn gibt es auch eine nette historische Annäherung. Unser bayerischer Familienwohnsitz Larezhausen ist nur wenige Kilometer vom Benediktinerkloster Scheyern entfernt. Dort ehelichte 995, also vor über tausend Jahren der spätere erste König Ungarns und heilig gesprochene Stephan I. aus dem Geschlecht der Arpaden, Gisela, die älteste Tochter des bayerischen Herzogs Heinrich.

Angekommen bei familiären Beziehungen danke ich meiner lieben Frau Monika, die mir schon seit bald 34 Jahre treu verbunden zur Seite steht und unseren drei Kindern (Abb. 84), auch dafür, dass sie alle heute hierher gekommen sind, um mich bei dieser höchst feierlichen Gelegenheit zu begleiten.
So schließe ich mit dem Wunsch, die Universität Kaposvár möge sich eines immerwährenden vivat, crescat, floreat erfreuen.
Vielen Dank.

Gemeinsames Symposium der Österreichischen Akademie der Wissenschaften (ÖAW) und der Leopoldina, Wien, 21.03.2013

**Erbfehler und Erbkrankheiten – „Erbsünden" ohne Sündenfall?**

Tierzucht und Tiermedizin haben sich in über zehn Jahrtausenden parallel entwickelt. Ohne die eine gäbe es die andere nicht. Mit zunehmend größer werdenden Beständen nach der Domestikation traten Seuchen und Krankheiten auf, die durch die Haustierwerdung für den Menschen zum Problem wurden. Auch neue Nutzungsformen, wie das Heranziehen von Tieren zum Transport von Lasten, vor dem Pflug, vor dem Streitwagen und als Reittiere, führten zu neuen Behandlungsnotwendigkeiten von Tieren, man denke nur an die Entwicklung von Geschirren und den Hufbeschlag. Verletzungen, die bei Wildtieren für den Menschen als Jäger insofern relevant waren, als sie das Erlegen erleichterten, erforderten bei Haus- bzw. Zuchttieren Behandlungsversuche zum Erhalt des Besitzes. Mit der Haustierwerdung entstand neben der Notwendigkeit der Fürsorge mit Fütterung und Haltung auch die tierärztlich ausgerichtete Versorgung und Nachsorge. Geleistet wurde diese von „Medizinmännern" und von den für die Tiere Verantwortlichen, also den Hirten. Seit 5000 Jahren sind tierärztlich ausgerichtete Ansätze dokumentiert und seit 3000 Jahren gibt es erste gesetzliche Regelungen.

Hinweise auf **Erbfehler** bei Tieren finden sich erst relativ spät. Fündig wird man aber direkt oder indirekt im Humanbereich beispielsweise durch die mit der Erbfehlerproblematik vergesellschaftete Eugenik. Schon in der altgriechischen Philosophie. Platon (427-347 v. Chr.) spricht sich in der Politeia (*Politeía* = „Staat", verfasst um 370 v. Chr.) u.a. explizit für Eugenik, also Auslese und Erbgesundheitslehre aus. Interessant ist, dass er im vierten Buch, dem Buch über die Gerechtigkeit, das Staatsmodell provokant um die weitgehende Gleichberechtigung von Frauen und Männern erweiterte. Ich zitiere eine wörtliche Übersetzung: „Keine Aufgabe, Beschäftigung oder Tätigkeit derer, die den Staat verwalten, gibt es für die Frau, weil sie eine Frau ist, oder für den Mann, weil er ein Mann ist". Das ist beachtenswert, denn die tatsächliche vollständige Umsetzung dieses Prinzips beanspruchte noch mehr als 2300 Jahre und beschäftigt uns heutzutage an den Universitäten mit einer von der Politik vorgegebenen zwingenden 40% -Frauenquote für alle Gremien - ob die Frauen wollen oder nicht!

Platons allgemeine Staatslehre wurde - nicht wegen seiner These zur Gleichberechtigung - bereits von seinem Schüler Aristoteles kritisiert. In neuerer Zeit war es vor allem der 1902 in Wien geborene weltberühmte Philosoph und Wissenschaftstheoretiker Karl Popper, seit 1982 Ehrenmitglied der ÖAW, der u.a. den geistigen Wurzeln des Totalitarismus nachspürte. Popper kritisierte geschlossene Denksysteme und Ideologien, die er bereits in den Schriften Platons begründet sieht und meint, der „ideale Staat" Platons sei ein totalitär ausgerichtetes Gemeinwesen, wo die besten Männer und Frauen möglichst oft Kinder zeugen sollten, die anderen möglichst selten.

In Luthers deutschsprachiger Bibel von 1545 findet man unter Erbfehler nichts, aber der Begriff „Fehl" kommt sehr eindrücklich vor, z.B. im 3. Buch Mose, Kapitel 21, wenn der HERR zu Mose spricht:
„Rede mit Aaron: Wenn an jemand deiner Nachkommen in euren Geschlechtern ein Fehl ist, der soll nicht herzutreten, dass er das Brot seines Gottes opfere. Denn keiner, an dem ein Fehl ist, soll herzutreten; er sei blind, lahm, mit einer seltsamen Nase oder der an einem Fuß oder einer Hand gebrechlich ist oder höckerig ist oder ein Fell auf dem Auge hat oder schielt oder den Grind oder Flechten hat oder der gebrochen ist. Er soll nicht zum Altar nahen, weil der Fehl an ihm ist, dass er nicht entheilige mein Heiligtum". Ende des Zitats. Das ist – typisch alttestamentarisch - eine massive Ausgrenzung von menschlichen Erbfehlerträgern.
Wie Sie vielleicht beim Betreten des Akademiegebäudes bemerkt haben, tagen wir hier quasi im Schatten der auf der Ostseite des Ignaz-Seipel Platzes liegenden Jesuitenkirche. Der Untertitel unseres Symposiums „Erbsünde ohne Sündenfall?" harrt hier noch einer kurzen Erläuterung. Diejenigen, die im System christlicher Wertvorstellungen aufgewachsen sind, kennen den theologischen Begriff der Erbsünde, die semantische Nähe von Erbsünde und Erbfehler ist offensichtlich.
Die **Erbsünde** ist theologisch die *peccatum originale* also eigentlich die ursprüngliche Sünde. Die klassische Definition ist: „Die Sünde Adams ist durch Abstammung, nicht durch Nachahmung auf alle seine Nachkommen übergegangen"... und „Die Erbsünde wird durch natürliche Zeugung fortgepflanzt" *(Heinrich Ott,* „Grundriß der Dogmatik", Freiburg **1969**). Begriffe wie Abstammung, Zeugung, Fortpflanzung und Nachkommen sind dem Tierzüchter sehr vertraut, schwerer tut er sich mit der Definition für Erbsünde als der „durch den Sündenfall dem Menschen angeborenen Sündhaftigkeit".
Beruhigen mag in diesem Zusammenhang, dass die Erbsünde in der Bibel gar nicht auftaucht! Wir verdanken sie dem Kirchenvater Augustinus, der im 5. Jahrhundert in Nordafrika die Sünde Adams in der Übertretung des Gottesgebots sah, nicht vom Baum der Erkenntnis zu essen. "Alles Übel", schrieb Augustinus, "hat in dieser einen Tat seine Wurzel." Mittlerweile gibt es nicht wenige, die die traditionelle Erbsündenlehre schlicht für "einen Anachronismus" halten und auf den Abschied von der Erbsünde hoffen, nachdem die Kirche der durch Augustinus „irregeleiteten" Tradition 1500 Jahre gehuldigt habe.
Im Mittelalter treffen wir auf den heute weitgehend vergessenen altertümlichen Begriff des „Wechselbalgs". In dieser Zeit stand das heute veraltete "Balg" für "Säugling". Ausgehend von heidnischen Vorstellungen wurden im Aberglauben und bis hinein ins 19. Jahrhundert behinderte oder missgebildete Babys häufig als Wechselbalg apostrophiert. Wechselbälger hatten angeborene Abnormitäten wie überzählige Finger, bestanden nur aus einem Leib ohne Glieder oder waren von zwergenhaftem Wuchs, in vielen Fällen besonders hässlich, hatten große unförmige Schädel, starre oder schielende Augen, waren schwach und kränklich.
Da es zu damaliger Zeit völlig unerklärlich war, wie es zu Fehlbildungen kommen konnte, schob man sie kurzer Hand dem Teufel zu. Dahinter stand die Glaubenspraxis, dass der Teufel oder eine seiner Genossinnen, so da sind Druden oder Hexen, einer

Wöchnerin den Säugling weggenommen und ihr ein eigenes Teufelskind untergeschoben hat, sprich es ausgewechselt hat. Es gibt dazu umfangreiche Literatur und verwundert nicht, dass speziell in Zeiten der Hexenverfolgung das Phänomen der Wechselbälger eine große Rolle gespielt hatte. Wechselbälger waren von der christlichen Taufe ausgeschlossen und fielen der Erbsünde anheim. Wenn der Teufel sich eines ungetauften Kindes bemächtigen konnte, so war es nicht mehr möglich, dieses von der Erbsünde zu erlösen.
Die Vorstellung, dass der Teufel ein neugeborenes Kind gegen einen Wechselbalg austauscht, findet sich auch in der Legende des heiligen Stephanus, des ersten christlichen Märtyrers. Stephan soll so ein weggenommenes Kind gewesen sein und nur dadurch überlebt haben, dass er von einer Hirschkuh gesäugt worden ist, bis er bei Bischof Julian landete und von diesem aufgezogen und erzogen wurde. Stephan, der durch Steinigung ums Leben kam, ist übrigens auch ein Patron der Pferdeknechte, was wohl auf vorchristliche Kultbräuche zurückgeht. Den Wienerinnen und Wienern ist der Hl. Stephan bestens vertraut, ja geradezu ans Herz gewachsen, ist er doch Namenspatron des Wiener Stephansdoms (Abb. 85), umgangssprachlich liebevoll „Steffl" genannt, des wohl bekanntesten Wahrzeichens der Stadt - in dessen Sichtweite wir heute tagen.
Wechselbälger, deren Entstehung dem Wirken von Dämonen zugeschrieben wurde, inspirierten die Entstehung vieler Gräuel- und Legendengeschichten. Selbst die heute wegen ihrer magisch-naturmedizinischen Werke noch hoch geachtete und geschätzte Kirchenlehrerin Hildegard von Bingen (1098–1179), die bedeutendste Universalgelehrte ihrer Zeit - sie wurde am 10. Mai 2012 von Papst Benedikt XVI heilig gesprochen - war nicht frei davon. Sie führte „Eigenschaften der belebten Natur" regelmäßig auf Teufel, Druden oder Hexen zurück. Die Kirche übernahm auch hier heidnische Vorstellungen und ließ als Gegenspieler der frommen Menschen Teufel und Hexen an Stelle alter Dämonen auftreten.
Schlimm wurde es bei Erasmus Francisci, der in seinem Werk Der Höllische Proteus (Nürnberg, 1695) schrieb - ich zitiere: „Es ist bekannt, dass Etliche den Wechselbalg gleich auf den Misthaufen geworfen und bald hernach ihr rechtes Kind wieder bekommen haben. Prügel und üble Behandlung des Wechselbalgs sollten oft bewirken, dass die Hexen ihr Kind wieder nahmen und das wirkliche zurückbrachten. Konnte ein Wechselbalg nicht zurückgetauscht werden, so wurde er in der Regel getötet. Ein anderer Versuch, das rechtmäßige Kind zurückzuerhalten war, den Wechselbalg einzuschüchtern, indem man ihn mit kochendem Wasser übergoss".
Auch Luther wollte laut seiner Tischrede von 1540 Wechselbälger töten lassen, da sie nur ein Klumpen Fleisch, eine massa carnis, ohne Seele seien. Luther stellte allerdings auch fest, „dass der Papst ein vermummeter leibhaftiger Teufel ist", worauf der italienische Franziskanerpriester Sinistrari (1622–1701), konterte, dass „ der verdammte Ketzer Martin Luther" aus der Vereinigung des Teufels mit einem Menschen hervorgegangen sei.

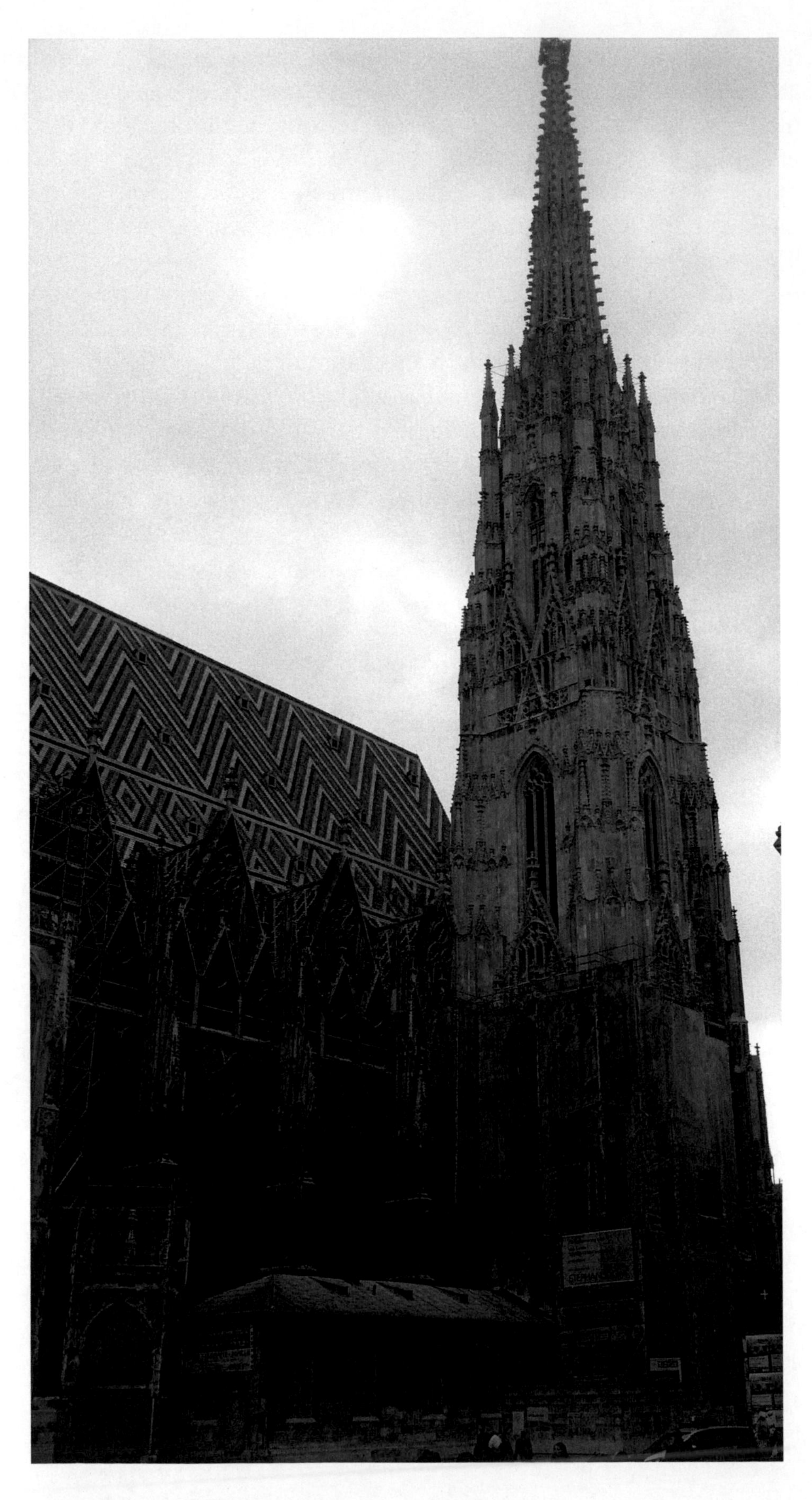

Abb. 85: Wiener Stephansdom

Erst nachdem ab dem 17. Jahrhundert die Naturwissenschaft als eigenständige Disziplin aus der Philosophie ausgegliedert worden war, interessierten sich naturwissenschaftlich orientierte Universitätsgelehrte für Wechselbälger, an deren Stelle ab dem Ende des 18. Jahrhunderts dann die Wolfskinder traten. Sie wurden von Carl von Linné (1707–1778), dem Begründer des Systems zur Kategorisierung von Lebewesen in Gattungen und Arten, einer besonderen Menschengattung namens *Homo sapiens ferus* zugeordnet und teilten mit den Wechselbälgern die Eigenschaften, die sie als Außenseiter charakterisierten: fehlendes Sprachvermögen, eine Form von Schwachsinn, ausdruckslose Augen, rastloser Blick, unkontrollierte Verhaltensweisen, tierische Essgewohnheiten und stereotype Bewegungen.
Neben der Kirche treffen wir auch auf einen Erbfehler in der Philosophie. Kein geringerer als Friedrich Nietzsche sagt in seinem Werk „Menschliches, Allzumenschliches" im ersten Hauptstück: „Von den ersten und letzten Dingen", „dass alle Philosophen den gemeinsamen Erbfehler an sich haben, dass sie vom gegenwärtigen Menschen ausgehen und durch eine Analyse desselben an's Ziel zu kommen meinen, dass Mangel an historischem Sinn der Erbfehler aller Philosophen ist". Natürlich meinen weder Nietzsche noch die ihn Zitierenden mit dem Begriff Erbfehler das, was wir damit subsummieren, also gewiss keinen vererbten Mangel sondern einen aus der Umwelt entstandenen.
Wenden wir uns nun den ersten Theorien der Zucht zu. Schon in der Antike befassten sich Philosophen mit der Herkunft und Verwandtschaft der Lebewesen. Seit dem Altertum galt, dass Merkmale, welche die Eltern während ihres Lebens erworben haben, auf die Nachkommen übertragen werden können.

Im letzten Jahrtausend kamen die Konstanztheorie und die Individualpotenz als Begriffe in die Zucht. Bis zum Beginn des 19. Jahrhunderts vertraten fast alle Naturwissenschaftler die Theorie von der **Konstanz der Arten,** die besagte, dass alle Arten in einem einmaligen Schöpfungsprozess erschaffen worden seien und es seitdem, außer dem Aussterben von Arten, keine Veränderung der Arten gegeben habe. Kreationisten, abgeleitet vom lat.einischen *creatio* = „Schöpfung", erfreuen sich heute noch vor allem in den USA großen Zuspruchs, und beharren bis heute auf der wissenschaftlichen Richtigkeit dieser Theorie. Einen anderen Ansatz verfolgte Jean Baptiste Lamarck (1744–1829), der die biblische Schöpfungsgeschichte ablehnte und seine Theorie auf die umweltbedingte Anpassung der Lebewesen als Artentstehung und -aufspaltung zurückführte.
Auch Carl von Linné (1707-1778) hielt an der Konstanztheorie fest und glaubte nicht an eine Evolution. Erst durch die Aufklärung im 18. Jahrhundert und die naturwissenschaftlich fundierte Evolutionstheorie, die Charles Robert Darwin und Alfred Russel Wallace 1858 unabhängig voneinander veröffentlicht hatten, lieferten naturwissenschaftliche Erklärungen der Artentstehung.
Bei der Frage nach der Bedeutung des Begriffes Individualpotenz denkt die überwiegende Mehrheit nicht nur der männlichen Bevölkerung heutzutage an die existierende oder auch eingebildete Leistungsfähigkeit männlicher Individuen. Auf den ersten Blick wird das vom Duden bestätigt. Der Duden hat aber, wie sich das gehört,

auch die zweite Erklärung parat, die tierzüchterisch nicht nur als interessant, sondern auch als bekannt angesehen werden kann, nämlich, dass „unter Individualpotenz das Ausmaß der Erbtüchtigkeit eines Zuchttieres“ verstanden wurde. Jedes Tier, auch das von gemischter Abstammung, kann die Fähigkeit besitzen, sich gut zu vererben. Tiere, die bereits Beweise für ihre gute Vererbungskraft geliefert hatten, bekamen einen höheren Zuchtwert.
Manche Tiere, und zuweilen gerade Mischlinge, zeichneten sich durch die Fähigkeit aus, ihre individuellen Eigenschaften hervorragend zu vererben. In Meyers Konversationslexikon des Jahres 1888 hieß es: „In dem männlichen Tier ist die Individualität mehr ausgeprägt als in dem weiblichen; deshalb wird es für wertvoller gehalten. Für die Zucht kommt noch hinzu, dass ein männliches Tier für viele weibliche Tiere benutzt werden kann“.
Die Lehre von der Individualpotenz mit der Hervorhebung der Bedeutung des Individuums hatte Hermann Settegast aufgestellt. Als einer der bedeutendsten Tierzuchtwissenschaftler des 19. Jahrhunderts meinte er, dass jedes Tier, auch das von gemischter Abstammung, die Fähigkeit besitzen könne, sich gut zu vererben. Nach Settegast hat man bei der Auswahl auf die Eigenschaften des Individuums und nicht auf dessen Rassenreinheit zu sehen. Je vollkommener ein Tier in den Eigenschaften war, die sicher vererbt werden, desto wertvoller war es als Zuchttier. Im Laufe des 19. Jahrhunderts sind Tierzucht und Tiermedizin viel wissenschaftlicher geworden und haben im letzten Jahrhundert einen enormen Aufschwung erlebt.
Seit einigen Jahrzehnten beobachten wir in der Tiermedizin eine deutliche Verlagerung der Schwerpunkte. Der Trend geht im Nutztierbereich von der Einzeltiertherapie hin zur Herden - und Bestandsbetreuung und in der Kleintier- und Pferdemedizin entwickeln sich bei der medizinischen Versorgung von Begleit- und Hobbytieren Standards, die sich an den in der Humanmedizin aufgezeigten therapeutischen Möglichkeiten orientieren. Es scheint, dass Nutztiere im tierärztlichen Wirken im vergleichbaren Maße in den Hintergrund geraten wie die Kleintiermedizin in den Vordergrund rückt. Tiermedizin ist heute in weit geringerem Umfang dem Erhalt des Besitzes von einzelnen Nutztieren gewidmet. Parallel dazu hat sich die Bedeutung der Tierzucht in der Tiermedizin gewandelt. Die Wandlung des völlig von Männern dominierten Berufsalltags noch vor 100 Jahren zum heutigen 90% Anteil an Frauen im Studium und Beruf spiegelt diese Entwicklung wieder, auch wenn es nicht die Ursache war.
Von den meisten Studierenden wird Tierzucht nur mehr als prüfungsrelevante Randerscheinung wahrgenommen und nicht als bildungsrelevant eingeschätzt. Erbfehler und deren Bekämpfung sowie Bestrebungen zur genetisch züchterischen Optimierung von Krankheitsdispositionen behaupten sich noch marginal gegen diesen Trend. Auch deshalb entstand die Initiative zu diesem Symposium und so begrüße ich die erfreulich vielen teilnehmenden Studierenden sehr herzlich.
Nun aber zur aktuellen Definition: Erbfehler sind Störungen normaler Vorgänge und Missbildungen, also Abweichungen von der phänotypischen Ausprägung, die eine eindeutige genetische Ursache haben. Von ihnen zu unterscheiden sind Phänokopien

von Erbfehlern, die dieselben oder sehr ähnliche Phänotypen zeigen, aber durch Umwelteinflüsse verursacht werden.
Man könnte lächelnd darüber hinweggehen, aber in Wirklichkeit liegt hier eine wichtige Wahrheit. Sie ist der Wissenschaft wohl bekannt, aber Tierbesitzer und - Sie verzeihen - auch semesterjunge Studierende tun sich manchmal schwer, Genetik und Umwelt in ihrer Wirkung auseinander zu halten. Alle, die diesem Symposium beiwohnen, und ich gehe davon aus, dass sich keine Kreationisten hierher verlaufen haben, werden in den nächsten zwei Tagen sehen und verstehen, wie Genetik und Umwelt grundverschieden wirken, aber ähnlich aussehende Konsequenzen haben können. Um es noch komplizierter zu machen: Sie werden auch ein Gefühl dafür bekommen, wie Umwelt genetische Information beeinflussen kann. Epigenetik beschäftigt sich mit der Weitergabe von vererbbaren Änderungen der Genregulation auf die Nachkommen, welche nicht auf Abweichungen in der DNA-Sequenz zurückgehen.
Das ist etwas, was wir, eine Generation vor Ihnen, damals noch nicht gelernt haben. Es war dogmatisch einfach nicht vorstellbar. Was wir kannten bzw. kennen konnten, war ein Phänomen, das als Entwicklungsrauschen oder developmental noise bezeichnet wurde und erklärte, wie genetisch identische Individuen durch zufällige und Umwelteffekte während der embryonalen und fetalen Entwicklung so modifiziert wurden, dass sich phänotypische Unterschiede manifestierten – was nichts zu tun hatte mit vererbbaren Effekten. Lange bekannt war dieses Phänomen bei natürlicherweise entstandenen eineiigen Zwillingen, am leichtesten zu beobachten an unterschiedlichen Fellfarben bzw. Flecken. Bestätigt wurde es durch künstliche Generierung monozygoter Zwillinge mittels Embryoteilung und klonierten Tieren aus embryonalem und somatischem Kerntransfer.
Erbfehler und Erbkrankheiten sind mit Tod, Leiden oder Schmerzen der betroffenen Individuen verbunden und verursachen Kosten und wirtschaftliche Verluste bei Tierhaltern und -besitzern. Erbfehler und Erbkrankheiten sind bei Nutztieren nicht therapierbar und nur selten können phänotypische Folgen gelindert werden. Deshalb zählt die züchterische Bekämpfung bei Tieren zu den vornehmsten tierzüchterischen und auch tiermedizinischen Aufgaben. Zur züchterischen Reduktion des Auftretens von Merkmalsträgern müssen die genetische Grundlage eines Erbfehlers geklärt und kausale genetische Veränderungen festgestellt werden. Dies ermöglicht dann züchterische Entscheidungen und präventiven Tierschutz.
Im Standardwerk von Gustav Comberg über die Deutsche Tierzucht im 19. und 20. Jahrhundert gibt es im Sachregister kein Stichwort zu Erbfehlern, lediglich zu erblichen Erkrankungen. Die Mitteilungen darüber beschränken sich auf eine kurze Information zum Gebiet der Blutgruppenbestimmungen durch den Wiener Arzt und Nobelpreisträger Karl Landsteiner.
Georg Thaller hat mich wieder auf einen Spruch aufmerksam gemacht, den wir als Studierende der Tierproduktion in Weihenstephan alle kannten und den wir uns wegen seiner Sinnhaftigkeit auch gemerkt haben:
„Fehlerfrei – gibt's nicht, also heißt's entweder ledig bleiben, oder einen nehmen mit die Fehler".

Der Tiroler Franz Pirchner, mein Vorvorgänger als Tierzüchter am Intitut für Tierzucht an der Veterinärmedizinischen Universität in Wien, hat in seiner „Populationsgenetik", der Tierzüchter-Bibel und zumindest genauso schwer zu lesen bzw. zu verstehen, diesen Spruch Johann Nestroys an den Anfang seines Kapitels über die Selektion gestellt. Im „Original" stammt diese tiefschürfende Weisheit von der Köchin Peppi Amsel aus dem 1862 uraufgeführten Werk „Frühere Verhältnisse". Ihre Aussage passt perfekt zu unserem Thema und ein Nestroy-Zitat passt sowieso zu einem Symposium in Wien.
Pirchner hatte 1980 bei verschiedenen Haustierspezies noch vergleichsweise geringe Zahlen zitiert, nämlich zwischen 10 und 50 Letal- und Semiletalfaktoren. In der Datenbank OMIA (http://omia.angis.org.au/home/ Online Mendelian Inheritance in Animals) sind heute aktuell 2835 Merkmale, Störungen oder Krankheiten bei Nutz- und Begleittieren aufgelistet, von denen über 1000 einem Mendelschen Erbgang folgen. Für knapp 500 Erbfehler ermöglichen molekulargenetische Tests, Anlageträger, also Tiere, die das Merkmal nicht zeigen, aber die genetische Anlage tragen, zuverlässig zu diagnostizieren. 1276 Erbfehler haben das Potenzial als Modelle für den Menschen. Deshalb freue ich mich, dass wir in der vierten Sitzung dazu kompetente aktuelle Entwicklungen vorgestellt bekommen.
Gerade durch die enorm zunehmende Genomische Sequenzierung ist zu erwarten, dass sich unser Wissen auf diesem Gebiet noch sehr erweitern wird. Vor 3 Jahren hatten wir bei uns an der Veterinärmedizinischen Universität ein Symposium mit dem Titel „Das Gläserne Tier: Ein- und Ausblicke in Genome und Gene von Haustieren", wo dazu bereits wichtige Ansätze vorgestellt worden sind.
Heute wird versucht, für konkrete Erbfehler, die auf kleineren SNP-Chips nicht direkt bestimmbar sind, diese fehlenden Daten durch Imputing zu vervollständigen. Bei der genomischen Selektion werden Imputing-Verfahren verwendet, um gesuchte Genotypen aus 3k-oder 50-k Typisierungen auf «high density hochzurechnen». Das heißt, mit Imputing wird versucht, nicht typisierte SNPs zu bestimmen. Dieses Vorgehen funktioniert jedoch nur dann befriedigend, wenn gewisse Vorfahren vorher mit dem größeren Chip bereits typisiert worden sind. Darüber werden Sie in der zweiten Sitzung Näheres hören.
Die Frage, ob ein Zusammenhang zwischen Erbfehler und Leistung besteht, ist für die Vorgangsweise bei der Erbfehlerbekämpfung von zusätzlicher Bedeutung. Wenn kein Zusammenhang besteht, ist zu erwarten, dass die Allelfrequenz auch ohne gezielte Maßnahmen im Zuchtprogramm stabil bleibt. Gegen einen Zusammenhang resp. eine Abhängigkeit spricht, wenn beispielsweise die Allelfrequenzen bei Stieren und Kühen gleich hoch sind, wie sich das etwa bei Weaver und Arachnomelie zeigt. Aber bei SMA, der Spinalen Muskelatrophie und SDM, der Spinalen Dysmyelinisierung, sind die Allelfrequenzen bei Stieren höher als bei Kühen. Daher liegt hier die Vermutung nahe, dass Tiere mit heterozygotem Genotyp (Aa) besser dem Zuchtziel entsprechen. Hoeschele und Meinert (1990) haben mit Hilfe von Kopplungsanalysen für Weaver festgestellt, dass in neun untersuchten Stierfamilien Trägerkühe im Durchschnitt um 691 kg mehr Milch pro Laktation produzierten als Nicht-Trägerkühe. Eine Analyse von Fürst (2000) zeigt, dass nur 6,5% der Kühe hundertprozentig frei sind von SMA,

Weaver und Spinnengliedrigkeit und dass es deutlich mehr Topstiere gibt, die Anlageträger für SMA sind als solche für Weaver oder Arachnomelie.

Noch ein paar Anmerkungen zur Eugenik. Eugenik, zusammengesetzt aus dem altgriechischen „eu“ = gut und „genos“ = Geschlecht heißt soviel wie "wohlgeboren". Der britische Anthropologe Francis Galton (1822–1911), übrigens - neben vielem anderem - auch der Erfinder des bis heute gültigen Klassifizierungssystem der Daktyloskopie und ein Cousin von Charles Darwin, wandte sich, angeregt durch das Werk Darwins den Grundlagen der Vererbungslehre zu. Vor über 140 Jahren entwickelte er in der Eugenik oder Eugenetik die Anwendung wissenschaftlicher Konzepte mit dem Ziel, durch Bevölkerungs- und Gesundheitspolitik den Anteil positiv bewerteter Erbanlagen zu vergrößern, eine positive Eugenik. Negative Eugenik, zielt darauf ab, negativ bewertete Erbanlagen zu verringern.
Im späten 19. Jahrhundert bezeichnete Eugenik die Erbgesundheitsforschung, -lehre, -pflege mit dem Ziel, erbschädigende Einflüsse und die Verbreitung von Erbkrankheiten zu verhüten. Im Deutschland der ersten Hälfte des 20. Jahrhunderts benutzte der Nationalsozialismus eugenisches Gedankengut ("Rassenhygiene") zur Rechtfertigung von millionenfachen Massenmorden und grausamen Menschenversuchen in Konzentrationslagern.
Eugenische Betrachtungen spielten in der ersten Hälfte des 20. Jahrhunderts in vielen Ländern eine Rolle. In den USA wurde 1896 im Bundesstaat Connecticut das erste Eugenikgesetz erlassen, welches Menschen mit Epilepsie, geistiger Behinderung oder psychischer Erkrankung die Heirat verbot. Weitere 32 Bundesstaaten der USA folgten mit ähnlichen Gesetzen. Ab Ende der 20er Jahre kam es in vielen nordeuropäischen Ländern wie Dänemark, Schweden, Norwegen, Finnland, Island und Lettland zu Sterilisationsgesetzen. Den bislang letzten öffentlichen Vorstoß formulierte James Watson auf dem Symposium „Engineering the Human Germline“ 1998 in Los Angeles mit der vielzitierten Frage. „Wenn wir bessere Menschen herstellen könnten durch das Hinzufügen von Genen, warum sollten wir es dann nicht tun?“ Die damit angeschnittene Frage der Züchtung des Menschen nach Maß ist eine moderne Variante „positiver Eugenik“.
Die Genetik, hergeleitet vom griechischen geneá = ‚Abstammung‘ und génesis = Ursprung‘, befasst sich mit den Gesetzmäßigkeiten und materiellen Grundlagen der Ausbildung von erblichen Merkmalen und der Weitergabe, also Vererbung, von Erbanlagen an die nächste Generation. Bis ins 18. Jahrhundert war Vererbung ein juristischer Begriff, der für natürliche Vorgänge keine Anwendung fand. Verwandtschaftsähnlichkeiten wurden durch das Klima, die Ernährung, die Art der Betätigungen etc., also durch spezifische lokale Faktoren und durch die Lebensweise der Individuen erklärt. Irreguläre Merkmale wurden auf irreguläre Einflüsse bei der Zeugung oder Entwicklung des Individuums zurückgeführt. Einen radikalen Umbruch der Vorstellungen von der Vererbung brachte die Keimbahn- oder Keimplasmatheorie von August Weismann in den 1880er Jahren.

Aufbauend auf Mendels exakten mathematischen Beschreibungen wurde im Jahr 1900 diskutiert, ob rezessive Merkmale in natürlichen Populationen allmählich verschwinden oder auf Dauer erhalten bleiben. Der deutsche Arzt Weinberg und der britische Mathematiker Hardy fanden 1908 gleichzeitig die entscheidende Formel, die wir als Hardy-Weinberg-Gesetz kennen und die das Gleichgewicht dominanter und rezessiver Merkmale in Populationen beschreibt.
In dieser Zeit wurden übrigens noch Proteine und nicht Nukleinsäuren als „Erbsubstanz" betrachtet. Die Einsicht, dass es sich gerade umgekehrt verhält und die Nukleinsäure als Erbsubstanz angesehen werden muss, setzte sich erst 40 Jahre später durch.
Wenn es für einen Erbdefekt molekulargenetische Diagnoseverfahren gibt, ist die Tierzucht erstmals in ihrer über zehntausend-jährigen Geschichte in der Lage, Populationen prinzipiell innerhalb einer einzigen Generation gänzlich von diesem Erbdefekt zu befreien. Es ist auch möglich, die Verbreitung bestimmter Erbfehler kontrolliert zu verfolgen, wenn alle Zuchttiere bzw. deren Nachkommen beprobt und diagnostiziert werden. Durch innovative Systeme der Probengewinnung mittels Ohrstanzen beim Einziehen der Lebensohrmarken und Einschritt -DNA-Isolationsverfahren könnten DNA Analysen von ganzen Populationen mit vergleichsweise geringem Kostenaufwand realisiert werden.
Aufgabe der Tierzucht ist die Auswahl der richtigen Elterntiere für die folgende Generation. Dabei muss die Freiheit von bekannten Letal- und Defektallelen geachtet werden. Durch molekulargenetische Diagnosemöglichkeiten wird die genetische Last zunehmend zu einer solchen. In einer Population gibt es so viele rezessive Defektallele, die im homozygoten Zustand letal sind, dass jedes Individuum mehrere solcher letaler Defektallele, die auch als letale Bürde bezeichnet werden, trägt. Ein Schätzwert ist die Zahl von durchschnittlich 5 Letaläquivalenten, wobei als Letaläquivalent ein Gen bezeichnet wird, das in homozygoter Form das Erreichen der Geschlechtsreife unterbindet.
Das war zwar auch früher schon so, aber seit diese Letaldefekte in zunehmendem Maße genetisch diagnostizierbar sind, müssten sie zum Zuchtausschluss führen. „Ledig bleiben" im Sinne Nestroys bzw. genereller Ausschluss von der Zuchtnutzung im tierzüchterischen Sinne ist da nicht mehr machbar. Also „einen nehmen mit die Fehler"? Das ist nicht unproblematisch. So suchen wir nach Wegen, diesem Dilemma zu entkommen. Im Laufe dieses Symposiums werden wir in der ersten und zweiten Sitzung mehrmals mit dieser Problematik konfrontiert werden. Der Vorteil im tierzüchterischen Bereich, den wir uns zu Gute halten, bei der Zuchtwahl selektieren zu können, mutiert hier zur Verantwortung, mit der wir richtig umgehen müssen. Dass wir auf diesem Weg vorankommen und uns in die richtige Richtung bewegen, dazu möge dieses Symposium helfen.
Mich selbst begleitet die Erbfehlerproblematik fast mein ganzes berufliches Leben, sie war u.a. Thema meines Habilitationsvortrages in München. Als junger Tierzuchtassistent hatte ich einen ebenso jungen Doktoranden namens Sepp Hondele, der in seiner Doktorarbeit „Felduntersuchungen über Kälberverluste und Missbildungen in

Milchviehbetrieben“ 5000 Geburten erfasst hat und dabei auf einen für uns damals neuen Erbfehler beim Braunvieh, die sog. Arachnomelie oder Spinnengliedrigkeit gestoßen ist. Bei weiterführenden Befragungen und Erhebungen stellte sich heraus, was wir auf Grund unserer Daten erwartet hatten, nämlich dass dieser Erbfehler in der Landeszucht durchaus bestens bekannt sein musste. Dem war auch so, Bauern und tierärztliche Kollegen nannten es Glasknochenkrankheit. Die betroffenen Kälber wurden im Misthaufen vergraben, aber geredet wurde darüber nur hinter vorgehaltener Hand.

Das genetische Ausmaß dieses Defektes war beträchtlich. Durch Pedigree-Analysen fand ich heraus, dass der Gendefekt fünf Generationen früher mit Brown-Swiss Sperma ins Land gekommen war. Damals gab es keine Auffälligkeiten, weil der Gendefekt in der weiblichen Braunviehpopulation nicht vorhanden war. Erst als die Söhne und Enkel der “Founderstiere“, die wegen der damals laufenden Umzüchtung des Braunviehs überproportional oft eingesetzt worden waren, und dann auf zunehmend mehr weibliche Nachkommen der Anlageträger trafen, traten dramatisch verlaufende Geburten auf. Dramatisch deshalb, weil nicht nur die Kälber, sondern durch den Geburtsverlauf auch die Mütter oft schwer geschädigt wurden. Als wir auf den Erbfehler Arachnomelie aufmerksam wurden, waren bereits 10% der Kühe Anlageträger.

Die Folge war, dass ich zum Totengräber des Braunviehs abgestempelt wurde, frei nach dem Motto, den Überbringer der schlechten Nachricht zum Schuldigen zu machen. Erst als die Schweiz, wo im Nachgang zu Bayern die Arachnomelie ebenfalls gefunden wurde, konsequente züchterische Gegenmaßnahmen einleitete, begann auch in Bayern ein gewisser Umdenkungsprozess. Nach fast zwei Jahrzehnten trat die Arachnomelie dann auch beim Fleckvieh auf. Entdeckt hat sie kurioserweise wieder der jetzt nicht mehr junge Doktorand Hondele Sepp, der in seiner niederbayerischen Großtierpraxis den ersten Fall durch Einsendung in die Tierpathologie der LMU aktenkundig machte. Man sieht halt, was man kennt. Ich war zu der Zeit schon in Wien und versuchte mit meinen Kollegen Müller und Leeb, die beide heute hier sind, vergeblich an genetisches Material der Merkmalsträger heranzukommen. Wir wurden von Bayern konsequent ausgebootet und durch Verweigerung von Proben ferngehalten.

Leider ist das Bewusstsein für die Notwendigkeit der Bekämpfung von Erbfehlern in der Landeszucht nicht sehr ausgeprägt. Auf Nachfrage bestätigte mir das Institut für Pathologie an unserer Universität, dass sie im Jahr maximal ein Handvoll Erbfehler-Merkmalsträger von Nutztieren aus ganz Österreich zu sehen bekommen. Diese Fälle seien in der einen oder anderen Weise so auffallend, dass sie von der Kollegenschaft als Kuriositäten fürs Museum eingestuft und deshalb eingeschickt werden. Mit einem Erbfehler-Screening hat das nicht wirklich was zu tun. Erfreulicherweise gibt es aber in anderen Ländern züchterisch geleitete Initiativen zur systematischen Erfassung von Erbfehlern und auch darüber werden wir hören. So bleibt die Hoffnung, dass wir auf diesem Gebiet des präventiven Tierschutzes zu nachhaltigen Fortschritten kommen. In diesem Sinne wünsche ich uns Allen interessante Vorträge und lebhafte Diskussionen.

Es bleibt mir noch, und das tue ich sehr gerne, im eigenen und stellvertretend auch in Ihrem Namen, zu danken:

der ÖAW und dem Präsidium der ÖAW für die Freigabe dieses herrlichen Tagungsraumes,
der VUW, den Organisationen und Firmen für die finanzielle Unterstützung und Frau Kati Spiesberger für ihren tatkräftigen und umsichtigen Einsatz bei den technischen Vorbereitungen.
Nun aber frisch ans Werk und Glück auf!

Literaturverzeichnis

Fürst, C. 2000: Analyse der Erbfehlersituation. Vortrag beim 2. Arbeitsseminar „Braunvieh“ im Rahmen des Forschungsprojektes Zuchtplanung und Optimierung der Zuchtprogramme für die Rassen Fleckvieh und Braunvieh. Salzburg, 23/24. Februar, 2000

Hoeschele, I., Meinert, T. 1990: Association of Genetic Defects with Yield and Type Traits, The Weaver Locus Effect on Yield. J. Dairy Sci., 73: 2503-2515
(Meyers Konversations-Lexikon, 1888, Leipzig und Wien, Vierte Auflage, 1885-1892;16. Band, Seite 191 http://peter-hug.ch/lexikon/Individualpotenz).

Ott, H. 1969 Grundriß der Dogmatik, Freiburg

**Abkürzungsverzeichnis**

| | |
|---|---|
| ADR | Arbeitsgemeinschaft Deutscher Rinderzüchter e.V. |
| ASS | Argininsuccinatsynthetase |
| BAC | Bacterial Artificial Chromosome |
| BayKG | Bayer. Klonierungsforschungs GmbH & Co KG |
| BFZF | Bayerisches Forschungszentrum für Fortpflanzungsbiologie |
| bGH | bovine growth hormone (Rinderwachstumshormon) |
| BLAD | Boviner Leukozyten Adhäsions Defekt |
| BLUP | Best Linear Unbiased Prediction (beste lineare unverzerrte Vorhersage) |
| BPDME | Bovine progressive degenerative Myeloencephalopathie |
| BSE | bovine spongioforme Encephalopathie |
| BVD | Bovine Virusdiarrhoe |
| BVDV | Bovines Virusdiarrhoe Virus |
| cM | centi Morgan |
| CDIIT | Christian Doppler Labors für innovative Immuntherapie |
| CJD | Creutzfeld Jacob Disease |
| CMV | Cytomegalovirus |
| CSF | Cytostatischer Faktor |
| CTLA-4 | Cytotoxic T-lymphocyte-associated antigen 4 |
| Da | Dalton |
| DEUKLON | Deutsche Klonierungs- und Entwicklungsgesellschaft mbH |
| DFG | Deutsche Forschungsgemeinschaft |
| DNA | Deoxyribonucleic acid |
| DNS | Desoxyribonukleinsäure |
| DUMPS | Deficiency of Uridine Mono Phosphat Synthase |
| DVG | Deutsche Veterinärmedizinische Gesellschaftlif |
| ELISA | Enzyme Linked Immunosorbent Assay |
| ES | embryonale Stammzellen |
| ET | Embryotransfer |
| ETH | Eidgenössische Technische Hochschule Zürich |
| F1 | Filialgeneration 1 |
| FSH | Follikel stimulierendes Hormon |
| GAU | größter anzunehmender Unfall |
| GAIEB | Group of Advisers on the Ethical Implications of Biotechnology |
| GH | Growth Hormone |
| GHRH | Growth Hormone Releasing Hormon |
| G0 | Ruhephase im Zellzyklus |
| G1 | Phase zwischen mitotische Teilung und Beginn der DNS- Synthese |
| H5N1 | Hämagglutinin Subtyp 5 - und Neuraminidase Subtyp1, Influenzavirus |
| HCG | Human Chorionic Gonadotropin |

| | |
|---|---|
| Hepes | Hydroxyethylpiperazin-Ethansulfonsäure |
| hES | humane embryonale Stammzellen |
| ICM | Inner Cell Mass |
| IFA | Interuniversitäres Department für Agrarbiotechnologie Tulln |
| IGF1 | Insulin like growth factor 1 |
| IVF | *in vitro* Fertilisation |
| IVM | *in vitro* Maturation |
| IVP | *in vitro* Produktion |
| IZB | Innovations- und Gründerzentren für Biotechnologie in Martinsried |
| KB | Künstliche Besamung |
| KGW | Körpergewicht |
| LMU | Ludwig Maximilians Universität München |
| LIF | Lipizzan International Federation |
| MALDI | Matrix-Assisted-Laser-Desorption/Ionization |
| MAS | Marker assistet selection |
| MECL | mammary gland epithelial cell line |
| MHC | Major Histocompatibility Complex |
| MHS | Malignes Hyperthermie Syndrom |
| MLV | Moloney murine leukemia Virus |
| MOET | Multiple Ovulation und Embryo-Transfer |
| MPF | Metaphase-Förderfaktor |
| MPM | modifiziertes Parker Medium |
| MS | Mikrosatelliten |
| MSV | Maussarkomavirus |
| MT | Metallothionein |
| mt-DNS | mitochondriale DNS |
| MVG | Moorversuchsgut in Badersfeld |
| Mx | Myxovirus |
| ÖAW | Österreichische Akademie der Wissenschaften |
| OCS | Oestrus cow serum (Serum östrischer Kühe) |
| QTL | Quantitative Trait Locus |
| PCR | Polymerase Chain Reaction (Polymerase-Kettenreaktion) |
| PEPCK | Phosphor-Enol-Pyruvate-Carboxy-Kinase |
| PESF | primary cultures of ear skin fibroblasts |
| PI | persistent (lebenslänglich) infiziert |
| PMGC | primary cultures of mammary gland cells |
| PMSG | Pregnant Mare Serum Gonadotropin |
| PrP | Prionprotein |
| RFLP | Restriktions-Fragment-Längen-Polymorphismus |
| RNA | Ribonucleic acid |
| RNS | Ribonukleinsäure |
| RT-PCR | Reverse Transkriptase-Polymerase-Kettenreaktion |
| RYR | Ryanodin-Rezeptor |

| | |
|---|---|
| SDM | Spinale Dysmyelinisierung |
| SMA | Spinale Muskelatrophie |
| SNP | Single Nukleotid Polymorphismen |
| SOP | Standard Operating Procedure |
| SV40 | Simian-Virus 40 ( Affenvirus 40), Polyomavirus |
| THR | Thyreo tropin releasing hormone |
| THW | Technisches Hilfswerk |
| TMA | Transcription Mediated Amplification |
| TOF | Time-Of-Flight-Mass-Spectrometry |
| TSE | transmissible spongiforme Enzephalopathie |
| VNTR | Variable Numbered Tandem Repeats |
| VUW | Veterinärmedizinische Universität Wien |
| YAC | Yeast Artificial Chromosome |

Verzeichnis der Abbildungen

Verzeichnis der Tabellen

Akademisches Namensregister